U0189365

中华医学百科全书

临床医学

泌尿外科学

国家出版基金项目
NATIONAL PUBLICATION FOUNDATION

中国协和医科大学出版社
北京

图书在版编目（CIP）数据

中华医学百科全书·泌尿外科学 / 李汉忠，邢念增主编 . —北京：中国协和医科大学出版社，2023.7
ISBN 978-7-5679-2214-3

Ⅰ.①中… Ⅱ.①李…②邢… Ⅲ.①医学—百科全书②泌尿外科学—百科全书 Ⅳ. R-61②R69-61

中国国家版本馆 CIP 数据核字（2023）第 112538 号

中华医学百科全书·泌尿外科学

主　　编：李汉忠　邢念增

编　　审：吴翠姣

责任编辑：李元君

出版发行：**中国协和医科大学出版社**
（北京市东城区东单三条 9 号　邮编 100730　电话 010-6526 0431）

网　　址：www.pumcp.com

经　　销：新华书店总店北京发行所

印　　刷：北京广达印刷有限公司

开　　本：889mm×1230mm　1/16

印　　张：29.75

字　　数：870 千字

版　　次：2023 年 7 月第 1 版

印　　次：2023 年 7 月第 1 次印刷

定　　价：420.00 元

ISBN 978-7-5679-2214-3

《中华医学百科全书》编纂委员会

总顾问　吴阶平　韩启德　桑国卫

总指导　陈　竺

总主编　刘德培　王　辰

副总主编　曹雪涛　李立明　曾益新　吴沛新　姚建红

编纂委员（以姓氏笔画为序）

丁　洁	丁　樱	丁安伟	于中麟	于布为	于学忠	万经海
马　军	马　进	马　骁	马　静	马　融	马安宁	马建辉
马烈光	马绪臣	王　平	王　伟	王　辰	王　政	王　恒
王　铁	王　硕	王　舒	王　键	王一飞	王一镗	王士贞
王卫平	王长振	王文全	王心如	王生田	王立祥	王兰兰
王汉明	王永安	王永炎	王成锋	王延光	王华兰	王行环
王旭东	王军志	王声湧	王坚成	王良录	王拥军	王茂斌
王松灵	王明荣	王明贵	王金锐	王宝玺	王诗忠	王建中
王建业	王建军	王建祥	王临虹	王贵强	王美青	王晓民
王晓良	王高华	王鸿利	王维林	王琳芳	王喜军	王晴宇
王道全	王德文	王德群	木塔力甫·艾力阿吉		尤启冬	戈　烽
牛　侨	毛秉智	毛常学	乌　兰	卞兆祥	文卫平	文历阳
文爱东	方　浩	方以群	尹　佳	孔北华	孔令义	孔维佳
邓文龙	邓家刚	书　亭	毋福海	艾措千	艾儒棣	石　岩
石远凯	石学敏	石建功	布仁达来	占　堆	卢志平	卢祖洵
叶　桦	叶冬青	叶常青	叶章群	申昆玲	申春悌	田家玮
田景振	田嘉禾	史录文	冉茂盛	代　涛	代华平	白春学
白慧良	丛　斌	丛亚丽	包怀恩	包金山	冯卫生	冯希平
冯泽永	冯学山	边旭明	边振甲	匡海学	邢小平	邢念增
达万明	达庆东	成　军	成翼娟	师英强	吐尔洪·艾买尔	
吕时铭	吕爱平	朱　珠	朱万孚	朱立国	朱华栋	朱宗涵
朱晓东	朱祥成	乔延江	伍瑞昌	任　华	任钧国	华　伟
伊河山·伊明		向　阳	多　杰	邬堂春	庄　辉	庄志雄
刘　平	刘　进	刘　玮	刘　强	刘　蓬	刘大为	刘小林
刘中民	刘玉清	刘尔翔	刘训红	刘永锋	刘吉开	刘芝华

刘伏友	刘华平	刘华生	刘志刚	刘克良	刘迎龙	刘建勋
刘胡波	刘树民	刘昭纯	刘俊涛	刘洪涛	刘桂荣	刘献祥
刘嘉瀛	刘德培	闫永平	米玛	米光明	安锐	祁建城
许媛	许腊英	那彦群	阮长耿	阮时宝	孙宁	孙光
孙皎	孙锟	孙少宣	孙长颢	孙立忠	孙则禹	孙秀梅
孙建中	孙建方	孙建宁	孙贵范	孙洪强	孙晓波	孙海晨
孙景工	孙颖浩	孙慕义	纪志刚	严世芸	苏川	苏旭
苏荣扎布	杜元灏	杜文东	杜治政	杜惠兰	李飞	李方
李龙	李东	李宁	李刚	李丽	李波	李剑
李勇	李桦	李鲁	李磊	李燕	李冀	李大魁
李云庆	李太生	李曰庆	李玉珍	李世荣	李立明	李汉忠
李永哲	李志平	李连达	李灿东	李君文	李劲松	李其忠
李若瑜	李泽坚	李宝馨	李建兴	李建初	李建勇	李映兰
李思进	李莹辉	李晓明	李凌江	李继承	李董男	李森恺
李曙光	杨凯	杨恬	杨勇	杨健	杨硕	杨化新
杨文英	杨世民	杨世林	杨伟文	杨克敌	杨甫德	杨国山
杨宝峰	杨炳友	杨晓明	杨跃进	杨腊虎	杨瑞馥	杨慧霞
励建安	连建伟	肖波	肖南	肖永庆	肖培根	肖鲁伟
吴东	吴江	吴明	吴信	吴令英	吴立玲	吴欣娟
吴勉华	吴爱勤	吴群红	吴德沛	邱建华	邱贵兴	邱海波
邱蔚六	何维	何勤	何方方	何志嵩	何绍衡	何春涤
何裕民	余争平	余新忠	狄文	冷希圣	汪海	汪静
汪受传	沈岩	沈岳	沈敏	沈铿	沈卫峰	沈心亮
沈华浩	沈俊良	宋国维	张泓	张学	张亮	张强
张霆	张澍	张大庆	张为远	张玉石	张世民	张永学
张华敏	张宇鹏	张志愿	张丽霞	张伯礼	张宏誉	张劲松
张奉春	张宝仁	张建中	张建宁	张承芬	张琴明	张富强
张新庆	张潍平	张德芹	张燕生	陆华	陆林	陆翔
陆小左	陆付耳	陆伟跃	陆静波	阿不都热依木·卡地尔		陈文
陈杰	陈实	陈洪	陈琪	陈楠	陈薇	陈曦
陈士林	陈大为	陈文祥	陈玉文	陈代杰	陈尧忠	陈红风
陈志南	陈志强	陈规化	陈国良	陈佩仪	陈家旭	陈智轩
陈锦秀	陈誉华	邵蓉	邵荣光	邵瑞琪	武志昂	
其仁旺其格	范明	范炳华	茅宁莹	林三仁	林久祥	林子强
林天歆	林江涛	林曙光	杭太俊	郁琦	欧阳靖宇	尚红

果德安　　明根巴雅尔　易定华　　易著文　　罗　力　　罗　毅　　罗小平
罗长坤　　罗颂平　　帕尔哈提·克力木　　帕塔尔·买合木提·吐尔根
图门巴雅尔　岳伟华　　岳建民　　金　玉　　金　奇　　金少鸿　　金伯泉
金季玲　　金征宇　　金银龙　　金惠铭　　周　兵　　周永学　　周光炎
周利群　　周灿全　　周良辅　　周纯武　　周学东　　周宗灿　　周定标
周宜开　　周建平　　周建新　　周春燕　　周荣斌　　周辉霞　　周福成
郑一宁　　郑志忠　　郑金福　　郑法雷　　郑建全　　郑洪新　　郑家伟
郎景和　　房　敏　　孟　群　　孟庆跃　　孟静岩　　赵　平　　赵　艳
赵　群　　赵子琴　　赵中振　　赵文海　　赵玉沛　　赵正言　　赵永强
赵志河　　赵彤言　　赵明杰　　赵明辉　　赵耐青　　赵临襄　　赵继宗
赵铱民　　赵靖平　　郝　模　　郝小江　　郝传明　　郝晓柯　　胡　志
胡　明　　胡大一　　胡文东　　胡向军　　胡国华　　胡昌勤　　胡盛寿
胡德瑜　　柯　杨　　查　干　　柏树令　　钟翠平　　钟赣生
香多·李先加　　　　段　涛　　段金廒　　段俊国　　侯一平　　侯金林
侯春林　　俞光岩　　俞梦孙　　俞景茂　　饶克勤　　施慎逊　　姜小鹰
姜玉新　　姜廷良　　姜国华　　姜柏生　　姜德友　　洪　两　　洪　震
洪秀华　　洪建国　　祝庆余　　祝𬞟晨　　姚永杰　　姚克纯　　姚祝军
秦　川　　秦卫军　　袁文俊　　袁永贵　　都晓伟　　晋红中　　栗占国
贾　波　　贾建平　　贾继东　　夏术阶　　夏照帆　　夏慧敏　　柴光军
柴家科　　钱传云　　钱忠直　　钱家鸣　　钱焕文　　倪　健　　倪　鑫
徐　军　　徐　晨　　徐云根　　徐永健　　徐志云　　徐志凯　　徐克前
徐金华　　徐建国　　徐勇勇　　徐桂华　　凌文华　　高　妍　　高　晞
高志贤　　高志强　　高金明　　高学敏　　高树中　　高健生　　高思华
高润霖　　郭　岩　　郭小朝　　郭长江　　郭巧生　　郭宝林　　郭海英
唐　强　　唐向东　　唐朝枢　　唐德才　　诸欣平　　谈　勇　　谈献和
陶永华　　陶芳标　　陶·苏和　　陶建生　　陶晓华　　黄　钢　　黄　峻
黄　烽　　黄人健　　黄叶莉　　黄宇光　　黄国宁　　黄国英　　黄跃生
黄璐琦　　萧树东　　梅　亮　　梅长林　　曹　佳　　曹广文　　曹务春
曹建平　　曹洪欣　　曹济民　　曹雪涛　　曹德英　　龚千锋　　龚守良
龚非力　　袭著革　　常耀明　　崔　蒙　　崔丽英　　庚石山　　康　健
康廷国　　康宏向　　章友康　　章锦才　　章静波　　梁　萍　　梁显泉
梁铭会　　梁繁荣　　谌贻璞　　屠鹏飞　　隆　云　　绳　宇　　巢永烈
彭　成　　彭　勇　　彭明婷　　彭晓忠　　彭瑞云　　彭毅志
斯拉甫·艾白　　　　葛　坚　　葛立宏　　董方田　　蒋力生　　蒋建东
蒋建利　　蒋澄宇　　韩晶岩　　韩德民　　惠延年　　粟晓黎　　程天民

程仕萍	程训佳	焦德友	储全根	童培建	曾 苏	曾 渝
曾小峰	曾正陪	曾国华	曾学思	曾益新	谢 宁	谢立信
蒲传强	赖西南	赖新生	詹启敏	詹思延	鲍春德	窦科峰
窦德强	褚淑贞	赫 捷	蔡 威	裴国献	裴晓方	裴晓华
廖品正	谭仁祥	谭先杰	翟所迪	熊大经	熊鸿燕	樊 旭
樊飞跃	樊巧玲	樊代明	樊立华	樊明文	樊瑜波	黎源倩
颜 虹	潘国宗	潘柏申	潘桂娟	薛社普	薛博瑜	魏光辉
魏丽惠	藤光生	B. 吉格木德				

《中华医学百科全书》学术委员会

主任委员　巴德年

副主任委员（以姓氏笔画为序）

汤钊猷　　吴孟超　　陈可冀　　贺福初

学术委员（以姓氏笔画为序）

丁鸿才	于明德	于是凤	于润江	于德泉	马　遂	王　宪
王大章	王之虹	王文吉	王正敏	王邦康	王声湧	王近中
王政国	王晓仪	王海燕	王鸿利	王琳芳	王锋鹏	王满恩
王模堂	王德文	王澍寰	王翰章	毛秉智	乌正赉	方福德
尹昭云	巴德年	邓伟吾	石一复	石中瑗	石四箴	石学敏
平其能	卢世璧	卢圣栋	卢光琇	史俊南	皮　昕	吕　军
吕传真	朱　预	朱大年	朱元珏	朱晓东	朱家恺	仲剑平
任德全	刘　正	刘　耀	刘又宁	刘宝林（口腔）		
刘宝林（公共卫生）	刘彦信	刘敏如	刘景昌	刘新光	刘嘉瀛
刘镇宇	刘德培	闫剑群	江世忠	汤　光	汤钊猷	许　琪
许彩民	阮金秀	孙　燕	孙汉董	孙曼霁	纪宝华	严隽陶
苏　志	苏荣扎布	杜乐勋	李亚洁	李传胪	李仲智	李连达
李若新	李钟铎	李济仁	李舜伟	李巍然	杨　莘	杨圣辉
杨克恭	杨宠莹	杨瑞馥	肖文彬	肖承悰	肖培根	吴　坚
吴　坤	吴　蓬	吴乐山	吴永佩	吴在德	吴军正	吴观陵
吴希如	吴孟超	吴咸中	邱蔚六	何大澄	余森海	谷华运
邹学贤	汪　华	汪仕良	沈　岩	沈竞康	张乃峥	张习坦
张月琴	张世臣	张丽霞	张伯礼	张金哲	张学文	张学军
张承绪	张俊武	张洪君	张致平	张博学	张朝武	张蕴惠
陆士新	陆道培	陈　虹	陈子江	陈文亮	陈世谦	陈可冀
陈立典	陈宁庆	陈在嘉	陈尧忠	陈君石	陈松森	陈育德
陈冶清	陈洪铎	陈家伟	陈家伦	陈寅卿	邵铭熙	范乐明
范茂槐	欧阳惠卿	罗才贵	罗成基	罗启芳	罗爱伦	罗慰慈
季成叶	金义成	金水高	金惠铭	周　俊	周仲瑛	周荣汉
周福成	郑德先	房书亭	赵云凤	胡永华	胡永洲	钟世镇
钟南山	段富津	侯云德	侯惠民	俞永新	俞梦孙	施侣元
姜世忠	姜庆五	恽榴红	姚天爵	姚新生	贺福初	秦伯益
袁建刚	贾弘禔	贾继东	贾福星	夏惠明	顾美仪	顾觉奋

顾景范　徐文严　翁心植　栾文明　郭　定　郭子光　郭天文
郭宗儒　唐由之　唐福林　涂永强　黄秉仁　黄洁夫　黄璐琦
曹仁发　曹采方　曹谊林　龚幼龙　龚锦涵　盛志勇　康广盛
章魁华　梁文权　梁德荣　彭小忠　彭名炜　董　怡　程天民
程元荣　程书钧　程伯基　傅民魁　曾长青　曾宪英　温　海
强伯勤　裘雪友　甄永苏　褚新奇　蔡年生　廖万清　樊明文
黎介寿　薛　淼　戴行锷　戴宝珍　戴尅戎

临床医学

主　编

　　李汉忠　　中国医学科学院北京协和医院

　　邢念增　　中国医学科学院肿瘤医院

执行主编

　　张玉石　　中国医学科学院北京协和医院

副主编（以姓氏笔画为序）

　　王　平　　中国医科大学附属第四医院

　　王行环　　武汉大学中南医院

　　纪志刚　　中国医学科学院北京协和医院

　　李建兴　　清华大学附属北京清华长庚医院

　　何志嵩　　北京大学第一医院

　　林天歆　　中山大学孙逸仙纪念医院

　　周利群　　北京大学第一医院

　　周辉霞　　中国人民解放军总医院第七医学中心

　　秦卫军　　空军军医大学第一附属医院

　　夏术阶　　上海市第一人民医院

　　曾国华　　广州医科大学附属第一医院

　　魏　强　　四川大学华西医院

编　委（以姓氏笔画为序）

　　王　平　　中国医科大学附属第四医院

　　王文达　　中国医学科学院北京协和医院

　　王行环　　武汉大学中南医院

　　王坤杰　　四川大学华西医院

　　瓦斯里江·瓦哈甫　　中国医学科学院肿瘤医院

　　文　进　　中国医学科学院北京协和医院

　　邓建华　　中国医学科学院北京协和医院

叶子兴	中国医学科学院北京协和医院
叶惟靖	上海交通大学医学院附属仁济医院
史建峰	新疆维吾尔自治区人民医院
邢念增	中国医学科学院肿瘤医院
毕新刚	中国医学科学院肿瘤医院
朱　玮	广州医科大学附属第一医院
朱育春	四川大学华西医院
乔　逸	中国医学科学院北京协和医院
刘　飞	空军军医大学第一附属医院
刘屹立	中国医科大学附属第四医院
刘国昌	广州市妇女儿童医疗中心
刘春来	中国医科大学附属第四医院
纪志刚	中国医学科学院北京协和医院
寿建忠	中国医学科学院肿瘤医院
李　宁	中国医科大学附属第四医院
李　朋	上海市第一人民医院
李　响	四川大学华西医院
李　铮	上海市第一人民医院
李汉忠	中国医学科学院北京协和医院
李建兴	清华大学附属北京清华长庚医院
李奎庆	中山大学孙逸仙纪念医院
杨飞亚	中国医学科学院肿瘤医院
杨昆霖	北京大学第一医院
杨恺惟	北京大学第一医院
杨艳芳	郑州大学附属儿童医院
杨晓剑	空军军医大学第一附属医院
肖　博	清华大学附属北京清华长庚医院

吴 芃	南方医科大学南方医院
吴荣佩	中山大学附属第一医院
何世明	北京大学第一医院
何志嵩	北京大学第一医院
谷现恩	清华大学附属垂杨柳医院
张 勇	中国医学科学院肿瘤医院
张 琳	武汉大学中南医院
张中元	北京大学第一医院
张玉石	中国医学科学院北京协和医院
张西玲	中国医科大学附属第四医院
张学斌	中国医学科学院北京协和医院
张崔建	北京大学第一医院
张寅生	中国医学科学院北京协和医院
张新华	武汉大学中南医院
陈宝琦	空军军医大学第一附属医院
范 宇	北京大学第一医院
林天歆	中山大学孙逸仙纪念医院
罗 云	中山大学附属第三医院
罗 仪	武汉大学中南医院
周利群	北京大学第一医院
周辉霞	中国人民解放军总医院第七医学中心
赵 扬	中国医学科学院北京协和医院
赵 欣	中国医学科学院北京协和医院
赵 奕	中国医学科学院北京协和医院
赵天望	湖南省儿童医院
赵福军	上海市第一人民医院
郝 瀚	北京大学第一医院

胡万里　　武汉大学中南医院

胡卫国　　清华大学附属北京清华长庚医院

钟　文　　广州医科大学附属第一医院

秦　军　　空军军医大学第一附属医院

秦卫军　　空军军医大学第一附属医院

秦荣良　　空军军医大学第一附属医院

夏术阶　　上海市第一人民医院

徐啊白　　南方医科大学珠江医院

唐　琦　　北京大学第一医院

唐达星　　浙江大学医学院附属儿童医院

董　强　　四川大学华西医院

董德鑫　　中国医学科学院北京协和医院

韩苏军　　中国医学科学院肿瘤医院

傅　强　　上海交通大学附属第六人民医院

曾国华　　广州医科大学附属第一医院

虞　巍　　北京大学第一医院

蔡　林　　北京大学第一医院

熊耕砚　　北京大学第一医院

樊　华　　中国医学科学院北京协和医院

薛东炜　　中国医科大学附属第四医院

魏　强　　四川大学华西医院

前　言

《中华医学百科全书》终于和读者朋友们见面了！

古往今来，凡政通人和、国泰民安之时代，国之重器皆为科技、文化领域的鸿篇巨制。唐代《艺文类聚》、宋代《太平御览》、明代《永乐大典》、清代《古今图书集成》等，无不彰显盛世之辉煌。新中国成立后，国家先后组织编纂了《中国大百科全书》第一版、第二版，成为我国科学文化事业繁荣发达的重要标志。医学的发展，从大医学、大卫生、大健康角度，集自然科学、人文社会科学和艺术之大成，是人类社会文明与进步的集中体现。随着经济社会快速发展，医药卫生领域科技日新月异，知识大幅更新。广大读者对医药卫生领域的知识文化需求日益增长，因此，编纂一部医药卫生领域的专业性百科全书，进一步规范医学基本概念，整理医学核心体系，传播精准医学知识，促进医学发展和人类健康的任务迫在眉睫。在党中央、国务院的亲切关怀以及国家各有关部门的大力支持下，《中华医学百科全书》应运而生。

作为当代中华民族“盛世修典”的重要工程之一，《中华医学百科全书》肩负着全面总结国内外医药卫生领域经典理论、先进知识，回顾展现我国卫生事业取得的辉煌成就，弘扬中华文明传统医药璀璨历史文化的使命。《中华医学百科全书》将成为我国科技文化发展水平的重要标志、医药卫生领域知识技术的最高“检阅”、服务千家万户的国家健康数据库和医药卫生各学科领域走向整合的平台。

肩此重任，《中华医学百科全书》的编纂力求做到两个符合。一是符合社会发展趋势：全面贯彻以人为本的科学发展观指导思想，通过普及医学知识，增强人民群众健康意识，提高人民群众健康水平，促进社会主义和谐社会构建。二是符合医学发展趋势：遵循先进的国际医学理念，以“战略前移、重心下移、模式转变、系统整合”的人口与健康科技发展战略为指导。同时，《中华医学百科全书》的编纂力求做到两个体现：一是体现科学思维模式的深刻变革，即学科交叉渗透/知识系统整合；二是体现继承发展与时俱进的精神，准确把握学科现有基础理论、基本知识、基本技能以及经典理论知识与科学思维精髓，深刻领悟学科当前面临的交叉渗透与整合转化，敏锐洞察学科未来的发展趋势与突破方向。

作为未来权威著作的“基准点”和“金标准”，《中华医学百科全书》编纂过程中，制定了严格的主编、编者遴选原则，聘请了一批在学界有相当威望、具有较高学术造诣和较强组织协调能力的专家教授（包括多位两院院士）担任大类主编和学科卷主编，确保全书的科学性与权威性。另外，还借鉴了已有百科全书的编写经验。鉴于《中华医学百科全书》的编纂过程本身带有科学研究性质，还聘请了若干科研院所的科研管理专家作为特约编审，站在科研管理的高度为全书的顺利编纂保驾护航。除了编者、编审队伍外，还制订了详尽的质量保证计划。编纂委员会和工作委员会秉持质量源于设计的理念，共同制订了一系列配套的质量控制规范性文件，建立了一套切实可行、行之有效、效率最优的编纂质量管理方案和各种情况下的处理原则及预案。

《中华医学百科全书》的编纂实行主编负责制，在统一思想下进行系统规划，保证良好的全程质量策划、质量控制、质量保证。在编写过程中，统筹协调学科内各编委、卷内条目以及学科间编委、卷间条目，努力做到科学布局、合理分工、层次分明、逻辑严谨、详略有方。在内容编排上，务求做到"全准精新"。形式"全"：学科"全"，册内条目"全"，全面展现学科面貌；内涵"全"：知识结构"全"，多方位进行条目阐释；联系整合"全"：多角度编制知识网。数据"准"：基于权威文献，引用准确数据，表述权威观点；把握"准"：审慎洞察知识内涵，准确把握取舍详略。内容"精"："一语天然万古新，豪华落尽见真淳。"内容丰富而精练，文字简洁而规范；逻辑"精"："片言可以明百意，坐驰可以役万里。"严密说理，科学分析。知识"新"：以最新的知识积累体现时代气息；见解"新"：体现出学术水平，具有科学性、启发性和先进性。

《中华医学百科全书》之"中华"二字，意在中华之文明、中华之血脉、中华之视角，而不仅限于中华之地域。在文明交织的国际化浪潮下，中华医学汲取人类文明成果，正不断开拓视野，敞开胸怀，海纳百川般融入，润物无声状拓展。《中华医学百科全书》秉承了这样的胸襟怀抱，广泛吸收国内外华裔专家加入，力求以中华文明为纽带，牵系起所有华人专家的力量，展现出现今时代下中华医学文明之全貌。《中华医学百科全书》作为由中国政府主导，参与编纂学者多、分卷学科设置全、未来受益人口广的国家重点出版工程，得到了联合国教科文等组织的高度关注，对于中华医学的全球共享和人类的健康保健，都具有深远意义。

《中华医学百科全书》分基础医学、临床医学、中医药学、公共卫生学、军事与特种医学和药学六大类，共计144卷。由中国医学科学院/北京协和医学院牵头，联合军事医学科学院、中国中医科学院和中国疾病预防控制中心，带动全国知名院校、科研单位和医院，有多位院士和海内外数千位优秀专家参加。国内知名的医学和百科编审汇集中国协和医科大学出版社，并培养了一批热爱百科事业的中青年编辑。

回览编纂历程，犹然历历在目。几年来，《中华医学百科全书》编纂团队呕心沥血，孜孜矻矻。组织协调坚定有力，条目撰写字斟句酌，学术审查一丝不苟，手书长卷撼人心魂……在此，谨向全国医学各学科、各领域、各部门的专家、学者的积极参与以及国家各有关部门、医药卫生领域相关单位的大力支持致以崇高的敬意和衷心的感谢！

《中华医学百科全书》的编纂是一项泽被后世的创举，其牵涉医学科学众多学科及学科间交叉，有着一定的复杂性；需要体现在当前医学整合转型的新形式，有着相当的创新性；作为一项国家出版工程，有着毋庸置疑的严肃性。《中华医学百科全书》开创性和挑战性都非常强。由于编纂工作浩繁，难免存在差错与疏漏，敬请广大读者给予批评指正，以便在今后的编纂工作中不断改进和完善。

刘德培

凡　例

一、《中华医学百科全书》（以下简称《全书》）按基础医学类、临床医学类、中医药学类、公共卫生类、军事与特种医学类、药学类的不同学科分卷出版。一学科辑成一卷或数卷。

二、《全书》基本结构单元为条目，主要供读者查检，亦可系统阅读。条目标题有些是一个词，例如"血尿"；有些是词组，例如"尿量异常"。

三、由于学科内容有交叉，会在不同卷设有少量同名条目。例如《肿瘤学》《泌尿外科学》都设有"肾肿瘤"条目。其释文会根据不同学科的视角不同各有侧重。

四、条目标题上方加注汉语拼音，条目标题后附相应的外文。例如：

mìniào wàikēxué
泌尿外科学（urology）

五、本卷条目按学科知识体系顺序排列。为便于读者了解学科概貌，卷首条目分类目录中条目标题按阶梯式排列，例如：

下尿路症状 ··

　尿路刺激症状 ···

　　尿频 ··

　　尿急 ··

　　尿痛 ··

　排尿困难 ··

　　排尿等待 ··

　　尿线细 ··

　　尿不尽 ··

　　尿流中断 ··

六、各学科都有一篇介绍本学科的概观性条目，一般作为本学科卷的首条。介绍学科大类的概观性条目，列在本大类中基础性学科卷的学科概观性条目之前。

七、条目之中设立参见系统，体现相关条目内容的联系。一个条目的内容涉及其他条目，需要其他条目的释文作为补充的，设为"参见"。所参见的本卷条目的标题在本条目释文中出现的，用蓝色楷体字印刷；所参见的本卷条目的标题未在本条目释文中出现的，在括号内用蓝色楷体字印刷该标题，另加"见"字；参见其他卷条目的，注明参见条所属学科卷名，如"参见□□□卷"或"参见□□□卷□□□□"。

八、《全书》医学名词以全国科学技术名词审定委员会审定公布的为标准。同一概念或疾病在不同学科有不同命名的，以主科所定名词为准。字数较多，释文中拟用简称的名词，每个条目中第一次出现时使用全称，并括注简称，例如：甲型病毒性肝炎（简称甲肝）。个别众所周知的名词直接使用简称、缩写，例如：B超。药物名称参照《中华人民共和国药典》2020年版和《国家基本药物目录》2018年版。

九、《全书》量和单位的使用以国家标准 GB 3100—1993《国际单位制及其应用》、GB/T 3101—1993《有关量、单位和符号的一般原则》及 GB/T 3102 系列国家标准为准。援引古籍或外文时维持原有单位不变。必要时括注与法定计量单位的换算。

十、《全书》数字用法以国家标准 GB/T 15835—2011《出版物上数字用法》为准。

十一、正文之后设有内容索引和条目标题索引。内容索引供读者按照汉语拼音字母顺序查检条目和条目之中隐含的知识主题。条目标题索引分为条目标题汉字笔画索引和条目外文标题索引，条目标题汉字笔画索引供读者按照汉字笔画顺序查检条目，条目外文标题索引供读者按照外文字母顺序查检条目。

十二、部分学科卷根据需要设有附录，列载本学科有关的重要文献资料。

目　录

mìniào wàikēxué

泌尿外科学（urology）

研究和诊疗泌尿系统、男性生殖系统以及肾上腺外科疾病的学科。

简史 具体如下。

国外进展 泌尿外科的手术可以追溯到公元前3500年，最早手术是割包皮，并形成了一种习俗——割礼，割礼是《圣经》中记载的仪式。但真正意义的泌尿外科手术应该为3200年前，苏拉（Susrua）首次进行的经会阴正中截石位切开取出膀胱结石的手术。

公元前1000年，古印度开始使用金属导尿管导尿。公元前400年，希波克拉底不但使用导尿术，还通过导尿来观察尿液情况。1011年，阿维森纳改进了当时的导尿管，使其接近现代金属导尿管。1860年，法国医生拿力敦发明橡皮管导尿。随后导尿管不断得到更新，发展到目前的硅胶可固定导尿管。

1806年，菲利普（Phillipp Bozzini）制成了世界上第一台用蜡烛照明的膀胱镜。1876年，尼采（Nitze）将铂丝装在膀胱镜前端使其通电后可发光，从而将光源移入膀胱腔内，制成第一个含光学系统的膀胱镜。1879年，莱特（Leiter）在尼采技术的基础上在镜体接物镜前加上棱角直镜片，初步解决管状视野的限制，该年成为膀胱镜问世的年代。1909年，埃德温（Edwin Beer）提出在水中使用单极电刀，成功切除膀胱肿瘤，开创电极外科时代。1926年，施特恩（Stern）研制出同时具有电切与电凝功能的环状拌电切口，从而创立了腔内电切技术。20世纪60年代初，光导纤维应用于内镜，泌尿系内镜得到改进与完善。

真正意义上的首例肾切除术

是1869年古斯塔夫（Gustav Simon）医生为治疗一例输尿管阴道瘘患者而施行的肾切除术。1887年，切尔尼（Czerny）医生进行了人类第一次开放肾部分切除术治疗肾细胞癌。进入20世纪，肾切除术得到进一步完善。

国内进展 早在春秋战国时期，中国医学名著《五十二医方》中就有关于治疗泌尿系统结石的记载。在2000年前的中国医药文献中就有很多关于泌尿及男性生殖系统疾病的详细记载。在1000多年前的古医籍中，就有孙思邈用葱管和鹅毛管导尿的记载，这可能是医学史上最早的软管导尿术。在中国，泌尿外科是一个比较古老的专科，具有悠久的历史，但是在19世纪之前，中国历代医药学家中无一人专职从事泌尿外科，中国西医的泌尿外科主要是从西方传入国内。现今的中山大学附属第二医院于1835年11月由美国传教士帕克（Parker）创建，当时称博济医院。在中国西医史上，1844年帕克医师开展的经会阴膀胱切开取石术是首次记录在案的泌尿外科手术。

20世纪以来，中国的泌尿外科迅速发展。1922年迈尔斯（Miles）率先在北平协和医院开展了膀胱镜检查。1926年，谢元甫教授在北平协和医院大外科中建立了泌尿外科专业，在国内率先开展了耻骨上膀胱造口术、睾丸鞘膜积液手术、膀胱癌切除术、肾切开取石术等泌尿专科手术，为国内泌尿外科的发展奠定了基础。先后有刘瑞恒、施锡恩、虞颂庭、马永江、许殿乙、刘国振等泌尿外科前辈在此工作。1949年中华人民共和国成立以后，泌尿外科开始蓬勃发展。1953年，吴阶平根据248例肾结核的临床

资料，结合双侧肾结核晚期患者的尸体解剖检查，提出"一侧肾结核，对侧肾积水"的理论，并制定了切实可行的治疗方案。1960年2月，吴阶平、沈绍基完成2例尸体肾移植手术。1962年，马腾骧出版了国内第一部肾移植方面专著《人工肾》。20世纪70年代初北京协和医院刘国振教授创建了国内最早的男科，开展了相关男科手术和计划生育手术，并用棉酚等进行男性节育的药物治疗。

20世纪80~90年代，随着国际上腔内泌尿外科的发展，中国腔内泌尿外科学也迅速发展。1980年，美国加州大学卡普连科（Kaplen）教授应邀来传授经尿道前列腺电切术（transurethral resection of the prostate，TURP）及经尿道膀胱肿瘤电切术（transurethral resection of the bladder tumor，TURBt）。吴德诚教授开展了该手术，并举办学习班推广该技术。80年代初，体外冲击波碎石（extracoyoreal shock wave lithothpsy，ESWL）在中国迅速兴起，并接近国际先进水平。1981年，吴阶平倡导成立中华医学会泌尿外科分会，在南京召开第一次全国泌尿外科学术会议，并编辑出版《中华泌尿外科杂志》。1985年，吴开俊、李逊等在国内首次报道"经皮肾镜取石术"及"逆行经皮肾镜取石术"。1986年，郭应禄在国内首先报道经尿道输尿管镜取石术。同期唐孝达、谢桐等也在肾移植领域做出了卓越贡献。国际上腹腔镜技术在泌尿外科中全面开展，1992年，那彦群在国内报道了腹腔镜在泌尿外科中的应用，李汉忠发表了腹腔镜肾上腺切除术的论文。随着将才工程等项目的实施，大批泌尿外科医

生到国外学习先进理念和手术技术，促进了泌尿外科水平的提升。近年来，随着机器人手术系统的广泛运用，国内很多泌尿外科中心开展了机器人辅助的腹腔镜手术，显著提高了手术质量，使泌尿外科医生的创造力得以实现。

21世纪，国内外医学科学技术已进入飞速发展的时代。科技的不断发展，给泌尿外科这一古老而新兴的学科带来了更大的机遇与挑战，我们需要勇于挑战自我，不断创新，使中国的泌尿外科事业不断进步。

研究内容　泌尿外科学的主要研究对象是泌尿系统疾病、男性生殖系统疾病以肾上腺外科疾病。由于肾上腺解剖位置的特殊性，肾上腺外科治疗也主要由泌尿外科医生完成。在泌尿系统疾病方面，从基础到临床，探讨泌尿系统疾病，包括泌尿系统肿瘤、尿石症、排尿功能障碍、泌尿系统感染等的发病机制和诊治方法。在外科手术方面，制定合理的手术治疗策略，充分利用最新的技术，研究可视化和微创化的治疗设备和手段，探索手术技巧，使医生为患者提供创伤更小、更安全的高质量手术。在肿瘤治疗方面，以控制肿瘤，延长生存为目标，使医生可以综合利用各种手段进行治疗。从功能学角度，探索排尿功能障碍的发生发展过程，为排尿功能障碍的预防和诊治制定合理的策略。在男性性功能障碍方面，探讨引起性功能障碍的发病机制和干预方法。肾上腺外科疾病方面主要研究需要手术解决的肾上腺肿瘤、增生等疾病。

研究方法　泌尿外科学包含多种疾病，因此对于疾病的发生发展特点的研究是临床治疗的前提。泌尿外科学需要与检验科、医学影像科、病理科、基础医学等充分结合，从病理生理学、分子生物学和基因学等多个层面研究疾病的特点。除了采用这些传统的研究手段之外，近年来，基于人工智能和大数据的最新技术，对泌尿外科疾病进行了初步探索。

泌尿外科学是外科学的一个分支，临床处理以外科治疗为主，因此，以外科治疗为核心的泌尿系统疾病的诊断和治疗是泌尿外科学最为重要的任务之一。微创化是外科发展的重要目标，随着光学技术、图像成型技术、现代通信技术和计算机多媒体技术等的发展，拓宽了微创泌尿外科的应用领域，使内镜、腹腔镜、机器人手术在泌尿外科手术中得到广泛应用，极大释放了泌尿外科医生的创造性，为患者提供了更高质量的外科手术治疗，拓展了外科治疗的适应领域。在尿石症的治疗领域，需要综合利用体外冲击波碎石、气压弹道碎石、超声碎石、激光碎石器械的最新成果，为患者提供更高效安全的碎石治疗方案。

除了外科治疗手段，泌尿外科学还涉及器官功能障碍的处理，如肾衰竭、排尿功能障碍、男性性功能障碍、不育症、肾上腺疾病等，因此需要借鉴多个领域的研究方法，进一步提高对这些疾病的诊治能力。

作为临床学科，临床上的诊治手段都需要采用循证医学的研究方法来确认临床处理的有效性，建立基于循证医学的诊疗路径。

与邻近学科的关系　泌尿外科是专门研究男女泌尿系统与男性生殖系统的一门学科，它主要是从外科学细分而来。由于泌尿系统的肾脏、输尿管和膀胱、前列腺位于腹腔和盆腔，与腹腔内多种脏器相邻，外科治疗也常使用经腹腔途径，在临床上需要充分考虑泌尿系统疾病与腹部疾病之间的相互影响。目前有关外科学的最新进展也都运用到泌尿系统疾病中。在专业特色方面，由于泌尿系统是一个与外界相通的自然腔道，内镜下的检查和治疗发展非常迅速。女性生殖系统疾病常累及泌尿系统，包括输尿管损伤、盆底功能紊乱、膀胱阴道瘘及尿失禁等，两个专业高度融合，催生了女性泌尿外科学。男性的泌尿与生殖系统密不可分，男性生殖系统疾病包含了器质性疾病、心理性疾病等多个领域，因此，需要综合运用多种学科的知识进行综合处理。

（何志嵩　虞巍　邓建华）

mìniào nánxìng shēngzhí xìtǒng zhèngzhuàng

泌尿男性生殖系统症状

（symptom of disorders of genito-urinary system）　泌尿男性生殖系统疾病常引起器官特异性症状以及全身症状。由于泌尿男性生殖系统的功能特点，常可以引起排尿功能障碍、血尿、相关器官疼痛、男性性功能障碍等器官特异症状，对于可引起全身系统与器官病变的疾病，如感染、肿瘤等，与其他系统相关疾病的全身表现类似。对于就诊的患者，需要详细询问各症状间的相互关系和出现顺序，对于重要症状应准确记述其部位、范围、性质和程度，有助于对病变进行初步定性和定位。

泌尿男性生殖系统症状包括：泌尿男性生殖系统疼痛、肿块、下尿路症状、尿液异常、尿道分泌物和男性性功能障碍相关症状等。

（何志嵩　虞巍）

mìniào nánxìng shēngzhí xìtǒng téngtòng

泌尿男性生殖系统疼痛（pain related of genitourinary system）

疼痛是泌尿男性生殖系统疾病的常见症状，疼痛与泌尿男生殖系统中空腔脏器内压升高，与器官包膜张力增加或者平滑肌痉挛有关，主要见于尿路梗阻、炎症和巨大占位引起的疼痛。依据部位的不同，患者可表现为剧烈绞痛，也可表现为隐痛或钝痛，呈持续性或间歇性发作。根据疼痛部位可初步判断病变的部位。包括肾区疼痛、输尿管走行区疼痛、膀胱区疼痛、前列腺疼痛、阴囊区疼痛、阴茎疼痛。

（何志嵩 虞巍）

shènqū téngtòng

肾区疼痛（kidney pain）

多位于患侧肾脏，也可沿输尿管放射。最为典型的为肾绞痛，肾源性疼痛多位于腰背部，患侧肋脊角和第十二肋缘的深面。肾脏的慢性疼痛多因肾积水或肿瘤导致肾被膜牵拉或炎症所致。

常因结石梗阻后肾盂或上段输尿管平滑肌痉挛所致，表现为突发和阵发性严重疼痛。由于伴随输尿管痉挛和神经牵扯机制，疼痛常沿输尿管向下腹部放射。

肾脏疼痛有时需要与腹部疾病鉴别，如胃不适或胆囊炎等。肾脏慢性疼痛的特点为体位改变或休息并不会减轻疼痛，此点与腰背肌肉或骨骼疾病引起的疼痛特点有明显不同。

处理原则是对症镇痛，缓解梗阻，处理原发病。

（何志嵩 虞巍）

shūniàoguǎn zǒuxíngqū téngtòng

输尿管走行区疼痛（ureteral pain）

输尿管走行区疼痛，疼痛向患侧腰部、下腹部、股内侧和外生殖器等部位放射。

疼痛多与梗阻或炎症有关。急性梗阻可导致肾绞痛样症状，其发生机制与肾盂扩张压力过高导致上段输尿管或肾盂平滑肌痉挛有关。

急性肾绞痛时应注意了解和观察与血尿的关系；通常肾绞痛后因结石摩擦输尿管或肾盂黏膜，常导致黏膜出血而出现绞痛后血尿；而肾盂输尿管肿瘤出血时也常因血块导致梗阻而出现肾绞痛，但一般表现为血尿后绞痛，因为血管常阻塞在输尿管内，因此血尿后绞痛常表现在输尿管部位。

处理原则为对症镇痛，缓解梗阻，处理原发病。

（何志嵩 虞巍）

pángguāngqū téngtòng

膀胱区疼痛（vesical pain）

憋尿时下腹不适，憋尿多时或症状严重时表现为下腹疼痛，通常排尿后有所缓解，患者常伴有尿频、尿急。引起膀胱疼痛的机制也多与梗阻或炎症有关。

膀胱急性疼痛多为急性梗阻（如尿潴留）和急性炎症（如膀胱炎）所致，除疼痛以外，前者有排尿困难症状，后者则多伴有尿频、尿急和尿痛。临床上较难以诊断的是膀胱慢性疼痛。尽管慢性尿潴留也能造成膀胱慢性疼痛，但因伴有明显的排尿困难和残余尿量的增多而容易鉴别。急性炎症如细菌性膀胱炎引起的疼痛常伴有急性发作的尿频、尿急和尿痛，尿常规和尿培养可以做出准确判断。

处理原则为尿潴留患者需要留置尿管，处理原发病。

（何志嵩 虞巍）

qiánlièxiàn téngtòng

前列腺疼痛（prostatic pain）

多数患者对疼痛部位定位模糊，一般主诉为会阴或者耻骨上区疼痛，可向周围放射。多继发于前列腺炎症，急性前列腺炎可出现全身感染症状和尿潴留。晚期前列腺癌累及周围神经可出现疼痛。

对于非细菌性前列腺炎所致的前列腺疼痛有时难以区别是否为膀胱疼痛放射所致，常用的疼痛定位方法是麻醉试验，即经气囊尿管往膀胱内注入利多卡因，如果疼痛消失则提示为膀胱源性疼痛，反之为前列腺疼痛。处理原则为针对病因进行治疗。

（何志嵩 虞巍）

yīnnángqū téngtòng

阴囊区疼痛（scrotal pain）

可呈急性和慢性病程。病因可分为原位性和牵涉性。原位性疼痛多为阴囊或者其内容物病变所致。牵涉性疼痛由肾脏引起的牵涉痛，如肾输尿管梗阻时，患者感觉同侧阴囊区疼痛。

突发一侧睾丸疼痛应高度怀疑患者睾丸扭转。急性睾丸明显疼痛并伴有阴囊肿大应高度怀疑睾丸炎。睾丸扭转治疗不及时也会出现炎症反应，此时与睾丸炎鉴别需要临床仔细鉴别。严重的精索静脉曲张常导致患者睾丸的隐痛。阴囊内其他疾病如鞘膜积液、附睾炎、睾丸肿瘤等均可引起阴囊的疼痛，结合体检一般均能做出准确判断。由于从胚胎发育来说睾丸自肾水平下降入阴囊，因此肾脏疾病如肾输尿管结石引起的肾绞痛往往放射至睾丸，此时主要特征是尽管主诉睾丸疼痛，但睾丸的体检并无异常。

处理原则为对症处理，积极寻找原发病。

（何志嵩 虞巍）

yīnjīng téngtòng

阴茎疼痛（penile pain）

阴茎

部位出现的疼痛。阴茎非勃起状态下疼痛大多为尿道和膀胱病变引起，表现为尿道的刺痛、烧灼痛，或者与排尿相关的尿道疼痛。在包皮嵌顿的患者中，局部水肿可以引起疼痛。对于勃起状态下的疼痛，与阴茎的病变相关。性传播疾病可以在阴茎表面出现病变，引起疼痛。处理原则为对症镇痛，处理引起阴茎疼痛的原发病。

（何志嵩　虞巍）

mìniào nánxìng shēngzhí xìtǒng zhǒngkuài

泌尿男性生殖系统肿块（mass of genitourinary system）

肿块是形态学概念，因此其性质也多种多样。泌尿及男性生殖系统因为其体内位置较深，出现肿块时通常病情比较严重。阴囊部位由于在体外，出现肿块较易发现。因肿瘤、炎症、梗阻等各种良恶性病变均可导致肿块的发生，需要根据肿块所在部位、伴随症状以及影像学检查，明确肿块的性质。

（何志嵩　虞巍）

xiàniàolù zhèngzhuàng

下尿路症状（lower urinary tract symptoms）

与排尿相关的症状，是泌尿系统症状中最为常见的症状群，可单独存在或合并其他症状和体征。下尿路症状主要由前列腺、膀胱、尿道等疾病引起的，近年来认为老年患者肾脏疾病引起的夜间多尿也是引起下尿路症状、影响生活质量的因素。下尿路症状由三大组症状组成，其中包括储尿期症状、排尿期症状和排尿后症状。

（何志嵩　虞巍）

niàolù cìjī zhèngzhuàng

尿路刺激症状（irritative symptoms）

主要见于下尿路感染患者，因局部炎症或异物刺激后出现下尿路痉挛及神经反射引起。包括尿频、尿急、尿痛，三者常会同时出现。

（何志嵩　虞巍）

niàopín

尿频（urinary frequency）

排尿次数高于正常水平的症状。正常人每天排尿5~6次，其中夜间0~1次，每次尿量约300ml。尿频患者通常每天排尿大于8次，夜间排尿大于2次。排尿次数受到身体状况、生活习惯、气候等多因素影响。在临床实践中对于尿频的评估更为重要的是要了解患者频繁排尿的原因，每次排尿的尿量，以及是否存在与尿频相关的其他下尿路症状。

排尿次数增加主要与膀胱功能容量减少，以及肾脏产生尿液增多有关。需要指出的是，下尿路功能障碍的患者每次排尿量减少，而心力衰竭或者肾脏功能下降的患者会出现夜间多尿的情况，引起夜间排尿次数及尿量显著增多。

鉴别诊断：需与泌尿系统炎症、膀胱肿瘤、膀胱结石、膀胱本身功能异常相鉴别。尿量增多（多尿症患者），往往因为膀胱在更短时间内充盈而有尿意，进而频繁排尿（此时患者尿量多为正常）。

处理原则为明确病因，处理原发病的基础上考虑对症处理。

（何志嵩　虞巍）

niàojí

尿急（urgency）

突发不可抑制的排尿冲动的症状。多由急性下尿路炎症、高敏感性膀胱以及心理因素等引起。需与泌尿系统炎症、神经源性膀胱、前列腺增生、心理因素等鉴别。处理原则为对症处理，明确病因处理。

（何志嵩　虞巍）

niàotòng

尿痛（dysuria）

排尿过程中尿道或者耻骨上区出现的烧灼样或者针刺样疼痛的症状。与局部炎症或者异物刺激后出现下尿路痉挛及神经反射有关。其中尿道炎症时疼痛多在排尿开始阶段，而膀胱炎症多在排尿后期出现。需与泌尿系统炎症、膀胱结石、尿道结石等鉴别。处理原则为对症处理，处理原发病。

（何志嵩　虞巍）

páiniào kùnnán

排尿困难（difficulty urinating；dysuria）

在排尿期，膀胱内尿液排出受阻引起的一系列症状。包括排尿踌躇、尿线变细和间断排尿。排尿踌躇和尿线变细多为排尿期症状早期，而间断排尿、腹压排尿和终末滴沥多提示排尿期症状比较严重。另外，临床上一部分患者会主诉尿线分叉或尿线分散，这些患者通常有排尿费力症状，需要腹压才能开始排尿，维持或改善尿流速度。

排尿困难按照病因分为3类：机械性梗阻见于前列腺增生、尿道狭窄；动力性因素见于糖尿病等神经肌肉损伤性疾病；混合性的患者前两种机制都存在。

应与前列腺增生、尿道狭窄、膀胱颈挛缩、神经源性膀胱相鉴别，儿童需要考虑后尿道瓣膜。

处理原则为在明确病因的基础上，缓解症状。

（何志嵩　虞巍）

páiniào děngdài

排尿等待（urinary hesitancy）

排尿开始前等待时间延长的症状。由于下尿路梗阻或者膀胱收缩力下降，需要更大的膀胱压力克服尿道阻力所导致。此外，环境心理因素也会影响排尿等待的时间。

需与前列腺增生、尿道狭窄、膀胱颈挛缩、神经源性膀胱等相鉴别。

处理原则为明确病因处理。

（何志嵩　虞巍）

pái niào fèi lì
排尿费力 （straining）

排尿过程中感到排尿费力，需要增加腹部压力来完成排尿的症状。下尿路梗阻或者膀胱收缩力下降，需要更大的膀胱压力克服尿道阻力。需与前列腺增生、尿道狭窄、膀胱颈挛缩、神经源性膀胱等相鉴别。处理原则为明确病因处理。

（何志嵩　虞巍）

niào xiàn xì
尿线细 （decrease of caliber of stream）

排尿过程中尿流明显变细的症状。一般由尿道梗阻引起。需与尿道梗阻的各种疾病相鉴别，如前列腺增生、尿道狭窄、包茎等。处理原则为明确病因，解除梗阻。

（何志嵩　虞巍）

pái niào dī lì
排尿滴沥 （dribbling）

排尿后期尿流成滴沥状，排尿时间延长的症状。由于膀胱出口梗阻，逼尿肌力量不足引起尿液不成线排出。需与前列腺增生、膀胱颈挛缩、尿道狭窄相鉴别。处理原则为明确病因，解除梗阻。

（何志嵩　虞巍）

niào hòu dī lì
尿后滴沥 （terminal dribbling）

排尿过程结束后少量尿液不自主从尿道口滴沥状流出的症状。见于前列腺增生患者。正常情况下，排尿后残余在后尿道的少量尿液会反流进入膀胱，但当其近端出现梗阻时，这些尿液无法进入膀胱，从而缓缓从尿道排出。需与前列腺增生、尿道狭窄

相鉴别。处理原则为明确病因后针对性治疗。

（何志嵩　虞巍）

niào bù jìn
尿不尽 （sense of residual urine）

排尿过程结束后仍感到膀胱内存在尿液的症状。由于膀胱出口梗阻，膀胱逼尿肌无法将尿液完全排出体外，残余尿增加。需与前列腺增生、尿道狭窄等膀胱出口梗阻相鉴别。

处理原则为明确病因后针对性治疗，缓解梗阻。

（何志嵩　虞巍）

niào liú zhōng duàn
尿流中断 （interruption of the urinary stream）

排尿过程中突然出现非自主性尿流中断现象，患者伴有间断排尿。见于前列腺增生等膀胱出口梗阻患者，排尿阻力增加，膀胱无法持续排尿；膀胱结石的患者，因结石位置变化，突然堵塞膀胱颈和后尿道，引起排尿时尿流中断，伴放射至尿道远端的放射痛，改变体位后可以缓解；对于尿道炎症的患者，患者因尿痛，常主动暂停排尿，应予以鉴别。需与前列腺增生、膀胱结石、尿道炎症或者结石等鉴别诊断。处理原则为明确病因，针对治疗，对症处理。

（何志嵩　虞巍）

yè niào zēng duō
夜尿增多 （nocturia）

睡眠时夜间排尿次数大于2次的症状。此症状影响患者的睡眠。夜尿增多的机制包括多尿，通常由于饮水增加或者糖尿病引起；夜间多尿通常由于心脏或者肾脏疾病；这些患者的排尿次数增多伴随每次尿量较多。前列腺增生或者睡眠障碍的患者，可出现夜间尿次增多，但每次尿量较少的情况。

需与前列腺增生、系统性疾

病相鉴别。需要指出的是部分患者因睡前心理因素，在入睡前频繁排尿不属于夜尿增多。部分患者因失眠，也会导致夜尿次数增加。

处理原则为明确病因后，对症处理，生活方式改变。对于减少夜间尿量的治疗，需要根据全身情况来选择。

（何志嵩　虞巍）

niào zhū liú
尿潴留 （urinary retention）

膀胱内潴留大量尿液而致下腹膨隆和胀痛的症状。排尿困难的最终结果。需与膀胱出口梗阻、神经源性膀胱、药物因素等相鉴别。处理原则为引流尿液，明确病因，减少复发。

（何志嵩　虞巍）

jí xìng niào zhū liú
急性尿潴留 （acute urinary retention）

尿液突然不能排出而存留在膀胱内的症状。由膀胱出口梗阻、药物、麻醉后排尿功能障碍、紧张等心理因素引起。需与膀胱出口梗阻性疾病（如前列腺增生或尿道狭窄）突然加重、药物等因素相鉴别。处理原则为引流尿液，明确病因，减少复发。

（何志嵩　虞巍）

màn xìng niào zhū liú
慢性尿潴留 （chronic urinary retention）

膀胱内尿液不能完全排空而有残余尿存在膀胱内，逐渐加重的症状。部分患者可出现双肾积水。由神经源性膀胱或者下尿路梗阻严重失代偿引起。

需与膀胱出口梗阻性疾病（如前列腺增生或尿道狭窄）、膀胱神经源性病变相鉴别。

处理原则为较长时间充分引流尿液，明确病因处理，部分患者因膀胱收缩功能不能恢复，需要长期引流尿液。

（何志嵩　虞巍）

lòuniào

漏尿 （urine leakage） 尿液绕
过尿道括约肌从其他非正常通道
（如阴道等）流出的症状。局部外
科或者放疗后损伤导致。先天性
输尿管异位开口导致的漏尿主要
见于女性。需与尿失禁相鉴别。
处理原则为明确病因，针对性修
复处理。

（何志嵩　虞　巍）

niàoyè yìcháng

尿液异常 （urine related symptom） 尿液性状改变的现象。正
常的尿液为浅黄色透明清亮液体。
明确尿液异常的原因是诊疗的重
点。尿液异常包括血尿、脓尿、
乳糜尿、气尿等。

（何志嵩　虞　巍）

xuèniào

血尿 （hematuria） 尿液中含有
过多的红细胞的现象。镜下血尿
的定义为离心尿液每高倍镜（×
400）视野红细胞≥3个，而每
1000ml尿液中含有1ml以上血液
可呈肉眼血尿。血尿是泌尿外科
最重要的临床表现，血尿程度与
潜在的后果无相关性，明显的肉
眼血尿常导致患者积极就诊，因
而发现病变的概率较大，但血尿
呈间歇性出现，或使用抗生素后
肉眼血尿停止期，患者往往疏忽
大意而延误疾病诊治。

发生机制　各种泌尿系统病
变所致红细胞进入尿液。

诊断　血尿的诊断应尽可能
明确以下问题。①血尿颜色：洗
肉水样常为外科血尿，即指正常
红细胞混于尿液中；酱油色多为
溶血尿，即溶血性疾病所致的血
红蛋白混于尿液中。暗红色血尿
多为陈旧性血尿，也提示尿路可
能存在有血凝块。②血尿同时是
否伴有疼痛症状：先有疼痛后有
血尿可能与尿路结石有关，而先

有血尿后有疼痛，不能除外血凝
块所致的肾绞痛。而血尿同时无
其他不适，称为无痛性肉眼血尿，
常与尿路肿瘤或肾肿瘤出血有关。
血尿伴有膀胱刺激症状多为下尿
路炎症、肾结核或者膀胱肿瘤。
血尿伴有下尿路梗阻症状见于前
列腺增生伴有膀胱结石，或者前
列腺癌。③是否伴有血块：伴有
血块者通常提示出血较为严重。
需关注是否存在细长条或蚯蚓状
血块，因为这类血块只能形成于
输尿管，提示上尿路出血导致的
血尿，通常伴有患侧腰痛。④血
尿出现的时机：初始血尿提示病
变位于尿道，终末血尿提示病变
位于膀胱颈附近，全程血尿提示
病变位于膀胱或上尿路。原因不
明的血尿称为特发性血尿，可能
的原因是肾血管畸形、微小结石、
肾乳头坏死等，这些患者应密切
随访。

鉴别诊断　泌尿外科多数疾
病均可造成血尿，但内科疾病如
肾病或肾炎也可表现为血尿（多
为镜下血尿）。常通过观察红细胞
形态来判断血尿的内外科性质，
如红细胞多为变形性，提示红细
胞通过肾小球进入尿液，多为肾
病或肾炎，或者全身系统性疾病
累及肾脏所致；如红细胞形态正
常，提示红细胞直接通过破损血
管进入尿液，多为炎症、肿瘤、
结石、血管畸形或外伤等泌尿外
科疾病所致。对于尿液中隐血阳
性，但无红细胞者，提示血红蛋
白尿，多为溶血性疾病所致。部
分药物如利福平、氨基比林、呋
喃、胡萝卜素引起尿液发红，但
尿液检查无红细胞，尿隐血阴性。

处理原则　血尿是泌尿外科
最为重要的临床表现，因予以高
度重视，详细检查明确血尿的原
因。血尿的严重程度与潜在的病

因无显著相关性。

（何志嵩　虞　巍）

nóngniào

脓尿 （pyuria）　尿液中存在白
细胞的现象。正常人尿液中含有
少量白细胞，男性尿液中每高倍
视野下1~2个白细胞为正常，女
性在5个以下为正常。白细胞超
过正常数量提示存在泌尿系统感
染。感染明显时尿液表现为脓尿，
常为乳白色、混浊。肉眼脓尿见
于肾积脓、肾结核、肾脓肿穿破
集合系统。根据排尿过程中脓尿
出现的时间以及伴随症状可以对
病变进行初步定位，初始脓尿为
尿道炎；脓尿伴有尿路刺激症状
而无发热多为膀胱炎；全程脓尿
伴膀胱刺激症状、腰痛和发热提
示肾盂肾炎。

发生机制：引起脓尿的泌尿
系统感染分为非特异感染和特异
性感染两大类。非特异感染的致
病微生物以大肠埃希菌最常见，
其次为变形杆菌、葡萄球菌、肠
球菌等，真菌感染的患者，可出
现脓块；特异性感染主要指结核
分枝杆菌和淋病奈瑟菌引起。

鉴别诊断：需要鉴别尿液混
浊是否因白细胞升高引起，鉴别
乳糜尿、结晶尿等。依据伴随症
状、病原学和影像学检查鉴别引
起脓尿的原因，如泌尿系统感染、
泌尿系统结核等疾病，需要指出
的是，应进一步分析导致患者出
现泌尿系统感染的因素。

处理原则：抗感染治疗，对
症处理，控制诱发因素。

（何志嵩　虞　巍）

qìniào

气尿 （pneumaturia）　排尿时尿
中出现气体的现象。气尿多见于
尿路与肠道之间有瘘管相通，肠
道气体进入尿液中。有些患者在
膀胱、肾盂部位有产气细菌感染，

这些细菌能够将高浓度尿糖分解产生二氧化碳，排尿时便有气体出现。这些患者通常伴有糖尿病，病情较重。应注意引起气尿的病因，如肠瘘、严重感染，与之鉴别。处理原则为明确病因，处理原发病。

（何志嵩　虞巍）

jiéjīngniào

结晶尿（crystalluria）　正常尿液中的有机盐和无机盐物质在饱和状态下发生沉淀的现象。常见的尿液结晶物有草酸盐、磷酸盐、尿酸、尿酸盐、特殊的药物等。结晶尿的患者常因尿液混浊就诊。结晶尿的患者常有代谢紊乱、尿石症。近年来药物结晶引起了临床的关注，部分患者伴有肾损害。

发生机制：尿液中的有机盐和无机盐物质在饱和状态因温度、酸碱度异常、代谢紊乱或者某些抑制析出的元素缺失而过饱和形成结晶。

鉴别诊断：明确尿液混浊的原因，与脓尿、乳糜尿相鉴别。明确尿液混浊结晶的成分，针对性进行检查，明确病因。

处理原则：明确病因，针对病因进行治疗。

（何志嵩　虞巍）

niàoliàng yìcháng

尿量异常（abnormal urine volume）　正常人的每日尿量为700～2000ml，平均为1500ml，尿比重波动在1.003～1.030。尿量受到饮水量、气候、活动等因素影响。病理状况下，会出现尿量异常。尿量异常包括多尿、少尿、无尿。

（何志嵩　虞巍）

duōniào

多尿（polyuria）　24小时尿量>2500ml，严重时超过10 000ml的现象。主要见于急性肾功能不全多尿期，因肾小管损伤后浓缩功能下降所致，肾移植后的患者也可以出现多尿。此外多尿也可见于糖尿病、尿崩症、服用利尿剂和饮水过多导致。明确多尿的原因，处理原则为针对多尿的病因进行治疗。

（何志嵩　虞巍）

shǎoniào

少尿（oliguria）　24小时尿量<400ml或者每小时尿量<17ml的现象。突发性少尿时急性肾衰竭的重要标志。肾前性、肾性和肾后性因素都可以导致少尿，见于休克、脱水、尿路梗阻、尿毒症。明确少尿的原因，处理原则为针对少尿的病因进行治疗。

（何志嵩　虞巍）

wúniào

无尿（anuria）　24小时尿量<100ml或者12小时内无尿液排出的现象。是少尿进一步发展加重的后果。鉴别无尿的原因包括尿毒症、尿路完全梗阻、急性血管内溶血等。处理原则为针对无尿的病因进行治疗。

（何志嵩　虞巍）

niàodào fēnmìwù

尿道分泌物（urethral discharge）　无排尿动作时经尿道口溢出异常性状的分泌物，包括黏液性、血性或者脓性尿道分泌物。正常尿道口无分泌物，只是在性冲动时有尿道口流出白色清亮的黏液。

（何志嵩　虞巍）

xuèxìng niàodào fēnmìwù

血性尿道分泌物（bloody urethral discharge）　血性尿道分泌物包括尿道出血和血精。尿道出血大多来自尿道外伤或者尿道、精阜肿瘤，患者常在无意中发现内裤上有陈旧性血迹。血精是前列腺精囊疾病的特征性表现，病因以炎症、肿瘤或者结核多见。处理原则为明确病因，针对病因

处理。

（何志嵩　虞巍）

nóngxìng niàodào fēnmìwù

脓性尿道分泌物（purulent urethral discharge）　从尿道口流出的淡黄色脓性分泌物。脓性分泌物多见于淋病奈瑟菌性尿道炎，表现为尿道口流脓，并有急性尿道炎症状及尿道口红肿，挤压尿道近端可见淡黄色脓液从尿道口流出。非特异性尿道炎的分泌物较少，呈稀薄状或者水样黄色，常见致病病原体为沙眼衣原体、解脲衣原体、大肠埃希菌、葡萄球菌等。检查引起感染的病原体。淋病奈瑟菌感染患者可以用尿道分泌物涂片性革兰染色，常在白细胞内查到革兰阴性双球菌。处理原则为抗感染治疗。

（何志嵩　虞巍）

niányèxìng niàodào fēnmìwù

黏液性尿道分泌物（mucinous urethral discharge）　从尿道口流出的黏液状分泌物，黏液性分泌物常见于性兴奋及慢性前列腺炎。前者是正常的生理现象。慢性前列腺炎患者常在清晨从尿道口流出少量色清的黏液性分泌物，或者分泌物将尿道外口粘合。患者如果在大小便后，发现有少量乳白色、黏稠分泌物流出尿道外口时，俗称"滴白"，显微镜下检查可见较多的白细胞和脓细胞。应注意引起尿道分泌物增多的正常和病理情况。处理原则为明确病因，针对处理。

（何志嵩　虞巍）

nánxìng xìnggōngnéng zhàng'ài xiāngguān zhèngzhuàng

男性性功能障碍相关症状（symptom of male sexual dysfunction）　男性性功能障碍时男性泌尿生殖系统常见症状。包括性行为和性感觉障碍，表现为性

生理活动的缺失和异常，严重者因为不能完成性交可导致生育障碍。男性的性行为是一个主动而复杂的神经反射活动，涉及精神及神经因素，需要性功能中枢、神经传导、生殖器官以及性激素的参与，从而保证神经、血管、肌肉等相互协调配合。整个过程包括性欲冲动、阴茎勃起、性交行为、完成射精以及达到性欲高潮等，上述任一环节出现功能障碍均可造成男性性功能障碍，出现相应症状。包括勃起功能障碍、性欲障碍、射精障碍、血精等。

（何志嵩　虞　巍）

xuèjīng

血精（hematospermia）

精液中带有血液，并且常可导致精液颜色改变的现象。常表现为巧克力色的陈旧出血，少数情况为鲜红色。主要病因为前列腺、精囊以及尿道部位的非特异性炎症，多发生于中青年，症状多于几周内逐渐减轻；血精还可以由泌尿男性生殖系统结核、巨细胞病毒等特异性病原体感染所致；前列腺组织穿刺活检、会阴部损伤等创伤也可以引起血精；持续时间较长的血精需要考虑泌尿生殖系统慢性炎症、囊肿、肿瘤以及结石等。需要与血尿相鉴别，并鉴别引起血精的各种病因。处理原则为针对病因进行治疗。

（何志嵩　虞　巍）

mìniào nánxìng shēngzhí xìtǒng tǐgé jiǎnchá

泌尿男性生殖系统体格检查（physicalexaminations of genitourinary system）

泌尿外科及男科专科性体格检查。其包含一般状况、头面部、胸腹部、外生殖器、皮肤及四肢以及神经系统体格检查。

（范　宇）

mìniào nánxìng shēngzhí xìtǒng yìbān zhuàngkuàng

泌尿男性生殖系统一般状况（general examination of genitourinary system）

体格检查时涉及泌尿外科及男科相关疾病的基础状况。包含生命体征，身高、体重、步态、营养发育状态、体型体态、精神状态、查体配合程度等。

恶病质（cachexia）：与导致持续肌肉流失的潜在疾病相关，但补充营养并不能完全逆转的复杂综合征。一系列疾病可导致恶病质，最常见的是癌症、充血性心力衰竭、慢性阻塞性肺病、慢性肾病和艾滋病。这些病症引起的全身炎症会导致新陈代谢和身体成分发生有害变化。与热量摄入不足导致的体重减轻相反，恶病质主要导致肌肉减少而不是脂肪减少。由于缺乏完善的诊断标准，恶病质的诊断可能很困难。恶病质可以通过治疗潜在疾病来改善，但其他治疗方法的益处有限。恶病质与死亡率增加和生活质量下降有关。

向心性肥胖（centralobesity）：胃和腹部周围过多的腹部脂肪堆积到可能对健康产生负面影响的情况。又称腹型肥胖。腹型肥胖与心血管疾病、阿尔茨海默病，以及其他代谢和血管疾病密切相关。

（范　宇）

mìniào nánxìng shēngzhí xìtǒng tóumiànbù-jǐngbù chátǐ

泌尿男性生殖系统头面部-颈部查体（head and face-neck examination of genitourinary system）

涉及泌尿外科及男科相关疾病的，针对面部、皮肤、头发、颅骨及颈部血管、淋巴结等结构的体格检查。

满月脸（moonface）：由于面部两侧的脂肪沉积，面部呈圆形的体征。该体征通常与库欣综合征或类固醇治疗（尤其是皮质类固醇）有关，又称库欣（Cushings）面容。满月脸是一种皮质类固醇引起的脂肪代谢障碍，常与水牛背一起出现。

面部血管纤维瘤（facial angiofibroma）：由血管和纤维组织组成、呈蝴蝶状分布于鼻和脸颊上的红色斑点或肿块。约75%的结节性硬化综合征患者存在面部血管纤维瘤。这种皮疹在儿童时期开始出现，可能影响正常的社交生活。

皮肤色素缺失斑（hypomelanicmacules）：由缺乏黑色素引起的小的白色或浅色皮肤斑块。又称灰叶斑。可能出现在身体的任何部位。它们存在于约90%的结节性硬化综合征患者中，通常是结节性硬化综合征患者出生时身上唯一可见的体征。在皮肤白皙的人中，可能需要借助紫外线灯才能看到。在头皮上，可能显现为一簇白发。小于3mm的斑块被称为"纸屑"皮肤病变。

锁骨上淋巴结肿大（swollen supraclavicular lymph nodes）：颈外侧深淋巴结中，位于锁骨下动脉和臂丛附近的肿大淋巴结。临床表现为颈部一侧或两侧有多个大小不等的肿大淋巴结，一般位于胸锁乳突肌的前后缘。淋巴结核的表现：初期，肿大的淋巴结较硬、无痛、可推动。病变继续发展，可发生淋巴结周围炎，使淋巴结与皮肤和周围组织发生粘连。各个淋巴结也可相互粘连，融合成团，形成不易推动的结节性肿块。晚期，淋巴结发生干酪样坏死、液化，形成寒性脓肿。脓肿破溃后，流出豆渣样或稀米汤样脓液。最后形成一个经久不愈的窦道或慢性溃疡，溃疡边缘皮肤暗红、潜行，肉芽组织苍白、水肿。上述不同阶段的病变，可同时出现于同一患者的各个淋巴结。患者抗病能力增强和经过对症治疗后，淋巴结的结核病变可停止发展而钙化。此类体征常见于食管癌、胃癌、肺癌、上尿路上皮癌，癌细胞可经胸导管上行，再经左颈干反流至左锁骨上淋巴结，也可毫无症状。

（范 宇）

mìniào nánxìng shēngzhí xìtǒng xiōngfùbù chátǐ

泌尿男性生殖系统胸腹部查体（chest and abdomen exami-nation genitourinary system）

涉及泌尿外科及男科相关疾病，运用望、触、叩、听对胸部及腹部进行的体格检查。包含对胸部外观、气管、肺、心脏，以及肝、胆、胃肠、肾及膀胱等器官的检查。

男性乳腺增生（male breast hyperplasia）：男性乳房呈结节状或盘状增生、肥大的体征。又称男性乳房发育症。好发于青春期前后及老年期。病理表现为腺管增生而无腺泡增生。一般可分为原发性和继发性两大类，原发性患者通常以青春期男性和老年男性居多，主要为内源性雌激素一过性升高或雄激素下降所致，常可自行消退。继发性患者常见于肝脏疾病、睾丸疾病、肾上腺疾病、甲状腺疾病、糖尿病、泌尿生殖系统或神经系统肿瘤，以及前列腺疾病长期服用雌激素者，其他疾病长期服用一些药物，如利血平、异烟肼、洋地黄、氯丙嗪等也会引起乳腺发育，一般停药后可消退。另外，两性畸形、先天性睾丸发育不良，也会导致乳房肥大。

水牛背（buffalo hump）：皮质类固醇诱导的脂肪代谢障碍导致的脂肪背颈部异常堆积的体征。同时常伴有满月脸和腹型肥胖，但四肢皮下脂肪的厚度减少。该体征是库欣样体征的重要表现之一，常发生在库欣（Cushing）综合征（皮质醇水平异常高）的患者中。

腹股沟淋巴结肿大（swollen lymph nodes in the groin）：一侧或双侧的腹股沟淋巴结增大，可由视诊或触诊进行判断。通常由生殖器或下肢的炎症、肿瘤引起。

（范 宇）

shènzàng shuānghézhěn

肾脏双合诊（bimanual exami-nation of the kidney）

一只手置于患者身后的肋脊角偏足侧，用于抬高患者腹部，另一只手探查腹部前方表面的肾脏触诊方式。其为常规体格检查。通常情况下，成人肾脏不可触及，但在某些罕见情况下，肾脏异常增大可于腹部触及，如巨大多囊肾、巨大肾肿瘤。腰腹部有开放性外伤等情况，无法对相应区域进行叩诊。

（范 宇）

shènqū kòutòng

肾区叩痛（percussion pain on kidney area）

一手置于患者体表一侧肋脊角下方、脊柱旁，另一手于其上作叩击的肾脏触诊方式。其为常规体格检查。用双手于肾区行叩诊，如患者诉疼痛，常与肾积水、肾盂肾炎等导致肾被膜张力增高的疾病有关。腰腹部有开放性外伤等情况，无法对相应区域进行叩诊。

（范 宇）

pángguāng kòuzhěn

膀胱叩诊（percussion on bladder）

一手置于患者体表耻骨上方两指，另一手于其上作叩击的触诊方式。如为浊音则提示膀胱充盈尿液。如果鼓音则膀胱未充盈。为常规体格检查，判断膀胱是否充盈。下腹部有开放性外伤等情况，无法对相应区域进行叩诊。

（范 宇）

mìniào nánxìng shēngzhí xìtǒng pífū-sìzhī chátǐ

泌尿男性生殖系统皮肤-四肢查体（skin-limb examination genitourinary system）

针对除头部皮肤外的全身皮肤及四肢指（指甲和关节）、手（掌）及四肢的肌肉、关节和软组织的体格检查。

（范 宇）

mìniào nánxìng shēngzhí xìtǒng wàishēngzhíqì chátǐ

泌尿男性生殖系统外生殖器查体（external genitaliaphysical examination of genitourinary system）

针对男性外生殖器的体格检查。男性主要包含阴茎及阴囊。

阴茎硬结（peyronie disease）：阴茎海绵体白膜的纤维化病变，使阴茎背侧或外侧出现单个或数个斑块或硬结。又称peyronie病。多见于成年人，斑块可引起阴茎勃起疼痛及弯曲畸形而导致性生活困难。但该病发展缓慢，无恶性变倾向。

阴茎肿物（penis tumor）：阴茎肿瘤在中国是常见病。阴茎肿瘤可为良性或恶性，恶性的称为阴茎癌，通常为鳞癌。阴茎癌发病年龄多在30岁以上，早期表现为包皮或阴茎头的类丘疹、疣或溃疡病变，逐渐增大，一般无疼痛。病程较久的阴茎癌表现为典型菜花样，阴茎大部分被癌肿破坏。患者一般无排尿困难，尿线因受肿瘤阻挡而散射，并发感染时有局部痛或尿痛，有恶臭味。肿瘤反复出血，可导致患者消瘦、贫血及衰竭。晚期腹股沟淋巴结转移使淋巴结增大、质硬，甚至固定或形成溃疡、易出血。广泛的淋巴结转移可引起下肢水肿。

阴囊肿物（scrotal masses）：阴囊内的异常隆起或肿块。阴囊肿块可以是肿大的睾丸，也可以是液体或其他组织。肿块可能是癌性的，但也有许多非癌性原因导致阴囊肿块。

膀胱脱垂（cystocele）：膀胱的一部分或全部由尿道外口脱出。正常膀胱受三角韧带、侧韧带以及周围组织的固定，不易脱垂，尿道在内外括约肌的作用下处于关闭状态，膀胱无法经此脱出，但是如果上述结构及其功能遭受破坏和削弱，就有发生膀胱脱垂的可能。

生殖器疣（venereal warts）：由人类乳头状瘤病毒（HPV）引起的生殖器肛周增殖性损害。又称尖锐湿疣或性病疣。多发生于18～35岁的年轻人。该病主要通过性接触传染，也可以通过垂直传染和间接接触传染。

（范 宇）

zhícháng zhǐzhěn

直肠指诊（digital rectal examination）

医师示指涂润滑剂之后，通过肛门插入直肠并短时间检查内部的触诊方式。是肛门直肠疾病检查方法中最简便、最有效的方法之一。直肠指诊是初步诊断、早期发现直肠癌最重要的方法，80%以上的直肠癌均可以在直肠指诊时触及。

患者脱掉裤子，常侧卧或膝胸位，如果患者采用仰卧位，医师会要求患者将肛门调整至检查床末端。医师将臀部分开，通常会检查外部区域（肛门和会阴）是否有任何异常，如痔疮、肿块或皮疹。然后，嘱患者放松并向下压（像排便一样）时，医师将润滑过的示指通过肛门插入直肠并短时间触诊内部。

直肠指诊时可触到质地坚硬、表面凹凸不平的突出肿块，早期可移动，若与黏膜下层及肌层粘连则不易推动；有时可摸到边缘向外翻的溃疡，质脆，指套上带血迹。

直肠癌的误诊率高，主要是由于直肠癌患者警惕性不够，仅限于部分检查结果，或检查到痔就不再做进一步检查，对直肠内发生的癌前病变，如息肉、溃疡等未能及时治疗，而发展成癌症。

（范 宇）

yīnnáng tòuguāng shìyàn

阴囊透光试验（transillumination）

在暗室里，用电筒的光线直射阴囊的下面，如阴囊里面所含是液体则透光，否则即不透光的检查。临床上多用于对阴囊肿物进行鉴别诊断，如鞘膜积液和斜疝的鉴别诊断：

检查前准备 最佳检查时间是沐浴过后，因为任何局部紧张都会使阴囊收缩，影响检查，沐浴后阴囊皮肤放松，检查时比较准确。

操作 阴囊皮肤较薄，肌肉也菲薄，组织较疏松，可轻易透过光线，若将手电筒从阴囊下面照射阴囊，可在阴囊表面看到皮肤及阴囊内组织呈鲜红色，睾丸呈黑色阴影。由于鞘膜积液囊内是液体，也是透光的，电筒照后，光线能透过囊肿，阴囊皮肤仍呈鲜红色，称为透光试验阳性；而腹股沟斜疝，疝囊内是肠管，内有混浊肠内容物，就不易透光，肿物发暗，即透光试验阴性。

注意事项 ①睾丸外伤患者禁忌使用该方法。②注意患者年龄：如果患者为婴幼儿，当发生腹股沟斜疝，而且疝内容物进入了阴囊，但阴囊透光试验仍为阳性结果，即手电光线通过阴囊及疝内容物后仍较明亮，呈橘红色，容易误诊为小儿睾丸鞘膜积液。造成这种结果的原因是婴幼儿阴囊皮肤较薄、较细嫩，且疝入阴囊的组织亦较薄、较少，故做阴囊透光试验时使光线容易通过，造成误诊。因此，对婴幼儿阴囊透光试验的结果要进行具体分析，必要时应多次重复试验，并结合B超进行确认。③注意避光操作：如果检查环境的光线较明亮，则透过阴囊的手电筒的光线会显得较暗，不利于透光试验结果的观察。因此，做阴囊透光试验时可将室内大灯关闭或将窗帘拉上，检查者在相对黑暗的环境中能更准确地判断检查结果。同时，用不透光的硬纸或深色的硬纸卷成筒状置于阴囊皮肤表面，也有利于降低被观察部位的亮度，使检查结果更为准确可靠。反之，如果纸筒透光，则影响观察的效果。④注意睾丸的位置：在给婴幼儿做阴囊透光试验时，除了观察光线通过阴囊的透光度，还应同时注意睾丸的位置。因为一方面睾丸的位置会影响阴囊的透光度；另一方面，腹股沟斜疝患者，睾丸位于疝内容物的后方，此时用手容易触及到位于疝内容物后方的具有实质感的睾丸。如果触之感觉到睾丸位于积液中间，阴囊透光试验又为阳性，则为小儿鞘膜积液，而不是腹股沟斜疝。

（范 宇）

mìniào nánxìng shēngzhí xìtǒng shénjīng xìtǒng chátǐ

泌尿男性生殖系统神经系统查体（nervous system examination genitourinary system）

涉及泌尿外科及男科相关疾病的

神经系统体格检查。

提睾反射（cremasteric reflex）：用钝头竹签由下向上轻划股内侧上方皮肤，可以引起同侧提睾肌收缩，使睾丸上提的检查。属于人体神经反射中浅反射的一种。双侧反射消失见于腰 1~2 节病变，一侧反射减弱或者消失见于锥体束损害。提睾反射在老年人、睾丸积水、精索静脉曲张、睾丸炎、副睾丸炎或睾丸肿瘤、脑部病变、脊髓病变、锥体束损害时腹壁及提睾反射均可出现减弱或消失。

球海绵体反射（bulbocavernosus reflex）：用针刺阴茎头的背部时或轻捏龟头施以少许压力时（女性刺激阴蒂，留置尿管者可牵拉尿管），使球海绵体肌和肛门外括约肌收缩的检查。这种反射也可以通过刺激阴茎或外阴并电生理测试肛门括约肌的活动来记录。该反射为双侧性的、脊髓和躯体性的神经反射。这种反射弧的传入和传出神经纤维均来自阴部神经，其反射中枢位于骶髓的第 2、3 节段。该反射是在外伤性脊髓休克时损伤平面下仅存的反射。

（范　宇）

mìniào nánxìng shēngzhí xìtǒng shíyànshì jiǎnchá

泌尿男性生殖系统实验室检查（laboratory examination for genitourinary system）　利用实验室各种检验手段对尿液、血液、前列腺液、精液等体液进行分析，协助泌尿系统以及男性生殖系统疾病诊断以及疗效监测的临床诊断方法。

（杨恺惟）

niàoyè jiǎnchá

尿液检查（examination of urine）　利用尿液样本进行的针对尿液可溶性成分以及尿液沉渣相关的检验，以协助泌尿系统相关疾病的诊断以及疗效监测的临床诊断方法。

（杨恺惟）

niào chángguī

尿常规（urinalysis）　采用试带吸附尿液后产生的化学反应，经光源照射产生反射光，由球面积分仪的光电管接受通过相应滤光片的双波长反射光（测定光和参照光）对试带上的颜色变化进行半定量分析的检查。又称尿干化学分析。检测项目包括：尿比重、pH、蛋白质、葡萄糖、酮体、胆红素、尿胆原、亚硝酸盐、维生素 C、隐血、白细胞。

适应证　作为各器官系统疾病的基本检查，广泛应用于临床。

检查步骤　①一般要求留取中段尿。②男性若有包皮过长，留取尿液前需要清洁包皮内外和阴茎头；女性需清洗外阴并严格留取中段尿，必要时需留取清洁导尿之尿液。③留取样本至送检尽量在 1 小时内。

注意事项　应注意尽量避免外阴污染；留尿时应尽量留取晨尿。

无禁忌证、并发症。

（杨恺惟）

niào chénzhā xiǎnwēijìng jiǎnchá

尿沉渣显微镜检查（microscopic examination of urine sediment）　用显微镜对离心后尿液的沉渣物（尿中有形成分）进行的检查。检测标本为 10~15ml 尿液，3000rpm 离心 5 分钟弃去上清液所得的沉渣。检查可发现细胞（红细胞、白细胞、肾小管细胞、移行上皮细胞、鳞状上皮细胞等）、管型、结晶或微生物，并对其进行定量，通常以个数/高倍镜视野（400×）、个数/低倍镜视野（100×）表示。

适应证　作为尿常规检查的必要补充，广泛用于临床，在泌尿系统疾病应用中更加广泛。

检查步骤　①一般要求留取中段尿。②留取前清洁外阴，男性若有包皮过长，留取尿液前需要清洁包皮内外和阴茎头；女性避开月经期；原则上应需留取清洁导尿之尿液。③留取样本至送检应越快越好，1 小时内检测。

注意事项　注意尽量避免外阴污染；尽量留取晨尿。

无禁忌证、并发症。

（杨恺惟）

niào hóngxìbāo wèixiàng

尿红细胞位相（phase contrast microscopic examination of urinary red blood cells）　用相差显微镜对离心后尿液中的红细胞进行检查以辨别红细胞形态的诊断方法。可见到正常形态红细胞或变形红细胞（荷叶、面包圈、棘形等）。

适应证　鉴别肾小球性血尿（肾内科血尿）和非肾小球性血尿（外科血尿）。

检查步骤　①要求现场留取当日晨尿的中段尿。②男性若有包皮过长，留取尿液前需要清洁包皮内外和阴茎头；女性需避开月经期，清洗外阴并严格留取中段尿，必要时需留取清洁导尿之尿液。

注意事项　注意尽量避免外阴污染；现场留取晨尿，1 小时内检查。

无禁忌证、并发症。

（杨恺惟）

niào túpiàn zhǎo xìjūn

尿涂片找细菌（urine sediment smear for bacteria）　将尿液离心后的沉渣进行涂片并采用革兰染色进行细菌种类鉴定的检查。留取清晨第一次新鲜中段尿 10ml，

3000rpm 离心后取沉渣进行涂片，火焰固定后进行革兰染色，使用光学显微镜进行观察，根据每高倍镜视野下的细菌形态以及染色结果，对导致感染的细菌种类进行判断。

适应证 用于初步判断泌尿系统感染病原菌是革兰阳性球菌或阴性杆菌。

检查步骤 ①留取清晨中段尿。②留取前清洁外阴，男性若有包皮过长，留取尿液前需要清洁包皮内外和阴茎头；女性避开月经期，原则上应需留取清洁导尿之尿液。

注意事项 注意尽量避免外阴污染，尽快送检。

无禁忌证、并发症。

(杨恺惟)

niào túpiàn zhǎo zhēnjūn

尿涂片找真菌（urine sediment smear for fungus）

将尿液离心后的沉渣进行涂片并经染色进行真菌菌丝与孢子检出的检查。留取清晨第一次新鲜中段尿 10ml，3000rpm 离心后取沉渣进行涂片，火焰/甲醇固定后进行过碘酸希夫染色或嗜银染色，再使用显微镜进行观察，或根据每高倍光学显微镜视野下/油镜观察的真菌形态以及染色结果，判断样本中是否存在真菌感染。

适应证 对疑有泌尿系统真菌感染的患者进行初步判断。

检查步骤 ①留取清晨中段尿。②留取前清洁外阴，男性若有包皮过长，留取尿液前需要清洁包皮内外和阴茎头；女性避开月经期，原则上应需留取清洁导尿之尿液。

注意事项 注意尽量避免外阴污染，尽快送检。

无禁忌证、并发症。

(杨恺惟)

niào kàngsuān rǎnsè

尿抗酸染色（urine sediment acid-fast staining）

将尿液离心后的沉渣进行涂片并经抗酸染色法染色进行分枝杆菌检出的检查。抗酸染色由埃利希（Ehrlich）在 1882 年首创并经齐尔改进用于分枝杆菌检出。利用分枝杆菌中的分枝菌酸与染料结合后很难被酸性脱色剂脱色原理，故名抗酸染色。齐-尼抗酸染色法是在加热条件下使分枝菌酸与石炭酸复红牢固结合成复合物，用盐酸酒精处理不会使其脱色；再加碱性亚甲蓝复染后，分枝杆菌仍为红色，而其他细菌及背景中的物质则染为蓝色，以此区分分枝杆菌和其他成分。

适应证 对疑有泌尿系统结核感染的患者进行初步判断。

检查步骤 ①留取清晨中段尿。②留取前清洁外阴，男性若有包皮过长，留取尿液前需要清洁包皮内外和阴茎头；女性避开月经期，原则上应需留取清洁导尿之尿液。

注意事项 注意尽量避免外阴污染，一般留取 3 次或更多次以提高检出率。

无禁忌证、并发症。

(杨恺惟)

niào péiyǎng

尿培养（urine culture）

通过对尿液进行培养并进行细菌定量和鉴定的检验。泌尿系统感染患者，尤其是复杂泌尿系统感染、难治性感染等，经常需要进行微生物鉴定以及药物敏感性试验以指导针对病原的治疗。通常将收集到的标本容器摇匀后，使用定量接种环取尿液 1μl 进行定量涂板，抗生素治疗后患者可增加涂板量至 10μl 以提高阳性率；苛养细菌可使用非定量培养，利用离心后沉渣进行接种以提高阳性率。

尿培养可对常见细菌进行普通培养以及定量，亦可对淋病奈瑟菌、结核分枝杆菌等苛养微生物进行非定量培养和鉴定；也可以对真菌进行培养。不同的培养目标需使用不同类型的培养基，菌落生长时间为 18~24 小时，苛养微生物可达 48 小时；通常无菌落生长时需继续培养 24 小时。培养后需进行菌落计数，1μl 接种量的菌落数乘以 10^3，10μl 接种量则乘以 10^2，即为每毫升尿液中的细菌数（CFU/ml）；由于临床标本常出现污染，故对于不同采样方式的标本，需要不同的判读原则；一般认为清洁中段尿单种革兰阴性菌落大于 10^5 为感染，无菌术导尿后大于 10^3 为感染，但须注意若出现大于 3 种以上细菌生长则为污染可能大；耻骨上穿刺取得的标本得到的菌落则均有意义。

适应证 用于泌尿系统感染患者。

检查步骤 ①留取清晨中段尿。②留取前清洁外阴，男性若有包皮过长，留取尿液前需要清洁包皮内外和阴茎头；女性避开月经期，原则上应需留取清洁导尿之尿液；必要时对于厌氧菌的鉴定也可以进行耻骨上膀胱穿刺取尿。

注意事项 注意尽量避免外阴污染；尽快送检，1 小时内进行检验；标本应留置于无菌取样管内，且不应混入消毒液或抗生素；最好在开始抗生素治疗之前留取，若已进行抗生素治疗，可考虑增加接种量（如 10μl）提高检出率；推算细菌浓度以及判读临床意义时，应当明确尿液样本的取样方式。

并发症 清洁中段尿液留取无并发症；导尿留取尿液见导尿

管相关的尿路感染。无禁忌证。

（杨恺惟）

niào rǔmí shìyàn

尿乳糜试验 （urine chyle test）

鉴定尿液中是否存在乳糜的检验。乳糜尿一般呈现乳白色的牛奶样或奶酪状，经乙醚萃取后，乳糜中的脂肪微粒遇到苏丹Ⅲ染色，可在镜下被观察到呈橘黄色的球形颗粒，以此鉴定外观异常的尿液中是否含有乳糜。

适应证　尿液外观异常，疑含有乳糜的患者。

检查步骤　清洁外阴后留取尿液。

注意事项　注意尽量避免外阴污染；留取后尽快送检。无禁忌证、并发症。

（杨恺惟）

niào xìbāoxué jiǎnchá

尿细胞学检查 （urine cytology）

用显微镜观察尿沉渣各种细胞并评估其意义的检查。主要用于发现泌尿系统的恶性肿瘤。采集的细胞可反映较大范围的病变，如肾盂、输尿管和膀胱的癌细胞均能在尿液细胞学涂片中检出。尿细胞学检查方法简便、无创、特异性高，是泌尿系统肿瘤诊断和术后随访的主要检查方法，有助于肿瘤的早期诊断。但缺点是灵敏度相对较低，与标本质量、疾病性质相关，一般不单独用于筛查或肿瘤随访。

适应证　用于血尿或疑有泌尿系统（尤其是肾盂、输尿管、膀胱）肿瘤的患者，以及尿路上皮癌患者术后随访。

检查步骤　①留取清晨中后段尿。②留取前清洁外阴，男性若有包皮过长，留取尿液前需要清洁包皮内外和阴茎头；女性避开月经期，原则上应留取清洁导尿之尿液。

注意事项　注意尽量避免外阴污染；尽快送检，1小时内进行离心涂片染色检查；标本应至少留取30ml，并连续检查3次。

无禁忌证、并发症。

（杨恺惟）

niào yíngguāng yuánwèi zájiāo

尿荧光原位杂交 （urine fluorescence in situ hybridization）

利用荧光原位杂交技术，针对尿液沉渣中的细胞，进行尿路上皮肿瘤细胞检测的技术。主要用于发现尿路上皮肿瘤。荧光原位杂交（fluorescence in situ hybridization，FISH）是20世纪80年代末期在原有的放射性原位杂交技术的基础上发展起来的一种非放射性原位杂交技术。

原理　将直接与荧光素结合的寡聚核苷酸探针或采用间接法用生物素、地高辛等标记的寡聚核苷酸探针与变性后的染色体、细胞、组织中的核酸按照碱基互补配对原则进行杂交，形成可被检测的杂交双链核酸，经洗涤后直接检测或通过免疫荧光系统检测，最后在荧光显微镜下观察，完成对待测核酸定性、定位或相对定量分析。由于DNA分子在染色体上是沿着染色体纵轴呈线性排列，因而可以用探针直接与染色体进行杂交从而将特定的基因定位在染色体上。与传统的放射性标记原位杂交相比，荧光原位杂交具有安全、快速、灵敏度高、检测信号强、杂交特异性高、能同时显示多种颜色等优点，不但能显示中期分裂相，还能显示间期核。与尿细胞学检查相比，具有很高的敏感度，但特异性略差于尿细胞学；亦是泌尿系统肿瘤诊断和术后随访的主要检查方法，有助于肿瘤的早期诊断。通常与其他检查检验手段一起应用于尿

路上皮癌的检出以及随访。

基本操作步骤　主要包括样本采集、标本制备及预处理、探针和样本的变性及杂交，杂交后洗涤、玻片复染，最后镜检、图像处理软件记录杂交结果及结果分析。

适应证　用于血尿或疑有尿路上皮肿瘤的患者，以及尿路上皮癌患者术后随访。

检查步骤　①留取清晨中后段尿。②留取前清洁外阴，男性若有包皮过长，留取尿液前需要清洁包皮内外和阴茎头；女性避开月经期，原则上应留取清洁导尿之尿液。

注意事项　注意尽量避免外阴污染；尽快送检，1小时内进行样本处理；标本应至少留取100ml，各试剂盒要求的尿液量可能有不同。

无禁忌证、并发症。

（杨恺惟）

niàopángguāng'ái biāojìwù jiǎncè

尿膀胱癌标记物检测 （urine biomarker for bladder cancer tumor）

由于膀胱肿瘤细胞脱落或分泌特定的蛋白，在尿液中可进行针对肿瘤细胞遗传学成分或肿瘤细胞分泌成分的检出，用于辅助诊断或随访膀胱癌患者的技术。一般不单独用于筛查或肿瘤随访。包括膀胱抗原（bladder tumor antigen，BTA）检查，核基质蛋白22（nuclear matrix protein22，NMP-22）检测，端粒酶检查（telomerase），纤维蛋白原/纤维蛋白降解产物（fibrinogen/ fibrin degradation products，FB/ FDP）检测，DNA甲基化以及基于一组DNA或mRNA突变位点检测开发的试剂盒等。

适应证　用于疑有膀胱肿瘤的患者，以及膀胱癌患者术后随访的辅助诊断。

检查步骤 留取新鲜清洁中后段尿并根据不同项目的检验要求留取适量尿液。

注意事项 目前上述生物学标记物相关试剂盒均无法替代尿细胞学的特异性诊断效能,目前还在研发以及临床试验验证中。

无禁忌证、并发症。

(杨恺惟)

mìniào nánxìng shēngzhí xìtǒng xuèyè jiǎnchá

泌尿男性生殖系统血液检查

(examination of blood for urological and genitourinary system) 利用血液进行相关检验分析,协助泌尿系统以及男性生殖系统疾病诊断以及疗效监测的检查。

(杨恺惟)

qiánlièxiàn zhǒngliú biāozhìwù

前列腺肿瘤标志物 (prostate tumor marker) 前列腺特异性抗原,包括总前列腺特异性抗原和游离前列腺特异性抗原。前列腺特异性抗原(prostate-specific antigen,PSA)是正常前列腺上皮细胞合成并分泌至精液中,是精浆的主要组成成分,其生理作用与精液液化相关,正常情况下在血浆中含量极低。前列腺特异性抗原会在前列腺炎、前列腺增生、急性尿潴留、医源性操作(直肠指诊、膀胱镜检查、导尿等)以及前列腺癌等情况下升高;由于前列腺特异性抗原的组织学特异性,目前作为前列腺肿瘤标志物被广泛应用于疾病的筛查和随访,并参与疾病的危险度分层、疾病不同阶段定义。

适应证 用于前列腺癌高危人群的筛查以及治疗过程中的随访。

注意事项 直肠指诊、膀胱镜检查、导尿、急性尿潴留、急性前列腺炎症期等均会对结果造成影响。

无禁忌证、并发症。

(杨恺惟)

gāowán zhǒngliú biāozhìwù

睾丸肿瘤标志物 (testicular tumor marker) 与睾丸癌相关的肿瘤标记物。包括乳酸脱氢酶(LDH)、甲胎蛋白(AFP)以及人绒毛膜促性腺激素(hCG);在AJCC TNM 分期体系中,它们一起参与了睾丸癌 S(血清学)分期。其中上述三者均正常为 S0,$LDH < 1.5$ 倍正常上限且 $hCG < 5000mIU/ml$ 且 $AFP < 1000ng/ml$ 为 S1,$LDH 1.5 \sim 10$ 倍正常上限或 $hCG(5000 \sim 50\,000)mIU/ml$ 或 $AFP(1000 \sim 10\,000)ng/ml$ 为 S2,$LDH > 10$ 倍正常上限或 $hCG > 50\,000mIU/ml$ 或 $AFP > 10\,000ng/ml$ 为 S3。

适应证 参与睾丸癌患者的治疗前分期、治疗中监测和治疗后随访。

检查步骤 空腹静脉采血检查,无需特殊准备。

并发症 主要为静脉采血相关并发症,无禁忌证,无注意事项。

(杨恺惟)

jīngyè jiǎnchá

精液检查 (spermatic fluid examination) 针对精子以及精浆的检查。包括精液常规、精浆生化、精子功能、精浆免疫学检查和精液微生物检查。常规检查包括:量、颜色以及透明度、黏稠度以及液化、酸度、精子活率、精子活动力、精子数量、精子细胞形态学等。精子功能检查包括体外穿透试验、精子尾部低渗肿胀试验、精子速度试验等。精浆生化检查包括精浆果糖测定、LD-X 同工酶测定、蛋白成分测定等。精浆免疫学检查包括免疫球蛋白测定、抗精子抗体检测(精子凝集试验、精子制动试验、间接免疫荧光实验等)。

适应证 检查男性不育症的原因及观察疗效;输精管结扎术后随访;人工授精时优质精子筛选等。

检查步骤 禁欲 5~7 天后,采用手淫法或其他方式将全部精液直接排于干燥洁净的容器内并立即送检。

注意事项 一般连续检查 2~3 次。

无禁忌证、并发症。

(杨恺惟)

qiánlièxiànyè jiǎnchá

前列腺液检查 (prostatic fluid examination) 针对前列腺按摩后的前列腺液进行的检查。包括常规检查以及微生物检查。常规检查包括一般性状检查,如颜色、pH 等;显微镜下检查可见卵磷脂小体、少许上皮细胞;疾病状态下可见多量白细胞、红细胞或肿瘤细胞;感染时可见微生物。

适应证 检查男性不育症的原因及观察疗效;输精管结扎术后随访;人工授精时优质精子筛选等。

禁忌证 急性前列腺炎是进行前列腺按摩的禁忌。

检查步骤 如需做微生物检查,则对尿道口进行消毒并将前列腺液留于干燥、无菌的容器中及时送检。

无并发症。

(杨恺惟)

mìniào nánxìng shēngzhí xìtǒng yǐngxiàngxué jiǎnchá

泌尿男性生殖系统影像学检查 (imaging examination of genitourinary system) 利用不同的影像学技术,对泌尿男性生殖系统及病变进行成像的检查。

包括 X 线检查、超声、计算机体层成像（computedtomography，CT）、磁共振成像（magnetic resonance imaging，MRI）、放射性核素等检查。

（吴静云）

mìniào nánxìng shēngzhí xìtǒng chángguī X xiàn jiǎnchá

泌尿男性生殖系统常规 X 线检查（X-ray examination of genitourinary system）　利用 X 线技术对泌尿男性生殖系统及病变进行成像的检查。

（吴静云）

mìniào xìtǒng píngpiàn

泌尿系统平片（plain film of the kidneys，ureter and bladder，KUB）

不用任何对比剂的全泌尿系统 X 线摄片的检查。摄片范围包括双侧肾脏、输尿管及膀胱。

适应证　显示双肾位置、泌尿系统阳性结石、结核钙化。

检查前准备　摄片前做肠道准备。肠道准备方法为检查前不做胃肠钡剂检查，禁止服用不透 X 线的药物，如铋剂等。检查前晚服用缓泻剂清空肠道。

检查步骤　采取仰卧位。曝光时宜在呼气相屏气进行。摄片范围包括双侧肾脏、输尿管及膀胱，必要时包括前列腺部尿道。

无禁忌证、并发症、注意事项。

（吴静云）

jìngmài niàolù zàoyǐng

静脉尿路造影（intravenousurography，IVU）　由静脉注入含碘对比剂，对比剂经肾脏排泄，使含有对比剂尿液的肾盏、肾盂、输尿管、膀胱及尿道显影的 X 线摄片的检查。又称排泄性尿路造影。

适应证　泌尿系统结石、感染、畸形、梗阻、肿瘤等疾病。评价肾脏排泄功能。

禁忌证　①绝对禁忌证：甲状腺功能亢进未治愈患者；既往使用碘对比剂有重度不良反应者。②应慎用碘对比剂的情况：既往使用碘对比剂有轻中度不良反应者；过敏体质；严重肺脏及心脏疾病；肾功能不全（血清肌酐 $>132\mu mol/L$）；妊娠期和哺乳期妇女；接受二甲双胍治疗的糖尿病患者；分泌儿茶酚胺的肿瘤（嗜铬细胞瘤和副神经节瘤）；骨髓瘤和副球蛋白血症；胱胺酸尿症；重症肌无力。

检查前准备　①肠道准备同泌尿系统平片。②检查前排空膀胱。

检查步骤　采取仰卧位。拍摄定位片。经静脉注射含碘对比剂，注射完后或开始注射 1 分钟后立即摄片，取得肾平片或肾断层像，以获取早期对比剂进入集合系统的图像。5 分钟拍摄包括全泌尿系统平片，首选仰卧位（前后位）。15 分钟拍摄包括全泌尿系统平片，最常用仰卧位（前后位）。20 分钟斜位，应用左后斜位及右后斜位，以获得不同的肾图像，并将输尿管的影像从腰椎上移开。排空后摄片，采取俯卧位（后前位）或直立前后位。最后一张片应包括膀胱。

注意事项　碘对比剂选择应用非离子型对比剂，使用等渗对比剂或次高渗对比剂，避免使用高渗对比剂。检查结束，在候诊室观察 30 分钟后再离开，如有皮疹、发热、呼吸不畅等症状及时联系医师，以免发生意外。多饮水利于对比剂排出。

并发症　①使用碘对比剂后全身不良反应，包括急性不良反应（对比剂注射后 1 小时内）、迟发性不良反应（对比剂注射后 1 小时至 1 周内）以及晚迟发性不良反应（对比剂注射后 1 周后）。急性不良反应，按严重程度分为轻度、中度及重度。轻度表现：发汗、瘙痒、皮疹、荨麻疹、苍白、潮红、恶心、呕吐，味觉改变、咳嗽、鼻塞、头痛、头晕、颜面部肿胀、发热、寒战、焦虑、晃动等。中度表现：心动过速/心动过缓、轻度低血压、高血压、支气管痉挛、哮鸣、喉头水肿、呼吸困难、全身性或弥漫性红斑。重度表现：严重低血压、心搏骤停、严重心律失常、喉头水肿（重度或进展迅速）、惊厥、意识丧失。②对比剂肾病指排除其他原因的情况下，血管内途径应用对比剂后 3 天内血清肌酐升高至少 $44\mu mol/L$ 或超过基础值 25%。③碘对比剂血管外渗。

（吴静云）

nìxíng niàolù zàoyǐng

逆行尿路造影（retrograde urography）　经尿道将输尿管导管插入输尿管、肾盂，经导管将对比剂直接在肾盂、肾盏内行造影的 X 线摄片的检查。

适应证　上尿路形态、结构及其内部和邻近器官病变。

禁忌证　绝对禁忌证为急性下尿路感染、膀胱内大出血及膀胱容量小于 50ml 者。心血管功能严重不全或全身衰竭者。相对禁忌证为尿道狭窄或前列腺增生、肿瘤导致膀胱插管困难者。

检查前准备　肠道准备同泌尿系统平片。

检查步骤　做尿道膀胱镜检查，经输尿管口插入输尿管导管。先拍一张插管泌尿系统平片，然后经输尿管导管注入对比剂 10ml。X 线摄片时，注射器上持续少许压力，利于肾盂肾盏的良好充盈。摄片时嘱患者屏气。有时为使输尿管充盈良好，可边拉下输尿管导管边注入对比剂，或将输尿管导管拉至病变输尿管下，注入对比剂摄片。摄片一般采用仰卧位，也可采用俯卧、直立、侧卧、斜卧等不同体位。

注意事项 注射对比剂时压力不宜过高过快，避免对比剂经输尿管反流。肾盂积水时适当增加对比剂剂量。

并发症 腰痛，少数患者出现恶心、呕吐和绞痛、少尿、无尿、血尿、感染、对比剂反流、输尿管和肾盂穿孔等。

(吴静云)

pángguāng zàoyǐng

膀胱造影 (cystourethrography)

将对比剂通过尿管注入膀胱后在 X 线下造影、摄片的检查。

适应证 膀胱形态异常、功能性病变、损伤等疾病。膀胱邻近器官病变。

禁忌证 一般无禁忌证，膀胱尿道急性炎症时先抗感染治疗。

检查前准备 检查前做肠道准备。

检查步骤 在插尿管前排空膀胱，先拍摄膀胱区平片 1 张。在无菌情况下常规插尿管后。从导尿管注入稀释的对比剂，对比剂只能凭借重力流入。膀胱充盈可能需要 150~500ml 对比剂，之后在透视下点片或拍摄各种角度。膀胱造影的常规体位包括前后位、向足侧成角 15° 及双侧后斜位。

注意事项 不能着急或在压力下注入对比剂，这可能导致膀胱破裂。

并发症 少见，主要为医源性损伤，如膀胱和尿道损伤。

(吴静云)

niàodào zàoyǐng

尿道造影 (urethrography)

将对比剂由尿道末端逆行注入，是全部尿道充盈显影的 X 线摄片检查。

适应证 尿道憩室、狭窄、创伤、假道、结石、肿瘤、畸形等。尿道、前列腺与膀胱颈部术后的病变。

禁忌证 尿道急性炎症感染。

检查前准备 检查前做肠道准备。

检查步骤 仰卧位，逆行尿道造影，通过插入导管或注射器等，往尿道注入对比剂，然后摄片。顺行尿道造影，对比剂经静脉注入、经尿道逆行注入或经耻骨上膀胱穿刺注入，待患者膀胱胀满并有尿意后，嘱患者排尿，排尿过程中摄片。

并发症 少见，主要为医源性损伤，如尿道损伤。无注意事项。

(吴静云)

jīngnáng shūjīngguǎn zàoyǐng

精囊输精管造影 (vaso-seminal vesiculography)

将对比剂注入精囊、输精管使其显影的 X 线摄片检查。

适应证 检查不育原因、输精管结扎后的再育、输精管阻塞、先天性畸形。

禁忌证 碘对比剂过敏。

检查前准备 检查前至少三天禁止性生活。做输精管造影须排空膀胱。

检查步骤 经输精管造影法，经阴囊暴露输精管，穿刺或切开法注入对比剂。造影前常规拍摄尿路平片，排除前列腺、下尿路结石或盆腔钙化的混淆。经尿道插管造影法，经尿道膀胱镜做射精管插管，注入对比剂，前后位摄片。

注意事项 造影检查后禁盆浴及性生活两周。

并发症 少，主要为医源性损伤。

(吴静云)

mìniào nánxìng shēngzhí xìtǒng xuèguǎn zàoyǐng jiǎnchá

泌尿男性生殖系统血管造影检查 (angiography of genitourinary system)

经皮穿刺血管造影显示泌尿男性生殖系统血管病变的 X 线摄片检查。

适应证 血管异常、肿瘤性疾病。

禁忌证 碘对比剂过敏、严重心脏疾病。

检查前准备 不需要特殊准备。

检查步骤 腹股沟局部麻醉后将细针插入动脉中。通过细针将导丝插入血管中。导丝的作用是在透视下引导合成导管到达需要的位置。通过使用导管注射含碘对比剂，可以显示不同器官的血管。

并发症 碘对比剂的不良反应。无注意事项。

(吴静云)

mìniào nánxìng shēngzhí xìtǒng chāoshēng jiǎnchá

泌尿男性生殖系统超声检查 (ultrasonography of genitourinary system)

利用回声原理，显示泌尿男性生殖系统及病变的检查。

适应证 几乎适用于泌尿男性生殖系统的所有疾病。

检查前准备 肾脏检查一般无需做准备。检查肾血管时需要空腹。探测肾盂有时需饮水或禁水后检查，或需充盈膀胱。输尿管检查应做准备，减少肠气和粪便。膀胱及前列腺检查前适度充盈膀胱。尿道检查，需在排尿期或经尿道灌入灭菌液体后施行，以便把尿道撑开，显示腔内情况。

检查步骤 肾脏超声采取仰卧位经腹部冠状切面，辅以俯卧位，经背部纵切面或横切面探测，也可经腹壁行纵切面探测。输尿管检查需分别进行。肾下极水平以上的输尿管超声，采取仰卧位行腰部冠状切面。上段输尿管其余部分超声，采取俯卧位背部纵切面或侧卧位背、腹联合探测法。髂血管交叉处输尿管超声，采取仰卧位，排空膀胱，探头加压，先找到髂血管，然后释放压力，以便显示髂血管前方的积水输尿管，然后转动探头，显示盆段输尿管。膀胱后方的输尿管及壁内段输尿管可通过充盈的膀胱显示。膀胱探测可应用经腹壁、经尿道和经直肠 3 种方法。经腹壁法，探头在耻骨上区扫查。经尿道法，需要专用仪器，将探头插入尿道行径向扫查。经直肠法需在排便后检查，将探头插入肛门，超声通过直肠前壁探测。前列腺的探测可应用经腹壁、经直肠和经会阴 3 种方法。经腹壁法，探头在耻骨上区扫查。经直肠法，将专用的直肠探头插入直肠探测前列腺。经会阴法，探头经会阴做纵向和横向扫查。由于经过的组织较厚，图像质量较差，只有在肛门闭锁者或缺乏专用直肠探头时采用此法。尿道的探测，采用直肠途径观察尿道内口、前列腺尿道、膜部尿道和球部尿道，还需要用高频超声对阴茎部尿道做多切面观察。阴囊探测在阴囊部做多切面扫查。对隐睾的检查范围需要扩大到腹股沟、下腹、肾区甚至会阴和腹部。

无并发症、禁忌证、注意事项。

（吴静云）

mìniào nánxìng shēngzhí xìtǒng
jìsuànjī duàncéng jiǎnchá

泌尿男性生殖系统计算机断层检查（computed tomography of genitourinary system）

利用人体各种组织对 X 线的吸收能力不等的原理显示泌尿男性生殖系统病变的 X 线摄片检查。包括平扫及增强检查。

适应证　肾血管病变、肾上腺病变、肾肿瘤、输尿管肿瘤、膀胱肿瘤、泌尿系统结石及炎症等。

禁忌证　同静脉尿路造影。

检查前准备　输尿管及膀胱检查前饮水，使输尿管及膀胱充盈。

检查步骤　平扫，不注射对比剂直接进行扫描。增强检查，注射对比剂后根据不同疾病在不同时相进行图像采集。尿路造影检查，注射对比剂后采集肾皮髓质期、肾实质期、分泌期 3 个时相图像。

注意事项　增加检查使用碘对比剂，其他同静脉尿路造影。

并发症　静脉使用碘对比剂并发症。

（吴静云）

mìniào nánxìng shēngzhí xìtǒng
cígòngzhèn chéngxiàng jiǎnchá

泌尿男性生殖系统磁共振成像检查（magnetic resonance imaging of genitourinary system）

通过对静磁场中的人体施加某种特定频率的射频脉冲，使人体中的氢质子受到激发发生磁共振现象，利用此成像原理显示泌尿男性生殖系统病变的检查。包括平扫及增强检查。

适应证　肾血管性高血压、肾上腺病变、肾肿瘤、输尿管肿瘤、膀胱和前列腺肿瘤、阴囊睾丸病变等。

禁忌证　戴有心脏起搏器者，血管手术后留有金属夹、金属支架者，冠状动脉、食管、胆道等佩戴金属支架者。身体有不能除去的金属异物，金属内固定物、人工关节、金属义齿、弹片等金属残留者。

检查前准备　检查前为患者佩戴降低 MR 噪声影响的耳塞或耳机。患者要去除首饰、发饰、义齿、眼镜、手表、手机、信用卡等随身物品。金属义齿、金属避孕环检查前取出。患者使用 MR 检查专用服装或穿无金属部件的衣服。让患者手握 MR 警报按压球。

检查步骤　平扫，不注射对比剂直接进行扫描。增强检查，注射对比剂后检查，常用对比剂为钆对比剂。MRA 和 MR 血管成像，可使用对比剂和不使用对比剂成像。MRU，显示充盈尿液的肾盂、肾盏、输尿管及膀胱。

注意事项　幽闭恐惧症患者。妊娠 3 个月内除非必须，不推荐磁共振成像检查。

并发症　使用钆对比剂后肾脏外全身不良反应、对比剂肾病、对比剂外渗。肾脏外全身不良反应包括急性（对比剂注射后 1 小时）、迟发性（对比剂注射后 2~3 个月，偶有 1 年以上）。急性不良反应根据程度不同分为轻度、中度、重度。轻度表现：发汗、瘙痒、皮疹、荨麻疹、苍白、潮红、恶心、呕吐、味觉改变、咳嗽、鼻塞、头痛、头晕、颜面部肿胀、发热、寒战、焦虑、晃动等。中度表现：心动过速/心动过缓、轻度低血压、高血压、支气管痉挛、哮鸣、喉头水肿、呼吸困难、全身性或弥漫性红斑。重度表现：严重低血压、心搏骤停、严重心律失常、喉头水肿（重度或进展迅速）、惊厥、意识丧失。迟发性不良反应主要指肾源性系统性纤维化。

（吴静云）

mìniào nánxìng shēngzhí xìtǒng
fàngshèxìng hésù jiǎnchá

泌尿男性生殖系统放射性核素检查（radionuclide examination of genitourinary system）

将放射性核素引入人体内，利用

显像仪器获得泌尿系统器官及病变影像的检查。

(吴静云)

shèndòngtài xiǎnxiàng

肾动态显像 (renal dynamic renography)

检测肾脏疾患的常规核素检查方法。包括肾血管灌注显像和肾功能动态显像两部分，可以为临床提供双肾血流、大小、形态、位置、功能及尿路通畅情况等信息。

适应证 ①双肾位置、大小、形态、血供及功能。②肾血管性高血压。③尿路梗阻。④肾移植供体的肾功能评价，受体移植肾的功能监测。⑤肾脏占位。⑥腹部肿物与肾脏的关系。⑦创伤性尿漏。

检查前准备 检查前30分钟常规饮水 300ml，检查前排空膀胱。

检查步骤 常规肾血流灌注显像和功能显像采取坐位或仰卧位，后位采集。移植肾的监测取仰卧位，前位采集。静脉"弹丸"注射显像剂，同时启动采集程序，行连续双肾动态采集。肾血流灌注显像：1~2秒/帧，共60秒。肾功能动态显像：30~60秒/帧，共20~40分钟。

注意事项 ①检查过程中，患者需保持体位不动。②弹丸注射需高质量。③显像药物标记率要大于96%。

无并发症、禁忌证。

(吴静云)

shènjìngtài xiǎnxiàng

肾静态显像 (renal static renography)

检测存活肾小管细胞功能的核素显影技术。

适应证 ①双肾位置、大小、形态及功能。②先天性肾脏畸形。③肾盂肾炎。④肾脏占位。⑤腹部肿物与肾脏的关系。

检查前准备 一般无特殊准备。

检查步骤 采取坐位或仰卧位、后位采集。分别行后位、前位、左后斜位、右后斜位平面显示，必要时加做左侧位和右侧位显像。

无明确禁忌证、并发症、注意事项。

(吴静云)

shènshàngxiàn pízhì xiǎnxiàng

肾上腺皮质显像 (adrenal cortex imaging)

评价肾上腺皮质功能状态的核素显影技术。

适应证 ①库欣综合征的诊断。肾上腺皮质腺瘤、增生的诊断及鉴别。②异位肾上腺的定位。③肾上腺皮质腺癌及转移。④肾上腺占位。

禁忌证 严重心肺功能受损者慎用。

检查前准备 检查前3天至检查结束，口服复方碘溶液，封闭甲状腺。检查前两周停用影响肾上腺皮质显像的药物。显像前一天晚上口服缓泻剂，清除肠道内显像剂的放射性代谢产物。

检查步骤 显像剂主要为^{131}I-6-碘甲基-19-去甲基胆固醇（NP-59）。缓慢静脉注射显像剂。常规显像，在注射后第3、5、7及9天分别行γ照相机或SPECT显像。地塞米松抑制试验，一般在常规显像后一个月进行。在注射显像剂前2~7天开始口服地塞米松，每6小时1次，每次1mg，直至检查结束。促肾上腺皮质激素兴奋显像，在第2次显像注射显像剂前8小时及以后2天内，给予促肾上腺皮质激素25IU/天，肌内注射。

无并发症、注意事项。

(吴静云)

shènshàngxiàn suǐzhì xiǎnxiàng

肾上腺髓质显像 (adrenal medullary imaging)

经静脉注射肾上腺髓质显像剂，使富含交感神经的组织或病变显像的技术。

适应证 ①嗜铬细胞瘤的定位诊断。②肾上腺病变的定性诊断和功能判断。③成神经节细胞瘤及其他神经内分泌肿瘤。

禁忌证 严重心肺功能受损者慎用。

检查前准备 检查前3天至检查结束，口服复方碘溶液，封闭甲状腺。1~3周前停用阻断或减少间碘苄胍（metaiodoenzylguanidine，MIBG）摄取的药物，停用加速储存囊泡排空间碘苄胍的药物。

检查步骤 静脉注射^{131}I-MIBG显像剂，注射24、48、72小时行后位和前位显像，摄片范围包括头部、胸部、腹部和盆部。怀疑肾上腺外或恶性嗜铬细胞瘤时，进行全身显像。

无并发症、注意事项。

(吴静云)

pángguāng-shūniàoguǎn fǎnliú xiǎnxiàng

膀胱-输尿管反流显像 (vesicoureteral reflux imaging)

将放射性核素显像剂引入膀胱后，通过观察肾、输尿管和膀胱的反射性分布变化评价膀胱-输尿管反流的核素显影技术。

适应证 ①膀胱-输尿管反流的诊断。②抗感染或抗反流手术治疗的效果评价。

检查前准备 一般无特殊准备。

检查步骤 直接法，显像剂可用TcO₄-Tc-DTPA或Tc-硫胶体。显像前先排尿。经导尿管将显像剂直接注入膀胱，并继续灌注生理盐水，连续采集膀胱区影像，通过显像观察膀胱充盈时及之后的排尿过程中输尿管或肾内有无放射性出现。间接法，是肾动态显像一部分。显像剂可用 Tc-DTPA 或 Tc-EC。肾动态显像后，嘱受检者大量饮水憋尿，待肾区和输尿管放射性明显减低，且大部分显像剂进入膀胱后，在受检者用力憋尿、膀胱区加压及用力排尿时连续动态显像。利用 ROI 技术得到膀胱、双肾和双输尿管的各时相计数和时间放射性曲线。

注意事项 直接法应注意无菌操作。

无明确禁忌证、并发症。

（吴静云）

gǔxiǎnxiàng

骨显像（bone scintigraphy）

显示骨骼形态、反映骨骼和病变的血流和代谢状况的核素显影技术。

适应证 ①转移性肿瘤。②原发骨肿瘤。③骨髓炎。④关节炎。⑤代谢性骨病。⑥骨折。

检查前准备 排尽尿液，尽量不要让尿液污染患者衣物和身体。

检查步骤 显像剂以 ^{99m}Tc-MDP 和 ^{99m}Tc-HMDP 最常用。根据患者的临床情况选择以下一种或几种方法联合应用。全身骨显像，静脉注射显像剂 2~4 小时后排空膀胱，仰卧位，SPECT 或 γ 照相机摄片，采集前位及后位图像，必要时加局部静态显像、侧位、斜位或断层显像。局部骨、关节平面与断层显像。局部骨、关节SPECT/CT 显像。三相骨显像，静脉注射显像剂后不同时间进行连续动态采集，获得局部骨及周围组织的血流相、血池及延迟静态骨显像的图像。

无明确禁忌证、并发症、特殊注意事项。

（吴静云）

mìniào nánxìng shēngzhí xìtǒng zhèngdiànzǐ fāshè jìsuànjī tǐcéng chéngxiàng

泌尿男性生殖系统正电子发射计算机体层成像（positron emission computed tomography/computed tomography，PET/CT）

将 PET 的功能代谢显像与 CT 的解剖结构显像，两种不同的影像技术相融合的检查。

适应证 ①恶性肿瘤的诊断及鉴别诊断。②恶性肿瘤的转移灶评估。

检查前准备 检查前禁食 4~6 小时。注射显像剂前后保持安静，尽可能避免走动。

检查步骤 PET/CT 图像采集包括 CT 扫描和 PET 扫描，通常先行 CT 图像采集，再进行 PET 图像采集。

注意事项 CT 扫描图像与 PET 图像尽量保持空间上的一致性，因此在 PET 和 CT 扫描过程中患者保持自然平静的呼吸比较有利。

无明确禁忌证、并发症。

（吴静云）

mìniào nánxìng shēngzhí xìtǒng tèshū jiǎnchá

泌尿男性生殖系统特殊检查（special examinations of genitourinary system）

泌尿及男科专科性检查项目。用于泌尿及男性生殖系统疾病的诊断及鉴别，包括尿动力学、泌尿系统腔道、病理组织活检及男科等检查项目。

（唐琦）

niàoliúlǜ jiǎnchá

尿流率检查（uroflometry）

用于评估患者排尿功能的无创性尿动力学检查。患者通过向一个装置内排尿，应用尿流计记录排尿过程中每秒钟的尿流率并绘成曲线，用于了解是否存在下尿路梗阻。

适应证 可疑尿路梗阻患者；伴有下尿路症状的患者。

禁忌证 尿道感染患者。

检查步骤 与患者及家属沟通检查目的及注意事项；被检查者熟悉检查室的环境。①被检查者提前憋尿，要求检查前饮水 500~1000ml，当被检查者感觉到自己已经达到最大尿意的时候，可以开始检查。②被检查者自然排尿至集尿器，注意排尿的时候要尽量将尿液排放于集尿器的某一点。③机器绘制尿流率曲线，根据尿流率曲线计算出各尿流率参数，包括最大尿流率、尿流时间、平均尿流率、最大尿流率时间及总尿量等。

注意事项 ①检查期间充分保护患者的隐私。②询问患者该次排尿是否代表其通常的排尿状态。③尿流率单项检查不能作为确诊或排除下尿路梗阻的标准。

并发症 无。

（唐琦）

niàodònglìxué jiǎnchá

尿动力学检查（urodynamic examination）

依据流体力学和电生理学的基本原理和方法，检测尿路各部位压力、流率及生物电活动，从而了解尿路排送尿液的功能和机制，以及排尿功能障碍性疾病的病理生理学变化的检查。

适应证 ①排尿等待、排尿困难患者；②严重尿频影响日常生活的患者；③严重尿急，或伴有急迫性尿失禁的患者；④压力性尿失禁患者；⑤神经系统损伤、手术或脑血管疾病后出现的排尿功能障碍患者。

禁忌证 ①急性泌尿系统感染；②因尿道或肛门、直肠疾病不能置入测压管的患者。

检查步骤　①与患者及家属沟通检查目的及注意事项；②被检查者熟悉检查室的环境；③检查体位可选择半卧位、坐位或立位。如果需要排尿期的检测，尽可能选择患者所习惯的排尿体位；④常规消毒，涂抹表面麻醉药物后置入膀胱测压导管，测定残余尿量；⑤置入直肠测压管；⑥连接膀胱灌注盐水；⑦进行膀胱容量-压力测定、压力-流率测定等检测项目，绘制尿动力学曲线。

注意事项　①检查期间充分保护患者的隐私，让患者保持放松状态；②插入膀胱及直肠测压导管时操作动作必须轻柔。

并发症　①泌尿系统感染；②血尿；③下尿路刺激症状。

（唐　琦）

pángguāng niàodàojìng jiǎnchá

膀胱尿道镜检查（cystoure-throscopy）　用膀胱尿道镜观察患者尿道、膀胱及输尿管口情况的有创性检查。膀胱尿道镜包括镜鞘、检查窥镜、光源、图像采集及传输系统等部件。膀胱镜可分为硬质膀胱镜和纤维软膀胱镜两种。

适应证　①血尿；②膀胱或尿道肿瘤；③下尿路梗阻；④需要进行肾盂输尿管逆行造影或输尿管支架置入等检测或操作。

禁忌证　①急性泌尿系统感染；②凝血功能障碍；③膀胱容量过小；④包茎、尿道狭窄等影响膀胱镜置入的情况。

检查前准备　①与患者及家属沟通检查目的及注意事项；②被检查者熟悉检查室的环境。

检查步骤　①患者外阴部位消毒，铺无菌单，露出尿道口。②镜鞘表面涂抹润滑剂及表面麻醉药物，经尿道置入镜鞘至膀胱内。③将生理盐水灌入膀胱，使其逐渐充盈，以不引起患者明显膀胱憋胀感为宜（一般约为300ml）。换用窥镜进行膀胱内观察，完整观察膀胱各壁及双侧输尿管口。④退出窥镜及镜鞘过程中观察尿道情况。

注意事项　①检查期间充分保护患者的隐私；②膀胱尿道镜为有创性检查，操作动作必须轻柔；③检查后可嘱患者多饮水、多排尿，若有需要可以预防性口服抗生素。

并发症　①泌尿系统感染；②血尿；③尿道狭窄。

（唐　琦）

shūniàoguǎnjìng jiǎnchá

输尿管镜检查（ureteroscopy）　患者在麻醉状态下，将输尿管镜通过尿道及膀胱置入输尿管，观察肾盂、肾盏及输尿管的情况，发现有无病变并可进行活检取样，用于检查肾盂、肾盏及输尿管是否正常的检查。输尿管镜可分为硬质输尿管镜和纤维输尿管镜。

适应证　①上尿路来源血尿；②上尿路肿瘤；③上尿路结石；④上尿路梗阻。

禁忌证　①急性泌尿系统感染；②凝血功能障碍；③输尿管重度狭窄；④包茎、尿道狭窄等影响输尿管镜插入的情况；⑤严重心肺疾病不能耐受检查者。

检查前准备　①与患者及家属沟通检查目的及注意事项；②完成血常规、尿常规、凝血功能、感染筛查等相关检查；③部分患者存在输尿管狭窄，需提前放置输尿管支架1~2周，待输尿管扩张后再进行输尿管镜检查。

检查步骤　①患者取截石位，外阴部位消毒，铺无菌单，露出尿道口；②镜身表面涂抹润滑剂及表面麻醉药物，将输尿管镜通过尿道外口插入尿道，进入膀胱；③辨认输尿管开口，将输尿管镜通过输尿管开口进到输尿管内；④沿输尿管向上，观察输尿管及肾盂、肾盏情况，若有需要可以进行活检取样；⑤留置输尿管支架预防术后输尿管狭窄、肾积水等情况；⑥退出输尿管镜。

注意事项　①部分患者术后可出现血尿，可嘱患者多饮水观察；②留置输尿管支架期间，避免过多活动及憋尿；③术后置管的患者需及时拔除，一般不超过3个月，若放置时间过长，易引起感染或结石。

并发症　①泌尿系统感染；②血尿；③输尿管狭窄；④输尿管损伤、穿孔、撕脱。

（唐　琦）

jīngpí shènjìng jiǎnchá

经皮肾镜检查（percutaneous nephroscopy）　通过建立从皮肤到肾脏集合系统的通道，放置内镜进入肾盏和肾盂内，从而可以对上尿路实施检查、诊断和治疗的技术。

适应证　①上尿路梗阻引起的肾积水；②为经皮肾镜手术（结石、肿瘤、狭窄）提供操作通道；③提供肾造口引流通道。

禁忌证　①凝血功能障碍；②严重心肺疾病不能耐受检查者；③极度肥胖者。

检查前准备　①与患者及家属沟通检查目的及注意事项；②完成血常规、尿常规、凝血功能、感染筛查等相关检查；③若选择俯卧位操作，需让患者提前适应体位。

检查步骤　①患者采用俯卧位或侧卧位；②硬膜外麻或全麻，在B超或X线引导下利用穿刺针穿刺肾盏；③穿刺成功后有尿液流出，立即插入导丝；④拔除穿刺针，保留导丝。以导丝作引导，用从细到粗的扩张器进行逐级扩张，直至根据检查或操作要求所需粗细的鞘管；⑤置入经皮肾镜及所需操作器械，进行检查、操作及治疗；⑥完成检查及操作后，留置肾造口管，必要时还可留置输尿管支架管；⑦退出经皮肾镜。

注意事项　①部分患者术后可出现血尿，可嘱患者多饮水观察；②留置肾造瘘管期间注意管路保护，避免发生造口管脱落或移位；③根据需要择期拔除肾造口管及输尿管支架管。

并发症　①泌尿系统感染；②血尿；③邻近脏器损伤（胸膜、肠道等）；④尿外渗。

（唐 琦）

jīngnángjìng jiǎnchá

精囊镜检查 （seminal vesiculoscopy）

患者在麻醉状态下，将内镜通过尿道及射精管到达双侧精囊，进行精囊的检查及治疗的技术。

适应证　①反复、慢性精囊炎；②不明原因或反复发作的血精；③梗阻性无精症；④精囊肿瘤。

禁忌证　①急性泌尿生殖系统感染；②凝血功能障碍；③包茎、尿道狭窄等影响内镜插入的情况；④严重心肺疾病不能耐受检查者。

检查前准备　①与患者及家属沟通检查目的及注意事项；②完成血常规、尿常规、凝血功能、感染筛查等相关检查。

检查步骤　①患者取截石位，外阴部位消毒，铺无菌单，露出尿道口；②镜身表面涂抹润滑剂及表面麻醉药物，将内镜通过尿道外口插入尿道；③寻找精阜开口，沿着射精管进入精囊；④进

行镜下检查及治疗；⑤退出内镜。

并发症　①泌尿生殖系统感染；②血尿。

（唐 琦）

shènzhǒngliú chuāncì huójiǎn

肾肿瘤穿刺活检 （renal tumor biopsy）

通过使用穿刺针，在B超或CT引导下进行肾肿瘤穿刺，获取活检组织并进行病理检查、帮助判断肾肿瘤性质的检查。

适应证　①伴有严重合并症、手术风险较大的肾肿瘤患者；②不能手术治疗的晚期肾肿瘤患者；③良恶性不明的肾肿瘤患者；④逆行肾肿瘤射频消融或冷冻消融治疗的患者。

禁忌证　①穿刺部位感染；②凝血功能障碍；③严重心肺疾病不能耐受者。

检查前准备　①与患者及家属沟通检查目的及注意事项；②完成血常规、肾功能、凝血功能、感染筛查等相关检查；③根据肿瘤部位选择合适的穿刺引导方式。

检查步骤　①穿刺部位消毒，铺无菌单，注射局部麻醉药物；②B超或CT引导下以穿刺活检针穿刺肾肿瘤，获取肿瘤组织；③退出穿刺针，穿刺部位覆盖无菌敷料；④活检组织送检病理检查。

并发症　①肾周血肿或血尿；②穿刺部位或肾周感染。

（唐 琦）

jīng zhícháng qiánlièxiàn chuāncì huójiǎn

经直肠前列腺穿刺活检 （transrectal prostate biopsy）

通过使用穿刺针，在B超引导下经直肠进行前列腺穿刺，获取活检组织并进行病理检查、协助前列腺癌诊断的检查。

适应证　①前列腺指诊怀疑前列腺肿瘤患者；②前列腺特异

性抗原（PSA）升高患者；③影像检查（B超或磁共振成像等）怀疑前列腺肿瘤患者。

禁忌证　①急性泌尿系统感染；②严重肛门或直肠疾病；③凝血功能障碍；④严重心肺疾病不能耐受者。

检查前准备　①与患者及家属沟通检查目的及注意事项；②完成血常规、尿常规、凝血功能、感染筛查等相关检查；③检查前肠道准备。

检查步骤　①患者取侧卧位屈膝，用碘伏行肛周消毒。铺无菌手术单将肛门镜插入肛门，拔下内芯，以碘伏棉球消毒直肠壁，酒精消毒探头和穿刺架，安装穿刺架，探头保护套包探头。②将利多卡因凝胶挤入直肠（或超声引导下前列腺周围阻滞麻醉）。③将探头置入直肠6~10cm，声束指向前列腺方向，进行经直肠前列腺超声检查。④B超引导下完成前列腺多针、多部位穿刺活检。⑤取出经直肠探头及穿刺架，观察直肠壁无明确出血后，塞入干燥纱布压迫。⑥活检组织送检病理检查。

并发症　①血尿、血便、血精；②泌尿系统感染；③急性尿潴留。

（唐 琦）

jīng huìyīn qiánlièxiàn chuāncì huójiǎn

经会阴前列腺穿刺活检 （transperineal prostate biopsy）

通过使用穿刺针，在B超引导下经会阴部位进行前列腺穿刺，获取活检组织并进行病理检查、协助前列腺癌诊断的检查。

适应证　①前列腺指诊怀疑前列腺肿瘤患者；②前列腺特异性抗原（PSA）升高患者；③影像检查（B超或磁共振成像等）怀疑前列腺肿瘤患者。

禁忌证 ①急性泌尿系统感染；②会阴穿刺部位感染；③凝血功能障碍；④严重心肺疾病不能耐受者。

检查前准备 ①与患者及家属沟通检查目的及注意事项；②完成血常规、尿常规、凝血功能、感染筛查等相关检查。

检查步骤 ①患者取截石位，会阴穿刺部位消毒铺巾；②将B超探头置入直肠；③穿刺部位局部麻醉；④B超引导下完成前列腺多针、多部位穿刺活检；⑤取出直肠探头，穿刺部位覆盖无菌敷料；⑥活检组织送检病理检查。

并发症 ①血尿、血便、血精；②泌尿系统感染；③急性尿潴留。

(唐　琦)

pángguāng niánmó suíjī huójiǎn

膀胱黏膜随机活检 （random bladder mucosal biopsy）

对膀胱三角区、膀胱顶壁、左右侧壁、前壁及后壁分别随机选取正常黏膜组织进行活检，为潜在炎症、肿瘤等疾病提供诊断依据的检查。

适应证 ①非肌层浸润性膀胱癌患者；②怀疑存在膀胱原位癌患者；③怀疑存在间质性膀胱炎患者。

禁忌证 ①急性泌尿系统感染；②凝血功能障碍；③严重心肺疾病不能耐受者。

检查前准备 ①与患者及家属沟通检查目的及注意事项；②完成血常规、尿常规、凝血功能、感染筛查等相关检查。

检查步骤 ①麻醉后，患者外阴部位消毒，铺无菌单，露出尿道口；②镜鞘表面涂抹润滑剂及表面麻醉药物，经尿道置入镜鞘至膀胱内；③置入窥镜进行膀胱内观察，完整观察膀胱各壁及双侧输尿管口；④换用电切镜，对膀胱三角区、膀胱顶壁、左右侧壁、前壁及后壁分别随机选取正常黏膜组织进行活检，电凝活检创面止血；⑤退出窥镜及镜鞘；⑥持续膀胱冲洗；⑦活检组织送检病理检查。

并发症 ①血尿；②泌尿系统感染；③膀胱穿孔。

(唐　琦)

yèjiān yīnjīng bóqǐ jí yìngdù jiǎncè

夜间阴茎勃起及硬度检测 （nocturnal penile tumescence and rigidity test）

能够连续记录夜间阴茎胀大程度、硬度、勃起次数及持续时间的检查。是临床上鉴别心理性和器质性勃起功能障碍的重要方法。

适应证 ①病因不明确的勃起功能障碍患者；②可疑心理性勃起功能障碍患者；③拟行勃起功能障碍手术治疗的患者。

检查前准备 ①与患者及家属沟通检查目的及注意事项；②熟悉检查器械的使用方式和检查环境。

检查步骤 ①佩戴仪器，包括阴茎圈及控制器，控制器妥善固定于大腿部位；②夜间休息睡眠过程中由阴茎圈及控制器采集阴茎勃起数据；③将收集的数据导入计算机内进行分析。

注意事项 ①为保证检测结果准确性，一般需要连续测量2~3晚；②测量前避免服用可能影响睡眠或勃起功能的药物。无并发症。

(唐　琦)

yīnjīng shénjīng diànshēnglǐ jiǎnchá

阴茎神经电生理检查 （penile electrophysiological examination）

男性性功能障碍的重要检查。包括躯体神经和自主神经检测，在勃起功能障碍和早泄的诊断、治疗方案选择、疗效评价等方面具有重要作用。

适应证 ①早泄；②神经性勃起功能障碍；③射精功能障碍。

检查内容 主要包括躯体神经检查和自主神经检查。

躯体神经检查包括 ①阴茎痛、温、振动等生物感觉阈值检测；②阴茎背神经传导速度试验；③阴茎躯体感觉诱发电位；④阴茎运动神经诱发电位检测；⑤球海绵体肌反射、坐骨海绵体肌反射。

自主神经检查包括 ①心血管反射检测；②阴茎交感皮肤反射；③海绵体肌电图。

(唐　琦)

miniào nánxìng shēngzhí xìtǒng xiāntiānxìng jíbìng

泌尿男性生殖系统先天性疾病 （congenital diseases of genitourinary system）

由各种先天发育异常导致的泌尿、男性生殖系统畸形类疾病。主要包括肾畸形、输尿管畸形、膀胱畸形、尿道畸形、阴茎畸形、睾丸畸形、附睾畸形、输精管畸形和阴囊畸形。

(周辉霞)

shèn jīxíng

肾畸形 （renal malformation）

肾和集合系统发育过程中各种异常因素导致的先天性出生缺陷。肾畸形是上尿路畸形的主要组成部分，包括多种发育异常情况，如肾数目异常、肾上升异常、肾发育和融合异常、肾旋转异常、肾血管异常、集合系统异常、肾发育异常及肾囊性疾病等。

(周辉霞)

shèn shùmù yìcháng

肾数目异常 （renal numerical aberration）

在胚胎发育过程中双肾形成过程缺陷造成的单侧、双侧肾不发育或产生第3个独立肾的现象。一般分为单侧肾不发育、双侧肾不发育、附加肾等。

（周辉霞）

dāncè shèn bù fāyù

单侧肾不发育（unilateral renal agenesis，URA） 中肾管［沃尔夫（Wolffian）管］、输尿管芽或生后肾原基（生后肾组织）缺失导致的单侧肾发育停止。又称单侧肾缺如、单侧肾不发生。单侧肾不发育的患儿可生存下来，出生时发病率为 1/1000～1/450。单侧肾不发育常伴发其他泌尿系统异常，包括原发性膀胱-输尿管反流（28%）、梗阻性巨输尿管（11%）以及肾盂-输尿管连接部梗阻（3%）。

病因与发病机制 主要的原因是输尿管芽在胚胎第 5～7 周时未穿入生后肾原基，导致肾未能正常发育。胚胎期一侧生后肾原基和输尿管芽生长紊乱、发育异常，对侧肾常呈代偿性肥大。未发育的肾无肾实质、肾盂和肾蒂残迹，输尿管为索状纤维组织。

临床表现 单侧肾不发育多发生于左侧，50% 以上同侧输尿管发育不良，对侧肾一般发育正常，临床上多无症状，可能终身不被发现。常伴发其他泌尿系统异常，如有膀胱-输尿管反流及肾盂-输尿管连接部梗阻，可造成泌尿系统反复感染。当患者同时合并有生殖器的畸形、感染、外伤、结石、结核等，做进一步检查后才被发现。

诊断 常在有尿路症状、外生殖器畸形或其他系统疾患、体检等情况下被检出。静脉尿路造影、超声、CT 及磁共振成像等影像学检查提示单侧肾不发育，可确诊。

鉴别诊断 需与肾萎缩进行鉴别。肾萎缩超声检查可见单侧肾影或双侧肾影缩小，肾盂肾盏扭曲、变形。

治疗 一般不需要治疗，但应告知患者采取控制饮食、禁服肾毒性药物等相关措施，减少肾负担，尤其是合并蛋白尿、高血压和肾功能减退者。如有肾积水等其他并发症或合并症，则按具体情况处理，总的原则是尽可能保护肾功能。

预后 有 5% 的患者因肾损伤而死亡，而该类患者若有两个肾则可能存活，建议单侧肾不发育患者在活动中应更加谨慎小心。目前没有明确证据表明单侧肾不发育患者对其他疾病（如肾盂肾炎、肾结石、输尿管结石等）具有更高的易感性。对预防感染及其后遗症的重视，极大地降低了单侧肾不发育患者其他疾病的发病率及死亡率。

（周辉霞 郭 涛）

shuāngcè shèn bù fāyù

双侧肾不发育（bilateral renal agenesis，BRA） 中肾管［沃尔夫（Wolffian）管］、输尿管芽或生后肾原基缺失导致的双侧肾发育停止。双侧肾不发育很罕见，多见于男性。由于没有尿液生成，羊水过少，患儿出生时出现肺发育不良，伴有波特（Potter）面容（眼距增宽、明显的内眦皮肤褶皱，下颏退化）。40% 的婴儿为死产，活产的患儿多因肺发育不良于出生后 48 小时之内死于呼吸衰竭。

病因 目前病因尚不明确，多认为是遗传分子水平的变化导致中肾管、输尿管芽或生后肾原基缺失，出现双侧肾不发育。

发病机制 由于双侧肾不发育、无法产生尿液，胎儿羊水过少，严重影响双侧肺发育。患儿出生后因肺发育不良易死于呼吸衰竭。

临床表现 患儿出生后 24 小时无尿，可有肺发育不全，伴有典型的波特面容，表现为眼睑下方有突出的皮肤褶皱、鼻子钝圆、下唇和下巴之间有深沟、耳郭位置偏低、靠前，耳道位置正常。

诊断 新生儿出现波特典型面部特征并存在羊水过少、超过 24 小时仍未排尿而且膀胱没有充盈，都要考虑双侧肾不发育的可能。肾超声是检测肾和膀胱的最简单方法，扫描图像中肾缺如，其位置上方有一条索状影，为扁平的肾上腺。超声无法确诊时，可行肾放射性核素扫描等检查。

鉴别诊断 同单侧肾不发育的鉴别诊断。

治疗 主要是针对无尿、呼吸衰竭等对症治疗。随着产前检查的普及和超声技术的应用，大多数此类畸形都可以在妊娠中后期通过超声被发现，一旦发现往往会选择终止妊娠。

预后 双侧肾不发育胎儿近一半为死胎；新生儿常合并肺发育不良，多在 2 天内死亡；其他患儿的存活时间与肺、肾功能情况有关，历史上存活时间最长的患儿在出生后 39 天死亡。

（周辉霞 郭 涛）

fùjiāshèn

附加肾（supernumerary kidney） 在个体已具有 2 个正常肾之外，另有第 3 个具有功能的肾的现象。又称额外肾。附加肾与正常肾完全分开，有自己独立的血液供应、肾包膜和收集系统，输尿管亦完全分开，有别于同一肾包膜包绕的重复肾、双输尿管。发生率与性别无关，好发生于左侧。

病因与发病机制　目前，普遍认为附加肾是输尿管芽和生后肾原基发育过程中出现的畸形。首先，出现中肾管［沃尔夫（Wolffian）管］外翻及输尿管芽分支的异常，然后生后肾原基会分裂出完全分离的后肾尾，当分叉的输尿管芽插入后肾尾，后肾尾开始分化出附加肾。

临床表现　附加肾形态正常，但比同侧正常肾小，位于正常肾的头侧或尾侧，50%患者收集系统扩张、肾实质变薄，提示输尿管有梗阻。如果附加肾有异位输尿管口，可有尿失禁，但较少见。

畸形虽在新生儿期已存在，因不产生症状，儿童期也很少发现。在已报道的患者中，平均年龄为36岁。腰痛、发热、尿路感染和可触及的腹部包块是常见的症状。

诊断　静脉尿路造影、超声、CT及逆行肾盂造影均能明确附加肾的诊断。肾动态显像可以了解主肾和副肾的功能情况。膀胱镜检查可以了解患侧是否存在两个输尿管开口。为明确肾功能可进行肾动态显像及静脉尿路造影（intravenous urography，IVU）检查。

鉴别诊断　需与重复肾进行鉴别。重复肾是指患侧肾由表面一浅沟分为上下两部分，但两部分肾各有一套肾盂、输尿管及血供。

治疗　无症状者，不需治疗，合并有梗阻、感染时，可予对症处理、控制感染，当病情未见好转，可考虑行附加肾切除术。

预后　一般预后较好。

（周辉霞　郭　涛）

shèn shàngshēng yìcháng

肾上升异常　（anomalies of renal ascent）

成熟肾未抵达其正常位置造成的解剖位置异常。又称肾位置异常。一般包括单纯异位肾、头侧异位肾和胸腔异位肾。

（周辉霞）

dānchún yìwèishèn

单纯异位肾　（simple renal ectopia）

成熟的肾未达到正常肾窝位置的先天性畸形。与后天发生的肾下垂不同。其发病率为1/900左右，无明显性别差异，左侧略高于右侧。异位肾根据位置的不同可分为盆腔、髂窝、腹部、胸腔甚至交叉至对侧。该条目单纯异位肾指的是盆腔、髂窝等处于同侧腹膜后的异位肾。

病因与发病机制　胚胎期输尿管芽发育过程中的异常，生后肾原基缺陷、基因异常等导致肾上升不全，从而形成肾异位。

临床表现　异位肾一般较正常肾小，形状也可不像正常蚕豆形，肾轴往往偏向中线，肾整体可向侧面倾斜甚至水平。由于肾旋转不完全，56%的异位肾会出现肾积水。另外一部分异位肾可无明显临床症状。异位肾如发生梗阻则可导致肾绞痛，少数甚至可以引起尿失禁。

诊断　常用诊断工具为泌尿系统超声、放射性核素扫描、磁共振尿路成像（magnetic resonance urography，MRU）等。因异位肾的输尿管开口位置一般正常，膀胱镜的诊断价值不大。

鉴别诊断　需与肾下垂、重复肾和盆腔肿瘤等进行鉴别。

治疗　无临床症状且功能良好的异位肾无需治疗。对于异位肾伴肾积水或泌尿系统结石的患者可给予相应治疗。

预后　异位肾总体预后较好，其肿瘤发生率与正常肾相比无差异。有研究认为异位肾患者对侧肾伴发其他畸形的概率较高，25%会出现对侧肾积水或膀胱-输尿管反流。

（周辉霞　李　品）

tóucè yìwèishèn

头侧异位肾　（cephalad renal ectopia）

肾上升过度，更靠近头侧的异位肾畸形。

病因与发病机制　有脐膨出病史的患者，其肝和肠突入疝囊，导致胚胎发育过程中肾上升时未受阻挡，直至横膈膜处才停止，使得最终肾位置高于正常。

临床表现　输尿管可较正常延长。双侧血管多位置偏高，但一般不会引起任何临床表现。

诊断　影像学检查与单纯异位肾相同。可加行血管造影检查明确血管位置。

鉴别诊断　与肾上腺占位性病变、肾上极肿瘤等鉴别。

治疗、预后　见单纯异位肾。

（周辉霞　李　品）

xiōngqiāng yìwèishèn

胸腔异位肾　（thoracic didney）

肾部分或全部穿过膈肌，进入后纵隔的异位肾畸形。发病率约占所有异位肾的5%，是异位肾中最罕见的类型。男女比例约为2:1，左侧多于右侧。

病因与发病机制　肾上升过程中横膈膜原基关闭延迟，导致肾上升超过正常水平，或肾上升速度加快，导致肾在膈肌关闭前上升至胸腔；或中肾管退化延迟，均可导致胸腔异位肾的发生。胸腔异位肾一般位于后纵隔，膈肌的后外侧，无旋转异常，可突入胸腔。

临床表现　大多数胸腔异位肾患者无任何临床表现，多数患者是在常规体检行胸透检查时发现的。

诊断　胸部X线片（正侧位）即可明确诊断，部分患者可加行静脉尿路造影或逆行肾盂造影。

鉴别诊断　根据腹腔其他脏器是否突入胸腔，鉴别外伤造成的膈疝。

治疗　一般无需治疗。

预后　普遍预后较好。

（周辉霞　李品）

shènxíngchéng hé rónghé yìcháng

肾形成和融合异常 （snomalies of renal form and fusion）

肾发育过程中因移位而与对侧肾发生融合的肾畸形。一般包括交叉异位肾、下位异位肾、乙状肾、团块肾、L 形肾、盘状肾、上位异位肾、马蹄肾等。

（周辉霞）

jiāochā yìwèishèn

交叉异位肾 （crossed renal ectopia）

一侧肾由原位跨过中线移位到对侧，而输尿管开口于膀胱的位置仍位于原侧的异位肾畸形。90%的交叉异位肾会和对侧肾融合。麦克唐纳（McDonald）和麦克莱伦（McClellan）将肾融合畸形分为交叉未融合异位肾、交叉融合异位肾、孤立交叉异位肾和双侧交叉异位肾四类。男女发病比例约为 2 ∶ 1，左向右移位是右向左移位的 3 倍。

病因与发病机制　输尿管芽在插入生后肾原基后的 4 周内，从腰骶椎上升到第 1~3 腰椎水平的过程被干预，导致发生肾交叉移位。生后肾原基发生融合的程度与生后肾原基之间的距离有关。

临床表现　一般没有任何症状。部分患者在中老年时可出现下腹痛、血尿、尿路感染等。异常的血供和位置可能导致排尿不畅，继而引发尿路感染和泌尿系统结石。

诊断　泌尿系统超声、放射性核素扫描、静脉尿路造影、磁共振水成像均可明确诊断，动脉造影可以明确双侧肾的血供来源。

鉴别诊断　与重复肾、附加肾等进行鉴别。

治疗　无症状者无需治疗。伴发尿路感染或结石的患者可给予相应治疗。

预后　预后一般较好。

（周辉霞　李品）

xiàwèi yìwèishèn

下位异位肾 （inferior renal ectopic）

2/3 的单侧交叉融合异位肾向下方移位，异位肾的上部与正常肾的下部融合，而两个肾的肾盏均朝向前方的异位肾畸形。

病因与发病机制、临床表现、诊断、鉴别诊断、治疗、预后见交叉异位肾。

（周辉霞　李品）

yǐzhuàngshèn

乙状肾 （sigmoid kidney）

异位肾位于正常肾下方，两个肾在相连处融合的异位肾畸形。又称 S 形肾（S-shaped kidney）。由于融合时间较晚，双侧肾旋转已完成，因此两个肾的肾盂朝向相反，正常肾朝向中线，异位肾朝向对侧，两肾边缘组成 S 字形。

病因与发病机制、临床表现、诊断、鉴别诊断、治疗、预后见交叉异位肾。

（周辉霞　李品）

tuánkuàishèn

团块肾 （lump kidney）

两肾边缘广泛连接并融合，形成团块状，其形状不规则，分多个小叶的异位肾畸形。一般异位肾会上升到骶岬位置，但多位于盆腔内。肾盂朝向对侧，输尿管不交叉。

病因与发病机制、临床表现、诊断、鉴别诊断、治疗、预后见交叉异位肾。

（周辉霞　李品）

L xíngshèn

L 形肾 （L-shaped kidney）

横向且头部与对侧肾尾部相连，呈"L"字形的异位肾畸形。交叉肾位于中线前方或侧前方 L_4 水平，因为肾旋转程度不同，肾盂方向不确定，输尿管各自从正常侧接入膀胱。

病因与发病机制、临床表现、诊断、鉴别诊断、治疗、预后见交叉异位肾。

（周辉霞　李品）

pánzhuàngshèn

盘状肾 （disk kidney）

两肾内侧边缘相互融合形成环状或圆圈的异位肾畸形。如果内侧更广泛地融合，则形成圆盘形或似盾牌形。两肾的外形轮廓没有明显改变。与团块肾不同，盘状肾由于融合程度稍轻，单个肾仍呈蚕豆型。双肾肾盂开口相反，输尿管各自汇入一侧膀胱没有交叉。双肾集合系统之间没有交通。

病因与发病机制、临床表现、诊断、鉴别诊断、治疗、预后见交叉异位肾。

（周辉霞　李品）

shàngwèi yìwèishèn

上位异位肾 （superior renal ectopic）

交叉肾异位到正常肾上方，异位肾下极与正常肾上极相互融合的异位肾。肾定位方向与胎儿期相同，两肾盂均开口向前，提示双肾融合发生较早。上位异位肾是异位肾中最罕见的类型。

病因与发病机制、临床表现、诊断、鉴别诊断、治疗、预后见交叉异位肾。

（周辉霞　李品）

mǎtíshèn

马蹄肾 （horseshoe kidney）

两肾下极由横越中线的实质性峡部或纤维性峡部连接，导致在脊柱大血管前相互融合在一起，形成马蹄铁形的异位肾。马蹄肾是最常见的肾融合畸形。发病率约0.25%，男女比为2∶1。至少1/3的马蹄肾患儿伴发其他系统先天畸形。也可见于18-三体综合征和特纳（Turner）综合征患儿。

病因与发病机制 胚胎发育过程中双侧输尿管芽在肾旋转上升过程中受外部因素干扰，导致双肾下极部分融合，形成马蹄肾。

临床表现 由于输尿管高位出口、异位血管压迫等原因，约1/3的马蹄肾患儿并发肾盂-输尿管连接部梗阻，1/5的患儿发生结石，5%~10%的患儿体表可扪及无症状性腹部肿块。单纯马蹄肾往往没有症状。

诊断 腹部超声即可明确诊断。也可进行静脉肾盂造影、CT、磁共振成像等检查。

鉴别诊断 与其他肾融合异常鉴别。

治疗 有症状的马蹄肾患者可根据症状给予对症治疗。

预后 无症状的马蹄肾患者预后较好。马蹄肾患者肿瘤易感性较高，多发生在峡部。

（周辉霞 李品）

shèn xuánzhuǎn yìcháng

肾旋转异常（renal malrotation）

正常情况下，随着生长发育，肾绕自身长轴旋转90°并最终到达肾窝处，肾盏朝向外侧，肾盂朝向中线，当出现定位不准确的情况。

病因 病因不明，与相关基因突变和胚胎发育早期内分泌异常有关。

分类 根据肾盂指向的方向不同，肾旋转异常分为4型：腹侧旋转、腹中向旋转、背侧旋转、侧向旋转。

腹侧旋转腹中向旋转（ventromedial position） 由于肾旋转不完全，肾盂指向腹内侧，肾盏指向背外侧。很可能是肾旋转在妊娠第7周停止，这时通常会到达这个位置。

背侧旋转（dorsal position） 肾旋转180°，肾盂指向背侧，血管经过肾的后方到达肾门，是一种最罕见的肾旋转异常。

侧向旋转（lateral position） 当肾过度旋转180°~360°或反向旋转180°时，肾盂朝向外侧，肾实质位于内侧，根据血管的绕行方向可以判断肾的旋转方向和程度。血管经过肾的腹侧到达外侧或背侧的肾门，提示肾反向旋转，而血管经过肾的背侧到达肾门意味着肾经腹侧过度旋转。

症状 肾旋转异常本身不会产生特异的症状，但如果包绕肾盂、肾盂-输尿管连接部或上段输尿管的纤维组织过多，可能会导致不同程度的肾积水。来自肾动脉或肾副动脉的血管压迫或上段输尿管和肾盂-输尿管连接部畸形可能会导致间歇性梗阻。除了出现肾积水症状（钝性肾区疼痛）外，还可能继发上尿路结石和感染症状。

诊断 超声、CT、磁共振尿路成像（magnetic resonance urography，MRU）、静脉尿路造影可确诊。影像学特征：肾盂和肾盏方向异常，肾盂扁平、伸长，上肾盏伸长，其余肾盏变钝，输尿管上1/3段向侧面移位。

鉴别诊断 马蹄肾：双侧肾旋转异常并不少见，造影检查时容易与马蹄肾混淆，通过观察肾下极和有无峡部来进行鉴别。

治疗 一般无需治疗，有相应症状者可进行相应对症处理。

预后 肾旋转不良本身不会损害肾功能，但如果存在肾盂-输尿管狭窄，尿液引流不畅引起的肾积水会导致感染和结石形成。

（周辉霞 朱炜玮）

shènxuèguǎn yìcháng

肾血管异常（vascular abnormality of renal） 肾血管数目异常及肾动脉瘤。多数肾只有1根肾动脉，肾实质可以分成多个节段，每个节段由单一的发源于主肾动脉的血管供应。

（周辉霞）

shènxuèguǎn shùmù yìcháng

肾血管数目异常（renal vascular malformation） 双侧肾动脉和静脉主干及其分支在起源、数量、引流方向上存在异常，导致肾血流动力学改变，并引起一系列病理损害。包括多发动脉、迷走血管、副血管。多发动脉指任何一个肾由多根肾动脉供血的情况；迷走血管又称异位血管，指非来源于主肾动脉的血管给肾供血；副血管又称附加血管，两支以上的血管供应同一个肾节段。71%~85%的肾由一根主肾动脉供应血液。相比于左侧肾，右侧肾单动脉供血的概率稍高（87%），这一区别无明显的性别与种族差异；迷走血管仅出现于异位肾或马蹄肾。

病因 肾动脉丛由三组原始血管沟通融合形成的后腹膜血管中分支衍生出来，肾在向上移行过程中，该血管丛选择性退化，而剩余的邻近动脉则开始承担更多的滋养功能。经过不停地发育，最终只有一对血管形成主肾动脉，该过程的最终完成依赖于肾最终停留的位置。如果这一过程没有清除多余的血管，则最终多发肾血管畸形形成。

临床表现 多发的、迷走的和附加的血管压迫一个小肾盏、一个大肾盏或肾盂-输尿管连接部引起肾积水、泌尿系统感染或结石形成，从而出现相应的疼痛或血尿。下极的肾动脉缠绕和压迫肾静脉可出现直立性蛋白尿。高血压的发生与正常血液供应者无差异。

诊断　静脉尿路造影有下列表现时可怀疑肾血管畸形：①肾盂充盈缺损与异常血管情况一致。②肾积水伴锐利的肾大盏压迹。③肾盂-输尿管连接部梗阻。④一个肾段或全肾显影时间和显影浓度与对侧相应位置存在差异（特别是高血压时）。肾动脉造影是诊断肾血管畸形的"金标准"，CT和MRI也有一定的诊断价值。

鉴别诊断　包括以下几个方面。

腔静脉后输尿管　又称环绕腔静脉输尿管。由于腔静脉压迫上段输尿管引起肾盂-输尿管积液，需与肾血管畸形鉴别。静脉尿路造影（intravenous urography，IVU）显示肾盂-输尿管积液，输尿管移位，呈镰刀状或S字形畸形，且X线斜位片上显示输尿管紧贴腰椎。超声、CT或MRI均对鉴别腔静脉后输尿管有诊断价值。

输尿管结石　可因为梗阻导致肾盂-输尿管积液，需与肾血管畸形相鉴别。输尿管结石发作时一般伴有阵发性腰部绞痛及血尿，静脉尿路造影和逆行尿路造影检查显示结石梗阻以上输尿管和肾盂积水，梗阻部位呈杯口状，若为阴性结石，则在梗阻部位有充盈缺损。X线正斜位片可显示90%的输尿管结石。CT检查对诊断比较困难的阴性结石有帮助。

输尿管结核　可因为输尿管壁结核而引起管腔狭窄，进而导致肾盂-输尿管积液，但大多继发于肾结核，早期有消瘦、午后低热、盗汗等结核全身症状和尿频、尿急、尿痛等膀胱刺激征。B超、

静脉尿路造影或逆行尿路造影检查除了显示肾盂-输尿管积液外，还有肾盂、肾盏破坏合并空洞，输尿管呈串珠样狭窄改变、管壁僵硬、表面不光滑。

薄基底膜肾小球病　可出现肉眼或镜下血尿的临床表现，需与肾血管畸形相鉴别。该病多为常染色体显性遗传，临床上主要的特征是肾小球性血尿，在电子显微镜下可观察到肾小球基底膜（glomerular basement membrane，GBM）弥漫性变薄，是该病唯一的或最重要的病理特性。可通过肾穿刺活检进行鉴别诊断。

肾小球疾病　可因为血尿和蛋白尿的临床表现，需与肾血管畸形相鉴别。肾小球疾病是病因、发病机制、临床表现、病理改变、病程和预后不尽相同的一组免疫介导性炎症疾病，主要累及双肾肾小球。主要临床表现为血尿、蛋白尿、水肿及高血压等，一般通过肾穿刺活检、肾功能等实验室检查手段来确诊。

治疗　无症状者无需处理，多发、迷走和附加的血管压迫肾盂-输尿管连接部引起肾积水，因往往合并肾盂-输尿管连接部狭窄，应行离断性肾盂成形术，同时将迷走侧血管置于肾盂-输尿管连接部后方。

预后　肾血管畸形不会增加患肾疾病的概率，单由肾血管畸形引起的肾积水非常少见，尤其是在考虑所有肾血管畸形的相对发病率时。结石、积液、高血压等的发病率都与正常人群无明显差别。

（周辉霞　朱炜玮）

jíhé xìtǒng yìcháng

集合系统异常（anomaly of renal collecting system）　肾小盏、肾大盏及肾盂结构或者功能的异

常。比较常见分叉型肾盂、肾盏憩室、肾盏积水及巨肾盏症等类型。

（周辉霞）

fēnchàxíng shènyú

分叉型肾盂（bifid pelvis）　肾盂在进入肾的位置分裂为两部分，形成两个大的主肾盂的变异。在极少数情况下，分支肾盂可继续分裂，形成三肾盂。

病因　一般为先天性因素（基因）造成的畸形。

发病机制　主要由于形成肾盂的原基，即生后肾原基的分裂所致。

临床表现　该病可无症状，一般随访观察。如合并肾盂-输尿管狭窄、膀胱-输尿管反流、输尿管异位等情况，可出现泌尿系统感染、腰痛等症状，会伴有肾积水等情况。

诊断　B超、静脉尿路造影、CT尿路成像和泌尿系统磁共振水成像可以确诊。

鉴别诊断　重复肾、重复输尿管：通过影像学检查可以排除诊断，重复肾具有明显的肾边界，而分叉型肾盂肾不存在分离，仅仅是肾盂存在分离。

治疗　该病一般不需特殊治疗，但合并肾盂-输尿管狭窄、膀胱-输尿管反流、输尿管异位等情况时，如出现反复泌尿系统感染、腰痛、肾积水逐渐加重等症状时，可考虑进行手术治疗。

并发症　一般无并发症，但有可能出现肾盂-输尿管连接部狭窄，导致肾功能减退。

预后　一般预后良好。

（周辉霞　韩策）

shènzhǎn qìshì

肾盏憩室（calyceal diverticulum）　位于肾内，通过峡部与肾盏或肾盂直接相通的内衬移行上

皮的憩室。依据峡部位置的不同，分为两种类型：Ⅰ型，憩室体积较小，多位于肾两极，常累及上极肾盏；Ⅱ型，体积较大，位于肾中部，直接与肾盂相通，可有临床症状。

病因　主要由先天性因素（基因）与后天性因素（感染、结石等）引起。

发病机制　在胚胎发育早期，输尿管芽发生多次分支，形成原始肾小盏，此后逐渐退化融合，而未退化的原始肾小盏孤立存在，逐渐形成憩室。肾皮质小脓肿破溃到集合系统，从而形成憩室，膀胱-输尿管反流的感染尿液形成肾皮质脓肿可导致憩室形成。另外，肾盏梗阻导致盏内压力升高可能促使憩室的形成，如结石嵌顿盏颈、盏颈纤维化及盏颈括约肌功能失调等。

临床表现　肾盏憩室单个发生，以右肾多见，双肾发生者少见，直径一般为0.5~5cm，Ⅰ型较典型，多呈椭圆形，与小盏有一定距离；颈部如因故闭塞，憩室便可继发感染，形成脓肿或导致慢性肾盂肾炎。Ⅱ型一般较大，肾盂肾盏可被压迫变形、移位或不显影。患者可出现肾区疼痛、血尿、反复泌尿系统感染。并发感染时血尿会显著加重。

诊断　肾盏憩室多经B超检查发现。由于部分憩室内合并结石，当腹部平片发现肾皮质区有结石，应怀疑该类憩室的存在。静脉尿路造影（intravenous urography，IVU）显示肾盏周围有圆形边缘光滑的囊腔，腔内造影剂排泄迟缓，偶见与肾盏相通。IVU憩室显影不良或不显影时，需行逆行尿路造影；若腔内有造影剂充盈，并与肾盂肾盏相通，即可确诊。CT平扫见肾盂肾盏旁有囊腔样病变，腔壁偶有钙化，腔内偶见结石或占位；增强扫描可见憩室腔有造影剂充盈，并与肾盂相通。有造影剂充盈时，易被误诊为肾盏扩张或肾盏积水。

鉴别诊断　肾盏憩室应与肾盏积水、突入肾盏的肾囊肿、肾肿瘤及肾结核等相鉴别。肾B超和CT检查将有助于鉴别憩室、囊肿、肿瘤和结核。

治疗　肾盏憩室如无症状，无需治疗，但需定期B超随访。手术指征为憩室增大的同时合并疼痛、感染、肾脓肿形成、伴随症状的结石形成。手术主要采取腹腔镜下憩室切除。合并结石时，可选择经皮肾镜及输尿管软镜碎石取石。较大憩室如造成肾严重损害，可行肾部分切除甚至肾切除术。

并发症　肾盏憩室容易合并结石，结石过大或出现症状时需要手术治疗。输尿管镜手术可能损伤输尿管。

预后　根据疾病严重程度预后不同，好发结石时需要定期取石治疗，压迫肾导致肾皮质变薄、切除肾或部分肾脏影响肾功能。

（周辉霞　韩策）

shènzhǎn jīshuǐ

肾盏积水（hydrocalycosis）

先天性或后天性梗阻所致肾大盏的囊状扩张，与肾盂相连，被覆移行上皮。

病因　可能由先天性因素导致，具体不是十分明确。后天性梗阻也可导致。

发病机制　先天性因素造成的积水具体机制不是十分明确，后天可由于肾盂-输尿管连接部狭窄，肾盂积水过多导致肾盏积水。结石导致的梗阻也可导致肾盏积水。此外，肾盏颈口狭小可导致肾盏积水的发生。

临床表现　最常见的症状是上腹或腰痛，偶可扪及肿块，也可有血尿和感染。

诊断　肾超声、泌尿系统磁共振水成像可以协助诊断。

鉴别诊断　输尿管梗阻引起多发性肾盏扩张，以及由于复发性肾盂肾炎、髓质坏死、肾结核、大的肾盏憩室和巨肾盏症所引起的肾盏杵状变形。

治疗　因血管压迫引起的肾盏积水，可进行肾盂-肾盏吻合术治疗，因肾盏狭窄引起者，可做狭窄的漏斗部切开术或肾部分切除术。

并发症　肾盏积水严重时会造成肾皮质变薄，影响肾功能，严重者可能引起肾衰竭。

预后　根据疾病发展情况预后不同。

（周辉霞　韩策）

jù shènzhǎn zhèng

巨肾盏症（megacalycosis）

由肾乳头畸形引起的非梗阻性肾盏扩张。全部肾盏扩张并有畸形者，肾盏数目也在增加，但肾盂及肾盂-输尿管交界部均正常。围绕巨肾盏的肾皮质厚度正常，也无瘢痕和慢性炎症征象，但髓质发育不全，不似正常的锥体形，而似新月形。

病因　可能由先天性因素导致，具体不是十分明确。

发病机制　先天性因素造成的巨肾盏症具体机制不是十分明确。

临床表现　常无明显临床症状，合并其他畸形会有血尿等症状。

诊断　肾超声及X线检查可以协助诊断。

鉴别诊断　可与肾盏积水鉴别。

治疗　一般不需要治疗，可随访观察。如存在血尿、结石等情况时，可一并处理。患儿长期随访一般从肾解剖学上和肾功能上未有任何进展。

并发症 一般无并发症，无需特殊处理。

预后 根据患者疾病情况变化，一般预后较好。

（周辉霞 韩策）

shènfāyù yìcháng

肾发育异常（renal dysplasia）

肾小球及肾小管发育不成熟及分化异常，致肾大小、形状和结构异常。分为肾发育不全、肾发育不良和肾囊性疾病3种类型，常合并其他泌尿系统畸形。

（周辉霞）

shènfāyù bùquán

肾发育不全（renal hypoplasia）

肾小球及导管发育分化正常，仅肾单位数目减少的肾发育异常。肾外形正常，但体积小于正常的50%以上。该病无遗传性，无性别差异，单侧发育不全，对侧代偿性肥大。

病因 肾发育不全的病因不明，与先天性肾相关基因突变有关。

发病机制 目前尚未明确，但有研究表明体腔背外侧缺乏生肾嵴，或输尿管芽发育异常时，将导致同侧肾发育不全。要发生肾发育不全，必须存在正常分子发育的改变或肾、输尿管发育异常的突变。

临床表现 该病可无症状，因血管畸形可产生高血压；因输尿管口异位可有尿失禁或泌尿系统感染；合并输尿管膨出，可有排尿困难或泌尿系统感染。双肾发育不全表现为慢性肾功能不全，多饮、多尿，生长发育迟缓。

诊断 B超、静脉尿路造影（intravenous urography，IVU）和逆行肾盂造影可以确诊，过小的肾通常不显影或不易与周围淋巴结区别，螺旋CT增强扫描或可协助检出。

鉴别诊断 ①肾萎缩：影像学检查可见单侧肾影或双侧肾影缩小，肾盂肾盏扭曲、变形、移位；常有原发病如肾盂肾炎、肾挫伤、肾小动脉硬化等；如为双侧病变，可有进行性肾功能不全，往往有高血压表现。②肾缺如：当发育不全的肾体积过小时要注意与肾缺如相鉴别，一般肾缺如时同侧输尿管也缺如，影像学检查和膀胱镜检查有助于鉴别诊断。③肾血管性高血压：也呈持续性高血压。但上腹部或脐周可闻及高频率收缩期增强的血管杂音。静脉尿路造影显示肾仅略缩小，且集合系统正常。肾动脉造影可显示肾动脉狭窄及狭窄后扩张。

治疗 肾发育不全并发高血压时，若对侧肾功能正常可做小肾切除术，经腹腔镜切除小肾是较为理想的治疗方式；合并输尿管口异位者，若静脉尿路造影显示功能良好，可做输尿管膀胱再植术。

并发症 并发症以高血压最常见，患儿常出现儿童或青少年高血压，后期可能并发视力障碍，甚至失明。其他并发症有泌尿系统感染、尿失禁、排尿困难等。

预后 双侧肾发育不全的患儿常于出生后很快死亡。单侧肾发育不全如无并发症，经治疗后预后良好，高血压及视力障碍可恢复；如患侧肾明显缩小，高血压常很严重，治疗效果不佳且发展迅速，在1~2年内出现视力障碍，甚至失明。

（周辉霞 吕雪雪）

shènfāyù bùliáng

肾发育不良（renal maldevelopment）

肾组织学上具有胚胎结构的分化不良。如囊肿、异常的肾小管、未分化的间充质或非肾成分的软骨等。肾发育不良是儿童终末期肾病（end-stage renal disease，ESRD）的主要病因，一般无家族倾向，无性别差异，多为单侧发病。

病因 尚未完全明确。目前已提出的病因主要有：肾单位和集合管分化的异常，通常具有潜在的遗传原因；先天性尿路梗阻导致的继发性原因。

发病机制 主要有两个理论：原发性输尿管芽活力衰竭；胎儿尿流障碍（梗阻）导致肾发育中断。

临床表现 常见症状为腹部肿块，是新生儿腹部肿块最常见的原因。可合并远端闭锁的巨大输尿管积液，表现为下腹部S形囊性肿物。发生在重复肾者可因输尿管口异位而有尿失禁。双侧病变在新生儿期可有波特（Potter）面容、肺发育不良或羊水过少。单侧病变者5%~10%的患儿可有对侧肾积水，15%的患儿对侧可有膀胱-输尿管反流。

诊断 产前B超可以检出，出生后B超显示肾由大小不等的囊肿所替代，囊肿互不交通，不能探及肾实质的存在。肾核素扫描患肾无功能，静脉尿路造影（intravenous urography，IVU）患肾不显影，发生在重肾者，可显示下肾部向下、向外移位。

鉴别诊断 ①小儿多囊肾：临床表现为腰痛、腰部肿物、血尿、急性感染，是一种常染色体遗传病，多有家族史。B超、CT、MRI及组织活检有助于鉴别诊断。②肾胚胎瘤：常见症状也是腹部肿块，但肾胚胎瘤腹部肿块短期内明显增大，B超、CT和MRI有助于鉴别诊断。

治疗 双侧病变的患儿往往在新生儿期死于呼吸衰竭或肾衰竭。因该病有潜在的恶变倾向，单侧病变应做肾切除，发生在重肾者应做上半肾切除。手术宜在患儿6个月至1岁时进行。

并发症 肾发育不良常伴其他血管发育异常，可并发高血压；单侧肾发育不良可并发对侧肾积水、肾结石及尿路感染。部分肾发育不良的患儿可有巨大输尿管、巨大囊肿的表现，晚期可并发肾功能不全甚至肾衰竭。

预后 双侧肾发育不良者常在新生儿期死亡。单侧肾发育不良患肾切除后大部分患儿症状消失。术后可能遗留的问题是尿路感染和尿失禁。术后暂时性尿失禁症状考虑与膀胱逼尿肌不稳定有关，可经尿动力学检查证实。如有真性尿失禁应考虑双侧单一输尿管口异位、膀胱颈发育不良的可能性，但此种情况极为少见。

(周辉霞 吕雪雪)

xiāntiānxìng shèndānwèi jiǎnshǎo bàn dàichángxìng féidà

先天性肾单位减少伴代偿性肥大 （oligomeganephronia）

肾单位数量减少，但每个肾单位肥大的先天性疾病。该病为非家族性疾病，男孩多于女孩，病变多为双侧，罕见单侧。表现为少年期的多尿、烦渴和发育迟缓，并逐渐出现代谢性酸中毒和进行性慢性肾功能不全，最终可发展为终末期肾病（end-stage renal disease，ESRD）。

病因 尚未明确。研究表明，可能与宫内生长受限、低出生体重、早产、宫内发育不良及一些基因突变，如4P染色体异常、pS811F RET 杂合体基因突变、PAX-2基因突变、HNF-1β基因突变等相关。

发病机制 发病机制不明，已有研究表明可能是由于妊娠14~20周时后肾胚泡发育停滞，随后肾小球和肾小管肥大，导致进一步的肾单位损伤和硬化，肾单位的继续损伤导致终末期肾病。此外，还与基因突变以及血管异常有关。

临床表现 患儿通常在新生儿期出现肌酐清除率异常[(10~50) ml/min·1.73m²]，尿液的最大比重为 1.007~1.012，继而出现中度蛋白尿。出生1年后，患儿通常会出现身材矮小、多尿、多饮或蛋白尿，肾功能持续低于正常值。进入青少年期的患儿，肌酐清除率开始迅速下降，并出现明显蛋白尿。随着肾小管数量的减少，肾继续萎缩，许多患者约20年后出现肾衰竭。

诊断 肾的组织学活检是确定先天性肾单位减少伴代偿性肥大的唯一方法。实验室检查可发现蛋白尿及肾衰竭指标异常，如血尿素氮（blood urea nitrogen，BUN）和肌酐水平升高、低钠血症和代谢性酸中毒。肾超声可用于辅助诊断。

鉴别诊断 鉴别诊断要注意和肾小球体积增大的疾病相鉴别，如感染后肾炎、狼疮肾炎、糖尿病肾病等，但这些疾病常存在相应的组织学改变，如弥漫增生性病变、大量免疫复合物沉积、结节样改变及明显的血管病变等，并且其肾小球体积增大程度明显较该病轻。最主要的是，这些疾病还存在相应的临床表现和特征性的实验室检查特点，也有与疾病匹配的肾组织免疫荧光检查特征，因此极易鉴别。

治疗 该病无特殊治疗方式，一般采取支持治疗，旨在维持正常的生化平衡、血红蛋白水平和患儿生长发育。发病期需要高液体摄入以及纠正盐丢失和酸中毒，稳定期应限制蛋白饮食 （1.5g/kg）。此外，血管紧张素转换酶（angiotensin converting enzyme，ACE）抑制剂可能有助于减缓肾衰竭的进展，终末期肾病可采取透析和移植治疗。

并发症 高血压、多尿、血尿、蛋白尿等，常合并局灶性节段性肾小球硬化，晚期出现终末期肾衰竭。

预后 该病发病年龄较早，多在12~14岁发展至终末期肾病，无有效治疗方法，只能针对症状采用血管紧张素转换酶抑制剂和血管紧张素受体阻滞剂延缓疾病的进展。

(周辉霞 吕雪雪)

shèn nángxìng jíbìng

肾囊性疾病 （cystic diseases of kidney）

一类以肾出现覆有上皮细胞的囊肿为特点的疾病。可为先天性或后天性，可于任何年龄在肾的任何部位形成，单发或多发。

(周辉霞)

chángrǎnsètǐ yǐnxìng yíchuán duōnángshènbìng

常染色体隐性遗传多囊肾病 （autosomal recessive polycystic kidney disease）

一类常染色体隐性遗传性肾囊性疾病。曾称婴儿型多囊肾病、儿童型多囊肾病。大多发生在婴儿，少数发生于儿童、青少年和成人。发病率约1/10 000，男女比为2:1。

病因与发病机制 为单基因遗传病，主要原因是6号常染色体 PKHD1 单基因突变，导致新生儿肾集合管中大量纤维囊蛋白（fibrocystin）缺少表达。

临床表现 发病年龄越早，其病情越严重。多伴有包括肝在内的先天性纤维化疾病和不同程度的胆道扩张和门静脉硬化。门静脉硬化的严重程度常与多囊肾的严重程度相反。患儿胎儿期即可由于尿液分泌异常导致羊水过少，婴儿常显示波特（Potter）面容和肢体畸形，以及由于肺发育不全导致的呼吸衰竭，并伴有少尿。严重者常在出生后 2 个月内死于呼吸衰竭或尿毒症。病情较轻的患儿中，3/5 在 7 岁前需要进行血液透析。这部分患儿继发肝疾病的危害更为严重。

诊断　如伴有羊水减少，则在宫内即可由超声进行诊断。出生后可行静脉尿路造影判断肾功能。由于扩张的集合小管充满造影剂，可呈现特异性的髓质放射状条纹征象（日冕征）。

鉴别诊断　应与单纯多囊肾、肾积水、肾肿瘤进行鉴别。超声一般可明确诊断。

治疗　尚无最佳治疗方法。呼吸困难患儿可给予通气治疗，门静脉高压可进行分流手术。

预后　该疾病预后较差，多数患儿需最终考虑进行血液透析或肾移植。

（周辉霞　李　品）

chángrǎnsètǐ xiǎnxìng yíchuán duōnáng shènbìng

常染色体显性遗传多囊肾病

（autosomal dominant polycystic kidney disease）　以肾囊肿的发生、发展和数目增加为特征的常染色体显性遗传性疾病。曾称成人型多囊肾病。过去认为该病只在成人发病，但新近研究发现患者新生儿期即可诊断。

病因与发病机制　该疾病是由 PKD 基因突变引起。PKD1 基因位于 16 号常染色体短臂，PKD1 缺陷约占所有患者的 85%，该型患者疾病进展较快，一般在 20 岁前出现临床症状。PKD2 基因位于 4 号常染色体长臂，其缺陷约占全部患者的 15%，该型患者疾病进展较慢。对于 PKD1 和 PKD2 均不存在缺陷的小部分患者，目前认为存在 PKD3 基因导致多囊肾的发生。

临床表现　胎儿期诊断的患者常见较大的肾囊肿，将导致死产或严重的呼吸困难。1 岁后发病的儿童，主要症状是高血压和蛋白尿、血尿等肾受损表现。更为常见的是 30~50 岁起病的成年人。症状包括镜下和肉眼血尿、腰肋区疼痛、胃肠道症状、肾绞痛、高血压等。

诊断　如伴有羊水减少，则在宫内即可由超声进行诊断。出生后可行静脉尿路造影判断肾功能。由于扩张的集合小管充满造影剂，可呈现特异性的髓质放射状条纹征象（日冕征）。

鉴别诊断　需与单纯性肾囊肿和常染色体隐性遗传多囊肾病进行鉴别。

治疗　尚无最佳治疗方法。呼吸困难患儿可给予通气治疗，门静脉高压可进行分流手术。

预后　该病预后较差，多数患儿需最终考虑血液透析或肾移植。

（周辉霞　李　品）

dānchúnxìng shènnángzhǒng

单纯性肾囊肿

（simple cyst of kidney）　发生于肾内或肾表面的散发性囊肿。又称孤立性肾囊肿。单纯性肾囊肿是肾囊性疾病中最常见、症状最轻微的一种，多见于 50 岁以上的成年人，发病率高达全人群的 50%。

病因与发病机制　一般认为，单纯性肾囊肿来源于肾小管憩室。随着年龄的增长，肾小管憩室越来越多，形成囊肿。囊肿一般大小不一，直径多在 2~10cm，多为椭圆形或圆形。边界清晰。囊内为浆液，含蛋白质、氯化物及胆固醇结晶，有时伴有血性液体，不与肾盂肾盏相通。多为孤立和单侧发病。

临床表现　小的囊肿无临床症状。囊肿较大者可表现为腹部肿块、腹部肿胀或疼痛，偶伴血尿、尿路感染、高血压。

诊断　腹部超声、CT、磁共振均可诊断。

鉴别诊断　需与肾肿瘤、多囊肾相鉴别。

治疗　无症状的肾囊肿可不行治疗。囊肿>4cm 者或有压迫症状，可行去顶减压术或穿刺注入硬化剂。

预后　整体预后较好。

（周辉霞　李　品）

suǐzhì hǎimiánshèn

髓质海绵肾

（medullary sponge kidney）　以肾锥体邻近乳头部的集合管囊状扩张，锥体切面呈多孔状或海绵状为病理特征的先天性异常。多为散发，无明显家族史。在人群中发病率小于 0.5%~1%，在肾结石患者中较为常见。

病因与发病机制　在输尿管芽上升和分支形成集合管的过程中，集合管远端出现异常增大和扩张。近年来，胶质细胞源性神经营养因子和 RTK 基因的突变在输尿管芽和生后肾原基的发育异常中的作用逐渐被揭示。

临床表现　多数患者无临床症状。常见临床表现包括肾绞痛、尿路感染和肉眼血尿，多因肾结石检查时发现。

诊断　静脉肾盂造影可显示扩张的集合管，呈现"花束""画刷"征象。CT 扫描可显示皮髓质交界处钙化，肾锥体内可见多发小斑点状高密度影。

鉴别诊断 年轻患者需与常染色体显性遗传多囊肾病进行鉴别，需检查患者是否伴有肝病变。若髓质海绵肾中伴有钙质沉着，需排除其他引起高钙尿的疾病。

治疗 无症状的髓质海绵肾可不行治疗。合并肾结石者需限制高钙饮食，保持每天2L尿液。

预后 整体预后较好，疾病进展较慢。

(周辉霞 李 品)

shūniàoguǎn jīxíng

输尿管畸形（deformity of ureter） 输尿管先天性发育异常导致的一类疾病。包括输尿管的结构、末端、位置等异常。常见的有先天性输尿管狭窄、输尿管口异位、输尿管囊肿、腔静脉后输尿管、先天性巨输尿管、膀胱-输尿管反流等，可引起梗阻、感染。

(杨艳芳 郭 战)

xiāntiānxìng shūniàoguǎn xiázhǎi

先天性输尿管狭窄（congenital ureteral stricture） 因各种原因导致输尿管管腔部分或全段较正常狭小。可引起不同程度的上尿路梗阻和肾积水。

(杨艳芳 郭 战)

xiāntiānxìng shènyú-shūniàoguǎn liánjiēbù gěngzǔ

先天性肾盂-输尿管连接部梗阻（ureteropelvic junction obstruction，UPJO） 肾盂-输尿管连接部管腔梗阻导致尿液不能顺利从肾盂进入上段输尿管，引起肾集合系统进行性扩张、肾损害。

发病机制 ①肾盂-输尿管连接部（ureteropelvic junction，UPJ）固有梗阻：指肾盂-输尿管连接部管腔狭窄，以输尿管壁病变为特征，伴或不伴输尿管扭曲。包括肾盂-输尿管连接部扭曲或折叠、高位肾盂-输尿管连接部、肾盂-输尿管连接部瓣膜、肾盂-输尿管连接部息肉。②输尿管-肾盂连接部外来梗阻：供应肾下极动脉过早分支或腹主动脉直接分支供应肾下极的动脉血管压迫肾盂-输尿管连接部所致。③肾盂-输尿管连接部继发性梗阻：严重的膀胱-输尿管反流常引起输尿管扭曲，导致肾盂-输尿管连接部狭窄，引起继发性肾积水。

临床表现 症状出现的早晚与梗阻程度成正比，梗阻越严重，症状出现越早。①可没有任何症状，偶在外伤后出现血尿而被发现。②腹部肿块。③腰腹部间歇性疼痛，疼痛可在大量饮水后诱发，发作时多伴恶心、呕吐，常被误诊为胃肠道疾病。④血尿，为肉眼或镜下血尿。⑤尿路感染，表现为尿频、尿急、排尿困难，常伴有高热、寒战和败血症等全身中毒症状。⑥高血压，多为扩张的集合系统压迫肾内血管导致肾缺血，反射性引起肾素分泌增加所致。⑦多尿和多饮症状。⑧肾破裂，扩张的肾盂受外力所致，表现为急腹症。⑨尿毒症，多为双侧肾积水、孤立肾积水晚期表现。

诊断 符合上述临床表现时需考虑该病。另外，诊断肾盂-输尿管连接部梗阻需要进行下列一种或多种检查。其中，泌尿系统超声、反射性核素肾扫描检查和静脉尿路造影最为常用，CT尿路造影和磁共振尿路造影次之，其他检查根据需要选用。

鉴别诊断 包括以下几个方面。

肾肿瘤 肾肿瘤早期常无明显症状，中晚期的典型症状为腰痛、腹部肿块和血尿。与肾盂-输尿管连接部梗阻所致的肾积水的鉴别主要依靠超声、CT等影像学检查。

肾囊肿 一般无明显症状，主要通过B超和CT与肾盂-输尿管连接部梗阻所致的肾积水鉴别。

肾结核 临床表现主要是尿频、尿急、尿痛以及血尿、脓尿等。通过临床症状和影像学检查可以与肾盂-输尿管连接部梗阻所致的肾积水鉴别，但需注意肾结核有时可并发肾积水。

治疗 包括以下几个方面。

观察随诊 胎儿期发现的肾积水，出生后1周即行超声复查，约1/3患儿出生后可能恢复正常。体检等偶然发现的轻度肾积水，无临床症状，应先随访。发现肾积水进行性增大或肾功能进行性损害，或有腹痛、感染、结石等临床并发症时应及时手术治疗。

手术治疗 需要手术者，不受年龄限制。主要包括离断性肾盂-输尿管成形术、肾穿刺造口术及肾切除术。

随访 术后建议应用超声及肾动态显像随访并监测血压及尿常规，随访策略目前暂无统一标准。建议术后3个月、6个月、1年以及之后每1~2年行泌尿系统超声检查，术后半年至1年行肾动态显像检查。如果超声随访过程中出现肾积水加重，需要复查肾动态显像。目前，随访时间亦无统一标准，部分肾积水患儿术后9~13年出现再梗阻，术后15~20年出现高血压及蛋白尿，故肾积水术后建议长期随访。

并发症 主要包括泌尿系统感染、高血压、血尿、肾破裂、尿毒症等。

预后 梗阻解除后原有的症状可消失，肾功能和肾实质的厚度可有一定恢复。除早期轻度肾积水术后形态和功能可恢复外，大多数患者已经扩张的肾盏、肾盂以及肾实质厚度不能恢复到正常状态。术后6个月恢复最明显，术后 1 年基本定型。

（杨艳芳　郭　战）

zhōngduàn shūniàoguǎn xiázhǎi

中段输尿管狭窄（middle ureteral stricture）

发生在肾盂-输尿管连接部与输尿管-膀胱连接部之间任何部位的输尿管狭窄。

发病机制　具体如下。

管壁原因　①输尿管内瓣膜：为先天性输尿管疾病，其发病机制迄今仍不甚清楚。②输尿管内狭窄：病因尚不明确，有人认为是在胚胎期输尿管感染，黏膜下层纤维增生所致，或输尿管发生过程中假性肌肉增生或血管压迫所致。

管外原因　①腔静脉后输尿管：因该病仅在右侧输尿管发病，因此，在 B 超检查发现不能解释的右肾积水合并右侧输尿管上段扩张均应考虑该病。②髂动脉后输尿管：罕见，可见于任何一侧，正常情况下脐动脉的原始腹支被位于主动脉及脐动脉远端间的背侧支所替代，如腹支不消失而背侧支未形成，则造成输尿管位于髂动脉后。③迷走血管或束带压迫：该病可发生于输尿管的任何部位，但较常见于输尿管的下 1/3 段及肾盂-输尿管连接部，以单侧多见，由正常血管跨越过程或初期的胚胎动脉发育不良所致。

临床表现　临床表现不典型，主要以肾积水为临床表现，经进一步超声、计算机体层成像尿路造影（computed tomography urography，CTU）、磁共振尿路造影（ magnetic resonance urography，MRU）、输尿管插管造影、肾穿刺造影等检查最终确诊。

诊断　符合上述临床表现时需考虑该病。诊断中段输尿管狭窄需要进行下列一种或多种检查，超声、计算机体层成像尿路造影、磁共振尿路造影、输尿管插管造

影、肾穿刺造影等，且可了解有无伴发畸形。目前多认为逆行输尿管插管造影是明确输尿管狭窄部位的最佳方法。

鉴别诊断　①中段输尿管结石：泌尿系统 CT 检查即可排除。②输尿管肿瘤：超声、CT 及 MRI 检查可帮助鉴别。

治疗　轻度狭窄无明显肾功能损害者，可观察随访。

手术指征　①明显梗阻症状。②肾功能损害。③并发泌尿系统结石或感染、高血压等。

随访　见肾盂-输尿管连接部梗阻的随访。

并发症　主要包括泌尿系统感染、高血压、血尿、肾破裂、尿毒症等。

预后　见肾盂-输尿管连接部梗阻的预后。

（杨艳芳　郭　战）

shūniàoguǎn kuòzhāng

输尿管扩张（dilatation of ureter）

尿路梗阻引起的上段或全程输尿管膨大扩张的症状。可分为先天性和后天性，先天性如巨输尿管等；后天性扩张往往有导致输尿管梗阻的因素，如输尿管结石、输尿管息肉、输尿管恶性肿瘤及创伤等。按病因学可分为梗阻性、反流性及非梗阻非反流性。一般无特异性临床表现，大多以腰酸、胀痛为主诉就诊，偶有因腰腹部包块、血尿、顽固性尿路感染、肾功能不全就诊。输尿管扩张较轻者多无症状，在体检或其他疾病检查过程中发现。

（杨艳芳　郭　战）

pángguāng-shūniàoguǎn fǎnliú

膀胱-输尿管反流（vesicoureteral reflux）

由于先天性或后天性的原因使输尿管膀胱壁段失去了抗反流的作用，当尿流积聚或逼尿肌收缩而膀胱压力增

高时，尿液倒流入输尿管和肾的一种现象。

病因　黏膜下段输尿管纵行肌纤维有缺陷。此外，输尿管口旁憩室、输尿管开口于膀胱憩室内、输尿管口异位、膀胱功能紊乱，均可影响抗反流机制，造成膀胱-输尿管反流。

反流分级　反流分级依靠排尿期膀胱尿道造影，国际儿童膀胱-输尿管反流研究组将反流分为五度。Ⅰ度：反流仅达下段输尿管；Ⅱ度：反流至肾盂、肾盏，但无扩张；Ⅲ度：输尿管轻度扩张和迂曲，肾盂轻度扩张和穹隆轻度变钝；Ⅳ度：输尿管中度扩张和迂曲，肾盂肾盏中度扩张，但多数肾盏仍维持乳头形态；Ⅴ度：输尿管严重扩张和迂曲，肾盂肾盏严重扩张，多数肾盏乳头形态消失。

临床表现　常见发热，重者可伴嗜睡、无力、厌食、恶心、呕吐及生长发育迟缓。年长儿尤其是有肾瘢痕者可因高血压就诊。婴幼儿可有肾绞痛及肾区压痛，年长儿可明确指出在膀胱充盈或排尿时脊肋部或肾区疼痛，在并发急性肾盂肾炎时也有脊肋部疼痛和触痛。早期就诊原因多是泌尿系统感染症状，如发热、尿液混浊、脓尿等。

诊断　荧光屏监视下的排尿期膀胱尿道造影，是确定诊断和反流分级的精确有效的方法，称为"金标准"。

鉴别诊断　膀胱-输尿管反流通过荧光屏监视下的排尿期膀胱尿道造影检查可确诊，但应鉴别是原发性膀胱-输尿管反流还是继发性膀胱-输尿管反流，前者系活瓣功能先天性发育不全，后者继发于下尿路梗阻，如后尿道瓣膜、神经源性膀胱等。

治疗　包括以下几个方面。

药物治疗 原发性膀胱-输尿管反流，在许多小儿随生长发育可自然消失。无菌尿的反流不引起肾损害，可长期应用抗菌药物治疗，预防尿路感染，防止炎症损害肾，也为反流自然消失获得时间。适用于Ⅰ、Ⅱ、Ⅲ度反流。

手术治疗 手术适应证：①不能自然消失的Ⅳ、Ⅴ度反流。②较大的输尿管口旁憩室或输尿管开口于膀胱憩室内。③输尿管口异位。④膀胱-输尿管反流和梗阻同时并存。⑤异常形态的输尿管口。⑥药物治疗不能控制感染或不能防止感染复发。⑦肾小球滤过率下降。⑧显著的肾生长抑制。⑨进行性肾瘢痕形成或新瘢痕形成。

随访 患者需要长期关注高血压、肾功能受损、尿路感染复发等情况的可能，建议长期随访。对于存在肾瘢痕的膀胱-输尿管反流患儿，即使自愈或者手术治愈后，每年仍需随访血压、蛋白尿及尿路感染等情况。膀胱-输尿管反流痊愈后仍发生尿路感染的患儿，需重新评估膀胱肠道功能障碍及膀胱-输尿管反流。

预后 预后差异大，部分膀胱-输尿管反流患者无症状，可自愈，不造成肾瘢痕形成；部分膀胱-输尿管反流患者可继发泌尿系统感染，导致肾瘢痕、高血压，甚至终末期肾病。患儿年龄、性别、反流级别、膀胱肠道功能障碍、肾功能等情况是影响膀胱-输尿管反流预后的因素。

(杨艳芳 郭 战)

pángguāng-shūniàoguǎn
liánjiēbù gěngzǔ

膀胱-输尿管连接部梗阻

（ureterovesical junction obstruction, UVJO） 输尿管进入膀胱壁内段梗阻。又称梗阻性巨输尿管症。可以是原发性的，也可以是继发性的。

病因与发病机制 原发性膀胱-输尿管连接部狭窄的精确病因学还不清楚，普遍认为最常见的原因是输尿管-膀胱连接部肌肉发育不良或肥厚，平滑肌细胞发育异常，腔壁纤维化等。继发性膀胱-输尿管连接部梗阻常因膀胱壁增厚和纤维化压迫输尿管远端所致。

临床表现 尿路感染、血尿、腹痛或腹部囊性肿块。

诊断 符合上述临床表现时需考虑该病。诊断膀胱-输尿管连接部梗阻需要进行下列一种或多种检查，超声、计算机体层成像尿路造影（computed tomography urography，CTU）、磁共振尿路造影（magnetic resonance urography，MRU）、静脉尿路造影等，且可了解有无伴发畸形。

鉴别诊断 膀胱-输尿管反流：通过荧光屏监视下的排尿期膀胱尿道造影检查可确诊。

治疗 对无症状的膀胱-输尿管连接部梗阻患者应动态随访观察，以超声和肾核素扫描作为监测手段，定期复查，如症状不缓解、发现肾输尿管积水加重或合并结石、肾功能损害加重，应立即手术干预。

并发症 主要包括泌尿系统感染、高血压、血尿、尿毒症等。

预后 梗阻解除后临床症状消失，肾功能及输尿管扩张可有一定程度恢复。

(杨艳芳 郭 战)

shūniàoguǎn bànmó

输尿管瓣膜

（urethral valve） 输尿管壁形成的瓣膜状结构引起器质性狭窄的先天性畸形。输尿管瓣膜呈单个环状或者隔膜，有如针尖样的开口。梗阻部位上端输尿管扩张，而梗阻部位下端的输尿管正常，临床虽少见，但往往会造成上尿路梗阻而引起严重的肾积水。输尿管瓣膜在男性和女性，以及左右两侧的发生率没有差异。

病因 病因不明，目前多数认为是输尿管壁在发育过程中形成异常皱襞突出于输尿管内，导致上尿路梗阻。

发病机制 目前较为认可的发病机制有两种，即胚胎壁残留学说和查利（Chwalle）膜存留学说。前者是在胚胎期中，输尿管在妊娠第5周开始有中肾管的尾端形成，以后逐渐向生后肾原基方向发展生长。当肾发育上升到成人期的位置后即停止，而这一阶段输尿管的生长较肾的上升速度更快，与肾相接后过多生长的输尿管内皱襞形成输尿管"胚胎壁"。胚胎壁多数于出生后逐渐消失，不引起任何梗阻症状。如果在新生儿发育过程中这些胚胎壁没有消失，同时有平滑肌纤维长入胚胎壁，即形成输尿管瓣膜。而查利膜存留学说则认为，妊娠第6周时，输尿管自中肾管分离，胚胎输尿管腔的下部被查利膜的上皮性隔膜所闭锁。当胚胎发育至第8周后，由于胚肾逐渐分泌尿液，原始输尿管腔内尿液和分泌物积聚，随着流体压力不断加大，查利膜因受到尿液刺激而陷入缺血状态，并随着流体压力不断加大使之破裂而渐消失。如果此隔膜仅部分消失，其残余部分则形成输尿管瓣膜，导致尿液排泄受阻。威廉（William）认为，位于上段输尿管的瓣膜是胚胎壁残留过长所致，而位于下段输尿管的瓣膜则与查利（Chwalle）膜的不全吸收有关。

临床表现 该病一般表现为

肾区疼痛、腹部肿块、尿路感染、高血压和血尿。

诊断　超声及 CT 仅发现肾积水，一般不能做出明确诊断，尿路造影是诊断该病的主要方法。输尿管瓣膜行尿路造影相应表现为索条状、"V"字形、"古钱币状"和"算珠状"充盈缺损等征象。而对尿路造影有输尿管梗阻而原因未明者可行输尿管镜检查。磁共振尿路成像可多维成像，视野清晰，有助于输尿管梗阻病变定位定性诊断。病理学检查为先天性输尿管瓣膜确诊依据。诊断标准：①输尿管瓣膜内含平滑肌纤维。②瓣膜以上的输尿管扩张，以下的则正常。③无其他机械性或功能性梗阻原因存在。

鉴别诊断　因输尿管瓣膜无典型的临床表现，鉴别诊断一般较为困难，需与下列输尿管梗阻性疾病相鉴别。①输尿管结石：X 线尿路平片、超声及泌尿系统 CT 可鉴别。②迷走血管或附加血管压迫症：鉴别较困难，一般需手术予以鉴别。③输尿管肿瘤：输尿管乳头状瘤与瓣膜较难鉴别，主要通过尿路造影下充盈缺损的形态予以鉴别。

治疗　输尿管瓣膜常引起输尿管梗阻导致肾积水，治疗原则是及时解除梗阻，最大限度地保护肾功能。主要采取切除瓣膜和输尿管成形术，根据不同情况采取不同的治疗方法。如输尿管瓣膜在肾盂-输尿管连接部，则行肾盂-输尿管成形术；若近输尿管膀胱段，则行膀胱-输尿管再植术；其他部位可行单纯瓣膜切除或瓣膜段输尿管切除，端-端吻合输尿管内置入双 J 管；如瓣膜致积水的肾已无功能或合并严重感染，多发结石，对侧肾功能良好，应切除患肾及输尿管。近几年，随着微创技术的发展，输尿管镜下瓣膜切除术也是一种较理想的治疗手段之一。

并发症　主要包括泌尿系统感染、高血压、血尿等。

预后　该病及时诊断治疗效果良好。

（杨艳芳　郭　战）

shūniàoguǎn qìshì

输尿管憩室（ureter diverticulum）

开口于输尿管壁的，从输尿管腔向外突出的异常囊袋或盲管。格雷（Gray）和斯坎达纳基斯（Skandalakis）将输尿管憩室分成 3 类：①发育不全的输尿管重复畸形（盲端分支型输尿管）。②包含有正常输尿管全层组织的先天性憩室。③后天获得性输尿管憩室，表现为黏膜疝。先天性输尿管憩室很罕见。据报道，输尿管憩室起源于输尿管-膀胱连接部上端的远段输尿管、中段输尿管和肾盂-输尿管连接部。这些输尿管憩室可变得很大，从而继发肾积水。

发病机制　位于输尿管-肾盂连接部以下的先天性输尿管憩室是由输尿管芽不成熟分裂，重复输尿管发育不全所致。肾盂-输尿管连接部的憩室则起源于不能与生后肾原基相连的初始肾盏结构。单个获得性输尿管憩室可能与输尿管狭窄或结石形成有关，也可能由创伤后尿外渗所致。多个较小的输尿管憩室被认为是慢性感染所致，也有学者认为这样的憩室只有在超过生理状态的压力下才能被显示，可能与先天性的变异伴输尿管管壁薄弱受压有关。

临床表现　输尿管憩室无典型的临床症状。但憩室内易发生尿液潴留、感染、结石、肿瘤等继发性病变，出现尿路刺激征、脓尿、血尿、腰痛等症状。

诊断　输尿管憩室主要依靠尿路造影检查。一般来说，逆行尿路造影较静脉尿路造影更有价值。CT 检查对较大的憩室有诊断价值，能够显示病灶的部位、形态、范围及与周围组织的关系。

鉴别诊断　输尿管憩室应与输尿管重复盲端相鉴别，一些学者认为区别在于形态学。倒 Y 尿管的盲端重复输尿管以锐角连接到正常输尿管，其长度至少为宽度的两倍，而先天性输尿管憩室呈球样形态。

治疗　大憩室可手术切除而保留肾，除非肾有不可逆性炎症反应才做肾切除。

并发症　尿液潴留、感染、结石、肿瘤。

预后　目前研究较少，缺少相关临床资料。

（杨艳芳　郭　战）

xiāntiānxìng jùshūniàoguǎn

先天性巨输尿管（congenital megaloureter）

输尿管末端肌肉结构发育异常（环形肌增多、纵形肌缺乏），导致输尿管末端功能性梗阻，输尿管甚至肾盂严重扩张积水。输尿管远端没有任何器质性梗阻而输尿管明显扩张积水。

发病机制　可能是由于输尿管远端管壁肌细胞的肌微丝和致密体发育异常或该段的肌束与胶原纤维间比例失调。

临床表现　先天性巨输尿管并无特征性的临床症状。可表现为腹部包块，一般位于腹中部或偏向一侧，与肾积水的包块位于该侧腰腹部不同。感染后可出现发热、腹痛、血尿或脓尿。

诊断　符合上述临床表现时需考虑该病。诊断先天性巨输尿管需要进行下列一种或多种检查：泌尿系统超声、静脉尿路造影、排尿期膀胱尿道造影、磁共振尿路造影（magnetic resonance urography，MRU）最为常用。

鉴别诊断 需与反流性巨输尿管、梗阻性巨输尿管及继发于糖尿病、尿崩症、巨输尿管手术后残留的输尿管扩张，部分需与腹肌发育缺陷综合征相鉴别。

治疗 是否早期手术尚有争论。大多数人认为，如巨输尿管属轻、中度，肾功能无恶化、无泌尿系统感染者可以随诊观察。如随诊发现患儿肾功能恶化，则需手术治疗。

并发症 主要有泌尿系统感染、肾功能损害。

预后 目前研究较少，缺少相关临床资料。

（杨艳芳 郭 战）

chóngfù shūniàoguǎn

重复输尿管（repeated ureter）

输尿管数量的异常。分为完全性和不完全性两类。

发病机制 输尿管的胚胎发生异常造成的。

临床表现 包括以下几个方面。

双输尿管 常引流重复肾，偶见引流一附加肾。可分为不完全性和完全性两类。不完全性双输尿管（又称倒Y输尿管）大多无临床症状，但可因尿潴留易导致肾盂肾炎。完全性双输尿管有2个输尿管芽，形成了2根完全独立的输尿管，2根输尿管均开口于膀胱或1根开口于膀胱，另1根异位开口于尿道或泌尿系统外，多数有尿路感染、尿失禁等症状。

盲端重复输尿管 重复输尿管罕见的情况，是重复输尿管不引流肾的节段。大多数盲端重复输尿管累及分支输尿管的一支，罕见累及全部重复系统。大多数盲端重复输尿管无临床症状，有症状的患者常表现为定位不明的

腹部疼痛和慢性的肋腹部疼痛，有时并发尿路感染和结石。

多根输尿管 罕见上尿路畸形，仅有少量三四支重复输尿管畸形的患者报道。症状可表现为感染、尿失禁或疼痛等。

诊断 符合上述临床表现时需考虑该病，诊断重复输尿管需要进行下列一种或多种检查：泌尿系统超声、静脉尿路造影、磁共振尿路成像（magnetic resonance urography，MRU）最为常用。

鉴别诊断 需与输尿管憩室相鉴别，静脉肾盂造影及逆行输尿管造影可予以鉴别。

治疗 ①无并发症或无症状者可随诊观察。②手术治疗：有尿路感染、尿失禁等症状，需针对病因及重复肾、输尿管的功能及病变情况采用不同方式手术治疗。

并发症 泌尿系统感染及尿失禁等并发症。

预后 根据肾功能损伤情况，早诊断、治疗，预后较好。

（杨艳芳 郭 战）

shūniàoguǎnkǒu yìwèi

输尿管口异位（ectopia of ureteral orifice）

输尿管口开口于膀胱三角区两上侧角之外的其他部位。

发病机制 系胚胎发育时期输尿管胚芽发育异常所致。

临床表现 男性常无症状，除非有梗阻和感染，可能出现附睾炎、前列腺炎或尿频、尿急等症状。女性约半数有尿失禁，表现为正常分次排尿及持续滴尿，较高的输尿管口异位常并发感染。小婴儿也可因梗阻出现腹部肿物。

诊断 女性患者根据典型病史，考虑为输尿管口异位者，需仔细检查女性外阴，有时可在尿

道口附近找到间断滴尿的异位输尿管口，即可确诊。大多数情况需进一步行超声、静脉尿路造影（intravenous urography，IVU）、膀胱镜、异位开口逆行插管造影、计算机体层成像尿路造影（computed tomography urography，CTU）、磁共振尿路造影（magnetic resonance urography，MRU）等一种或多种检查进行定位诊断。

鉴别诊断 尿失禁、尿动力学检查予以鉴别。

治疗 无症状者随诊观察，手术治疗：主要根据异位开口输尿管所属肾的功能而定，如肾功能良好则保留肾，行输尿管移位手术，反之行肾切除术。

并发症 主要以异位开口位置决定，女性主要表现为非排尿期滴尿，男性可表现为附睾炎、前列腺炎、尿频、尿急等。

预后 预后较好。

（杨艳芳 郭 战）

qiāngjìngmàihòu shūniàoguǎn

腔静脉后输尿管（retrocaval ureter）

右侧输尿管从后方绕过腔静脉后，再从腔静脉前由内向外走行至膀胱的异常现象。又称输尿管前下腔静脉、环绕腔静脉输尿管。由于胚胎发育异常，输尿管位置发生错位，从下腔静脉后面绕过，当其恢复到正常时会与下腔静脉发生交叉，导致尿液受阻，出现肾积水。

发病机制 由胚胎下腔静脉发育异常引起。

临床表现 不具备特异性，主要临床表现为腰痛、腰胀等，病情较为严重的患者会出现发热、结石、血尿等症状。但一部分患者甚至没有任何症状。

诊断 根据临床症状，结合静脉和逆行输尿管肾盂造影显示梗阻部位的输尿管呈"S"字形曲

线，腔静脉后的输尿管位于 L_3 或 L_4 水平，即可明确诊断。泌尿系统超声、计算机体层成像尿路造影（computed tomography urography，CTU）及磁共振尿路造影（magnetic resonance urography，MRU）均可协助诊断。

鉴别诊断　肾盂-输尿管连接部梗阻：静脉肾盂造影及逆行输尿管肾盂造影即可明确诊断。

治疗　对轻度积水的患者随诊观察。发现肾积水进行性增大或肾功能进行性损害，或有腹痛、感染、结石等临床并发症时应及时手术治疗。

并发症　肾积水、尿路结石、尿路感染等。

预后　积极早期治疗，该病预后较好。

（杨艳芳　郭　战）

shūniàoguǎn nángzhǒng

输尿管囊肿（ureterocele）

膀胱内黏膜下输尿管的囊性扩张。又名输尿管膨出、输尿管脱垂。膨出的外层是膀胱黏膜，内层为输尿管黏膜，两层之间为菲薄的输尿管肌层。

发病机制　形成原因尚不完全清楚，多数学者认为是源于查利（Chwalle）膜延迟破溃。

临床表现　囊肿常引起输尿管梗阻，逐渐形成输尿管和肾积水，出现腰和腹部胀痛。囊肿增大阻塞尿道内口或经尿道脱出，引起排尿不畅、尿流中断，甚至尿潴留。

诊断　输尿管囊肿的临床表现无特异性，诊断主要依据超声、静脉肾盂造影、排尿期膀胱尿道造影及膀胱镜检查等一种或多种检查协助诊断。

鉴别诊断　膀胱肿瘤多表现为排尿困难、血尿、尿频、尿痛等症状，通过影像学检查及膀胱镜检查可进行鉴别。

治疗　对无临床症状和无上尿路改变者，可予观察；对有患侧腰腹部不适、尿路感染及患侧上尿路梗阻积水者，应积极进行手术治疗。

随访　定期行超声检查，必要时可行静脉尿路造影及排尿期膀胱尿道造影检查，了解肾功能及形态，是否存在尿液反流及输尿管口狭窄等。

并发症　肾功能受损、泌尿道感染及囊肿较大时堵塞尿道导致排尿困难等并发症。

预后　预后较好。

（杨艳芳　郭　战）

shūniàoguǎn niǔzhuǎn

输尿管扭转（torsion of ureter）

输尿管扭转呈螺旋样。表现为输尿管黏膜折叠、扭曲。通常扭转段的输尿管被筋膜包裹，并持续存在，造成输尿管梗阻。是一种罕见的输尿管先天性畸形。

发病机制　在胚胎发育初期肾上升旋转时，输尿管未能随之旋转所致。

临床表现　取决于扭转程度，扭转轻者尿路无梗阻、无临床症状，扭转严重者则导致肾积水。

诊断　根据临床表现及进一步超声、静脉肾盂造影、逆行泌尿系统造影等一种或多种检查可协助诊断。

鉴别诊断　输尿管迂曲：超声、静脉肾盂造影、逆行泌尿系统造影等一种或多种检查可鉴别诊断。

治疗　对于轻度肾积水，肾功能无明显受损者，可随诊观察。对于存在明显梗阻症状、肾功能受损、并发泌尿系统结石或感染、高血压等，需手术治疗。

并发症　肾积水、泌尿道感染、结石、高血压、血尿等。

预后　该病临床罕见，暂缺乏相关统计资料。

（杨艳芳　郭　战）

shūniàoguǎn shàn

输尿管疝（ureteral hernia）

大多数是腹膜旁的，极少数是腹膜外的，可向腹股沟（男性）或腹部（女性）疝出，也可从坐骨孔或向髂血管和腰大肌间隙处疝出的疝气。其多为腹股沟疝，输尿管疝极其罕见。输尿管疝多无疝囊，当输尿管进入阴囊时，常会导致输尿管扩张、下尿路梗阻。

发病机制　可能是后天性的，也可能是先天性的。先天性输尿管疝是由于输尿管袢随着睾丸的下降而向下牵引，输尿管发育时贴着下移的血管。

临床表现　输尿管扩张、下尿路梗阻、肾积水等相关临床症状及腹股沟及阴囊肿物等。

诊断　依据临床症状结合静脉肾盂造影、泌尿系统超声、逆行泌尿系统造影等一种或多种检查协助诊断。

鉴别诊断　腹股沟斜疝：多可见疝囊，内可见疝内容物，而输尿管疝多无疝囊，超声及泌尿系统造影检查可予以鉴别。

治疗　需手术治疗。可采用切除疝出部分的输尿管和再吻合术。

预后　预后良好。

（杨艳芳　郭　战）

pángguāng jīxíng

膀胱畸形（bladder deformity）

膀胱远端梗阻的结果，或者是更严重多处畸形的一部分，而不是孤立的膀胱结构畸形。膀胱畸形可由出生前超声影像检查异常而诊断，也可以是出生后发生症状，或者是作为不相关的一类综合征中的一个组成部分而被发现后诊断。出生前发现的膀胱畸形有先天性巨膀胱症、膀胱不发育及发育不全、尿道上裂膀胱外翻综合征，主要表现为扩张的膀胱、发育不良的形态及超声检查无阳性结果。出生后发现的膀胱畸形常因出生后有症状或在非相关性疾病的检查过程中被诊断，主要有脐尿管未闭、膀胱憩室、重复膀胱、原发性膀胱-输尿管反流等。严重的膀胱畸形可导致尿路梗阻，甚至肾衰竭。因此，早期诊断与干预对于防止泌尿生殖系统失代偿改变非常关键。

（赵天望）

qíniàoguǎn wèibì

脐尿管未闭（patent of urachus）

脐尿管先天发育异常造成的脐尿管闭合障碍或后天脐尿管部分重新开放形成的畸形。脐尿管未闭是泌尿系统少见的先天性疾病，多数为儿童期发病，国内报道新生儿发病率约为 1/30 万，以男性多见。

病因与发病机制　脐尿管属腹膜外结构，位于耻骨后窝，是从膀胱前壁、顶部至脐部的中线结构，一般长 3～10cm，直径 8～10mm。膀胱排空降至耻骨联合时，脐尿管能起到一定牵拉作用。胚胎时期从原始消化管尾段的腹侧壁向体蒂伸出一个盲管，称为尿囊。随着尿囊的发生，其壁上出现两对血管，即尿囊动脉和尿囊静脉。尿囊不发达，仅存在数周即退化，尿囊退化后先形成一细管，即脐尿管，与尿囊动静脉一同伸向脐带。脐尿管可分为三层：内层为移行上皮细胞层，中层为黏膜下的结缔组织，外层为平滑肌组织。脐尿管完全闭锁形成脐正中韧带，尿囊根部不退化形成膀胱，尿囊动静脉则成为脐动静脉。如果脐尿管的任何一个部位完全开放或部分开放，则

形成不同的脐尿管未闭。

疾病分型　临床大多采用福克斯（Fox）分型，即将脐尿管未闭分成 4 种类型。①脐尿管瘘（urachal fistula）：脐尿管全段未闭锁。②脐尿管囊肿（urachal cyst）：脐尿管两端闭锁，而中间一处或几处未闭。③脐尿管窦道（patent sinus）：仅脐端未闭锁。④脐尿管憩室（urachal diverticulum）：仅与膀胱顶部相连部分未闭锁。国外将该病分为 5 型，除上述 Fox 4 型外，增加了脐尿管交流囊瘘，即脐尿管中段一处或几处未闭，有时向脐部引流，有时向膀胱引流。

临床表现　①脐尿管未闭：约占脐尿管未闭的 15%，多见于刚出生的婴儿，表现为脐部有液体漏出，程度视瘘管大小而定。大者脐部不断有液体流出，甚至在腹压增加时漏出更多的尿液。瘘管细小时脐部仅有潮湿。②脐尿管囊肿：约占脐尿管未闭的 36%，成人多见，若无炎症、溃疡等并发症，可终生无症状，只有手术时或尸检时偶然发现。囊肿位于脐下正中腹壁深处，介于腹横筋膜和腹膜间。囊肿内液体为囊壁上皮渗出物。囊肿大小不等，大者下腹部正中可触及囊性肿块。囊肿可向脐部或膀胱破溃形成交流囊瘘，婴儿可见脐部肿胀，皮肤外翻潮红，自脐部有脓性分泌物流出，并可形成脐部窦道，偶见囊肿穿破入腹腔，引起广泛肠粘连和肠梗阻。③脐尿管窦道：约占脐尿管未闭的 49%，可发生于任何年龄，常伴有感染物排出。④脐尿管憩室：当憩室与膀胱的通道口较小时，易在憩室内形成结石，较宽敞开口的脐尿管憩室常见于典型的腹肌发育缺陷综合征，部分患者在出生时

憩室壁可以出现钙化。此外，部分患者还可以有尿频、尿急、尿混浊或脓尿等症状，为局部感染后细菌沿瘘管扩散到膀胱，常误诊为尿路感染。

诊断　该类疾病临床少见，常以脐部溢液或溢脓伴局部感染而就诊，应用抗生素及局部处理后愈合，故很容易误诊为脐部感染，一旦停用抗生素后又复发。一旦发现脐部有红肿、渗液长期不愈合或经局部抗感染治疗愈合后又复发，部分可有尿味，均应想到脐尿管未闭的可能。怀疑脐尿管瘘者可经导尿管向膀胱内注入亚甲蓝，观察脐孔是否蓝染，或脐孔插管注入亚甲蓝观察是否有蓝色尿液排出。造影检查可明确脐孔与膀胱或肠道是否相通。膀胱镜检查可见膀胱顶部瘘孔或憩室，对较大脐尿管囊肿，膀胱顶部因牵拉有时可呈倒漏斗形，也可见到受压现象。B 超对诊断脐尿管囊肿有一定特异度。脐尿管囊肿在 B 超下主要表现为：①位于脐下正中腹壁深部，尖端指向脐部，下端止于膀胱顶部的梭形无回声区或低回声区，边界欠清，内部回声不均，向下追踪探查，不见暗区与膀胱相通，透声性欠佳，存在"后壁增强效应"，并在深呼吸时与腹壁呈同向运动。②囊肿合并感染时，因大量的脓球、坏死溶解的组织碎屑、囊壁渗液积聚于囊内，显示密集的点状回声，囊肿在穿破脐或膀胱时可见与脐或膀胱相通的管状回声，受累的膀胱壁局部增厚，呈慢性膀胱炎改变。③囊肿内壁粗糙，外壁显示不清，这与其他部位所见囊性包块不同。④在膀胱充盈或排空状态下形态不发生改变。⑤囊内可出现结石，为强回声。CT 下较特征的表现有：脐

尿管囊肿的囊性包块发生于人体中轴线上，膀胱前上方至脐部之间，当继发感染时，囊壁增厚，增强扫描增厚的囊壁明显强化，囊性部分 CT 值约 29Hu、增厚的囊壁 CT 值约 49Hu，密度不均，边缘稍感模糊且与膀胱相连。

鉴别诊断 ①脐-肠瘘：为卵黄管未闭，远端管口由脐根向外开放、近端向肠壁开口，脐部开口周围有鲜红色突起的黏膜面，管腔内流出的是肠内容物，与脐尿管未闭不同。以探针由瘘孔探入瘘管，可达腹腔，注入碘化钠液在透视下可见瘘管与小肠相通。②脐茸：为卵黄管闭合后脐孔处有少量的黏膜组织残留，局部可见一鲜红色黏膜面，似小息肉样外观，有少许分泌物，但无瘘管或窦道。③脐部肉芽肿：与脐尿管无关，主要因为断脐后创面受异物刺激或感染，局部肉芽组织增生，其并非黏膜组织，表面可有少量黏液性或脓血性分泌物，无瘘孔或窦道。

治疗 由于残留的脐尿管任何部分均可发生癌变，故各类先天性脐尿管未闭一旦确诊，在感染控制后宜尽早切除，有包茎、尿道狭窄、尿道瓣膜等疾病者应预先处理。也有学者认为脐尿管憩室只有在并发结石、感染或恶变时才需要手术。对于脐尿管瘘目前多数认为应将脐尿管及其异常组织一并切除。对于已发生急慢性感染的脐尿管囊肿，完整切除囊肿很困难，应先做囊肿切开引流，控制感染，待炎症消退后再行囊肿手术切除。手术多用脐右侧弧形或脐下正中切口，切除全部管道包括脐部、部分膀胱顶部，脐部重建或用保留脐部方法手术。术中可做脐尿管或膀胱亚甲蓝注射试验，以辨别脐尿管的引流方向，进一步明确诊断。近来腹腔镜下脐尿管切除术有数例报道，但只限于单纯脐尿管未闭患者，不适于疑有恶变或复杂的患者。

并发症 脐尿管未闭继发感染可导致脐部脓肿、脐尿管脓肿、膀胱炎及其他泌尿系统感染，若未及时诊断及治疗，脓肿或感染会穿入膀胱或向腹腔内破溃，可造成腹膜炎乃至形成肠瘘。无法自愈的脐尿管未闭需要外科干预，以避免远期进展为脐尿管腺癌的风险。憩室的长期存在，远期可并发结石。

预后 脐尿管残迹发生感染时可给予抗生素与外引流积极对症处理，一般可及时控制感染，避免感染扩散，然后考虑外科手术切除。无症状的患者可保守处理，部分患者可能自愈，注意随访复查。

(赵天望)

niàodào shàngliè pángguāng
wàifān zōnghézhēng

尿道上裂膀胱外翻综合征

(epispadias and ectopocystis syndrome) 从阴茎尿道上裂等简单的畸形到泌尿生殖系统整体畸形一系列疾病的总称。如泄殖腔外翻，常合并骨骼肌肉系统、神经系统、消化系统等的畸形。

(赵天望)

pángguāng wàifān

膀胱外翻 (exstrophy of bladder) 胚胎期泄殖腔膜发育异常，阻碍间充质组织的移行和下腹壁的正常发育，导致膀胱外翻、尿道上裂等一系列先天性异常，以膀胱黏膜裸露为主要特征的少见而复杂的先天性畸形。新生儿发病率为1/（3万～4万）。男性发病率高于女性，为（2～5）∶1。

病因及发病机制 膀胱外翻最早发生于胚胎第 6 周，中胚层衍化的脐部下方的腹壁在中线部未能正常融合，泄殖腔回缩障碍，导致不同程度的膀胱外翻。病因复杂，多由于在胚胎发育期受某些因素影响所致，可能与遗传因素有关。

临床表现 ①膀胱没有闭合，敞开外翻在下腹正中线。②外翻膀胱的下方连接敞开在两个阴茎海绵体之间的尿道，形成完全性尿道上裂。③外翻膀胱的上缘（头侧）为脐尿带附着处，但不能形成脐孔。④在膀胱外翻的两侧可触及圆滑的左右两侧耻骨端，距离可达 5～7.5cm，腹直肌固定在耻骨端上，所以腹直肌亦分裂于外翻膀胱的两侧。⑤在外翻的膀胱壁上容易查到两侧输尿管的开口处，但很少发生逆行肾盂感染和肾盂-输尿管积液。⑥膀胱外翻的婴儿常合并腹股沟疝（尤其是男婴）。⑦女婴的外翻膀胱与阴蒂位于尿道上裂的两侧，阴唇在腹中线上分为两侧，阴道口往前移，成年后可以经阴道生育。⑧男婴两侧阴茎海绵体近端附着于耻骨上支，阴茎海绵体向前外侧旋转，加上阴茎与尿道向腹侧上翘，阴茎头的尿道海绵体末端扁平，所以阴茎短而粗。

诊断 根据典型的临床表现和体征可以明确诊断，但应注意是否合并其他畸形，如肛门-直肠畸形、脊柱裂、马蹄肾、腹股沟斜疝、隐睾、肠异位等。B 超检查有助于排除其他合并畸形，骨盆 X 线片可观察耻骨间距离。静脉尿路造影可了解有无肾输尿管畸形和积水等上尿路情况。

鉴别诊断 主要与假性膀胱外翻鉴别，假性膀胱外翻有膀胱外翻时的骨、肌肉缺损，脐孔位置低，腹直肌从脐上分裂，附着于分离的耻骨上，膀胱从分裂的腹直肌突出，似腹疝，但尿路是正常的。

治疗 手术治疗目的包括修复膀胱及腹壁缺损；矫治尿失禁，控制排尿，保护肾功能；修复男性阴茎，尽可能获得接近正常的外观和功能。

并发症 早期并发症，如吻合口感染、尿瘘、粪瘘。晚期并发症，如吻合口狭窄引起的肾积水、尿路感染、尿失禁、高钠性酸中毒及低钾血症等。

预后 如不治疗，2/3 的患者于 20 岁前死于肾积水及尿路感染。术后短期并发症包括尿瘘、尿道狭窄及皮肤裂开等。

(赵天望)

xièzhíqiāng wàifān

泄殖腔外翻（cloacal exstrophy）

由于大的泄殖腔膜在分隔泄殖腔为前侧尿生殖窦及后侧直肠窦前破裂。在男性膀胱-尿道连接部与直肠相通，在女性膀胱-阴道排出部和/或尿道-阴道连接部与直肠相通的先天畸形。在外翻组织中，中间是肠黏膜，两侧是膀胱黏膜，其上缘相连如马蹄铁形，并有各自的输尿管，外翻的肠管似盲肠。患者自直肠、尿道和/或阴道排出尿液、大便及气体。

病因与发病机制 泄殖腔外翻是一种少见的泌尿系统畸形。大多数患者是散发的，染色体异位突变是潜在的致病因素，有报道发现该病会在同胞兄弟姐妹中发生，提示了致病因素的多样性。母亲妊娠期接触烟草会提高发病率。

临床表现 泄殖腔外翻患者典型异常包括膀胱外翻、完全分离的阴茎、较宽的耻骨联合分离、

膀胱分离为两部分合并末端回肠在中线外翻、后肠残迹、肛门闭锁的脐膨出。很多患儿合并脊椎缺陷和各类下肢畸形。泄殖腔外翻的泌尿生殖器异常与典型的膀胱外翻患者类似，但畸形程度更为严重。

诊断 目前认为可以采用 3 个主要标准来进行产前诊断：①脐下中线区较大面积的前腹壁缺损。②腰骶部脊髓脊膜膨出。③未见尿液充盈的膀胱。仅 15% 的泄殖腔外翻的患者是通过产前超声检查诊断出来的。奥斯汀（Austin）等回顾了 20 例泄殖腔外翻患者，根据临床表型的发生频率，提出了泄殖腔外翻产前诊断的主要和次要标准。主要诊断标准：膀胱不显影，脐下区中线位置大面积的前腹壁缺损或囊性前腹壁结构，脐膨出和脊髓脊膜膨出；次要标准：下肢缺陷，肾畸形，腹水，耻骨弓增宽，胸腔变窄，脑积水及单一脐动脉。磁共振也被用于泄殖腔外翻的产期诊断，与超声检查结合后可提供更好的解剖学资料。

鉴别诊断 需与腹裂、孤立性脐膨出及膀胱外翻相鉴别。腹裂、孤立性脐膨出均可见膀胱。膀胱外翻多不合并其他畸形，无直肠异常。泄殖腔外翻是膀胱外翻最严重类型。

治疗 出生后立即进行处理可以使婴儿身体处于稳定状态。全面的体格检查和各种解剖缺陷的确定，对于制定短期和长期的治疗策略有重要的意义。最初的治疗包括患者性别的确定，外翻的膀胱和肠要像处理膀胱外翻那样，覆盖塑料薄膜来保持湿润。合并脊髓神经畸形的患儿需要立即进行神经外科评估。在具备处理复杂畸形的大型医疗中心，多

学科会诊须在短时间内完成。治疗以成形手术为主，包括修复脐膨出、肠管、尿路及外生殖器。尿路的处理是先自肠管分离出两半膀胱缝合成一个，最好同时闭合膀胱，后行间歇性导尿或建立人工括约肌，可能需用结肠膀胱扩大术或用回肠膀胱术或输尿管皮肤造口行尿流改道，因阴茎不发育，故有作者建议将外生殖器改为女性。

并发症 ①脊柱畸形。②骨骼畸形。③肠道畸形。④泌尿生殖道畸形。⑤其他系统畸形，如心血管和肺部畸形。索珀（Soper）分析了一组泄殖腔外翻患儿，除并发骨盆畸形外，约 50% 并发脊髓脊膜膨出、脐膨出及双腔静脉。一组 29 例男新生儿中 8 例没有阴茎，19 例没有阴囊，15 例有双阴茎，8 例有阴囊分裂。24 例女新生儿中 14 例没有阴蒂，7 例阴蒂分裂为二。

预后 泄殖腔外翻患儿出生后手术治疗困难，并发症发生率较高，故预后较差。

(赵天望)

pángguāng qìshì

膀胱憩室（bladder diverticula）

膀胱黏膜由缺失的膀胱平滑肌纤维间向外膨出的泌尿系统畸形。分为原发性和继发性。膀胱憩室颈部大小取决于膀胱肌层缺损程度。幼儿膀胱憩室多为原发性，位于输尿管口外上方，发生率较低（1.7%），多出现于因有症状而行放射性检查的特定幼儿人群中。成年人膀胱憩室多为继发性，因膀胱以下部位梗阻导致，发生率较高。

病因与发病机制 ①原发性膀胱憩室：常为单发，膀胱壁光滑。表现为膀胱内输尿管与输尿管开口顶壁之间的薄弱处局部疝

出，多由先天性膀胱肌层缺损引起。②继发性膀胱憩室：常为多发，有黏膜小梁。主要原因是膀胱以下部位梗阻、感染或医源性。膀胱以下部位梗阻，膀胱内压力升高，使膀胱黏膜从膀胱肌束间膨出。感染使膀胱肌束收缩能力减弱，或因膀胱手术后肌层缺失也可形成膀胱憩室，可出现在膀胱任何部位。发生于膀胱顶部的憩室一般是脐尿管残留，常继发于下尿路梗阻或腹肌发育缺陷综合征。

在两种类型的憩室中，憩室增大最终会使瓦尔代尔（Waldeyer）鞘功能受损，也会使膀胱内输尿管口移位，而导致输尿管-膀胱连接部功能紊乱，甚至导致肾衰竭的发生。过大或低位的膀胱憩室可压迫膀胱颈部或后尿道，膀胱出口梗阻可使憩室不断被尿液充盈而导致憩室增大，憩室增大可使梗阻加重，从而形成恶性循环，最终导致完全性尿潴留。

临床表现 膀胱憩室大多数无明显症状。若合并其他并发症，如有梗阻、感染，可出现排尿困难、尿频、尿急、尿路感染等症状。有的憩室可压迫膀胱颈及尿道，导致下尿路梗阻。憩室无肌肉收缩，可导致尿液引流不畅，易伴有输尿管-膀胱反流，可出现一侧或双侧肾积水，最终导致肾衰竭。也有先天性巨大憩室不并发尿路梗阻者。由于膀胱憩室壁肌纤维很少，在排尿时巨大憩室内尿液不能排出，可出现分段排尿症状。部分患者因憩室内感染、结石而伴有血尿，少数患者可因巨大憩室位于膀胱颈后压迫膀胱出口产生尿潴留，压迫直肠导致便秘。

诊断 先天性膀胱憩室具有动态特征，不是每一次影像学检查均有阳性发现，在临床高度怀疑该症时可重复行影像学检查。①超声检查：原发性膀胱憩室可在胎儿期由产前超声发现，膀胱过度充盈时要高度怀疑该症。②排尿期膀胱尿道造影：斜位或侧位排尿期膀胱尿道造影是诊断该症的"金标准"，膀胱排空后再次摄片可帮助进一步明确诊断，同时可提示膀胱-输尿管反流的存在。③静脉尿路造影：可显示憩室或输尿管受压移位。④肾核素显像：亦可获得解剖、肾功能和输尿管梗阻的信息。

鉴别诊断 ①输尿管憩室：并发感染时同样有尿频、尿急、尿痛等尿路刺激征，憩室较大时也可扪及包块，但 B 超显示囊性包块在膀胱轮廓外。输尿管下端的憩室可借 B 超、CT、MRI 结合静脉或逆行尿路造影，显示憩室的部位，且憩室以上可见输尿管扩张。②尿道憩室：同样有分段排尿症状，但膀胱造影和排尿期膀胱尿道造影可显示膀胱内无憩室，尿道内有囊性肿块，尿道镜检查显示憩室开口在尿道而不是膀胱。③前列腺增生症：也可有分段排尿症状，部分患者可有假性憩室，但患者年龄偏大，症状以尿频、尿急为主，尤其夜间尿频。直肠指诊前列腺体积增大，中央沟变浅，B 超、CT 可显示前列腺增大、隆起，患者尿流率异常。④重复膀胱：巨大膀胱憩室需与重复膀胱相鉴别。B 超及 CT 检查显示膀胱有完整的肌层和黏膜，经尿道造影和膀胱镜检查膀胱内有分隔或者是两个完整的膀胱。

治疗 主要包括非手术治疗和手术治疗。

非手术治疗 在诊治其他疾病过程中发现的小的无症状的先天性憩室可予定期随访。对于继发性膀胱憩室，需首先解除膀胱以下部位的梗阻，并控制感染。当膀胱出口梗阻解除时，膀胱可重塑，憩室亦无需切除。

手术治疗 对于有症状的憩室，特别是合并膀胱-输尿管反流时，应予以切除，同侧的输尿管应行膀胱输尿管再植术。传统的手术方式为经膀胱术，目前，腹腔镜辅助下及机器人辅助下行憩室切除可作为开放手术的一种安全有效的选择。

并发症 憩室多位于膀胱底部及两侧，壁薄弱，可因感染有炎症细胞浸润，亦可并发结石、肿瘤，憩室增大还可压迫输尿管使之移位产生梗阻。若梗阻进一步发展，可以因囊压增高造成肾小球滤过率降低，尿量减少，肌酐、尿素氮排出受阻，严重患者可以出现肾功能不全或者肾衰竭。膀胱憩室破裂目前报道不多，其症状与膀胱破裂一致。膀胱憩室尿路上皮细胞癌亦少见，主要表现为无痛性肉眼血尿。

（赵天望）

chóngfù pángguāng

重复膀胱（duplication of bladder） 先天性发育异常导致膀胱发育成两个或多个腔的极为少见的泌尿系统畸形。可分为完全性及不完全性，可发生于冠状面或矢状面。完全性重复膀胱，两个膀胱彼此完全分离并含有正常的膀胱黏膜和肌层，中间由腹膜褶皱分隔，分别有各自独立的输尿管、尿道及尿道外口，可独立完成排尿。不完全性重复膀胱，两个腔相通，从共同的尿道进行排尿。完全性重复膀胱非常少见，男性多于女性，常伴有其他器官的先天性畸形。

病因与发病机制 不同重复畸形的胚胎学发育过程尚不清楚。

胚胎期第 5~7 周时膀胱尿道始基定向分裂。有作者认为尿直肠隔在分离泌尿生殖系统和消化窦时，泄殖腔板上出现矢状裂，可能胚胎尾端局部双生，从而出现完全性重复膀胱及后肠重复畸形。也有人认为，重复膀胱是内外胚层生长不平衡或膀胱始基发育过程中黏膜皱襞过多并融合所致。

临床表现 重复膀胱在解剖学上存在较大差异，因此在不同的时间会产生不同的临床表现。临床上可表现为尿路刺激征、尿失禁及其他畸形的相应症状。若合并胃肠道或外生殖道畸形，新生儿期可出现胃肠道表现及发现外生殖器异常。但也有重复膀胱长期无症状，因并发尿路感染、结石经尿路造影而被诊断。

诊断 影像学检查有助于评估解剖学异常，最终需要内镜和外科手术明确诊断。①影像学检查：B 超和 CT 检查可发现两个膀胱或膀胱内有纵隔，有时发现多房性膀胱或葫芦状膀胱。每个膀胱均有良好的肌层和黏膜。可合并其他脏器畸形。静脉尿路造影、排尿期膀胱尿道造影可明确诊断。②尿道膀胱镜检查：完全性重复膀胱可发现双尿道、双膀胱，一次只能进入一个膀胱。不完全性重复膀胱可发现膀胱内矢状面或冠状面分隔，甚至出现多房性膀胱。

鉴别诊断 膀胱憩室：膀胱憩室多不伴有其他畸形，且存在下尿路梗阻。斜位或侧位排尿期膀胱尿道造影，可发现憩室位于膀胱轮廓外，排尿时憩室不缩小，反而扩大。B 超、CT 检查憩室壁较正常，膀胱壁薄。

治疗 治疗的近期目的主要是保护肾功能，通过解除可能的泌尿生殖道梗阻来预防感染。远

期目标包括实现控尿和内外生殖道的重建。手术是唯一根治方法。因该症罕见，畸形表现多样化，外科手术治疗应遵循个体化原则。不完全性重复膀胱，如果两个膀胱可由一个尿道完成排尿，可不必行手术治疗。完全性重复膀胱，可通过外科手术将两个膀胱融合为一个。若两个尿道括约肌均可实现控尿，将远端尿道融合；若一个括约肌无功能，则相应的膀胱颈部可关闭，相应的尿道也可予以切除。

并发症 重复膀胱可合并后肠重复、骶尾椎重复及其他严重尿路畸形，如膀胱外翻、输尿管口异位等。90% 的重复膀胱患儿合并外生殖器异常，男性伴有重复阴茎或重复尿道，女性伴重复输卵管、重复子宫或重复阴道。

预后 重复膀胱极其罕见，并且很少单独存在，多合并尿路或其他器官畸形。合并症越多，预后越差。完全性重复膀胱术后会出现尿瘘、尿道狭窄等风险。

（赵天望）

pángguāng bùfāyù jí fāyù bùquán

膀胱不发育及发育不全 （agenesis hypoplasia of bladder） 由尿道生殖发育异常所致，表现为小膀胱，常伴有上尿路及其他全身脏器畸形，可伴有肾不发育的先天性畸形。膀胱不发育及发育不全非常罕见。

病因及发病机制 该症原因未明确。膀胱不发育可能是泄殖腔前部继发性萎缩的结果，也许是由于中肾管及输尿管进入三角区配合不协调，阻止尿液在膀胱积聚，也就没有尿液充盈膀胱、完全性尿道上裂及双侧单一异位输尿管口。

膀胱发育不全常见于重复膀胱外翻，或是半膀胱外翻，膀胱

小，纤维化不易扩张，发育不全的膀胱可有潜力扩大，见于严重的尿失禁。

临床表现 该症患儿常伴有上尿路及其他系统严重的畸形，出生后即使存活也因上尿路感染而死亡。

诊断 大多数患者出生前行产前超声即可诊断。

鉴别诊断 其他膀胱疾病行膀胱部分切除术后，需与该症相鉴别。

治疗 在已报道存活的患儿中，治疗多为尿流改道术，输尿管-乙状结肠吻合或输尿管皮肤造口。目前来看，应以可控性尿流改道更合理。

并发症 该症比较罕见，常伴有上尿路及其他全身脏器的畸形，可伴有肾不发育，男性患儿可伴有前列腺或者精囊的缺如，男女均可存在严重输尿管口异位。

预后 膀胱不发育的小儿很少存活，出生后即使存活亦常因上尿路感染而死亡。

（赵天望）

xiāntiānxìng jùpángguāngzhèng

先天性巨膀胱症 （congenital megacystis） 巨大的膀胱容量、膀胱壁菲薄、延长的膀胱三角区距离及发育不良、双侧输尿管开口距离延长、大量反流的先天性畸形。

病因与发病机制 与后尿道瓣膜、神经源性、遗传或染色体异常及先天性发育不良等有关，但少数情况可能是膀胱短暂的正常变异。反流并不是因为梗阻，而是上尿路与膀胱间尿液不断循环而引起的膀胱扩张。

临床表现 可表现为下腹部囊性肿块、排尿不畅、尿路感染等。每次排尿时存在输尿管-膀胱反流，但膀胱的收缩能力正常，

无神经源性异常。

诊断 大多数患者出生前行产前超声时即可诊断。

鉴别诊断 前尿道瓣膜：瓣膜切除后症状可改善。

治疗 出生后应预防性使用抗生素治疗。纠正反流常可恢复正常排尿动力，应在出生后 6 个月内进行手术。可考虑行膀胱缩小成形手术。

并发症 先天性巨膀胱症常合并肾积水及输尿管扩张。有报道先天性巨膀胱症合并其他系统畸形，如单脐动脉、骶尾部畸胎瘤、囊性淋巴管瘤、脑积水、膈疝等。

预后 预后较差，因合并症的轻重程度而预后不同。

（赵天望）

yuánfāxìng pángguāng-shūniàoguǎn fǎnliú

原发性膀胱－输尿管反流
（primary vesicoureteric reflux）

输尿管－膀胱连接部的活瓣样功能受损时，尿液反流入输尿管和肾的现象。正常的输尿管－膀胱连接部具有活瓣样功能，只允许尿液从输尿管流进膀胱而不允许尿液从膀胱向输尿管反流。膀胱－输尿管反流分为原发性和继发性。原发性是活瓣功能先天性发育不全，后者继发于下尿路梗阻，如后尿道瓣膜、神经源性膀胱等。原发性膀胱－输尿管反流在正常婴儿和儿童的发生率很难确定，发生率为 1%～18.5%，在有尿路感染的患儿中为 29%～50%。由反流引起的胎儿肾积水是先天性肾积水的常见原因之一。反流有一定的性别倾向，女性患儿多见，占85%。男性患儿如有尿路感染，反流可能性大。包皮环切对其也有影响，环切者反流发生率更低。男性患儿多见于婴儿期，女性患儿多见于儿童期。年龄与反流发生率成反比，4 岁小儿为 25%，12 岁为 15%，成年人为 5.2%。随着膀胱及输尿管的发育（输尿管隧道延长），反流可自然缓解。

病因与发病机制 输尿管－膀胱连接部解剖生理特点与反流的形成有密切关系。输尿管全长的肌层主要由疏松、不规则的螺旋形肌纤维构成，只有进入膀胱壁段才呈纵行纤维，进入膀胱后肌纤维呈扇形构成三角区肌肉的浅层，并向前延伸达精阜部的后尿道，并被一纤维鞘［瓦尔代尔（Waldeyer）鞘］包绕，该鞘有输尿管－膀胱连接部瓣膜作用。当膀胱排尿时，鞘膜收缩使输尿管口闭合，尿液不会向输尿管反流。输尿管－膀胱连接部的活瓣作用取决于膀胱内黏膜下段输尿管的长度和三角区肌层保持这个长度的能力，以及膀胱逼尿肌对该段输尿管后壁足够的支撑作用。

原发性膀胱－输尿管反流常为先天性，而不伴有泌尿系统神经肌肉异常或梗阻。发病原因主要为输尿管－膀胱连接部先天发育异常，致瓣膜作用不全或膀胱三角区发育不成熟，还有尿路感染、肾内反流、肾瘢痕等因素。

发病机制：①先天性发育异常：输尿管－膀胱壁内段的纵行肌肉发育不良，致使输尿管口外移，黏膜下段输尿管缩短，从而失去抗反流的能力。另一原因是黏膜下段输尿管的长度与其口径不相称。正常无反流时，黏膜下段输尿管的长度与其直径的比例为5：1，而有反流者仅为 1.4：1。此外，输尿管旁憩室、输尿管开口于膀胱憩室内、输尿管口异位及膀胱功能紊乱，也可造成膀胱－输尿管反流。②瓣膜作用不全：婴儿期由于膀胱壁内走行的输尿管段管道过短（小于 6mm）或水平位膀胱三角区发育不成熟，瓣膜机制失去正常功能。另一原因是逼尿肌不稳定，反流尿液自膀胱反流入输尿管或肾盂，当膀胱扩张尿液又回流入膀胱，使膀胱尿液排空不全形成残余尿量增多。当膀胱内压力上升时，黏膜下段输尿管被压缩而不产生反流，这种活瓣机制是被动的。但输尿管的蠕动能力和输尿管口的关闭能力，在防止反流中也起到一些作用。随着年龄的增长，输尿管－膀胱连接部及膀胱三角区的发育逐渐完善，瓣膜功能恢复，反流可渐消除。由于膀胱内压力不断增高，输尿管－膀胱连接部可变形破坏抗反流机制。③泌尿系统感染：泌尿系统感染的炎症改变常使输尿管－膀胱连接部失去瓣膜作用，引起反流。近年认为反流与遗传因素有关。在反流性肾病患者家属中有同样反流的患者，常为显性基因遗传或性联遗传，与组织相容性抗原 HLA-A3、B12 有关的反流患者中，家族性者占27%～33%。④肾内反流及肾瘢痕：新生儿及婴儿的集合管相对粗大，易于发生肾内反流。肾损害与肾内反流有关。肾瘢痕常发生于泌尿系统感染反复发作的小儿，并常发生在肾上极伴杵状扩张的肾盏。反流越严重，发生进行性瘢痕或新瘢痕的概率越高。反流患者发生高血压的概率较高。高血压的发生与肾瘢痕也有关。肾瘢痕越多，发生高血压的危险越高。双侧严重肾瘢痕的小儿随访 20 年以上，20% 有高血压，单侧病变者 8% 有高血压。如反流未能有效控制，肾瘢痕进行性发展可导致肾衰竭。

临床表现 原发性膀胱－输尿管反流主要表现为肾积水和尿路

感染。①肾积水：反流导致上尿路内的尿液无法排空，到一定程度即会产生输尿管扩张及肾积水。因此，超声发现的肾积水都应行排尿期膀胱尿道造影（voiding cystourethrography，VCUG），以排除反流引起的肾积水。由于相当一部分患儿是无症状反流，在高危人群中采用超声筛查具有实际意义。②尿路感染：反复尿路感染，可出现脓尿、尿液混浊，且尿常规中白细胞计数升高。在儿童中，尿路感染更多的表现是非特异性的，包括发热、嗜睡、乏力、厌食、恶心、呕吐和生长障碍等。在婴幼儿，无菌反流可表现为肾绞痛，大龄儿童在膀胱充盈或排尿时可明确指出肋部疼痛，在并发急性肾盂肾炎时也有肋腰部疼痛和触痛。③其他：该症常见的临床表现还有反复发热、腹痛、肾发育不良及肉眼血尿等，应与其他疾病相鉴别。还有部分反流患儿存在家族性倾向。

诊断 包括以下几个方面。

影像学检查 ①排尿期膀胱尿道造影是确定诊断和反流分级的"金标准"。凡有泌尿系感染发作的婴幼儿，均应做排尿期膀胱尿道造影检查，但检查应在急性感染控制后 2~3 周进行。根据排尿期膀胱尿道造影的结果将原发性膀胱-输尿管反流分为 5 级。Ⅰ级：反流仅达输尿管；Ⅱ级：反流至肾盂肾盏但输尿管无扩张；Ⅲ级：输尿管轻度扩张和/或迂曲，肾盂轻度扩张和穹隆轻度变钝；Ⅳ级：输尿管中度扩张和迂曲，肾盂肾盏中度扩张，但多数肾盏仍维持乳头形态；Ⅴ级：输尿管严重扩张和迂曲，肾盂肾盏严重扩张，多数肾盏中乳头形态消失。②B超检查可作为诊断反流的初筛检查，可用于计算肾实

质的厚度和肾生长情况。③放射性核素膀胱造影：可确定有无反流，但对确定反流分级不够精确，可作为随诊观察。④静脉尿路造影：可显示肾形态，计算肾实质的厚度和肾的生长情况。⑤肾核素扫描：可清晰显示肾瘢痕情况，评价肾小球和肾小管的功能，可比较术前术后分肾功能等。

实验室检查 尿常规检查见小管上皮细胞及异型红细胞增多，应考虑反流性肾病存在。蛋白尿可作为反流性肾病患者首发症状。尿微量蛋白测定（包括尿 β_2-微球蛋白、α_1-微球蛋白、维生素 A 结合蛋白、尿清蛋白）及尿 N-乙酰-β-氨基葡萄糖苷酶（N-acetyl-β-glucosaminidase，NAG）定量检测，对早期反流性肾病肾瘢痕形成诊断有很大帮助。严重肾损害时，肾小球滤过率下降。尿调节素［塔-霍（Tamm-Horsfall）蛋白］减少反映肾小管功能损害，慢性肾盂肾炎及慢性肾实质病变均见明显减少。

鉴别诊断 原发性膀胱-输尿管反流为先天性膀胱输尿管功能异常所致，应与继发性膀胱-输尿管反流相鉴别。继发性膀胱-输尿管反流与尿路感染、膀胱颈创伤及下尿路梗阻、妊娠等有关，注意病史和相关临床表现以助鉴别。

治疗 主要包括非手术治疗和手术治疗。

非手术治疗 原发性膀胱-输尿管反流的治疗原则是控制感染，保护肾功能，防止并发症。由于原发性膀胱-输尿管反流在许多小儿中随生长发育可自然消失，而且无菌尿的反流不引起肾损害。药物治疗应该是首选。即使是严重的反流，如患儿年龄小、肾功能好、无生长发育障碍也应考虑药物治疗。

药物治疗 所选择的药物应是抗菌谱广、易服用、价廉、对患儿毒性小、尿内浓度高、对体内正常菌群影响小的抗菌制剂。应以最小可控制感染的剂量为宜。感染发作时使用治疗量，感染控制后改用预防量，预防量应为治疗量的 1/2~1/3。这样可减少不良反应。预防量睡前服用是因夜间尿液在体内存留时间最长，更易引起感染。服药时间一直持续到反流消失为止。反流程度明显减轻的大龄患儿是否应继续服用预防性抗生素目前尚无定论。

定期随访 药物治疗期间患儿应定期随访，每 3 个月做一次体格检查，记录身高、体重、血压。实验室检查包括尿常规、血红蛋白、白细胞计数等，每年做一次肾功能测定。以上检查也要根据患儿的病情随时调整。为了了解尿液是否保持无菌，每 1~3 个月做一次尿培养，尿培养阳性应相应地调整治疗。超声可用于检测肾的发育及肾盂和输尿管的扩张情况。排尿期膀胱尿道造影在诊断后 6 个月重复检查，以后每隔 6~12 个月重复一次。以后的检查也可改用放射性核素膀胱造影。

内镜注射固体物质 用膀胱镜于输尿管开口旁注射某些固体物质，如聚四氟乙烯或胶原蛋白等，阻止尿液反流，是当前欧美地区应用比较多的一种非手术治疗方法。注射用固体物质的研究开展得相当多。①聚四氟乙烯微粒：由于可渗入血流引起肺脑等关键脏器的栓塞或在注射局部形成肉芽肿，至今尚未获得美国食品药品监督管理局（Food and Drug Administration，FDA）的批准。②防反流生物胶（deflux）：一种葡聚糖颗粒和 1%高分子量透

明质酸钠各半混合而成的悬液，作为注射材料已有产品供应。③组织工程化软骨：近年来也有采用组织工程化软骨作为注射材料的报道，取自同一个体，因此没有排斥反应，而且能维持较长的时间。

手术治疗 手术指征是基于感染的控制和肾功能的发展而并不是反流的程度。手术适应证：药物治疗不能控制尿路感染或不能防止感染复发；有进行性肾瘢痕扩展或新瘢痕形成；需要采用手术治疗的膀胱-输尿管反流并梗阻、输尿管口异位，或伴有较大的输尿管旁憩室，或输尿管开口于膀胱憩室内。

常用术式：抗反流的输尿管-膀胱再吻合术（又称输尿管膀胱再植术）有多种，术式分为经膀胱外、经膀胱内和膀胱内外联合操作三大类。较常用的术式有科恩（Cohen）输尿管-膀胱再吻合术、波利塔诺-利德贝特（Politano-Leadbetter）输尿管-膀胱再吻合术及格伦-安德松（Glenn-Anderson）输尿管-膀胱再吻合术等。以上手术成熟、效果良好，成功率可达 95%以上。

并发症 原发性膀胱-输尿管反流最常见的并发症是尿路感染和肾积水。当肾受损严重时，可出现高血压和肾衰竭。高血压的发生与肾瘢痕有关，肾瘢痕越多发生高血压的危险越大。患双侧严重瘢痕的小儿随访 20 年以上，20%有高血压。单侧病变者 8%有高血压。如反流未能有效控制，肾瘢痕进行性发展可导致肾衰竭。

预防 该病的防治主要是防止肾损害的发生和进展，最重要的是制止尿液反流和控制感染。抗反流手术应用于临床已有 30 多年，由于原发性膀胱-输尿管反流

可因年龄增长而逐渐消失或减轻，故手术适应证应严加限制。威克瑟（Willscher）等认为手术仅适用于膀胱-输尿管反流持续存在，或应用抗菌药物治疗仍反复感染者。近年，重度膀胱-输尿管反流伴感染者使用内镜下注射聚四氟乙烯治疗，取得较好效果。诺曼德（Normand）及斯梅利（Smellie）认为输尿管植入术并不能改善预后。托里斯（Torres）等观察手术组与非手术组患者的结果，认为从确诊到发生肾衰竭的时间并无差别。多数学者主张严格控制感染，等待膀胱-输尿管反流自行消失或减轻。对儿童膀胱-输尿管反流严格控制感染，经 10 年观察很少发现肾内瘢痕形成及进行性肾功能损害。

预后 反流自然消失率与患儿的年龄和反流的程度有关。若感染被控制，Ⅱ级反流自然消失率为 63%、Ⅲ级为 53%、Ⅳ级为 33%。若静脉尿路造影显示输尿管口直径正常，85%的原发性膀胱-输尿管反流可自然消失。即使是严重反流的患儿，也存在一定比例的自然消失率。反流的自然消失率与反流累及的范围也有关系，单侧反流的自然消失率可达 65%；双侧反流且输尿管无扩张者，自然消失率是 50%；双侧反流伴输尿管扩张者仅 10%。感染及肾瘢痕并不直接影响反流消失率，但肾瘢痕多见于严重反流的患者，反流自然消失率低。原发性膀胱-输尿管反流在青年和成年人中的发展趋势尚有争论。

（赵天望）

niàodào jīxíng

尿道畸形（urethral malformation） 胚胎外生殖器发育异常导致的尿道形态和功能的缺陷。尿道畸形包括尿道下裂、尿道上裂、

重复尿道、后尿道瓣膜、前尿道瓣膜、先天性尿道闭锁或狭窄等，其中最常见的是尿道下裂。作为儿童泌尿外科常见的病种，目前尿道下裂的总体治疗效果并不是特别理想，手术并发症发生率仍居高不下，尤其远期并发症没有得到足够重视。由于阴茎是男性主要的象征器官，它的缺陷可能直接导致患者及其家属的心理障碍，会给家庭和社会带来不良影响，甚至影响患者的一生。其他尿道畸形虽然发病率比较低，但治疗困难，对外科医师是一个严峻的挑战。

（叶惟靖）

niàodào xiàliè

尿道下裂（hypospadias） 尿道开口异常的先天性疾病。主要发生于男性，尿道可以开口在正常尿道开口位置到肛门前会阴中线的任何部位，是常见的泌尿生殖系统畸形。多数患者可伴有阴茎向腹侧弯曲和包皮分布的异常。发病率约为 4/1000〔也有报道出生男孩发病率为 1/（150~300）〕。

病因 包括遗传、环境等多因素。危险因素包括早产，小于胎龄的婴儿（体重、长度和/或头围<10 个百分位）以及胎儿生长受限，如尿道下裂在拉塞尔-西尔弗（Russell-Silver）综合征患者中更常见。胎盘功能不全常导致尿道下裂发生率增加 2 倍。辅助生殖技术也与尿道下裂发生率较高有关，双胞胎和家族的流行病学分析也发现了强烈的家族相关性。染色体变异导致尿道下裂的发生虽然没有明确的定论，但结合遗传分析和基因突变的检查结果不难得出某些尿道下裂与染色体异常有关联的结论。

发病机制 外生殖器在胚胎发育的初始阶段男女两性是相似

的，泄殖腔膜上的间充质长入，将泄殖腔分成两半形成了肛门和生殖器的始基。泄殖腔膜上合并形成若干褶皱，包括泄殖腔褶皱合并形成生殖器结节。胚胎期第7周时生殖器结节下方的肛门与生殖器系统分离，这个过程从肛门到远端阴茎头依次发生。胚胎期第8~16周是外生殖器的关键时期，"尿道发育的双拉链假说"描述了一种管状尿道沟，闭合"拉链"依赖雄激素，这个时期出现激素调控异常，便会发生尿道的管化异常。

包皮的发育与正常尿道发育一致，并依赖于正常尿道的发育。约在胚胎期第8周时首次出现包皮褶皱，这些褶皱首先在阴茎背部融合，然后随着阴茎进一步生长，在腹侧逐渐包被发育中的阴茎头。这个过程受到尿道发育的限制，腹侧直到尿道皱襞融合才完成。尿道的折叠融合导致尿道异位并伴有不完全的包皮。

男性外生殖器的发育分两个阶段，一个是激素独立期和激素依赖期。胚胎期第7~8周Y染色体性别决定区（sex-determining region of Y，SRY）基因的表达开始了男性化进程，睾丸激素分泌，女性结构退化。间质细胞产生的睾酮被2型5α-还原酶局部转化为双氢睾酮（dihydrotestosterone，DHT）并在生殖器结节形成和尿道板形成中起关键作用。雄激素受体在妊娠早期被定位在阴茎包皮内外板、尿道和海绵体的间质细胞中，同样发挥了重要的作用，其中某个环节出现异常都可能导致尿道下裂的发生。

临床表现 典型的临床表现为尿道开口异位，阴茎背侧的包皮呈围裙样改变。常伴有阴茎腹侧的弯曲、分裂状阴囊甚至伴有隐睾。

诊断与鉴别诊断 尿道下裂依据典型的外观表现和尿道开口异位不难诊断，困难的是鉴别尿道下裂是一个单纯的疾病还是其他疾病的一种表现。尿道下裂常伴有阴茎发育不全，如何鉴别46,XY型性发育障碍（disorder of sex development，DSD）中的其他外生殖器畸形成为尿道下裂诊断和治疗的关键。46,XY型性发育障碍是2006年芝加哥共识命名的性发育障碍中的一种类型。46,XY型性发育障碍中的不完全性雄激素不敏感综合征表现为阴茎短小、尿道开口异位，根据其严重程度可以表现为单纯阴茎短小或阴茎严重弯曲、分裂状阴囊。

治疗 过去认为手术是治疗尿道下裂的唯一方式，已知的手术方法有200~300种。比较主流的方法：①以带蒂包皮内板为材料的达克特（Duckett）手术（横裁的包皮内板卷管尿道成形术）和以此为基础的保留尿道板高嵌体（Onlay）尿道成形术（横裁带蒂包皮内板加盖尿道成形术）。②保留尿道板的斯诺德格拉斯（Snodgrass）手术（尿道板纵向劈开卷管尿道成形术）及各种改良手术。③游离移植物代尿道手术也是尿道下裂手术中的重要方法。报道的膀胱黏膜代尿道手术因为并发症发生率高而不作为常规治疗手段。口腔黏膜代尿道成形手术，包括单纯卷管、镶嵌及加盖多种方式也广泛运用于尿道下裂的手术之中。游离移植物代尿道还包括游离包皮内板代尿道手术。对于游离移植物代尿道手术业界颇有争议，比较积极的观点是作为"补片"参与尿道成形手术而不采用单纯卷管方式。

2017年，欧洲泌尿科学会（European Association of Urology，EUA）尿道下裂相关指南提出的激素治疗等概念已经成为引领尿道下裂治疗的新理念。尿道下裂治疗的准确描述应该是包括激素辅助治疗的手术治疗。

并发症 尿道下裂常见的并发症根据文献报道为尿瘘、尿道狭窄和尿道憩室，关于远期并发症的报道甚少，阴茎再弯曲已经引起关注。

预后 尿道下裂作为一个可治愈性疾病，目前的总体治疗效果并不满意，包括远期并发症在内的并发症发生率高达60%以上。对于尿道下裂治疗提出的目标不仅是站立排尿，而是对阴茎大小的重视和再弯曲问题的解决。

（叶惟靖）

hòu niàodào bànmó

后尿道瓣膜（posterior urethral valve） 位于前列腺尿道远端的黏膜皱褶结构，像一层很薄的膜，突入尿道腔内导致尿流排出障碍的先天性疾病。男性儿童先天性下尿路梗阻中最常见的疾病，发病率在每1万个新生婴儿中1.4~2.2。常因为肾积水而被发现。新生儿期发现的后尿道瓣膜常伴有肺发育不良。

病因 后尿道瓣膜的病因不明确。有人认为是中肾管的发育异常，也可能是多因素的结果，也有人认为是尿生殖窦发育异常造成的。可能为常染色体隐性、X染色体隐性或多因子遗传。

发病机制 不详。可能与正常精阜的远近端均有几条黏膜皱襞肥大突入尿道有关；也可能胚胎期的尿生殖膜没有完全消退，尿生殖膜的残留形成；也可能是中肾管或米勒管先天畸形。还有学说认为是精阜的黏膜与尿道黏膜粘连融合。

临床表现　主要表现为排尿异常，如尿线无力、排尿滴沥、排尿中断甚至尿潴留。严重患者一开始便表现为呼吸困难和急性肾衰竭。某些慢性梗阻患者会出现充盈性尿失禁的表现。肾积水也是其常见临床表现，可以是下尿路梗阻引起，也可以是膀胱-输尿管反流所致。

诊断与鉴别诊断　产前 B 超典型的"钥匙孔"征提示后尿道瓣膜的存在。出生后静脉尿路造影可以帮助诊断，尿道镜检可以明确诊断。后尿道瓣膜分为Ⅰ、Ⅱ、Ⅲ 3 型，其中 95% 为Ⅰ型。作为一种下尿路梗阻性疾病需要与单纯的前尿道狭窄、前尿道瓣膜、前尿道憩室等疾病做鉴别诊断。

治疗　对于发生尿潴留的新生儿，留置导尿管是最简单有效的解决方法，伴有肾衰竭表现的患者宜做膀胱造口。通过经尿道前尿道瓣膜切开手术治愈，但必须考虑患者条件及医疗机构条件。随着胎儿外科的诞生，也有报道在胎儿期宫内手术治疗。

膀胱皮肤造口术（cutaneous vesicostomy）：膀胱直接造口于皮肤，是临床常用的治疗手段，通常需要留置膀胱造口管，给护理和生活质量造成极大影响。一种采用皮肤矩形皮瓣向里和膀胱矩形瓣向外偶合形成管道，而使得不需要长期留置导管的膀胱皮肤造口术，尤其适合儿童。

并发症　后尿道瓣膜处理最棘手的问题就是并发症，常见的并发症有感染、膀胱-输尿管反流、膀胱功能障碍如受损后的"瓣膜膀胱"、结石以及新生儿由于肺发育不良导致的呼吸衰竭。

预后　不加干预，1/3 的后尿道瓣膜患者需要肾移植，另 1/3 会出现慢性肾衰竭。及时早期诊断和干预将改变预后。

（叶惟靖）

qián niàodào bànmó

前尿道瓣膜（anterior urethral valves）

位于前尿道的黏膜皱褶导致排尿障碍的先天性疾病。比较常见的先天性尿道梗阻性疾病，发病率比后尿道瓣膜少 25～30 倍。因常伴有近端较大的憩室存在，导致瓣膜本身没有被发现，常被认为是憩室壁阻碍流动而引起阻塞。

病因　不甚明确。

发病机制　不清楚。

病理　表现为半月形褶皱从前尿道壁垂下，受累部位海绵体发育不全。

临床症状　根据发病年龄的不同和梗阻程度的不同，表现为排尿后仍有少量尿流、轻度尿失禁、阴茎远端明显膨出，严重者甚至肾功能不全。

诊断　需要仔细地检查外生殖器，可压迫远端阴茎观察有无尿液溢出。排尿期膀胱尿道造影（voiding cystourethrography，VCUG）可明确诊断，影像可见前尿道扩张，近端有慢性梗阻迹象，包括膀胱憩室和膀胱-输尿管反流。

鉴别诊断　前尿道瓣膜的鉴别诊断主要是单纯尿道憩室和憩室远端的尿道狭窄。

治疗　前尿道瓣膜的治疗方法因年龄而异。对于早产儿或小婴儿可能需要进行膀胱造口术，先行缓解梗阻，直到婴儿能够容纳膀胱镜或接受进一步重建手术。大多数患者可在膀胱镜检查同时对瓣膜使用小儿膀胱镜专用电极或激光消融治疗，通常无需进一步的尿道重建手术。严重情况下，如肉眼可见巨大尿道憩室需行憩室整形尿道重建手术。

预后　前尿道瓣膜 80% 会出现膀胱功能障碍，表现为膀胱不稳定、反射亢进、顺应性差等。长期肾功能的变化取决于梗阻程度和干预的时间，总体预后比较乐观，78% 的患者治疗后肾功能恢复正常。

（叶惟靖）

xiāntiānxìng niàodào bìsuǒ huò xiázhǎi

先天性尿道闭锁或狭窄（congenital urethral atresia or stricture）

由于尿道发育异常导致的尿道部分或全部缺失或狭窄的罕见先天性疾病。部分患者因存在尿道-直肠瘘而得以存活。有关该病的文献报道和研究甚少，可能与其较高的相关死亡率有关。

病理　特点是在前列腺位置的远端可见典型的尿道阻塞膜，该点的远端尿道可能发育不良。

诊断　尿路梗阻可在出生后经膀胱镜检查确诊。

鉴别诊断　尿道闭锁在某些情况下是否为腹肌发育缺陷综合征［又称梅干腹综合征（Prune-Belly syndrome）］的一个促发因素仍有争议，但婴儿有尿道闭锁或先天性尿道狭窄者，常表现为羊水过少、双侧输尿管肾盂积水和腹壁肌无力。

治疗　部分患者采用单纯前尿道渐进增强扩张手术（PADUA），是恢复尿道连续性的一种安全选择，但缺乏长期随访数据支持。对于伴有先天性尿道-直肠瘘的患者，可以考虑一期重建前尿道，二期经直肠或后矢状入路修补尿道-直肠瘘并重建尿道连续性。

预后　梗阻不完全或者产前放置了分流管，其预后可能类似于后尿道瓣膜患者。

（叶惟靖）

chóngfù niàodào

重复尿道（urethral duplication） 尿道存在两个开口的先天性畸形。重复可能始于膀胱颈或膀胱内或远端尿道。通常一个尿道终止于阴茎头正常位置或附近，而另一个尿道可能开口于正常尿道开口的上方，也有开口于阴茎腹侧任何位置，最严重的患者甚至开口于肛门括约肌的近端。通常发生在腹侧的尿道具有功能性，具有外括约肌和精阜结构。

病因与发病机制 重复尿道的胚胎学研究尚不完善。有学者认为是局部缺血所致，也有报道是米勒管退化异常所致，还有认为末端重复可能与脊索分裂后形成两个后肠、尿囊和泄殖腔有关。

临床表现 重复尿道分为3型。最常见的表现为存在两个尿道开口和排尿时两条尿线。尿失禁和复发性尿路感染也比较常见，尿失禁的存在取决于副尿道的起源。不太常见的表现包括阴茎弯曲和尿道分叉处黏膜瓣继发的梗阻。

重复尿道常伴有泌尿生殖系统、胃肠道和肌肉骨骼系统的异常，最常见膀胱-输尿管反流，其他异常包括双侧肾发育不全、隐睾、阴茎头裂、重复膀胱；骶骨发育不全、桡骨发育不全、胸椎半椎体；气管-食管瘘、肛门直肠发育不全、肛门闭锁、重复结肠等。

诊断 排尿期膀胱尿道造影（voiding cystourethrography，VCUG）和膀胱镜检查可以明确诊断，同时应该对伴发畸形进行相应评估。

治疗 手术处理是复杂的，有学者主张只对有症状的患者进行治疗，也有学者强调整形要求的重要性。手术可能需要一次或多次，原则是副尿道不能作为第一尿道使用。一个小而盲端的副

尿道只需要随访监测或用小儿膀胱镜专用电极或注射硬化剂以破坏副尿道的黏膜组织。副尿道开口于膀胱颈部存在尿失禁的患者需要完全副尿道切除；如果两个尿道之间的隔膜较薄，则行中隔切开术。此外，阴茎外观的整形，包括弯曲的纠正必须制定个性化手术方案，策略需要根据个体解剖来制定。

并发症 单纯重复尿道的手术并发症没有特异性，类似尿道下裂尿道成形术，尿道狭窄比较常见。此外，背侧重复尿道的切除存在阴茎背神经损伤风险，操作应注意避免。

预后 重复尿道本身如处理得当预后良好，但伴发畸形的处理往往成为影响预后的关键因素。

（叶惟靖）

niàodào shàngliè

尿道上裂（epispadias） 背侧尿道壁缺损的少见先天性畸形。包括男性尿道上裂、女性尿道上裂。

男性尿道上裂 在男性表现为从阴茎头到阴茎-耻骨交接部的阴茎头缺损或阴茎干的背侧黏膜覆盖代替了包皮覆盖，常伴有严重阴茎背曲和完全性尿失禁（约70%）。通常认为是膀胱和泄殖腔外翻的组成部分，尿道上裂最常作为膀胱外翻的合并畸形出现（bladder exstrophy-epispadias complex，BEEC）。膀胱外翻的发生率估计为2.15/10万，单纯的男性尿道上裂非常罕见，报道发病率为1/117 000。

临床表现 完全性尿道上裂表现为外生殖器畸形，耻骨联合分离以及尿失禁。伴发畸形表现为肾发育不全、异位肾、膀胱-输尿管反流，反流的发生率为30%~40%。

诊断 尿道上裂依据特征性的外观，诊断并不困难。尿道上裂的诊断必须包括有无尿失禁的评估和有无合并畸形的存在。

鉴别诊断 需要鉴别是单纯性尿道上裂，还是膀胱外翻或泄殖腔外翻的部分表现。

治疗 治疗目的是建立一个勃起功能正常、直的，包括正常排尿控制，可接受外观和长度适当，能够完成性交的阴茎。

最初的尿道成形术在膀胱颈成形以后实施，但完全性尿道上裂且膀胱容量良好的患者，膀胱颈重建和尿道成形可一期完成。膀胱容量在尿道上裂治疗中是个关键因素，过小的膀胱处理反流困难，通常要求膀胱容量达到100ml左右。解决膀胱容量需要解决尿失禁，常用的手术有Young-Dees-Leadbetter膀胱颈部成形术、Marshall-Marchetti-Krantz悬吊术。

阴茎的修复包括纠正阴茎背曲、切断阴茎悬韧带和从耻骨下支上分离附着的海绵体脚、延长尿道沟和延长阴茎海绵体。尿道重建方法很多，包括采用横裁的岛状带蒂包皮内板卷管成形术和完全阴茎拆卸术（complete penile disassembly technique），尿道一般置于阴茎海绵体的下方。

尿道上裂完全阴茎拆卸术顾名思义就是把阴茎全部解剖再重新拼装。手术的技术门槛比较高，需要有丰富手术经验的高年资医师来完成。手术的核心是将开裂的尿道、两侧的阴茎海绵体及与其相连的两半阴茎头分别完全解剖成三个部分，位置要求达到阴茎耻骨交界处，甚至可以将两侧的海绵体脚保留着神经血管从耻骨下支上游离下来；游离的两半带着阴茎头的阴茎海绵体在保护

好血管神经束的前提下切断背内侧的索带，使阴茎尽量伸直，必要时腹侧折叠纠正残余阴茎弯曲；将卷成管的尿道转移至阴茎腹侧，与两半缝合的阴茎海绵体一起恢复正常阴茎解剖关系。通常由于尿道板短缺原因，约70%的患者变成了尿道下裂，可以二期修复。

并发症 尿道上裂治疗极具有挑战性，并发症发生率高。常见的并发症为尿失禁、尿瘘（4%）、尿道狭窄（5.3%）、阴茎残余弯曲和外观不满意。

预后 经过膀胱颈重建手术后尿失禁治愈率为47%~82%。尿失禁的膀胱颈黏膜下注射治疗也见报道，它提供了一种替代膀胱颈重建的方法和膀胱颈重建后的辅助治疗。性功能方面多数患者手术后勃起功能正常，可以完成性交并生育后代。

心理和行为方面，相比女性，男性更容易受伤，这与教育和社会融合程度有关。所有的患者都是异性恋，近50%的人性生活活跃。最重要的发现是94%的患者表达有兴趣接受心理辅导，14%的男性患者有自杀倾向，因此强调患者早期教育和童年干预的重要性。

女性尿道上裂 女性尿道上裂更是一种罕见的先天性异常，发病率1/484 000。

临床表现 根据戴维斯（Davis）（1928）分类，女性尿道上裂分为3型：尿道口明显扩张；中等程度的尿道上裂，表现为尿道大部分背裂；最严重的类型是上裂涵盖整个尿道的长度，并累及括约肌机制导致尿失禁。生殖器缺陷的特征是阴蒂裂、小阴唇发育不良。耻骨联合通常是闭合的，阴道和内生殖器正常。因为外表的变化可能很小，有些儿童仅因持续性尿失禁而被发现。

伴发畸形主要是输尿管-膀胱连接部异常，输尿管通常以直线的方式进入膀胱的侧面而导致反流的发生，反流的发生率为30%~75%。

诊断 依据宽大的尿道开口和外观上小阴唇和阴蒂的开裂可以诊断，同时需要对尿失禁情况和伴发畸形进行评估。

鉴别诊断 单纯性尿道上裂需要与膀胱外翻或泄殖腔外翻进行鉴别。

治疗 手术目标与男性患者相同。实现控尿；保护上尿路功能；重建兼顾功能和美容性的外生殖器。手术包括尿道成形和之后的外生殖器整形。对于严重的尿道上裂合并尿失禁的患者，膀胱颈成形是必需的，其中膀胱容量同样非常重要，通常至少需要达到80ml。

并发症 女性尿道上裂手术后最常见的并发症是尿失禁。

预后 据报道，手术后实现完全控尿的比例是87.5%，其中67%的患者膀胱容量满意。

（叶惟靖）

niàodào shàngliè xiūbǔ shǒushù
尿道上裂修补手术（epispadias repair）
通过手术将背侧裂开的尿道卷管重建并恢复阴茎海绵体和尿道正常解剖关系的手术。手术方法多样且操作复杂，手术流程包括纠正阴茎背曲、切断阴茎悬韧带和从耻骨下支上分离附着的海绵体脚、延长尿道沟和延长阴茎海绵体及尿道重建。尿道重建方法很多，包括采用横裁的岛状带蒂包皮内板卷管成形术等。尿道上裂以完全阴茎拆卸术（complete penile disassembly technique）效果最确切可靠。以下介绍完全阴茎拆卸术。

适应证 没有尿失禁或已经完成膀胱颈成形术纠正了尿失禁的单纯尿道上裂，或完成了膀胱外翻手术的残留尿道上裂。

禁忌证 阴茎体短小和经过其他尿道上裂纠正手术无法完成解剖分离的患者。

术前准备 类似尿道下裂手术，仅需要常规检查和局部皮肤准备。由于手术可能出血较多，应注意手术前血红蛋白情况，特别是低龄患者。

手术方法 ①3-0或4-0单股不可吸收血管缝线分别牵引裂开的两半阴茎头；标记裂开的尿道板后将其从阴茎背侧解剖游离下来。②解剖尿道：在切开两侧尿道板后沿阴茎系带结构下方将包皮完全脱套至阴茎根部；进一步解剖尿道黏膜和发育不良的尿道海绵体，解剖间隙一定要掌握在尿道海绵体与阴茎海绵体的交界层面。由于尿道和阴茎海绵体白膜结合紧密，分离需要用精细小圆刀片（15号）锐性解剖，解剖过程要观察清楚两侧阴茎背浅血管、神经，避免损伤；尿道以适宜导尿管为支架卷管完成尿道重建，通常重建的尿道比较短。③解剖两侧阴茎海绵体：两侧阴茎海绵体沿白膜锐性分离，阴茎头分别附着于各自阴茎海绵体上一起解剖开来。至此，阴茎被完全"拆卸"成两个包含阴茎头的海绵体和尿道3个部分。这个过程中阴茎的背曲需要同时纠正，解剖出来的两支海绵体要尽量向耻骨端游离，使阴茎尽可能延长，但要注意避免完全从耻骨支上游离下来，以确保血管不被破坏，除非采用与Kely手术相似的保留血供神经的手术方式。④将尿道转移至阴茎的腹侧，阴茎头、阴茎海绵体再缝合。此时如果两组海绵体不对称，可以通过折叠使其不产生侧弯和背曲。新形成的阴茎呈扁柱状；将尿道缝合于已经成形的阴茎腹侧，此时的形态成了阴茎干型的尿道下裂。⑤裁剪和修整包皮后，阴茎加压包扎72小时。⑥残余的"尿道下裂"6个月以后按尿道下裂修补手术将尿道恢复到正常开口位置。

注意事项　手术由于操作难度较高需要高年资并拥有丰富阴茎手术经验的医师来完成，手术过程需要避免神经、血管损伤。另外，出血也是整个手术的困难点，恰当的按压暴露以及正确的解剖层面是良好手术野的保证，可以局部应用1∶100 000的肾上腺素溶液减少出血。患者的年龄不宜过小，一是对出血的耐受性好，二是较大的患儿阴茎解剖结构清晰。

并发症　①阴茎头坏死：比较少见，正常阴茎头的血管部分来自尿道海绵体，解剖上，阴茎头跟尿道属于同源组织，阴茎头与阴茎海绵体存在交通循环支，阴茎拆卸使得交通支成为阴茎头唯一血供，如果解剖损伤就可能导致阴茎头坏死。②尿瘘：由于尿道解剖过程损伤和重建尿道本身海绵体发育异常，容易导致尿瘘发生，发生率约4%。③尿道外口狭窄或尿道狭窄：主要是远端尿道的血供比较差，特别容易发生尿道外口狭窄。如果整个尿道在解剖过程中血供损伤严重，会导致部分甚至整个尿道的狭窄。处理方法同其他尿道狭窄的治疗。尿道狭窄的发生率约5.3%。④阴茎残余弯曲和外观不满意。

（叶惟靖）

yīnjīng jīxíng

阴茎畸形（penile malformation）　由于性别分化，阴茎分化或者阴茎生长异常导致的阴茎外形异常。阴茎畸形可能伴随其他系统的异常或者是综合征的一种表现。

（唐达星　韦佳）

yīnjīng fāyù bùquán

阴茎发育不全（penile agenesis）　男性生殖器结节发育失败导致阴茎未能成形。这种疾病很罕见，确切的流行病学调查目前尚未见报道，估计每1000万~3000万新生儿中有1人发病。

病因与发病机制　目前未明，用目前男性外生殖器完全依赖睾酮和双氢睾酮而生发的理论较难解释这种病况，可能还是与泄殖腔发育异常有关。

临床表现　核型几乎总是46,XY，通常外观是发育良好的阴囊、睾丸下降，但阴茎干缺失。肛门通常向前移位。尿道通常在靠近小皮赘的肛门边缘开口，或者可能通向直肠。死产或新生儿死亡的发生率约为1/3。合并其他畸形很常见，包括隐睾症、膀胱-输尿管反流、马蹄肾、肾发育不全、肛门闭锁以及肌肉骨骼和心肺异常。泌尿生殖道和胃肠道之间的联系是可变的。尿道开口越靠近近端，新生儿死亡和其他异常发生的可能性就越大。

诊断　应立即采用多学科方法对患有此病变的儿童进行评估。检测应包括核型分析和其他影像学方法，以检测泌尿系统或其他器官系统的相关畸形。磁共振成像可能有助于确定缺陷的严重程度。

鉴别诊断　主要与性发育障碍（disorder of sex development, DSD）相鉴别，尤其是46,XY型性发育障碍，此类患儿主要表现为低雄性化，即外生殖器模糊，除了阴茎海绵体异常短小，通常合并严重尿道下裂、阴囊分裂等畸形。

治疗　应谨慎提出性别分配的建议，只有在相关多学科团队进行全面评估和与家长商榷后才能做出。这些患儿尽管一些性别分配为女性，但仍具有男性性别认同，可能是因为在宫内及出生后的性激素印迹。作为男性，患者可能具有生育能力；虽然目前阴茎成形术和尿道成形术的进展改善性功能和排尿功能，但生殖功能尚不清楚。性别重新分配包括在新生儿时期进行睾丸切除术和女性化生殖器成形术和青春发育期后进行新阴道重建手术。已有文献报道，在阴茎发育不全患者中通过后矢状和腹部入路利用肠道进行新阴道的重建。

预后　因合并其他畸形较多，预后大多不良。

（唐达星）

xiǎoyīnjīng

小阴茎（micropenis）　阴茎外形正常，而牵拉长度小于正常阴茎平均值2.5个标准差以上。外形正常指阴茎体的长度与其横截面周长比值正常。牵拉长度指阴茎在耻骨联合附着处到阴茎头顶端的长度，可以通过牵拉长度来估计勃起长度。

病因与发病机制　小阴茎是由胚胎期第14周后发生的激素水平异常引起的。最常见的病因是低促性腺激素性性腺功能减退、高促性腺激素性性腺功能减退和其他特发性因素。另外，染色体缺陷也可以造成小阴茎，如生精小管发育不全［又称克兰费尔特（Klinefelter）综合征］等。部分雄激素不敏感综合征的患儿也可以表现为小阴茎。发病机制常见于下丘脑未能产生足量的促性腺激素释放激素（gonadotropin-releasing hormone, GnRH），或者由于睾丸发育不全、睾丸功能衰竭等原因造成血清睾酮水平低下，影响胎儿的阴茎生长发育。

临床表现 阴茎外形正常，而牵拉长度小于正常阴茎平均值2.5个标准差以上。

诊断 包括患儿的完整病史、体格检查、内分泌检查以及染色体核型分析。体格检查需要准确测量阴茎的牵拉长度、双侧睾丸大小以及有没有合并隐睾。检查性激素、血清抑制素 B、抗米勒管激素水平。人绒毛膜促性腺激素（human chorionic gonadotropin，hCG）兴奋试验可以评估睾丸的功能，睾丸功能衰竭或睾丸发育不全的患儿，在人绒毛膜促性腺激素兴奋后睾酮水平依然偏低，同时卵泡刺激素、黄体生成素水平升高。而人绒毛膜促性腺激素兴奋后睾酮水平明显上升，说明睾丸本身功能正常，是下丘脑-垂体-睾丸轴的问题。还可以通过促性腺激素释放激素兴奋试验，以及脑部 MRI 检查下丘脑-垂体-睾丸轴的功能。染色体核型分析可以明确患儿是否存在染色体异常，从而导致小阴茎的表现。

鉴别诊断 ①隐匿阴茎：阴茎牵拉长度与正常阴茎相似，没有明显偏小。②蹼状阴茎：阴茎、阴囊之间附着异常，阴茎、阴囊其他部分均正常。③46，XY 型性发育障碍：患儿性腺及外生殖器外形模糊。④先天性肾上腺皮质增生：染色核型为 46，XX，17α-羟孕酮水平升高。

治疗 新生儿期和青春期使用雄激素治疗，包括肌内注射睾酮3个月，双氢睾酮外用涂抹于包皮。

预后 最终阴茎大小会低于正常水平，但患者性别认同为男性，可站立排尿，性功能基本正常。

（唐达星 韦 佳）

rénróngmáomó cùxìngxiànjīsù xīngfèn shìyàn

人绒毛膜促性腺激素兴奋试验（human chorionic gonadotropin stimulation test）

用来评估睾丸间质细胞功能的内分泌刺激试验。人绒毛膜促性腺激素（human chorionic gonadotropin，hCG）及其亚单位存在于血液和尿液中，是由胎盘的滋养层细胞分泌的一种糖蛋白，它是由 α 和 β 二聚体的糖蛋白组成，其 α 链与垂体分泌的黄体生成素（luteinizing hormone，LH）、卵泡刺激素（follicle-stimulating hormone，FSH）和促甲状腺激素（thyroid stimulating hormone，TSH）类似。由于 α 链结构和生理功能与黄体生成素相似，刺激睾丸的间质细胞产生睾酮，人绒毛膜促性腺激素兴奋试验可用来评价睾丸间质细胞分泌睾酮的功能及判断睾丸组织是否存在。人绒毛膜促性腺激素兴奋试验因年龄和疾病不同，而没有统一标准。

适应证 小阴茎、隐睾症、青春期延迟、性分化异常等疾病。

禁忌证 垂体或卵巢肿瘤，前列腺癌，雄激素依赖性疾病；内分泌失调，如甲状腺功能减退、肾上腺皮质功能不全、高催乳素血症；卵巢发育不全、卵巢功能早衰；活动性血栓性静脉炎；对人绒毛膜促性腺激素过敏者。

检查方法 第1天，检测血液性激素水平，包括睾酮、卵泡刺激素、黄体生成素、双氢睾酮和硫酸脱氢表雄酮。采血时间在上午8~9时。人绒毛膜促性腺激素1500U，肌内注射，每天1次，连续3天（<1岁，500U；1~10岁，1000U）。第4天，即注射最后一次人绒毛膜促性腺激素24小时后，再次复查血液性激素水平。对3天人绒毛膜促性腺激素兴奋试验轻度反应者，需行延长人绒毛膜促性腺激素兴奋试验。试验前测量阴茎的长度、周径和睾丸的大小及位置。每周二、周五各肌内注射一次，共3周，剂量同前，注射最后一次人绒毛膜促性腺激素24小时后再次检测血液性激素水平和测量阴茎、睾丸的大小。

临床意义 正常人和体质性青春期延迟者，睾酮水平可上升至2~3倍。正常成年人睾酮的反应高峰出现在注射后48~72小时。隐睾患者，睾酮值上升提示睾丸存在。睾酮值浓度不增加，提示睾丸发育不良。原发性睾丸功能减退患者由于间质细胞受损，反应减退或者无反应。继发性睾丸功能减退者反应减低，经过多次注射睾丸分泌逐渐升高。少数患者由于下丘脑或垂体病变轻，可出现正常反应。青春期前男童对第一次人绒毛膜促性腺激素注射的反应较低，类似继发性睾丸功能减退，反复注射后反应逐渐升高。

不良反应 常见的不良反应包括头痛、恶心、厌食和局部注射反应等。极少见变态反应。男性可见水肿、乳房女性化、性早熟。女性患者罕见卵巢过度刺激综合征。

（唐达星 王恒友）

jù yīnjīng

巨阴茎（macropenis）

阴茎牵拉长度大于相同年龄、正常性发育状态人群的阴茎长度平均值2.5个标准差。

病因与发病机制 可能是下丘脑-垂体-睾丸轴上某种增生物导致睾酮浓度剧增而又缺乏有效的负反馈的结果，可分为先天性因素和后天性因素。前者如先天性垂体过度发育，大量分泌黄体生成素（luteinizing hormone，LH）与卵泡刺激素（follicle-stimulating hormone，FSH），刺激睾丸增大并分泌大量睾酮（testosterone，T），形成巨阴茎。先天性肾上腺皮质增生是常染色体隐性遗传性先天性疾病，与多种合成皮质激素的酶缺乏有关，其中因为羟化酶缺乏而导致皮质醇前体不能合成皮质醇，体内代偿性垂体分泌过多的促肾上腺皮质激素（adrenocorticotropic hormone，ACTH），在促肾上腺皮质激素的作用下双侧肾上腺皮质增生肥大，造成更多的皮质醇前体蓄积，并大量合成雄激素，导致婴幼儿的性早熟。后天性因素，如一些垂体瘤、肾上腺皮质肿瘤、睾丸间质细胞瘤等，均可促进睾酮过度分泌引起性早熟和巨阴茎。

临床表现　患儿的阴茎明显大于同龄人。同时有其他第二性征提早发育的表现，过早出现腋毛、阴毛和胡须，过早出现声音低沉等。睾丸可增大或减小。身材发育早期较同龄人快，但因为骨骼的过早闭合，青春期后可能反而较同龄人矮小。

诊断　巨阴茎的诊断，首先为形态学诊断，然后是更重要的病因学诊断，以便于因病施治。

体格检查　首先通过查体明确是否存在巨阴茎，观察患者的身材、第二性征的发育，部分患者存在睾丸肿瘤或巨大的肾上腺肿瘤，也可在体检中一并注意。通过影像学检查（B超、CT及MRI）对阴囊、腹部及头颅进行扫描，明确有无睾丸占位，肾上腺、垂体、下丘脑的病变如增生或占位等。

实验室检查　先天性肾上腺皮质增生症患者表现为血浆促肾上腺皮质激素、睾酮增高，而皮质醇及醛固酮水平则降低，尿中17-酮类固醇以及17α-羟孕酮的代谢产物孕三酮增加，但这种增加可被大剂量地塞米松试验抑制。肾上腺皮质肿瘤和睾丸间质肿瘤患者的血浆睾酮和尿17-酮类固醇均增加，但是肾上腺皮质肿瘤患者的血浆脱氢异雄酮异常增高，而睾丸间质细胞瘤患者则为正常。垂体过度发育与垂体瘤患者的血浆黄体生成素、卵泡刺激素、睾酮水平均明显升高。

鉴别诊断　与阴茎淋巴管瘤等肿瘤性疾病相鉴别。

治疗　包括以下几个方面。

巨阴茎本身的治疗　如果勃起功能及排尿功能正常，不影响生活的情况下，可以不做处理，但也有巨阴茎行手术矫形的报道。

引起巨阴茎的病因治疗　先天性肾上腺皮质增生症治疗原则是补充皮质醇，抑制促肾上腺皮质激素分泌和肾上腺皮质增生，减少雄激素的过量分泌及积聚。皮质激素的补充以小剂量为宜，既要能够抑制促肾上腺皮质激素的分泌，又要促使自身的皮质功能得到改善，不至于形成库欣综合征，较理想的治疗剂量是使尿内尿17-酮类固醇维持在（2～3）mg/24h。先天性肾上腺皮质增生症治疗是终身的，如果治疗适当、及时，预后较好。对于肾上腺皮质肿瘤和睾丸间质肿瘤，首选手术切除。而垂体病变可选择手术或放疗。

（唐达星　沈一丁）

chóngfù yīnjīng

重复阴茎（penile duplication）　阴茎发育数量异常的罕见的先天性泌尿生殖系统畸形。包括完全性重复阴茎和不完全性重复阴茎。估计500万～600万新生儿中有1人发病。目前文献报道约为100例，1609年韦克（Wecker）首次报道了该病。

病因与发病机制　病因目前未明，可能是胚胎发育早期生殖器结节缺陷，中胚层迁徙或融合异常所致。

临床表现　目前主要分为两种类型：完全性重复阴茎和不完全性重复阴茎。完全性重复阴茎有两个发育正常的阴茎，每个阴茎都有两条阴茎海绵体和一条尿道海绵体；不完全性重复阴茎其中一个阴茎发育正常，另一个阴茎发育差或未发育。通常两个重复阴茎的位置是并列的，但也有部分患者呈上下排列。常伴发多种畸形，如尿道下裂、尿道上裂、膀胱外翻、重复膀胱、膀胱-输尿管反流、肾积水、耻骨联合分离、肾发育不良及肛门直肠畸形、心血管畸形、多指等。

诊断　产后行外生殖器检查时诊断，目前可采用多种科学方法联合辅助产前诊断，如羊水穿刺、胎儿B超检查、MRI等。

鉴别诊断　主要与性发育障碍（disorder of sex development，DSD）相鉴别，尤其是46, XY型性发育障碍，此类患儿主要表现为低雄性化，即外生殖器模糊，同时重复阴茎还可能伴有尿道下裂、尿道上裂等其他阴茎畸形，需与其鉴别。

治疗　根据不同情况采取个性化治疗措施，原则上是尽可能达到正常阴茎的外观和功能，达到适当的控尿、尿流和勃起，术中切除发育不良的阴茎海绵体和尿道，行阴茎成形术。同时处理并发的其他畸形。

预后　单纯重复阴茎外科手术矫形后预后良好，患者总体预后视其伴发畸形不同而异。

（唐达星 王晓豪）

yīnjīng niǔzhuǎn

阴茎扭转（penile torsion）

阴茎轴的旋转畸形。通常为逆时针方向。

病因及发病机制 尚不清楚。通常认为，阴茎干皮肤的非正常附着、异常纤维组织存在以及阴茎体部的旋转障碍是引起阴茎扭转的主要原因。

临床表现 常因包茎、包皮过长就诊时发现，部分严重患儿可表现为排尿异常、尿线偏移，有时尿湿衣裤。

诊断 主要依靠体格检查，表现为阴茎海绵体根部的位置正常，扭转程度由近端向头部逐渐加重，常与尿道下裂、阴茎下弯或其他阴茎皮肤异常（如无尿道异常的背侧包皮帽状畸形）相关，呈逆时针方向扭转。阴茎扭转按阴茎头偏离中线的角度可分为3类：<60°；60°~90°；>90°。

鉴别诊断 ①小阴茎：表现为阴茎短小，可以是性发育障碍的表现之一，而阴茎扭转通常阴茎大小正常。②阴茎下弯：单纯的阴茎下弯通常表现为阴茎体向腹侧弯曲，而不合并旋转畸形，查体可鉴别，术中勃起试验可进一步鉴别，阴茎下弯和阴茎扭转可同时存在，也可独立发生。③隐匿阴茎：阴茎皮肤没有正常附着于阴茎体，使阴茎隐匿于皮下的一种先天性畸形，特点是阴茎外观短小，向耻骨联合方向推皮时可显露阴茎，松开后阴茎皮肤回缩。查体可鉴别。

治疗 大多数阴茎扭转都小于60°，不需治疗，若家长对阴茎外观矫正有要求，也可考虑手术；扭转大于60°的患儿因扭转可导致尿线改变或成年后勃起形态异常，

需治疗。手术通常采用阴茎皮肤脱套，松解、切除引起阴茎扭转的异常纤维组织，调整包皮内外板对位缝合就能达到很好的治疗目的。但也有>90°及少数<90°的患儿采用此种治疗方法效果不佳。有学者指出，若经上述治疗后，扭转阴茎矫正效果仍不满意，可用丝线将扭转对侧阴茎海绵体白膜与耻骨联合的筋膜固定，以达到完全矫正的目的。也有学者认为可以采用阴茎海绵体白膜与皮肤缝合的方法治疗。

预后 目前关于阴茎扭转的病例报道并不多，根据已有的文献报道，阴茎扭转经手术治疗短期效果均佳；远期效果尚缺乏长期随访的报道。

（唐达星 王 展）

yīnjīng wānqū

阴茎弯曲（penile curvature）

勃起状态时阴茎头纵轴与阴茎体的纵轴成角。先天性阴茎弯曲是由阴茎海绵体白膜等发育异常形成，少见，发病率低于1%，通常合并有尿道下裂，无尿道下裂者占4%~10%。后天性阴茎弯曲常见于阴茎海绵体硬结症、创伤、感染以及皮肤硬化症等疾病。

病因与发病机制 先天性阴茎弯曲的病因及发病机制至今尚不清楚，可能由于阴茎皮肤、阴茎浅筋膜、阴茎深筋膜、海绵体白膜、海绵体、尿道板及尿道海绵体等的发育异常引起。

临床表现 主要表现为单纯的阴茎弯曲，无尿道缺损，尿道开口位置正常，可伴有包皮背侧帽状堆积及腹侧包皮缺如。先天性阴茎弯曲主要为腹侧弯曲（下弯），也可为侧面弯曲（侧弯），很少为背侧弯曲（背曲）。1987年克拉米（Kelami A）研究报道单纯下弯占48%、侧弯占24%、

背曲占5%，合并侧弯和下弯占23%。

诊断 仅通过术前阴茎勃起时的体格检查或勃起时各个角度的照片等不能准确评估病情，需要在手术中（甚至阴茎脱套后）行阴茎人工勃起试验准确判断阴茎的弯曲角度和程度。

鉴别诊断 主要鉴别有无合并尿道下裂或尿道上裂。

治疗 目前，阴茎弯曲只能通过手术矫正。原则上，阴茎弯曲角度小于30°，如患者及其配偶无明显不适，无需手术；弯曲角度大于30°的中重度患者，应及早进行手术治疗；若阴茎弯曲影响美观或自信时，也可选择手术治疗。常用的手术方式是白膜折叠术和补片修补术，合并有尿道畸形的患者则需要尿道重建；如无法分离皮肤与膜状尿道的阴茎下弯患者，则给予尿道板纵切卷管尿道成形术；而有明显的短尿道牵拉导致的阴茎下弯则予离断尿道，行横裁包皮内板卷管代尿道手术。

预后 预后较良好，近期观察术后阴茎皮肤愈合情况、尿瘘、尿道裂开、尿道狭窄、尿道憩室等并发症。远期观察阴茎有无再弯曲的情况。

（唐达星 高 磊）

yǐnnì yīnjīng

隐匿阴茎（concealed penis）

阴茎隐匿于皮下，阴茎外观短小的阴茎显露不良。

病因与发病机制 隐匿阴茎是正常发育的阴茎被耻骨上的脂肪垫所掩藏。根据隐匿的原因分为3类：①过度肥胖，会阴部脂肪包埋了阴茎体。②阴茎根部与耻骨皮肤固定不良或阴茎皮肤过短，使阴茎隐匿在会阴皮下。③包皮与阴茎体不附着造成阴茎

呈隐匿性外观。

临床表现 包皮似一鸟嘴状包住阴茎，与阴茎体不附着，背侧短、腹侧长，内板多、外板少。将阴茎两侧皮肤推至阴茎根部后，可显露正常阴茎体。

诊断 隐匿阴茎的诊断需至少符合以下4个条件：①阴茎外观短小。②阴茎发育正常，只是包埋隐匿于皮下。③将阴茎两侧皮肤向后推至阴茎根部可有正常的阴茎体显露，松开后阴茎体迅速回缩。④除外其他伴发的阴茎畸形，如尿道下裂或上裂、小阴茎等。

鉴别诊断 ①小阴茎：阴茎体长度小于正常阴茎长度平均值2.5个标准差以上的阴茎，而隐匿阴茎阴茎体长度正常，只是被包埋在皮下。②蹼状阴茎：阴茎与阴囊之间附着异常，表现为阴囊皮肤延伸至阴茎腹侧，而阴茎、尿道和阴囊的其余部分都是正常的。③瘢痕束缚阴茎：通常为阴茎手术后，阴茎继发瘢痕狭窄而受到束缚，埋藏在皮下。

治疗 大多数隐匿阴茎随着年龄增长会逐渐好转，如能上翻包皮显露阴茎头，可不必手术。手术治疗适用于反复的包皮感染、有排尿困难、年龄较大而包皮口狭小外翻包皮困难者。建议至少6个月大时再进行选择性的手术修复。手术目的是扩大包皮口，暴露阴茎头，而不是单纯的包皮环切术，以免阴茎皮肤过少。

预后 该病一般预后良好，大部分患者随着年龄增长与减肥可明显改善，部分患者通过手术也可实现有效治疗。

(唐达星　孙珑)

pǔzhuàng yīnjīng

蹼状阴茎（webbed penis） 阴茎中缝皮肤与阴茎腹侧皮肤相融合，使阴茎与阴囊未完全分离，而阴茎、尿道和阴囊的其余部分都是正常的阴茎显露不良。又称阴茎阴囊融合。

病因与发病机制 病因尚不明确，多是先天性异常，部分继发于包皮环切术后或其他手术切除阴茎腹侧皮肤过多所致。大多数无尿道发育异常，部分患者合并有尿道下裂。轻度的蹼状阴茎一般不影响阴茎发育及将来的性功能。

临床表现 通常无症状，表现为阴囊皮肤延伸至阴茎腹侧，阴茎阴囊呈蹼状连接。严重者会有排尿脱套，尿频、尿急，成年会有性交困难等。

诊断 蹼状阴茎一般肉眼即可诊断，根据体检时可见阴茎阴囊呈蹼状连接，即可做出正确诊断。

鉴别诊断 ①小阴茎：阴茎体长度小于正常阴茎长度平均值2.5个标准差以上的阴茎，而蹼状阴茎阴茎体长度正常，只是被包埋在皮下。②隐匿阴茎：包皮似鸟嘴状包住阴茎，与阴茎体不附着，背侧短、腹侧长，内板多、外板少，将阴茎两侧皮肤推至阴茎根部后，可显露正常阴茎体。③瘢痕束缚阴茎：通常为阴茎手术后，阴茎继发瘢痕狭窄而受到束缚，埋藏在皮下。

治疗 大多数蹼状阴茎随着年龄增长会逐渐好转，部分患者因外观难以接受而手术。手术目的是对阴茎腹侧皮肤进行修复，在阴茎阴囊之间的蹼状皮肤上做横切纵缝，也可做V-Y、W等成形手术。个别重度的蹼状阴茎需要阴茎皮肤脱套后用背侧皮肤转至腹侧修补创面。

预后 早期发现、诊断及治疗对该病的预后具有重要意义，对有尿道异常者，可尽早进行手术，有望降低其并发症的发生。

(唐达星　孙珑)

yīnjīng yīnnáng zhuǎnwèi

阴茎阴囊转位（penoscrotal transposition，PST） 部分阴囊或全部阴囊异位于阴茎上方的先天性畸形。按其移位程度分为完全性和不完全性两种。不完全性阴茎阴囊转位又称为阴囊分裂、阴茎前阴囊或披肩阴囊，在临床上并不少见。完全性阴茎阴囊转位较为罕见，多达75%的患者伴有明显的泌尿系统畸形，包括肾发育不全和发育不良，其他非泌尿生殖系统异常也有报道。该病属于一种先天性畸形，常伴有尿道下裂和染色体及骶尾部发育异常。

病因与发病机制 造成该疾病的原因可能是胎儿在母体内受到药物影响，或由外部环境或隐性遗传等因素造成的，使得生殖结节形成阴茎的发育过程延迟，而阴唇阴囊隆突在其前方继续生长发育。

临床表现 阴囊部分或完全位于阴茎上方，不完全性阴茎阴囊转位即阴茎根部位于阴囊中部，完全性阴茎阴囊转位表现为阴茎阴囊位置完全颠倒，阴茎位于阴囊与肛门之间。阴茎阴囊转位常合并多器官畸形。通常不完全性阴茎阴囊转位可合并阴茎下弯、尿道下裂和阴囊对裂，但其他器官正常；完全性阴茎阴囊转位常合并上尿路和消化道畸形，后者以唇裂及肛门闭锁多见，个别尚有骨骼畸形。

诊断 根据阴囊位于阴茎上方的典型临床表现，可明确诊断。应注意检查是否合并尿道下裂等畸形，同时注意与阴囊分裂型的尿道下裂相鉴别。

鉴别诊断 阴茎阴囊转位本身无需鉴别，但在诊治过程中需要鉴别有无合并其他系统畸形。

治疗 阴茎阴囊转位并不影响性生活，治疗只是解决外观异常。对于不太严重的不完全性阴茎阴囊转位可不必治疗。对于严重阴茎阴囊转位，阴囊成形术是唯一治疗方法，但手术方式有多种，各有所长，主要目的是将阴茎从阴囊中解放出来，将阴囊重新固定到一个合适的位置，并将阴茎向上移动。应根据不完全性还是完全性、阴囊发育情况、有无尿道下裂、阴茎弯曲的程度以及皮肤松紧度选择不同的矫治方法。当阴茎阴囊转位伴有严重的尿道下裂时，为了尽量保留包皮皮肤血供，阴囊成形术通常在6个月后进行。

预后 手术远期疗效良好，大部分患者术后能实现满意的阴茎阴囊外观。

（唐达星　杨帆）

yīnjīng zhōngxiàn piānxié

阴茎中线偏斜（deviation of penile raphe）

阴茎中线向左右发生偏斜。阴茎中线是一条狭窄的深色条纹或嵴，与阴囊中线向后连续，并在阴茎腹部沿中线向前延伸。99%的阴茎中线偏斜是向左侧偏斜。这种情况十分常见，没有确切的流行病学调查报道。

病因与发病机制 阴茎中线偏斜是先天性的，目前原因未明，阴茎在融合形成的过程中，尿道起自阴茎腹侧中线上皮质的沟。这个沟的深度随着伸展也在逐渐加深，最终边缘融合成一个管道并向远端延伸。尿道最终融合形成，并到达阴茎头顶端。增生的间质包绕尿道，使尿道与皮肤分开，并形成尿道海绵体、阴茎深筋膜、阴茎浅筋膜以及覆盖腹侧皮肤。当这个过程发生异常时，包绕尿道的间质组织发生不对称发育，最终导致融合处偏斜，也就是阴茎中线偏斜。由于阴茎的融合过程是由近及远的，所以阴茎偏斜大多近端较轻远端严重。

临床表现 不勃起时阴茎外观基本正常，仅见阴茎中线向一侧偏斜。翻开包皮后，同时可见阴茎头亦发生扭转。绝大多数的阴茎中线偏斜是向左侧偏斜，因此从阴茎冠状面来看阴茎发生逆时针扭转。

诊断 通过查体就能明确诊断，当观察到非勃起状态下，阴茎中线不在阴茎腹侧正中时就可考虑阴茎中线偏斜诊断。

鉴别诊断 需与阴茎弯曲进行鉴别。阴茎弯曲指阴茎在勃起状态下向左右或者上下弯曲，在非勃起状态下阴茎可无明显弯曲表现。阴茎中线偏斜是阴茎在非勃起状态，且阴茎整体出现一定程度扭转，阴茎勃起时应该也是直的状态。值得注意的是，阴茎中线偏斜可以合并阴茎弯曲。

治疗 治疗上，<60°的阴茎中线偏斜可不进行处理。当阴茎中线偏斜>60°时，可能对患儿的生理及心理发育造成影响，成年后可能导致性交痛、勃起功能障碍等并发症，影响患者的身心健康，需手术治疗。对于阴茎中线偏斜60°~90°的患者，可以采用阴茎脱套矫正固定的方法来治疗，即在距离冠状沟0.5cm处环形切开阴茎皮肤，将皮肤沿阴茎深筋膜浅层充分分离脱套至阴茎根部，矫正偏斜以正中线为准，重新正位缝合阴茎皮肤。依靠阴茎皮肤应力来矫正偏斜。当阴茎中线偏斜>90°时，单纯的阴茎皮肤脱套固定的方法已无法有效纠正扭转力矩。有的患者需要暴露并松解阴茎根部海绵体，剔除变性阴茎浅筋膜，松解引起扭转的增厚、牵连的纤维索带及筋膜后才能矫正。也可采取偏斜相反方向阴茎白膜横向折叠的方式来矫正阴茎中线偏斜。如果效果仍不满意，则需要用不吸收线将偏斜相反方向的阴茎根部白膜与耻骨联合固定（耻骨联合固定术），纠正其扭转力矩以达到整形目的。

预后 预后良好，<60°的阴茎中线偏斜对日常生活无明显影响。>60°的阴茎中线偏斜在合适的手术治疗后，可明显改善阴茎外观，减少对生活质量的影响。

（唐达星　宋泽南）

gāowán jīxíng

睾丸畸形（testicular malformation）

常指先天性睾丸畸形。其为胎儿出生时即存在的睾丸发育异常。可表现为数目、位置及大小等的异常，是男性不育的重要因素。主要包括隐睾、脾性腺融合、横过异位睾丸、可回缩睾丸、多睾症等。

睾丸畸形的病因包括内分泌异常、遗传因素、感染因素以及外伤或手术创伤。可导致附睾炎、精索静脉曲张、精液囊肿、睾丸癌和睾丸萎缩等疾病的发生。睾丸畸形并不罕见，一般通过专科查体和辅助检查可诊断，主要的治疗手段包括激素治疗和手术治疗。睾丸畸形严重危害男性生育健康，需尽早治疗。

（刘国昌）

yǐngāo

隐睾（cryptorchidism）

阴囊内无睾丸，即睾丸未能按照正常发育过程，从腰部腹膜后下降至阴囊内的先天性畸形。是男性新生儿最常见的先天性畸形之一。多发生于单侧，主要包括睾丸下降不全和异位睾丸以及睾丸缺如等。

　　大约80%的隐睾是可触及的，包括真正的睾丸未降、异位睾丸和可回缩睾丸。不可触及的隐睾包括腹内睾丸、腹股沟睾丸、睾丸缺如以及部分异位睾丸。获得性隐睾常见于疝修补术后的卡压引起睾丸自发性上升。主要临床表现为阴囊空虚，通过仔细查体即可诊断，但有时需要通过其他辅助检查鉴别诊断。主要的治疗手段包括药物激素治疗和手术治疗。不论何种类型的隐睾，如不及时治疗，将会影响男性生育能力，甚至会引起睾丸恶变。

（刘国昌）

gāowán xiàjiàng bùquán

睾丸下降不全（incomplete orchiocatabasis）

睾丸正常下降过程中发生停滞的先天性畸形。睾丸下降不全是真正意义上的隐睾。根据位置的不同，睾丸可能可触及或不可触及。

　　病因　尚不完全清楚，目前主要认为与遗传、环境污染和机械物理作用因素有关。

　　发病机制　目前研究主要认为与激素调控的睾丸引带异常发育和颅侧悬韧带退化有关。动物研究表明，睾丸引带的发育依赖于胰岛素样因子3（insulin like factor 3，INSL3）及其受体富含亮氨酸糖蛋白8（leucine rich glycoprotein 8，LGR8），而雄激素进一步使颅悬韧带退化，这两种因素都有助于睾丸通过腹股沟管移动。各种遗传因素或环境因素等可使上述激素表达异常，导致睾丸引带或颅侧悬韧带异常，最终引起睾丸下降不全发生。另外，研究认为米勒管（Müllerian）抑制物/抗米勒管激素是参与睾丸经腹移行阶段的重要激素，以及降钙素基因相关肽（calcitonin gene re-

lated peptide，CGRP）等也被认为参与睾丸下降的调节，但均缺乏充分证据支持。

　　临床表现　多数患儿无自觉症状，通常为生后即发现阴囊空虚，单侧多见，其中右侧发生率略高于左侧，可伴有阴囊发育落后。可在阴囊上段或腹股沟扪及睾丸样组织，常合并患侧鞘膜积液或腹股沟斜疝，严重者可发生嵌顿疝或睾丸萎缩甚至梗死。

　　诊断　诊断并不困难，根据临床表现及体格检查即可诊断。患儿通常为生后即发现阴囊空虚，通常采取平卧位进行体格检查，可略微弯曲膝关节。

　　鉴别诊断　注意与其他类型的隐睾相鉴别，如可回缩睾丸、腹腔型隐睾及睾丸缺如。可回缩睾丸主要表现为患侧睾丸可通过手法复位降至阴囊，但不可停留，松手后立即回缩；腹腔型隐睾及睾丸缺如通常查体无法触及睾丸，需要通过腹腔镜探查明确诊断。

　　治疗　目前，国内专家共识建议治疗应在6月龄时开始。因为在6个月之后，未降的睾丸很难再发生自行下降。不论哪种治疗方式都应在12个月或最迟18个月内完成，因为18个月后生殖细胞和间质细胞开始逐渐减少。治疗方式包括药物治疗和手术治疗。药物治疗主要包括人绒毛膜促性腺激素（human chorionic gonadotropin，hCG）和促性腺激素释放激素（gonadotropin-releasing hormone，GnRH）治疗，但是目前研究表明药物治疗的有效性不足，不良反应大，因此不作为常规方案。睾丸固定术是国内外专家推荐的治疗手段。根据睾丸位置及输精管等结构的发育情况，目前主要分为经腹股沟切口的睾丸固定术、经阴囊切口的睾丸固

定术、腹腔镜睾丸固定术和Fowler-Stephens手术。

　　并发症　手术并发症较少见，以睾丸萎缩最为严重。一项系统评价显示，睾丸固定术的总体萎缩率为1.83%，一期福勒-斯蒂芬斯（Fowler-Stephens）手术为28.1%，二期手术为8.2%。其他并发症还包括切口愈合不良、局部血肿以及睾丸回缩和输精管损伤。

　　预后　睾丸下降不全如不及时治疗，可导致不育及睾丸恶变等严重并发症，尤其双侧者如不及时治疗可导致无精子症，而单侧者也有30%以上面临不育问题。未治疗的睾丸下降不全患者发生睾丸恶变的概率是正常人的10倍以上。早期手术（通常指18个月以内）可显著降低睾丸恶性肿瘤的风险，而对于青春期后治疗并且保留睾丸的男性，建议定期体检及筛查。

（刘国昌）

gāowán yìwèizhèng

睾丸异位症（testicular ectopia）

睾丸的位置在其正常下降路径之外，且位于阴囊之外的特殊类型隐睾。最常见的异常位置为腹股沟浅囊。有时可以在股骨、会阴、耻骨、阴茎甚至对侧位置发现异位睾丸。通常，异位睾丸不可能自发下降到正确位置，因此需要手术干预。

　　病因　病因尚不明确，目前认为与睾丸引带的异常附着，进而导致睾丸下降路径发生改变有关。

　　发病机制　睾丸引带的远端附着点异常或牵拉作用异常可使睾丸下降至耻骨、会阴等位置，成为异位睾丸。一些解剖异常也可改变睾丸的下降路径，如次级腹股沟外环或残余的米勒管结构

可通过机械作用引起睾丸异位。

临床表现 主要表现为阴囊空虚，可在会阴、耻骨甚至阴茎等特殊位置发现睾丸组织，少数患者可在一侧阴囊发现 2 个睾丸，称为横过异位睾丸，相对少见。

诊断 通过体格检查及超声检查发现异位的睾丸即可诊断睾丸异位症。对于可触及的睾丸异位，超声检查的灵敏度可达 95%，尽管超声检查在某些特殊情况下不能精准地反映异位睾丸的位置，但较高的普及程度以及较低的费用，仍然使其成为目前诊断睾丸异位症的首选检查方式。

鉴别诊断 对于不可触及的异位睾丸，需与腹腔型隐睾及睾丸缺如相鉴别，有学者推荐行 CT 或 MRI，因其具有较高的灵敏度，可发现不可触及的异位睾丸。但由于 CT 辐射量大，MRI 需要镇静检查，因此临床上较难推广。目前仍推荐行腹腔镜探查进一步诊断。

治疗 治疗原则基本与睾丸下降不全一致。对于可触及的异位睾丸，可通过开放手术的方式将异常睾丸重新置入阴囊中，横过异位睾丸的治疗可能会用到经阴囊中隔的睾丸固定术。腹腔镜探查可以通过追踪输精管的方法自由探查和定位睾丸的位置，大大减少感染以及损伤输精管、睾丸及周围血管的风险，还可以在术中发现米勒管残端。

并发症 见睾丸下降不全的并发症。

预后 预后基本同睾丸下降不全一致，若未及时治疗，将严重影响睾丸发育，最终导致不育或睾丸肿瘤发生。

（刘国昌）

gāowán quērú

睾丸缺如 （testicular absence）

胚胎时期睾丸发生退化或完全消失的先天性畸形。又称胚胎睾丸退化症。若染色体核型为 46, XY，可表现为女性外生殖器表型或不同程度的男性化不全。单侧睾丸缺如的发生率约 0.4%，称为单睾症，双侧者更少见，称为无睾症。

病因 可能与胚胎发育过程中性腺发育障碍或围生期发生睾丸扭转使睾丸血流供应受阻，进而导致睾丸萎缩有关。

发病机制 发病机制复杂，可能与性别决定基因 *SRY* 及 *NR5A1/SF1*、*MAP3K1* 等基因表达异常有关，正常情况下在胚胎期第 6~7 周，*SRY* 等基因表达，诱导原始性腺皮质退化，而髓质则发育成睾丸。若相关基因表达异常，可导致原始性腺分化异常，最终出现条索状性腺。而围生期睾丸扭转具体原因尚不明确，可能与睾丸引带发育不全有关。

临床表现 主要表现为单侧或双侧阴囊空虚，腹股沟无法触及睾丸组织，部分患儿外生殖器似女性，尤其是双侧睾丸缺如患儿，即阴茎短小似阴蒂、阴囊不发育等。

诊断 诊断较困难。超声较难发现腹腔内的睾丸，CT 等其他影像学检查存在一定局限性。实验室检查可发现睾酮水平明显下降。因此，仍以腹腔镜探查为主要确诊手段。

鉴别诊断 需与腹腔型隐睾、不可触及的睾丸异位相鉴别，两者通常不伴有明显的外生殖器异常，通过腹腔镜探查即可鉴别。双侧睾丸缺如通常可伴有性发育障碍，因此需要进一步完善内分泌、遗传学等检查进一步评估。

治疗 单侧缺如而对侧睾丸功能正常者如无其他并发畸形则不需特殊治疗。若从患者心理角度考虑，可行睾丸假体植入术。双侧睾丸缺如并伴有外生殖器异常的患儿可考虑按女孩抚养，并行阴蒂成形术，待青春期后再行阴道成形术。若家属拒绝行该手术，则应早期应用激素替代治疗促进阴茎阴囊发育。

并发症 睾丸缺如患者可能同时伴有其他器官的发育异常，如肾、输尿管，因此在处理睾丸缺如时不能忽略全身系统的检查，以免漏诊误诊。

预后 单侧睾丸缺如预后较双侧者好，生育能力基本与正常人一致或稍低，但双侧缺如者则无生育能力。更重要的是需要对患者的心理健康问题给予充分关注。

（刘国昌）

kě huísuō gāowán

可回缩睾丸 （retractile testis）

睾丸已下降到阴囊，但其位于阴囊较高位置的先天性畸形。双侧多见，目前对于其是否属于隐睾尚有争议。

病因 目前认为是由于儿童时期提睾反射过度活跃引起。新生儿尚无明显提睾反射，因而很少或不发生睾丸回缩；青春期后提睾反射逐渐减弱，同时睾丸重量增加，发生睾丸回缩的情况也逐渐减少。

发病机制 具体机制尚不明确，有学者认为与促性腺激素轻度下降有关，所以以双侧多见。其他机制：①睾丸引带变异、缺如、发育不良或过短。②腹膜鞘状突部分或全部未闭，腹股沟外环处组织疏松，睾丸易回缩到该处。③儿童生长发育、腹股沟组织变异，精索上移，亦可导致睾丸回缩。

临床表现 主要表现为出生后睾丸位于阴囊内，某个时刻再次发现阴囊空虚，可通过手法将睾丸推降至阴囊并可停留一段时间，但不易长时间停留或者无法将其推至阴囊。

诊断 即使有经验的医师有时也难免将其误诊为隐睾。因此，应仔细了解病史，在查体时应注意避免冷刺激引起提睾肌收缩；可采取蹲踞位或肘膝位检查避免提睾反射。同时建议反复多次或多位医师共同检查。

鉴别诊断 需与隐睾相鉴别，可在患儿平静或入睡后检查睾丸是否位于阴囊内。

治疗 目前对于可回缩睾丸的不同认识导致了治疗上的分歧。主要包括以下几个观点。①不需处理：部分学者认为可回缩睾丸是正常的生理情况，至青春期后，大部分可自行下降，不必特殊处理。②药物治疗：有研究显示，对可回缩睾丸进行人绒毛膜促性腺激素（human chorionic gonadotropin, hCG）治疗，有效性可达72.7%～100%。但应密切随访，数据显示单侧再次回缩者约12.4%，双侧可回缩睾丸再次回缩者约6.7%。③积极手术：有学者认为可回缩睾丸在一定程度上也会发生类似隐睾的病理改变，甚至可能发生一些严重并发症，如睾丸扭转、恶变等，因此建议按照隐睾的手术方案行睾丸固定术。不论采用何种治疗手段，对于可回缩睾丸的患儿，都应该告知家属要长期随访至青春发育期，因为大约1/3的可回缩睾丸可进展为永久性睾丸未降。

并发症 并发症与睾丸下降不全基本一致，若行手术治疗可能会发生睾丸萎缩或再次回缩，其他并发症还包括切口愈合不良、局部血肿以及输精管损伤。

预后 大部分可回缩睾丸随着生长发育，提睾反射减弱，睾丸可固定于阴囊内，这部分患儿预后较好。但仍有约1/3的患儿可发展为永久性睾丸未降，意味着仍可能面临不育或恶变的风险。

（刘国昌）

duōgāozhèng

多睾症（polyorchidism） 男性体内睾丸数量>2个的畸形。又称重复睾丸。原因是胚胎发育早期，性腺嵴分裂形成1侧有2个或2个以上的睾丸。目前文献报道约200余例，最常见为三睾丸，是一种罕见的先天性畸形。

病因 尚不明确。

发病机制 尚不完全清楚，可能是胚胎的生殖嵴在衍化成睾丸的过程中因某种因素使胚原始生殖嵴细胞索横向分裂，使睾丸始基离断所致。胚胎期第6周，睾丸始基自原始生殖嵴内侧向中肾管发育，第8周时中肾管中段的纵行细胞群逐渐浓缩形成睾丸。胚胎期第6～8周，睾丸始基的分裂以及附睾、输精管的异常分裂将会导致多睾症。

临床表现 多余的睾丸可位于阴囊内、腹股沟区或腹腔内，临床上一般无症状，除非有睾丸扭转、腹股沟疝、隐睾等并发症才被发现。

诊断 多睾症的确诊需要病理学检查支持，即多余的睾丸必须经病理学检查证实后方能诊断。随着影像学技术的发展，现在大多数多睾症已经可以通过超声检查发现。

莱昂（Leung）等根据生殖嵴及中肾管分裂的不同情况将多睾症分为4个类型：A型，只有生殖嵴上端部分发生了分裂，多余睾丸仅含有睾丸组织，而无附睾和输精管；B型，生殖嵴和中肾管同时发生分裂，多余睾丸只有附睾而缺乏输精管；C型，只有生殖嵴分裂而中肾管完整，多余睾丸与同侧主睾丸共用附睾和输精管；D型，生殖嵴和中肾管横向分裂的同时，使多余睾丸拥有独立的附睾和输精管。B型最常见，D型最少见。伯格霍尔兹（Bergholz）等根据上述分型，根据多余睾丸是否具有生殖潜能将多睾症分A、B 2个类型。

鉴别诊断 需要与睾丸肿瘤、附睾分离、分裂睾丸、脾性腺融合以及横过异位睾丸等疾病鉴别，一般可通过B超及阴囊MRI鉴别，个别需通过病理学活检明确诊断。

治疗 以往观念认为，一旦发现多余睾丸，为避免其癌变及扭转风险，均主张切除。随着影像学的发展，无症状多睾症的诊断率不断提高，目前大致遵循以下治疗原则：根据多余睾丸的生殖潜能及发生癌变及扭转可能，选择继续随访或手术切除。多睾症的治疗策略目前尚无可靠评价体系，应综合患者年龄、额外睾丸位置、生殖能力、恶变风险、并发症等多方面因素制订。

（刘国昌）

pí xìngxiàn rónghé

脾性腺融合（splenogonadal fusion, SGF） 脾组织与生殖腺或中肾管残迹异常融合的先天性畸形。脾性腺融合最早由博斯楚牧（Boestrom）于1883年报道。该病具有较明显的地域特征，以高加索地区发病率较高，主要发生在白种人，其次为黑种人。常发生于小儿和青少年，82%的患者<30岁，70%的患者<20岁，50%的患者<10岁。多发生于左侧，占98%。男性多见，男女发病率之比约为16：1。

病因 尚未明确。

发病机制 目前广泛被接受的观点是主要是由于胚胎期第 5~8 周，性腺尚未下降时，脾和性腺发生了融合。有两种理论试图解释脾如何与性腺融合。第一种理论认为是背侧胃系膜的左侧面与中肾-性腺嵴的腹侧壁相连。第二种理论认为覆盖在生殖嵴和脾原基上的腹膜如果出现轻微炎症，可能导致这两个器官发生粘连或部分融合。

临床表现 大多数脾性腺融合患者是在腹股沟疝、隐睾或睾丸肿块等手术探查中偶然发现；少部分表现为阴囊增大、肿块，个别患者表现为疼痛、睾丸炎、睾丸扭转、异位脾组织外伤性破裂或腹腔内脾索造成的肠梗阻。脾性腺融合几乎均发生在左侧，约 1/3 的患者伴有其他先天畸形，常见的有隐睾，而且多数为腹腔型隐睾，还可伴有四肢不全、小下颌畸形及尿道下裂等。

诊断 因少见，术前影像学检查较难做出明确诊断，临床上可能出现误诊以及不必要的睾丸切除。体格检查及术前影像学检查很难明确诊断，贾卡尼（Jakkani）等认为 CT 及锝-99m（^{99m}Tc）放射性核素扫描对脾性腺融合有一定诊断价值，确诊仍需手术活检。

脾性腺融合根据性腺与正常脾是否有索带相连分为两种类型，一类为连续型，即正常的脾和性腺通过一个条索状的脾样组织或纤维组织相连；另一类为不连续型，则脾和性腺之间无此索带相连。

鉴别诊断 需要与睾丸肿瘤及其他睾丸占位性病变相鉴别。一般认为脾放射性核素显像，特别是单光子发射计算机体层成像（singlephoton emission computed tomography，SPECT），是术前诊断脾性腺融合最好的方法。

治疗 脾性腺融合为一种罕见的良性疾病，理论上无需手术治疗。但目前的观点认为，术前检查无法排除睾丸肿瘤的情况下，一般主张手术探查。实际上，脾组织通常可以很容易地从性腺中分离出来，手术应采取保留睾丸的副脾切除术。

（刘国昌）

héngguò yìwèi gāowán

横过异位睾丸（transversal ectopic testis，TET）

双侧睾丸均通过同侧腹股沟管进入阴囊的少见先天性畸形。多合并米勒管永存综合征（persistent Müllerian duct syndrome，PMDS），由列奥霍塞克（Leohossek）在 1886 年第一次在文献中描述。目前平均发病年龄为 4 岁。

病因 具体病因暂不明确。

发病机制 有研究提出可能为中肾管粘连融合，睾丸在下降过程中附着于对侧引带。也有学者认为其与异常解剖因素，如腹股沟管梗阻有关。

临床表现 一般没有特殊不适，儿童常因隐睾、睾丸肿物或腹股沟斜疝就诊发现，成年人多因为不育就诊发现。

诊断 术前诊断困难，出现临床症状后，通过 B 超、CT、发射型计算机体层成像（emission computerized tomography，ECT）等检查可发现。B 超是首选的筛查方法，但对位于内环口以上的异位睾丸，B 超有时很难发现。腹腔镜探查是最为可靠的确诊方法。

横过异位睾丸临床可分为 3 型：Ⅰ型伴腹股沟斜疝（40%~50%）；Ⅱ型伴持久米勒管残留（30%）；Ⅲ型伴无米勒管残留的其他畸形（20%），如尿道下裂。

鉴别诊断 需要与隐睾、精索鞘膜积液、附睾或睾丸肿瘤、脾性腺融合、肾上腺残余及多睾症相鉴别。

治疗 手术是横过异位睾丸唯一有效的治疗方法，一般提倡在 2 岁前进行。手术目的在于保证 2 个睾丸的血运及功能，并且尽可能恢复患儿阴囊外观的对称性。手术关键在于充分游离和解剖两侧精索和输精管，使异位睾丸无张力进入阴囊。传统手术方式容易误诊为睾丸缺如，因此目前普遍提倡腹腔镜手术。

并发症 合并米勒管永存综合征的患者大多并发不育症，精液分析为无精子，但目前也有多数病例报道患者具有生育能力。

（刘国昌）

jīng fùgǔgōuqū gāowán gùdìngshù

经腹股沟区睾丸固定术（inguinal orchidopexy）

经腹股沟区切口游离睾丸并将其下降固定至阴囊的手术。经腹股沟区睾丸固定术可以降低睾丸温度，改善睾丸功能，降低睾丸恶变风险，并降低腹股沟斜疝或睾丸扭转等的风险。

适应证 在腹股沟区可触及睾丸且患儿年龄大于 6 个月。手术通常在患儿 6 月龄后进行，因为在 6 月龄后睾丸自发下降的可能性较小，且睾丸萎缩指数较大的患儿在手术后睾丸可出现追赶性生长。

禁忌证 不可触及的隐睾或异位睾丸。

术前准备 完善性激素、睾酮、双氢睾酮、抑制素 B 及腹股沟 B 超等检查，评估内分泌情况及睾丸位置、发育情况。

手术方法 取腹股沟区切口，依次切开皮下组织、腹外斜肌腱膜，暴露腹股沟管，游离精索及睾丸引带，将疝囊完整游离到内环口水平进行结扎。然后建立耻骨前的皮下隧道，将睾丸牵引至阴囊的肉膜腔内并固定4针，如有睾丸附件应予以切除，用可吸收缝线关闭阴囊切口。

注意事项 将睾丸通过皮下隧道牵引至阴囊时，需注意精索不要发生扭转。术中如发现腹股沟斜疝，则同时行疝囊高位结扎术。

并发症 主要并发症为睾丸回缩及睾丸萎缩。

（刘国昌）

jīng yīnnáng gāowán gùdìngshù

经阴囊睾丸固定术（scrotal incision orchidopexy）

经阴囊切口游离并固定睾丸的手术。对于可在腹股沟管触及睾丸但不能牵拉至阴囊的隐睾患儿，有40%的概率可单纯采取经阴囊睾丸固定术，其余60%需另外取经腹股沟切口。

适应证 睾丸接近阴囊或可被牵拉至阴囊。

禁忌证 不可触及的隐睾或异位睾丸。

术前准备 完善性激素、睾酮、双氢睾酮、抑制素B及腹股沟B超等检查，评估内分泌情况及睾丸位置、发育情况。

手术方法 取阴囊切口，依次切开皮肤、肉膜、鞘膜，暴露睾丸。用缝线固定睾丸白膜于阴囊壁，再将其放置于阴囊肉膜腔内。术中如发现睾丸附件或附睾附件，应予以切除。手术时需确认鞘状突是否关闭，必要时可行经腹股沟或经腹腔镜疝囊高位结扎术。

注意事项 注意精索不要发生扭转。

并发症 主要并发症为睾丸回缩及睾丸萎缩。

（刘国昌）

kāifàng jīng fù gāowán gùdìngshù

开放经腹睾丸固定术（transabdominal orchibopexy）

经较大腹股沟切口或高位耻骨结节内侧切口，或经腹膜前入路游离睾丸并将其下降固定至阴囊的手术。

适应证 腹腔型隐睾。

禁忌证 可触及的隐睾或异位至会阴、耻骨前、大腿区域、阴茎周围的睾丸。

术前准备 完善性激素、睾酮、双氢睾酮、抑制素B及腹股沟B超等检查，评估内分泌情况及睾丸位置，必要时行盆腔MR检查。

手术方法 取较大腹股沟切口或高位耻骨结节内侧切口，或经腹膜前入路，纵向切开腹内斜肌和腹膜，充分游离输精管和精索血管，然后建立耻骨前的皮下隧道，将睾丸牵引至阴囊的肉膜腔内并固定4针，如有睾丸附件应予以切除，用可吸收缝线关闭阴囊切口。

注意事项 将睾丸通过皮下隧道牵引至阴囊时，需注意精索不要发生扭转。术中如发现腹股沟斜疝，则同时行疝囊高位结扎术。该术式创伤较大，目前已基本被腹腔镜睾丸固定术取代。

并发症 主要并发症为睾丸回缩、萎缩或盆腔副损伤等。

（刘国昌）

fùqiāngjìng gāowán gùdìngshù

腹腔镜睾丸固定术（laparoscopic orchibopexy）

在多孔或单孔腹腔镜下游离并固定睾丸的手术。分为一期手术及分期手术［包括福勒-斯蒂芬斯（Fowler-Stephens）手术和沙哈塔（Shehata）］手术。

适应证 腹腔型隐睾及腹股沟型隐睾。

禁忌证 异位至会阴、耻骨前、大腿区域、阴茎周围的睾丸。

术前准备 完善性激素、睾酮、双氢睾酮、抑制素B及腹股沟B超等检查，评估内分泌情况及睾丸位置、发育情况。

手术方法 在腹腔镜下切开精索血管和输精管周围的腹膜，必要时切断睾丸引带，然后建立耻骨前的皮下隧道，将睾丸牵引至阴囊的肉膜腔内并固定4针。下降至阴囊后若牵拉睾丸仍有张力，可进一步松解精索血管及输精管表面的腹膜。对于高位腹腔型隐睾，可行福勒-斯蒂芬斯手术或沙哈塔手术。评价是否是高位腹腔型隐睾可通过测量睾丸至同侧内环的距离，若该距离>2cm，则提示高位腹腔型隐睾。斯蒂芬斯（Fowler Stephens）手术是在腹腔镜下切断精索血管，然后建立阴囊皮下隧道，固定睾丸，或者在腹腔镜下切断精索血管6个月后再行睾丸固定术。沙哈塔手术是游离精索血管和输精管，将睾丸固定在对侧髂前上棘内上方2.5cm处（即髂前上棘与脐膀胱皱襞间）。3个月后再次行腹腔镜睾丸固定术。

注意事项 将睾丸通过皮下隧道牵引至阴囊时，需注意精索不要发生扭转。此外，在腹腔镜睾丸固定术中，缝合已经破坏过的内环不是必须的。

并发症 并发症有睾丸回缩、睾丸萎缩及少见的膀胱损伤等。

（刘国昌）

fùgāo jīxíng

附睾畸形（epididymal malformation）

附睾形态及与睾丸附着关系异常。包括附睾过长、附睾缺如、附睾分离、附睾闭锁等先天性畸形。

附睾畸形多见于隐睾患者，隐睾患者中附睾畸形发病率为17%~66%。1990年，科夫（Koff）等依据附睾形态及与睾丸附着关系改变将其分为5型。Ⅰ型：长袢型附睾；Ⅱ型：附睾与睾丸分离；Ⅲ型：附睾与睾丸成角；Ⅳ型：附睾闭锁；Ⅴ型：睾丸系膜过长。附睾畸形可能会影响精子的贮存、成熟和获能，从而影响男性生育能力。

（刘国昌）

fùgāo quērú

附睾缺如（absence of epididymis）
因胚胎期中肾管发育异常导致附睾未发育的先天性畸形。完整附睾缺如者临床罕见，至今国内外仅见少量个案报道。附睾缺如者通常合并同侧输精管缺如，是导致无精子症及男性不育的病因之一。

病因 病因尚不明确，目前认为可能与遗传因素、环境因素等有关。

发病机制 暂不明确。

临床表现 从现有报道来看，附睾缺如者无特异性的临床症状。

诊断 超声等影像学检查可协助诊断，多数患者因隐睾、睾丸扭转及其他手术探查发现。

鉴别诊断 需与附睾分离及附睾闭锁等疾病相鉴别，上述附睾畸形需通过手术探查以辨别。

治疗与预后 目前尚无有效的治疗方法及预后报道。

（刘国昌）

fùgāo fēnlí

附睾分离（separation of epididymis）
睾丸与附睾间距离超过相应睾丸长径1/2以上的畸形。根据现有附睾畸形分型，附睾分离包括附睾睾丸完全分离、附睾头部或尾部分离，或附睾头尾附着于睾丸，但中间分离，间距大于睾丸长径的1/2等情况。

病因 附睾分离在隐睾患儿中的发病率为32%~79%，有研究认为其发病与睾丸下降位置密切相关，尤其多见于高位隐睾患者。

发病机制 暂不明确。

临床表现 多无特异性的临床症状。

诊断 附睾分离多在隐睾或鞘膜积液术中发现，因此手术探查是目前唯一的诊断方法。

鉴别诊断 需同附睾缺如、附睾闭锁等疾病相鉴别，上述附睾畸形须通过手术探查以辨别。

治疗 目前治疗上主要针对隐睾等原发疾病，建议对有发育潜能的睾丸行下降固定手术治疗，同时切除残留睾丸及附睾附件。

预后 尽管目前尚不明确附睾分离对生殖功能的确切影响，但考虑此类畸形可能导致精子获能、成熟及输送障碍，其预后仍需密切随访。

（刘国昌）

fùgāo bìsuǒ

附睾闭锁（atresia of epididymis）
中肾小管及中肾管不发育或发育中止引起的附睾畸形。依据科夫（Koff）等于1990年提出的分型，附睾闭锁属于Ⅳ型附睾畸形，约占所有附睾畸形的3.7%。此类畸形多合并输精管梗阻或闭锁，严重影响精子的排出并危害男性生育功能。

病因 暂不明确，可能与内分泌和环境因素有关。

发病机制 暂不明确。

临床表现 多无特异性的临床症状，成年男性可因其导致不育而检查发现。

诊断 超声等影像学检查对于附睾闭锁的诊断价值有限，其确诊依赖于手术探查，术中须明确睾丸、附睾位置关系，测量附睾长度，触摸有无附睾、输精管闭锁及狭窄段等。

鉴别诊断 需与附睾分离、附睾缺如等疾病相鉴别，上述附睾畸形需通过手术探查以辨别。

治疗 国内外均有研究发现，对于单侧或双侧附睾内检出成熟精子者，可通过手术治疗，切除梗阻段并行输精管－附睾吻合术。

预后 多数患者在术后射精中检出精子，但其远期预后仍有待于进一步评估。

（刘国昌）

fùgāo nèi shènshàngxiàn yìwèi

附睾内肾上腺异位（adrenal ectopia in epididymis）
部分肾上腺皮质和髓质细胞在胚胎发育时期移行至附睾并发育成异位肾上腺的先天性畸形。异位肾上腺常见于腹膜后，因男性胚胎时期肾上腺皮质胚基位于生殖嵴附近，邻近睾丸，在睾丸下降过程中可能发生肾上腺异位，睾丸、精索是肾上腺异位常见部位，附睾内肾上腺异位则罕见报道。

病因 暂不明确。

发病机制 暂不明确。

临床表现 肾上腺异位多发于婴幼儿，偶见于成年人，大小多在1cm以下，多于儿童时期查体或阴囊、腹股沟区手术中发现，多为无功能良性病变，但少部分异位肾上腺皮质组织可能发生增生性改变，释放大量皮质激素引起相应的临床症状，甚至恶变。

诊断 超声及CT扫描对于睾丸、附睾占位性病变具有较高诊断价值，有助于该病的初步筛查，但明确诊断仍依赖于手术探查及病理学活检。

鉴别诊断 主要同其他原发或继发于睾丸、附睾部位的占位性病变相鉴别，包括畸胎瘤、卵黄囊瘤、精原细胞瘤、皮样囊肿、睾丸白血病等，上述病变查体多可触及睾丸、附睾部位肿物，可为囊性或实性，多普勒超声多可见瘤体内丰富血流信号。部分睾丸肿瘤可表现为血清肿瘤标志物的显著改变，如血清甲胎蛋白（alpha-fetoprotein，AFP）显著升高是诊断畸胎瘤的重要指标，并可作为术后随访的重要评估指标。借由以上检查可进行鉴别，但病理学活检仍是附睾内肾上腺异位确诊的"金标准"。

治疗 附睾内肾上腺异位无论影像学检查或术中发现，均建议手术切除并活检以明确性质。

预后 目前尚无其预后报道。

(刘国昌)

shūjīngguǎn jīxíng
输精管畸形（vas deferens malformation）

输精管发育异常导致的先天性缺如、与输尿管相通及重复输精管等多种畸形。以先天性输精管缺如最为常见。输精管来源于中肾管，于胚胎期第56~60天开始发育。在胚胎早期，若中肾管停止发育或有缺陷，均可导致输精管畸形甚至缺如。其病因可能与遗传（染色体异常）、环境等因素有关。输精管发育异常可分为单侧性或双侧性。

如果不伴发其他畸形，只是单纯性输精管缺如时，患者性欲和性功能均正常，以不育为主要症状。临床表现为无精子症，但血清激素水平均正常，可经睾丸活组织检查证实。如有可能，可行手术治疗，将输精管残端与附睾进行吻合。

(刘国昌)

yīnnáng yìwèi
阴囊异位（ectopia of scrotum）

阴囊组织从正常位置完全异位至身体其他部位，如腹股沟、大腿内侧及腹壁等。亦有报道阴囊增多并且分为上下各一，相距8cm，有皮下管道相通。其治疗方法为翻转皮瓣，移植移位的阴囊，然后游离睾丸。如果异位的阴囊很远，则可将异位的阴囊组织和萎缩的睾丸一并切除。

(史振峰)

mìniào xìtǒng gǎnrǎn yǔ yánzhèng
泌尿系统感染与炎症（urinary system infection and inflammation）

微生物在尿路内停留繁殖，因细菌感染出现的临床综合征。一般可分为泌尿系统非特异性感染、泌尿系统特异性感染和特殊类型泌尿系统炎症；根据感染部位，可分为上尿路感染以及下尿路感染等。此外，根据尿路有无功能或解剖异常，是否导致全身疾病，可分成复杂性和非复杂性感染。当前，泌尿系统感染以细菌感染最为常见，发病率仅次于呼吸系统感染。

(刘 飞)

mìniào xìtǒng fēitèyìxìng gǎnrǎn
泌尿系统非特异性感染（nonspecific infection of urinary system）

肾、输尿管、膀胱和尿道等泌尿系统各部位感染的总称。以膀胱炎和肾盂肾炎最为常见。膀胱和肾感染常同时或先后发生，因为细菌可从膀胱感染灶逆行蔓延至肾，肾感染灶中的细菌也可沿输尿管蔓延至膀胱。从感染部位划分，可分为上尿路感染和下尿路感染。此外还包括无症状菌尿症、医源性尿路感染和反复发作尿路感染。但不包括泌尿系结核、泌尿系统特异性感染（寄生虫、真菌感染等）、性传

播疾病、生殖系统感染、肾移植相关的感染、小儿泌尿系统感染等。

治疗前的中段尿标本培养是诊断泌尿系统感染最可靠的指标。对女性患者和无法配合的男性患者，推荐通过导尿法获取中段尿标本。

美国感染性疾病学会（Infectious Diseases Society of America，IDSA）和欧洲临床微生物学和感染疾病学会（European Clinical Microbiology and Infectious Diseases，ESCMID）规定的尿路感染的病原学诊断标准：急性非复杂性膀胱炎中段尿培养菌落数 $\geq 10^3 CFU/ml$；急性非复杂性肾盂肾炎中段尿培养菌落数 $\geq 10^4 CFU/ml$；女性中段尿培养菌落数 $\geq 10^5 CFU/ml$、男性中段尿培养或女性复杂性尿路感染导尿标本菌落数 $\geq 10^4 CFU/ml$。

以中华人民共和国卫生部颁布的泌尿系统感染的病原学诊断标准为基础制订的中国尿路感染诊断标准：清洁中段尿或导尿管留取尿液（非留置导尿管）培养，革兰阳性球菌菌落数 $\geq 10^4 CFU/ml$、革兰阴性杆菌菌落数 $\geq 10^5 CFU/ml$。新鲜尿标本经离心后应用相差显微镜检查（1×400），在每30个视野中有半数视野见到细菌。无症状菌尿症患者虽无症状，但在近期（通常为1周）有内镜检查或留置导尿管史，尿液培养革兰阳性球菌菌落数 $\geq 10^4 CFU/ml$、革兰阴性杆菌菌落数 $\geq 10^5 CFU/ml$ 应视为尿路感染。耻骨上穿刺抽吸尿液细菌培养只要发现细菌即可诊断尿路感染。

对有尿路感染症状的患者首先进行经验性抗菌药物治疗。但也有研究显示社区性单纯尿路感染患者中，有60%患者经验用药

与最终的尿培养结果不符。

（刘 飞）

shàngniàolù gǎnrǎn

上尿路感染（upper urinary tract infection）

致病菌经逆行、淋巴或血液进入尿路而引起肾盂、输尿管感染。包括急性肾盂肾炎、慢性肾盂肾炎、黄色肉芽肿性肾盂肾炎、肾乳头坏死、肾脓肿、肾周围炎、肾周围脓肿和输尿管炎等疾病。

上尿路感染主要由细菌感染引起，上行性感染多为大肠埃希菌等革兰阴性菌，血行感染多为金黄色葡萄球菌。病理学改变为炎症细胞浸润、充血、出血、脓肿形成等。慢性肾盂肾炎是间质性疾病，晚期肾缩小，皮质、髓质萎缩，间质有单核细胞浸润。

（刘 飞）

jíxìng shènyú shènyán

急性肾盂肾炎（acute pyelone-phritis）

肾盂黏膜及肾实质的急性感染性疾病。主要是大肠埃希菌感染，另外还可由变形杆菌、葡萄球菌、粪链球菌及铜绿假单胞菌等引起。急性肾盂肾炎最严重的并发症是脓毒症休克。

感染途径 ①上行性感染：细菌由输尿管进入肾盂，再侵入肾实质。70%的急性肾盂肾炎源于此途径。②血行感染：细菌由血流进入肾小管，从肾小管侵入肾盂，约占30%，多为葡萄球菌感染。

病因 尿路梗阻和尿流停滞是急性肾盂肾炎最常见的原因，单纯的肾盂肾炎很少见。

发病机制 该病由细菌感染引起，且尿路梗阻可促进其发生，具体机制尚不清楚。

病理 急性肾盂肾炎可侵犯单侧或双侧肾，肾可以显著地增大，肾包膜可以很容易地被剥离，化脓可以使肾实质软化。肾盂肾盏黏膜充血、水肿、表面有脓性分泌物，黏膜下可有细小的脓肿。于一个或几个肾乳头，可见大小不一、尖端指向肾乳头、基底伸向肾皮质的楔形炎症病灶。病灶内肾小管腔中有脓性分泌物，小管上皮细胞肿胀、坏死、脱落。间质内有白细胞浸润和小脓肿形成，炎症严重时可有广泛出血。较大的炎症病灶愈合后可留下瘢痕。合并尿路梗阻者，炎症范围常很广泛。肾小球一般无形态改变。

临床表现 典型的急性肾盂肾炎起病急骤，临床表现为发作性的寒战、发热、腰背痛（肋脊角处有明显的叩击痛），通常还伴有腹部绞痛，恶心、呕吐、尿痛、尿频和夜尿增多。该病可发生于各年龄段，但以育龄女性最多见，主要有下列症状：①一般症状：高热，寒战，体温多在38~39℃，也可高达40℃，热型不一，一般呈弛张热，也可呈间歇或稽留热，伴头痛、全身酸痛，热退时可有大汗等。②泌尿系统症状：患者有腰痛，多为钝痛或酸痛，程度不一，少数有腹部绞痛，沿输尿管向膀胱方向放射；体格检查时在上输尿管点（腹直肌外缘与脐平线交叉点）或肋腰点（腰大肌外缘与第十二肋交叉点）有压痛，肾区叩痛，患者常有尿频、尿急、尿痛等膀胱刺激症状，在上行性感染时，可先于全身症状出现。③胃肠道症状：可有食欲不振、恶心、呕吐，个别患者可有中上腹或全腹疼痛。④菌血症和脓毒血症：有症状的急性肾盂肾炎患者，在其疾病过程中都可并发菌血症。⑤休克和弥散性血管内凝血（disseminated intravascular co-agulation，DIC）。⑥儿童患者：儿童患者的泌尿系统症状常不明显，起病时除高热等全身症状外，常有惊厥、抽搐发作，2岁以下小儿可出现发热、呕吐、非特异性的腹部不适或不好动。

诊断 主要依据病史和体征进行诊断，还需进行下列检查。

实验室检查 ①血液学检查：血常规白细胞总数和中性粒细胞计数增多，血沉较快，C反应蛋白水平升高。②尿常规检查：尿液中有少量蛋白、若干红细胞、大量脓细胞，通常呈簇状，还有细菌杆或球菌链。大量粒细胞或白细胞管型的出现提示急性肾盂肾炎。尿 pH 多升高。③细菌学检查：尿沉渣涂片染色可找到致病菌，细菌培养阳性，大约80%的患者中段尿培养菌落数 > 10^5 CFU/ml。为了临床选用合适的抗生素，同时需做药敏试验；大肠埃希菌具有特殊的毒力因子，占肾盂肾炎致病菌的80%。对于复发性尿路感染、住院患者、留置导尿管或近期接受过尿路介入性治疗的患者，需要考虑到变形杆菌、克雷伯菌、铜绿假单胞菌、沙雷菌、肠杆菌或枸橼酸杆菌等耐药菌感染。除了粪肠球菌、表皮葡萄球菌及金黄色葡萄球菌外，革兰阳性菌极少导致肾盂肾炎。25%的女性单纯性肾盂肾炎患者血培养呈阳性，与尿培养结果基本一致，并且不影响抗生素的选择。因此，对于单纯性肾盂肾炎，血培养并非必须检查。然而，当患者出现全身脓毒性症状或存在妊娠等危险因素时，建议行血液细菌培养。

影像学检查 当患者经过2~3天合理抗生素治疗后，急性肾盂肾炎发热症状仍存在时，影像学检查则尤为必要。这类患者往往存在肾积脓或肾周脓肿。此外，当怀疑不常见微生物感染（如变形杆菌等尿素分解杆菌）时，需常规行影像学检查，以排除泌尿道异常，如结石梗阻、狭窄、真菌感染等。急性肾盂肾炎行影像学检查的指征。①X线检查：腹部X线平片有时可显现尿路结石的阴影。静脉尿路造影可发现肾盂显影延迟和肾盂显影减弱。有时可见输尿管上段和肾盂轻度扩张，这并非由于梗阻，而是由于细菌内毒素麻痹了集合系统。在急性肾感染期间禁忌施行逆行肾盂造影，以免炎症扩散。②B超检查：早期无明显改变；随着病情加重，患肾体积增大，可显示肾皮质髓质界限不清，并有比正常回声偏低的区域，少数患者可见肾盏和肾盂黏膜增厚，回声增高。彩色多普勒超声可见肾窦内血流信号增多。③CT和MRI：可以更好地显示肾的解剖结构，对于肾盂肾炎、肾周脓肿及X线阴性结石等的诊断灵敏度优于静脉尿路造影和B超。CT平扫可发现患肾外形增大，增强扫描可见楔形强化降低区，自集合系统向肾包膜放散。MRI对于肾盂肾炎的诊断并不优于CT，它的优点在于可以更好地反映向肾外扩散的炎症。

鉴别诊断　急性肾盂肾炎需与急性膀胱炎、急性胰腺炎、急性胆囊炎、急性阑尾炎、肠憩室炎、肺底部炎症、带状疱疹等相鉴别。急性膀胱炎常表现为尿频、尿急、排尿困难和耻骨上区疼痛等，并不出现发热、寒战以及其他代表感染播散的体征。胰腺炎患者，血清淀粉酶升高，尿中不含脓细胞。急性胆囊炎时疼痛在腹部，伴右上腹部肌紧张、压痛和反跳痛，尿中无脓细胞。急性阑尾炎及肠憩室炎疼痛部位特点

不同，且尿常规往往无异常。肺底部炎症刺激胸膜可引起肋缘下疼痛，胸部摄片可与急性肾盂肾炎相鉴别。带状疱疹亦可引起肾区表面皮肤的疼痛，但没有尿路感染症状，随着典型带状疱疹的出现，诊断即可明确。

治疗　急性肾盂肾炎的患者可分为以下3种情形：①单纯性肾盂肾炎，不需要住院治疗。②病情较重的单纯性肾盂肾炎，无尿道异常，但需要静脉输液治疗。③与住院、导尿、泌尿外科手术或泌尿道畸形有关的复杂性肾盂肾炎。该类患者需要综合治疗。研究发现，有16%的急性肾盂肾炎患者合并显著的泌尿系统畸形。因此治疗的首要问题是区分是单纯性还是复杂性肾盂肾炎。

全身支持治疗　急性肾盂肾炎患者常有高热，需卧床休息，给予充分营养支持，补充液体，保持体内水电解质平衡。此外，应维持每天尿量在1500ml以上，以促进体内毒素排出。膀胱刺激征明显者，可给予解痉药物。

抗菌药物治疗　应根据患者症状、体征的严重程度决定治疗方案。在尿标本细菌定量培养及药敏试验报告前，要凭医师的经验决定治疗方案。鉴于肾盂肾炎多由革兰阴性杆菌引起，故一般首选对革兰阴性杆菌有效的抗生素，但应兼顾治疗革兰阳性菌感染。急性肾盂肾炎病情较急，常易累及肾间质，有发生菌血症的危险，需及时处理，应选用在血液和尿液中均有较高浓度的抗菌药物。

首先收集尿液做尿沉渣涂片、尿培养或血培养和药物敏感试验。对仅有轻度发热和/或肋脊角叩痛的肾盂肾炎，应口服有效抗菌药物14天，如果用药48~72小时仍

未见效，应根据药敏试验合理选用有效抗生素。治疗后应复查，如用药14天后仍有菌尿，则应根据药敏试验换用药物，再治疗6周。对发热超过38.5℃、肋脊角叩痛、血白细胞计数升高或出现严重的全身中毒症状、怀疑有菌血症者，应首先予静脉滴注或肌内注射抗生素，待退热72小时后，再改用口服抗生素（如喹诺酮类、第二代或第三代头孢菌素类等）完成2周疗程。

在细菌培养尚未明确致病菌前，应根据尿涂片染色结果，初步判断感染细菌的类别，选用毒性较小的广谱抗生素治疗，常用以下几类药物。①第三代喹诺酮类：以左氧氟沙星为代表。不仅对革兰阴性菌感染有效，对某些厌氧菌、葡萄球菌、支原体及铜绿假单胞菌等均有效。②半合成广谱青霉素：毒性低、抗菌谱广，对革兰阴性杆菌作用强，某些药物如哌拉西林、磺苄西林等对铜绿假单胞菌亦有效。③第三代头孢菌素类：对革兰阴性菌作用强，部分药物如头孢他啶、头孢哌酮等对铜绿假单胞菌有较好疗效；不推荐选用氨苄西林或第一代头孢菌素作为急性肾盂肾炎的初始治疗药物。氨基糖苷类抗生素对肾有毒性，要慎重使用。对于社区感染的单纯性肾盂肾炎，仅需门诊治疗，单剂口服喹诺酮的疗效优于复方磺胺甲噁唑。也有学者提倡口服药物之前，静脉单剂使用抗生素（如头孢曲松钠、庆大霉素、喹诺酮）。当怀疑革兰阳性菌感染时，推荐服用阿莫西林或阿莫西林克拉维酸钾。对于病情较重的单纯性肾盂肾炎（出现高热、恶心、脱水，甚至败血症）、复杂性肾盂肾炎、门诊初步治疗无改善的患者，推荐静脉使

用喹诺酮、氨基糖苷类抗生素联合氨苄西林、广谱头孢菌素联合氨基糖苷类抗生素。当怀疑革兰阳性球菌感染时，推荐使用氨苄西林舒巴坦。若为泌尿系统梗阻引起的肾盂肾炎，肾浓缩能力及排泄抗菌药物的能力受损。因此，应采用最快捷有效的方式尽快解除梗阻。

后续治疗 尽管使用抗生素治疗数小时后尿常规白细胞管型转阴，急性单纯性肾盂肾炎的患者可能仍会持续发热、寒战及肾区疼痛数天，因此应严密观察病情。门诊非卧床患者应用喹诺酮治疗7天。无论细菌学阴性率还是临床治愈率，喹诺酮7天疗法都显著优于复方磺胺甲噁唑14天疗法。

疗效不满意的处理 若治疗后，症状未好转，则应考虑并发肾内或肾周围脓肿，需立即重新评估病情。重新留取尿培养和/或血培养，并根据药敏试验调整合理抗生素。推荐行CT扫描，明确未知的尿路梗阻、尿路结石或泌尿系统畸形等导致感染复杂化的因素。尤其对于发热持续72小时以上的患者，CT扫描有助于发现梗阻和明确肾内或肾周感染。此外，放射性核素扫描可显示急性肾盂肾炎引起的功能性改变（如肾灌注减少、峰值延迟和放射性物质排泄延迟等）及输尿管-膀胱反流引起的肾皮质受损。根据尿细菌培养结果和药敏试验结果，选用有效抗生素。病情较重者，可以联合应用抗生素。有些患者在治疗过程中，原发细菌经治疗后消失，但又产生一种新的细菌，或者细菌本身发生突变，对正在应用的抗生素产生耐药性。所以需反复进行细菌培养及药物敏感试验，根据检查结果，重新调整

抗生素。抗生素的使用，应持续至体温正常、全身症状消失，细菌培养阴性后2周。

预后 临床症状改善并不等于感染的痊愈，1/3的患者在症状完全改善后仍有病菌的潜伏。因此应该在治疗过程的5~7天和用抗生素后的10~14天及4~6周重复多次尿培养，以确保尿培养转阴。10%~30%的急性肾盂肾炎患者经过14天疗程后会复发。复发的患者经过第2个14天疗程往往可治愈，但少数患者需6周的疗程方能治愈。根据患者的临床表现及治疗后反应，有些患者需要更多的辅助检查（如静脉尿路造影、膀胱镜、细菌定位试验等）来发现潜在的泌尿系统畸形。拉斯（Raz）等针对女性罹患急性肾盂肾炎后的长期影响进行了研究。通过^{99m}Tc-二巯基丁二酸扫描发现，感染急性肾盂肾炎10~20天后，约50%的患者出现肾瘢痕，但肾功能并未相应受损。

（刘 飞）

mànxìng shènyú shènyán

慢性肾盂肾炎（chronic pyelonephritis）

病程超过半年或1年的肾盂肾炎。慢性肾盂肾炎是由于急性感染期的治疗不当或不彻底而转入慢性阶段。有时因为重新感染而引起轻度炎症。慢性肾盂肾炎的特征是有肾实质瘢痕形成。对于没有肾或泌尿系统潜在疾病的患者，继发于尿路感染的慢性肾盂肾炎较少见；而对于泌尿系统存在功能或结构上异常的患者，慢性肾盂肾炎则可能导致严重的肾功能损害。这就要求临床医师必须采取合理的手段诊断、定位及治疗。慢性肾盂肾炎是导致慢性肾功能不全的重要病因。

病因 患有上尿路感染时，如肾本身正常，尿路无畸形、梗

阻、结石和排尿障碍，则单纯的尿路感染虽然可引起严重的感染症状，甚至反复发作，但却很少引起肾瘢痕、萎缩和肾衰竭。在成年人中，单纯尿路感染导致慢性肾病很少见。慢性肾盂肾炎多见于女性，有的患者在儿童时期曾罹患急性尿路感染，经过治疗后症状消失，但仍有无症状菌尿，到成年人时逐渐发展为慢性肾盂肾炎。大多数慢性肾盂肾炎治愈后，因经尿道器械检查又引发感染。排尿不畅（如后尿道瓣膜、尿路结石、膀胱憩室和神经源性膀胱等）、膀胱-输尿管反流也是引起反复尿路感染、肾瘢痕形成、肾功能损害的主要原因。革兰阴性菌引起的尿路感染可引发全身和局部反应，在反复感染的患者体内抗体增加，这些抗体大多数为IgG和IgA，IgG可能形成抗原-抗体复合物，并固定补体，从而造成肾损害。其他非感染性疾病，如儿童期的膀胱-输尿管反流、大量使用镇痛剂和抗生素、重金属中毒、高钙血症、高尿酸血症、低钾血症、肾免疫性和血管性疾病等均可引起类似慢性肾盂肾炎的病理学改变。临床及实验室研究发现慢性肾盂肾炎患者中只有少数患者有急性肾感染史，有感染史的患者，发病前肾往往已有其他慢性间质性病变，故认为慢性肾盂肾炎只是慢性间质性肾病或称肾小管间质性肾病的临床表现，是一种临床病理综合征。

发病机制 该病由细菌感染引起，且尿路梗阻可促进其发生，具体机制尚不清楚。

病理 根据病程和病情的进展情况，肾可以正常或者缩小。肾包膜苍白，不易剥脱，肾表面因瘢痕收缩而凹凸不平，呈大小不等的结节状，肾漏斗部瘢痕收

缩，肾盏呈钝性扩张；肾实质萎缩，皮质与髓质有时分界不清；肾盂黏膜苍白和纤维化。组织的改变不规则，镜下可见肾实质内有浆细胞和淋巴细胞广泛浸润，有时还有中性粒细胞。部分肾实质被纤维组织所替代。早期肾小球尚正常，肾小球周围有纤维化改变。晚期肾小球有硬化，肾小管萎缩，管腔内有时可见白细胞和透明管型，后者与甲状腺胶质类似，因此，描述其为肾甲状腺化。一般而言，这个变化是非特异性的，它们也可以在其他疾病中见到，如接触毒物、梗阻后肾萎缩、血液疾病、放射性肾炎、局部缺血性肾病和肾硬化。此外，叶间动脉和弓状动脉壁变厚，管腔变窄导致肾瘢痕形成。

临床表现　慢性肾盂肾炎的表现与急性肾盂肾炎截然不同，其发病和病程很隐蔽，临床表现可分为 3 类。①尿路感染表现：不明显，可有乏力、低热、厌食等，间歇性出现腰酸、腰痛等肾盂肾炎症状，可伴有尿频、尿急、尿痛等下尿路感染症状。可表现为间歇性无症状菌尿。②慢性间质性肾炎表现：如尿浓缩能力下降，可出现多尿、夜尿增多，易发生烦渴、脱水；肾小管重吸收能力下降可表现为低钠、低钾血症，肾功能不全时也可出现高钾血症；肾小管酸中毒常见。慢性肾盂肾炎表现以肾小管功能损害表现为主，往往比肾小球功能损害更为突出。③慢性肾功能不全表现：发展至终末期可出现肾功能不全，可有水肿、乏力、食欲缺乏、贫血等表现。慢性肾盂肾炎的临床表现根据肾实质损坏和肾功能减退的程度不同而有所差异，而肾变化是进行性的。慢性肾盂肾炎如果侵犯双侧肾，往往

在导致慢性肾衰竭时才出现相应临床症状，表现为高血压，面部、眼睑等处水肿，恶心、呕吐和贫血等尿毒症症状。当炎症在静止期时，症状不明显，但有持续菌尿，常有肾区轻微不适感，或伴有轻度膀胱刺激征。当出现反复发作的急性炎症时，可伴有局部肾区疼痛、畏寒、发热和膀胱刺激征。

诊断　目前多数学者认为，慢性肾盂肾炎的诊断标准应该严格，即影像学检查发现有肾皮质瘢痕和肾盂肾盏变形，肾功能检查有异常，且在病史中或尿细菌学检查有尿路感染证据者。如无上述改变，即使尿路感染的病史再长也不能诊断为该病。对慢性肾盂肾炎患者需做全面彻底的检查，以明确致病菌、单侧或双侧感染、原发病灶、肾实质损害范围及肾功能减损程度、有无尿路梗阻。

首先应行尿液细菌培养和药敏试验，菌落计数 $>10^5$ CFU/ml 可确定为感染。慢性肾盂肾炎患者往往有贫血，除急性发作时血液中白细胞数计数可增多，一般正常。静脉尿路造影对慢性肾盂肾炎有高度的诊断价值，可发现肾轮廓不对称、不规则，一个或多个肾盏出现闭塞或扩张，在相应部位出现皮质瘢痕，肾实质变薄，有时显影较差，输尿管扩张。逆行肾盂造影也能显示上述变化。腹部 X 线平片可显示一侧或双侧肾较正常小，同时评估有无尿路结石存在。如行排尿期膀胱尿道造影，部分患者可显示膀胱-输尿管反流。膀胱镜检查可能发现在患侧输尿管开口有炎性改变，输尿管插管受阻，可通过静脉注射靛洋红证实患肾功能减退。放射性核素扫描可测定患肾功能损害，

显示患肾较正常小。动态扫描还可查出膀胱-输尿管反流。

鉴别诊断　有些肾盂肾炎患者的临床表现与膀胱炎类似，仅凭临床表现很难鉴别，需进一步做定位检查方能确诊。①输尿管导尿法，又称斯塔米（Stamey）试验：以输尿管导管收集双侧肾盂尿液标本做培养，明确感染部位是一侧还是双侧。此项检查为有创性，不作为临床上常规使用。②膀胱冲洗试验，又称费尔利（Fairley）试验：是尿路感染直接定位诊断的方法，近年来常用此法来定位，比较简便和准确。将导尿管插入膀胱，行尿液培养计数，然后注入 0.2% 新霉素 100ml，20 分钟后排空膀胱，再用 2000ml 无菌生理盐水反复冲洗，以后每 10 分钟收集 1 次尿液，行尿细菌培养及菌落计数，共计 3 次。经冲洗后，尿培养无细菌生长，说明为膀胱炎；如 3 次尿细菌培养为阳性，而每次菌落计数逐渐上升，说明为肾盂肾炎。③免疫荧光技术检查尿沉渣中抗体包裹细菌（antibody coated bacteria，ACB）：肾盂肾炎为肾盂、肾盏或肾实质感染，机体可产生抗体将致病菌包裹；而膀胱炎为黏膜浅表感染，故细菌无抗体包裹。④尿沉渣镜检：如能发现白细胞管型，则是肾盂肾炎的有力证据。⑤尿酶测定：肾盂肾炎时，尿 N-乙酰-β-氨基葡萄糖苷酶（N-acetyl-β-glucosaminidase，NAG）排出量增多，而下尿路感染时多为正常，但也有学者认为其定位作用有限。⑥尿 β_2 微球蛋白（β_2 microglobulin，β_2-MG）测定：多数学者认为尿 β_2 微球蛋白含量升高提示肾盂肾炎，但少数膀胱炎患者的尿 β_2 微球蛋白也可能升高。⑦塔姆-霍斯福（Tamm-Horsfall，T-H）蛋白及其抗体测定：曾有报道血清抗 T-H 蛋白抗体在急性肾盂肾炎时会上升，特别是有膀胱-输尿管反流时。新近提出，尿 T-H 蛋白包裹游离细胞在肾实质感染时呈阳性，膀胱炎时则阴性。⑧血清 C 反应蛋白含量：赫勒斯坦（Hellerstein）将 C 反应蛋白含量与膀胱冲洗试验进行多次比较，证实在肾盂肾炎患者中，存在 C 反应蛋白含量升高的倾向，但本试验假阳性率较高。⑨肾 γ 闪烁照相：已作为一种鉴别上、下尿路感染的方法。Schardi 等发现所有急性肾盂肾炎患者中，镓-67（^{67}Ga）蓄积增加。⑩尿乳酸脱氢酶（lactate dehydrogenase，LDH）测定：乳酸脱氢酶以几种同工酶形式在体内存在。正常尿液内乳酸脱氢酶的 5 个同工酶不表达，在膀胱炎时尿内仅见同工酶 1，但在肾盂肾炎时可见同工酶 1~5。

此外，慢性肾盂肾炎与泌尿系统结核临床症状有相似之处。在结核患者中，尿液中可发现抗酸杆菌，结核菌培养可确诊。静脉尿路造影可发现典型的一侧肾小盏边缘如虫蚀状，有时出现空洞和钙化。

治疗 慢性肾盂肾炎的治疗应采用综合措施。总原则是，如影像学检查能够证实存在感染，则应治疗感染；防止感染；监测和保护肾功能。

全身支持疗法 注意加强休息、营养支持和纠正贫血，中医中药等以促进全身情况的改善，每天需要保持足够液体摄入量。

加强抗菌药物治疗 抗生素治疗在慢性肾盂肾炎期间具有非常重要的意义，需要达到彻底地控制症状、菌尿消失和减少反复发作的目的。所以抗生素的选择，应根据尿液细菌培养和抗生素敏感试验结果，选用在尿液中能达到杀菌浓度，且最有效和肾毒性小的抗生素。因为肾的浓缩功能受损可能会影响抗菌药物的排泄，要使慢性肾盂肾炎患者的尿液中的药物浓度达到有效抑菌浓度非常困难。一般要延长抗生素治疗的持续时间，以尽可能地达到治疗效果。抗生素的应用疗程至少 2~3 周，还需要继续长期服用小剂量抗生素来抑制细菌生长，有时需维持几个月以上。治疗期间反复检查尿液中的白细胞和细菌培养。

彻底控制和清除体内感染病灶 盆腔炎、尿道炎和慢性前列腺炎等原发感染病灶需彻底控制和清除。

外科治疗 尿路感染患者的肾损害持续恶化，应该怀疑存在潜在性肾损害，通常是肾乳头损害或潜在的泌尿系统疾病，如尿路梗阻、结石、畸形和膀胱-输尿管反流等，应及时纠正引起感染的原发病变，防止肾功能进一步受损。

（刘 飞）

huángsè ròuyázhǒngxìng shènyú shènyán

黄色肉芽肿性肾盂肾炎

（xanthogranulomatous pyelonephritis，XGPN） 少见的慢性肾实质化脓性感染性病变。该病可产生弥漫性肾实质破坏，一般仅有单侧肾受累，罕有双侧病变。该病在任何年龄均可发病，但以 50~70 岁多见；女性患者明显多于男性。

病因 目前病因仍不明了，可能与以下因素有关：①细菌感染，长期慢性炎症致肾组织持续破坏，脂质释放，被组织细胞吞噬而形成黄色瘤细胞。②尿路梗阻合并感染。③脂代谢异常。④免疫功能紊乱，特别是局灶型黄色肉芽肿性肾盂肾炎多由于宿主免疫功能低下，以致肾实质内轻度炎症性病变不能自行愈合。变形杆菌、大肠埃希菌是最常见的病原菌。耐青霉素的金黄色葡萄球菌也可引起。

发病机制 可能在多种因素共同作用下，在梗阻、缺血或坏死的肾内存在不充分的宿主急性炎症反应所致。

病理 包括以下几个方面。

大体观 肾明显增大、略增大或者正常大小，表面光滑，或者呈溃疡状、结节状。肿块大小不等，边界不清，多数为多结节病灶，切面呈黄色斑纹状，部分呈放射状黄色条纹样，切面实性，质脆。病灶一般多位于肾的上、下极，中部较少，大多数突破包膜，与周围有明显粘连。

光镜下 ①肉芽肿样组织结构。②特征性的黄色瘤细胞。③肾间质纤维组织明显增生。④肾间质毛细血管增生，扩张、充血。

分型 局灶型：较少见，主要表现为黄色瘤样肿物，为肾实质局灶性病变。弥漫型：患肾明显增大，肾实质严重破坏，肾盂肾盏表面或肾实质内可见大小不等的黄色瘤样肿物；病变可扩展到肾周或肾外组织并累及周围邻近组织器官。

分期 Ⅰ期（肾内期）：病变局限于肾实质（仅侵及 1 个肾盏或部分肾实质）。Ⅱ期（肾周期）：肾内病变同Ⅰ期，但已穿透肾实质侵犯肾周围脂肪。Ⅲ期（肾旁期）：病变弥漫至大部分或全肾，并广泛累及肾周围组织及后腹膜。

临床表现 主要表现为肾区

疼痛及反复发作的尿路感染，尿频、尿急、尿痛，多为不规则发热、全身不适、乏力、厌食、消瘦和便秘。多数患者有结石、尿路梗阻或糖尿病史，半数患者可触及腰部肿块，伴有高血压表现。

诊断　对有慢性尿路感染史，晨尿离心沉渣涂片泡沫细胞阳性以及影像学检查发现某些可疑病变者，应考虑黄色肉芽肿性肾盂肾炎的可能性。X 线检查的改变包括单侧肾增大，静脉肾盂造影（intravenous pyelogram，IVP）显示无功能肾，肾和/或输尿管发现结石。CT 和 MRI 有特征性发现。根据这些特点，对 40% 的患者可以做出诊断或术前拟诊。此外，该病患者尿细菌培养几乎均呈阳性，奇异变形杆菌和大肠埃希菌最常见，因大肠埃希菌感染率高，耐新青霉素 I 的金黄色葡萄球菌感染也有类似情况。肾组织病理学检查对确诊该病有重要意义。

鉴别诊断　①肾结核：临床表现常有膀胱刺激征，并进行性加重，尿沉渣可查到抗酸杆菌，结核分枝杆菌斑点试验（T-SPOT）阳性；影像学检查见肾髓质、肾乳头旁或肾实质内单个或多发大小形态不同、密度不等的囊腔，常与肾盂肾盏相通，可见点状或弧形钙化，肾皮质萎缩、纤维化。常伴有肾盂及输尿管增厚狭窄。②肾脓肿：两者均可侵犯肾周组织，临床上有发热、肾区胀痛、白细胞计数增高及脓尿等，以致鉴别困难。但肾脓肿 CT 平扫呈类圆形较均匀的低密度，边界不清，增强扫描可见厚度均匀的环状强化带，周围有较低密度的炎性水肿带，病灶中央脓腔无强化。③肾积水：少数弥漫型黄色肉芽肿性肾盂肾炎的影像学表现与肾或输尿管结石并发肾积

水相似，以致造成误诊。但肾积水扩张的肾盂肾盏壁薄而光滑，呈均匀的水样密度影，一般无肾周炎症反应。

治疗　包括以下几个方面。

抗感染治疗　局限型黄色肉芽肿性肾盂肾炎可予以敏感抗生素进行治疗，治疗期间严密随访。对于症状不能有效控制或治疗期间病情加重的患者再行手术治疗。

手术治疗　①Ⅰ期、Ⅱ期可采用肾部分切除术。②Ⅲ期可采用肾切除术及周围可疑病灶清除术，且宜采用经腹入路做患肾切除。③黄色肉芽肿性肾盂肾炎有可能与肾肿瘤或肾结核同时存在，当术前诊断不明而术中冷冻切片价值有限时，根治性肾切除术是较稳妥的选择方案之一。

预后　术后继续敏感抗生素治疗，预后良好。

（刘　飞）

shèn rǔtóu huàisǐ

肾乳头坏死（necrosis of renal papilla）

因肾内髓区缺血和/或严重感染导致的肾实质毁损性并发症。又称坏死性肾乳头炎、肾髓质坏死。通常局限于肾乳头部。该病虽可视为暴发过程的急性肾盂肾炎，但从本质上应归属于慢性间质性肾炎。该病多见于 40 岁以上老年人。发病率尚不清楚，各地报道也不一致，美国为 0.16% ~ 0.26%，英国为 0.8% ~ 1.3%，而澳大利亚为 4%。

病因　①糖尿病：最常见的与肾乳头坏死相关的疾病，占大宗报道的肾乳头坏死患者的 50% ~ 60%。复发肾乳头坏死的患者多数为糖尿病患者。一项静脉肾盂造影研究结果显示，在接受检查的胰岛素依赖型糖尿病患者中，25% 有肾乳头坏死。②梗阻性肾病：在大宗报道中，梗阻性

肾病占肾乳头坏死病因的 15% ~ 40%。③肾盂肾炎：严重的肾盂肾炎是肾乳头坏死的常见病因之一，特别是发生在糖尿病或尿路梗阻患者的肾盂肾炎。由于感染既可以是肾乳头坏死的病因，也常并发于肾乳头坏死和继发于糖尿病，感染在肾乳头坏死病因中所占的比例难以确定。④镇痛药滥用：特别是含有非那西汀的镇痛合剂以及大剂量的其他镇痛药的应用，可引起肾乳头坏死。在美国，镇痛药滥用占肾乳头坏死病因的 15% ~ 20%；而在镇痛药滥用普遍的国家，可占肾乳头坏死病因的 70%。接受镇痛药治疗的儿童也可发生肾乳头坏死。⑤血管炎：移植肾血管炎是移植肾排斥反应引起的血管炎，可使供应肾乳头的血管阻塞，导致肾乳头缺血坏死。此外，患者原发疾病如糖尿病、镰状细胞贫血等，也可引起移植肾乳头坏死、Wegner 肉芽肿、坏死性血管炎（包括结节性多动脉炎、变应性血管炎、微血管炎等）。

发病机制　可能是各种病因所致的肾髓质血流量不足导致缺血性坏死，如糖尿病引起的微血管病变或镰状细胞贫血引起的血流障碍等。

该病的发生与肾髓质锥体血供的解剖生理特点及髓质乳头血管病变和感染有关。肾血流量的 85% ~ 90% 分布在皮质，髓质仅占 10% ~ 15%，越靠近肾乳头血供越少，且皆源于髓旁肾单位的出球小动脉，受髓质中溶质浓度和渗透压梯度的影响，血液黏度逐渐增高，血流缓慢，是缺血性坏死的常见部位。伴发的基础疾病，如糖尿病、镇痛剂肾病、高尿酸血症等本身即可引起慢性间质性肾炎和肾小血管病变，镇痛剂肾

病、镰状细胞贫血、巨球蛋白血症等致乳头区受高浓度酸性物质刺激及血液异常高黏度。尿路梗阻时，肾盂、肾盏及肾小管内压力增加，这些因素均可导致髓质乳头部严重缺血和坏死，兼之患者全身及局部对细菌侵袭易感性增加，容易并发泌尿系统感染，进一步加重肾锥体血供障碍和组织坏死。临床发现，约半数以上肾乳头坏死患者存在两种或更多（如糖尿病合并尿路感染）的致病因素，易患因素越多，发生率越高。

病理 肾乳头坏死的病理改变一般是双侧性，可以是几个或者全部肾小盏进行性受损。肾有轻度萎缩，在肾乳头附近的髓质部直血管，有不同程度的循环障碍，血流缓慢而淤滞，造成肾乳头缺血性坏死。肾乳头坏死由肾乳头顶端开始直至皮质和髓质交界处。坏死肾乳头有时可脱落，随尿液排出体外。肾切面可见一个或几个肾乳头消失，有时在肾盂内可见到游离的脱落坏死肾乳头，表面钙化，肾乳头脱落处镜下可见分叶核粒细胞、小圆形细胞和浆细胞浸润，有典型慢性肾盂肾炎的病变，肾锥体严重缺血。

临床表现 取决于坏死累及的部位、受累的肾乳头数及坏死发展的速度。

急性肾乳头坏死 常在上述慢性疾病的基础上突然起病，寒战、高热、肉眼血尿或不同程度血尿及脓尿，多伴有尿路刺激征和腰痛等急性肾盂肾炎的表现。如肾乳头坏死组织脱落或血块阻塞输尿管，则引起绞痛及少尿甚至无尿，严重双侧广泛性肾乳头坏死者可出现急性肾衰竭，病情进展迅速，预后差，患者多死于败血症或急性肾衰竭的并发症。

这类患者往往由于严重的全身情况而使局部症状不明显，尤其是患者有糖尿病、尿路梗阻及心血管病变时更不易及时诊断，临床上此型居多。

亚急性肾乳头坏死 病情不如急性严重或迅速，病程较长，可达数周或数月。坏死的乳头脱落产生尿路梗阻，肾绞痛较多见，并有排尿困难等肾组织坏死、脱落、经过尿路的症状，以及少尿和进行性肾功能不全。

慢性肾乳头坏死 多在慢性间质性肾炎的基础上发生，起病隐匿，病程可达数年。临床上表现类似慢性间质性肾炎或反复发作性慢性肾盂肾炎，并出现肾小管功能障碍，如多尿、夜尿、尿浓缩功能受损及酚红排泄率降低、尿酸化功能障碍而引起肾小管酸中毒等，可有持续镜下血尿和脓尿，以及进行性肾功能减退，终致慢性肾衰竭尿毒症。也可无临床症状，多偶然在静脉尿路造影或在死后尸体解剖时被发现。部分患者常伴有尿路上皮肿瘤。

诊断 ①有慢性间质性肾炎、集合管出口受阻、上尿路梗阻等病变。②尿液检查可见坏死的肾乳头组织。③静脉肾盂造影肾乳头部位有环状阴影或缺损，髓质或肾乳头钙化阴影，肾影缩小和轮廓不规则。

在有引起肾乳头坏死的原发疾病的患者，特别是在尿路梗阻或严重的小管间质性肾病的基础上出现发热、血尿、急性腰痛、尿路绞痛和尿路梗阻，或长期多尿和夜尿，应考虑到肾乳头坏死。糖尿病患者出现长期多尿和夜尿，不应笼统考虑为糖尿病性多尿，应注意发生肾乳头坏死的可能。

逆行或顺行肾盂造影是该病主要诊断手段。肾活检可帮助排

除肾小球肾炎和其他间质性肾炎。在尿中找到坏死的肾乳头可确诊肾乳头坏死，在可疑患者应收集全部尿液，用滤纸或纱网过滤寻找肾乳头组织。

应对肾乳头坏死患者进行糖尿病、血管炎、尿路梗阻、酒精性肝病、镰状细胞贫血、静脉血栓形成等病因检查。对于以感染为病因的肾乳头坏死患者，应进一步检查引起感染的原发病，如糖尿病、尿路梗阻等。

严重的肾盂肾炎、治疗效果不佳、肾功能进行性恶化者，应考虑该病的可能，尤其是合并糖尿病、尿路梗阻以及有长期服用镇痛药病史的患者可能性更大。

鉴别诊断 肾乳头坏死需与慢性梗阻性肾病、肾结核、髓质海绵肾和其他引起髓质钙化的疾病做鉴别。表现为长期多尿和夜尿的患者应与其他慢性小管间质性肾病（包括肾髓质囊性病）、肾小管酸中毒、尿崩症等进行鉴别。如髓质囊性病表现为对称性受累，常合并肾功能显著下降。反流性肾病放射性影像学检查证实输尿管受累，且在儿童期有反流的病史。肾肿瘤多发生在单侧，而肾乳头坏死往往是双侧性病变。肾结核可通过抗酸杆菌培养进行鉴别。

治疗 包括以下几个方面。

治疗原则 主要是针对病因治疗，消除诱发因素，改善肾血供，减轻不适症状，促进肾修复。

治疗方案 ①积极治疗基础疾病：如有糖尿病积极控制血糖、血脂、血压；有尿路梗阻者早日解除梗阻；服用镇痛药者尽快停用镇痛药；镰状细胞贫血或巨球蛋白血症者要治疗原发病、稀释血液、减小血液黏度。②积极控制感染：无论是原有肾盂肾炎的

基础疾病，还是在其他疾病基础上新发的肾盂肾炎，都要用强有力的抗生素积极控制感染。有复杂因素者要尽快消除如结石、血块、坏死组织块引起的尿路梗阻以及留置的导尿管。有药敏结果者参照药敏结果，无药敏结果者可先选用对革兰阴性杆菌疗效比较好、肾毒性比较小的第三代头孢；如肾功能尚可，也可选用第三代喹诺酮类抗生素。③增加肾血流量：肾乳头坏死的病理基础是以肾乳头为中心的肾髓质血流障碍、缺血，因此应该活血化瘀，疏通肾内循环，增加肾血流量，改善髓质血供，减轻肾损害。可用低分子量右旋糖酐加复方丹参注射液静脉滴注，静脉应用适量的肝素或尿激酶，以及小剂量的多巴胺、双嘧达莫、维生素 E 等。具体用法、用量可根据血液黏度、血管弹性等血液流变学指标决定。还可在早期于局部给予肾区透热、肾囊周围封闭以及肌内或皮下注射双氢麦角碱 0.3～0.6mg，每天或隔天 1 次，以改善肾乳头血供。血尿明显时暂时不用上述方法。禁用非甾体抗炎药，这类药物可抑制前列环素的合成，减少肾血流量。④解痉、镇痛、止血：肾乳头坏死组织脱落时，常出现血尿，出血明显时，应予以止血治疗，大量出血时应输注新鲜血或浓缩红细胞；坏死组织、血块阻塞输尿管时可出现肾绞痛，可给予阿托品、哌替啶等解痉、镇痛；还可插入输尿管导管，用尿激酶冲洗肾盂或留置引流，并可由此注入抗生素；如无水钠潴留，鼓励患者多饮水、加强输液，促使坏死组织或血块排出。⑤血液净化治疗：双侧广泛肾乳头坏死出现急性肾衰竭时，按急性肾衰竭处理。必要时行血液净化治疗。

⑥其他治疗：脱落的肾乳头常能自动排出，偶尔需要外科手术。对发生持续大量血尿的个别严重患者，需行肾切除治疗。单侧急性肾乳头坏死如呈暴发性感染，或大量血尿不止或引起严重梗阻者，可做患肾切除；对变态反应所致者可给予肾上腺皮质激素治疗；合并水电解质酸碱平衡紊乱、高血压时积极纠正紊乱、控制血压。⑦中医药治疗：中医认为该病主要是由于湿热所伤而致脾肾虚损、气滞血淤而发病，故治疗首先应以清利湿热为主，继之调理脾肾，佐以理气化瘀、肾乳头坏死的中医辨证治疗。

预后　由于肾乳头不能再生，因此该病预后主要取决于发病时肾乳头损害的严重程度。引起肾乳头坏死的原发病因能否去除也影响预后。对感染和梗阻的有效治疗可防止该病进展。

（刘　飞）

shèn nóngzhǒng

肾脓肿（renal abscess）　肾实质感染所致广泛的化脓性病变或尿路梗阻后肾盂肾盏积水、感染而形成一个积聚脓液的囊腔。又称肾积脓。致病菌有革兰阳性球菌和革兰阴性杆菌或结核分枝杆菌，多在肾结石、肾结核、肾盂肾炎、肾积水等疾病的基础上，并发化脓性感染而形成。

病因　引起肾脓肿的病因较多，过去 80% 的肾脓肿是由表皮葡萄球菌经血行播散至肾而引起的。抗生素广泛使用以来，革兰阳性菌引起的肾脓肿越来越少，而革兰阴性菌正逐步成为主要的病原菌。尿路中革兰阴性菌感染以及结石堵塞肾小管，从而导致的上行性感染是现阶段肾脓肿形成的最主要原因。此外，其他原因导致的梗阻，如妊娠、神经源

性膀胱、前列腺增生或肿瘤也被报道可引起肾脓肿的发生。糖尿病或免疫功能紊乱的患者，发生率要明显高于正常人。

病理　致病菌主要为大肠埃希菌和其他肠埃希菌及革兰阳性细菌，如副大肠埃希菌、变形杆菌、粪链球菌、葡萄球菌、产碱杆菌、铜绿假单胞菌等。极少数为真菌、病毒、原虫等致病微生物。多由尿道进入膀胱，上行性感染经输尿管达肾，或由血行感染播散到肾。女性的发病率高于男性数倍。女性在儿童期、新婚期、妊娠期和老年时更易发生。尿路梗阻、膀胱-输尿管反流及尿潴留等情况可以造成继发性肾盂肾炎。

发病机制　肾脓肿系肾皮质化脓性感染，为葡萄球菌经血运进入肾皮质引起的严重感染，早期阶段为水肿，伴有为数不等的小脓肿。小脓肿可融合形成感染性肿块，重者坏死液化明显时即形成典型的肾脓肿。

临床表现　患者除腰背部疼痛外，多伴有不同程度的全身感染症状，如发热、寒战、全身乏力等，有时也可以出现膀胱刺激征。部分患者可扪及增大的肾，肾区叩击痛呈阳性。

诊断　根据病史、临床症状和体征，并结合实验室检查及影像学检查可确定诊断。较为完善的病史采集可以帮助对致病菌做出判断，肾脓肿疑似革兰阳性菌感染者，注意近期可曾患过上呼吸道感染或皮肤疖、痈；伴随有经久不愈的尿路感染，突然加重，或存在泌尿道梗阻，往往预示着革兰阴性杆菌感染的可能。除了较为典型的病史、症状及体征外，辅助检查是必不可少的。

实验室检查　血液中白细胞计数和中性粒细胞计数增多，血

培养可呈阳性。早期尿中无白细胞，当感染扩展到肾盂时，尿中可发现白细胞。尿培养的结果应与血培养相同。B超引导下穿刺抽脓培养可发现致病菌。

影像学检查 静脉尿路造影对于区分早期肾脓肿和急性肾盂肾炎帮助不大，B超和CT对鉴别肾脓肿和其他肾感染性疾病很有价值。从急性细菌性肾炎发展至肾脓肿的过程中，初期仅可见肾增大伴肾轮廓变形。病程向慢性肾脓肿发展时，B超下逐渐可见到边界不清的低回声或无回声区，其内部出现散在回声，而周围肾实质则呈水肿改变。此时CT可见肾形态增大，局部圆形或类圆形低密度区。脓肿形成后，B超下可见边界清楚的团块，内部形态多样，回声强度取决于脓肿内碎屑的量。CT可很好地显示脓肿的轮廓，脓肿在增强前后都特征性地表现为边界清楚的占位。几天后，脓肿周围形成厚壁，CT增强扫描显示为"指环征"，反映了脓肿壁新生的血管。镓或铟放射性核素成像对于评估肾脓肿患者的肾功能也是有帮助的。①急性局灶性细菌性肾炎：腹部X线平片常无明显异常。静脉尿路造影对诊断有一定帮助，少数患者可出现肾盂肾盏受压。B超示肾实质局灶性低回声区，边界不清。CT检查为低密度实质性肿块。增强后密度不均匀增强，仍低于正常肾组织，肿块边界不清，不同于肾皮质脓肿。CT示肾实质局限性肿大，并有多个层面，肾筋膜增厚是该病定性诊断依据。②肾皮质脓肿，腹部X线平片显示患侧肾增大，肾周围水肿使肾影模糊，腰大肌阴影不清楚或消失。当脓肿破裂到肾周围时，腰椎侧弯。静脉尿路造影可显示肾盂肾盏受

压变形。B超可显示不规则的脓肿轮廓，脓肿为低回声区，或混合回声区，肾窦回声偏移，稍向肾边缘突出。CT肾扫描显示肾皮质不规则低密度病灶，CT值介于囊肿和肿瘤之间，增强CT扫描边缘增强明显，中心部无增强。肾被膜、肾周筋膜增厚，与邻近组织界面消失。放射性核素肾扫描显示肾占位病变，肾缺损区与肾囊肿相似，用镓-67（^{67}Ga）可提示感染组织。

鉴别诊断 右侧肾积脓需与化脓性胆囊炎鉴别。

治疗 肾脓肿的治疗方法与脓肿的大小相关。西格尔（Siegel）等在1996年提出对直径<3cm的肾脓肿，建议行抗生素保守治疗；而对于直径>5cm的脓肿，建议行手术治疗。当然，随着疾病治疗过程中的转归发展，需要及时调整后续治疗方案。早期有效的抗生素干预能够有效地控制疾病的发展。经验性抗生素的选择取决于对感染来源的判断。当怀疑是血行播散时，病原菌最常见为葡萄球菌或链球菌，而耐酶青霉素、万古霉素、太古霉素相对敏感。考虑上行性感染时，除了积极治疗原发病外，药物治疗以针对革兰阴性杆菌为主，第三代头孢菌素、抗假单胞菌青霉素或氨基糖苷类药物较为有效。在培养结果回报后，及时调整用药方案。当疾病控制不佳导致脓肿形成后，因脓肿周围形成较厚的壁，脓肿中心组织缺血坏死，脓腔内细菌密度较高，单纯抗生素治疗难以控制疾病发展。传统的有创治疗方式为开放性肾脓肿切开引流及冲洗治疗，由于患者此时合并不同程度的全身感染，开放手术可能会诱发如弥散性血管内凝血（disseminated intravas-

cular coagulation，DIC）、脓毒症休克等严重并发症，对患者造成较大的损害。现阶段多采用CT或者B超引导下经皮肾脓肿穿刺引流术，该术式对患者基础情况要求不高、局部麻醉下操作、手术时间短、并发症少，正逐渐取代传统的开放性切开引流术。通过对穿刺液性质的判断，不但可以区分脓肿与多血管的肿瘤，抽吸出来的脓液也可以进行细菌培养，并根据药敏结果选用敏感抗生素。对鉴别不清、疑似囊性肾癌合并感染的患者，进行穿刺液肿瘤脱落细胞筛查，部分患者可表现为瘤细胞阳性。引流管保留时间视脓腔大小及每天引流量决定。当合并有肾周积脓或肾盂积脓时，可考虑同期行造口术。是否需要经引流管局部应用抗生素或生理盐水行脓腔灌洗尚无定论。当怀疑厌氧菌感染时，可缓慢应用甲硝唑冲洗，除此之外，尽量不要局部应用抗生素，尤其是广谱抗生素。当考虑引流管可能被碎屑堵塞时，可应用生理盐水尝试通管，过程中避免压力过大或注入较多。药物治疗期间，连续进行超声或CT检查，以明确脓肿吸收情况。当患者血细胞计数与分类稳定，肾造口引流量少、色清时可考虑夹闭或直接拔除造口管，拔除后要继续静脉或口服抗生素治疗1~2周。因抗生素使用疗程较长，用药期间要注意菌群失调、真菌感染以及耐药等问题的发生。

预后 治疗及时，预后良好。

（刘 飞）

shèn zhōuwéiyán

肾周围炎（perinephritis） 肾包膜与肾周筋膜之间的脂肪组织中的炎症。其由体内其他部位炎症病灶的细菌经血行播散到肾皮

质，在皮质表面形成小脓肿，脓肿向外穿破进入肾周围组织而引起，病变位于肾固有筋膜和肾周筋膜之间脂肪组织的化脓性炎症。如感染形成脓肿，则称为肾周围脓肿。

病因 肾周围炎、肾周围脓肿可由多种致病菌引起，近年来由于广泛应用广谱抗生素，血行播散日趋减少。致病菌以前以金黄色葡萄球菌为主，现在逐渐转变为以大肠埃希菌及变形杆菌为主，金黄色葡萄球菌次之。其他致病菌还包括许多革兰阴性杆菌，如克雷伯菌、肠杆菌和铜绿假单胞菌等。肠球菌和链球菌在文献中也有过报道，某些厌氧菌如梭状芽胞杆菌、多形杆菌和放线菌也可致病，而且常规细菌培养为阴性。肾周围脓肿约25%为混合性感染。

病理 肾周围炎如原发病灶经抗菌药物控制感染后，炎症可在数周内逐渐消失，仅遗留纤维组织。如炎症继续发展，则形成脓肿。脓肿如在肾上部周围，离膈肌较近，可引起患侧胸腔积液、肺基底部炎症，或穿破膈肌、胸膜和支气管形成支气管-胸膜瘘。肾旁脓肿，可向上形成膈下脓肿。如脓肿位于肾下后方，刺激腰肌，脓液沿腰大肌向下蔓延，可破入髂腰间隙、腹腔或肠道。

发病机制 肾周围炎感染途径如下。①肾内感染蔓延至肾周围间隙：多数肾周脓肿由此途径感染，包括肾皮质脓肿、慢性或复发性肾盂肾炎（由于存在尿路梗阻）、肾积脓、黄色肉芽肿性肾盂肾炎等。②血行播散：体内其他部位感染病灶，经血供侵入肾周围间隙。常见有皮肤感染，上呼吸道感染等。③经腹膜后淋巴系统侵入：来自膀胱、精囊、前列腺、直肠周围、输卵管或其他盆腔组织的感染由淋巴管上升到肾周围。④来自肾邻近组织的感染：包括肝胆囊、胰腺、高位盲肠后阑尾炎和邻近的肋骨或椎骨骨髓炎等，有时为肾外伤以及肾、肾上腺手术后引起的感染。

临床表现 肾周围炎起病隐袭，数周后可出现明显的临床症状，患者除肾盂肾炎症状加重、恶寒、发热、血白细胞计数增多之外，常出现单侧明显的腰痛和压痛，个别患者可在腹部触及肿块。炎症波及膈肌时，呼吸肌及膈肌运动受到限制，呼吸时常有牵引痛。

诊断 根据典型症状和体征，结合相关检查进行诊断。血白细胞计数增多，中性粒细胞增加。尿镜检无脓尿或菌尿，但当脓肿与集合系统相通后，可出现脓尿和菌尿，尿液涂片革兰染色可找到致病菌。尿细菌培养为阳性。血培养有细菌生长。B超和CT检查均可很好地显示脓肿，在超声引导下细针穿刺抽吸取得脓液则可肯定诊断。静脉尿路造影显示肾盂肾盏有推移受压，患侧肾功能减退。

鉴别诊断 ①肾皮质化脓性感染：也表现为发热、腰痛，患侧腰部有明显的肌紧张和压痛，但体温较高而局部症状没有肾周围炎和肾周围脓肿明显。肾、输尿管及膀胱平片（kidney ureter bladder position，KUB position）肾皮质化脓性感染显示肾影不清，但可见腰大肌阴影，且无脊柱侧弯。B超和CT检查可区别肾内还是肾周围感染。②急性肾盂肾炎：主要表现为发热伴尿频、尿急、尿痛，查体也有肾区叩击痛，但尿路刺激征明显，且无患侧肢体活动受限表现，尿常规检查有白细胞。B超和CT检查可区别是否为肾周围感染。③肾乳头坏死：主要表现为突发性发热、腰痛、血尿，能迅速发展为脓毒症休克。通常有糖尿病病史或服用镇痛药史，但无患侧下肢活动受限表现。B超和CT检查可区别是肾内还是肾周围感染。④肾周囊肿：主要表现为腰痛、腰腹部肿块等，但腰痛多为持续性钝痛，且肾区无叩击痛及腰大肌刺激征。B超检查肾周围有低回声区，密度较均匀。穿刺可抽出黄色透明液体。

治疗 ①早期肾周围炎在脓肿未形成前，若能及时应用合适的抗生素和局部理疗，炎症可以吸收。②一旦脓肿形成，自行吸收愈合的概率较小，应行切开引流术。也有学者认为直径<5cm肾周围脓肿，应首先考虑严格的抗生素治疗，如临床疗效不满意再考虑手术引流。

预后 如不是继发于肾疾病的肾周围脓肿，早期进行切开引流术，预后良好。若延误诊断和治疗，预后欠佳，病死率可高达57%。

（刘 飞）

shèn zhōuwéi nóngzhǒng

肾周围脓肿（perirenal abscess）

肾包膜与肾周筋膜之间的脂肪组织发生感染未能及时控制而形成的脓肿。又称肾周脓肿。致病菌可能来自肾本身或肾外，主要为金黄色葡萄球菌、大肠埃希菌、变形杆菌。以单侧多见，双侧少见，右侧多于左侧，男性较多，年龄常见于20~50岁。

病因 见肾周围炎的病因。

发病机制 肾周围脓肿一般是由急性肾皮质脓肿破入肾周间隙或其他部位的感染经血行播散形成。伴有肾结石的患者较易并发肾周围脓肿。肾周围脓肿的患者约 1/3 是血行播散引起，通常来源于皮肤的感染。当肾周围脓肿通过肾周筋膜破入肾旁间隙时，形成肾旁脓肿。肾旁脓肿也可以由肠道、胰腺或胸膜腔的感染性疾病引起。相反，肾周围或腰大肌脓肿可以是肠穿孔、克罗恩病或胸腰椎骨髓炎播散引起。

临床表现 症状的出现往往较隐匿。大部分肾周围脓肿患者超过 5 天才出现症状。临床表现与肾盂肾炎相似，但超过 1/3 的患者无发热。大约 1/2 的患者可在腹部或腰部触及肿块。如果患者同侧髋关节屈曲外旋和跛行，应该怀疑腰大肌脓肿。

诊断 除依据病史和体征外，还应进行实验室和影像学等检查。超过 75% 患者的实验室检查会发现不同程度的血、尿白细胞增多、血肌酐水平升高和脓尿。CT、B 超等影像学检查对明确诊断具有特殊价值。

病史与体征特点 患者通常以患侧腰痛，伴发热为主诉入院，可以合并食欲缺乏、乏力、体重减轻等全身症状。询问病史时要注意是否存在泌尿系统结石或持续和反复发作的尿路感染病史，单纯性肾周围炎、肾周围脓肿的患者尿频、尿急、尿痛症状通常并不明显，血尿也并不常见。查体时患者多有跛行，注意观察体表是否存在皮肤感染；触诊可触及患侧腰背部肌肉紧张，脓肿范围较大者患侧腹部可有压痛；患侧肾区叩击痛是诊断该病的要素之一；听诊注意肠鸣音及患侧下肺呼吸音，明确是否合并肠梗阻及胸腔积液；特殊检查为当患侧下肢抬高或躯干向健侧弯曲，可刺激患侧腰肌引起腰背部剧痛。

实验室检查 常规实验室检查结果反复、多样。血常规可见白细胞计数增多并有核左移现象，有不同程度的贫血，红细胞沉降率上升。如患者有其他肾疾病或是双侧病变，才有可能出现血清肌酐和血尿素氮水平升高。尿液分析有脓尿和蛋白尿，但无血尿。30% 的患者尿液分析正常，40% 尿培养阴性，仅有 40% 在血培养时出现阳性结果。

影像学检查 包括以下几个方面。

X 线检查 腹部 X 线平片显示肾轮廓增大或外形不清，肾区密度增加，腰椎凹向患侧，腰大肌阴影模糊；静脉尿路造影在 80% 患者中可见异常，但缺乏特异性。摄片时如令患者做吸气动作，患侧由于肾固定显影不受影响，相反，健侧肾由于可自由活动反而影像变模糊。脓肿较大时，影像学检查可见低密度软组织影沿肾周筋膜向骨盆延伸。继发于产气菌感染的肾周围脓肿，可见肾周围出现气泡聚集。有时可见肾盂或输尿管移位，肾盏拉长，如有结石则伴有尿路梗阻、积液。X 线胸片有时可见患侧肺下叶浸润、胸腔积液、膈肌升高，胸部透视可发现膈肌运动受限。

B 超 对肾周围脓肿的诊断、定位以及治疗具有特殊意义。B 超检查表现呈多样性，有的可见肾周低回声团块，有的可为整个肾被无回声团块所替代，有的则表现为肾周高低混合的回声团。主要表现为肾脂肪囊弥漫或局限性膨大，贴近肾可见内部为无回声或较为局限的低回声区，如脓肿由产气菌引起，可因气体表现为稍强回声。脓肿形态常为椭圆形，无回声或低回声区，内有点状光点悬浮，可有分隔，脓肿壁较厚，内壁粗糙。如果不伴有肾结石、肾积水，肾内部回声多正常，但可因脓肿压迫导致局部轮廓改变。B 超可以初步鉴别上尿路结石引起的腰痛，对肾周肿物囊性或实性的鉴别优于 CT，并且便于操作，不受肾功能影响，无放射性损伤和造影剂过敏风险，临床应用价值很高。B 超引导下穿刺置管引流已经成为肾周围脓肿主要的治疗手段。

CT 肾周围炎、肾周围脓肿确定诊断的首选方法。从 20 世纪 90 年代中期以后，肾周围炎、肾周脓肿早期确诊率明显增高，病死率显著下降，与 CT 的临床广泛应用密不可分。肾周围脓肿的 CT 影像可见肾周囊性病灶，呈低密度，低于周围肾实质，高于水，CT 值为 20~30Hu，脓肿本身低密度区在增强扫描中几乎没有强化，但脓肿炎性壁可呈环状强化，脓肿内可见条索状分隔。脓肿较大时可见肾移位，患侧肾水肿增大，肾周围筋膜增厚，肾周脂肪模糊。产气细菌感染时可见病变内气体和气液平面。CT 不仅能够确定脓肿扩散范围、明确原发感染灶以及判断周围解剖关系，还可以有效地协助排除鉴别诊断，如肾囊肿、肾肿瘤、肾盂肾炎、结石等。

MRI 与 CT 在肾周围炎、肾周脓肿诊断上的作用差别不大，但 MRI 在判断脓肿与周围脏器界限方面灵敏度较高，对脓肿的定位更准确。肾周围脓肿病灶在 T1WI 呈不均匀低信号，内部可见条索状或絮状等信号影，脓肿周边模糊，有稍低信号环绕，在 T2WI 呈高信号，与水信号类似，内部可见网格样低信号影或散在斑点、条状低信号影。对因造影剂过敏或肾功能不全而不能做增强 CT 检查的患者，MRI 有其优越性。

鉴别诊断 ①单纯性肾囊肿：

单纯性肾囊肿多为查体偶然发现，日常腰痛症状并不明显，肾囊肿急性感染导致发热较为少见。查体肾周围脓肿叩击痛明显，肾囊肿肾区叩击痛多为阴性。单纯影像学检查鉴别两种疾病有一定难度，脓肿的 CT 值通常高于肾囊肿，诊断需要综合临床表现。B 超引导下穿刺引流不仅可以作为诊断手段，还可以用于两种疾病的治疗，但单纯穿刺引流肾囊肿术后较易复发。②肾盂肾炎：急性肾盂肾炎患者通常有明显的尿频、尿急、尿痛等尿路刺激征，多伴有发热。查体两种疾病都可能存在肾区叩击痛，但肾盂肾炎疼痛较轻。肾盂肾炎患者尿常规白细胞计数增多更为明显。肾周围炎与肾盂肾炎有时难以鉴别，后者经抗生素治疗 4~5 天后病情多趋于平稳，病程较前者短，若寒战、发热以及腰痛等症状反复出现，则提示脓肿的可能，此时，B 超和 CT 检查可区别肾内和肾周感染，对肾周围脓肿的诊断意义更大。③上尿路结石：结石患者出现急性输尿管梗阻时表现为突发患侧腰痛，常伴有发热、血尿，这与肾周围炎、肾周围脓肿类似，但发病更为急骤，肾周围炎、肾周围脓肿通常表现为腰部疼痛进行性加重，病史更长，较少出现血尿。两种疾病体格检查也较为相似，表现为肾区叩痛或输尿管走行区的压痛。影像学检查是两种疾病的主要鉴别方法。④囊性肾癌：囊性肾癌通常为体检发现，平日无发热、腰痛症状，查体无肾区叩击痛。影像学检查呈多房性，囊内可见分隔，内部可见血流、钙化，肾周围脓肿病灶内分隔通常不明显，并且内部没有血流信号。影像学检查结合病史两者不难鉴别。

治疗 肾周围炎发病早期，若能及时应用有效的抗生素使病情得到控制，炎症可以吸收、消散。一旦病情进展形成脓肿，由机体自行吸收、愈合的概率较小，外科引流就成为治疗的主要手段，抗生素能有效地控制败血症和预防感染的扩散，但不能替代引流。治疗要着眼于早期控制感染扩散，脓肿形成时要及时穿刺引流，最大限度地减少并发症和复发。肾周围炎、肾周围脓肿应采用综合治疗措施，包括全身支持治疗、抗感染治疗、外科手术治疗。

全身支持治疗 注意休息，加强营养，纠正贫血。肾周围脓肿患者通常消耗较大，自主进食良好的患者鼓励高纤维素、优质蛋白饮食，对于不能进食或进食较差的患者必要时进行肠外营养支持，保证每天足够的营养和液体的摄入。也可选用中医中药改善机体状况，提高抗病能力。合并糖尿病的患者要密切监测、调节血糖，稳定病情。此外，可以选择适时静脉注射白蛋白，维持血浆清蛋白正常水平。

抗感染治疗 早期及时有效的抗生素治疗对肾周围炎、肾周围脓肿的不同阶段都具有重要意义。早期选择广谱有效的抗生素对于控制肾周围炎的重要性是不言而喻的，对于尚未明确病原菌的肾周围脓肿患者，抗感染治疗通常采用"降阶梯"治疗方案。在治疗早期经验性选择单一广谱抗生素，可首选碳青霉烯类，如亚胺培南、美罗培南，不推荐联合用药。及早血培养、尿培养、引流液培养对明确病原菌、指导诊疗意义重大。用药 48~72 小时后评估抗感染治疗效果，7 天后复查降钙素原评估病原菌清除效果，或根据药敏结果选择有效的

抗生素。长期抗感染治疗后如患者再次出现低热，应注意排除真菌感染可能。

外科手术治疗 外科手术有效引流脓液，是肾周围脓肿治疗的关键措施。

穿刺置管引流 随着腔内泌尿外科发展，早期、局限的肾周围脓肿在 B 超或 CT 引导下穿刺置管引流已成为主流的治疗方法。与以往传统切开引流方案相比，穿刺置管引流具有创伤痛苦小、操作简便易行的优势。明确诊断后肾周围脓肿穿刺引流越早，患者获益越大，术后继续配合有效的抗菌药物治疗，绝大多数患者可以获得满意的疗效。即便对于较为复杂的肾周围脓肿，由于大多数患者入院时一般情况较差，一期穿刺引流可以有效地减少毒素吸收和防止病情恶化，待患者病情平稳后行二期手术治疗，对降低手术风险、改善患者预后起到决定性作用。由于肾周脂肪组织丰富且疏松，感染不易局限，有时呈分隔的多房脓肿，尤其在脓腔较大、脓液黏稠、范围较广时，单一穿刺引流往往难以奏效。此时可以进行多点、多管的穿刺引流，如脓液黏稠引流不畅时，可使用无菌生理盐水进行对流冲洗，但应注意避免感染范围扩大的风险。通常脓腔中可见气体，大多由厌氧菌产生，穿刺置管后氧气随空气进入脓腔，厌氧菌可因环境改变加速消亡，有助于患者康复，引流后脓腔大多可自行吸收、机化。肾周围脓肿若继发于周围消化系统脏器的感染，如胰腺炎、胆囊炎、肝脓肿、十二指肠穿孔等，应积极治疗原发病，并同期置管引流。肾周围脓肿若继发于上尿路结石梗阻导致的脓肾，早期行输尿管支架肾盂内引

流或肾脓肿穿刺引流是十分必要的。

肾切除术　若患侧肾无功能，必要时可考虑实施肾切除术。肾周围脓肿切开引流术和肾切除术何时进行或是否同期进行，应根据患者病情决定。

切开引流　对于巨大、复杂、多房穿刺引流难以治愈的肾周围脓肿，应该行切开引流。对于部分穿刺引流不能奏效或拔管后反复发作的肾周围脓肿患者，早期确切、充分的手术切开引流是治疗成功的关键。由于炎症会导致肾周脂肪水肿并且粘连严重，操作较为困难，不推荐腹腔镜手术，应选择开放手术。术中应破坏脓肿分隔，吸净脓液，以过氧化氢溶液及生理盐水反复冲洗脓腔，不要强行切除脓肿壁，因为脓腔通常可自行闭合、吸收，而且术中周围脏器因炎症粘连严重，盲目扩大手术范围容易损伤邻近脏器、血管，如十二指肠、下腔静脉等。脓液清理彻底后留置单管或多管引流，部分缝合切口，脓腔内填塞凡士林油纱布是经典的外科手术方法，可以起到压迫创面止血、协助引流的作用。复杂肾周围脓肿经手术切开引流可显著地缩短脓肿消除的时间，且避免复发。肾周围脓肿一经切开引流，需要长期换药治疗，定期清除创面纤维板，保证肉芽组织生成，促进切口自内向外愈合，避免死腔形成导致脓肿复发或切口不愈合。

预后　如诊断及时，治疗有效，则患者预后良好。死亡率与诊断延误及不恰当的治疗有关。

（刘　飞）

shūniàoguǎn yán

输尿管炎（ureteritis）　由大肠埃希菌、变形杆菌、铜绿假单胞菌和葡萄球菌等致病菌以及病毒等引起的输尿管管壁的炎性病变。常继发于泌尿系统其他部位的感染、内源性或外源性损伤。

病因　输尿管炎常继发于肾盂肾炎、膀胱炎等，也可因血行或淋巴传播和邻近器官感染的蔓延而引起（如阑尾炎、回肠炎、腹膜炎等）；部分患者因内镜检查、输尿管结石及药物引起。

病理　急性输尿管炎的病理改变为非特异性炎症，光镜下主要表现为急性炎症性改变，主要为黏膜充血、水肿，固有层中性粒细胞浸润，较重患者黏膜上可发生糜烂、出血，以致溃疡形成。

发病机制　病原体多为细菌或病毒。细菌则多为杆菌，也有厌氧菌感染的报道，国外文献报道厌氧菌感染可引起输尿管的急性化脓性炎症，并且可导致输尿管的急性坏死，若炎症破坏输尿管壁，则可引起输尿管周围积脓和尿外渗。而在病毒感染方面，临床上单纯的输尿管急性病毒性炎症比较罕见，多发生于免疫缺陷人群，如接受器官移植者、获得性免疫缺陷综合征（acquired immunodeficiency syndrome，AIDS）患者等，有文献报道 BK 病毒和巨细胞病毒感染引起的急性输尿管炎，其症状多无特异性。同时，亦有国外文献报道了巨细胞病毒输尿管炎可发生于免疫功能正常患者中。急性非感染性输尿管炎则多发生于特殊人群，如嗜酸性输尿管炎多发生于有过敏体质或过敏遗传背景人群。同时，随着治疗手段的多样化，临床上亦不可忽视医源性因素所致的非感染性急性输尿管炎，有散在文献报道运用硝酸银灌注治疗乳糜尿过程中引起的急性坏死性输尿管炎，以及运用环丙酰胺导致出血性膀胱炎时并发严重的输尿管炎等。

临床表现　临床上单纯急性输尿管炎患者较为少见，因其多伴发急性肾盂肾炎和急性膀胱炎等急性泌尿道感染，故其临床表现多为肾盂肾炎或膀胱炎的症状，可出现腰部酸胀疼痛、尿频、尿急、血尿及发热、无力等局部症状和全身症状，并可最终导致输尿管狭窄，当造成严重的肾积水时，肾区有叩击痛。体格检查时常可于输尿管行程区触及深压痛，但同时亦需注意，继发于急性下尿路感染时，输尿管行程亦可出现阴性体征。

诊断　诊断急性感染性输尿管炎依靠常规感染指标及尿常规等检查项目，其中，病毒感染性输尿管炎的诊断主要依赖血清免疫学检查，并结合患者的特殊既往史，由于其发病罕见，因此常常不能早期诊断。而急性非感染性输尿管炎的诊断则更多依赖于病史、查体等综合判断。检查方面，超声、计算机体层成像尿路造影（computed tomography urography，CTU）、磁共振尿路造影（magnetic resonance urography，MRU）等影像学检查对诊断有帮助，尤其炎症累及输尿管周围组织或穿孔引起尿外渗时。而输尿管镜检查及病理学检查则为目前确诊急性输尿管炎特异度最高的检查手段。

超声检查　是首诊过程中的重要辅助检查之一，急性输尿管炎超声成像有其病理基础且有特异性表现。输尿管内为致密的黏膜层，中间为较疏松的肌层，外为致密的浆膜层。急性炎症时输尿管壁经历了一系列炎症过程，壁内毛细血管扩张充血，水分外渗间质致输尿管壁肿胀，水分主要聚集在较疏松的中央面，超声图像表现为低回声，从而突显黏膜层和浆膜层为线状强回声，输尿管壁呈"双层征"。但因超声检查易受肠内容物（特别是肠气）干扰，故超声检查前应进行充分的肠道准备，检查时应适当充盈膀胱。

计算机体层成像尿路造影或磁共振尿路造影　为主要影像学检查手段之一，主要目的是了解输尿管梗阻、炎症渗出甚至尿液外渗情况，在鉴别良恶性方面亦有重要参考价值。恶性病变呈持续性强化，峰值位于实质期，而炎症则呈轻至中度环形强化。

输尿管镜检查及病理学检查　并发输尿管梗阻时行输尿管镜检查，必要时于术中留取病理组织送检是急性输尿管炎的主要确诊手段。但无梗阻情况下，处于急性炎症期时行输尿管镜检查术是否恰当尚有待论证，国内外文献亦未见相关分析。

鉴别诊断　①输尿管阴性结石：也表现为腰痛，B超显示肾积水。但患者常会有肾绞痛表现，静脉尿路造影（intravenous urography，IVU）可见有肾积水，并有输尿管内充盈缺损。CT则可显示输尿管内有结石。②输尿管肿瘤：有时也可表现为腰痛，B超显示肾积水。但常有无痛性肉眼血尿，静脉尿路造影可见输尿管内有充盈缺损。尿脱落细胞检查呈阳性。③腔静脉后输尿管：表现为右侧腰痛，B超显示肾积水。静脉尿路造影可显示右侧输尿管上段扩张并向中线移位，且可见输尿管全程呈"S"字形，梗阻严重时可有肾积水。CT三维重建可明确诊断。

治疗　包括以下几个方面。

急性输尿管炎　患者卧床休息，多饮水，碱化尿液，根据致病菌选用合适的抗生素，应持续到体温正常、全身症状消失、细菌培养阴性后2周。

慢性输尿管炎　应采取综合措施治疗。全身支持疗法；加强抗生素治疗，抗菌药物应用2～3周，小剂量口服抗生素需维持几个月直至反复尿培养阴性；彻底控制和清除体内感染病灶；外科治疗纠正引起感染的原发病灶。

预后　一般及时治疗预后良好。

(刘 飞)

xià niàolù gǎnrǎn

下尿路感染（lower urinary tract infection）

膀胱和尿道由细菌感染引发的炎症病变。包括膀胱炎和尿道炎，膀胱炎又分为急性膀胱炎和复发性膀胱炎。下尿路感染是泌尿系统最常见的疾病，多数患者并不单独发病，常是尿路感染的一部分，下尿路感染多继发于泌尿系统及泌尿系统外的病变，而绝大多数是由革兰阴性菌引致。女性发病率是男性的10倍。该病归属中医"淋证"范畴。

正常的膀胱不易发生炎症，但有梗阻（如前列腺增生、尿道狭窄）或局部病变（结石、肿瘤、结核、异物）时，则极易发生感染。肾盂肾炎的感染经常引起膀胱炎，这是感染的重要途径，另一途径是经尿道感染。膀胱邻近器官的炎症，如盆腔炎，可经淋巴管蔓延到膀胱。膀胱炎主要致病菌是大肠埃希菌。

(刘 飞)

jíxìng pángguāng yán

急性膀胱炎（acute cystitis）

非特异性细菌感染引起的膀胱壁急性炎症性疾病。为泌尿系统常见病，特点为发病急，伴严重膀胱刺激征而全身反应轻微。正常膀胱具有尿液抗菌、黏膜抗菌、尿液机械冲洗以及膀胱颈括约肌、尿道外括约肌阻菌等防御措施，进入膀胱的细菌能否繁殖，取决于膀胱黏膜的防御能力、病菌数量和毒性，以及下尿路排出的通畅性。致病菌以革兰阴性杆菌多见，常为大肠埃希菌、铜绿假单胞菌、产气荚膜梭菌、变形杆菌等。革兰阳性球菌（金黄色葡萄球菌、链球菌属为主）少见，可为混合感染。感染途径以上行性感染为主。少有下行性感染，血行、淋巴感染或邻近组织感染直接蔓延极少见。

病因　多因细菌感染而引起。其致病菌多数为大肠埃希菌。膀胱炎可由多种因素引起：①膀胱内在因素，如膀胱内有结石、异物、肿瘤和留置导尿管等，破坏了膀胱黏膜防御能力，有利于细菌的侵犯。②膀胱颈部以下的尿路梗阻，引起排尿障碍，失去了尿液冲洗作用，残余尿则成为细菌生长的良好培养基。③神经系统损害，如神经系统疾病或盆腔广泛手术（子宫或直肠切除术）后，损伤支配膀胱的神经，造成排尿困难而引起感染。

发病机制　膀胱感染的途径以上行性最常见，发病率女性高于男性，因女性尿道短，尿道外口解剖异常，常被邻近阴道和肛门的内容物所污染，即大便-会阴-尿路感染途径。性交时摩擦损伤尿道，尿道远端1/3处的细菌被挤入膀胱；也可能因性激素变化，引起阴道和尿道黏膜防御机制障碍而导致膀胱炎。另外，阴道内使用杀精子剂会改变阴道内环境，致使病菌易于生长繁殖，成为尿路感染的病原菌。男性前列腺精囊炎、女性尿道旁腺炎亦可引起膀胱炎。尿道内应用器械检查或治疗时，细菌可随之进入膀胱。最近，青少年男性膀胱炎发病率有增高趋势，主要危险因素是包皮过长、性伴侣患有阴道炎症，以及男性同性恋者。下行性感染指膀胱炎继发于肾感染。膀胱感染亦可由邻近器官感染经淋巴传播或直接蔓延引起，但较少见。

病理 浅表膀胱炎症多见，尿道内口及膀胱三角最明显，病变累及黏膜、黏膜下层，可见黏膜充血、水肿、片状出血斑、浅表溃疡或脓苔覆盖。镜下可见大量白细胞浸润。炎症有自愈倾向，闭合后不遗留痕迹。若治疗不彻底或有异物、上尿路感染等情况，炎症可转为慢性。

临床表现 ①尿路刺激征：起病突然，有明显尿频、尿急、尿痛，膀胱、尿道痉挛，严重时类似尿失禁，常不能离开便器，难以忍受。排尿期尿道烧灼感，排尿终末期疼痛加剧，会阴部、耻骨上区疼痛，膀胱区轻压痛。病情严重者可并发急性前列腺炎，但一般全身症状不明显。②尿液检查：尿液混浊，有脓细胞，常见终末血尿，有时为全程血尿。③单纯性膀胱炎：炎症局限于黏膜层，常无发热，白细胞计数不增高，亦不伴有全身症状。当并发急性肾盂肾炎或前列腺炎、附睾炎时有高热。

诊断 ①急性患者，发病突然，且无既往史。②一般无全身发热，或仅有低热，但并发急性肾盂肾炎或前列腺炎时，可出现高热。③女性常与个人体质及性交有关。男性如原来有慢性前列腺炎，可在性交或饮酒后诱发膀胱炎。④实验室检查：尿常规可见白细胞计数增多，也可有红细胞存在；尿细菌培养及抗菌药物

敏感试验最多见的是大肠埃希菌和变形杆菌。⑤超声：可检查有无结石、肿瘤，肾盂、输尿管有无扩张。⑥抗生素治疗无效患者，宜做结核菌检查，以除外泌尿系统和/或生殖系统结核。⑦X线检查：如果怀疑有肾感染或其他泌尿生殖道异常，需做X线检查。变形杆菌感染的患者，如治疗效果差或根本无疗效，应做X线检查，确定是否合并有尿路结石。⑧膀胱镜检查：出血明显时，需做膀胱镜检查，但必须在感染急性期后或在感染得到充分治疗后进行。

鉴别诊断 ①急性肾盂肾炎：主要表现为尿频、尿急、尿痛等尿路刺激征，尿液检查可有脓细胞和红细胞，但常伴有发热等全身感染症状，有腰痛及肾区叩压痛。②滴虫性膀胱炎：主要表现为尿频、尿急、尿痛等尿路刺激征，但患者常有不洁性交史。尿道多有分泌物，且分泌物检查可找到滴虫。③急性前列腺炎：主要表现为尿频、尿急、尿痛等尿路刺激征，并有耻骨上疼痛。患者常有不同程度的排尿困难，且直肠指诊可发现前列腺增大伴压痛。④间质性膀胱炎：主要表现为尿频、尿急、尿痛等尿路刺激征，并有耻骨上疼痛。耻骨上膀胱区疼痛与压痛尤其明显，膀胱充盈时加剧。尿常规检查多数正常，极少脓细胞。⑤腺性膀胱炎：临床表现为尿频、尿急、尿痛、排尿困难和血尿，B超检查可显示为膀胱内占位性病变或膀胱壁增厚等非特异性征象，膀胱镜检查和黏膜活组织检查有助于鉴别。⑥输尿管下段结石：输尿管结石降至输尿管壁间段时也可产生膀胱刺激征。如同时合并感染，则不易与膀胱炎鉴别。通过肾、膀胱

和膀胱X线平片及静脉尿路造影可以显示结石的部位并判断有无合并梗阻。

治疗 卧床休息，多饮水，避免刺激性食物，热水坐浴或耻骨上热敷可改善局部血液循环，减轻症状。口服碳酸氢钠或枸橼酸钾碱化尿液，减少对尿路的刺激。盐酸黄酮哌酯（泌尿灵）、颠茄、阿托品，可解除膀胱痉挛。

根据致病菌属，选用合适的抗菌药物。在药敏结果出来之前，可选用复方磺胺甲噁唑、头孢菌素类、喹诺酮类药物。经治疗后，病情一般可迅速好转，尿中脓细胞消失，细胞培养转阴。应尽量采用短程的3天疗法，避免不必要的长期用药，以免产生耐药性或增加不良反应，但要加强预防复发的措施。若症状不消失，尿脓细胞继续存在，培养仍为阳性，应考虑细菌耐药和有感染诱因，要及时调整为更合适的抗菌药物，延长应用时间以期达到彻底治愈。

绝经期后女性经常会发生尿路感染，且易重复感染。雌激素的缺乏引起阴道内乳酸杆菌减少和致病菌的繁殖增加是感染的重要因素。给予雌激素替代疗法以维持正常的阴道内环境，增加乳酸杆菌并清除致病菌，可减少尿路感染的发生。

预后 急性膀胱炎经及时而适当治疗后，都能迅速治愈。对慢性膀胱炎，如能清除原发病灶，解除梗阻，并对症治疗，大多数患者能获得痊愈，但需要较长时间。

（刘 飞）

mànxìng pángguāng yán

慢性膀胱炎（chronic cystitis）

细菌感染导致的膀胱慢性炎症。是泌尿外科常见病之一。慢性膀胱炎常是泌尿系统存在其他疾病

而继发的细菌感染所致，部分患者有急性膀胱炎病史。慢性膀胱炎病程缓慢，具有典型的尿路刺激征，反复发作，时轻时重。慢性膀胱炎影响患者的生活和工作，严重者可以导致肾衰竭，出现尿毒症。

病因 常是上尿路急性感染的迁移或慢性感染所致，亦可诱发或继发于某些下尿路病变，如良性前列腺增生、慢性前列腺炎、尿道狭窄、膀胱结石或异物、尿道口处女膜融合、处女膜伞、尿道旁腺炎等。如果造成慢性膀胱炎的原发疾病不消除，膀胱炎症状也不会消失。

病理 膀胱镜可看到膀胱颈及膀胱三角区有水肿性炎症，黏膜充血较轻，水肿、增生明显，多有黏膜溃疡，可有假膜样渗出物覆盖。黏膜失去光泽，血管纹理不清，呈苍白色，表面粗糙、增厚，有时可见小囊肿、小结节。严重者整个膀胱呈片状红肿黏膜，易出血，黏膜溃疡，有时被渗出物所覆盖。病变轻时位于黏膜层及黏膜下层，有淋巴细胞、浆细胞、巨噬细胞浸润；严重时炎症细胞侵及全层，肌层广泛纤维组织增生，伴有纤维性变，膀胱容量降低，炎症还可侵袭形成膀胱周围炎导致纤维化，形成挛缩性小膀胱。

发病机制 膀胱炎有特异性和非特异性细菌感染。前者特指膀胱结核。非特异性膀胱炎系大肠埃希菌、副大肠埃希菌、变形杆菌、铜绿假单胞菌、粪链球菌或金黄色葡萄球菌所致。女性的尿道比男性短，又接近肛门，大肠埃希菌易侵入。慢性膀胱炎常继发于肾盂肾炎、肾结核、前列腺炎、泌尿系结石等疾病。

临床表现 尿频、尿急、尿痛症状长期存在，且反复发作，但不如急性期严重，尿中有少量或中量脓细胞、红细胞。慢性膀胱炎的症状与急性膀胱炎相似，但无高热，症状可持续数周或间歇性发作，使患者乏力、消瘦，出现腰腹部及膀胱会阴区不舒适或隐痛，有时会出现头晕、眩晕等神经衰弱症状。

诊断 根据病史和临床表现诊断不难，但是，必须考虑反复发作和持续存在的原因，否则难以彻底治疗。男性应做直肠指诊了解前列腺有无病变，并做阴囊、阴茎、尿道口扪诊，排除生殖道炎症、尿道炎和结石。女性应了解尿道口、处女膜有无畸形，有无子宫颈炎、阴道炎或前庭腺炎等。注意糖尿病、免疫功能低下等疾病。①尿常规检查：多次检查见少量或中等量白细胞、红细胞，中段尿培养反复阳性。②静脉尿路造影等可以帮助了解有无尿路畸形、结石或肿瘤。③膀胱镜检查：可见脓尿、脓苔，膀胱黏膜充血或苍白水肿，可见黏膜粗糙、增厚及小梁，表面有时有滤泡，注意有无憩室、结石、异物或肿瘤。

鉴别诊断 ①间质性膀胱炎：是一种特殊的慢性膀胱炎。其主要症状为严重尿频、尿急、下腹痛、排尿痛、血尿等。多见于女性。膀胱镜检查发现膀胱容量减少，在膀胱底部或三角区有黏膜下出血。初次检查时不易发现，而在排出膀胱内液体再行充盈时才能看到。亦可在膀胱顶部见到绒毛状充血，直径有 1 ~ 1.5cm，其中心部位呈黄色。组织学上除可观察到慢性非特异性溃疡性膀胱炎，有显著的肥大细胞浸润外，尚有神经周围的慢性炎性浸润。②滤泡性膀胱炎：该病常见于慢性尿路感染。膀胱镜可观察到小的灰黄色隆起结节，常被炎性黏膜包围，但有时在结节间亦可看到正常黏膜。病变常见于膀胱三角区或膀胱底部。显微镜检发现在黏膜固有层内有淋巴细胞滤泡组成的结节，需与肿瘤鉴别。③腺性膀胱炎：膀胱黏膜水肿，其中有腺样结构增生，并有许多炎症细胞浸润。患者以中年女性多见。④气性膀胱炎：常在糖尿病患者中发生。由于在膀胱壁内葡萄糖被细菌（变形杆菌）酵解导致黏膜的气性外形。⑤坏疽性膀胱炎：是膀胱损伤的一少见结果。严重感染时可见膀胱壁脓肿与坏死。有的患者整个膀胱壁有坏疽性改变。⑥化学性膀胱炎：有害的化学性物质进入膀胱引起的炎症。静脉注射环磷酰胺可使其代谢产物在肝内形成从膀胱排出，或膀胱灌注化疗药物均可刺激膀胱黏膜引起膀胱上皮发生溃疡，严重的慢性炎症可造成膀胱黏膜固有层和平滑肌纤维化导致膀胱挛缩。⑦放射性膀胱炎：膀胱接受放射线数月或数年，剂量超过 40Gy 即可能出现放射性膀胱炎。血尿为其主要症状。病理学改变类似环磷酰胺所致的膀胱炎。

治疗 慢性膀胱炎需要行抗生素治疗，同时对引起慢性膀胱炎的原发病进行治疗。抗菌药物一般口服 10 ~ 14 天，尿常规阴性后再予 1/2 量服用 1 ~ 2 周，再次培养阴性后停药。对于反复发作的中青年女性患者，可于性交前后服用抗菌药物。慢性膀胱炎经治疗原发病及抗生素治疗，可有效改善症状。①尿道口附近是否有感染病灶存在，如尿道旁腺炎、肛周炎、前列腺炎等，找到病灶后应及时彻底治疗。②做 B 超、腹部 X 线平片、泌尿系统上行或下行造影、CT、膀胱镜检查等，确定是否有尿路梗阻存在，如结石、肿瘤、膀胱颈狭窄、膀胱颈硬化、前列腺增生、尿道反流等。③经抗生素治疗后疗效仍不佳的患者，应对其他病原体，如支原体、衣原体、真菌等进行检查，再针对性地调整治疗方案。④有无全身性疾病存在，如糖尿病、结核病、重症肝病、慢性肾病、慢性结肠炎、肿瘤、丙种球蛋白缺乏症等，如有以上疾病应同时给予治疗。⑤全身支持疗法，注意休息，多饮水，并保证每天尿量>2000ml。加强营养，忌刺激性食物。

预后 及时清除原发病灶，解除梗阻，并对症治疗，则大多数患者能获得痊愈，但需要较长时间。若炎症性膀胱挛缩形成，则预后较差。

（刘 飞）

niàodào yán

尿道炎（urethritis） 尿道黏膜的炎症。临床上可分为急性和慢性、非特异性尿道炎和淋菌性尿道炎，后两种临床表现类似，必须根据病史和细菌学检查加以鉴别。多为致病菌上行性侵入尿道引起。女性较为常见。

病因 ①尿道损伤：尿道器械检查引起的尿道黏膜擦伤，可破坏尿道黏膜防御功能，导致细菌感染。②尿道内异物：自外界放入的异物或尿道内结石等，停顿稍久即可导致尿道感染。③尿道梗阻：如包皮口狭窄、尿道外口狭窄、尿道狭窄、后尿道瓣膜、尿道肿瘤、女性处女膜伞、尿道口处女膜融合等，因排尿不畅，尿液积存于尿道内可继发尿道感染。④邻近器官炎症，如前列腺炎、精囊炎、阴道炎或子宫颈炎

等，可蔓延到尿道，常为慢性后尿道炎的顽固病灶。⑤常与性生活有关，不洁性生活易引起尿道感染。

发病机制 感染途径有上行性感染和下行性感染。根据致病菌的不同可分为：①非特异性尿道炎，又称非淋菌性尿道炎，致病菌以大肠埃希菌、链球菌及葡萄球菌最常见。②特异性尿道炎，又称淋菌性尿道炎（gonorrheal urethritis），致病菌为淋病奈瑟菌。

病理 尿道急性炎症时，尿道外口红肿，边缘外翻，黏膜表面常被浆液性或脓性分泌物覆盖，有时有浅溃疡。镜下可见黏膜水肿，其中有白细胞、浆细胞和淋巴细胞浸润，毛细血管扩张，尿道旁腺充血或被成堆脓细胞所填塞。

慢性尿道炎病变主要在后尿道、膀胱颈和膀胱三角区，有时蔓延整个尿道。尿道黏膜表面粗糙呈暗红色颗粒状，因有瘢痕收缩，尿道外口较正常小。镜下可见淋巴细胞、浆细胞和少数白细胞，成纤维细胞增加。

临床表现 尿频、尿痛、尿急和血尿，急性期男性可有尿道分泌物，初始为黏液性，后多有脓性分泌物；女性则少有分泌物。转为慢性时表现为尿道刺痛和排尿不适，尿道分泌物减少，呈稀薄浆液状，急性发作时耻骨上区和会阴部有钝痛，可见尿道口发红，有分泌物。

诊断 根据病因、临床表现和实验室检查可明确诊断。尿常规检查见白细胞计数增多或呈脓尿，伴有红细胞增多，少数呈肉眼血尿。尿三杯试验检查可见第1杯内有大量脓细胞、红细胞存在，而第2杯、第3杯基本正常；初段尿细胞培养菌落数明显多于中

段尿；尿道或阴道分泌物涂片检查，淋菌性尿道炎可见细胞内或细胞外淋病双球菌，非特异性尿道炎可用分泌物或前尿道拭子培养，见大量细菌生长。分泌物涂片及培养均未发现细菌者，有支原体、衣原体感染的可能，可行特殊方法培养或做聚合酶链式反应（polymerase chain reaction，PCR）检查。

慢性尿道炎需行尿道膀胱镜检查，以明确发病的原因，有时可用金属尿道探子试探尿道内有无狭窄，必要时行尿道造影。急性期尿道内禁用器械检查。

鉴别诊断 ①急性膀胱炎：主要表现为尿频、尿急、尿痛等膀胱刺激征，但膀胱炎患者主要以排尿终末疼痛为主，中段尿培养有细菌生长。②急性肾盂肾炎：主要表现为突发性尿频、尿急、尿痛等尿路刺激征，常伴腰痛及畏寒、发热等症状，体检有肾区叩击痛，尿液常规检查有脓细胞。③急性前列腺炎：表现为尿频、尿急与尿痛，但前列腺炎有会阴部不适、排尿困难及发热等；直肠指诊发现前列腺增大伴压痛。④膀胱结核：表现为尿频、尿急、尿痛，尿中发现脓细胞，常有泌尿系统结核病史，且尿抗酸染色可发现抗酸杆菌。

治疗 ①抗生素应用：目前用于治疗的药物种类繁多，应根据病原菌的种类及对药物的敏感性有针对性地选用2~3种药物联合应用，疗效较好。待症状完全消失、尿液检查正常、细菌培养阴性后，用药应再持续7~10天方可停药。②辅助治疗：急性期应多饮水，以增加尿量，对尿道有冲洗作用。有尿频、尿急及尿痛时，可服用解痉药物，并除去引起尿道炎的各种诱因。性传播

疾病所致的尿道炎，应与配偶同时治疗，否则难以治愈。③局部治疗：适用于慢性尿道炎，急性期禁忌。包括尿道扩张术、尿道内灌注药物、内镜电灼术。

预后　尿道炎积极治疗可以治愈，部分患者可继发前列腺炎、精囊炎或附睾炎，治疗未愈者可形成慢性尿道炎，反复发作使尿道结缔组织纤维化，还可引起炎性尿道狭窄。

（刘　飞）

dǎoniàoguǎn xiāngguān niàolù gǎnrǎn
导尿管相关尿路感染（catheter-related urinary tract infection）　患者留置导尿管后或者拔除导尿管48小时内发生的泌尿系统感染。导尿管相关尿路感染是医院感染中最常见的类型。导尿管相关尿路感染主要为上行性感染。医疗机构和医务人员应当针对危险因素，加强导尿管相关尿路感染的预防与控制工作。

病因　导尿管相关尿路感染的危险因素包括患者方面和导尿管置入与维护方面。欧洲和亚洲关于导尿管相关尿路感染的管理指南中明确了其常见的危险因素：①女性。②糖尿病。③慢性消耗性疾病或长期使用糖皮质激素及免疫抑制剂，机体抵抗力低下。④尿道周围细菌定植。⑤导尿管、集尿袋的放置。⑥反复打开密闭式引流系统或集尿袋高于膀胱水平。⑦肾功能不全，导尿管护理不当及未进行抗菌治疗。⑧导尿管留置时间（此为最重要的危险因素），每留置1天发生菌尿症的概率增加5%～10%，保留导尿48小时后，菌尿症的发生率可达9%。

发病机制　研究表明，在发生泌尿系统感染的患者的导尿管外壁上附着一层较厚的黏液样物质，其中可发现被基质蛋白和细菌多糖包裹的细菌，提示细菌对导尿管外壁的黏附作用在泌尿系统感染的发生和发展中起着重要作用。

临床表现　一般多无症状，如出现症状，其程度轻重不一，从发热、尿道炎和膀胱炎到急性肾盂肾炎、肾瘢痕、结石形成等，如不进行治疗，可导致脓毒症甚至死亡。同时，由于导尿管表面细菌生物膜的形成，增加了病原菌对抗宿主免疫功能和耐抗菌药的能力，从而使尿路感染易于复发并长期存在。

诊断　超过90%的院内导尿管相关菌尿是无症状的，无法通过症状确定是否有感染的发生。有症状感染中常见的症状是发热。如果有上尿路感染或男性生殖系统感染，可有相应的临床症状和体征表现。长期带管的患者往往情况较为复杂，出现发热反应，其原因不一定来源于泌尿系统，应结合其他指标进行综合判定。例如，进行血培养等，如果尿道中的菌株在血培养结果中出现，可以佐证菌血症来自尿道。

病原学诊断　在临床诊断的基础上，符合以下条件之一。①清洁中段尿或者导尿留取尿液（非留置导尿管）培养革兰阳性球菌菌落数≥10^4CFU/ml，革兰阴性杆菌菌落数≥10^5CFU/ml。②耻骨联合上膀胱穿刺留取尿液培养的细菌菌落数≥10^3CFU/ml。③新鲜尿液标本经离心后应用相差显微镜检查，在每30个视野中有半数视野见到细菌。④经手术、病理学或者影像学检查，有尿路感染证据。

患者虽然没有症状，但在1周内有内镜检查或导尿管置入，尿液培养革兰阳性球菌菌落数≥10^4CFU/ml，革兰阴性杆菌菌落数≥10^5CFU/ml，应当诊断为无症状菌尿症。

预防　具体如下。

置管前　①严格掌握留置导尿管的适应证，避免不必要的留置导尿。②仔细检查无菌导尿包，如导尿包过期、外包装破损、潮湿，不应当使用。③根据患者年龄、性别、尿道等情况选择合适大小、材质的导尿管，最大限度降低尿道损伤和尿路感染。④对留置导尿管的患者，应当采用密闭式引流装置。⑤告知患者留置导尿管的目的、配合要点和置管后的注意事项。

置管时　①医务人员要严格遵守《医务人员手卫生规范》，认真洗手后，戴无菌手套实施导尿术。②严格遵循无菌操作技术原则留置导尿管，动作要轻柔，避免损伤尿道黏膜。③正确铺无菌巾，避免污染尿道口，保持最大的无菌屏障。④充分消毒尿道口，防止污染。要使用合适的消毒棉球消毒尿道口及其周围皮肤黏膜，棉球不能重复使用。男性：先洗净包皮及冠状沟，然后自尿道口、阴茎头向外旋转擦拭消毒。女性：先按照由上至下、由内向外的原则清洗外阴，然后清洗并消毒尿道口、前庭、两侧大小阴唇，最后是会阴、肛门。⑤导尿管插入深度适宜，插入后，向水囊注入10～15ml无菌水，轻拉导尿管以确认导尿管固定稳妥，不会脱出。⑥置管过程中，指导患者放松，进行配合，避免污染，如导尿管被污染应当重新更换导尿管。

置管后　①妥善固定导尿管，避免打折、弯曲，保证集尿袋高度低于膀胱水平，避免接触地面，防止上行性感染。②保持尿液引流装置密闭、通畅和完整，活动或搬运时夹闭引流管，防止尿液反流。③应当使用个人专用的收集容器及时清空集尿袋中尿液。清空集尿袋中尿液时，要遵循无菌操作原则，避免集尿袋的出口触碰到收集容器。④留取少量尿标本进行微生物病原学检测时，应当消毒导尿管后，使用无菌注射器抽取标本送检。留取大量尿标本时（此法不能用于普通细菌和真菌学检查），可以从集尿袋中采集，避免打开导尿管和集尿袋的接口。⑤不应当常规使用含消毒剂或抗菌药物的溶液进行膀胱冲洗或灌注来预防尿路感染。⑥应当保持尿道口清洁，大便失禁的患者清洁后还应当进行消毒。留置导尿管期间，应当每天清洁或冲洗尿道口。⑦患者沐浴或擦身时应当注意对导尿管的保护，不应当把导尿管浸入水中。⑧长期留置导尿管患者，不宜频繁更换导尿管。若导尿管阻塞或不慎脱出时，以及留置导尿装置的无菌性和密闭性被破坏时，应当立即更换导尿管。⑨患者出现尿路感染时，应当及时更换导尿管，并留取尿液进行病原学检测。⑩每天评估留置导尿管的必要性，不需要时尽早拔除导尿管，尽可能缩短留置导尿管时间。⑪对长期留置导尿管的患者，拔除导尿管时，应当训练膀胱功能。⑫医护人员在维护导尿管时，要严格执行手卫生。

预后 大部分导尿管相关尿路感染患者临床上呈良性经过。通常患者无明显临床症状，在导尿管拔除后即可自然痊愈。在高危患者中，持续的感染可导致前列腺炎、附睾炎、膀胱炎、肾盂肾炎和革兰阴性菌血症。

（刘 飞）

wúzhèngzhuàng jūnniào zhèng

无症状菌尿症（asymptomatic bacteriuria） 具有真性细菌尿而无任何尿路感染的症状。又称隐匿型菌尿。是一种隐匿型的特殊尿路感染。患者具有真性细菌尿（清洁中段尿细菌定量培养连续 2 次大于 $10^5 CFU/ml$，且 2 次菌种相同，并确切排除了结果的假阳性）而无任何尿路感染的症状，但在有的患者经仔细询问可发现轻微症状。其细菌来自肾或膀胱。无症状菌尿症比有症状者发病率要高，在 16~65 岁的女性患者中虽然有 1/4 菌尿可自行消失，但亦不断发生新的菌尿，故 4% 的发病率是相当恒定的。男性发病率为 0.5%。

病因 无症状菌尿症的致病菌有很多种，其中大肠埃希菌是最常见的致病菌，其他的肠杆菌属（如奇异变形杆菌、肺炎克雷伯菌等）、铜绿假单胞菌和革兰阳性菌（如肠球菌、金黄色葡萄球菌、凝固酶阴性葡萄球菌和 B 群链球菌）等也是无症状菌尿症的常见致病菌。肺炎克雷伯菌、肠球菌、B 群链球菌和阴道加德纳菌等在女性患者中比较常见。肠球菌、革兰阴性杆菌以及凝固酶阴性葡萄球菌则在男性患者中比较常见。对于长期留置导尿管的患者，铜绿假单胞菌、奇异变形杆菌等耐药菌也较为常见。此外，近年来也发现在部分健康成人和神经源性膀胱患者尿中存在某些无法培养鉴定的细菌。值得注意的是，无症状菌尿症的宿主免疫反应不如有症状尿路感染强。菌尿特点是尿中性粒细胞数量、白介素 6（interleukin 6，IL-6）和肥大细胞蛋白酶-1 都很低。从无症状菌尿症的患者中分离出的大肠埃希菌的毒性特征和没有

泌尿系统感染的健康人群的肠道菌群的共生菌株相比，表现出低的增长速率和细胞最终密度的减少。

发病机制 无症状菌尿症常见于妊娠期女性、产妇及女孩。在普查妊娠期女性中，发现细菌尿的发病率为 4.5%，而其中 82% 为无症状菌尿症。在这些无症状菌尿症患者中，约有 50% 是肾盂肾炎。无症状菌尿症无尿道感染表现，仅偶有些轻度发热、乏力，但多次尿细菌培养阳性。以往认为此为良性过程，无需治疗。现经大量研究证实，长期的无症状菌尿症亦会损害肾功能，故治疗应与有症状的尿路感染相同。特别在儿童，因常有膀胱-输尿管反流存在。妊娠期女性常易发展为急性肾盂肾炎而导致败血症，妊娠早期就开始预防性治疗，性交后立即服用呋喃妥因 0.05g，头孢立新 0.25g 能有效防止尿路感染，且对母体和胎儿没有影响。无症状性细菌尿是一种隐匿经过的尿路感染类型，在漫长的病程中，可以间歇地发生急性有症状的尿路感染。无症状性细菌尿约半数有发展成症状性尿路感染的可能。

临床表现 无症状菌尿症可以由症状性尿路感染演变而来，即症状性尿路感染自然或经治疗后症状消失，而仅留有细菌尿，并可持续多年。有些无症状菌尿症患者，可以无急性尿路感染既往史。此外，在尿路器械使用后发生的和在慢性肾病的基础上发生的尿路感染，常无明显症状。

诊断 一般认为一个没有任何尿路感染症状或体征的患者，以标准方式收集中段尿液标本，培养检测出定量的细菌，女性连续两次菌落计数 $\geq 10^5 CFU/ml$，且

两次菌种相同；男性仅 1 次，即可诊断为无症状菌尿症。对于经导尿管留置的尿标本，如培养的菌落计数 $\geqslant 10^4 CFU/ml$ 时亦可诊断为真性细菌尿。

治疗 由于抗菌药物耐药性的增加，目前比较倾向于不治疗无症状菌尿症，除非获得患者能从中获益的证据。妊娠期女性应该在妊娠前 3 个月每月进行 1 次尿培养的筛查，如为阳性，则有必要治疗。妊娠期治疗无症状菌尿症可使继发肾盂肾炎的风险显著降低，并改善胎儿状况，减少低出生体重儿和早产儿的概率。建议无症状菌尿症的妊娠期女性使用 3~7 天的口服抗菌药物治疗，并定期复查。而合并糖尿病者、老年人、儿童、留置导尿管及脊髓损伤的患者似乎并不能从无症状菌尿症的治疗中获益。

预后 有研究认为，没有必要对成年患者，特别是青年患者常规做尿路感染的筛选检查，也没有必要用抗菌药物治疗这些人的无症状菌尿症。但是，对于儿童和妊娠期女性的无症状菌尿症，如果不立即进行治疗，其预后多不良。

(刘 飞)

医源性尿路感染（iatrogenic urinary tract infection） 在医院的诊断性操作或治疗过程中发生的尿路感染。如泌尿科器械检查、导尿管导尿、长期卧床膀胱不能排空所致的尿路感染。有些因长期服用广谱抗生素，细菌产生了耐药性，发生上述种种医源性尿路感染后，一般难以治愈。特别是长期留置导尿管者，有引起严重的肾盂肾炎和革兰阴性菌败血症的危险。

医源性尿路感染是发生率仅次于呼吸道感染的院内感染。有关数据表明，尿路感染可占院内感染的 35%~50%。而在这些尿路感染的患者中，75%~80% 是由导尿管引起，其余则为经尿道操作及开放性手术所致。如上所述，凡行 1 次导尿术就有 1%~2% 的感染概率，若留置导尿管 3~4 天行开放性引流，则 50%~70% 的患者将发生感染，留置导尿管 10 天以上，感染率将为 100%。由此可知，留置导尿管是引起医院内尿路感染的主要原因，导尿管的处理在医院内尿路感染的发生、预防方面有着重要的意义。

带有导尿管的患者，细菌入侵的途径：①行导尿术时，操作步骤无菌要求不严而污染导尿管，或将尿道前端的细菌种植于膀胱。②在导尿管与尿道黏膜之间的空隙有一层薄的尿道分泌物，细菌可在黏液中繁殖，然后上行而感染膀胱。③细菌可沿导尿管的内腔上行而感染膀胱，尤其是开放式留置导尿管。了解这些导尿管之所以能引起感染的原因，无疑有助于预防。

医源性尿路感染的病原菌以大肠埃希菌最为常见，约占 50% 以上，而且是抗药性很强的菌株，其余病原菌则为变形杆菌、铜绿假单胞菌及克雷伯菌等，这些也是抗药性强且毒力大的细菌，一旦引起菌血症或败血症，则可导致脓毒症休克，死亡率高。

导尿及其他一切经尿道操作固然可以损伤尿道黏膜，破坏其自然屏障，但患者的全身情况，如老年、长期消耗性疾病、糖尿病、器官移植或恶性肿瘤使用免疫抑制药者，亦为医源性尿路感染发病的重要而不应忽视的因素。当前，经尿道手术应用较为广泛，而患者常为高龄，且往往伴有心脑血管疾病，对这些患者尤应重视医源性尿路感染的预防。

(刘 飞)

反复发作尿路感染（recurrent urinary tract infections，RUTI） 1 年内发作 $\geqslant$ 3 次，或 6 个月内发作 2 次以上的尿路感染。约 27% 的泌尿系统感染患者可在 6 个月之内发生再次泌尿系统感染，而 6 个月内 3% 的患者感染可超过 3 次。疾病反复发作，而且长期、反复使用一种或多种抗菌药物治疗，常伴随药物不良反应，并可能产生耐药菌株。

病因与发病机制 包括以下几个方面。

合并其他疾病因素 反复发作尿路感染的患者可合并泌尿系统疾病、糖尿病及妇科疾病等。泌尿系统疾病主要包括解剖及发育异常、排尿异常、泌尿系统梗阻 3 个方面。解剖及发育异常包括尿道憩室、膀胱憩室和尿道瘘等；排尿异常包括膀胱-输尿管反流、神经源性膀胱、各种疾病引起的膀胱残余尿量增多、尿失禁等；泌尿系统梗阻包括泌尿系统结石、膀胱出口梗阻、肾盂-输尿管连接部狭窄等。正常情况下，尿路上皮细胞表面存在由上皮细胞、杯状细胞黏液腺分泌的高分子糖蛋白、溶菌酶、浆蛋白形成的黏液，可保持尿路黏膜表面光滑，减少尿液中有形成分沉积，对抗黏膜表面酸性、酶类物质及细菌的侵犯，是尿路上皮天然的防御屏障。黏膜上皮细胞合成分泌的内源性抗菌肽（endogenous antibiotic peptide）是黏膜屏障抵御病原微生物的关键物质。病理状态下，上述内源性抗菌肽表达下降，黏膜抵抗力降低，导致尿路感染反复发作。泌尿系统结石、留置导尿管或输尿管支架管、黏膜破损等非生物或生物源性原因可引起局部尿道黏膜屏障损伤。黏附定植的细菌产生的菌体黏多糖可与尿液中的白细胞、红细胞、纤维蛋白样物质等混合形成桥接样物，细菌定植其中，形成尿路生物膜感染，针对抗菌药物产生生物防御，导致感染无法根除，使泌尿系统感染反复发作。合并糖尿病患者多数存在免疫功能下降，自主神经功能障碍等情况，进而导致膀胱内残余尿量增多，甚至慢性尿潴留；尿糖升高有利于革兰阴性菌定植、繁殖，而且此类患者常合并皮肤、呼吸系统等感染性疾病，因此长期使用抗菌药物治疗，导致耐药菌感染概率增加。所以，糖尿病患者更容易发生反复发作的泌尿系统感染。

内分泌因素 绝经期后，女性雌激素水平显著下降，尿道和膀胱黏膜周期性更替减少，黏膜组织萎缩、血管密度减少，保护机制减弱。同时，阴道内 pH 上升，由酸性转变为偏碱性，导致阴道内乳酸杆菌减少，为泌尿生殖道内机会致病菌繁殖提供了条件。

免疫因素 反复发作尿路感染的患者常可出现外周血成熟 $CD4^+/CD8^+$ T 淋巴细胞比值异常引起的机体免疫功能紊乱。$CD4^+$ 细胞数量减少导致机体特异性抗体产生减少，抑制性 $CD8^+$ T 细胞能抑制机体免疫应答，降低机体对病原菌的反应能力。与其他黏膜免疫系统类似，尿分泌型免疫球蛋白 A（secretory immunoglobulin A，sIgA）由泌尿生殖道黏膜上皮内及黏膜下的免疫细胞合成分泌。sIgA 具有中和细菌毒素、酶类及病毒的作用。sIgA 的生物学效应：干扰细菌表面受体，包裹细菌，阻止病原微生物与黏膜上皮直接接触和黏附；促进抗原凝集，形成颗粒，以利于巨噬细胞吞噬；中和毒素、细菌酶，阻止微生物及其代谢产物对局部组织的穿透；增强单核细胞依赖的杀菌活性等。

遗传因素 国内外相关研究表明，母亲有反复发作尿路感染病史的女性患者，尿路感染反复发作的危险性是正常人群的 2～4 倍。

分类 反复发作尿路感染可分为细菌持续存在及再感染两种情况。细菌持续存在是由同一种细菌引起，并且在较短的时间内再次复发，患者在使用敏感抗菌药物治疗 2 周后，尿中仍可培养出同种细菌即可诊断这种类型。这种情况常见于合并泌尿系统疾病，而使用抗菌药物无法浓集到病变部位。再感染指患者由不同种类的微生物引起的复发感染，或在一段长时间间隔（一般为 2 周）后再次发生的感染。对于绝大多数再感染患者，实际上是属于非复杂性尿路感染，感染的原因是自身抵抗力低下出现的新的感染而不是首次感染治疗的失败，该疾病多见于女性，其致病菌一般来源于尿路外的细菌，以肠道菌群的上行性定植最为常见。区分两者的意义在于，前者所导致的感染反复发作通常能采用外科手术方式去除或治疗感染灶；而对于后者，患者通常没有需要纠正的尿路异常，需要长期随访观察。

临床表现 多数反复发作尿路感染的患者与普通尿路感染患者的临床表现相似，常表现为全身和泌尿系统局部的症状，包括尿频、尿急、尿痛等尿路刺激征，部分患者伴有下腹坠胀感、腰痛、乏力、发热、肉眼血尿、眼睑或下肢水肿等。但仍有部分患者无自觉症状，仅在体检中发现，为无症状菌尿症。另外，部分反复发作的患者临床症状不典型，表现为发作时症状的多样性。

诊断 诊断反复发作尿路感染最为重要的依据是发病的次数必须满足，6 个月内发作 2 次，或 1 年内发作 ≥3 次。围绝经期的中年女性患者更为多见。

症状和体征 见临床表现。

实验室检查 与其他泌尿系统感染的实验室检查相似，通常包括尿常规检查、中段尿培养等检查。①尿常规检查：包括尿沉渣分析和人工镜检两部分。尿路感染的患者均可在尿液中发现白细胞，并可伴有镜下血尿。膀胱炎患者常可见肉眼血尿。但在肾盂肾炎时并不常见。一旦发现白细胞管型或尿液中伴有尿蛋白升高，常提示感染来源于上尿路。②清洁中段尿培养：所有反复发作尿路感染的患者均应进行清洁中段尿培养、菌落计数和抗菌药物药敏试验。有意义的菌尿被定义为中段尿培养菌落计数，女性 > 10^5CFU/ml、男性 > 10^4CFU/ml、经无菌导尿留取的样本 > 10^4CFU/ml。抗菌药物药敏试验对反复发作尿路感染的患者指导抗菌药物使用具有决定性的意义。对于初次尿培养阴性的患者，建议再次行尿培养 1～2 次。如患者多次检查结果与症状不符合，应考虑是否存在细菌感染以外的其他疾病，如结核分枝杆菌等特异性感染。经验性抗菌药物治疗 1～2 周后，应再次行尿培养检查，一方面，了解治疗效果；另一方面，可以依据药敏试验的结果对经验性抗菌药物使用进行相应调整。③尿路感染的定位：以往认为有临床价值的 T-H 蛋白及其抗体、尿 β_2 微球蛋白、尿沉渣抗体包裹细菌（antibody coated bacteria, ACB）、尿酶（N-乙酰-β-葡萄糖苷酶）、尿渗透压等检查，其应用价值均缺乏循证医学证据支持。④血常规及炎症相关检查：感染局限的患者常无明显异常，而感染播散，出现全身症状的患者血常规检查中白细胞总数以及中性粒细胞总数和比例可见增高。目前有研究指出，泌尿系统重症感染的患者，测定 C 反应蛋白和降钙素原等炎症反应指标能评价抗菌药物治疗的疗效。对于感染引起全身症状，血常规异常，如菌血症或尿源性脓毒血症的患者，建议立即进行血培养检查。

影像学检查 主要包括腹部 X 线片、静脉尿路造影、膀胱尿道造影、泌尿系统 B 超、CT、MRI 等相关影像学检查。目的在于发现泌尿系统可能存在的解剖结构异常和/或合并疾病，如重复肾输尿管畸形、肾结石、输尿管结石、前列腺增生症、尿道狭窄等。女性患者要行妇科检查，排除妇科畸形等疾病。

其他检查 对于感染反复发作并伴有排尿异常的患者，建议行膀胱残余尿量测定，并检查尿流率。目的在于筛查患者是否合并泌尿系统其他疾病。对于女性反复发作尿路感染是否应该行膀胱镜检查的问题，目前观点不一，支持者认为膀胱镜可能发现潜在的泌尿系统疾病，而反对者通过研究指出，膀胱镜发现泌尿系统畸形的概率最高不及 15%。由于膀胱镜属于有创检查，建议仅对高度怀疑存在泌尿系统畸形的患者采用，或者患者有镜下血尿需膀胱镜检查以排除肿瘤（如原位癌）、异物、膀胱-肠道瘘或吊带材料侵蚀等。

治疗 包括以下几个方面。

非抗菌药物治疗 口服免疫刺激药物、口服蔓越莓、针刺疗法，以及局部应用雌激素软膏涂抹阴道等。

抗菌药物治疗 对于再感染患者，在感染急性发作治愈后，持续预防性使用抗菌药物、性交后 2 小时内单次使用抗菌药物是国外文献及指南中比较推崇的预防反复发作尿路感染的方法。关于低剂量、长疗程抗菌药物治疗，疑问最多的是药物是否会诱导细菌耐药。首先，推荐的药物都是经尿液排泄的药物，尿药浓度远远高于血药浓度。其次，要明确"低剂量"的概念。低剂量是相对每天治疗总剂量而言的，以头孢克洛为例，治疗尿路感染的标准剂量是 250mg，口服，每 8 小时 1 次，每天总剂量为 750mg，而在预防复发中使用的剂量是 250mg，口服，每 24 小时 1 次，单次剂量仍然是标准的治疗剂量 250mg，只是每天总剂量低于常规治疗剂量。服用方法通常建议患者每晚睡前服用，这样经过一夜的尿液蓄积，无论尿中抗菌药物浓度（浓度依赖型抗菌药物）还是和细菌接触的时间（时间依赖型抗菌药物）都足够杀死尿液中污染的细菌；从病原菌角度去考虑，患者并不是急性感染状态，而只是少量细菌污染状态，单次标准浓度的抗菌药物足以清除这些污染病原菌而且不会诱导细菌耐药。由于中国尿路病原菌对头孢菌素耐药率过高，所以临床上使用较多的是呋喃妥因和磷霉素氨丁三醇。需要注意的是，应用呋喃妥因 6 个月以上者，有发生弥漫性间质性肺炎或肺纤维化的可能，此外，肾功能不全者禁用呋喃妥因。无论预防性抗菌药物治疗多

长时间，一旦停止，感染再次发作的风险是不变的。

手术及外科干预 反复发作尿路感染的患者，如属于"细菌持续存在"型，必须通过外科手术治疗控制原发疾病后，尿路感染方可有效控制。针对患者不同的原发疾病，所需要采取的手术方式各不相同。体外冲击波碎石等碎石、取石手术能使部分包埋在结石内的细菌释放入尿路，从而对抗菌药物更加敏感，但存在加重感染的风险。经皮肾镜取石术或开放取石术，术中必须清除所有感染结石的残余碎片，这是因为残余的结石碎片是今后感染和结石复发的根源。国外相关研究指出，在各种手术治疗后，仍需维持适当的抗菌药物治疗。例如，对于体外冲击波碎石术的患者，常需持续使用抗菌药物，直至结石碎片完全排出。

(刘 飞)

mìniào xìtǒng tèyìxìng gǎnrǎn

泌尿系统特异性感染（specific infection of urinary tract） 由真菌等特殊病原体侵袭尿路导致的感染性泌尿系统疾病。不同于非特异性感染的病菌，特异性感染的病菌可以引起较为独特的病变，在病程演变及治疗处置等方面也不同。随着广谱抗生素等药物的使用、慢性疾病患者增多、有创诊疗技术的普及，泌尿系统真菌感染发生率逐年上升，多于医院内出现，且患者以女性为主。

(刘 飞)

mìniào xìtǒng zhēnjūn gǎnrǎn

泌尿系统真菌感染（fungal infection of urinary tract） 由真菌引起的泌尿系统感染。可为原发性真菌感染累及泌尿生殖系统或全身真菌感染的一部分。

泌尿系统真菌感染主要影响

膀胱和肾。最常见的病原体为念珠菌，为人类的正常共生菌，经常在口腔、胃肠道、阴道和损伤的皮肤中找到。然而，所有的致病真菌（如新型隐球菌、曲霉菌、毛霉菌、组织胞质菌、芽生菌、球孢子菌）可作为全身性或播散性真菌感染的一部分感染肾。肾念珠菌病通常是血行播散的。

正常人群携带有真菌，临床上不一定发病。日常中接触真菌也不一定会被感染。然而，当机体出现以下情况时，可能造成泌尿系统真菌感染。①机体抵抗力下降，患者有慢性、长期的消耗性疾病，这类患者真菌血症的主要院内感染来源是留置导尿管。②大量应用广谱抗菌药物。③长期应用免疫抑制剂、糖皮质激素或放化疗期间等。④长期应用各种引流管，如肾造口术的导管、耻骨上膀胱造口管、留置导尿管、气管切开插管、腹腔透析管、静脉高营养导管等。这类患者一般情况较差，由于有引流管也增加了念珠菌进入深部组织的概率。⑤多次胸部或腹部手术及严重烧伤。⑥免疫缺陷，如艾滋病、晚期肿瘤、慢性消耗性疾病患者等。⑦肾移植增加了真菌感染的危险性，因为有留置导尿管、支架、使用抗生素、吻合口瘘、梗阻和免疫抑制治疗等风险因素。⑧泌尿系统本身的病变导致局部抵抗力下降，如神经源性膀胱、尿路梗阻等。念珠菌多侵犯肾及膀胱，也可血行播散感染，也可能由尿道上行性感染，如导尿、膀胱镜检查等。

临床可表现为急性或慢性肾盂肾炎、膀胱炎等。主要临床表现有尿频、尿急、夜尿、尿液混浊或血尿。

（刘　飞）

shènzhēnjūn gǎnrǎn

肾真菌感染（fungal infection of kidney）

真菌经血行播散和尿道上行性感染途径引起肾感染。最常见的致病菌为白念珠菌和热带念珠菌。

病因　念珠菌为机会致病菌，即在一定条件下才能致病，如肾移植、机体抵抗力下降、患有慢性消耗性疾病、糖尿病、肺结核等；大量使用抗生素导致菌群失调；长期使用类固醇皮质激素或免疫抑制剂；因肿瘤接受化疗、放疗；膀胱、肾造口管或导尿管的长期使用；肾本身的病变，如肾积水、肾结石等都可导致真菌感染。

临床表现　常见高热、畏寒、尿频、尿急、尿痛、腰背不适和胀痛等急性肾盂肾炎的临床表现。但有些患者症状并不明显。尿中不定期排出白色团块"真菌球"。

诊断　一般根据病史、临床表现及辅助检查即可诊断该病。

病史　有慢性消耗性疾病、糖尿病、肿瘤、肺结核、肝病等疾病的病史。

辅助检查　①实验室检查：尿沉渣直接镜检可找到假菌丝或孢子。染色镜检：革兰染色菌丝、孢子呈蓝色；过碘酸希夫染色菌丝、孢子呈红色。尿真菌培养发现念珠菌生长。②膀胱镜检查和逆行尿路造影：急性感染得到控制后，可行膀胱镜检查，膀胱内输尿管口及附近区域有大量白色絮状物，其基底部有溃疡糜烂面或见到脓块从输尿管口排出。逆行尿路造影可显示肾积水，肾盂-输尿管连接部狭窄，肾盂内充盈缺损，这种缺损系真菌感染性稠密脓块所致。③B超：可见肾积水，肾盂内液体回声增强。④CT检查：显示肾积水，皮质变

薄，可见肾包膜下炎症表现。⑤病理学检查：膀胱镜检查时取活组织检查，尿中真菌球检查可明确诊断。

鉴别诊断　①肾盂癌：可有肾积水，逆行造影见肾盂充盈缺损，但肾盂癌患者多有血尿，肾盂充盈缺损可被B超、CT检查证实肿瘤存在，膀胱镜检查可见肿瘤膀胱种植转移。②急性肾盂肾炎：亦有发热、腰痛、血尿等临床表现，但无消耗性疾病史，无尿"真菌球"病史。尿沉渣涂片和尿培养均发现致病细菌。③泌尿系统阴性结石：真菌感染时，尿中排出白色真菌团块"真菌球"。"真菌球"通过输尿管时，可引起肾绞痛，可与阴性结石混淆。但尿沉渣中可查见假菌丝及孢子，真菌球病理学检查可进一步证实。

治疗　①肾真菌感染一般与易感因素有关，包括留置导尿管、抗菌治疗、糖尿病、住院和免疫抑制状态等。在抗真菌治疗前，应该去除易感因素。②真菌培养及药敏试验是必要的，可指导治疗，尤其是有过抗真菌治疗病史的患者，需考虑真菌耐药性的发生。③对于有肾造口管或内支架管的患者，如果条件允许，予以拔除或更换。选用抗真菌药物治疗。

（刘　飞）

niàolù niànzhūjūn gǎnrǎn

尿路念珠菌感染（candidal infection of urinary tract）

定植于正常人口咽部、结肠及阴道中的念珠菌，通过外阴部上行至尿路（上行性感染）或血行感染定植于肾并进入尿路（下行性感染）导致的尿路感染。其中，由念珠菌尿进展而来的念珠菌血症占0~8%。近几十年，与抗菌药物的广

泛使用、糖尿病、先天性畸形、神经源性膀胱、内置导管、回肠膀胱术、外引流管以及免疫抑制疗法有关的尿路念珠菌感染发病率显著上升。尿路念珠菌感染主要发生在医院内，白念珠菌最常见，其次为热带念珠菌和光滑念珠菌。念珠菌是机会致病菌，侵入人体后是否发病取决于入侵部位、人体免疫力的高低及真菌的数量与毒力。尿液中念珠菌属分离最多的是白念珠菌，占40%~69.8%，其次是光滑念珠菌（20%~30%）和热带念珠菌（10%~20%），而其他念珠菌如近平滑念珠菌、克柔念珠菌等也时有检出。

病因 念珠菌尿和尿路念珠菌感染的危险因素和诱因主要有全身免疫力低下（如高龄、糖尿病、器官移植等）、女性性生活、存在菌尿、住院时间较长、重症监护病房（intensive care unit, ICU）住院史、广谱抗菌药物的应用、尿路侵入性操作、尿路内置导管、先天性尿路畸形或结构异常、神经源性膀胱、各种原因引起的尿路梗阻性疾病、泌尿系统结石等。

病理 真菌可以通过其他感染部位或胃肠道经血行播散侵入肾，白念珠菌占了真菌培养阳性的约50%。光滑念珠菌为第二常见真菌，是胃肠道和阴道内的正常共生菌，可能由上行性感染定植到尿道。

发病机制 见泌尿系统真菌感染。

临床表现 无症状真菌尿常见，提示尿路定植而不是感染。尿路刺激征和脓尿提示有侵入性感染。肾或肾周围脓肿和真菌球可以由真菌尿引起。这些患者可以表现出肾盂肾炎的腰痛和发热症状。但是真菌球可以发生在无症状患者的集合系统。脓尿与症状或真菌尿的严重程度关系不大。念珠菌血症侵犯的主要靶器官是肾，肾念珠菌感染表现为急性肾盂肾炎的症状，有发热和腰部疼痛，并可能产生输尿管梗阻，形成念珠菌感染性肾周围脓肿或脓肾等。

膀胱念珠菌病 大多数患者没有任何症状，仅呈念珠菌尿，只有4%的患者出现尿频、排尿困难、血尿、尿色混浊等症状。尿沉渣镜检可见到假菌丝及孢子。如查到大量假菌丝，说明念珠菌处于活动致病状态。膀胱镜检查可发现膀胱壁白色斑片、黏膜水肿和红色斑点等。

尿道念珠菌感染 非特异性尿道炎症状。念珠菌是引起非特异性尿道炎的病原菌之一，尿痛症状轻、尿道分泌物较少，呈淡乳白色。

念珠菌性前列腺炎 临床症状通常与一般慢性前列腺炎类似。

诊断 根据患者病史，易感因素，出现尿路感染表现；反复血、尿标本培养，尿中白细胞数增多而细菌培养阴性，或新鲜尿标本镜检有真菌，尿培养有真菌生长，均应考虑真菌性尿路感染的可能。肾组织影像学检查可确认肾脓肿、真菌球及泌尿系统梗阻的存在。

实验室检查 临床中，念珠菌尿的诊断主要依靠尿液真菌涂片及尿液的真菌培养，但是标本容易被污染，而且血琼脂培养基是细菌生长的良好培养基，并不是酵母菌生长最理想的培养基。通过念珠菌肌动蛋白基因进行聚合酶链式反应（polymerase chain reaction, PCR）扩增诊断念珠菌尿的灵敏度和特异度达到100%，能高效地对危重患者隐性念珠菌血症进行检测。危重患者如果发生念珠菌感染，应首先考虑为侵袭性念珠菌病的可能，应重复进行尿常规检查及清洁中段尿或经耻骨上膀胱穿刺抽吸尿液进行培养。尿培养菌落$>10^3$CFU/ml 时才能确诊为念珠菌感染。

影像学检查 超声检查是排除肾和泌尿系统真菌感染的首选检查方法。B超和CT检查可发现集合系统的真菌物质，并对尿路梗阻进行评估。也可行静脉尿路造影、逆行肾盂造影、磁共振尿路造影（magnetic resonance urography, MRU）等辅助检查，应根据患者情况选择具体的检查方法。CT能更好地辨别肾合并疾病或肾周围脓肿。磁共振成像和放射性核素肾显像对尿路合并疾病的判别作用不明确，应与临床相结合进行诊断。

鉴别诊断 该病主要应与细菌性尿路感染、尿道综合征、肾结核、肾小球疾病、前列腺炎、尿路结石、腹部器官炎症等鉴别。①腹部器官炎症：有些尿路念珠菌感染患者主要表现为腹痛、恶心、呕吐、发热，血白细胞计数增多，易误诊为急性胃肠炎、阑尾炎、附件炎等，若能及时进行尿液检查，易于鉴别。②尿道综合征：在有尿道症状的女性中，约70%的患者有脓尿和细菌尿，为真性尿路感染，而另外30%的患者，不是真正的尿路感染，属于尿道综合征。这类患者在临床上常容易被误诊为尿路感染。③细菌性尿路感染：尿细菌培养为阳性，尿真菌培养为阴性。

治疗 念珠菌尿一般与易感因素有关，包括留置导尿管、抗菌治疗、糖尿病、住院和免疫抑制状态等。在抗真菌治疗前，应该去除念珠菌尿的诱发因素。真菌培养及药敏试验是有必要的，可指导治疗，尤其是有过抗真菌治疗病史的患者，需考虑真菌耐药性的发生。

无症状念珠菌尿的治疗
①单纯尿培养阳性、无既往病史、无危险因素者可不治疗；有危险因素存在者，需去除危险因素（如拔除导尿管、内支架管，停止使用抗菌药物及提高营养状态，如不能彻底拔除导尿管或内支架管，则更换新导尿管或内支架管），以清除念珠菌繁殖。好转者无需治疗，当去除危险因素后念珠菌尿仍无好转或持续性念珠菌尿，需采取积极再评估和治疗措施。②住院患者有播散性念珠菌病证据、中性粒细胞减少，低出生体重儿、肾移植或进行泌尿外科手术操作患者的无症状念珠菌尿需进行抗真菌治疗。

有症状念珠菌尿的治疗 膀胱炎患者如条件允许，应拔除导尿管。对于有肾造口管或内支架管的患者，如果条件允许，予以拔除或更换。选用抗真菌药物治疗，服用免疫抑制剂者需适当延长疗程。肾功能不全者需根据肾小球滤过率和肌酐清除率调整抗真菌药物剂量，而肾功能不全患者不推荐使用氟胞嘧啶，氟康唑可经常规血液透析清除，需在血液透析后给药或追加剂量，两性霉素 B 不被血液透析清除。

预后 尿路念珠菌感染如能早期诊断、及时彻底治疗，则一般预后良好。

（刘 飞）

niànzhūjūnxìng niàodào yán
念珠菌性尿道炎（candida urethritis）
白念珠菌引发的尿道炎。正常人体内存在于皮肤、口咽、结肠、阴道等部位的念珠菌，

当大面积烧伤、急性肾衰竭、重症糖尿病时，使机体抵抗力下降；或长期应用广谱抗生素的同时，又长期应用皮质激素，引起体内菌群失调，体内的真菌趁机生长繁殖，可直接产生念珠菌性尿道炎，亦可上行至上尿路，导致尿路念珠菌感染，甚至败血症，而念珠菌性尿道炎可作为其早期表现。

病因 念珠菌对热的抵抗力不强，加热至 60℃ 1 小时后即可死亡，但对干燥、日光、紫外线及化学制剂等抵抗力较强。念珠菌中 80%～90% 为白念珠菌，10%～20% 为光滑念珠菌、近平滑念珠菌、热带念珠菌等。白念珠菌为机会致病菌，10%～20% 非妊娠期女性及 30% 妊娠期女性阴道中有此菌寄生，但菌量极少，呈酵母相，并不引起症状。念珠菌生长最适宜的 pH 为 5.5，阴道的弱酸性环境能保持阴道的自洁功能，正常人 pH 为 3.7～4.5，当阴道的 pH 升至 5.5 后，念珠菌大量繁殖，并转变为菌丝相，引发阴道炎症状。

男性念珠菌性尿道炎是一种很少见的疾病，平时机体抵抗力强，免疫系统正常，念珠菌一般不容易侵袭引起感染。但男性念珠菌病的发病率也很高，与不注重卫生，外因的影响（如长期患有慢性消耗性疾病及滥用广谱抗生素等）有关。此外，包皮过长也是导致疾病的重要原因之一。

发病机制 当外生殖器有念珠菌感染时，均可通行性接触互相传播从而导致念珠菌性尿道炎的发生。①恶性肿瘤应用化疗、放疗等治疗，器官移植应用免疫抑制剂，长期患有消耗性疾病，如白血病、糖尿病、肺结核等造成免疫系统受损，患有艾滋病等

免疫缺陷性疾病，易引发真菌性尿道炎。②长期置入导尿管，尤其是置入导尿管后长期启用会发展成真菌性尿道炎。③抗生素滥用，引发正常菌群失调，造成念珠菌性尿道炎。④性接触互相传播从而导致真菌性尿道炎的发生。

临床表现 男性念珠菌性尿道炎的潜伏期较长，尤其是性伴侣较多或无症状病原体携带者。男性念珠菌性尿道炎典型症状是尿道刺痒，轻重不一的尿频、尿急、尿痛和排尿困难。尿道口有黏液性或脓性分泌物，症状较淋病为轻。少量的分泌物，易见于较长时间不排尿或夜间没有排尿至晨起排尿前，可发展为痂膜封口或见内裤有淡黄色分泌物。自觉症状不明显或排尿时间间隔较短者，尿道分泌物易被尿液冲失。男性念珠菌性尿道炎查体可见尿道口水肿或潮红、有黏液或脓性分泌物。沿阴茎根部至尿道口方向挤压尿道，可挤出黏液性或脓性分泌物，偶有轻微触痛。患者自觉明显尿痛或排尿终末烧灼性疼痛。

诊断 ①症状及查体见临床表现。②实验室检查：取尿沉渣、尿道分泌物或尿道拭子查真菌或培养。尤其在留置导尿管时应定期检查。

鉴别诊断 ①非特异性尿道炎：是非特异性细菌引起的尿道炎症病变。有尿道痒感、疼痛，常伴尿频、血尿，并有尿道分泌物，初为黏液性，后呈脓性。尿液培养可找到非特异性细菌。②滴虫性尿道炎：为毛滴虫引起的尿道炎症改变。有尿道痒感、不适。有大量黏液性稀薄的尿道分泌物，继发感染时，可为脓性。取尿道分泌物镜检，可找到滴虫。

治疗 包括以下几个方面。

一般治疗 ①消除诱因：若有糖尿病应给予积极治疗。及时停用广谱抗生素、雌激素及类固醇皮质激素。积极治疗可以消除易感因素。每天清洗外阴，养成良好的卫生习惯，保持外阴干燥，避免搔抓。不宜食用辛辣刺激性食物。勤换内裤，并用温水进行洗涤，切不可与其他衣物混合清洗，避免交叉感染。②改变阴道酸碱度：pH 为 4 的女性护理液可用于日常清洁，治疗期间对念珠菌的生长繁殖有抑制作用。

药物疗法 念珠菌性尿道炎的治疗有局部用药、全身用药及联合用药（口服加局部）等。选择局部或全身应用抗真菌药物，根据患者的临床类型决定疗程的长短。最早用于治疗念珠菌感染的特异性活性药物是多霉菌素，是 20 世纪 50 年代早期分离获得的一种聚烯类抗生素，此后又有许多种抗真菌药物被研制出来。阴道假丝酵母菌病的临床用药，多数为局部用药，近年来高效短疗程的口服制剂问世，更使患者易于接受，且适用于经期及未婚女性。阴道假丝酵母菌病药物治疗中要求性伴侣作生殖器真菌培养及适当抗真菌治疗，应同时用药。治疗中症状消失后，须每次月经后复查并巩固治疗 1 个疗程。

（刘　飞）

mìniào xìtǒng fàngxiànjūn gǎnrǎn

泌尿系统放线菌感染（genitourinary actinomycosis） 牛型放线菌引起的人畜共患的泌尿系统感染性疾病。放线菌可通过消化道引起结肠或腹部放线菌病，并可直接蔓延至肾、膀胱。有时可经血行途径侵犯睾丸、附睾、阴茎、前列腺等处。

病因 放线菌感染一般为散在发生，属于内源性疾病，并非传染病。放线菌寄生在正常人、牲畜或其他动物的龋病、牙周脓肿和扁桃体皱襞内。当机体全身或局部抵抗力降低或口腔感染时，可由破损的口腔黏膜处感染，蔓延到颌面部及颈部；也可由气管吸入而产生肺部及胸腔感染；也可由消化道吸收导致结肠、腹部放线菌病，并可直接蔓延到肾、膀胱。也曾有报道，由于尿道下裂手术而引发尿道放线菌病和由于腹部手术感染放线菌而侵犯到前列腺。

发病机制 放线菌感染的特殊性是不受解剖学屏障的限制，如筋膜、胸膜、膈肌等均不能限制病变的发展。由一处病灶直接向其附近组织传播、蔓延与扩散，侵犯周围组织及器官。极少数患者如有明显免疫缺陷或感染的放线菌致病力较强时，则可引起严重的血行播散，引起脑、内脏器官的感染。

病理 原发皮肤病变少见，多是由深部组织感染后向外蔓延，直到皮肤上形成多发性脓肿或窦道。各窦道可以相通，并伸向附近深部器官。放线菌感染的特点为在脓液中可以见到黄白色颗粒，直径 0.25~2mm，称为硫黄样颗粒。

临床表现 ①慢性化脓型：表现为尿频、尿急、尿痛；低热伴有贫血、消瘦、盗汗等；有时可在腰部形成窦道，有脓液流出。②增殖型：表现为肾区持续性钝痛或隐痛，有时可扪及增大的肾。

诊断 根据有与牛、马或牧草接触史以及牧区工作史；有慢性消耗病史以及临床症状与体征，结合实验室检查及组织病理学检查可以明确诊断。

鉴别诊断 ①肾结核：病程迁延数年以上，有腰痛、低热、脓尿、血尿及膀胱刺激征，与肾放线菌病症状相似，但多有肺结核病史，有明显尿频及终末血尿，血沉增快，连续尿沉渣涂片抗酸染色可发现抗酸杆菌，无放线菌集落形成的硫黄样颗粒，尿路造影可见肾盏边缘模糊，肾盏、肾盂扩张或不显影，有时可有典型的挛缩膀胱以及对侧肾积水表现，膀胱镜检查可见结核结节或浅表性黏膜溃疡，活检可发现结核分枝杆菌。②慢性肾盂肾炎：也表现为反复的尿频、尿急、脓尿、血尿、腰痛、发热症状，尿液检查有蛋白及脓细胞，尿路造影可发现肾盂、肾盏变形及肾实质萎缩，与肾放线菌病症状有相似之处，但该病有明显的慢性肾功能不全表现，尿液检查无硫黄样颗粒，中段尿细菌培养阳性，X 线检查表现为肾缩小，肾边缘不规则，肾盂肾盏不规则变形、扭曲。③肾周围炎和肾周围脓肿：有时也表现为发热、腰痛，伴消瘦、乏力，与该病慢性化脓型相似，但肾周围炎和肾周围脓肿患者腰椎向患侧弯曲，肢体活动受限，肾区叩痛极为明显，CT 可以显示肾周有低密度的肿块，肾内肾盂肾盏可正常，脓肿穿刺抽出脓液中无硫黄样颗粒。④脓肾：慢性病程型主要表现为反复发作的腰痛，常伴盗汗、贫血和消瘦，与该病慢性化脓型相似，但脓肾患者尿常规检查有大量脓细胞，尿液培养阳性而无硫黄样颗粒。⑤肾肿瘤：有时可表现为低热、消瘦、乏力等慢性消耗性表现，体格检查可扪及肾肿块，尿路造影可见肾盂、肾盏受压、变形，与该病增殖型病变所致者极为相似，但有间歇性无痛性肉眼血尿，明显腰痛，肾区触及进行性增大之肿块，肾动脉造影可见迂曲而不规则的肿瘤血管，B 超、CT、MRI 检查均提示肿瘤影像。⑥阴茎梅毒（硬下疳）：阴茎头溃疡很难与该病鉴别，但阴茎梅毒多有性病接触史，溃疡渗出液做暗视野检查，可查得梅毒螺旋体，血清荧光抗体暗视野呈阳性反应。⑦滴虫性膀胱炎：也表现为反复的尿频、尿急、脓尿伴有血尿，但患者尿道分泌物及尿液中可找到滴虫，找不到硫黄样颗粒。⑧慢性膀胱炎：也表现为反复的尿频、尿急、脓尿伴有血尿，尿常规检查有白细胞，中段尿细菌培养阳性，尿中没有硫黄样颗粒，膀胱镜检查膀胱内虽有炎症改变，但活组织检查找不到颗粒状菌落。⑨膀胱结核：也表现为反复的尿频、尿急、脓尿伴有血尿，但同时有肺结核和肾结核病史，尿沉渣涂片抗酸染色可发现抗酸杆菌，但尿液中无硫黄样颗粒，静脉尿路造影可见肾积水和肾实质破坏性改变，膀胱镜检查可见结核结节或浅表性黏膜溃疡，活检可发现结核分枝杆菌，可与之鉴别。

治疗 常需采用药物、手术及支持疗法等综合治疗措施。尤其是对重症患者。

药物治疗 可采用青霉素、克林霉素或多西环素等药物。

手术治疗 首先可以行脓肿切开引流。如患侧肾功能减退，对侧肾功能良好时可行患侧肾切除。有窦道形成者应一并切除。手术前后都要应用抗生素。当出现腹腔或盆腔的放线菌性膀胱瘘时，需手术引流脓肿，清除病灶，关闭膀胱。手术前后都要应用抗生素。

预后 如治疗不及时，可发生全身性感染、放线菌脓肿、脑脓肿等，甚至因此而死亡。

（刘 飞）

tèshū lèixíng mìniào xìtǒng yánzhèng
特殊类型泌尿系统炎症
（special types of urinary tract inflammation） 除了常见类型的泌尿系统炎症外，还有一些特殊类型的泌尿系统炎症。其包括放射性膀胱炎、化学性膀胱炎、间质性膀胱炎和尿路软斑病等疾病。

（刘 飞）

fàngshèxìng pángguāng yán
放射性膀胱炎（radiation cystitis） 腹腔或盆腔的恶性肿瘤患者在进行放疗后，膀胱局部遭受放射性损伤而发生的膀胱糜烂和出血等炎症。膀胱黏膜的放射敏感性虽然低于肠道黏膜，但经大剂量照射后，放射性膀胱炎仍属难免，发生率为 2.48% ~ 5.6%。放射性膀胱炎的发生与放射总剂量、放射治疗技术及个体放射敏感性有关。放射治疗技术的进步，并不能使子宫癌治疗时的病灶与膀胱、直肠的解剖关系有任何改变；病灶如受足量照射，仍会影响邻近脏器。

病因与发病机制 一般认为，膀胱比直肠的放射敏感性低，照射 60Gy 以上多发生溃疡。放射性膀胱炎主要是放射线引起的血管损伤、小血管闭塞、黏膜充血水肿以致形成溃疡，周围有明显水肿，常合并感染、出血。溃疡愈合后残留有白色瘢痕，其周围可见网状血管扩张，血管破裂造成反复出血，甚至放疗后 10 多年还可出现血尿。由于放射线引起的小血管病变（动脉闭塞、血管壁纤维化及硬化）缓慢进行，组织处于缺血状态，导致黏膜、黏膜下组织、肌肉萎缩及纤维增生，形成慢性膀胱萎缩，容量减少（常只有 50ml 左右），可引起尿频、尿失禁，且容易合并感染。

病理 放射性膀胱炎的损伤包括以下两点：①固有层内出现急性炎症反应，移行上皮剥脱，血管内形成血栓，且黏膜溃疡。②病变晚期可见膀胱壁纤维化，甚至出现黄色瘤变。临床上对患者进行尿脱落细胞学检查，可见坏死、变性的尿路上皮细胞，出现细胞碎片和炎症细胞，并且移行上皮细胞增大，以及出现退行性改变如核结构消失、有核内空泡出现等。同时，不同发病类型的组织病理变化也存在一定的区别。①急性型：血管内形成血栓，固有层充血水肿，间质细胞不典型增生，毛细血管增生及间质玻璃样变，严重的情况下，甚至出现坏疽性膀胱炎。②慢性型：血管内皮细胞坏死和肿胀，逐渐出现炎症细胞浸润，甚至出现不愈合性溃疡。

临床表现 放射性膀胱炎患者发病后，以无痛性、突发性血尿为主要表现，具有难以控制、反复性、持续性的特点，大部分合并尿急、尿频、排尿困难等症状。一些患者因为合并感染而出现尿痛症状。严重的情况下，甚至出现急性尿潴留，并且一些患者的下腹坠胀疼痛明显。常见体征为下腹耻骨上区触痛。其他全身表现包括白细胞增多、发热等。根据放射性膀胱炎的临床表现，可以将其分为 3 度：①轻度，出现尿痛、尿急、尿频症状，经膀胱镜检查，发现黏膜充血、水肿。②中度，反复发作的毛细血管扩张性血尿，严重情况下甚至出现溃疡。③重度，形成膀胱-阴道瘘。

诊断 采用辅助检查、临床表现以及病史相结合的方法进行诊断。常用的辅助检查有膀胱镜、CT 以及超声检查，其中超声可见膀胱内壁毛糙、增厚，尤其是三角区；CT 可见膀胱后壁三角区明显增厚隆起；经膀胱镜检查，可见团状隆起、溃疡、出血点以及水疱状改变等。

鉴别诊断 ①膀胱肿瘤：早期和最常见的症状是间歇性、无痛性、全程肉眼血尿。血尿常间歇出现并可自行停止或减轻，容易造成治愈或好转的错觉。一般为全程血尿，终末加重，也有个别患者为镜下血尿或仅有少量终末血尿。血尿程度和肿瘤大小、数目、恶性程度不一致。非上皮性肿瘤血尿程度较轻。膀胱肿瘤如有坏死、溃疡、合并感染或瘤体较大尤其是位于三角区者，可有膀胱刺激症状。肿瘤位于膀胱颈附近或瘤体大时可发生排尿困难、尿潴留。盆腔广泛浸润时有腰骶部疼痛、下肢水肿。②化学性膀胱炎：静脉注射环磷酰胺等化疗药可使其代谢产物在肝内形成从膀胱排出，刺激膀胱黏膜引起严重的膀胱炎。化学性膀胱炎也可表现为膀胱灌注化疗药物引起的并发症，主要是由于药物透过膀胱黏膜下层血管进入血液并刺激该处神经所致。化学性膀胱炎的临床症为尿频、尿急、尿痛等下尿路症状或者血尿，其严重程度与化疗药物灌注剂量、频率相关。膀胱上皮发生溃疡，黏膜固有层的毛细血管扩张，因而发生出血。严重者可使膀胱黏膜固有层和肌肉纤维化，导致膀胱挛缩和膀胱-输尿管反流。③间质性膀胱炎：是一种特殊的慢性膀胱炎。其主要症状是严重尿频、尿急、下腹痛、排尿痛等。多见于女性。膀胱镜检查发现膀胱容量减少，在膀胱壁有黏膜下出血。该病的病因不明，既无细菌感染亦无病毒或真菌感染。该病用抗菌药物无效。

治疗 包括以下几个方面。

轻度或中度急性放射性膀胱炎 主要采用保守疗法，如抗菌、消炎、止血及对症治疗，以缓解膀胱刺激症状。药物可全身使用，方法与一般的膀胱炎相似。血尿患者可采用灌注化学药物，如铝剂、甲醛、硝酸银、透明质酸钠、凝血酶等。严重的膀胱出血可经尿道行电凝固术止血。由于放射损伤的组织供血不良，易形成纤维化，再生功能低下，凝固部位易发生坏死，故应注意防止瘘的形成。疼痛患者可选用骶前封闭疗法以缓解症状。α-糜蛋白酶具有抗炎、抗水肿、溶解纤维素、分解黏液等作用，用于治疗放射性膀胱炎有一定疗效。高压氧疗法可使组织内氧含量增高，促进新生血管和肉芽组织形成、组织损伤修复，从而促进炎症愈合。有条件的单位，高压氧可作为治疗放射性膀胱炎的手段之一。

亚急性期溃疡 首先给予保守疗法，同急性期。失血多者需输新鲜血，以改善全身情况；慢性期如膀胱容量减少、膀胱壁硬化、尿路狭窄可导致肾积水，严重者可诱发尿毒症，需要考虑手术治疗。

预后 放射性膀胱炎是盆腔肿瘤放疗后出现的并发症。早期诊断和治疗可将其危害最小化并提高患者生活质量。现有的非侵入性治疗在减缓放射性膀胱炎进展方面有着一定的疗效，然而其效果仍然有限。外科治疗是难治性并发症的有效手段，改善放疗的技术手段是预防放射性膀胱炎发生及改善其预后的主要方法。

(刘 飞)

huàxuéxìng pángguāngyán

化学性膀胱炎 (chemical cystitis)

化学刺激因子在膀胱内对膀胱刺激，引起膀胱黏膜充血水肿、

糜烂、溃疡形成等炎症反应。由于中国膀胱肿瘤发生率不断上升，化学性膀胱炎的发病率也随之增高。膀胱灌注是非肌层浸润性膀胱癌术后的常见治疗方法，膀胱灌注的药物主要包括卡介苗及化疗药物。

病因 临床上常见的致炎因素为膀胱癌术后化疗药物的灌注，包括吡柔比星、丝裂霉素，或静脉注射化学药物后形成代谢产物经膀胱排出，引起膀胱黏膜刺激，最终形成溃疡等。

发病机制 化学性膀胱炎的发病机制主要是因为膀胱灌注的药物具有细胞毒性和强刺激性。膀胱灌注的化学药物在杀死膀胱肿瘤细胞的同时，也杀死正常的膀胱黏膜上皮细胞，并刺激膀胱黏膜固有层毛细血管扩张、出血，局部发生黏膜坏死、形成溃疡。膀胱黏膜的通透性增加及局部黏膜缺损，使膀胱黏膜的固有肌层和膀胱肌层直接暴露于尿液中。尿液中的尿酸盐晶体、细菌等刺激因子刺激肌纤维，引起肌纤维细胞变性、坏死、纤维瘢痕形成，最终可导致膀胱挛缩，引起膀胱-输尿管反流。另外，化学药物透过黏膜刺激该处的感觉神经，引起膀胱区疼痛症状，亦可引起反射性膀胱逼尿肌收缩，发生尿频、尿急、尿痛症状。

病理 常见的病理表现为黏膜下血管扩张、通透性增加，致使血管内微血栓形成，引起局部血液循环障碍，膀胱黏膜坏死，形成溃疡。病变部位可见苍白的黏膜出现肥厚或明显变薄，部分存在溃疡或囊状组织，镜下可见浆细胞增多、淋巴细胞浸润、结缔组织增生。

临床表现 主要表现为尿频、尿急、尿痛等尿路刺激症状，部

分患者有急迫性尿失禁、血尿、耻骨上膀胱区疼痛症状。症状严重时，可能出现膀胱黏膜出血，出血量大时可危及生命。

诊断 患者有服用环磷酰胺或者膀胱灌注史，进而出现尿路刺激症状，如尿频、尿急、尿痛、尿道及膀胱区灼热感、血尿等现象。尿液检查可有镜下血尿，严重者可有肉眼血尿，尿培养结果阴性可辅助诊断。膀胱镜检可发现病变部位黏膜明显苍白，出现肥厚或明显变薄，膀胱黏膜可出现小溃疡。

鉴别诊断 ①急性膀胱炎：以尿频、尿急、尿痛等膀胱刺激症状为主，部分患者可出现血尿。尿常规可发现大量白细胞，病原学检查多阳性。患者常无过敏或哮喘史，外周血检查无嗜酸性粒细胞增多，经抗感染治疗后症状迅速消失。②腺性膀胱炎：多表现为尿频、尿急、尿痛等膀胱刺激症状，也可无任何症状。血常规无嗜酸性粒细胞增多。组织病理学活检见到布鲁恩（Brunn）巢可协助鉴别。③间质性膀胱炎：常以尿频、尿急、尿痛等膀胱刺激症状为主，膀胱充盈时有膀胱区疼痛排尿后减轻为特征性症状，膀胱镜检查可见浅表溃疡伴有出血，膀胱水扩张后黏膜出血更明显，活检可明确诊断。④腺性膀胱炎：主要表现为反复发作的、难治性的尿频、尿急、尿痛、血尿，耻骨上区及会阴不适，下腹坠胀感，尿失禁，性交痛等一系列症状。病变好发部位依次为膀胱三角区、膀胱颈部、输尿管口周围。腺性膀胱炎的临床表现与病变部位关系密切：病变位于三角区者主要表现膀胱刺激征；在膀胱颈部者多有排尿不畅、下腹不适，严重者有排尿困难症状；

病变累及输尿管开口者可引起输尿管扩张及肾积水等腰部不适症状；病变范围较广泛者多出现血尿。

治疗 ①一般治疗：可予抗感染治疗、口服或静脉注射解痉镇痛药物等对症支持治疗。肉眼血尿明显者可予持续膀胱冲洗以预防膀胱内血块形成。②透明质酸钠膀胱灌注：化学性膀胱炎由于膀胱黏膜被破坏，局部形成黏膜坏死及溃疡导致了血-尿屏障被破坏，而这个屏障主要包括膀胱壁最表层的葡糖胺聚糖（glucosaminoglycan，GAG）和其下的黏膜上皮细胞。透明质酸钠是葡糖胺聚糖的主要构成成分之一，也是一种外源性黏膜保护剂，具有修复葡糖胺聚糖层的破损、恢复正常黏液屏障的功能。透明质酸钠可明显减缓尿频、尿急、耻骨上区疼痛的症状。③其他治疗：严重出血时可及时手术止血，包括电凝、激光等；动脉栓塞可用于极少数无法控制的出血，可栓塞一侧或双侧髂内动脉前支。

预后 化学性膀胱炎多数在停用化疗药物后可显著改善。

（刘　飞）

jiānzhìxìng pángguāng yán

间质性膀胱炎（interstitial cystitis，IC） 自身免疫性特殊类型的慢性膀胱炎。常发生于中年妇女，主要表现为膀胱和/或尿道和/或盆腔疼痛，伴有尿路刺激症状（尿频、尿急、尿痛），同时尿液细菌培养为阴性的疾病。对于导致间质性膀胱炎的病因及病理有许多的假说，但都缺乏确切的临床证据。已被证实可引起膀胱区疼痛的原因有许多，包括放射性膀胱炎、化学性膀胱炎、细菌性膀胱炎及系统性疾病导致的膀胱炎症等。因此该病实际上是一

种排除性的诊断。

病因 间质性膀胱炎的病因尚未明确，但大量的研究证据表明间质性膀胱炎是神经、免疫及内分泌等因素相互作用而引发的综合征。

发病机制 间质性膀胱炎为慢性非特异性膀胱全层炎症。病变早期膀胱扩张时黏膜只见斑点状出血，后期膀胱黏膜变薄或坏死脱落可有典型溃疡，多见于膀胱顶部或前壁。溃疡底部肉芽组织形成。周围黏膜水肿，血管扩张。黏膜下或肌层有多种炎症细胞浸润，如浆细胞、嗜酸性粒细胞、单核细胞、淋巴细胞和肥大细胞，这些炎症细胞浸润可达膀胱全层及肌间神经组织。肌层中血管减少，淋巴管扩张。肌束间及肌内胶原组织增多，严重的纤维化导致膀胱缩小。严重患者输尿管开口处正常功能被破坏，导致膀胱-输尿管反流及随之而来的肾积水或肾盂肾炎。

病理 间质性膀胱炎的镜下表现无特异性。曾有学者将间质性膀胱炎的病理特征描述为慢性、水肿样膀胱全层炎症，伴有肥大细胞浸润、黏膜溃疡及膀胱壁淋巴细胞浸润。但由于报道的患者多为病情较重的特殊患者，不能准确反映出大部分间质性膀胱炎患者的特点。事实上，间质性膀胱炎的组织病理学表现有很大的差别，差异不仅存在于不同患者间，即便是同一患者在不同时间所取得的组织标本，其病理学表现也常有变化。通过对比溃疡型和非溃疡型的间质性膀胱炎标本发现：前者主要表现为黏膜溃疡、出血、肉芽组织形成及明显的炎症浸润现象；后者在症状上与前者相似，但炎症反应较轻、黏膜改变较少，主要以多发的、细小

的黏膜破裂及黏膜下出血为特征。值得注意的是，虽然上述表现可在大部分患者中观察到，但非溃疡型患者中，可以观察到完全正常的活检标本。研究发现，从患者的某些症状能够预测特异性的病理表现。有夜间尿频的患者，夜尿次数与尿路上皮缺失、肉芽组织形成、固有层微血管密度改变相关；有尿急症状的患者，症状的严重程度与黏膜下肉芽组织形成的百分比相关；有尿痛的患者，症状严重程度与尿路上皮黏膜的裸露程度相关。近 55% 的患者组织学参数与对照组无差别，余下有差别的病理学表现，主要为患者尿路上皮裸露增多，黏膜下水肿、充血及膨胀程度加重，及更严重的炎症浸润现象，虽然黏膜下出血情况与对照组无差异，但上皮裸露现象是间质性膀胱炎患者所特有的，并且有证据表明，严重的患者中上皮裸露范围更广。目前的研究进展表明，组织病理学检查最多只能在间质性膀胱炎诊断中发挥支持作用，而不能单纯用作最终诊断标准，间质性膀胱炎的诊断本身是一个除外性诊断，因此膀胱活检在该病患者中的主要用途是用于除外其他病理上与间质性膀胱炎相近的疾病。

临床表现　间质性膀胱炎是一种基于尿频、尿急、膀胱或盆底疼痛的慢性疼痛综合征，疼痛的部位主要包括泌尿生殖系统及直肠区域，如外阴痛、睾丸痛、阴茎痛、会阴痛、直肠痛等。在膀胱充盈时疼痛明显，在排尿后得到缓解，血尿偶可出现。有的患者可能有变应性疾病。

诊断　间质性膀胱炎的诊断必须根据综合典型的临床表现、膀胱镜检查。

诊断标准　1987 年，美国制订了间质性膀胱炎诊断的临床标准：①白天 12 小时排尿次数多于 5 次。②夜尿多于 2 次。③症状持续 1 年以上。④尿动力学未发现逼尿肌的不稳定性。⑤膀胱容量小于 400ml。⑥尿急。⑦洪纳（Hunner）溃疡。合并下述标准中至少有两条：①膀胱充盈时疼痛、排尿后减轻。②耻骨上、盆腔、尿道、阴道或会阴疼痛。③麻醉下行膀胱镜检查，保持膀胱在 80cmH_2O 压力下 1 分钟可见膀胱黏膜淤血点。④对膀胱镜的耐受力下降。另外结合病理学检查以除外与间质性膀胱炎临床表现类似的疾病。

评估量表　目前有 5 种常用的量表协助间质性膀胱炎的诊断，包括间质性膀胱炎症状指数（interstitial cystitis symptom index，ICSI）、间质性膀胱炎问题指数（interstitial cystitis problem index，ICPI）、威斯康星大学间质性膀胱炎量表（University of Wisconsin-interstitial cystitis，UW-IC）、盆腔疼痛、尿频、尿急症状评分（pelvic pain and urgency/frequency patient symptom scale，PUF）、膀胱疼痛综合征/间质性膀胱炎症状评分量表（bladder pain syndrome/interstitial cystitis symptom score，BPS/IC-SS）。量表是评估间质性肺炎患者症状严重程度和治疗效果的重要工具。膀胱疼痛综合征/间质性膀胱炎症状评分量表能够可靠地鉴别中到重度疼痛患者；间质性膀胱炎症状指数与问题指数（ICSI+ICPI）侧重于有相应症状的目标患者。推荐使用间质性膀胱炎症状指数，间质性膀胱炎问题指数，盆腔疼痛、尿频、尿急症状评分来评估间质性肺炎患者症状的严重程度和治疗效果。

排尿日记　连续记录 72 小时排尿情况，包括每次饮水时间、饮水量、排尿时间、尿量及伴随症状。排尿日记有助于将单纯多尿的患者与膀胱疼痛综合征/间质性膀胱炎患者鉴别开，排尿日记还有助于评估女性患者症状的严重程度，同时也能用于评估治疗效果。

尿病原体培养　美国卫生署糖尿病、消化系统、肾研究中心（National Institut & Diabetes and Digestive and kidney Disease of the National Institutes of Health，NIDDK）所制订的标准将细菌性膀胱炎、结核性膀胱炎、阴道炎作为膀胱疼痛综合征/间质性膀胱炎诊断的排除标准。因此，推荐进行尿病原体培养。即使尿常规是正常的，也需要进行尿病原体培养及药敏试验，包括棒状杆菌、念珠菌、沙眼支原体、衣原体、脲原体和结核分枝杆菌等，以便检测出具有临床意义但尿常规无异常的较低浓度水平的病原体。

尿液标志物　确定有效的诊断标志物是一个重要的进步。标志物的应用范围广，不仅能用于预测治疗效果及评估预后，还能用于间质性膀胱炎与其他病因所导致的综合征之间的鉴别。

尿液中的抗增殖因子（anti-proliferation factor，APF）是经过多家中心验证的诊断间质性膀胱炎最精确的标志物，抗增殖因子不仅具有较高的灵敏度和特异度，并且能区分病因。通过对尿液中的抗增殖因子进行检测，可以鉴别间质性膀胱炎及普通对照组。除此以外，抗增殖因子还能用于鉴别发生在男性患者的慢性疼痛是膀胱相关疼痛，还是单纯的盆腔/会阴疼痛，有助于区分慢性盆腔综合征与间质性膀胱炎相关的慢性疼痛综合征。

膀胱镜检　对于以尿频、尿急、尿痛就诊的患者，初诊时除了进行完整的病史询问、体格检查、尿液培养以外，还需要完善膀胱镜检查以辅助诊断。间质性膀胱炎的患者中有1%实际上是膀胱移行细胞癌，而膀胱癌患者中有超过2/3没有镜下血尿表现，因此膀胱镜检在鉴别、排除膀胱癌中有重要意义，是必要的辅助手段。洪纳（Hunner）最早通过膀胱镜观察到膀胱扩张前，出现在膀胱壁的典型溃疡状黏膜改变，称为洪纳溃疡。后来沃尔什（Walsh）等人提出膀胱水扩张后，黏膜上形成的点状出血表现更为典型。尽管小球样点状出血并非间质性膀胱炎患者的特异性表现，但结合患者尿频、尿痛等临床症状，黏膜的小球样出血仍具有辅助诊断的意义。

组织活检　膀胱组织活检对于典型的溃疡型及非溃疡型间质性膀胱炎诊断的建立有着重要价值。此外，组织活检在鉴别、排除相关疾病（如膀胱癌、结核性膀胱炎）中有特殊意义，能有效避免疾病的误诊。

鉴别诊断　需要除外泌尿系统、女性生殖系统、直肠以及盆底神经肌肉方面的一些相关疾病。泌尿系统需要除外恶性肿瘤、各种膀胱及下尿路的炎性病变，如各种病原体引起的膀胱炎和放射性或者化学性膀胱炎、尿道憩室合并感染等。膀胱结石或者输尿管下段结石也会引起局部疼痛及下尿路症状。①急性膀胱炎：同样表现为尿频、尿急、尿痛等膀胱刺激症状。但常有终末血尿，且尿中有大量白细胞，尿培养可发现有细菌。②腺性膀胱炎：具有尿频、尿急、尿痛等膀胱刺激

症状，B超检查可发现膀胱壁增厚或膀胱内占位性病变，膀胱镜可见乳头状物，而非浅表溃疡，活检可明确诊断。③膀胱结核：亦可表现为真性溃疡，常累及结核肾侧输尿管口周围，可有脓尿出现，尿液检查可找到结核分枝杆菌，泌尿系统造影可显示肾结核的典型改变。④寄生虫病引起的膀胱溃疡：临床表现类似于间质性膀胱炎，一般男性多发，根据尿中找到虫卵或典型的膀胱病理学特征可做出诊断。⑤非特异性膀胱炎：很少有膀胱溃疡出现，尿中常见脓细胞及感染菌，抗生素治疗有效。⑥膀胱过度活动症：以尿急、急迫性尿失禁为主要症状，但是没有疼痛和膀胱内病变等。⑦生殖系统引起的疼痛：如痛经、子宫内膜异位症和子宫腺肌病。另外阴部神经痛是阴部神经的一种周围神经病变，没有任何器质性病变，发自阴部神经管的阴部神经卡压或受损，导致其分支所支配区域的肌肉筋膜及皮肤的疼痛。典型的疼痛位于会阴和直肠区域，以及女性的阴蒂区域和男性的阴茎处，坐位时疼痛加重，站立或平躺后疼痛可能缓解，阴部神经阻滞可使疼痛缓解。

治疗　采用一般性治疗、膀胱水扩张、针灸和手术治疗等。疗效不一。

非手术治疗　目前主要采用非手术治疗以缓解症状，改善生活质量，如膀胱水扩张、口服药物、膀胱药物灌注、神经刺激等。而每一种治疗方法并非适用所有的患者。药物治疗，包括免疫抑制药物、抗组胺药、肝素、硫酸戊聚糖钠等。膀胱灌注药物包括硝酸银、50%二甲亚砜及卡介苗等。经膀胱镜将氢化可的松或肝素注射在溃疡周围，可扩大膀胱

容量、缓解症状。

手术治疗　在非手术治疗无效时，可考虑采用外科手术治疗，经尿道电切适合于溃疡型间质性膀胱炎，近期效果良好，但易复发，而膀胱扩大术、膀胱全切术创伤大，应慎重选择。鉴于该病病因的多样性、复杂性，综合治疗、联合用药的效果可能更好。

预后　间质性膀胱炎患者经过有效规范的治疗，一般能够减轻或消除相应症状、维持正常的生活质量。

（刘　飞）

niàolù ruǎnbānbìng

尿路软斑病（malacoplakia of urinary tract）　少见的非特异性泌尿系统肉芽肿性疾病。可单发或多发。1902年，由米凯利斯（Michaelis）和古特曼（Gutmann）首先报道，1903年冯·汉泽曼（von Hansemann）用希腊文malaco（柔软）和plakia（斑块）命名该病为软斑病。斯坦顿（Stanton）和马斯德（Maxted）（1981）回顾了153例患者资料，软斑病发生在膀胱者占40%，输尿管者占11%，肾实质者占16%，后腹膜腔者占16%。身体其他部位如生殖器、胃肠道、皮肤、骨骼、肠系膜淋巴结等处亦可发生软斑病。泌尿系统软斑病患者常伴有慢性大肠埃希菌菌尿症。

病因　病因复杂，常伴有营养不良和其他疾病。尿路软斑病与大肠埃希菌感染密切相关。为何在众多的大肠埃希菌感染患者中，只有少数并发软斑病，目前一致认为尿路软斑病与宿主免疫缺陷有关。然而，体液免疫异常对软斑病的发病没有明显影响，主要是细胞免疫功能低下，使吞噬细胞吞噬细菌功能降低。实验证明，受环核苷酸（cyclic nucleoside phosphate）控制的微管功能（microtubular function）有缺陷，导致细胞内杀菌能力丧失。有学者指出，有些单核细胞所含的环磷酸鸟苷（cyclic guanosine monophosphate，cGMP）水平低，因此减少了β-葡萄糖苷酸酶（β-glucuronidase）的释放，导致细胞内消化过程的改变。韦纳（Wener）和柯伦（Curran）研究发现，单核细胞中的环磷酸鸟苷/环磷酸腺苷比值降低比单纯环磷酸鸟苷水平降低对发病更有意义。这种缺陷造成溶酶体内环境改变，致使未被消化的细菌碎片钙化。细菌本身也能产生内胞质膜或毒素来抵抗吞噬作用，或者使体内吞噬消化能力丧失。

发病机制　机制不明，患者的尿液、病变组织和血培养可有大肠埃希菌感染，部分患者伴有免疫缺陷综合征、自身免疫性疾病、癌症或其他全身性疾病。推测细菌或细菌碎片形成磷酸钙结晶体即软斑小体。绝大多数观察支持吞噬体对细菌的消化缺陷引发异常免疫反应是软斑病的病因。

病理　组织学特征为过碘酸希夫染色（periodic acid-Schiff staining，PAS）阳性大的嗜伊红组织细胞［冯·汉泽曼（von Hansemann）细胞］、小的嗜碱性细胞胞质外和胞质内结石小体［米凯利斯－古特曼（Michaelis-Guttmann）小体，又称软斑小体］，电镜下可见泡沫样的软斑组织细胞吞噬体内完整的大肠埃希菌或细菌碎片。肾软斑病的大体标本可见黄色近褐色的瘤样肿物，需要与肿瘤相鉴别。

尽管典型的软斑小体可确定诊断，但病变早期可无该小体存在。在整个病程中，肾和膀胱软斑病灶中巨噬细胞内均含有大量的α-抗胰蛋白酶，用免疫组化对其染色有助于该病的早期诊断和鉴别诊断。

临床表现　患者多体质虚弱、免疫功能下降或患有其他慢性疾病。常发生尿路感染，尿培养最常见的是大肠埃希菌，其次为变形杆菌、克雷伯菌和混合感染。肾软斑病常表现为发热、腰痛和腰部肿块；膀胱软斑病可有膀胱刺激症状和血尿，膀胱镜可见病变多分布在两侧壁，为散在或群集的浅黄色或灰黄色至褐色柔软天鹅绒样或轻度隆起的斑块，大小为 0.1～0.3cm，表面一般被正常黏膜所覆盖，也可有浅表溃疡。病变进一步发展，出现霉变、僵硬，形成广基肿块。输尿管受累可致狭窄，引起肾功能损害甚至无功能。肾实质软斑病少有扩散到肾周围间隙，但可并发肾静脉和下腔静腔血栓形成。睾丸受累时可出现睾丸附睾炎，前列腺软斑病罕见，一旦发生，易与前列腺癌混淆。

诊断　临床诊断主要依赖于病理学检查。

治疗　尿路软斑病属于炎症性病变，需要长期应用抗生素治疗，能改善症状，但易于复发。有的学者曾提出应用多种抗菌药物治疗，可以使尿液中细菌消失，但不能阻止病程的进展，因为一般抗生素只能消灭细胞外间隙的细菌，不能杀灭进入细胞内的细菌。利福平、磺胺异噁唑及喹诺酮类药物在巨噬细胞内的高浓度，对清除细胞内病原菌非常有利。

下尿路软斑病是一种良性、自限性过程，预后良好。正规的抗感染治疗往往就能有效地控制病情，仅在药物疗效欠佳时才考虑行经尿道病灶电灼术。由于该病容易复发，需定期随诊行膀胱镜检查。而上尿路软斑病则被认为是一种恶性、进行性过程，病灶容易扩散累及重要脏器，必须配合积极的手术治疗，否则死亡率极高。对于单侧肾受累的软斑病，只要诊断明确，应立即切除患肾，若双侧肾同时受累，则治疗极为困难，可试行双侧肾盂切开病灶清除术，但手术效果差。

近年来，研究证明胆碱能药物和维生素 C 能纠正体内吞噬细胞的功能缺陷，对软斑病有不同程度的疗效，但尚需密切观察病情，若临床无缓解而有发展趋势，还需做肾切除术。

预后　预后与病变范围有关，有报道该病病死率>50%，双侧肾软斑病或移植肾软斑病患者多在 6 个月内死亡，单侧肾软斑病行患肾切除后可长期存活。

（刘 飞）

nánxìng shēngzhí xìtǒng gǎnrǎn

男性生殖系统感染（infection of male reproductive system）

致病病原体侵犯男性生殖系统而引起的感染性疾病。常见致病病原体主要有细菌、病毒、衣原体、支原体、真菌、螺旋体及寄生虫等。部分患者可混合感染多种病原体。临床症状常表现为：①尿道口红肿、刺痛、灼热、有脓性或黏液性分泌物溢出。②不同程度的尿频、尿急、尿痛等。③生殖器部位出现皮疹、结节、水疱或脓疱、溃疡及疣体等。④可出现全身不适、乏力、食欲缺乏、腰骶及会阴部酸胀坠痛，严重者出现发热症状。

按照致病微生物的不同，男性生殖系统感染可分为非特异性感染和特异性感染两大类，男性生殖系统非特异性感染通常指由一般细菌引起的男性生殖系统感染，主要包括前列腺炎、精索炎、睾丸炎、附睾炎、阴囊炎等；男性生殖系统特异性感染则指由特异性细菌（如结核分枝杆菌）或病毒、真菌及寄生虫等引起的男性生殖系统感染，主要包括男性生殖系统结核、男性生殖系统性传播疾病、男性生殖系统寄生虫病等。

男性生殖系统无论具体哪个部位出现感染，一般都会影响夫妻性生活，严重者甚至导致不育。因此，积极预防及科学诊疗男性生殖系统感染，对于青壮年男性婚后维持正常性生活、保持和谐夫妻关系、防止性功能障碍和不育，具有非常重要的意义。

（秦　军　秦卫军）

nánxìng shēngzhí xìtǒng fēitèyìxìng gǎnrǎn

男性生殖系统非特异性感染

（non-specific infection of male reproductive system）　细菌引起的男性生殖系统感染。是临床常见的男性生殖系统疾病，主要包括前列腺炎、精索炎、睾丸炎、附睾炎、阴囊炎等。致病菌主要为大肠埃希菌、链球菌和葡萄球菌，部分患者为混合感染。

对于男性生殖系统非特异性感染的诊断，主要依据患者临床表现，同时需结合分泌物涂片、血常规、尿常规或尿培养、免疫学检查、分子生物学检查等，必要时结合影像学检查进行确诊。

治疗以抗感染治疗为主，辅以一般支持对症治疗。对于急性发作期的患者，可予局部冷敷，而处于慢性炎症发作期患者，可予局部热敷缓解症状。另外，炎症期宜禁止性生活，以防交叉感染。同时应对患者做好相应的健康宣教、合理的饮食指导、正确

的生活护理等，不仅可缓解患者紧张、焦虑等不良情绪，而且还可帮助患者树立战胜疾病的信心，从而达到治愈并减少复发的目的。

（秦　军　秦卫军）

qiánlièxiànyán

前列腺炎（prostatitis）　病原体感染或其他非感染因素刺激导致的，以骨盆区域疼痛或不适、排尿异常、性功能障碍等为主要临床表现的前列腺疾病。临床上可分为4种类型：Ⅰ型急性细菌性前列腺炎、Ⅱ型慢性细菌性前列腺炎、Ⅲ型慢性前列腺炎/慢性骨盆疼痛综合征和Ⅳ型无症状前列腺炎。前列腺炎为成年男性常见疾病，50岁以下好发，高发年龄为31~44岁，占泌尿外科门诊患者总数的8%~25%。

病因与发病机制　目前，前列腺炎的发病机制、病理生理改变尚不完全清楚。许多学者认为它不是一个单独的疾病，而是前列腺炎综合征。Ⅰ型急性细菌性前列腺炎：多在劳累、饮酒、上呼吸道感染、性生活过于频繁后发生，部分患者继发于Ⅱ型。留置导尿管、经直肠或经会阴前列腺穿刺，身体其他部位感染灶的细菌亦可经血行播散至前列腺，常见致病菌包括革兰阴性肠杆菌、葡萄球菌及链球菌，偶有厌氧菌。当患者经常憋尿、存在结石或其他情况导致尿路不畅时，可经尿道上行性感染。Ⅱ型慢性细菌性前列腺炎：致病因素主要是病原体感染，常见于长期反复下尿路感染，病原体主要通过尿液反流进入前列腺造成感染，Ⅰ型治疗不及时或迁延未愈，亦可发展为Ⅱ型；Ⅲ型慢性前列腺炎与Ⅳ型无症状性前列腺炎：发病机制目前尚不明确，可能与病原体感染、免疫反应异常、尿液反流刺激、

精神心理因素、神经内分泌因素等有关。

临床表现　典型症状为尿频、尿痛、尿急或骨盆区域疼痛不适、排尿异常、性功能障碍等。急性细菌性前列腺炎可出现发热、排尿梗阻及全身症状，排尿梗阻症状主要为排尿犹豫、尿线间断、急性尿潴留等，全身症状主要有寒战、高热、恶心、呕吐，甚至败血症等。

诊断　结合病史、临床表现及辅助检查可做出相应诊断。诊断标准：①有尿频、尿急、尿痛、排尿不尽及尿道口"滴白"（排尿后或便后常有白色分泌物自尿道口滴出）等症状。②前列腺指诊提示前列腺饱满、增大、质地变硬等，前列腺炎严重时会导致前列腺缩小、质地不均匀，可伴有小结节。③前列腺液中白细胞数目>10个/高倍视野，卵磷脂小体减少。

鉴别诊断　需与前列腺增生、前列腺癌、急性肾盂性肾炎相鉴别。

治疗　主要包括一般治疗、药物治疗、物理治疗、心理治疗及其他治疗。①一般治疗：包括戒烟酒，避免辛辣刺激性食物，避免憋尿、久坐等。②药物治疗：可根据患者的临床症状合理选择抗菌药物、非甾体抗炎药、α受体阻滞剂、抗抑郁药等。③物理治疗：包括微波、射频、激光等，利用产生的热效应，加速前列腺组织血液循环，促进新陈代谢，有利于消除组织水肿、缓解盆底肌肉痉挛，在一定程度上缓解患者不适症状。④心理治疗：病程长、病情反复发作的慢性细菌性前列腺炎患者可出现情绪低落、抑郁、焦虑等心理变化，对于此类患者应积极行心理治疗，缓解

其精神压力。⑤其他治疗：包括前列腺按摩和会阴肌康复训练等。前列腺按摩能改善前列腺血液循环、促进腺体排空，但急性细菌性前列腺炎患者禁止此操作，以防感染蔓延。

并发症 主要有急性精囊炎、附睾炎、精索淋巴结肿大、不育症、后尿道炎等。

预后 急性细菌性前列腺炎预后一般良好，少数可并发前列腺脓肿。慢性细菌性前列腺炎病情易反复，治疗效果不佳，需定期复查。

(秦 军 秦卫军)

jíxìng xìjūnxìng qiánlièxiànyán

急性细菌性前列腺炎 （acute bacterial prostatitis）

以下尿路感染、畏寒、发热、肌痛等为主要临床表现的急性感染性前列腺疾病。起病急骤，经积极抗感染治疗，患者一般预后良好。

病因与发病机制 急性细菌性前列腺炎为细菌感染所致，致病菌多为革兰阴性杆菌、金黄色葡萄球菌、铜绿假单胞菌、肠球菌、克雷伯菌、链球菌及假单胞菌等。感染途径主要包括尿路上行性感染、血行感染、邻近组织器官感染蔓延3种。

该病好发于近期有尿路感染者、留置导尿管或膀胱镜检查者、性生活不洁者以及会阴部有创伤者。过量饮酒、骑车、久坐、疲劳、纵欲、长期应用免疫抑制剂或糖皮质激素、重症感染等为诱发因素。

临床表现 典型表现为高热、寒战、恶心、呕吐等全身症状；同时可有尿频、尿急、尿痛，还可出现会阴部及耻骨上区疼痛、下腹部坠胀等，可伴外生殖器疼痛不适。部分患者可出现直肠胀满、排便痛、性欲减退、性功能障碍、血精等。

诊断 结合病史、临床表现及辅助检查可做出相应诊断。

直肠指诊 可发现前列腺明显肿胀、触痛明显，局部温度升高，表面较光滑。如形成脓肿，则有明显波动感。禁忌行前列腺按摩，以防败血症发生。

实验室检查 ①血常规：白细胞计数及中性粒细胞比例增高。②尿常规：尿中见白细胞数目增多，有一定参考价值。③血、尿细菌培养+药敏试验：可见致病菌生长，对抗生素治疗选择具有指导意义。

影像学检查 ①超声检查：经直肠超声可显示前列腺增大、包膜完整，内部回声减低，可明确炎症侵袭范围。②CT检查：可明确有无脓肿形成，以及脓肿的部位和范围。

鉴别诊断 需与急性肾盂肾炎、慢性前列腺炎相鉴别。

治疗 对于致病菌引起的急性前列腺炎，应积极抗感染治疗，同时给予对症支持治疗。

抗感染治疗 快速有效地应用抗生素是治疗的关键。致病菌未明确前，症状较重者应静脉给药，轻者可口服给药，首选广谱、强效抗生素如氨苄西林、头孢菌素、环丙沙星等，如疗效不满意，应根据细菌培养及药敏结果及时调整药物，疗程4周为宜。

对症支持治疗 主要为补液、解痉、镇痛等。卧床休息，大量饮水，戒烟酒，避免进食辛辣刺激食物；高热患者可选择阿司匹林、吲哚美辛等解热镇痛药物；如出现急性尿潴留，可行耻骨上膀胱穿刺造口术；如前列腺脓肿形成，应及时行超声引导下经直肠或会阴穿刺引流术或者经会阴切开引流术。

并发症 主要有急性尿潴留、急性精囊炎、急性附睾炎、精索淋巴结肿大、性功能障碍等。

预后 经有效、正规治疗均可治愈，一般预后良好。少数患者可反复感染，病情较顽固。

(秦 军 秦卫军)

mànxìng xìjūnxìng qiánlièxiànyán

慢性细菌性前列腺炎 （chronic bacterial prostatitis）

由病原菌感染导致的，有反复发作的下尿路感染症状，病程持续3个月以上的前列腺慢性炎症。严重者可影响患者生活质量和心理健康。

病因与发病机制 病原菌感染为主要病因，多为经尿道上行性感染所致，大多数没有急性炎症过程。致病菌主要有大肠埃希菌、铜绿假单胞菌、变形杆菌、克雷伯菌、粪肠球菌等。另外，此病还与排尿功能障碍、精神心理因素以及免疫反应异常等因素有关。

临床表现 多有反复发作、持续3个月以上的下尿路感染症状，典型表现为尿频、尿急、尿痛，排尿时尿道不适或灼热，排尿后或便后常有白色分泌物自尿道口滴出，俗称尿道口"滴白"，合并精囊炎时可有血精；可伴会阴部、下腹隐痛不适或者腰骶部、耻骨上、腹股沟区酸胀感；部分患者可有勃起功能障碍、早泄、遗精或射精痛；部分患者可伴有焦虑、抑郁、失眠、记忆力下降等。

诊断 结合病史、临床表现及辅助检查可做出相应诊断。

直肠指诊 前列腺饱满、增大、质软、轻度压痛。病程长者前列腺可缩小、变硬、不均匀，可触及小硬结。同时前列腺按摩取前列腺液送检。

实验室检查 ①前列腺液常

规检查：白细胞数目增多（>10个/高倍视野），卵磷脂小体减少；白细胞数量多少与疾病严重程度不相关。②分段尿及前列腺液培养：检查前充分饮水，取初段尿10ml（VB1），再排尿200ml后取中段尿（VB2）10ml，然后做前列腺按摩，收集前列腺液（expressed prostatic secretion，EPS），完毕后排尿10ml（VB3），均送细菌培养及菌落计数，当前列腺液和VB3中菌落计数超过VB1和VB2 10倍以上，即可明确诊断。若VB1及VB2细菌培养阴性，VB3和前列腺液细菌培养阳性，亦可确定诊断。

影像学检查 超声显示前列腺组织结构界限不清、混乱，可提示前列腺炎。

鉴别诊断 需与良性前列腺增生、慢性睾丸附睾炎、膀胱过度活动症、神经源性膀胱、膀胱原位癌、间质性膀胱炎等疾病相鉴别。

治疗 治疗目标为缓解疼痛、改善排尿症状及提高生活质量。采取综合治疗策略，主要包括药物治疗、物理治疗和手术治疗等。

药物治疗 ①抗菌药物：口服为主，常用药物有左氧氟沙星、环丙沙星、阿奇霉素、多西环素、米诺环素等。推荐总疗程为4~6周，治疗期间进行阶段性疗效评价，疗效不满意者应及时换用敏感抗菌药。②α受体阻滞剂：可松弛前列腺和膀胱等部位平滑肌，从而改善下尿路症状和疼痛，如坦索罗辛、多沙唑嗪、特拉唑嗪等，疗程应在12周以上。③植物制剂：主要为花粉类制剂与植物提取物，如普适泰、沙巴棕等，可促进膀胱逼尿肌收缩、松弛尿道平滑肌。④非甾体抗炎药：可缓解疼痛和不适，如塞来昔布、

吲哚美辛、罗非昔布等。⑤M受体阻滞剂：对有明显尿频、尿急和夜尿增多但无明显尿路梗阻症状的患者可使用，如托特罗定。⑥抗抑郁药及抗焦虑药：出现抑郁、焦虑患者，可选择使用抗抑郁药及抗焦虑药，如三环类和苯二氮䓬类。

物理治疗 ①前列腺按摩：可缓解局部充血，促进前列腺分泌物排出并增加局部药物浓度，从而改善症状。②生物反馈治疗：松弛盆底肌及尿道外括约肌，缓解会阴部不适及排尿症状。③热疗：增加前列腺血液循环，加速新陈代谢，具有抗炎、消肿、缓解盆底肌肉痉挛作用，但未婚或未育患者不推荐。④冲击波治疗：可选择经会阴体外冲击波治疗，安全性较好。

手术治疗 仅在合并前列腺相关疾病，且有手术适应证时选择手术治疗。

并发症 主要包括慢性精囊炎、勃起功能障碍、不育症、尿道炎等。

预后 绝大多数患者经治疗后症状可缓解，一般预后良好。

（秦军 秦卫军）

mànxìng fēixìjūnxìng qiánlièxiànyán

慢性非细菌性前列腺炎

（chronic non-bacterial prostatitis） 由多种致病因素导致的，以骨盆区域疼痛不适、排尿异常、性功能障碍为主要表现且病程持续3个月以上或反复发作的前列腺慢性炎症。多发于20~40岁青壮年，约占慢性前列腺炎的90%，该病对患者生活质量和心理健康影响较大。

病因与发病机制 病因十分复杂，目前多数学者认为，其主要病因包括病原体感染、自身免疫、物理和化学因素、精神心理

因素、前列腺内尿液反流、神经内分泌异常等。长距离骑车或久坐、会阴部受到外力打击、频繁性交或手淫、饮酒或食用刺激性食物、局部不注意保暖等因素均可诱发该病。

临床表现 主要表现为前列腺区、会阴、下腹、阴囊、腰骶部疼痛不适，可伴排尿刺激症状如尿频、尿急、尿痛等，部分患者伴有性功能障碍、遗精、射精后痛等，有些患者伴有头晕、视物模糊、失眠、抑郁症等。

诊断 结合病史、临床表现及辅助检查可做出相应诊断。

实验室检查 ①前列腺液常规检查：前列腺液中白细胞数>10个/高倍视野或发现卵磷脂小体减少，有诊断价值。②细菌学检查：采用"两杯法"或"四杯法"定位进行细菌培养。

影像学检查 ①B超检查：经直肠前列腺超声可显示前列腺回声不均、射精管回声及尿道周围区不规则，但无特异性。②CT和磁共振检查：对于诊断具有提示性意义。

鉴别诊断 需与慢性细菌性前列腺炎、前列腺痛、急性细菌性前列腺炎等相鉴别。

治疗 应对患者进行个体化综合治疗，主要包括基础治疗、药物治疗、物理治疗等。

基础治疗 对患者做好健康宣教、合理饮食指导、正确生活护理等，可缓解患者紧张、焦虑等不良情绪，同时帮助患者树立战胜疾病的信心，达到治愈并减少复发的目的。

药物治疗 ①抗生素：40%慢性非细菌性前列腺炎患者行抗生素治疗能治愈或部分缓解症状。常用药物有环丙沙星、左氧氟沙星、克拉霉素等。②α受体阻滞

剂：可缓解疼痛，改善痉挛和下尿路症状。常用药物有多沙唑嗪、萘哌地尔、坦索罗辛、特拉唑嗪等。③植物制剂：具有抗炎、消肿、解痉、抑制前列腺细胞生长的作用。常用药物包括普适泰、沙巴棕等。④非甾体抗炎药：可缓解疼痛和不适，如塞来昔布、吲哚美辛、罗非昔布等。⑤神经调节药物：伴有焦虑、暴躁、抑郁等不良情绪的患者可选用神经调节药物，如三环类和苯二氮䓬类。⑥其他药物：还可针对患者具体症状选择索利那新、扎鲁司特等。⑦中医中药：可按中医辨证论治原则，选用相应药物改善症状。

物理治疗　主要包括前列腺按摩、生物反馈电刺激治疗、热疗、盆底肌肉康复疗法等。

并发症　可合并慢性精囊炎、抑郁症、勃起功能障碍等。

预后　治疗效果不佳，较难治愈，一般不影响自然寿命，需定期复诊。

（秦　军　秦卫军）

qiánlièxiàn nóngzhǒng

前列腺脓肿（prostatic abscess）

致病菌引起的前列腺急性化脓性感染并形成脓肿。多发于50～60岁，大多为急性细菌性前列腺炎的并发症。

病因与发病机制　常见致病菌为大肠埃希菌、铜绿假单胞菌、葡萄球菌和厌氧菌。感染途径：①上行性尿道感染：尿道感染上行传播和感染尿液前列腺内反流，均可导致急性细菌性前列腺炎，部分患者发展为前列腺脓肿。大肠埃希菌为主要致病菌。②血行感染：致病菌引起菌血症或败血症，大量细菌随血液循环至前列腺组织引发感染。金黄色葡萄球菌为主要致病菌。另外，长期应用广谱抗生素、糖尿病、大量应用免疫抑制剂或雌激素、近期行尿道器械检查或前列腺穿刺活检、长期留置导尿管等均可诱发前列腺脓肿。

临床表现　主要表现为尿频、尿痛、尿急、会阴部疼痛，部分患者可有排尿障碍或急性尿潴留、发热、肛门坠胀感、里急后重感、排便次数增加等，有些患者可伴尿道脓性分泌物增多、血尿或腰背痛。肛门指诊可发现前列腺增大，触痛明显，并可有波动感。

诊断　结合病史、临床表现及辅助检查可做出相应诊断。

实验室检查　血常规、尿常规、尿培养、降钙素原、C反应蛋白等可判断尿道感染并明确致病菌。

影像学检查　①B超：显示前列腺区有暗区反射，形态不规整，包膜光带不整齐且不连续。②CT：可显示前列腺不同程度增大并伴有低密度区，有时可见液性暗区，增强扫描示脓肿壁呈环形增强。③尿道镜及尿道造影：尿道镜可见稠厚脓液流出，尿道造影可见一侧脓肿使尿道移位，造影剂溢流至尿道外或造影剂滞留。

经会阴部穿刺或经尿道镜穿刺　有脓液吸出即可诊断。

鉴别诊断　需与直肠周围脓肿、急性细菌性前列腺炎、急性肾盂肾炎相鉴别。

治疗　主要包括保守治疗和手术治疗。

保守治疗　①支持及对症治疗：包括卧床休息，可半卧位使脓肿局限，充分营养支持，纠正电解质及酸碱平衡紊乱等。②抗生素治疗：根据尿液或脓液培养及药敏试验结果选用抗生素，病情严重者可先静脉滴注广谱抗生素，待培养结果回报后再换用敏感抗生素，剂量要足够，短期内控制病情。③物理治疗：下腹部或会阴部热敷，可促进局部血液循环，利于脓肿局限，应避免烫伤。④合并糖尿病者应控制血糖，提高机体免疫力。

手术治疗　①前列腺穿刺抽脓术或前列腺脓肿切开引流术：经直肠、经会阴和经尿道手术路径均可。其中，经直肠B超引导下前列腺穿刺抽脓术最常用，具有创伤小、易操作、可反复进行、可冲洗脓腔并同时注入抗生素等优点。②经尿道前列腺电切术：适用于合并良性前列腺增生或膀胱出口梗阻者，可一并切除脓肿，同时解决下尿路梗阻问题。③耻骨上膀胱造口术：适用于合并急性尿潴留或已留置导尿管的患者。

并发症　主要有急性尿潴留、尿道-直肠瘘、脓毒血症。

预后　大多数患者经有效规范治疗后病情可迅速控制，预后尚可。重症患者治疗后建议3～6个月复诊。

（秦　军　秦卫军）

fēitèyìxìng ròuyázhǒngxìng qiánlièxiànyán

非特异性肉芽肿性前列腺炎（non-specific granulomatous prostatitis）

前列腺对瘀滞在组织内的精液成分和细菌产物等异物产生反应、增生而引起的肉芽肿性炎症。常继发于近期的尿路感染。半数以上患者直肠指诊可触及前列腺硬结或弥漫性硬块，与前列腺癌不易区分。

病因与发病机制　常见病因为泌尿道反复发生感染，引起炎症反应导致前列腺导管堵塞，感染和炎症破坏导管和腺体上皮，细胞碎片、细菌毒素和前列腺分泌物进入组织间隙，成为基质内异物，进而激发肉芽肿性炎症反应。好发于 50~69 岁男性、泌尿系统先天性畸形者、反复发生尿路感染者。近期发生下尿路感染为主要诱发因素。

临床表现　多数患者出现严重下尿路感染症状，如发热、寒战、尿频、尿急、尿道烧灼感、尿痛，可伴下尿路梗阻、急性尿潴留等；部分患者出现性功能减退，偶有血尿、会阴痛、耻骨上区不适等症状。

诊断　结合病史、临床表现、实验室检查、影像学检查及前列腺穿刺活检可做出相应诊断。

实验室检查　①血常规及血沉：部分患者血白细胞计数增多，红细胞沉降率升高。②尿常规及尿培养：多数患者可见脓尿，半数可有镜下血尿，尿培养可见革兰阴性菌。③血清前列腺特异性抗原（prostatic specific antigen, PSA）：可一过性升高，需与前列腺癌相鉴别。

直肠指诊　前列腺可增大、较饱满、有压痛，可扪及肉芽肿性结节，一般结节较大、有弹性、不规则、软硬不一，需与前列腺癌结节相鉴别。

影像学检查　经耻骨上或经直肠 B 超可见前列腺内低回声结节或前列腺回声不均匀，与前列腺癌相似；其余途径 B 超可见前列腺增大、形态不规则、包膜完整等。

前列腺穿刺活检　经直肠超声引导下细针穿刺做组织学检查，可与前列腺癌相鉴别，进一步明确诊断。

鉴别诊断　需与前列腺癌、急性细菌性前列腺炎、慢性细菌性前列腺炎相鉴别。

治疗　轻症可观察，不予处理而自愈，但硬结消失时间较长，需数月甚至数年。综合治疗措施包括一般治疗、药物治疗及手术治疗等。大多数患者经短期综合治疗，症状即可缓解；少数病情严重者亦可选择手术治疗。

一般治疗　包括热水坐浴、前列腺按摩。

药物治疗　①抗生素：常用药物有环丙沙星、左氧氟沙星、多西环素等，可联合或交替用药，防止耐药性发生。②糖皮质激素：抗生素治疗无效或所需抗生素剂量过大对机体损伤较严重时选用。常用药物有泼尼松，短期口服即可改善症状，应避免长期服用。

手术治疗　病情严重或反复出现急性尿潴留者可以手术治疗，最常用方式为经尿道前列腺部分切除术。如尿路感染严重、残余尿量较多或肾积水、肾功能不全时，应先留置导尿管或者行耻骨上膀胱造口术，待肾功能明显改善后再择期手术。

并发症　主要有不育和尿路梗阻。

预后　预后一般较好，极少复发，个别患者治愈数年后会发生前列腺癌，需引起注意。建议每半年复查一次前列腺超声、前列腺液、前列腺特异性抗原检查等。

（秦　军　秦卫军）

jīngsuǒyán

精索炎（funiculitis）　输精管或精索内血管、淋巴管及结缔组织发生的感染。

病因与发病机制　病原体包括普通细菌、结核分枝杆菌、丝虫、梅毒螺旋体等。单纯精索炎较少见，常继发于附睾炎、前列腺炎和精囊炎，绝大多数呈急性发作。上述病原体大多从淋巴管侵犯精索导致精索炎，严重者甚至形成脓肿、坏死、肉芽肿等。

临床表现　起病较急，局部疼痛较明显，可沿精索放射至腹股沟部、耻骨上或下腹部；表面皮肤红肿，精索呈条索状或纺锤形增粗，触痛明显；可伴附睾增大、睾丸坠胀疼痛；如脓肿形成可有波动感，感染严重者可有发热、头痛等全身反应。

诊断　结合病史及典型临床表现该病较容易诊断。

鉴别诊断　需与精索静脉曲张、精索鞘膜积液、精索肿瘤、附睾结核、睾丸扭转等疾病相鉴别。

治疗　①卧床休息、避免活动、阴囊托起。②疼痛严重者，可予 0.5% 利多卡因行精索封闭。③抗生素治疗：可选择第 3 代头孢菌素或左氧氟沙星，疗程至少 2 周。④治疗期间忌辛辣、油腻食物，同时禁止性生活、避免性刺激。

并发症　不育症。

预后　经积极治疗后一般预后良好。严重且未积极治疗者可影响精子质量，导致不育症。

（秦　军　秦卫军）

fùgāoyán

附睾炎（epididymitis）　大肠埃希菌等致病菌在机体免疫力下降时由输精管逆行侵入附睾引发的炎症。是男性生殖系统常见的炎症性疾病，多见于青壮年，根据病程可分为急性和慢性（病程超过 6 周）。急性附睾炎多由泌尿系统感染、前列腺感染和精囊感染沿输精管蔓延到附睾所致，血行感染较少见。经尿道器械操作、频繁导尿、前列腺摘除术后留置导尿管等均易引起附睾炎。急性附睾炎如果治疗不及时，可转为慢性炎症。慢性附睾炎常单独存在，也可以由急性炎症迁延而来，但是多数患者并无急性发作史。

（刘　飞）

jíxìng fùgāoyán

急性附睾炎（acute epididymitis）

附睾的急性非特异性炎症。是阴囊内最常见的感染性疾病。多由后尿道炎、前列腺炎及精囊炎的感染细菌沿输精管上行性感染所致。致病菌以大肠埃希菌和葡萄球菌为多见，常见于中青年。尿道狭窄、尿道内器械使用不当、膀胱及前列腺术后留置导管等，常会引起急性附睾炎的发生。其次为淋巴途径，血行感染最为少见。

病因与发病机制 急性附睾炎常为输精管上行性感染或经淋巴途经感染，可以与多种急性传染病伴发。如患流行性腮腺炎时，病毒可随尿液排出而引起急性附睾炎。急性附睾炎可分为化脓性和腮腺炎性两种。任何化脓性败血症均可并发急性化脓性附睾炎，甚至引起睾丸脓肿。

急性附睾炎致病菌多为大肠埃希菌、链球菌、葡萄球菌及铜绿假单胞菌。其实，急性化脓性附睾炎最为常见的原因是由睾丸炎蔓延而引发的感染，因此，实际上应该是附睾睾丸炎。

腮腺炎性急性附睾炎为病毒感染引起。由于中国实行了计划免疫，在儿童时期即注射腮腺炎疫苗，该病的发病率近年来有明显减少的趋势。该病在青春期前较少见，睾丸炎常于腮腺炎出现4~6天后发生，但也可无腮腺炎症状。约70%为单侧，50%受累的睾丸发生萎缩。

病理 早期为输精管炎蔓延至附睾尾部，呈蜂窝织炎表现。随着感染从尾部扩散到附睾头部，整个附睾增大，切开附睾可见小脓肿，有时引起脓性鞘膜积液，精索可增厚。睾丸增大常是血液循环受压被动充血所致，少数因

炎症波及睾丸所致。镜下观，附睾管上皮水肿、脱屑，脓性分泌物充塞管腔。继之，炎症经间质蔓延至附睾体、头部，有的发展形成小的脓肿，晚期形成瘢痕组织可闭塞附睾管腔。

临床表现 发病多较急。多发生于一侧，双侧少见。初起，阴囊局限性疼痛，患侧阴囊增大，皮肤红肿。继之疼痛加重，附睾、睾丸及精索均有增大或增粗，有时在3~4小时内成倍增大，皮温升高，疼痛剧烈，且沿精索、腹股沟和下腹部放射，同时可伴有膀胱刺激症状。部分患者还伴有排尿困难、疲乏、恶心、呕吐、血尿等症状，可有全身不适，体温升高，可出现寒战，高热。附睾增大、发硬，触痛明显，早期与睾丸界限清楚，后期界限不清，精索水肿、增粗。如形成脓肿，有波动感。脓肿也可自行破溃形成瘘管。

诊断 根据病史、体征、辅助检查结果做出诊断。

实验室检查 尿常规和尿培养应作为基本的检查。尿常规阴性不能排除尿路感染，亚硝酸盐及白细胞酯酶阳性说明患者泌尿系统感染并存在相应症状。显微镜下革兰染色培养或亚甲蓝染色尿道涂片显示尿路感染：>5个白细胞/高倍视野，或离心后初始尿观察到>10个白细胞。尿道分泌物可使用尿道拭子做细菌培养或淋病奈瑟菌、支原体、衣原体检验。C反应蛋白、红细胞沉降率升高可支持诊断。血培养可能有致病菌生长。

超声检查 急性附睾炎声像特点：患侧附睾体积增大，以头尾部增大明显，回声减低或增高，可伴有睾丸体积增大，实质回声不均匀。彩色多普勒显示患侧附

睾、睾丸内高血流信号，抗炎治疗后复查睾丸、附睾内血流信号明显减少。

鉴别诊断 ①精索、睾丸扭转：多发生于青少年，常在剧烈活动之后出现，精索、附睾、睾丸同时发生扭转。扭转早期可在睾丸前侧扪及附睾，睾丸上提，后期则睾丸和附睾均增大，疼痛加重，压痛明显，较难与畸形附睾炎鉴别。但精索扭转时上抬睾丸，疼痛加重（阴囊抬高试验阳性），而附睾炎时，上抬睾丸疼痛减轻。如不能鉴别可考虑手术探查。②附睾结核：病程进展缓慢，疼痛不明显，体温不升高。触诊时附睾可与睾丸区分，输精管有串珠状结节，前列腺和同侧精索变硬。尿液可查到抗酸杆菌，结核分枝杆菌基因扩增检测呈阳性反应。③睾丸肿瘤：常无疼痛，睾丸肿块与正常附睾易于区别。尿常规、前列腺液涂片正常。超声检查有诊断价值。必要时应尽早手术探查。

治疗 包括以下几个方面。

一般处理 卧床休息，抬高阴囊。早期用冰敷，晚期热敷或热水坐浴。可口服镇痛药，还可以行长效麻醉做精索封闭，以缓解局部疼痛。急性期绝对禁止性生活或体力活动。长期留置导尿管引起附睾炎者，应拔除导尿管，以利炎症吸收。

抗菌药物的应用 选择对细菌敏感的药物，通常静脉给药，1~2周后，口服抗菌药2~4周，预防转为慢性炎症。常用药物有头孢菌素、喹诺酮类、阿奇霉素类、四环素类等。

手术治疗 若抗生素治疗无效，疑有睾丸缺血时，应行附睾切开减压，纵行或横行多处切开附睾脏层鞘膜，但要避免伤及附

睾管。如能同时切开邻近的精索外筋膜，更有助于改善睾丸的血液循环。如附睾炎性包块增大，有波动感，形成脓肿者应及时切开引流。如出现睾丸梗死，应行睾丸切除。

预后 急性附睾炎及时诊断并得到适当治疗后，一般均可恢复而不出现并发症，症状完全消失需2~4周或更长时间。双侧附睾炎治疗不彻底可使管道闭塞或自身免疫而导致生育能力下降或不育，但临床上少见。

（刘 飞）

mànxìng fùgāoyán

慢性附睾炎（chronic epididymitis）

单侧或双侧附睾的慢性炎症。表现为3个月或更长时间的阴囊、睾丸或附睾的疼痛或不适症状。可由急性附睾炎（acute epididymitis）未彻底治愈迁延而成，也可以无急性期，系长期轻度感染所致。部分患者继发于慢性细菌性前列腺炎，致病菌和感染途径与急性附睾炎相似。

病因 根据病因将慢性附睾炎分为3类。第1类，慢性炎症性附睾炎，指伴有异常肿胀、硬结及其他炎症表现的疼痛或不适。第2类，阻塞性慢性附睾炎，指伴有先天性、获得性或医源性的附睾或输精管梗阻所致的疼痛或不适（如先天性梗阻或输精管结扎术后瘢痕形成）。第3类，慢性附睾痛，指触诊附睾形态质地正常，无明确病因的附睾痛或不适。一般认为慢性炎症性附睾炎的致病菌是通过输精管上行进入，通过淋巴系统入侵。

发病机制 尚不明确。

病理 病变多局限在附睾尾部，纤维组织形成使得附睾变硬，显微镜下可见明显的瘢痕组织形成，小管阻塞，浆细胞和淋巴细胞浸润。

临床表现 慢性附睾炎的症状变异较大。患者可有轻微局部不适、坠胀感或阴囊疼痛，疼痛可放射至下腹部及同侧大腿内侧。也可表现为剧烈性、持续性疼痛。有时可有急性发作症状。查体可触及患侧附睾增大、变硬，或仅能触及附睾上有一硬块，无压痛或有轻压痛。有时可合并继发性鞘膜积液。某些活动如射精可加重患者的症状。

诊断 根据病史、体征、辅助检查结果做出诊断。

实验室检查 包括尿道拭子和中段尿革兰染色。尿道拭子和中段尿需进行细菌培养和药敏试验。

辅助检查 若婴幼儿或青少年拟诊断为慢性附睾炎，则需进一步进行腹部盆腔超声检查以及排尿期膀胱输尿管造影，如有条件则进行膀胱镜检。如果还不能明确诊断，可以进行双侧阴囊多普勒超声检查以了解患侧附睾血流是否增加，同时也可以排除睾丸扭转。

鉴别诊断 ①附睾结核：表现为附睾硬结、疼痛。患者多有泌尿系结核病史，其输精管增粗、变硬，呈串珠样改变。附睾结节多位于尾部，质硬、不规则，有时还与阴囊皮肤粘连、溃破并形成流脓窦道。分泌物镜检可找到抗酸杆菌。②精液囊肿：也表现为附睾结节，但结节多位于附睾头部，表面光滑，无压痛。B超可见附睾头部有囊性占位。③阴囊内丝虫病：表现为附睾结节伴阴囊疼痛。但患者有丝虫感染史，阴囊内结节常有数个，多在精索下端及附睾头部，夜间采血可查到微丝蚴。④附睾肿瘤：也表现为附睾肿块，有时可出现阴囊胀痛。但肿块多位于附睾尾部，表面不光滑，界限不清，质地坚硬。病理学检查可确定诊断。

治疗 ①对于症状轻、持续时间短的患者，可等待观察。给予抬高阴囊、局部热敷、镇痛、热水坐浴、理疗等可缓解症状。同时注意避免诱发和加重的因素，如房事过度、长时间坐骑等。②抗生素是最常用的治疗药物，但目前并无明确的治疗方案，针对可疑病原菌，特别是沙眼衣原体给予长达4~6周的试验性治疗，对慢性附睾炎通常有效。慢性附睾炎单纯应用抗菌药物效果不一定理想。若有慢性前列腺炎，必须同时进行治疗。同时应重视前列腺的综合治疗。③反复发作来源于慢性前列腺炎的附睾炎，可考虑结扎输精管后再进行治疗。如局部疼痛剧烈，反复发作，影响生活和工作，可考虑做附睾切除，这是缓解症状的最后手段。

预后 慢性附睾炎反复发作者除了疼痛影响生活质量和生育问题外，一般无其他严重后果。

（刘 飞）

gāowányán

睾丸炎（orchitis）

各种致病因素引起的睾丸炎性病变。根据病因可分为非特异性（细菌性）、病毒性、真菌性、螺旋体性、寄生虫性、损伤性。根据病程，可分为急性睾丸炎和慢性睾丸炎。由于睾丸有丰富的血液和淋巴液供应，对细菌感染的抵抗力较强，睾丸本身很少发生细菌性感染。细菌性睾丸炎大多数是由于邻近的附睾炎引起，临床上常见的是附睾炎并发睾丸炎，又称附睾睾丸炎。常见的致病菌是葡萄球菌、链球菌、大肠埃希菌等。病毒亦可直接侵犯睾丸，可由柯萨奇病毒、虫媒病毒引起，但最常见的致病微生物是流行性腮腺炎病毒。

（刘 飞）

jíxìng xìjūnxìng gāowányán

急性细菌性睾丸炎 （acute bacterial orchitis）

致病菌经淋巴或输精管扩散至附睾并侵及睾丸，引起急性附睾睾丸感染性炎症反应。细菌可经血行播散到睾丸，引起单纯的睾丸炎，由于睾丸血运丰富，细菌导致的单纯睾丸炎很少见。

病因与发病机制 急性细菌性睾丸炎为细菌侵及睾丸所致，感染途径以上行性感染（由输精管或附睾侵入）为主，多发生在下尿路感染、前列腺炎、经尿道手术后以及长期留置导尿管的患者，引起附睾睾丸感染。也可经血行播散至睾丸，引起单纯性睾丸炎，但由于睾丸血运丰富，此种情况少见。常见致病菌为大肠埃希菌、变形杆菌、葡萄球菌、肠球菌、铜绿假单胞菌及淋病奈瑟菌等。

病理 肉眼见睾丸出现不同程度的增大、充血、紧张。切开睾丸时可见小脓肿。镜下可观察到多数局灶性坏死，结缔组织水肿及中性粒细胞浸润，生精小管有炎症、出血、坏死，严重者可形成睾丸脓肿及睾丸梗死。

临床表现 急性细菌性睾丸炎多为单侧，表现为寒战、高热，阴囊不同程度的增大，伴有疼痛，且向患侧腹股沟和下腹部放射。有些患者还伴有以下症状：排尿困难、疲乏、恶心、呕吐、血尿等。查体可见阴囊皮肤发红、水肿，睾丸增大，触摸有灼热感，压痛明显，鞘膜无明显积液。

诊断 ①病史：有败血症、附睾炎病史或应用尿道器械检查

史及外伤史。②症状：阴囊内疼痛并向腹股沟放射，伴恶心、呕吐、发热、寒战。③体检：阴囊皮肤红肿，压痛明显，睾丸、附睾增大有压痛，腹股沟淋巴结肿大，常伴有睾丸鞘膜积液。

鉴别诊断 ①睾丸及精索扭转：任何急性阴囊疼痛、肿胀都应想到睾丸及精索扭转。睾丸（或精索）扭转时，睾丸通常会回缩，质地较硬。精索变粗，在睾丸之上难以触及。在病变早期，可在睾丸前方触及附睾，但随肿胀与炎症加重，二者逐渐不易区分。此外，托举阴囊可使疼痛加剧。彩色多普勒超声可提供关于睾丸血流的有价值的信息。必要时手术探查。②急性附睾炎：早期附睾增大明显，易与急性睾丸炎鉴别，但至后期炎症蔓延至睾丸时则二者不易区分。③腮腺炎性睾丸炎：有流行性腮腺炎病史，但一般无尿道感染的表现。检查血清中的病毒抗体有助于明确诊断。④嵌顿性斜疝：也可有阴囊疼痛、肿胀。但斜疝多有阴囊内睾丸上方肿物可以还纳的病史，而且嵌顿后可有肠梗阻表现，触诊时肿物与睾丸有一定界限。

治疗 主要用药物治疗，卧床休息，托高阴囊。局部可用冷敷或热敷以减轻症状，由于抗生素的早期应用，特别是静脉滴注抗生素，化脓性睾丸炎及睾丸脓肿已较少见。同时用中药外敷阴囊，可取得良好效果。

急性细菌性睾丸炎实际上多为附睾睾丸炎，故治疗与急性附睾炎相同，在药物控制下，必要时可将附睾切除，继发的睾丸感染可逐步恢复。因长期尿道内留置导尿管而引起睾丸炎者，应尽早将导尿管除去。

预后 在得到适当的药物治

疗后，大部分急性细菌性睾丸炎患者可治愈而不出现并发症。但是有60%以上的睾丸炎患者可出现不同程度的患侧睾丸萎缩。据报道，有7%~13%的患者出现生精功能受损。不过，单侧睾丸炎一般不会导致不育。

（刘 飞）

yīnnáng huàijū

阴囊坏疽 （gangrene of scrotum）

较为罕见的阴囊皮下组织急性坏死性筋膜炎。发病率为1.6/100 000，死亡率高达13%~45%。既往认为该病无明确的病因，但近年临床研究证明阴囊坏疽患者中75%~100%有明确病因，致病菌来源于结直肠者占13%~50%，来源于泌尿生殖系统者占17%~87%，也可来源于皮下感染或局部创伤感染。

病因与发病机制 大部分阴囊坏疽是由混合感染引起，包括革兰阳性菌、革兰阴性菌及厌氧菌。疾病进展的风险因素包括酒精中毒、糖尿病、营养不良、高龄、周围血管病变。然而，A群链球菌引起的筋膜坏死可以发生在免疫力正常的健康个体。病原菌主要经以下3个途径侵入：①由阴囊皮肤直接侵入，常继发于阴囊皮肤的损伤或感染。②尿道感染（主要是尿道周围腺体的感染）向周围发展，穿破阴茎深筋膜后沿阴茎阴囊的阴茎浅筋膜、会阴的会阴浅筋膜以及腹壁的斯卡尔帕 （Scarpa） 筋膜播散。③肛周脓肿向周围蔓延或腹膜后感染沿阴茎阴囊的筋膜蔓延。

病理 皮肤坏死，灶性区域可见少许被覆的鳞状上皮，广泛的中性粒细胞及淋巴细胞等炎症细胞浸润、筋膜及邻近组织灶性坏死和微血管栓塞。

临床表现 该病常起病急骤，

可发生于任何年龄。病变初期表现为阴囊局部红肿和疼痛。在数小时至数天内出现阴囊皮肤及皮下组织坏死。皮下组织坏死后疼痛常稍缓解，这可能与末梢神经被破坏有关。随着病情的进展，阴囊皮肤出现片状坏死区域，呈黑色，有浆液性渗出物，或有一层脓苔形成。病变多局限于阴囊、阴茎的皮肤及皮下组织，严重者可蔓延到会阴、双侧腹股沟及下腹部，甚至可蔓延到腋下。深度可达阴囊全层，但由于白膜的屏障作用，一般不波及睾丸。体检早期可见局部红肿及强烈触痛，有时可在皮下触到捻发音。伴或不伴腹股沟淋巴结肿大。全身症状主要表现为高热、寒战等感染性中毒症状，体温常高达40℃以上。严重者发生脓毒症休克，如不及时抢救会导致死亡。

诊断　根据典型临床表现、体征诊断并不困难，关键是要认识到该病发病急、迅速发生阴囊坏死和全身中毒症状等特点，争取早期做出诊断。诊断要点如下：①阴囊红、肿、痛，出现坏疽。②高热、败血症、白细胞计数增多。③阴囊及下腹部皮下捻发音。④B超或CT检查发现阴囊壁内有气体。在诊断中应注意寻找原发感染灶。

鉴别诊断　主要是与阴囊急性蜂窝织炎、阴囊丹毒和阴囊象皮肿鉴别，早期鉴别往往不易，但当出现阴囊皮肤呈紫黑色，甚至坏死脱落，致睾丸精索裸露时，不难鉴别。

治疗　①全身治疗：早期给予静滴大剂量广谱抗生素，待创面分泌物细菌培养结果报告后即改用敏感抗生素。同时应用地塞米松、输血，休克患者予抗休克治疗。②局部治疗：无论是否有明显坏死，均应早期行阴囊皮肤多处切开，缓解疼痛症状和减少毒素吸收。局部双氧水湿敷，增加氧含量，降低局部代谢。重型阴囊坏疽术中准备行广泛清创、尿流转道、大便转道，必要时行开腹探查术。待坏死组织分界清楚后，充分清除坏死组织，并以1∶5000高锰酸钾溶液湿敷或坐浴，促进创面愈合。阴囊及会阴部皮肤缺损较大，自行愈合困难时，待感染控制、创面清洁后可进行二期缝合或植皮；如果阴囊切除面积过大，常会使睾丸裸露并引起坏死，有经验的临床医师常将双侧裸露的睾丸及精索转移至下腹部的皮下软组织中，待后期利用转移皮瓣重建阴囊时再将睾丸复位。③积极治疗并发症：维持水、电解质和酸碱平衡，高热者应降温并注意保护心肌功能；对糖尿病和有肾功能损害者，要积极控制血糖、纠正肾衰竭。④坏疽范围广、波及下腹壁、创面瘢痕挛缩者，植皮术仍属必要。⑤高压氧治疗：近年来有人认为针对厌氧菌应采取高压氧治疗，但是疗效如何尚缺乏比较。

预后　虽然现代治疗不断进展，阴囊坏疽的死亡率仍高达16%~40%。阴囊坏疽可发生于任何年龄，起病急、发展快，若诊断及时（起病12小时内），经积极治疗可使病变减轻、愈合快；若发病24小时以上才做出诊断及处理，则阴囊减张切开术往往难以制止进一步坏死，可侵及睾丸鞘膜，使睾丸裸露甚至波及阴茎腹壁，成为重型病变。因此，对于该病应强调早期诊断，及时处理的重要性，全身和局部综合治疗措施是治愈该病的关键环节。

（刘　飞）

tèfāxìng yīnnáng huàijū

特发性阴囊坏疽（fournier gangrene of scrotum）

极严重而少见的阴囊皮下组织急性坏死性筋膜炎。又称富尼埃（Fournier）坏疽。1893年，富尼埃（Fournier）首先进行描述。死亡率较高。

病因与发病机制　由于阴囊靠近肛门、尿道外口，而且其皮肤皱褶多，有利于细菌停留和繁殖。过去富尼埃及一些作者所说的"特发性"（即原因不明）的概念是不正确的，现代临床研究证明，大多数患者可从泌尿系或结肠、直肠方面找出原因，仍是与细菌感染有关。主要病原菌有厌氧性链球菌、溶血性链球菌、葡萄球菌、大肠埃希菌、变形杆菌等。需氧菌常引起血小板凝集，且具有结合补体的能力，而厌氧菌有产生肝素酶的倾向，二者都能引起血管内血栓形成，阴性杆菌的脂多糖内毒素也参与血管内血栓形成，在败血症发生过程中起重要作用。某些细菌也可产生胶原酶、玻璃酸酶、纤溶酶和脱氧核糖核酸酶等，造成局部组织的广泛坏死和严重毒血症。这些酶有强大的分解糖类和蛋白质的作用，糖类分解后产生大量气体，蛋白质分解和明胶液化后，产生气味恶臭的硫化氢，另外还有无氧代谢产生的难溶性氢、氮等。各种毒素和大量气体的积聚可以引起血栓形成、溶血、血液循环障碍。由于局部缺血，吞噬细胞和抗体不能到达坏死部位，加上各种毒素的作用，病变内组织，特别是肌肉，进一步坏死、腐败，更利于细菌的繁殖，使病变更为恶化。大量的组织坏死和外毒素吸收，可引起严重的脓毒血症。有些毒素可直接影响心血管系统、肝和肾，造成局灶性坏死和多脏器功能衰竭。

病理 阴囊组织呈急性疏松结缔组织炎，渗出成分中含有大量以中性粒细胞及单核细胞为主的炎症细胞浸润，并有大量淡红色的渗出液，其中尚可见有较多小气泡形成，故组织间隙显著增宽。小血管及毛细血管均极度扩张、充血、淤血，并见坏死组织边缘血流淤滞及出血，部分小动脉内可见内皮细胞肿胀、脱落及混合性血栓形成。阴囊筋膜纤维因疏松结缔组织炎而分离，纤维亦肿胀。在病变严重及坏死区，纤维间隙充满炎性渗出液。坏死组织的结构及细胞核均已消失，有极度充血、淤血、出血及急性炎症表现。

临床表现 该病可发生于任何年龄，起病急骤。其特点是突发阴囊剧痛，数小时内出现阴囊水肿、皮肤紧张，皮色发红发亮，继而出现潮湿，并变为紫黑色及坏死。病变组织内气体积聚，触之有捻发音。皮下气肿是由于感染发生在皮下间隙，组织缺氧及细菌的无氧代谢产物积聚。患者多有寒战、高热等全身中毒症状。阴囊形成坏疽多在 3 天以内，有的仅 10 余个小时。病变可累及部分或整个阴囊，多在阴茎平面以下，以阴囊底部最易受累。如坏疽范围较广且向深部累及鞘膜层，可使睾丸及精索裸露。经早期正确治疗者，坏疽仅限于阴囊表面，范围亦可减少，如不及时治疗常可危及生命。在坏死组织剥脱时能引起出血。

诊断 根据以下几点可诊断该病：①阴囊红、肿、痛，出现坏疽。②高热、败血症，血白细胞计数增高。③阴囊及下腹部皮肤有捻发音，X 线检查及 B 超发现阴囊壁内有气体。

辅助检查 实验室检查可见白细胞计数增多，创面细菌培养可有相关细菌生长。X 线检查可见阴囊软组织内有气体，B 超提示阴囊壁甚至阴茎皮肤弥漫性水肿增厚，睾丸周围积液，阴囊壁内有气体，但睾丸、附睾正常。

鉴别诊断 该病除需与阴囊脓肿、蜂窝织炎相鉴别以外，还需与糖尿病小血管病变引起的阴茎坏疽，变应性血管炎、多发性结节性动脉炎引起的阴茎坏疽，坏疽性皮炎累及会阴部相鉴别，以采取不同的治疗手段。

治疗 包括以下几个方面。

全身治疗 ①加强支持治疗，纠正休克。体质虚弱者，尤其是老年人要补充足够的能量，必要时可输少量新鲜血。②首先静脉滴注大剂量广谱抗生素，以后根据细菌培养选用有效抗生素。③可少量应用皮质激素，可降低细胞溶酶体破裂及组织自溶，有利于病变的局部创面的愈合。

局部治疗 无论是否有明显坏死，应立即做多处切开阴囊皮肤引流，包括其周围水肿及皮下气肿区。并用 1：5000 高锰酸钾溶液或 3% 过氧化氢溶液冲洗、湿敷。在坏疽出现前可行高压氧治疗。有坏死时需做清创，多需留置导尿管。个别患者需做耻骨上膀胱穿刺造口。

经上述积极治疗，全身症状多于 3~5 天内被控制住，体温恢复正常，坏死组织在 2 周左右开始脱落，肉芽逐渐生长。较小的创面经 4~6 周可以逐渐愈合。由于阴囊皮肤修复能力较强，一般无需植皮。

预后 该病为急性坏疽性疾病，早期发现及积极治疗，预后尚可，严重者可威胁生命。

（史振峰）

yīnnáng jíxìng fēngwōzhīyán

阴囊急性蜂窝织炎（cellulitis of scrotum） 阴囊皮肤广泛的弥漫性化脓性炎症。

病因与发病机制 由于阴囊皮肤皱襞多，容易使细菌停留繁殖，如有阴囊损伤，细菌即可侵入，因此感染大部分为原发性。也可由其他部位局部化脓性感染直接扩散而来引起继发性感染，或由淋巴系统或血行感染所致。溶血性链球菌可产生链激酶、透明质酸酶和纤溶酶，加之阴囊皮肤组织疏松，炎症极易扩散，迅速形成弥漫性脓肿。病原菌多为金黄色葡萄球菌，有时为溶血性链球菌，也可由厌氧性或腐败性细菌引起。

病理 皮肤的真皮及筋膜有广泛的急性化脓性炎症改变，有中性粒细胞、淋巴细胞浸润，血管及淋巴管扩张，有时可见血管栓塞。毛囊、皮脂腺、汗腺皆被破坏。由于筋膜层内含有许多平滑肌纤维、致密的结缔组织和弹性纤维，炎症不易局限，与正常组织无明显界限。后期可见由成纤维细胞、组织细胞及巨噬细胞形成的肉芽肿。

临床表现 起病急，初期时阴囊局部呈弥漫性红肿，边界不清，皮肤皱襞消失，并有显著的凹陷性水肿，严重者其上可发生水疱，局部疼痛明显。病变迅速向四周扩大，病变区与正常皮肤无明显分界，这点不同于阴囊丹毒。有寒战、高热等全身症状，以后组织逐渐溶解软化而出现波动，破溃而形成溃疡，经 2 周左右形成瘢痕而愈。亦有不破溃者，炎症浸润自然吸收而消退。发病后同时伴有腹股沟淋巴结炎。阴囊蜂窝织炎可并发阴囊坏疽、转移性脓肿及败血症。

诊断 根据阴囊有边界不清的红肿，呈暗红色，中间明显，周围较淡；肿胀较重，超出炎症范围；有自发性疼痛，为持续性胀痛，有时为跳痛；感染的中心可软化、波动及破溃等特点即可诊断。

鉴别诊断 该病主要与阴囊丹毒鉴别，丹毒感染时往往边界清楚，肿胀较轻，病损较浅，并且有烧灼样疼痛。

治疗 ①全身治疗：早期大剂量联合应用抗生素、加强支持治疗。必要时辅以镇痛、退热等药物。②局部治疗：早期可用热敷、中药外敷或理疗，已形成脓肿时，应及时切开排脓。对于由厌氧菌或腐败菌引起的疏松结缔组织炎，应及早做广泛的切开引流，切除坏死组织，创口用3%过氧化氢溶液冲洗和湿敷。

预后 该病为急性化脓性炎症，早期发现及积极治疗，预后尚可，严重者可威胁生命。

（史振峰）

mìniào jí nánxìng shēngzhí xìtǒng jiéhé

泌尿及男性生殖系统结核

（urinary and male genital tuberculosis） 泌尿系统及男性生殖系统组织器官感染结核分枝菌所引起的疾病。

结核分枝菌属于分枝杆菌，有多种亚型，对人体具有致病性的为人型结核分枝杆菌和牛型结核分枝杆菌。人型结核分枝杆菌常通过呼吸道首先感染人体肺部致病，牛型结核分枝杆菌则常通过消化道首先感染肠道系统而致病。

泌尿及男性生殖系统结核通常继发于其他系统的结核感染，引起不可逆的组织损伤、功能障碍。大多数的泌尿及男性生殖系统结核来源于肺结核，部分继发于骨关节结核、消化系统结核、淋巴系统结核等。

泌尿及男性生殖系统结核占肺外结核的 30% ~ 40%，可发生于任何年龄段，其中 40 ~ 50 岁男性最常见。泌尿系统结核由原发灶的结核分枝杆菌经血行首先感染肾引起肾结核，进而通过尿液经尿路直接播散使输尿管、膀胱、尿道发生结核分枝杆菌感染。泌尿及男性生殖系统结核中，发病率最高的是肾结核，在免疫力低下的糖尿病、血液透析、肾移植患者中，肾结核患病率显著高于正常人群。男性生殖系统结核可以由含结核分枝杆菌的尿液经输精管上行性感染，或经由血行播散直接感染，引起前列腺、精囊、输精管、附睾、睾丸、阴囊感染。男性生殖系统结核中，最常见的是附睾结核。

因泌尿及男性生殖系统结核缺乏典型症状，容易与其他疾病混淆，导致诊断困难、延误治疗。泌尿及男性生殖系统结核的治疗以抗结核药物治疗为主，同时配合必要的手术治疗。耐药结核菌株和多重耐药结核菌株的产生，使泌尿系统结核的治疗难度增加。

早期的泌尿及男性生殖系统结核病变程度轻，病灶范围局限，通过规范严格的抗结核药物治疗，可达到治愈效果。有严重器官损害的泌尿及男性生殖系统结核，需要在抗结核药物治疗的基础之上，联合手术去除病灶、重建器官功能。

（杨晓剑）

mìniào xìtǒng jiéhé

泌尿系统结核

（urinary tuberculosis） 泌尿系统包含的器官，遭受结核分枝杆菌感染后，形成以干酪样坏死为主的特异性感染。包括肾结核、输尿管结核、膀胱结核、尿道结核，其中最主要的是肾结核。泌尿系统结核均继发于其他系统结核，肾是最先受累的器官。结核分枝杆菌经过血行途径播散到肾，侵害肾实质，形成结核菌尿。含有结核分枝杆菌的尿液沿尿路播散，侵染输尿管、膀胱、尿道而致病。泌尿系统结核早期常无任何临床症状，可表现为尿液检查指标异常。随着病情进展，出现下尿路症状，如尿频、尿急、尿痛、血尿等。泌尿系统结核的全身症状较少见，在器官病变严重阶段，如出现肾积脓、肾功能不全时，可表现为乏力、消瘦、发热、盗汗等症状，以及恶心、呕吐等慢性肾功能不全的症状。部分患者因肾受损严重进入尿毒症期。

（杨晓剑）

shèn jiéhé

肾结核（renal tuberculosis）

结核分枝杆菌感染肾而引起的结核病变。肾是泌尿系统结核中最常见的感染部位。常见于青壮年男性，儿童及老年患者较少发病。

病因 多数继发于肺结核，部分继发于骨关节结核、消化系统结核、淋巴结核等。肾结核的感染途径以血行播散为主，其他还包括淋巴管播散、尿路上行性感染、直接蔓延等。

发病机制 肾结核可分为病理性肾结核、临床性肾结核。结核分枝杆菌经血流侵入肾皮质，在肾小球毛细血管丛中形成微小结核病灶。在人体免疫力正常时，感染后的 3 ~ 4 周，大部分结核分枝杆菌被消灭，病灶逐渐吸收愈合，不出现临床症状，此类为病理性肾结核。当人体免疫力低下、结核分枝杆菌数量大、毒力较强时，肾皮质的结核分枝杆菌增殖、病灶扩大，结核分枝杆菌进入肾髓质，进而使肾盏、肾盂发生结核性病变，同时出现影像学改变、产生临床症状，此类为临床性肾结核。临床性肾结核的主要病变位置在肾髓质及肾乳头。结核分枝杆菌引起组织破坏，相邻的结核结节可相互融合，病变中心发生干酪样坏死，坏死物质排入肾盂后形成空洞，病变处肾单位发生不可逆坏死。病灶处结核分枝杆菌经淋巴、血行或直接蔓延，感染肾内其他部位，形成多处空洞、肾积脓等，引起肾组织广泛破坏。肾结核同时出现组织纤维化，使肾皮质和髓质之间出现分隔。血管的纤维化造成肾动脉内膜增厚、管腔狭窄，进而引起肾皮质缺血、萎缩。纤维化可蔓延至肾盂、输尿管，使肾盂、输尿管管壁增厚，甚至完全闭合。晚期肾结核表现为组织钙化，提示结核肾严重损伤。钙化最先出现在脓腔边缘，进而累及全肾，输尿管完全闭塞时，结核分枝杆菌尿液不能继续流入膀胱，继发性膀胱结核可逐渐好转甚至愈合，结核性膀胱炎症消失，形成"肾自截"。钙化的结核肾，因钙化多发生在脓肿表面，其内干酪样物质内仍有结核分枝杆菌留存，可扩散到其他器官。

临床表现　病理性肾结核阶段，往往没有任何泌尿系统临床症状，合并活动期肺结核、骨关节结核时，表现有低热、盗汗等全身症状。随着肾结核发展进入临床性肾结核阶段，含有结核分枝杆菌或脓细胞的尿液刺激膀胱黏膜，引起尿频、尿急、夜尿增多等储尿期症状。肾结核引起的血尿，主要是因为肾单位破坏而出现全程肉眼血尿。肾出血严重时，凝血块堵塞输尿管可以引起肾绞痛，表现为腰背部绞痛。肾

结核继续进展，可发展为肾脓肿，又称为肾积脓、脓肾，除腰痛、尿频、尿急、尿痛、血尿之外，出现乏力、消瘦、发热、盗汗等全身症状。部分患者因为肾结核导致慢性肾功能不全，表现出恶心、呕吐，甚至出现少尿、无尿等。少部分肾结核患者因巨大脓肾，结核病变累及周围组织而出现腰部肿物，可触及包块及波动感，压痛、触痛明显，更严重者，脓肾可出现自发破溃。另有部分患者可因肾结核而出现肾性高血压。

诊断　肾结核的诊断主要依据既往病史、临床表现、体格检查、实验室检查、影像学检查来确诊。肾结核患者多数既往有肾外结核病史。临床表现为进行性加重的下尿路症状，尿频、尿急、尿痛、肉眼血尿。经常规抗生素抗感染治疗效果不明显，或者反复发作的患者，需怀疑肾结核可能。多数肾结核患者体格检查无腰痛等局部症状，合并肾盂非特异性感染时可有肾区压痛、叩击痛。若生殖系统查体时发现有附睾硬结、输精管增粗、前列腺病变等结核相关病变时，应仔细筛查肾结核病变。

实验室检查　肾结核患者纯化蛋白衍化物（purified protein derivative，PPD）试验可呈阳性，PPD试验阴性不能排除结核分枝杆菌感染。尿常规检查常表现为蛋白尿，大量红细胞、白细胞，新鲜尿液呈酸性，存放时间长的尿液可因尿素分解而呈碱性。尿涂片抗酸染色可查到抗酸杆菌，但难与其他抗酸杆菌鉴别。尿结核分枝杆菌培养是肾结核诊断的关键证据，因结核分枝杆菌间断排出，常需3~5次连续培养，检查前需停用所有抗生素。但结核

分枝杆菌培养需4~8周，该检查周期长、阳性检出率低、操作复杂。尿结核分枝杆菌DNA扩增检测（PCR-TB-DNA）对结核分枝杆菌特异度及灵敏度较高，但容易出现假阴性与假阳性，因此必须联合其他检查项目方能确诊。

影像学检查　首选B超，可表现为不明原因肾积水、肾盏扩张、集合系统不规则，可合并强回声钙化灶，肾实质出现形态不规则的无回声区，局限于肾一极或累及整个肾。尿路平片（肾、输尿管及膀胱）可显示肾区的钙化灶，肾轮廓、大小，腰大肌影等，部分严重患者可显示全肾钙化。静脉尿路造影（intravenous urography，IVU）中肾结核表现为肾盏破坏、边缘毛糙不整如虫蚀状，由于肾盏颈部狭窄引起肾盏积水、变形、消失。中晚期肾结核表现为肾盏变形、消失，脓肿空腔形成，肾盂纤维化、缩小、形态不规则。严重的肾结核在静脉尿路造影中可不显影。静脉尿路显影正常的造影结果不能排除肾结核。逆行尿路造影可获得清晰的肾盂成像，同时可收集肾盂内尿液进行检查，但其属于创伤性检查，且无法提供肾周、肾旁组织受累情况。另外，逆行尿路造影可引起结核扩散。膀胱镜检查在早期肾结核可发现膀胱内浅黄色粟粒样结核结节，分散于三角区及输尿管开口附近。肾结核CT显像可直观显影结核肾的解剖，能准确评估肾周围、肾实质、肾盂、肾盏的形态结构，能清晰显示肾内异常空洞、"肾自截"，同时对钙化以及伴随的淋巴结病变也有较高的灵敏度。肾结核CT早期改变为肾盏轻度模糊不规则的外形，随着病情进展，肾小盏扩大并伴有不规则破坏，表明肾

锥体及皮质已发生糜烂、坏死。病情进一步发展，肾盏外形如羽毛状或虫蚀状坏死。晚期的肾结核可见广泛干酪坏死空洞，呈现大而不规则的造影剂可填充的破坏灶。磁共振不作为肾结核的常规检查方法，因其对肾实质的病变显影弱于 CT，仅作为无法完成静脉尿路造影及 CT 增强时的替代检查。放射性核素检查对分肾功能的判断具有一定帮助。

鉴别诊断 ①慢性膀胱炎：肾结核的早期临床表现与慢性膀胱炎相似。膀胱炎多见于女性，急性膀胱炎发病急促，有明显的尿频、尿急、尿痛、肉眼血尿，经短期治疗可治愈，但反复发作、时轻时重；肾结核膀胱炎临床症状呈进行性加重，常规抗生素治疗无效，慢性膀胱炎尿液细菌培养可有普通细菌生长。合并其他细菌感染的肾结核，在常规抗生素治疗后，症状可缓解，但尿液检查不能恢复正常。②泌尿系统肿瘤：血尿是泌尿系统肿瘤的常见症状，但多数以间歇性无痛性肉眼血尿为典型表现。肾结核的血尿常与下尿路症状并存，多数为终末血尿。③上尿路结石：亦可引起血尿，多数与活动相关，可同时合并有肾绞痛。

治疗 包括药物治疗和手术治疗，同时注意加强营养、注意休息。临床肾结核是慢性、进行性、破坏性疾病，未治疗情况下无法自愈，且具有较高的死亡率。

药物治疗 以抗结核药物治疗为基础（表1），应遵循早期、联合、适量、规律、全程使用敏感药物的 5 项原则。单纯药物治疗适用于早期肾结核或虽已发生破坏，但病变不超过 1~2 个肾盏且输尿管无梗阻者；围术期用药，即手术前必须完整使用抗结核药物 2~4 周，手术后继续用抗结核药物短程治疗。

治疗方案 推荐治疗方案为 6 个月短程化疗（表2）。

给药方法 对结核患者必须采用规范的用药方法：①督导治疗，即所有抗结核药物均在医护人员或患者家属监管下服用。②顿服治疗，将一天全部药量于睡前一次顿服。

特殊人群用药 对于儿童、妊娠期女性、哺乳期女性、肝功能损害患者、获得性免疫缺陷综合征患者、结核多药耐药等特殊人群，抗结核药物治疗方案可根据情况调整。

儿童用药标准化治疗方案采用 6 个月方案，即前 2 个月用异

表2 6个月短程化疗方案

强化阶段	巩固阶段
2个月 HRZE	4个月 HR 或 HRE

注：H：异烟肼，R：利福平，Z：吡嗪酰胺，E：乙胺丁醇；巩固阶段 HRE 用于高异烟肼抵抗或异烟肼试验结果不可用。

烟肼（INH）、利福平（RMP）、吡嗪酰胺（PZA），后 4 个月用异烟肼（INH）、利福平（RMP），剂量按体重调整，常规使用维生素 B_6 预防异烟肼引起的末梢神经炎。

对于妊娠期及哺乳期女性，推荐使用异烟肼（INH）、利福平（RMP）、吡嗪酰胺（PZA）、乙胺丁醇（EMB）。链霉素（SM）因其对于胎儿的毒性作用而不宜选用，服用异烟肼应尽早开始补充维生素 B_6 并维持 9 个月。

对于合并获得性免疫缺陷综合征的患者，需立即开始常规抗结核化疗，抗反转录病毒治疗需在抗结核治疗开始后尽早开始，推荐抗结核治疗开始后 8 周内开始。并尽早开始预防性使用复方新诺明持续整个抗结核过程。抗结核治疗开始前，应进行药敏试验。

一线抗结核药物多为肝损伤药物，肝功能可能异常者，抗结核治疗前应检测肝功能，凡谷丙转氨酶（alanine aminotransferase，ALT）>正常上限 3 倍以上者推荐以下方案。肝损伤越严重，肝毒性药物必须越少使用。①双肝损药物方案：9 个月异烟肼＋利福平，异烟肼药敏试验进行后加乙胺丁醇。2 个月异烟肼＋利福平＋链霉素＋乙胺丁醇，6 个月异烟肼＋利福平。6~9 个月利福平＋吡嗪酰胺＋乙胺丁醇。②单肝损药物方案：2 个月异烟肼＋链霉素＋乙

表1 推荐用于成年人的一线抗结核药物及剂量

药物	每天给药		每周 3 次给药	
	剂量范围（mg/kg）	最大剂量（mg）	剂量范围（mg/kg）	每天最大剂量（mg）
异烟肼（isoniazid, INH）	5（4~6）	300	10（8~12）	900
利福平（rifampin, RMP）	10（8~12）	600	10（8~12）	600
吡嗪酰胺（pyrazinamide, PZA）	25（20~30）	—	35（30~40）	—
乙胺丁醇（ethambutol, EMB）	15（15~20）	—	30（25~35）	—
链霉素 *（streptomycin, SM）	15（12~18）		15（12~18）	1000

注：* 60 岁以上患者不能耐受大于 500~750mg/d 的剂量，推荐将剂量调整为 10mg/（kg·d），体重小于 50kg 的患者最大剂量不超过 500mg/d。

胺丁醇；10 个月异烟肼+乙胺丁醇。③无肝损药物方案：18~24 个月链霉素+乙胺丁醇+喹诺酮。

肾移植患者中，对于既往有结核病史者，因免疫抑制剂可能引起休眠状态结核菌复活，建议基于利福平 900mg/d + 异烟肼 600mg/d，每周 3 次，治疗时间超过 1 年。并检测肾功能，肾功能降低时，按降低百分比减少剂量。对于肾结核终末期肾病血液透析患者，利福平与异烟肼主要经肝代谢，并由透析液排出，可应用正常剂量。链霉素在肾衰竭时应禁用，因其半衰期由 2~3 小时延长至 60~70 小时，加重对第 8 对脑神经的毒性。吡嗪酰胺应减量，因其多数经肝代谢，约 4%以原型经肾代谢。乙胺丁醇肾衰竭时应禁用，因其 80%经肾代谢。

肾结核多药耐药的治疗，原则上应至少使用 4 种有确切疗效的抗结核药物，避免使用与已产生耐药性的药物有交叉耐药的抗结核药物，避免使用危险药物，如质量未知及曾有过敏史的药物，肝肾功能不全或其他身体状况不佳的患者应充分考虑药物不良反应。

手术治疗 对部分肾结核患者来说仍是有效的治疗方法，包括结核病灶切除及重建性手术。手术治疗在药物治疗至少 2 周，红细胞沉降率、病情稳定后进行，术后需继续抗结核药物治疗。

肾部分切除术 对于局限性的结核病灶，若经药物治疗后无明显改善，或钙化病灶逐渐扩大危及整个肾，可以考虑在药物治疗基础上，切除病变部分肾。现代抗结核药物治疗能很快将结核治愈，肾部分切除术已较少使用。

肾切除术 对于终末期的肾结核，或合并其他疾病的结核肾，可选择肾切除术。适应证：无功能结核肾，伴或不伴有钙化；结核病变累及整个肾导致实质广泛破坏，合并难以控制的高血压或伴有肾盂-输尿管交界部梗阻者；肾结核合并肾细胞癌；肾结核合并大出血；双侧肾结核一侧广泛破坏，对侧病变较轻时，可将病变严重一侧切除；结核菌耐药，抗结核药物治疗效果不佳。

肾部分切除术及肾切除术可根据病变情况经开放手术或腹腔镜途径完成，可经腰部切口或经腹切口实施。

肾穿刺引流术 对于结核性肾脓肿、肾积水合并感染、肾积脓药物不能控制时，可经 B 超或 CT 引导下经皮肾脓肿穿刺引流，吸出脓液并引流，利于感染的控制及肾功能的恢复。同时，可经引流管向脓腔内注入抗结核药物，有助于使全身用药不易达到的病灶得到良好的治疗。由于结核性肾积脓穿刺可能发生结核扩散或产生难以治愈的瘘管，目前较少使用。

并发症 主要为泌尿系统其他器官继发的结核病变，如肾结核对侧肾积水、膀胱结核及膀胱挛缩、尿道狭窄。

严重的肾结核患者可以引起慢性肾功能不全，治疗原则以保护肾功能为主，同时抗结核治疗。部分肾结核患者出现肾性高血压，治疗以药物降压为主，对因单侧肾结核引起的肾性高血压，经患肾切除可使高血压得到有效控制。

预后 临床肾结核为慢性、进行性、破坏性疾病，临床干预治疗对预后尤为关键。未经治疗的患者，从临床病症出现，5 年存活率不足 30%，10 年存活率不足 10%。能获得早期诊断并及时有效的现代抗结核治疗，可使肾结核治愈，且多数不需要手术治疗。诊疗开始的早晚、全身情况、泌尿系统以外器官组织结核病灶的活动情况、膀胱结核的严重程度、对侧肾有无结核和肾功能情况，是影响肾结核预后的重要因素。

（杨晓剑）

shèn jiéhé duìcè shèn jīshuǐ

肾结核对侧肾积水 （renal tuberculosis with contra-lateral hydronephrosis）

肾结核晚期，因膀胱结核性病变引起对侧输尿管梗阻等改变而引起的对侧肾积水。肾结核对侧肾积水在临床中易与双侧肾结核混淆，给诊断和治疗方案的制定带来一定干扰。

病因 肾结核临床表现以慢性膀胱炎病变为主，膀胱结核性改变侵入肌层可引起逼尿肌纤维化、膀胱挛缩，引起对侧输尿管膀胱开口及周围病变，导致输尿管狭窄、梗阻、肾积水。

发病机制 包括以下几个方面。

输尿管口狭窄 肾结核病情进展，膀胱亦发生结核性改变，由患侧输尿管口向膀胱三角区、对侧输尿管口侵犯。膀胱结核侵犯到肌层，引起纤维组织增生，造成输尿管口狭窄，引起输尿管及肾积水。随后导致输尿管自梗阻处以上扩张，整个输尿管拉长、迂曲，迂曲输尿管也可增加尿液下排阻力。

输尿管膀胱开口处关闭不全 正常输尿管-膀胱连接部具有括约肌功能，排尿时膀胱逼尿肌收缩，使尿液经尿道排出体外，同时阻止尿液向上经输尿管反流到肾盂。当输尿管膀胱开口处发生结核性改变时，括约肌功能破坏，出现输尿管膀胱开口处关闭不全，导致排尿时尿液向上反流至输尿管、肾盂，引起输尿管、肾盂积水。

膀胱挛缩 严重的膀胱结核中，膀胱肌层被大量纤维组织取代，膀胱失去正常的舒缩功能，顺应性显著降低，膀胱内压力增高。同时，在膀胱内结核溃疡刺激下，膀胱内压力更高，进一步加重对侧输尿管内的尿液引流不畅，加重反流引起输尿管、肾盂积水。通常将膀胱容量<50ml时称为挛缩膀胱。

肾结核对侧肾积水并非由单一因素引起，而是以上多种因素共同作用的结果。

临床表现 肾结核对侧肾积水患者以膀胱刺激症状比较明显，表现为尿频、尿急、尿痛，同时伴有血尿。有时尿频症状极为严重，可达每小时数次，甚至尿失禁。一部分患者因单纯输尿管口狭窄引起肾积水，膀胱刺激症状不明显。部分患者因肾积水，可出现腰痛、腹痛症状。

肾结核对侧肾积水患者全身症状多较轻，包括贫血、水肿、酸中毒，合并感染时，可发生肾积脓，病情较严重。

诊断 需要在确诊肾结核的基础上，通过部分尿路检查确诊，以及与双侧肾结核进行鉴别。

酚红排泄试验 通过静脉注射6mg酚红，分别在15分钟、30分钟、60分钟、120分钟后收集尿液，测定尿液酚红浓度。正常的泌尿系统，15分钟时浓度最高，之后逐渐降低；肾积水时，15分钟、30分钟时尿液中酚红浓度很低，而60分钟、120分钟时浓度反而较高。

静脉尿路造影 在肾结核对侧肾积水患者中，静脉尿路造影常需延长拍摄时间，在45分钟、90分钟甚至120分钟后，可获得较清晰的尿路成像。但在肾功能严重损害的患者中，静脉尿路造影延时拍片效果有限。

肾盂穿刺造影 B超引导下肾盂穿刺顺行尿路造影，对肾结核对侧肾积水有较好的诊断价值。尽管其为有创操作，但方法简单、对患者影响较小，同时可获得肾盂尿液用于尿常规、细菌培养、结核分枝杆菌检查等以排除双侧肾结核。另外，肾盂穿刺可作为尿路梗阻时尿流改道的有效治疗方式，特别是对于急性无尿患者尤为适用。

膀胱造影 对于膀胱挛缩伴有输尿管反流的患者，可经导尿管注入造影剂，检查输尿管反流情况。但此种方法易造成上行性感染，甚至引起无尿，临床较少应用。

磁共振水成像 肾结核对侧肾积水时，磁共振水成像能清楚显示尿路形态，梗阻越重者，磁共振水成像效果更好。若合并肾功能不全，磁共振水成像尤为适用。

鉴别诊断 双侧肾结核晚期、肾结核出现膀胱挛缩者，均可能合并对侧肾积水，需全面检查来与双侧肾结核鉴别，其中肾盂穿刺造影检查可操作性强，同时可留取肾盂尿液进行细菌学检查。

治疗 治疗的核心问题是保留和恢复积水侧肾功能。其治疗主要包括以下方面：①肾结核的治疗。②膀胱结核、膀胱挛缩的治疗。③肾和输尿管积液的治疗。同时，也是治疗顺序的主要依据。抗结核药物治疗仍旧是肾结核对侧肾积水的基本治疗方案，详见肾结核的治疗。

若患者肾积水较轻，尿素氮<18mmol/L，且患者一般状态良好，可考虑在抗结核药物治疗的基础上行结核肾切除，待膀胱结核好转后，根据对侧肾积水实际情况再做治疗。

如果肾积水严重，出现肾功能不全或继发感染时，应首先解除梗阻以挽救肾功能，待肾功能及患者一般情况好转后，再行结核肾切除。继而根据膀胱结核恢复情况治疗对侧肾积水。

结核肾对侧肾积水的手术治疗，取决于是否合并膀胱挛缩。无膀胱挛缩，且仅有输尿管口或输尿管下段狭窄，治疗方案与输尿管下段狭窄相同。若存在膀胱挛缩，手术可选择肠膀胱扩大术，目前多采用回盲肠、结肠扩大膀胱。

对于不适用肠膀胱扩大术治疗膀胱挛缩的患者，如存在严重的肾积水、输尿管梗阻、肾功能不全等，可选择尿流改道手术改善患者尿路梗阻，包括肾穿刺造口、输尿管皮肤造口、回肠膀胱术等。

预后 结核肾对侧肾积水患者的预后，取决于患者肾功能恢复的程度。无膀胱挛缩者，经尿路修复或尿流改道，解除尿路梗阻后，预后较好。合并严重膀胱病变、严重肾积水肾功能不全患者，预后不良。

（杨晓剑）

shūniàoguǎn jiéhé

输尿管结核（ureteral tuberculosis） 肾结核的结核分枝菌下行至输尿管所引起的结核病变。其可引起输尿管梗阻，继而产生输尿管扩张、肾盂积水的症状。又称结核性输尿管炎。

病因 肾结核发生肾组织坏死后，结核分枝杆菌顺尿路进入输尿管，或通过肾盂黏膜表面、黏膜下层直接扩散至输尿管，引起输尿管结核性改变，造成输尿管狭窄。输尿管结核最常见受累部位是输尿管-膀胱连接部，较少累及肾盂-输尿管连接部，累及输尿管中段者更少见，部分患者可见整个输尿管结核样改变。

发病机制 结核分枝杆菌首先侵犯输尿管黏膜，病变向深部发展累及黏膜下层、肌层。病变早期，输尿管黏膜水肿、充血，散在结核结节。病变进展，散在的结核结节融合，发生干酪样坏死，形成溃疡。后期肉芽组织机化、管壁纤维组织增生，导致输尿管增粗、僵硬，最终导致输尿管狭窄，甚至完全闭塞，引起近端输尿管积水、肾盂扩张积水。结核性输尿管纤维化的部位较为局限，狭窄仅局限于管腔内或病灶附近，少数患者表现为输尿管大部分甚至全段病变。

临床表现 输尿管结核的临床表现以膀胱炎症所引起的膀胱刺激征为主，表现为尿频、尿急、尿痛、肉眼血尿。输尿管梗阻引起肾积水时，可出现腰腹部疼痛，以腰部持续性钝痛为主要症状。凝血块堵塞输尿管时可出现急性肾绞痛。同时可出现全身性症状，如乏力、低热、盗汗、食欲缺乏等。部分患者发生结核性肾积脓，表现为肾增大、腰部包块。

诊断 输尿管结核的患者在慢性膀胱炎临床症状基础之上，常需结合实验室检查及影像学检查综合评估。

实验室检查 红细胞沉降率升高提示炎症感染，血液结核抗体检查可呈阳性。尿液检查可发现大量白细胞、红细胞，部分患者尿沉渣可查见抗酸杆菌。尿结核菌 DNA 扩增检测（PCR-TB-DNA）对输尿管结核的诊断有参考价值。尿液结核分枝杆菌培养可明确结核病变，但结核分枝杆菌培养周期较长。

静脉尿路造影 可显示输尿管位置、形态变化。早期输尿管结核表现为输尿管扩张粗细不一，边缘不规则，自然形态消失，有时可呈串珠状。晚期输尿管结核表现为挛缩、僵直，可有条索状钙化。当输尿管结核发生输尿管重度狭窄，甚至完全梗阻时，尿路造影中患肾及输尿管常不显影。未完全闭塞患者可通过逆行造影明确患肾及患侧输尿管病变情况。膀胱镜检查可发现患侧输尿管开口及周围病变。

CT 输尿管结核病变在 CT 检查中常表现为管壁增厚、管腔扩张或缩小。CT 可显示输尿管管壁的钙化，使其与输尿管结石鉴别。增强 CT 及尿路成像，可三维重建尿路，能更加清楚地显示输尿管管腔病变情况。

鉴别诊断 ①输尿管肿瘤：包括良性的输尿管肿瘤及恶性的输尿管癌，良性输尿管肿瘤常因检查发现肾积水或反复腰痛就诊；输尿管癌除肾积水外，常表现为肉眼血尿。输尿管肿瘤静脉尿路造影显示病变处有充盈缺损，近端输尿管扩张，但其黏膜光滑，病变多数较局限，无虫蚀样及串珠样改变。输尿管可因积水呈 S 字形，无僵直状。尿脱落细胞中查见癌细胞，或输尿管镜活检病理学检查可鉴别。②输尿管炎性狭窄：常因输尿管非特异性感染引起管壁炎性改变，均为局限性狭窄。尿液细菌培养呈阳性，结核分枝杆菌检查为阴性。膀胱镜检查可见膀胱黏膜水肿、充血，无结核结节、肉芽创面等。输尿管镜下可见炎性改变，而无管壁僵硬等表现。③输尿管周围炎：具体病因不明，多为腹膜后纤维组织增生，包绕一侧或双侧输尿

管导致输尿管管腔狭窄，肾盂及输尿管扩张积水。常以腰痛或检查发现肾积水就诊，多无尿路刺激征及肉眼血尿，B 超或 CT 多可查见输尿管周围纤维组织明显增生，有助于鉴别。

治疗 包括药物治疗及手术治疗。药物治疗与肾结核的药物治疗原则相同。输尿管结核手术治疗主要针对输尿管狭窄病变进行修复手术，输尿管全长纤维化狭窄，甚至钙化完全闭塞的病变，只能通过尿流改道来引流尿液。手术需要详细评估输尿管病变的部位、长度，治疗目的以解除输尿管梗阻、减轻肾积水为主。输尿管成形手术之前需要规律使用抗结核药物至少 6 周，结核基本得到控制之后才可实施手术。

早期的输尿管结核，狭窄程度较轻，可留置双 J 管引流并减轻肾积水，同时辅助抗结核药物治疗，可使病变稳定，甚至痊愈，部分患者可免于实施手术。

肾盂-输尿管连接部的结核性病变较少见，但因距离肾近，容易加重肾损害。确诊后，应立即开始使用抗结核药物，用药 2~3 周，最好 5~6 周后手术治疗。术前每周进行静脉尿路造影以观察病情变化，若病情显著加重，可即刻进行手术解除梗阻并行引流。病变较轻、狭窄段较短者，可采用内镜下扩张或内切开术，此类治疗创伤小，但术后复发率高。肾盂-输尿管连接部梗阻或上 1/3 段输尿管梗阻病变长度<3cm 者可实施肾盂离断成形术，该手术可经开放或腹腔镜完成，术中输尿管内留置双 J 管引流 4~6 周。

输尿管中段病变较轻、狭窄段较短者，可采用顺行或逆行内镜下扩张、内切开术等，但同样有术后复发概率较高的情况存在。

狭窄段长度<3cm者，可采用狭窄段切除吻合术。当狭窄段长度超过35cm时，根据输尿管黏膜病变情况，选择不同手术方式。尿路上皮完整者可选择戴维斯（Davis）手术，将狭窄段纵行切开，置入双J管6~8周，使尿路上皮沿导管愈合；输尿管黏膜病变严重者，可选择肠代输尿管或口腔黏膜代输尿管等治疗方案。术后狭窄复发，梗阻无法解除者，需考虑自体肾移植或永久肾造口等治疗。

输尿管下端狭窄在输尿管结核病变中较常见，可采用输尿管扩张、内切开、代输尿管等方法。各种手术方案均需在抗结核药物治疗基础之上进行。药物治疗时，需每周评估尿路病情变化，部分患者药物治疗后狭窄可消退。药物治疗3周后无改善，可给予泼尼松20mg（3次/天，肾上腺皮质激素剂量较大主要是因为利福平可加速激素分解代谢），如果6周后仍无进展或恶化，则进行手术治疗。下端输尿管狭窄多位于输尿管膀胱壁间段，术前膀胱镜检查逆行造影可了解狭窄段病变情况。同时，膀胱镜检查可利于选择膀胱黏膜病变较轻处为输尿管再植部位。对于输尿管狭窄段较长者，可将膀胱向上牵引缝于腰大肌以减少吻合部张力，或采用膀胱壁缝成管状向上延伸与输尿管吻合。以上两种选用膀胱壁的成形手术方式不适于结核性膀胱炎膀胱挛缩患者。

值得注意的是，抗结核药物可使尿路管壁上的结核性肉芽肿病变纤维化加快，形成瘢痕狭窄，因此治疗期间，至少每3个月做一次静脉尿路造影检查，明确尿路狭窄梗阻变化情况。

并发症 严重的输尿管结核常加重肾积水、使肾功能进一步受损。若输尿管完全闭塞者，可引起"肾自截"。部分患者出现肾结核性积脓，积脓破溃可形成窦道、破溃或侵犯肾周腰大肌，形成肾周围结核。

预后 输尿管结核患者确诊后，根据病变情况及时正规抗结核治疗。同时辅以适当的手术治疗，多数可以治愈。后期仍需要定期随访，监测输尿管梗阻的变化。

（杨晓剑）

pángguāng jiéhé

膀胱结核（bladder tuberculosis）

多由肾结核、尿污染以及从黏膜上沿输尿管蔓延继发所致，少数由前列腺结核蔓延而来的泌尿素结核病变。故膀胱结核与泌尿生殖系结核同时存在，病变轻重关系到泌尿系结核的预后。又称结核性膀胱炎。结核分枝杆菌感染膀胱黏膜，引起膀胱黏膜及深层组织炎性改变，广泛纤维化，最终形成膀胱挛缩，严重影响患者排尿，并造成上尿路积水、损害肾功能。

病因 膀胱结核多继发于肾结核，含有结核分枝杆菌的尿液排入膀胱或结核分枝杆菌沿输尿管黏膜向下蔓延至膀胱所致。少部分患者可由前列腺结核、尿道结核上行性感染引起。

发病机制 膀胱结核好发于膀胱三角区，以输尿管开口最为常见。早期病变膀胱黏膜充血、水肿，病变进展可发展为结核结节，进而破溃形成溃疡。结核结节最先出现于膀胱输尿管开口周围，随后蔓延至三角区，最终累及整个膀胱。多发散在的结核结节相互融合、破溃形成溃疡，溃疡侵犯膀胱肌层，引起膀胱广泛的严重纤维增生。膀胱广泛纤维化，使膀胱逼尿肌顺应性降低，最终导致膀胱挛缩、膀胱容量缩小。膀胱纤维化病变同时引起输尿管口狭窄、关闭不全。输尿管口狭窄可直接导致上尿路梗阻、积液，输尿管口关闭不全引起膀胱内尿液反流，使对侧肾积水、发生结核性病变。严重的膀胱结核病变可侵犯膀胱全层，引起膀胱及周围病变，发生膀胱-直肠瘘或膀胱-阴道瘘。

临床表现 膀胱结核的临床症状包括膀胱刺激征、血尿、脓尿、全身症状等。

膀胱刺激征 包括尿频、尿急、尿痛，是膀胱结核早期的症状，同时也是最主要的临床症状。多数患者以尿频为早期症状，排尿次数增多、单次排尿量较少，夜间排尿次数增多明显，每晚可达3~5次，甚至10次以上。尿急可与尿频同时存在。尿频、尿急多发生于疾病早期，随着膀胱病变广泛、严重，排尿次数亦显著增加，甚至每小时需排尿数次。病变严重期，排尿终末可有尿道或耻骨上区灼热及疼痛感。

血尿 血尿出现于尿频、尿急、尿痛等膀胱刺激征之后，多数为镜下血尿或浅淡的肉眼血尿。膀胱结核溃疡严重者，可出现严重肉眼血尿，混合血凝块少见。膀胱结核肉眼血尿以终末血尿为主，上尿路结核病变严重者可有全程肉眼血尿。

脓尿 尿液检查可见大量白细胞，称为结核性脓尿。根据严重程度，轻者可表现为镜检见大量脓细胞，重者脓尿混合干酪样坏死物呈现米汤样。混合有血尿时呈脓血尿。

全身症状 膀胱结核合并其他组织器官结核病变，或有活动期结核病变时，可出现全身症状，表现为乏力、食欲缺乏、午后低热、盗汗。合并肾功能严重受损时，出现慢性肾功能不全表现，如水肿、贫血、恶心、呕吐、少尿、无尿等。

其他症状 严重膀胱结核性病变可穿透膀胱全层，侵犯周围器官、组织，部分严重患者导致膀胱-直肠瘘、膀胱-阴道瘘，甚至因穿透入腹腔引起急腹症、结核性腹膜炎等。

诊断 包括以下几个方面。

尿液结核分枝杆菌检查 对膀胱结核的诊断具有重要意义，见肾结核。

膀胱镜检查 观察到膀胱内典型结核性病变可确诊。早期可见膀胱黏膜充血、水肿、结核结节，病变范围包绕输尿管开口周围，随病情进展向三角区及其他部位蔓延。膀胱结核严重时可见膀胱黏膜溃疡，输尿管开口呈"洞穴状"。膀胱镜检查时，可取黏膜活检，利于与膀胱肿瘤相鉴别。膀胱结核发生膀胱挛缩时，膀胱容量明显降低，容量低于100ml时难以看清膀胱内病变，此时不宜实施膀胱镜检查。膀胱结核急性期禁忌行膀胱镜检查及取活检。

鉴别诊断 ①非特异性膀胱炎：多见于新婚女性，表现为典型的尿频、尿急、尿痛、肉眼血尿，无其他器官结核病史，尿细菌培养可发现敏感菌，经抗生素抗感染治疗效果明显，可以此相鉴别。②膀胱癌：多见于中老年患者，病变局限，多数以间歇性无痛性肉眼血尿就诊，CT增强可见明显强化，多数无上尿路病变，膀胱镜检查及活检可鉴别。③尿道综合征：常见于女性患者，表现为尿频、尿急、尿痛，同时伴有下腹或耻骨上区疼痛，多

数急性发作，影像学检查上尿路无异常病变，尿液结核分枝杆菌检查及膀胱镜检查结果可加以鉴别。

治疗 首选治疗方案为抗结核药物治疗（见肾结核）。膀胱结核作为泌尿系统结核的部分病变，治疗时需结合全身治疗，注意提高患者抵抗力。膀胱结核引起膀胱挛缩者，需手术治疗，包括膀胱扩大术、尿流改道术。

膀胱扩大术 目的是增加膀胱容量，尽可能多地保留膀胱。膀胱挛缩引起输尿管狭窄、反流而导致肾功能不全者，可行膀胱扩大术。肾衰竭并非膀胱扩大术的禁忌证，肌酐清除率 ≥ 15ml/min 可以接受膀胱扩大治疗，术后肾功能也能改善。膀胱扩大术常通过截取部分回肠、盲肠、结肠等作为扩大膀胱的材料。

尿流改道术 对尿失禁，以及合并膀胱颈口、尿道狭窄的患者，或者身体状况不能耐受较大手术时，可选择尿流改道手术以改善尿路梗阻所带来的肾功能受损。包括肾造口、输尿管皮肤造口、回肠膀胱术等。

并发症 膀胱结核因累及膀胱全层及周围器官组织，因结核病变坏死，可引起膀胱-直肠瘘、膀胱-阴道瘘、膀胱-腹腔瘘等，均需在抗结核治疗基础上，诊断明确瘘口位置、大小，进行修补手术。

预后 作为泌尿系统结核的一部分，膀胱结核的严重程度与治疗预后相关。早期结核性病变经积极治疗，可痊愈。中晚期结核合并肾功能不全者，经积极治疗，可达到控制疾病目的。严重患者可合并多器官功能障碍，预后较差。

（杨晓剑）

niàodào jiéhé

尿道结核（urethral tuberculosis） 肾结核的结核分枝杆菌下行至输尿管所引起的结核分枝病变。结核分枝杆菌感染尿道黏膜，使尿道黏膜发生结核样改变，引起尿频、尿痛、血尿等症状，病变严重者可导致尿道狭窄等。主要发生于男性，女性尿道结核罕见。

病因 尿道结核多数来源于生殖道结核病灶蔓延，很少由含结核分枝杆菌的尿液播散而引起病变。通常前列腺、精囊结核直接蔓延侵犯后尿道，或由膀胱结核感染而来，部分卡介苗膀胱灌注患者可发生尿道结核。

发病机制 结核分枝杆菌侵犯尿道，首先于黏膜上形成结核结节，继而结核结节扩大、相互融合而形成溃疡。溃疡基底发生纤维化，引起尿道狭窄、梗阻。尿道梗阻加重上尿路积水，使肾功能进一步恶化。尿道狭窄时，容易引发尿道周围发生炎症改变，严重者发生尿道周围脓肿，脓肿破溃后可形成尿瘘。

临床表现 主要包括尿频、尿痛、尿道分泌物、尿道溢血、血尿等。尿道狭窄时可发生排尿困难。病变广泛时可于会阴部触摸到尿道呈粗硬条索状。形成尿瘘时，瘘口常有脓性或血性尿液漏出。

伴有全身活动性结核病变，或合并有严重肾功能不全时，可表现为全身症状，如乏力、食欲缺乏。

诊断 尿道结核的诊断同其他泌尿系统结核相同，在临床症状基础之上，联合阳性体征、结核分枝杆菌病原学检查、影像学检查综合评估。病原学检查可取尿道分泌物直接涂片找结核分枝

杆菌。可选择经尿道活检进行组织学检查，急性尿道结核时，禁忌行尿道镜检查及活检。应同时进行生殖器官查体，常可触及前列腺、精囊、输精管、附睾质硬结节样改变，输精管可呈串珠样结节。

鉴别诊断 ①淋病奈瑟菌性尿道炎：患者多于不洁性生活后，出现尿道刺痛，尿道大量分泌物，分泌物涂片可找到淋病奈瑟菌，使用抗生素治疗效果明显。②滴虫性尿道炎：临床可表现为尿频、尿急、尿痛，尿道分泌物增多，可呈乳块样，分泌物中找到滴虫可鉴别，配偶同时患病。③尿道狭窄：多数患者具有外伤史或淋病奈瑟菌尿道炎病史，尿道检查可发现明确狭窄部位，尿道结核所致尿道狭窄为多发广泛性狭窄病变。

治疗 尿道结核的治疗目的是解除尿路梗阻。需以药物治疗为基础（见肾结核）。对抗结核治疗4~6周无效者，可选择手术治疗。尿道结核引起的狭窄病变，需在结核治愈后再行手术治疗，如定期尿道狭窄扩张。狭窄段局限的患者，可选择狭窄段切除尿道吻合术、尿道镜下尿道狭窄内切开术等手术方式。皮瓣法尿道成形术适用于狭窄段长并且膀胱挛缩不明显者。狭窄段长并且膀胱挛缩明显者，适用尿流改道手术。

并发症 包括尿道狭窄、尿瘘、肾积水、肾功能不全等。尿道结核因病变广泛，可导致排尿困难，急性发作尿潴留。部分患者病程迁延不愈，加重上尿路积水、肾功能不全，严重者可导致肾衰竭、尿毒症等。尿道周围结核性炎症改变，可导致周围组织坏死形成窦道，引起尿瘘。

预后 尿道结核多继发于严重的泌尿生殖系统结核，经早期治疗，部分患者能达到治愈效果。部分患者因合并肾功能受损、严重尿道狭窄等需长期治疗。

（杨晓剑）

nánxìng shēngzhí xìtǒng jiéhé

男性生殖系统结核（tuberculosis of male reproductive system）

男性生殖系统器官，在感染结核分枝杆菌后形成的特异性感染病变。包括前列腺、精囊、附睾、输精管、睾丸、阴囊、阴茎等部位的结核性病变。多数合并泌尿系统结核，少数由血行播散独立存在。男性生殖系局部血供丰富，射精管及前列腺导管开口于后尿道，含结核分枝杆菌的血液及尿液均可进入前列腺、精囊、输精管，引起男性生殖系统结核性病变。男性生殖系统结核发病率低于泌尿系统结核，约50%有阳性体征，包括阴囊、附睾、输精管、前列腺结节样改变，还有许多无临床症状的生殖系统结核感染患者。男性生殖系统结核中，临床病变最显著的是附睾结核，病理学检查最常见的是前列腺结核。目前认为，前列腺结核是男性生殖系统结核的原发灶。肾结核的严重程度越高，合并男性生殖系结核的发病率就越高。

（杨晓剑）

qiánlièxiàn jiéhé

前列腺结核（prostatic tuberculosis）

结核分枝杆菌侵染前列腺，引起前列腺组织发生结核结节的疾病。呈慢性炎症性改变，早期无症状，病变严重时可出现膀胱刺激征等排尿异常。

病因与发病机制 前列腺结核多数是电切术后病理学检查发现的偶发结核，少数可呈暴发性发作。多数患者由血行感染引起，但是尿液中的结核分枝杆菌更容易导致前列腺结核。

病理 结核分枝杆菌感染前列腺腺体后，可形成典型的结核结节。结核结节以干酪样坏死为中心，周围包含上皮样细胞、组织细胞、朗格汉斯细胞组织细胞。肉芽肿性结节由外周的淋巴细胞和成纤维细胞形成。早期病变中心无坏死，只在腺体周围有由组织细胞形成的小结节，中心为巨细胞，周边包绕淋巴细胞。

临床表现 早期多无明显临床症状，或仅表现为会阴部不适和坠胀、肛门及睾丸疼痛等慢性前列腺炎症状，可呈进行性加重。病变累及膀胱颈时，可出现膀胱刺激征，表现为尿频、尿急、尿痛。

诊断 当临床症状怀疑是男性生殖系统结核时，应全面检查泌尿及生殖系统各器官，合并泌尿系统结核可提供重要诊断依据。生殖系统查体可查及并存附睾硬结、皮肤粘连、窦道形成、串珠样输精管等改变。前列腺结核病原学检查可依靠尿液、前列腺液、尿道分泌物等查见结核分枝杆菌证据。单纯前列腺结核诊断较为困难，多数为前列腺电切术后病理学检查确诊，或经前列腺组织穿刺病理学检查诊断。前列腺结核直肠指诊表现：体积较正常前列腺更小、质硬、有结节。前列腺结核严重时，尿道造影可见空洞状破坏以及边缘不规则。X线片和经直肠前列腺彩超可发现前列腺钙化。尿道镜检查可发现三种典型变化：尿道前列腺部扩张，尿道黏膜充血、结核性溃疡或增厚；前列腺导管开口扩张呈高尔夫球洞样；前列腺尿道黏膜呈纵行小梁改变。

鉴别诊断 ①前列腺癌：前列腺体积多数增大，多发生于前列腺外周带，合并前列腺特异性抗原升高，直肠指诊于外周带触及质硬结节，磁共振检查提示外周带病变，前列腺穿刺活检病理学检查可鉴别。②慢性非特异性前列腺炎：多以会阴部不适、坠胀等为主，查体无典型体征，前列腺液检查及细菌培养可鉴别。

治疗 一般以药物治疗为主，治疗原则同肾结核一致。药物治疗效果欠佳时，可手术切除有结核性病变的附睾，有助于前列腺结核的治疗。当发生前列腺脓肿时，需手术切开引流。手术均需在使用抗结核药物使结核得到控制后进行。

并发症 前列腺结核可影响患者精液质量，部分引起不育症。

预后 前列腺结核患者多数为无症状患者，有症状患者经治疗后可治愈，预后较好。

(杨晓剑)

jīngnáng jiéhé

精囊结核（seminal vesicle tuberculosis） 结核分枝杆菌感染精囊腺时，引起精囊结核性改变的疾病。精囊结核多与前列腺结核、附睾结核同时发病，较少单一发生。精囊结核在20~40岁男性多见，多继发于泌尿系统结核，病情发展缓慢，可长期无特殊变化。

病因 精囊结核多由邻近的前列腺结核、输精管结核、附睾结核蔓延而来。

发病机制 结核分枝杆菌侵犯前列腺、输精管、附睾、睾丸时，可沿输精管道顺行或逆行进入精囊。精囊感染结核分枝杆菌时，可在精囊局部形成结核结节，直肠指诊触及精囊时可触及硬结。结核结节破溃可引起精囊出血，引起血精。

临床表现 多数患者无主观不适症状，偶有会阴部不适，部分患者可发生血精、射精疼痛等。精囊结核患者可出现性欲减退、勃起功能障碍、早泄、阴茎勃起痛等。部分患者引起精液量少、精子数减少等，严重者可引起男性不育。合并前列腺、膀胱等部位结核时，可表现为尿频、尿急、尿痛等尿液刺激症状，可有血尿。

查体时，直肠指诊触及精囊表面结节，无触压痛。累及前列腺时可触及前列腺异常。结核性病变精囊体积可正常或缩小。少数严重患者可于精囊及周围破溃，形成窦道，部分窦口开口于会阴处。

诊断 男性患有泌尿系统结核时，均应排查生殖系统器官病变。当出现血精、射精痛时应着重筛查。直肠指诊可触及精囊缩小或正常，触及硬结。精液、前列腺液、尿道分泌物病原学检查可提供重要诊断依据。CT检查可提示精囊局部病变。精囊造影可发现精囊及输精管病变，需要指出的是，因输精管结核病变易引起狭窄或梗阻，导致造影剂不能通过显示输精管病变。

鉴别诊断 ①非特异性精囊炎：常见于青年男性，以血精为主要表现，可有会阴部局部疼痛，呈自限性，查体精囊无质硬结节，抗生素治疗有效；精囊结核常有其他系统结核，抗生素治疗无效。②淋病奈瑟菌性精囊炎：多继发于尿道及前列腺的淋病奈瑟菌感染，分泌物病原学检查可鉴别。

治疗 因多合并其他系统结核性病变，需全身抗结核治疗，同肾结核药物治疗一致。较少使用手术治疗。

并发症 精囊结核可导致精液量、精子质量异常，可引起弱精子症，影响患者生育功能，可导致部分患者不育。

预后 经规律抗结核治疗预后较好，较少引起严重并发症。

(杨晓剑)

shūjīngguǎn jiéhé

输精管结核（tuberculosis of vas deferens） 男性生殖系统结核，是由前列腺、精囊的病变直接蔓延而造成，并紧接着蔓延至附睾或睾丸。结核分枝杆菌侵染输精管，引起输精管广泛纤维化，局部形成结核结节，造成输精管狭窄、梗阻。

病因 输精管结核多合并前列腺、精囊、附睾结核，可继发于泌尿系统结核，亦可由肺、骨关节结核等经血行感染生殖系统器官，经输精管或管壁淋巴管等蔓延至输精管而来。

发病机制 输精管感染结核时，因炎症细胞浸润、纤维化，导致局部增粗、扭曲，引起输精管狭窄、梗阻，含有结核分枝杆菌的精液聚积，加重输精管结核性病变，最终形成串珠样病变。

临床表现 可出现射精痛、血精等，双侧输精管结核导致梗阻时可引起男性不育症。体格检查阴囊内可触及串珠样改变，是输精管结核的典型改变。

诊断 男性泌尿系统结核者应排查生殖系统结核，分泌物结核菌病原学检查可提供有力诊断证据。输精管串珠样改变是典型体征。精囊镜可显示结核性输精管黏膜病变，精囊造影可明确输精管狭窄部位、狭窄程度，但对于远端输精管病变使用受限。

治疗 输精管结核常与附睾结核、精囊结核、前列腺结核等同时存在，治疗仍需以全身抗结核治疗为基础，见肾结核。

输精管结核可采用手术治疗，术前应检查精液情况。术前需规律抗结核药物治疗，可高位切除输精管并结扎残端，附睾病变严重时一并切除附睾，睾丸正常者，常保留睾丸。

并发症 双侧输精管病变者，引起弱精子症，甚至无精子症，导致不育症。病变迁延扩散，可引起附睾、睾丸发生结核性改变。

预后 输精管结核多合并其他生殖系统结核、泌尿系统结核，预后依赖于泌尿系统结核严重程度。单纯输精管结核少见，预后尚可。

（杨晓剑）

fùgāo jiéhé
附睾结核（epididymal tuberculosis）

结核分枝杆菌感染附睾，引起附睾局部炎症细胞聚积，形成结核性肉芽肿的疾病。男性生殖系结核中最为常见，也是男性不育发病率增加的直接原因。又称结核性附睾炎。附睾结核可影响精子成熟，作为泌尿及男生殖系统结核的一部分，常合并肾结核、前列腺结核、精囊结核、输精管结核，部分患者可独立存在。泌尿及男性生殖系统结核患者的首发症状可以表现为附睾结核。

病因 附睾结核多继发于泌尿系统结核、生殖系统其他器官结核，可由血行感染或经由输精管上行性感染而来，病变可累及附睾头、附睾尾。

发病机制 附睾尾部血供丰富，结核性病变多见于附睾尾。血行播散时，病变侵犯附睾间质，形成粟粒样病变，进而侵犯附睾管。附睾内可形成散在或融合性干酪样病变，周围包绕肉芽组织，可形成结核结节。干酪样病变可蔓延至附睾外，与阴囊形成炎性粘连，冷脓肿可破溃形成窦道。陈旧性病变呈现纤维化改变。

临床表现 附睾结核多数进展缓慢，附睾呈进行性增大，多数疼痛不明显，部分患者可表现为急性发作的疼痛。增大的附睾可与阴囊粘连，破溃时可形成窦道，经久不愈。合并继发感染时，表现为急性发作的炎性改变，局部红、肿、热、痛，伴有阴囊迅速增大、疼痛，可有高热等全身表现。附睾结核经治疗后，附睾可出现硬结、皮肤粘连、阴囊窦道等。病变累及双侧附睾者，可引起精子质量下降，导致男性不育症。部分患者可同时累及睾丸和附睾，表现为睾丸、附睾界限不清，输精管呈串珠样增粗，可有睾丸鞘膜积液形成。

诊断 男性泌尿系统结核患者均应详细筛查生殖系统结核病变。查体可触及附睾病变，典型体征为附睾硬结，可有皮肤粘连，脓肿破溃形成窦道时可见脓液或干酪样坏死流出，合并输精管病变时可触及串珠样增粗结节。

阴囊超声检查可见附睾结核病灶内结节呈低回声声像，内部回声不均匀，为单发或多发病变，形状不规则，与周围组织边界模糊，局部可伴有钙化强回声。

合并泌尿系统结核及生殖系统其他器官结核时，尿液或分泌物病原学检查可提供诊断证据。

鉴别诊断 ①慢性附睾炎：慢性附睾炎多由急性附睾炎迁延而来，易反复发作，疼痛较明显，肿块体积小、质地软，较少形成硬结，无窦道，无阴囊粘连及输精管病变。②淋病奈瑟菌性附睾炎：有既往淋病奈瑟菌感染病史，急性发作，阴囊红、肿、热、痛，可有尿道脓性分泌物，涂片可查见革兰阴性双球菌。③阴囊内丝虫病：丝虫病引起附睾或输精管周围浸润性病变，可有结节，与附睾界限清楚，丝虫病硬结短时间内变化较大，附睾结核变化慢，可伴有象皮肿及乳糜性鞘膜积液。

治疗 药物治疗同肾结核一致，抗结核治疗效果良好。早期附睾结核经过药物治疗，可达到痊愈。抗结核药物治疗效果不明显时，可考虑手术治疗。附睾结核手术治疗适应证：①药物治疗效果不明显。②病变巨大合并有脓肿形成。③局部干酪样病变严重。④合并睾丸病变，应同时切除睾丸。附睾结核患者的附睾切除术需在高位切除输精管并结扎残端，睾丸无累及时应保留睾丸。

并发症 附睾结核可导致不育症，因男性生殖系统结核多同时累及前列腺、精囊、输精管、附睾、睾丸，任一器官病变都可能影响精子质量。

预后 附睾结核预后较好，经适宜治疗可好转，多无严重继发病变。需加强卫生教育，增强体质、提高免疫力。定期体格检查，早发现、早治疗即能有效防治。

（杨晓剑）

gāowán jiéhé
睾丸结核（tuberculosis of testis）

结核分枝杆菌感染睾丸组织，引起睾丸发生干酪样坏死，形成空洞、纤维化等，破坏睾丸正常结构、损害睾丸间质细胞，导致睾丸功能受损的疾病。泌尿生殖系统结核的一部分，大都是由肾脏或泌尿道结核蔓延或直接波及而来。

病因 睾丸结核多发于青壮年男性，常继发于泌尿系统结核，与前列腺结核、精囊结核、输精管结核、附睾结核相互蔓延同时发病。亦可由血行播散而来。好发于机体免疫力下降人群，如患有消耗性疾病、长期使用免疫抑制剂等患者有较高患病风险。

发病机制 睾丸组织感染结

核分枝杆菌后，引起感染周围炎症细胞聚积，局部发生干酪样坏死。小灶性坏死者，周围上皮增生明显，聚积朗格汉斯巨细胞；坏死灶较大者可形成寒性脓肿。部分患者炎症消退后，局部纤维组织增生，形成硬结，可伴有睾丸萎缩。

临床表现　常与生殖系统其他器官结核同时存在，附睾结核最常见。局部症状多见，表现为阴囊内触及睾丸肿胀，形态失常，睾丸附睾界限不清楚，呈坠胀样疼痛。或可触及睾丸硬结，伴有明显压痛。合并大量鞘膜积液时，睾丸触摸不清。

同时存在前列腺结核、精囊结核时，可有尿频、尿急、尿痛等尿路刺激征，亦可有血精、性功能减退等表现。部分患者可合并全身症状，表现为消瘦、乏力、低热、盗汗等。

诊断　睾丸结核多以局部症状就诊，需同时筛查泌尿系统及生殖系统结核性病变。诊断以体格检查为主，常可触及阴囊内不规则包块，睾丸附睾界限不清楚，严重患者可有窦道形成，部分可表现为睾丸萎缩，或可触及睾丸硬结。

尿液、分泌物涂片检查可提供病原学诊断证据。病变活动期时，红细胞沉降率可升高。

超声检查可发现睾丸内多发低回声结节，同时可提示睾丸鞘膜积液。多普勒超声提示结节内血流较为丰富。脓肿形成时，超声可显示睾丸内含细点状的液区。

磁共振及CT检查可显示睾丸内坏死及脓肿病变，有助于与睾丸其他疾病鉴别。睾丸穿刺活检可为诊断不明确的患者提供病理学诊断依据。

鉴别诊断　①睾丸肿瘤：表现为无诱因发生睾丸内肿胀、疼痛不适，肿块形态规则，沉重感明显，超声检查提示实性占位病变可鉴别。②急性睾丸炎：表现为急性发作的睾丸肿胀、疼痛，伴发热，阴囊局部红肿、触痛明显，超声检查提示炎性改变可提供鉴别依据。

治疗　睾丸结核仍需以抗结核药物治疗为基础，治疗原则及用药与肾结核相同。以药物治疗为主，若药物治疗效果不明显，病变范围大且合并脓肿形成，局部干酪样病变严重时，需手术切除病变睾丸。手术需在使用抗结核药物治疗至少2周后进行，手术多选择附睾、睾丸切除术。

并发症　部分病变可形成睾丸结核性鞘膜积液，因结核性病变影响淋巴管回流，使液体在睾丸鞘膜内聚积，积液量大时，牵拉精索引起阴囊坠胀不适。

预后　早期睾丸结核经过抗结核药物治疗可达到治愈效果，预后较好。病变严重时，需切除睾丸、附睾，术后生育能力及内分泌状况需评估对侧睾丸功能。

（杨晓剑）

yīnnáng jiéhé

阴囊结核（tuberculosis of scrotum）

结核分枝杆菌侵犯阴囊所致疾病。其感染阴囊，使阴囊皮肤及周围软组织发生干酪样坏死，形成阴囊结核性脓肿或结核结节，破溃后可形成阴囊窦道。

病因与发病机制　常继发于附睾睾丸结核，病程长，进展慢。附睾睾丸发生结核性病变时，可与周围软组织及阴囊形成粘连，发生干酪样坏死。破溃后形成阴囊窦道，常合并非特异性细菌感染，久治不愈。

临床表现　早期表现为阴囊内包块及硬结，附睾、睾丸界限不清楚，可有触压痛。急性发作者，可有高热及局部红肿、触痛、皮温升高。病程迁延，可引起阴囊结核性窦道形成，可见脓性分泌物持续流出。合并精索结核时可触及串珠样改变，合并泌尿系统结核常有尿频、尿急、尿痛、血尿等膀胱刺激征，部分患者伴有结核性全身症状，如低热、消瘦、乏力等。

诊断　结合临床表现，若有窦道形成，分泌物涂片找抗酸杆菌、结核分枝杆菌聚合酶链式反应（polymerase chain reaction, PCR）检测等可提供病原学依据。阴囊超声可提示阴囊内不规则混杂回声病变，脓肿形成时可见阴囊内脓腔。

鉴别诊断　①急性附睾炎：常急性发作，阴囊红、肿、热、痛，查体可触及附睾增大，触痛明显，与睾丸、阴囊界限清楚，超声提示附睾病变血流丰富、阴囊睾丸无异常可鉴别。②阴囊坏疽：急性发作的阴囊快速肿胀，病情重，阴囊局部可在短时间内变黑、坏死，局部剧烈疼痛，常有高热，查体阴囊内触不清睾丸附睾，超声检查见阴囊内软组织气体存在，而睾丸、附睾无明显异常可鉴别。

治疗　需以抗结核治疗为基础，抗结核药物治疗与肾结核相同。早期病变经抗结核治疗可得到完全缓解，不需手术治疗。有窦道及脓肿形成者，需在抗结核治疗后再次评估手术治疗方案。可选择阴囊窦道切除，累及附睾、睾丸病变严重者，需同时切除睾丸、附睾，高位结扎精索残端。因阴囊皮肤延展性良好，当阴囊皮肤切除范围较大时，首选以剩余正常阴囊皮肤为基础再造阴囊。

并发症　阴囊结核时，可合

并非特异性细菌感染而形成阴囊脓肿。阴囊脓肿单纯切开引流换药时间长、病灶清除不彻底，常需彻底清创，甚至分期多次清创才能有效治疗。

预后 阴囊结核病变较局限，较少引起严重并发症，经严格规律治疗，预后尚可。阴囊结核常继发于生殖系统及泌尿系统结核，合并严重肾功能受损者预后易受影响。

（杨晓剑）

yīnjīng jiéhé
阴茎结核（tuberculosis of penis）

结核分枝杆菌感染阴茎，引起阴茎局部发生结核性改变，形成丘疹、溃疡等病变的疾病。病情进展缓慢，青少年好发，可蔓延至周围生殖系统器官。长期使用免疫抑制剂、免疫系统受损如人类获得性免疫缺陷病毒感染者容易感染，患有慢性病、体质偏弱者也是易感人群。

病因 阴茎结核多由泌尿系统及生殖系统结核蔓延至阴茎，或经淋巴管侵犯阴茎，亦可经由性生活、共同使用公用卫生用品等直接感染。少部分患者结核分枝杆菌可由肺、骨等器官经血行侵犯海绵体，导致阴茎海绵体结核。

发病机制 阴茎结核好发于阴茎头、系带、尿道外口，结核分枝杆菌感染初期呈小结核结节。病变进展形成溃疡，边界清楚，周围质地硬，溃疡基底部有干酪样坏死或肉芽组织。结核性溃疡继续发展，溃疡范围逐渐扩大至整个阴茎头。阴茎结核常伴有腹股沟淋巴结结核。海绵体结核以结节样增生为主要病变，其周围形成纤维组织增生导致阴茎弯曲变形，结核结节坏死可形成海绵体结核性瘘管。

临床表现 病变初期，阴茎头、冠状沟、系带、尿道口处可见小结核结节，呈白色或淡红色。结节中央干酪样坏死，进而破溃凹陷形成溃疡。溃疡形状不规则，边缘组织变硬，溃疡底部常见干酪样坏死组织，表面附着脓苔，常无触痛。随着病变范围扩大，溃疡增大，腹股沟淋巴结可有肿大。累及海绵体的结核结节因纤维化形成瘢痕性收缩，导致阴茎弯曲。海绵体结核包含坏死时，形成海绵体瘘。

阴茎结核伴尿道侵犯时，可有尿痛、尿频、尿急、血尿、脓尿等，形成尿道狭窄时可有排尿困难。合并肾结核或肺、骨关节结核时，可出现全身症状，如午后低热、盗汗、乏力、消瘦、贫血、关节活动障碍等。

诊断 阴茎结核可伴或不伴有泌尿及男性生殖系统结核。临床症状及查体可得到初步诊断。分泌物涂片找抗酸杆菌、结核分枝杆菌聚合酶链式反应（polymerase chain reaction，PCR）检测、分泌物结核分枝杆菌培养等可提供病原学诊断依据。病变局部活组织病理学检查可见典型结核结节，伴干酪样坏死。

阴茎超声检查可用于阴茎结核，海绵体结核结节纤维化时可呈强回声，部分可伴有钙化。合并腹股沟淋巴结肿大时，可行穿刺活检明确淋巴结病理。

鉴别诊断 ①阴茎癌：常表现为阴茎头溃疡，疣状、菜花样新生物，可无疼痛，伴恶臭分泌物，取活组织病理学检查可鉴别。②阴茎海绵体硬结症：病变初期即形成质硬纤维化结节，进而引起阴茎弯曲、变形、疼痛，结核结节多发生于阴茎肿块破溃之后发展为硬性结节，局部病原学检查可鉴别。③生殖器疱疹：多急性发生外生殖器红斑、水疱、丘疹等，部分可变为脓疱、破溃，破溃之后可结痂愈合，伴有局部瘙痒、疼痛；阴茎结核形成的溃疡久治不愈，分泌物病原学检查可鉴别。

治疗 阴茎结核仍需以抗结核药物规范治疗为基础。早期病变通过严格抗结核治疗可治愈。经药物治疗无好转，或病变严重者，需手术治疗切除病变或行阴茎畸形矫正手术。以往阴茎结核需切除阴茎，现代抗结核药物的使用以及医疗卫生条件的提升，多数病变无需切除阴茎。需指出的是，阴茎结核患者，其性伴侣需同时检查治疗。

并发症 阴茎海绵体结核治疗后可形成硬结，导致阴茎弯曲畸形，严重者影响性生活。阴茎结核病变可侵犯输精管、精囊、附睾、睾丸等，影响精子、精液质量，可导致不育。

预后 经积极抗结核治疗，多可治愈，预后良好，不影响寿命。伴有肾或其他系统严重结核性病变者，预后需评估肾等器官功能。

（杨晓剑）

nánxìng shēngzhí xìtǒngxìng chuánbō jíbìng
男性生殖系统性传播疾病（sexually transmitted disease of male reproductive system）

通过性接触、类似性行为及间接接触传播的一组主要累及男性生殖系统的性传播疾病。性传播疾病包括至少50种致病微生物感染所致的疾病，常见的有梅毒、淋病、软下疳、性病性淋巴肉芽肿、非淋菌性尿道炎、尖锐湿疣、生殖器疱疹、获得性免疫缺陷综合征、生殖器念珠菌病、传染性软疣、疥疮、阴虱病等。

性传播疾病的传播方式：①性接触传播：90%以上的性传播疾病是通过性交（包括口交）而直接传染的，性接触为其主要的传播方式。②非性接触传播：间接接触被病原携带者或患者泌尿生殖道分泌物污染的衣服、用具、物品、被褥、便器等引起感染。③血行传播：艾滋病、梅毒、淋病、巨细胞病毒感染可通过输血传播。④母婴传播：感染的母亲通过胎盘产道感染胎儿。⑤医源性传播：医疗器械消毒不严可造成医源性感染。⑥人工授精、器官移植途径传播。

性传播疾病可直接导致泌尿生殖器官损害。淋病及非淋菌性尿道炎表现为泌尿生殖系统炎症，排尿时尿道疼痛、烧灼感，尿道口有脓性分泌物；尖锐湿疣可在外生殖器部位长出大小不等的菜花样肿物，易出血，表面有恶臭、脓性分泌物；生殖器疱疹在外生殖器部位发生小水疱，破溃后出现浅溃疡，伴有少量分泌物及疼痛；梅毒、软下疳、性病性淋巴肉芽肿等在生殖器官也都有病变。除损害生殖器官外，性传播疾病还会引起内脏和全身的病变，如淋病、梅毒均可发生内脏损害。其中，梅毒造成内脏损害多而严重，可累及心、肝、肾、大脑和脊髓等，症状较复杂。

性传播疾病大部分患者经及时正规治疗是可以治愈的，如淋病、梅毒、非淋菌性尿道炎等。如患者未及时正规治疗，而是不规则用药，则会延误病情，甚至严重损害身体健康。正确认识性健康，做好预防和保健工作，对于防止性传播疾病的传播具有积极作用。

（秦　军　秦卫军）

linbing

淋病（gonorrhea）　由淋病奈瑟球菌（neisseria gonorrhoeae，NG，简称淋病奈瑟菌）引起的以泌尿生殖系统化脓性感染为主要表现的性传播疾病。发病率居中国性传播疾病第2位。

病因与发病机制　淋病奈瑟菌为革兰阴性双球菌。人类是淋病奈瑟菌的唯一天然宿主，主要侵犯黏膜，尤其对单层柱状上皮和移行上皮所形成的黏膜具有亲和力。潜伏期淋病奈瑟菌进入尿道后可分为3个阶段：第一阶段为侵入尿道，需36小时方能深入黏膜下层开始生长；第二阶段为发育阶段，侵入机体后约36小时完成一个生命周期；第三阶段为排毒阶段，部分淋病奈瑟菌死亡后，开始出现临床症状。一般而言，临床症状在感染72小时后发生，潜伏期为1~14天，一般为3~5天。传播途径：①性接触传播：主要通过性交或其他性行为传播。②非性接触传播（间接传播）：主要是接触患者含淋病奈瑟菌的分泌物或被分泌物污染的用具。③母婴传播。

临床表现　取决于感染程度、机体敏感性、细菌毒力、感染部位及感染时间长短。同时与身体健康状况、性生活是否过度、酗酒等因素有关。多有不洁性交或间接接触传染史。根据感染部位及性别不同，淋病症状和体征亦有所不同。

男性淋病　大多数症状和体征较明显。①急性淋病：潜伏期为1~14天，常为2~5天。表现为急性尿道炎症状，尿道口红肿、发痒及轻微刺痛，继而有稀薄黏液流出，引起排尿不适，24小时后症状加剧。约2天后，分泌物变得黏稠，尿道口溢脓，脓液呈深黄色或黄绿色，红肿发展到整

个阴茎头及部分尿道，出现尿频、尿急、尿痛、排尿困难、行动不便、夜间阴茎常有痛性勃起。可有腹股沟淋巴结肿大，红肿疼痛，亦可化脓。50%~70%的患者伴有淋病奈瑟菌侵犯后尿道，表现为尿意窘迫、尿频、终末血尿、血精、会阴部轻度坠胀、急性尿潴留等。全身症状一般较轻，少数发热达38℃左右，出现全身不适、食欲缺乏等。②慢性淋病：症状持续2个月以上。多为前、后尿道合并感染，好侵犯尿道球部、膜部及前列腺部。表现为尿道常有痒感，排尿时仅感尿道灼热或轻度刺痛、尿流细、排尿无力、排尿滴沥。常可见终末血尿。尿道外口不见排脓，多数患者于清晨尿道有少量浆液痂封口，挤压阴茎根部或用手指压迫会阴部，尿道外口仅见少量稀薄浆液性分泌物溢出。

其他部位的淋病　①淋病性结膜炎：新生儿常在出生后2~3天出现症状，多为双侧，表现为眼睑红肿，有脓性分泌物。成年人多为自身感染，常为单侧，表现同新生儿。由于有脓液外溢，俗称"脓漏眼"。一旦延误治疗，可出现角膜穿孔导致失明。②淋病奈瑟菌性咽炎：表现为急性咽炎或急性扁桃体炎，偶伴发热和颈淋巴结肿大。有咽干不适、咽痛、吞咽痛等症状。③淋病奈瑟菌性肛门直肠炎：表现为里急后重，有脓血便、肛管黏膜充血、脓性分泌物，淋病奈瑟菌培养阳性。

播散性淋病奈瑟菌感染　由于淋病奈瑟菌通过血行播散到全身，出现较严重的全身感染。如淋病奈瑟菌性关节炎、败血症、脑膜炎、心内膜炎及心包炎等。

诊断　根据有不洁性交或间接接触传播史及临床表现，淋病的临床诊断通常并不困难，可经

实验室检查进一步确诊。①分泌物涂片：尿道分泌物做革兰染色，发现细胞内革兰阴性双球菌有初步诊断意义。男性慢性淋病患者应取前列腺按摩液送检，以提高检出率。②淋病奈瑟菌培养：为重要诊断方法，阳性即可确诊，培养阳性率男性为80%~95%。

鉴别诊断 需与非淋菌性尿道炎相鉴别。非淋菌性尿道炎潜伏期较长，一般为1~3周，轻微尿痛或无明显症状，尿道分泌物量少或无，病原体培养多为衣原体或支原体。

治疗 ①对于无合并症的淋病患者，如淋菌性尿道炎、直肠炎，首选头孢曲松，单一剂量125mg肌内注射，治愈率可达99%；单一剂量口服疗法有头孢克肟400mg、环丙沙星500mg、左氧氟沙星250mg或氧氟沙星400mg，治愈率均较好。儿童禁用喹诺酮类药物。②淋病合并沙眼衣原体感染者，应同时治疗，可在治疗淋病后给予单一剂量阿奇霉素1g或多西霉素100mg，2次/天，连续7天的双重治疗。③对于成年淋病患者，应要求其性伴侣同时接受检查和治疗，包括在症状发作期间或确诊前2个月内与患者有过性接触的所有性伴侣。如患者最近一次性接触是在症状发作前或诊断前2个月之前，则其最近一个性伴侣应予治疗。④伴侣双方完全治愈前和症状消失前均应避免性生活。

并发症 可并发尿道狭窄、输精管狭窄或梗阻、精液囊肿、前列腺炎、附睾炎、精囊炎、膀胱炎等

预后 绝大多数患者经及时、正规治疗后能够痊愈，预后良好。但播散性淋病奈瑟菌感染可累及主动脉瓣或二尖瓣，由于瓣膜快速破坏导致急性心内膜炎，严重者甚至死亡，应予重视。

（秦 军 秦卫军）

línbìnghòu zōnghézhēng

淋病后综合征（post-gonorrhea syndrome）

淋病治疗后实验室检查阴性而仍有某些不适症状或体征者。该病的发生与感染、菌群失调、炎症后纤维化或增生、精神创伤等因素有关。

病因与发病机制 病因主要包括感染和非感染因素两个方面。

感染因素 与长期使用抗病毒药物、抗感染药物导致肠道及尿道的菌群失调，从而出现身体的不适。

非感染因素 临床所见多为此类，主要包括：①物理或化学性刺激。如自我拨弄、自我消毒、尿道插管等，导致尿道口红肿或有少许浆液性渗液。②心理障碍。检查结果阴性，但患者怀疑尚未治愈，甚至认为已扩散至全身，常伴恐惧、焦虑和抑郁等。多数患者心理障碍一般较轻，心理反应的强度、形式和内容基本上与客观事物的发生、发展有较为逻辑的联系，多有自制力。③身体未恢复。尿路微生物虽清除，但黏膜下结缔组织的增生、组织水肿尚未恢复，在修复过程中尿路发生不同程度的凸凹甚至狭窄，导致排尿不畅或排尿、射精疼痛。

临床表现 可多种多样，无特异性临床表现。①泌尿生殖系统症状：腰骶部、外阴部坠胀感，排尿不适、有灼热感，尿道口红、痒，尿黄，性交痛；男性可有射精痛，勃起功能障碍或遗精等。②精神症状：表现为焦虑、心烦、抑郁、失眠等。③心血管系统症状：由于自主神经系统功能障碍，可出现心悸、心前区不适、胸闷、手足发热或发冷、出汗等。④消化系统症状：呕吐、恶心、厌食、自觉吞咽困难、喉部有异物感或腹胀、腹痛等。

诊断 根据尿常规、尿道拭子检查、中段尿培养、前列腺液检查、前列腺液培养等多种辅助检查结果均正常，结合患者曾患有淋病的病史，即可进行确诊。

治疗 针对不同病因采取一般治疗和药物治疗。一般治疗主要有热水浴及心理治疗，其中热水浴可缓解患者的不适症状，心理治疗可转移患者的注意力，达到治疗目的。药物治疗主要有：①阿莫西林克拉维酸钾。属于广谱青霉素类药物，对革兰阴性菌及革兰阳性菌都具有良好的作用，适用于有感染者。对本药中任一成分或青霉素类药物过敏以及有β-内酰胺类变应性休克史者、传染性单核细胞增多症者、曾经出现过阿莫西林克拉维酸钾相关胆汁淤积或肝功能损伤的患者禁用。②红霉素。为大环内酯类抗生素，对革兰阳性菌及革兰阴性菌都具有一定的作用，适用于感染性疾病。对大环内酯类药过敏者禁用。③泼尼松。为中效糖皮质激素，具有良好的抗炎、止痒、调节免疫、抗过敏作用。用于具有黏膜下水肿及结缔组织增生者。糖尿病患者慎用，对本品及类固醇激素类药物过敏者禁用，不可长期、大量、大范围使用。④地西泮。主要用于抗焦虑、镇静催眠，还可用于抗癫痫和抗惊厥。用于精神症状严重的患者。避免长期大量使用，以免成瘾，如长期使用应逐渐减量，不宜骤停。新生儿禁用。

预后 患者经积极治疗后可以治愈，预后较好，一般不影响患者寿命。建议定期复诊行相关检查。

（秦 军 秦卫军）

fēilìnjūnxìng niàodàoyán

非淋菌性尿道炎 (non-gono-coccal urethritis)

由淋病奈瑟菌以外的其他病原体，主要是沙眼衣原体和解脲支原体等引起的性传播疾病。在临床上有尿道炎的表现，但在分泌物中查不到淋病奈瑟菌，细菌培养也无淋病奈瑟菌生长。

病因与发病机制 非淋菌性尿道炎为多病因导致的一种综合征，病原体多为衣原体、支原体、滴虫、疱疹病毒、念珠菌等。其中30%~50%由沙眼衣原体引起，20%~30%由解脲支原体引起，尚有10%~20%由阴道毛滴虫、白念珠菌、单纯疱疹病毒、生殖支原体、腺病毒和类杆菌等微生物引起。感染途径：①性接触传播。成年男性以尿道为感染部位，女性以子宫颈为感染部位。②产道传染。新生儿可在分娩过程中经母亲产道感染。③间接传播。

临床表现 ①典型症状：尿道刺痒，伴有尿急、尿痛及排尿困难，但症状较淋菌性尿道炎轻。②无症状或排少量黏性分泌物：在较长时间不排尿或清晨首次排尿前，尿道口可分泌少量黏液性分泌物，有时仅表现为痂膜封口或内裤污秽；有相当一部分患者可无任何症状。③泌尿生殖系统炎症：男性患者可发生附睾炎。

诊断 依据患者临床表现及实验室检查可做出诊断。①直接涂片检查：取分泌物或晨尿沉渣涂片染色镜检，每高倍视野下中性粒细胞>10个，而淋病奈瑟菌阴性时，即有诊断意义。②病原体培养：主要针对沙眼衣原体和解脲支原体。培养标本应用拭子从距尿道内口2~4mm以内的尿道内取出，而非取尿道外口分泌物或尿液做培养。③免疫学检查：主要有直接免疫荧光法、酶联免疫法、聚合酶链式反应和连接酶链式反应，应注意防止污染造成的假阳性。

鉴别诊断 需与淋病相鉴别。淋病的潜伏期较短，常为2~5天，患者尿痛明显且严重，尿道分泌物多且为深黄色或黄绿色脓性分泌物，病原体培养为淋病奈瑟菌。

治疗 可采用中西医结合药物治疗。①沙眼衣原体感染：首选阿奇霉素，亦可选择多西环素、琥乙红霉素及左氧氟沙星等。衣原体感染的患者易再感染，应在治疗后的3~4个月进行复查。②支原体感染：首选多西环素，亦可选择阿奇霉素、琥乙红霉素及氧氟沙星等。③患者的性伴侣应同时进行检查和治疗，彻底治愈及症状消失前均应避免性生活。④新生儿衣原体眼结膜炎：可口服红霉素干糖浆粉剂，同时用0.5%红霉素眼膏或1%四环素眼膏，出生后立即滴入眼中有一定的预防作用。⑤中药治疗：清热解毒、利湿通淋为主，辅以补肾固本、活血化瘀、扶正祛邪，提高机体免疫力。

并发症 男性患者可并发附睾炎、前列腺炎。儿童可合并莱特尔（Reiter）综合征，临床上以结膜炎、尿道炎和关节炎为特征，多伴有皮肤损害，以男童为多见。

预后 该病预后较好，经规律治疗后可治愈。但有再次感染的可能，应加强性安全意识并注重预防。

（秦 军 秦卫军）

méidú

梅毒 (syphilis)

由梅毒螺旋体（microspironema pallidum, TP）感染引起的慢性、系统性性传播疾病。临床上可表现为一期梅毒、二期梅毒、三期梅毒、潜伏梅毒和先天梅毒（胎传梅毒）等。

病因与发病机制 梅毒螺旋体又称苍白螺旋体（treponema pallidum），其侵入人体后经过2~3周潜伏期，即可发生皮肤损害。梅毒患者是该病唯一的传染源，皮损及分泌物、血液中含有梅毒螺旋体。传播途径：①性接触传播。为最主要的传播途径，占95%以上。感染后的初始2年最具传染性，4年后性传播的传染性显著下降。②母婴传播。患有梅毒的孕妇可通过胎盘传播给胎儿，引起胎儿宫内感染，可导致流产、早产、死胎或分娩胎传梅毒儿。③输血感染。

临床表现 多有不洁性交史、孕产妇梅毒感染史或输血史。

一期梅毒 主要表现为硬下疳，为单一的、无痛、硬性溃疡，多于不洁性交后2~4周出现。男性好发于阴茎冠状沟、阴茎头或肛周，女性好发于外阴或肛周。持续4~6周，可自愈。常伴有双侧腹股沟区或区域性淋巴结无痛性肿大，可单发或多发，大小不等、质硬、不粘连、不破溃。

二期梅毒 一般在感染后7~10周出现，以二期梅毒疹为特征，伴有全身症状。梅毒螺旋体随血液循环播散，可侵犯皮肤、黏膜、骨骼、内脏、心血管、神经系统，引发多部位损害和多样病灶。全身症状发生在皮疹出现前，可有发热、头痛、厌食、疲乏、骨关节酸痛、肝脾增大、淋巴结肿大等，皮肤黏膜损害主要表现为形态多样的皮疹、扁平湿疣、脱发、梅毒性白斑等。

三期梅毒 即晚期梅毒，约1/3未经治疗患者可发展为三期梅毒。其中，15%为良性晚期梅毒，15%~20%为严重晚期梅毒。可侵犯多种器官组织，引起多系统症状。主动脉炎、脑脊膜炎、眼葡萄膜炎、视神经炎、麻痹性痴呆、运动性共济失调以及皮肤和骨骼的树胶肿为三期梅毒的主要后遗症。

潜伏梅毒　即隐性梅毒，感染梅毒螺旋体后未形成显性梅毒而呈无症状表现，或显性梅毒经一定的活动期后症状暂时消退，梅毒血清学试验阳性、脑脊液检查正常。感染后 2 年内的称为早期潜伏梅毒；感染后 2 年以上的称为晚期潜伏梅毒。

先天梅毒　即胎传梅毒，母亲患有梅毒时，梅毒螺旋体可通过胎盘或脐静脉传播给胎儿，引起胎传梅毒。分为早期胎传梅毒和晚期胎传梅毒，发病年龄小于 2 岁者为早期胎传梅毒，发病年龄大于 2 岁者为晚期胎传梅毒。

诊断　依据病史、临床表现及实验室检查可做出相应诊断。

暗视野显微镜检查　取患者硬下疳、扁平湿疣、湿丘疹等处可疑皮损检查，发现运动的梅毒螺旋体，即可确诊。

梅毒血清学检测　对于二期或三期梅毒的诊断、药物疗效评价以及病情发展和痊愈程度的判定均有十分重要的意义。①非梅毒螺旋体抗原血清试验：快速血浆反应素（rapid plasma regain，RPR）试验、甲苯胺红不加热血清学试验（tolulized red unheated serum test，TRUST）等，可作为临床筛选及定量试验，亦可疗效观察。②梅毒螺旋体抗原血清试验：梅毒螺旋体血凝试验（treponema pallidum hemagglutination assay，TPPA）、梅毒螺旋体酶联免疫吸附试验（treponema pallidum enzyme linked immunosorbent assay，TP-ELISA）等，特异度高，可用于梅毒螺旋体感染确证，但不能判定疗效。③梅毒螺旋体

IgM 抗体检测：灵敏度高，可用于早期诊断。梅毒螺旋体 IgM 抗体不能通过胎盘，如婴儿梅毒螺旋体 IgM 抗体阳性则表示已被感染，其检测对胎传梅毒诊断具有重要意义。

脑脊液检查　包括脑脊液细胞计数、总蛋白测定、快速血浆反应素试验及梅毒螺旋体血凝试验等，对神经梅毒诊断、治疗及预后判断有意义。

鉴别诊断　一期梅毒需与生殖器疱疹、软下疳、性病性淋巴肉芽肿、包皮阴茎头炎、生殖器癌等相鉴别；二期梅毒应与麻疹、风疹、药疹、传染性单核细胞增多症、银屑病、色素性荨麻疹等相鉴别；三期梅毒需与结核、结节病、组织胞质菌病、基底细胞癌等相鉴别。

治疗　治疗原则为早期治疗、剂量足够、疗程规则。首选水剂青霉素、普鲁卡因青霉素、苄星青霉素等青霉素类药物，青霉素过敏者可选多西环素、四环素、红霉素等。

赫氏（Herxheimer）反应：部分患者可出现此反应。主要表现有发热、头痛、关节痛、恶心、呕吐、心动过速、呼吸频率加快、梅毒疹加重等，通常在青霉素治疗后 24 小时以内发生。为预防此反应，青霉素可由小剂量开始渐增至正常量，对神经梅毒及心血管梅毒可在治疗前给予一个短疗程泼尼松治疗，分次给药，抗梅毒治疗后 2~4 天逐渐停用。

具体治疗方法：①早期梅毒（包括一期、二期梅毒及早期潜伏梅毒）。苄星青霉素 G 或普鲁卡因青霉素 G 肌内注射，青霉素过敏者可口服多西环素。②晚期梅毒（包括三期皮肤、黏膜、骨骼梅毒，晚期潜伏梅毒）及二期复

发梅毒。苄星青霉素 G 或普鲁卡因青霉素 G 肌内注射，可间隔 2 周重复注射 1 次。青霉素过敏者可口服多西环素。③胎传梅毒。早期胎传梅毒脑脊液异常者，可予水剂青霉素 G 或普鲁卡因青霉素 G；脑脊液正常者，可予苄星青霉素 G。

梅毒治疗后第一年应每 3 个月复查血清一次，以后每半年复查一次，共 3 年。神经梅毒和心血管梅毒应终身随访。传染源及性伴侣需同时接受检查治疗，治疗期间禁止性生活。

预后　梅毒确诊患者，治疗前应做快速血浆反应素定量试验。两次定量试验滴度变化相差 2 个稀释度以上时，方可判定为滴度下降。患者经正规治疗后，每 3 个月复查一次快速血浆反应素试验，半年后每半年复查一次快速血浆反应素试验，随访 2~3 年，观察比较快速血浆反应素滴度变化。治疗后 3~6 个月，滴度下降 4 倍或以上说明治疗有效。滴度可持续下降甚至转阴，如连续 3~4 次均为阴性，即为已临床治愈。

（秦　军　秦卫军）

ruǎnxiàgān

软下疳（chancroid）　由杜克雷嗜血杆菌（Hemophilus ducreyi）引起的性传播疾病。主要通过性接触传播，亦可自身传播，一般不发生血行播散，但局部可继发厌氧菌或需氧菌感染。

　　病因与发病机制　杜克雷嗜血杆菌是一种革兰染色阴性、无芽胞、需氧菌，对二氧化碳亲和性强。在性接触过程中，杜克雷嗜血杆菌可经微小的表皮破损处进入机体，引起局部皮肤和组织感染，同时经淋巴管引流至腹股沟淋巴结。中性粒细胞参与了机

体清除软下疳病灶中致病菌的过程；杀灭血清中致病菌则主要依赖于抗体，补体有增强抗体的作用。人类可重复感染杜克雷嗜血杆菌，不存在完全保护性免疫。

临床表现 典型症状主要包括：①多数为性接触 4~5 天后发病，潜伏期亦可长达 1~2 周。多无前驱症状，初始为炎性小丘疹，周围绕以鲜红斑，1~2 天后变为小脓疱，可形成界限清楚、边缘锐利不整，呈潜行性的圆形或椭圆形溃疡，直径 2~20mm。多数溃疡较深，部分溃疡表浅，基底有脓性分泌物，表面可结痂。除去分泌物可见基底为血管丰富的肉芽组织，质软、有触痛、易出血。数目通常为 1~2 个，但由于自身传播，亦可形成卫星状溃疡。②男性病损好发于包皮内外表面、包皮系带、冠状沟、阴茎头等处，多为痛性溃疡。③如发生于尿道内，排尿时尿道可有烧灼感。由于自身传播，部分患者可在原发皮损周围出现成簇的卫星状溃疡，甚至在下腹部、股部、手指及口腔等生殖器以外部位发生典型皮损，一般不引起全身播散。

诊断 依据病史、临床表现、实验室检查及组织病理学检查可做出相应诊断。

实验室检查 ①涂片染色检查：从软下疳开放性溃疡处取材涂片染色，半数患者可查见末端钝圆、两极染色的短小革兰阴性杆菌，呈鱼群状，为特征性诊断标志。②细菌培养：从病灶中或培养菌落中取材检查，可见两个以上细菌连成锁状，犹如鱼群在游动，培养结果阳性具有诊断意义。③鉴定试验：对已分离出的杜克雷嗜血杆菌，可用氧化酶试验或硝酸盐还原试验进行鉴定。

④免疫学检查：主要有间接免疫荧光试验和酶联免疫试验。

组织病理学检查 在淋巴结组织切片中可见典型的连成锁状的杜克雷嗜血杆菌，具有诊断意义。

鉴别诊断 需与梅毒硬下疳、性病性淋病肉芽肿、生殖器疱疹、贝赫切特综合征、结核性溃疡及腹股沟肉芽肿等鉴别。

治疗 全身抗感染治疗为主，局部治疗为辅。根据细菌培养及药敏试验结果选择敏感药物，包括阿奇霉素、头孢曲松、环丙沙星等，疗程 15~30 天。局部治疗：①未破溃丘疹或结节。外用鱼石脂、红霉素软膏，可缓解疼痛，应注意变态反应。②溃疡。1：5000 高锰酸钾或过氧化氢溶液冲洗后，外用红霉素软膏，应做好局部清洁、消毒以防自身传播。③淋巴脓肿。可针刺抽吸，应在远处正常皮肤刺入脓腔抽吸脓液，可减轻疼痛；脓腔较大或形成窦道或瘘管且引流不畅者可切开引流。

并发症 主要有腹股沟淋巴结炎、尿瘘、尿道狭窄、尿潴留、阴囊象皮肿等。

预后 经正确规范药物治疗及保持良好生活习惯，短期内即可治愈。初次感染不产生保护性免疫，治愈后可再次感染而发病。

(秦 军 秦卫军)

xìngbìngxìng línbā ròuyázhǒng

性病性淋巴肉芽肿（lymphogranuloma venereum）

由沙眼衣原体 L1、L2、L3 型引起的性传播疾病。主要经性接触传播，潜伏期 1~6 周，一般 3 周左右。

病因与发病机制 病原体为沙眼衣原体 L1、L2、L3 型。沙眼衣原体可经黏膜或皮肤的细微缺损进入人体淋巴组织，导致淋巴

管炎、淋巴管周围炎及淋巴结炎，并可进一步导致邻近淋巴结受累，出现脓肿、瘘管和狭窄，造成直肠黏膜破坏，甚至出现溃疡。

临床表现 典型表现可分三期：①早期。即生殖器初疮期，男性好发于阴茎头、冠状沟、包皮内侧及尿道口等处，亦可发生于手指、肛门及口唇等生殖器以外部位。皮损最初为针尖大小的丘疹和脓疱，迅速形成表浅性糜烂或溃疡，多为单发，直径 2~3mm，无自觉症状，一般 10 天左右自愈，愈后不留有瘢痕。②中期。即腹股沟横痃期，生殖器初疮发生 1~4 周后，男性患者可发生腹股沟淋巴结肿大，约 2/3 的患者累及双侧，1/3 的患者累及单侧。最初肿大的淋巴结孤立、散在、质硬，可有疼痛及触痛，后逐渐粘连，融合成形状不规则的沿腹股沟分布的肿块，如鸡蛋大小或更大，与周围组织粘连，表面皮肤青紫色或紫红色。由于腹股沟韧带将肿大的淋巴结团块上下分开，形成两侧隆起中央凹陷的特征，1~2 周后肿大的淋巴结团块软化、波动、破溃，形成多处瘘管，排出脓性或血性液体，一般数周至数月愈合，愈后遗留瘢痕。女性患者如发生在阴道上 2/3 或宫颈时，可引起直肠炎和直肠周围炎，出现腹痛、腹泻、里急后重、便中带血、腰背部疼痛等，最终可发生肛周脓肿、溃疡、窦管等，常伴全身症状，自觉瘙痒或无任何感觉。③晚期。经数年后，可发生阴部象皮肿和直肠狭窄。象皮肿主要累及男性阴茎、阴囊等处，表现为坚实肥厚性肿块；直肠炎和直肠周围炎后形成瘢痕，并收缩引起直肠狭窄，导致排便困难、腹绞痛等。

诊断 根据不洁性接触史、

典型临床表现、实验室检查及病理特征性病变可做出诊断。

实验室检查 ①血清学补体结合试验：可疑患者在感染 4 周后出现阳性，其滴度≥1∶64 有诊断意义。②微量免疫荧光试验：有一定的灵敏度和特异度，比补体结合试验强，可鉴别该病和其他衣原体感染，通常滴度>1∶512 有意义。③衣原体涂片及培养：抽取波动淋巴结内的脓液，直接制成涂片观察或接种培养，可做出初步判断。

病理学检查 初疮坏死区绕以上皮样细胞及富有浆细胞的肉芽组织。淋巴结变化高度可疑该病，主要由分散的上皮样细胞岛组成，随着其不断增大及坏死，形成特有的星状脓疡，其中包含中性粒细胞及巨噬细胞，绕以上皮样细胞及浆细胞的慢性肉芽组织。

鉴别诊断 需与腹股沟鳞癌、梅毒硬下疳、软下疳、腹股沟肉芽肿、直肠癌等鉴别。

治疗 应用抗生素治疗，治疗原则为及时、足量、规律。治疗期间避免性行为，性伴侣应同时接受检查和治疗。可选用多西环素、红霉素、四环素等药物，疗程 14~21 天。合并瘘管或窦道者，可行外科修补术或成形术；后期出现直肠狭窄可行扩张术，出现生殖器象皮肿可行整形术。

并发症 直肠炎及直肠周围炎后瘢痕形成，导致直肠狭窄，可引起排便困难、腹绞痛及大便变细，少数患者肛门外围可继发癌变。

预后 患者经早期有效、规范治疗，一般可治愈，有严重并发症者需外科治疗。避免不洁性行为，可有效防止感染。

（秦　军　秦卫军）

shēngzhíqì pàozhěn

生殖器疱疹（genital herpes）

由单纯疱疹病毒（herpes simplex virus，HSV）感染引起的性传播疾病。可反复发作，对患者的健康和心理影响较大，对其有效防治应引起重视。

病因与发病机制 单纯疱疹病毒包括 1 型和 2 型。2 型单纯疱疹病毒是生殖器疱疹最常见的病原体，也是复发性生殖器疱疹的主要病因。感染后引起初发生殖器疱疹。初发生殖器疱疹消退后，残存的病毒经周围神经沿神经轴转移至骶神经节而长期潜伏下来，当机体抵抗力降低或某些激发因素如发热、受凉、感染、月经、胃肠功能紊乱、创伤等作用下，可使潜伏的病毒激活，病毒下行至皮肤黏膜表面引起病损，导致复发。人类是单纯疱疹病毒的唯一宿主，离开人体则病毒不能生存，紫外线、乙醚及一般消毒剂均可使之灭活。

临床表现 单纯疱疹病毒感染的症状和体征多种多样，可分为初发生殖器疱疹和复发性生殖器疱疹。

初发生殖器疱疹 分为原发性生殖器疱疹和非原发性生殖器疱疹。①原发性生殖器疱疹：即首次感染 1 型或 2 型单纯疱疹病毒，潜伏期为 2~14 天，一般为 3~5 天。局部表现重、持续时间长。典型表现为外生殖器部位广泛对称性分布的多发性红斑、丘疹、水疱，逐渐演变为脓疱、溃疡，然后结痂愈合，自觉局部疼痛、瘙痒、烧灼感，多伴腹股沟淋巴结肿痛、发热、头痛、乏力等全身表现，病程 2~3 周。②非原发性生殖器疱疹：部分患者既往有过 1 型单纯疱疹病毒感染（主要为口唇或颜面疱疹），近期再次感染 2 型单纯疱疹病毒而出现生殖器疱疹的初次发作，持续时间较短，皮损愈合较快，全身表现较少见。

复发性生殖器疱疹 原发性生殖器疱疹皮损消退后 1~4 个月皮疹反复发作，一般于原部位出现，类似原发性生殖器疱疹，但皮损及全身症状轻，病程较短，一般为 7~10 天。发疹前常有局部烧灼感、针刺感或感觉异常等前驱症状。可间隔 2~3 周复发多次，随着时间的推移而逐渐减少，女性患者症状较男性患者略重。

诊断 根据不洁性接触史、典型临床表现、实验室检查可做出诊断。实验室检查主要包括：①病毒培养。为目前灵敏度及特异度最高的检查方法。从水疱底部取材做组织培养分离病毒，是诊断单纯疱疹病毒感染的"金标准"。②细胞学检查。在皮损处刮片做巴氏染色，显微镜下可见到具特征性的多核巨细胞或核内病毒包涵体。③病原学检查。可用间接免疫荧光试验、酶联免疫吸附试验、蛋白印迹试验或放射免疫试验检测单纯疱疹病毒抗原。④血清学检查。主要用于检测抗 1 型单纯疱疹病毒和 2 型单纯疱疹病毒抗体。⑤核酸检测。聚合酶链式反应检测 2 型单纯疱疹病毒核酸。

鉴别诊断 需与硬下疳、软下疳、贝赫切特（Behcet）综合征、外伤性生殖器溃疡相鉴别，还应与生殖器部位的带状疱疹、接触性皮炎、念珠菌病、固定性药疹、脓皮病等相鉴别。

治疗 包括一般治疗和抗病毒治疗，目的为缓解症状、减轻疼痛、缩短病程、防止继发感染及减少复发。

一般治疗 ①保持局部清洁、干燥及疱壁完整，合并细菌感染者可外用抗生素药膏。②局部疼痛明显者，可外用5%盐酸利多卡因软膏或口服镇痛药。③给予患者心理支持，详细说明疾病性质、复发原因及治疗方法，增强患者与疾病斗争的信心。

抗病毒治疗 ①初发生殖器疱疹：可口服阿昔洛韦、伐昔洛韦或泛昔洛韦，疗程7~10天。②复发性生殖器疱疹：应在出现前驱症状或皮损出现24小时内开始用药，如阿昔洛韦、伐昔洛韦、泛昔洛韦口服。频发复发者（每年复发>6次），可采用长期抑制疗法，阿昔洛韦、泛阿昔洛韦、伐昔洛韦口服，疗程一般为4~12个月。

并发症 ①中枢神经系统并发症：疱疹性脑膜炎、自主神经功能障碍、横断性脊髓炎和神经根病。②播散性单纯疱疹病毒感染：引起播散性皮肤感染、肝炎、肺炎、关节炎等。③单纯疱疹病毒感染局部蔓延：引起盆腔炎、无菌性前列腺炎。

预后 该病目前无法治愈，有效且规范的治疗能够减轻或消除症状、维持正常生活质量，预后较好，应注意防止复发。

（秦 军 秦卫军）

jiānruìshīyóu

尖锐湿疣（condyloma acuminatum）

由人乳头瘤病毒（human papilloma virus，HPV）感染所致的以肛门生殖器部位增生性损害为主要表现的性传播疾病。多发生于18~50岁的中青年人。

病因与发病机制 人乳头瘤病毒有多种亚型，外生性可见疣主要由人乳头瘤病毒6和人乳头瘤病毒11引起，但患者可能同时感染多种类型的人乳头瘤病毒。

人乳头瘤病毒在温暖潮湿的条件下易生存繁殖，外生殖器和肛周是最易发生感染的部位。人乳头瘤病毒不仅可引起生殖器尖锐湿疣，还与生殖道肿瘤的癌前病变有关。尤其是人乳头瘤病毒16、人乳头瘤病毒18与外阴癌、宫颈癌的关系更为密切。人乳头瘤病毒感染方式：①性接触传播。为最主要的传播途径，性关系混乱的人群中易发生该病。②间接接触传播。接触患者用过的物品如内衣、内裤、浴巾、澡盆、马桶圈等感染。③医源性传播。④母婴传播。分娩过程中通过产道传播而发生婴儿的喉乳头状瘤病等。

临床表现 既往有不洁性交史，潜伏期3周~8个月，平均3个月。损害初起为细小淡红色丘疹，后逐渐增大增多，单个或群集分布，湿润柔软，表面凹凸不平，呈乳头样、鸡冠状或菜花样突起。根部常有蒂，易发生糜烂渗液，触之易出血。皮损裂缝间常有脓性分泌物淤积，伴恶臭，可因搔抓而引起继发感染。多数患者常无自觉症状，部分可出现异物感、疼痛或瘙痒。直肠内尖锐湿疣可出现疼痛、便血、里急后重感。生殖器和肛周为好发部位，腋窝、脐窝、口腔、乳房等部位偶见。

诊断 根据不洁性接触史、典型临床表现、实验室检查可做出诊断。实验室检查主要包括：①组织病理学检查。主要为角化不全，棘层高度肥厚，乳头状瘤样增生，表皮突增厚延长，其增生程度可似假性上皮瘤样。如在棘层上方及颗粒层出现空泡化细胞，是诊断人乳头瘤病毒感染的重要证据。②细胞学涂片检查。巴氏染色可见空泡化细胞和角化不良细胞同时存在，有诊断价值。

③醋酸白试验。用3%~5%冰醋酸溶液遍涂可疑受侵皮肤，3~5分钟（肛周10分钟）后如变白则为阳性，可检出肉眼不能发现的亚临床感染，在放大镜下观察更为明显。但特异度不高，念珠菌性外阴炎、生殖器部位外伤和非特异性炎症均可出现假阳性。④免疫学检查。采用抗人乳头状瘤病毒蛋白的抗体检测病变组织中的人乳头瘤病毒抗原。此法灵敏度不高，检出率仅50%左右。⑤聚合酶链式反应（polymerase chain reaction，PCR）。目前检测人乳头瘤病毒感染的最灵敏的方法，还可做型特异性分析，灵敏度高、简便迅速，临床上已广泛使用。⑥核酸杂交试验。包括斑点印迹法、组织原位杂交法、核酸印记法。其特异度和灵敏度均较高，但操作烦琐。

鉴别诊断 需与假性湿疣、阴茎珍珠状丘疹、扁平湿疣、鲍恩样丘疹病、鳞状细胞癌相鉴别。

治疗 采用综合治疗措施。治疗原则以局部去除疣体为主，尽可能消除疣体周围亚临床感染和潜伏感染，减少复发。

局部药物治疗 ①0.5%鬼臼毒素酊：适用于直径≤10mm的生殖器疣，临床治愈率可达90%左右。用药疣体总面积不应超过10cm²，日用药总量不应超过0.5ml。用药后应待局部药物自然干燥。不良反应以局部刺激作用为主，可有瘙痒、灼痛、红肿、糜烂及坏死。另外，此药有致畸作用，妊娠期女性禁用。②5%咪喹莫特霜：疣体清除率平均为56%，复发率13%。出现糜烂或破损需停药并复诊，由医师处理创面并决定是否继续用药。不良反应以局部刺激为主，可有瘙痒、灼痛、红斑、糜烂。妊娠期女性禁用。③30%～50%三氯醋酸溶液：属于化学腐蚀剂，应由有经验的医护人员使用，不宜交由患者自己使用。将药液直接涂于皮损上，如疣体未被腐蚀脱落，一周后可重复使用。应注意保护周围正常皮肤，以免发生灼伤。如外用药液量过剩，可敷滑石粉、碳酸氢钠或液体皂以中和多余的酸。不良反应为局部刺激、红肿、糜烂等。

物理治疗 主要有液氮冷冻疗法、激光治疗、电灼治疗、微波治疗、β射线治疗、氨基酮戊酸光动力学疗法等。

手术治疗 ①一般手术切除：适用于单发、面积小的尖锐湿疣。术后应局部消毒并外用干扰素凝胶抗病毒治疗，以减少复发；②莫斯（Mohs）显微手术切除：适用于巨大尖锐湿疣。莫斯显微手术不是一般认为的在显微镜下进行精细手术，而是指手术时结合冷冻切片病理学检查，确定是否切除干净。手术目的是去除所有的尖锐湿疣，提高治愈率，同时尽可能保留正常的组织，避免无必要地扩大手术创面。

免疫治疗 不主张单独使用，可作为辅助治疗及预防复发。可选择α-干扰素肌内、皮下或损害基底部注射，白介素-2皮下或肌内注射等。

并发症 ①继发细菌感染：轻者局部红肿、少量分泌物、轻微疼痛；重者可出现化脓、局部淋巴结肿大、疼痛加剧、发热等全身不适。②创面出血、糜烂：在腐蚀药物疗法、冷冻疗法和激光疗法等去除尖锐湿疣后，创面可发生轻重不等的糜烂和出血。

预后 可治愈，但需要有效且规范的治疗，否则复发率较高。

（秦 军 秦卫军）

huòdéxìng miǎnyì quēxiàn zōnghézhēng

获得性免疫缺陷综合征（acquired immunodeficiency syndrome，AIDS）

由于感染人类免疫缺陷病毒（human immunodeficiency virus，HIV）后，免疫系统发生进行性抑制，引起的严重机会感染、肿瘤形成及其他危及生命的性传播疾病。又称艾滋病。艾滋病是感染人类获得性免疫缺陷病毒后最严重的临床表现。

病因 包括以下几个方面。

传染源 艾滋病患者、艾滋病相关综合征患者及病毒携带者。

传播途径 主要有性接触传播、血液或血液制品传播、母婴传播。

高危人群 同性恋者、静脉药瘾者等。

发病机制 人类获得性免疫缺陷病毒是一种嗜T细胞和嗜神经细胞病毒，侵入人体后选择性地攻击T辅助细胞、脑组织细胞、脊髓细胞和周围神经细胞。人类获得性免疫缺陷病毒感染者要经过数年，甚至长达10年或更长的潜伏期后才会发展成艾滋病患者。临床上可出现上呼吸道感染症状以及中枢神经系统症状。随着人类获得性免疫缺陷病毒在T辅助细胞内大量生长繁殖，发生细胞免疫缺陷，自身稳定和免疫监视功能丧失，可发生一系列原虫、蠕虫、真菌、细菌和病毒等条件性病原体感染，后期常发生恶性肿瘤，由于长期消耗，最终导致全身衰竭而死亡。

临床表现 从感染人类获得性免疫缺陷病毒到发病有一个完整的自然过程，临床上将此过程分为四期，即急性感染期、潜伏期、艾滋病前期、典型艾滋病期。

急性感染期 此期较短暂，一般在人类获得性免疫缺陷病毒感染后2～4周出现急性症状，包括发热、皮疹、淋巴结肿大、乏力、出汗、恶心、呕吐、腹泻、咽炎、急性无菌性脑膜炎等。上述症状无特异性，具有自限性，一般持续时间少于14天，早期诊断较困难。当发热等不适症状出现后5周左右，血清人类获得性免疫缺陷病毒抗体可呈阳性。

潜伏期 感染者可无任何临床症状或体征，但潜伏期不是静止期，更不是安全期，其特征是相对稳定的病毒复制水平和CD4$^+$T细胞计数。一般潜伏期为2～10年。

艾滋病前期 潜伏期后开始出现与艾滋病有关的症状和体征，直至发展成典型艾滋病期的一段时期。此期主要临床表现：①淋巴结肿大。主要是浅表淋巴结肿大，一般至少有2处以上，有的多达十几处。一般治疗无反应，常持续肿大超过半年以上。②全身症状。患者常有病毒性疾病的全身不适、肌肉疼痛等。③各种感染。患者经常出现各种特殊性或复发性的非致命性感染。

典型艾滋病期 人类获得性免疫缺陷病毒感染的最终阶段。此期具有3个基本特点：严重的细胞免疫缺陷、发生各种致命性机会性感染、发生各种恶性肿瘤。免疫功能全面崩溃，患者出现各种严重的综合征，直至死亡。

诊断 根据病史、典型临床表现、实验室检查可做出诊断。实验室检查：①细胞免疫功能缺陷检测。CD4$^+$T淋巴细胞耗竭，外周血淋巴细胞显著减少，CD4<200/μl，CD4/CD8<1.0（正常值1.25～2.1），迟发型变态反应皮试阴性，有丝分裂原刺激反应低下，自然杀伤细胞活性下降。

②各种致病性感染的病原体检查。聚合酶链式反应（polymerase chain reaction，PCR）检测相关病原体，恶性肿瘤组织病理学检查。③人类获得性免疫缺陷病毒抗体检测。约80%人类获得性免疫缺陷病毒感染者感染后6周初筛试验可检出抗体，几乎100%感染者12周后可检出抗体，极少数患者在感染后6个月后才检出。但也有感染后3~4年仍不能检出抗体者，此时需检测人类获得性免疫缺陷病毒。④聚合酶链式反应。用于检测人类获得性免疫缺陷病毒。

鉴别诊断 需与原发性或继发性 CD4$^+$T 淋巴细胞减少症相鉴别。原发性或继发性 CD4$^+$T 淋巴细胞减少症均可出现与艾滋病类似的感染症状，但无人类获得性免疫缺陷病毒感染，艾滋病患者则有人类获得性免疫缺陷病毒感染，两者通过抗体检测及抗体筛查试验可进行鉴别。

治疗 目前仍无根治人类获得性免疫缺陷病毒感染的有效药物。目前治疗目标：最大限度和持久地降低病毒载量、获得免疫功能重建和维持免疫功能、提高生活质量、降低人类获得性免疫缺陷病毒相关的发病率和死亡率。主要包括一般对症支持治疗、免疫调节治疗、抗病毒治疗、并发症治疗。

一般对症支持治疗 无症状人类获得性免疫缺陷病毒感染者，可保持正常工作和生活。对艾滋病前期或已发展为艾滋病的患者，应注意休息和营养，给予高热量、高维生素饮食；不能进食者，应静脉输液补充营养；另外，需对症给予输血、维持水及电解质平衡等支持治疗；对于控制住病情的患者，可根据具体病情及患者

个人意愿进行抗病毒治疗，并密切监测病情的变化；尽可能改善艾滋病患者的进行性消耗；有绝望情绪和精神症状者，应进行心理和精神方面的安抚治疗。

免疫调节治疗 可予 α-干扰素、白介素-2、粒细胞集落刺激因子、转移因子、丙种球蛋白、骨髓移植、胸腺移植等改善机体免疫功能。

抗病毒治疗 抗人类获得性免疫缺陷病毒治疗是艾滋病治疗的关键。抗病毒药物：①核苷类和核苷酸类反转录酶抑制剂。齐多夫定、拉米夫定、替诺福韦、阿巴卡韦、恩曲他滨等，疗效确切。②非核苷类反转录酶抑制剂。依非韦伦、奈韦拉平、利匹韦林，属于治疗艾滋病的一线药物，可有效阻止病毒转录及复制。③蛋白酶抑制剂。洛匹那韦、利托那韦、达芦那韦，可有效阻断感染性病毒颗粒的形成。④其他药物。整合酶抑制剂如多替拉韦、拉替拉韦，还有一些药物合剂，如丙酚替诺福韦+恩曲他滨+艾维雷韦+考比司他、多替拉韦钠+硫酸阿巴卡韦+拉米夫定，均可有效控制疾病进展。

并发症治疗 出现机会性感染，应针对不同病原体进行治疗；合并卡波西（Kaposi）肉瘤，可用长春新碱、博来霉素或阿霉素联合治疗。应根据患者具体病情施行个体化治疗。

并发症 ①细菌感染、病毒感染及真菌感染：患者免疫功能低下，易并发细菌感染、病毒感染及真菌感染等。②恶性肿瘤：患者免疫系统遭破坏，易并发卡波西肉瘤、淋巴瘤等恶性肿瘤。

预后 目前无法治愈，经积极治疗可延缓疾病进程。否则免疫功能进一步下降，一旦发展至

艾滋病期，则出现严重并发症，导致患者死亡。

（秦 军 秦卫军）

HIV zhíyè bàolù

HIV 职业暴露（HIV occupational exposure） 卫生保健人员在职业工作中与人类免疫缺陷病毒（human immunodeficiency virus，HIV）感染者的血液、组织、体液或人类免疫缺陷病毒污染的医疗器械及设备等接触而具有感染人类免疫缺陷病毒的危险。确定具有传染性的暴露源包括血液、体液、精液和阴道分泌物。脑脊液、关节液、胸腔积液、腹水、心包积液、羊水也具有传染性，但其引起感染的危险程度尚不明确。大便、鼻分泌物、唾液、痰液、汗液、泪液、尿液及呕吐物通常认为不具有传染性。

HIV 职业暴露的途径 包括针刺伤、不完整皮肤或黏膜接触暴露源。如暴露源为血液，经针刺暴露感染人类免疫缺陷病毒的风险约 0.3%，经黏膜暴露为 0.09%，经不完整皮肤暴露的危险<0.09%。以下因素会增加感染风险：深度针刺伤（尤其是空心针）、暴露量大（晚期艾滋患者或未经治疗，体内病毒载量高）、污染器械直接刺破血管等。

HIV 职业暴露后局部处理 发生 HIV 职业暴露后，应及时进行局部处理。从近心端向远心端轻柔挤压伤处，尽可能挤出损伤处的血液，再用肥皂液、流动的清水或生理盐水冲洗伤口；用 75%乙醇或 0.5%碘伏对伤口局部进行消毒和包扎处理。

HIV 职业暴露危险评估及预防用药 发生 HIV 职业暴露后要进行感染风险评估，如感染风险较高，一般需暴露后药物预防，如感染风险较低，则应权衡感染

风险和用药不良反应后慎重决定。发生 HIV 职业暴露后应尽快在 2 小时内预防性用药，最好不超过 72 小时，即使超过 72 小时，亦应预防性用药。推荐职业暴露 PEP 方案：替诺福韦（TDF）+拉米夫定（3TC）+洛匹那韦（LPV）或替诺福韦（TDF）+恩曲他滨（FTC）+洛匹那韦（LPV），疗程 28 天。

HIV 职业暴露后随访监测 ①随访检测：暴露后基线、6 周、12 周、6 个月均进行人类免疫缺陷病毒检测；如果使用 4 代 P24 抗原和抗体检测方法，暴露后基线、6 周、12 周、4 个月进行人类免疫缺陷病毒检测。一旦出现急性期症状，不管在暴露后多长时间均应进行人类免疫缺陷病毒检测。根据暴露源感染情况，决定是否进行乙型肝炎病毒（hepatitis B virus，HBV）、丙型肝炎病毒（hepatitis C virus，HCV）、梅毒螺旋体等检测以及妊娠检测。②药物毒性的监测和处理：开始暴露时基线和暴露后 2 周进行评估和实验室检查，如血常规、肝肾功能等。被暴露者开始 PEP 后，如出现皮疹、发热等反应，需及时就医并咨询专家。

（秦 军 秦卫军）

Bào'ēnyàng qiūzhěnbìng

鲍恩样丘疹病 （Bowenoid papulosis）

由人乳头瘤病毒（human papillomavirus，HPV）感染引起的发生于生殖器部位的褐色扁平丘疹。

病因与发病机制 与人乳头瘤病毒 6、人乳头瘤病毒 11、人乳头瘤病毒 16 和人乳头瘤病毒 18 感染有关，其中人乳头瘤病毒 16 最常见。好发于性生活活跃的青年人，机体免疫力下降可诱发此病。

临床表现 典型症状为外生殖器多发或单发色素性丘疹，大小不等，直径 2～10mm，表面光滑，有时丘疹融合为斑块，呈暗红色、棕红色或褐色，表面附有鳞屑与结痂，可发生皲裂、糜烂或溃疡。一般无自觉症状，部分患者有瘙痒或烧灼感，有可能发展为尖锐湿疣或鳞状细胞癌。

诊断 根据典型临床表现及皮肤组织病理学检查可做出诊断。皮肤组织病理学检查可见表皮层增厚，上皮脚增宽呈钝圆或平齐，向真皮延伸，部分细胞极性消失，胞核纵轴走行一致，如"风吹倒样"。基底层细胞内多见色素，表层有薄层角化不全。部分患者间质内可见略呈带状的慢性炎症细胞浸润，血管轻度充血。

鉴别诊断 需与鲍恩病、尖锐湿疣、扁平苔藓等疾病相鉴别。

治疗 主要包括激光治疗、5-氨基酮戊酸光动力疗法、局部切除术、局部外用药涂抹等。局部外用药涂抹一般作为局部物理治疗或局部切除术后的辅助治疗，可选用 5-氟胞嘧啶、鬼臼碱、除疣净、派特灵、干扰素、咪喹莫特等。疗程为 1 周~2 个月。

并发症 少数患者随病情进展，可转为浸润性癌，一般发生率<5%。

预后 预后良好，部分患者病灶可自行消退，且很少复发。但极少数患者可发展为浸润性癌，应定期随访。

（秦 军 秦卫军）

shēngzhíqì niànzhūjūn bìng

生殖器念珠菌病 （genital candidiasis）

由白色念珠菌感染所致的常见的黏膜念珠菌病。男女均可累及，男性表现为念珠菌性包皮阴茎头炎，好发于包皮过长者；女性表现为外阴阴道念珠菌病，好发于育龄女性。

病因与发病机制 念珠菌是一种条件致病性真菌，一般健康女性阴道可带有念珠菌而无临床症状。念珠菌侵入人体后是否发病取决于人体免疫水平、感染菌数量及毒力大小。当妊娠、糖尿病、口服避孕药，长期应用广谱抗生素、皮质激素及免疫抑制剂等使机体免疫力下降，阴道内环境发生改变时，易导致念珠菌大量繁殖而致病。

临床表现 男性主要表现为念珠菌性包皮阴茎头炎。包皮及阴茎头出现弥漫性潮红、干燥光滑，包皮内侧及冠状沟处有红色小丘疹或白色奶酪样斑片，尿道口舟状窝受累时可出现尿频、尿痛。

诊断 根据临床表现及实验室检查做出相应诊断。实验室检查：①直接镜检。男性刮取阴茎头、冠状沟或包皮处皮损表面鳞屑制片镜检。镜下可见成群的卵圆形孢子和假菌丝，如找到较多的假菌丝时，说明念珠菌处于致病阶段，对诊断更有意义。②染色检查。革兰染色、刚果红染色或过碘酸希夫染色（periodic acid-Schiff staining，PAS）后镜检，其阳性率均比直接镜检法高。革兰染色时孢子和假菌丝染成蓝色；刚果红和过碘酸希夫染色时孢子和假菌丝染成红色。③抗体检测。免疫双扩法或乳胶凝集法，可检出白念珠菌抗体。

鉴别诊断 男性患者需与非淋菌性尿道炎、包皮阴茎炎相鉴别。

治疗 念珠菌性包皮阴茎头炎用生理盐水冲洗皮损处，冲洗后外涂 1%～2% 甲紫溶液或咪唑类霜剂。包皮过长者治愈后应做包皮环切术以防复发；并发尿道炎者可口服酮康唑、氟康唑或伊曲康唑。

预后 一般预后较好，反复发作者可引起包皮干裂、纤维化和阴茎头组织硬化性改变。

（秦 军 秦卫军）

chuánrǎnxìng ruǎnyóu

传染性软疣（molluscum contagiosum）

由传染性软疣病毒（molluscum contagiosum virus，MCV）感染所致的常见的良性病毒性传染病。主要经皮肤直接接触传播。

病因及发病机制 传染性软疣病毒属痘病毒类，有4种亚型，其中传染性软疣病毒1最常见，占感染患者的76%~97%，但病毒亚型与皮损形态、皮损部位之间无相关性。传染性软疣病毒具有亲表皮特性，可经皮肤直接接触、性接触、媒介间接传播，并可自身接种而陆续发生。儿童、性活跃人群和免疫缺陷者为好发人群。

临床表现 初起皮损为光亮、珍珠白色、半球形小丘疹，在6~12周内逐渐增大至5~10mm，中央有脐状凹窝，表面有蜡样光泽，直径<1mm的皮疹用放大镜才能发现。挑破顶端后，可挤出白色乳酪样物质，称为软疣小体。皮损数目不等，可零星或成群散布于面部、臂部、颈部或躯干，相邻皮损一般互不融合。当抵抗力低下或皮损刺激后可结痂甚至化脓，致皮损不典型而易误诊，严重时可导致败血症。

诊断 根据典型临床表现及病理学检查可确诊。①血常规检查：通过白细胞计数、红细胞沉降率、C反应蛋白等指标判断患者感染严重程度。②疱疹刮片：组织病理学检查具有特征性，表皮可呈数小叶并向下延伸而挤压真皮的纤维组织，成为梨形囊状体。由基底层开始，表皮细胞逐渐变性，越向上部的变性程度越大，变性细胞内可见嗜酸性包涵体，即软疣小体，发现软疣小体即可明确诊断。

鉴别诊断 需与毛囊炎、基底细胞癌、角化棘皮瘤、寻常疣、尖锐湿疣等相鉴别。

治疗 主要针对病因治疗，包括手术治疗、药物治疗、物理治疗及其他治疗。

手术治疗 ①疣体夹除术：在无菌条件下用有齿镊或弯曲血管钳将软疣夹破，挤出其内容物，外用碘酊涂抹等以防细菌感染。②手术切除：将患处皮肤完全切除，不易复发，但遗留瘢痕较大。

药物治疗 可选用阿昔洛韦、碘酊、苯酚、三氯醋酸、5%~20%水杨酸制剂等。

物理治疗 冷冻治疗可去除皮损，需间隔3~4周重复进行；较大皮损可用刮除术和透热疗法。

其他治疗 免疫功能不全或免疫抑制者，应予免疫刺激或免疫调节治疗。

并发症 ①败血症：若感染发生在血液丰富的部位，全身抵抗力减弱时，可出现不适、畏寒、发热、头痛、厌食等症状，严重者甚至出现败血症，表现为进行性红肿和硬结、头痛、寒战、高热甚至昏迷等，死亡率较高。②慢性结膜炎及表浅性点状角膜炎：眼睑或其附近有皮损时可发生。

预后 可以治愈，预后一般良好。经积极治疗，能够消除皮损，避免后遗症发生。

（秦 军 秦卫军）

yīnshībìng

阴虱病（pediculosis pubis）

由阴虱叮咬皮肤引起瘙痒的传染性寄生虫病。常发生于人体外阴和肛门周围，主要通过性接触传播。

病因与发病机制 由感染阴虱引起，阴虱多寄生在人体阴毛及肛门周围体毛处，叮咬皮肤引起阴部剧烈瘙痒和瘀斑。阴虱亦可寄生于眉毛、睫毛等处。该病好发于患有其他性传播疾病或有不洁性交史的人群。可因与患者性交或共用床单、毛巾等物品诱发。

临床表现 主要症状为生殖器剧烈瘙痒，呈阵发性，夜晚加剧；皮肤出现红疹或丘疹，由于搔抓常出现感染，可见脓疱、渗液、结痂；部分患者在患处附近可出现0.2~2cm大小的青灰色瘀斑，不痛不痒，压之不褪色，可持续数月，亦可见于胸腹部、股内侧等处。

诊断 根据典型临床表现及皮肤镜检可做出诊断。①体格检查：检查生殖器部位有无阴虱或阴虱卵，以及叮咬后出现的红疹或青色瘀斑等。②皮肤镜检：可见身体扁平、皮屑样、形如螃蟹样的阴虱成虫、虫卵或孵化后的卵壳，为主要确诊依据。

鉴别诊断 需与疥疮、外阴湿疹、外阴痒疹进行鉴别。

治疗 ①以杀灭阴虱及虱卵为主，外用药物可选25%苯甲酸酯乳剂、50%百部酊、马拉硫磷洗剂、1%扑灭司林、6%硫黄软膏等。②瘙痒严重者可用缓解瘙痒药物治疗。③口服伊维菌素驱虫治疗，体重<15kg的儿童不宜用。④患者内衣裤需彻底消毒，性伴侣或配偶应同时检查治疗。⑤若眉毛或睫毛处出现阴虱，可用厚凡士林外涂。

并发症 ①毛囊炎、疖：患者反复抓挠使皮肤表层破坏，细菌侵入引发感染所致。②眼部炎症：阴虱寄生于睫毛上，易引发结膜炎、睑缘炎，常见于儿童。③皮肤色素沉着：患者反复抓挠患处，导致皮肤色素沉着。

预后 经治疗后可彻底杀灭阴虱及虫卵，预后良好。复发患者应及时复诊。

（秦 军 秦卫军）

jièchuāng
疥疮（scabies）
由疥螨引起的接触性传染性皮肤病。传染性极强，易在家庭、学校及工厂等集体生活场所中传播，可严重影响患者身心健康及生活质量。

病因及发病机制 疥螨又称疥虫，分为人型疥螨和动物疥螨，人类疥疮主要由人型疥螨引起。人型疥螨是一种永久性寄生螨，寄生于宿主皮肤角质层内，其生存主要依靠挖掘隧道，提取角质蛋白。疥螨可引起皮肤超敏反应，从而引发疥疮，其原因有：①疥螨在角质层内挖掘隧道时产生的机械刺激作用。②疥螨在隧道内生活产生的排泄物、分泌物、死亡虫卵的崩解产物等引起的机械刺激作用。传播方式有直接传播和间接传播，直接传播由握手、身体接触等直接接触引起；间接传播通过接触被污染衣物、被褥等造成。动物疥螨亦可传染人，但感染后症状较轻，具有自限性。

临床表现 疥螨易侵犯皮肤薄嫩部位，如手指缝、手腕、肘窝、腋窝、乳晕、脐周、腰腹部、生殖器、腹股沟及股内侧等，婴儿除上述部位外，还可侵犯手掌、足/趾缝、脚底。皮损多呈对称性，可为丘疹、丘疱疹及隧道。其中丘疹为淡红色或正常肤色，周围发红，丘疱疹则在丘疹顶端出现小疱。隧道常见于指缝，为灰白色或浅黑色纹，弯曲后隆起，是疥疮特有症状。皮损如经久不愈，常伴抓痕、血痂、点状色素沉着、湿疹样变等。皮肤瘙痒夜间明显加剧，部分患者甚至出现失眠。部分男性患者阴囊、阴茎等处可出现结节，呈淡红色或红褐色，绿豆或黄豆大小，常伴有剧烈瘙痒，称为疥疮结节。另外，合并感觉神经病变、精神发育迟缓、严重身体残疾、严重免疫功能下降者，易发生结痂性疥疮，表现为大量鳞屑、结痂、红皮病或疣状斑块，累及全身，寄生疥螨密集，传染性极强。

诊断 根据接触传染史，皮肤柔嫩部位有丘疹、水疱及隧道，阴囊有瘙痒性结节，夜间瘙痒加剧等不难诊断，皮肤镜检找到疥螨或虫卵可确诊。

鉴别诊断 需与皮肤瘙痒症、湿疹、痒疹等相鉴别。

治疗 患者一旦确诊，应立即隔离并煮沸消毒衣服和寝具，家庭成员或集体生活者应同时治疗。外用药物治疗为主，瘙痒严重者可口服镇静止痒药，继发感染时应用敏感抗生素治疗。一般3~4天症状改善，1周左右即可痊愈。

外用药物治疗 ①硫黄软膏：为首选药物，一般浓度10%，婴儿为5%，用热水和肥皂洗澡后，自颈部以下涂遍全身，临睡前涂药疗效更佳。②5%三氯苯醚菊酯霜：为合成除虫菊酯，对人毒性极低，一般外用后8~10小时洗去。③25%苯甲酸苄酯乳剂：杀虫力强，刺激性低，每天外用1~2次，共2~3天。④20%氧化锌硫软膏：自颈部到足涂布全身，不遗漏皮肤皱褶处、肛周和指甲边缘及甲襞，用药期间不洗澡、不更衣以保持药效。⑤阴囊及外阴疥疮结节难以消退者，可外用

或结节内注射糖皮质激素。

系统药物治疗 ①伊维菌素单次口服，适于外用药物无效或结痂性疥疮。②瘙痒严重者可口服西替利嗪、氯雷他定等抗组胺药物。③继发感染者可选择敏感抗生素治疗。

手术治疗 阴囊及外阴疥疮结节难以消退、药物治疗无效者，可手术切除结节。

物理治疗 疥疮结节亦可用液氮冷冻治疗，使结节组织坏死，从而达到治疗目的。

并发症 主要有湿疹、脓疱疮、继发肾炎等。

预后 经积极有效治疗后，可以治愈。注意个人卫生，及时煮沸衣被进行消毒，预后一般较好。

（秦 军 秦卫军）

mìniào nánxìng shēngzhí xìtǒng
jìshēngchóngbìng
泌尿男性生殖系统寄生虫病（parasitic diseases of genitourinary system）
由寄生虫感染导致的，侵害泌尿及男性生殖系统引起相应病变的一组临床疾病。主要包括泌尿及男性生殖系统丝虫病、泌尿及男性生殖系统滴虫病、泌尿及男性生殖系统血吸虫病、泌尿及男性生殖系统阿米巴病、泌尿及男性生殖系统棘球蚴病等。其中血吸虫及丝虫感染引起的泌尿及男性生殖系统损害较严重，其余寄生虫所致的泌尿及男性生殖系统感染少见，多为全身感染的一部分。

寄生虫在进入人体、移行、发育、繁殖和定居过程中，可引起泌尿及男性生殖系统或全身不同损害。因此，泌尿及男性生殖系统寄生虫病临床表现既可体现在局部组织或器官受损，也可致全身反应。针对男性而言，易引

起前列腺炎、附睾炎、精囊炎、睾丸炎，导致精液不液化、少精子、弱精子、高畸形精子症，甚至引起输精管或附睾管阻塞，导致阻塞性无精症、男性不育。同时精子受损畸变可引起女性自然流产、胚胎停育甚至胎儿畸形等。泌尿及男性生殖系统寄生虫病分布广泛，尤以贫穷落后、卫生条件差地区多见，通常可经病原学检查进行诊断，根据不同寄生虫采用最有效药物进行治疗，以消灭寄生虫为主。

（秦 军　秦卫军）

mìniào nánxìng shēngzhí xìtǒng sīchóngbìng

泌尿男性生殖系统丝虫病

（filariasis of genitourinary system）　由丝虫感染引起的泌尿及男性生殖系统寄生虫病。按是否影响淋巴系统分为淋巴性和非淋巴性两类。淋巴性丝虫病由斑氏丝虫、马来丝虫和帝汶丝虫引起，非淋巴性丝虫病由盘尾丝虫引起。按感染时间早晚分为急性丝虫病和慢性丝虫病。

病因与发病机制　携带微丝蚴的人是主要传染源，蚊虫叮咬传播为主要传播途径。人群普遍易感，男女发病率无明显差异，20～25 岁人群感染率与发病率最高。丝虫病主要由成虫及传染期幼虫引起。传染期幼虫经蚊叮咬侵入人体后，在淋巴系统内发育为成虫，幼虫和成虫代谢产物及雌虫子宫排泄物，可引起全身变态反应及局部淋巴系统组织反应，急性期表现有丝虫热、淋巴结炎和淋巴管炎。由于淋巴系统炎症反复发作，进一步导致淋巴管阻塞或曲张、乳糜尿、象皮肿等慢性期表现。

临床表现　轻重不一，50% 感染者可无症状，仅血中存在微丝蚴。潜伏期 4 个月～1 年。马来丝虫病以四肢淋巴结炎或淋巴管炎及象皮肿最多见，斑氏丝虫病以腹部症状和精索、附睾、阴囊炎症或结节较多见。典型表现分为急性期和慢性期。

急性期　精囊炎、附睾炎及睾丸炎：主要见于斑氏丝虫病。患者自觉由腹股沟向下蔓延的阴囊疼痛，可向大腿内侧放射。睾丸及附睾增大，阴囊红肿、压痛，单侧或双侧精索可触及单个或数个结节性肿块，伴有压痛，炎症消退后可缩小、变硬，可伴鞘膜积液及腹股沟淋巴结肿大。

慢性期　①淋巴结肿大和淋巴管曲张：淋巴结肿大常伴淋巴结周围向心性淋巴管曲张，见于一侧或两侧腹股沟和股部，局部呈囊性肿块，中央质硬，穿刺可抽出淋巴液，有时可找到微丝蚴。淋巴管曲张常见于精索、阴囊及大腿内侧。精索淋巴管曲张可互相粘连成条索状，易与精索静脉曲张混淆。阴囊淋巴管曲张可与阴囊淋巴肿同时存在。②阴囊淋巴肿：腹股沟表浅淋巴结和淋巴管阻塞致阴囊肿大、表皮增厚似橘皮状，可有透明或乳白色小水疱，破裂后有淋巴或乳糜液渗出，有时可查到微丝蚴。③鞘膜积液：多见于斑氏丝虫病，可单侧或双侧出现。轻者无明显症状，重者阴囊呈卵圆形增大，皮肤皱褶消失，透光试验阳性，穿刺液离心沉淀后可找到微丝蚴。④乳糜尿：斑氏丝虫病晚期常见症状，淋巴管破裂部位多位于肾盂及输尿管。呈间歇性发作，发作前可无症状，部分伴畏寒、发热以及腰部、盆腔或腹股沟区疼痛，随后出现乳糜尿。乳糜尿易凝固，易堵塞尿道致排尿困难或肾绞痛。乳糜尿静置后可分为 3 层：上层为脂肪，中间层为清亮透明液体，可混有小凝块，底层为粉红色沉淀物，主要含红细胞和淋巴细胞等，有时能找到微丝蚴。⑤淋巴水肿与象皮肿：见于丝虫病晚期，下肢多见，阴囊、阴茎、阴唇、上肢和乳房等部位少见。初始为凹陷性水肿，久之皮肤变粗、增厚、皱褶加深，有苔藓样变和疣状结节突起，外观似大象皮肤（象皮肿），易继发细菌感染形成慢性溃疡。

诊断　结合流行区居住史、临床表现、实验室及影像学检查可做出诊断。实验室及影像学检查主要包括：①血常规：白细胞计数（10～20）×10^9/L，嗜酸性粒细胞比例明显增高，占白细胞总数 20% 以上，若继发感染，中性粒细胞比例显著增高，有助于诊断。②病原学检查：血液中找到微丝蚴是诊断早期丝虫病唯一可靠方法，自晚 10 时至次晨 2 时阳性率最高。另外，鞘膜积液、淋巴液、乳糜尿、乳糜腹水、乳糜胸腔积液、心包积液等标本中找到微丝蚴亦可确诊。③免疫学检查：包括皮内试验、补体结合试验和酶联免疫吸附试验等，但特异度不高。④分子生物学检测：应用聚合酶链式反应（polymerase chain reaction，PCR）及 DNA 杂交试验等技术，灵敏度及特异度均较高。⑤淋巴管造影：显示输入淋巴管扩张、输出淋巴管狭小，淋巴结实质缺损显影，对于淋巴管炎疗效评价有意义。

鉴别诊断　需与细菌感染、结核性附睾炎、腹股沟疝等相鉴别。

治疗　药物治疗为主，积极对症治疗。在流行区积极整治环境卫生和消灭蚊虫，加强个人防护。

药物治疗 乙胺嗪为首选药物，其对马来微丝蚴的疗效优于班氏微丝蚴。具体剂量和疗程取决于丝虫种类、患者自身情况及感染程度。治疗中可出现一过性变态反应，严重者出现喉头水肿、支气管痉挛等，需积极抗过敏治疗。以下情况禁用：①严重心、肝、肾疾病患者。②活动性肺结核、急性传染病患者。③妊娠 3 个月以内或 8 个月以上及月经期女性。伊维菌素、呋喃嘧酮、多西环素、阿苯达唑等亦可选择。

一般治疗 注意休息，保持良好卫生习惯，积极对症治疗。①淋巴管炎及淋巴结炎：口服泼尼松、保泰松、阿司匹林等，用药 2~3 天。合并细菌感染加用抗菌药物。②乳糜尿：限制脂肪及高蛋白饮食，1% 硝酸银或 12.5% 碘化钠溶液行肾盂冲洗，严重者外科手术治疗；乳糜血尿者可予止血药。③淋巴水肿：保持皮肤清洁，积极预防感染，辐射或微波热疗，严重者行外科手术治疗；下肢严重象皮肿可行皮肤移植术，阴囊象皮肿可行整形术。

预后 早期及时诊治，一般预后良好。晚期易合并感染而危及患者生命，预后相对较差。

（秦 军 秦卫军）

mìniào nánxìng shēngzhí xìtǒng dīchóngbìng

泌尿男性生殖系统滴虫病

（trichomoniasis of genitourinary system） 由毛滴虫寄生引起的男性泌尿及生殖系统寄生虫病。寄生人体的毛滴虫有阴道毛滴虫、人毛滴虫和口腔毛滴虫 3 种，分别寄生于泌尿生殖系统、胃肠道和口腔，其中阴道毛滴虫引起的滴虫性阴道炎最常见。

病因及发病机制 阴道毛滴虫仅有滋养体而无包囊，滋养体既是繁殖阶段，也是感染和致病阶段。滋养体主要寄生于女性阴道，后穹隆尤其多见，偶可侵入尿道。阴道毛滴虫致病力随宿主生理状态而变化，在机体免疫力低下或阴道 pH 升高时，滴虫大量繁殖，破坏阴道上皮细胞，引起生殖道和泌尿系统炎症。人毛滴虫寄生于盲肠和结肠，研究表明腹泻患者的人毛滴虫检出率明显高于健康人群。口腔毛滴虫寄生于人体口腔，定居于牙周袋和扁桃体隐窝内，常与牙槽化脓同时存在，可能为口腔共栖性原虫，亦可能与口腔疾病有关。阴道毛滴虫病传播途径：①直接传播：为主要传播方式，多数经性生活传播。②间接传播：通过公共浴池、共用泳衣、泳裤或浴巾、坐式马桶等传播。

临床表现 潜伏期 4~28 天。阴道毛滴虫感染时女性患者阴道分泌物增多，呈稀薄脓性、泡沫状、有异味，外阴瘙痒或烧灼感、疼痛、性交痛等，排尿时有烧灼感或疼痛；男性患者可出现阴茎异常分泌物，排尿时有烧灼感或疼痛；人毛滴虫感染可能会导致腹痛、腹泻、恶心、呕吐、乏力、食欲缺乏等，严重者还会出现消瘦、脱水等；口腔毛滴虫感染者可出现牙龈炎、牙周炎、龋病等口腔疾病。

诊断 根据典型表现可初步诊断，在泌尿及生殖道分泌物中找到滴虫即可确诊。①显微镜检：取阴道后穹隆分泌物、尿液沉淀物或前列腺分泌物，直接涂片或涂片染色后镜检，若发现滋养体即可确诊。②滴虫培养法：将分泌物加入培养基培养，在 37℃ 状态下孵育 48 小时后，若镜检发现滋养体即可确诊。

鉴别诊断 需与细菌性尿路感染相鉴别。

治疗 应针对滴虫性尿道炎、前列腺炎进行治疗，包括一般治疗和药物治疗。一般治疗包括去除诱因及降低阴道 pH，可用高锰酸钾溶液冲洗阴道或坐浴。药物治疗可选甲硝唑或替硝唑，单次口服或多剂口服。甲硝唑服药后 12~24 小时内避免哺乳，替硝唑服药后 3 天内避免哺乳。患者性伴侣应同时诊治，且治疗结束前应避免无保护性行为。

并发症 主要有膀胱炎、肾盂肾炎、急性尿潴留等。

预后 经有效规范治疗，可治愈，预后良好。但易反复感染，需定期追踪复查。

（秦 军 秦卫军）

mìniào nánxìng shēngzhí xìtǒng xuèxīchóngbìng

泌尿男性生殖系统血吸虫病

（schistosomiasis of genitourinary system） 由埃及血吸虫感染引起的泌尿及男性生殖系统寄生虫病。病理特征为虫卵激发宿主的免疫反应，导致虫卵肉芽肿而损害脏器，膀胱受累多见，肾及生殖系统受累少见。

病因与发病机制 埃及血吸虫成虫寄生于人体膀胱和盆腔静脉丛，偶寄生于门脉系统。大量虫卵沉积在膀胱及远端输尿管黏膜下及肌层内，引起嗜酸性粒细胞性肉芽肿，膀胱黏膜增厚、溃疡。晚期全部膀胱壁受侵犯，纤维化及瘢痕形成，膀胱容量变小，形成膀胱挛缩。病变累及输尿管口致输尿管梗阻或膀胱-输尿管反流，导致输尿管及肾积水。输尿管亦可因虫卵沉积形成肉芽肿导致输尿管狭窄，输尿管及膀胱周围可形成纤维脂肪瘤病，压迫输尿管，进一步加重输尿管梗阻。如继发细菌性感染可致肾盂肾炎或脓肾。虫卵亦可沉积于前列腺、精囊、睾丸鞘膜、阴囊壁、附睾、精索和阴茎海绵体等处而引起病变，虫卵也可沉积于盲肠、结肠、直肠、肝、肺、脑及脊髓等处引起病变。

临床表现 不同时期临床表现有所不同。

尾蚴性皮炎 尾蚴穿透皮肤时不易发现，当大量尾蚴一次性侵入人体时，出现皮肤瘙痒、红斑或荨麻疹等，可持续数天。

侵袭期 幼虫发育为成虫的过程，约 2 周。大量幼虫穿过肺实质进入肺静脉时，可引起痉挛性咳嗽、哮喘、呼吸困难、胸痛、发热等。体温可达 38~40℃，伴畏寒、出汗、头痛、背痛等，病程数天至 4 个月不等。持续高热可出现精神萎靡、反应迟钝、食欲缺乏、消瘦及贫血等。成虫进入肝及门静脉系统时，可出现肝脾增大，伴有压痛。

症状期 由于成虫在膀胱、输尿管壁及生殖系统大量排卵，虫卵被大量嗜酸性粒细胞、巨噬细胞及组织细胞浸润形成的肉芽肿所包围，肉芽组织又渐被纤维细胞侵入而形成瘢痕，继之虫卵死亡并钙化，引起泌尿生殖器官严重病变。①膀胱病变：早期症状为镜下血尿，渐发展为尿频、尿痛、尿急、耻骨上及下腰痛。血尿轻重不一，典型者为终末血尿，也可为全程血尿。又分为以下 3 个阶段。第一阶段（膀胱刺激期）：膀胱黏膜变薄，神经血管暴露，易受激惹收缩，可出现输尿管口痉挛性收缩，使输尿管及肾盂内压力骤然增高，引起非结石性肾绞痛。第二阶段（膀胱无力期）：膀胱肌层纤维化影响膀胱收缩，继之膀胱壁变薄而扩张，形成三角区后陷窝；膀胱颈部纤维化致出口梗阻，加重排尿困难；当逼尿肌代偿失调，残余尿增多，可引起充溢性尿失禁、膀胱憩室、膀胱结石等。第三阶段（膀胱挛缩期）：由于膀胱壁纤维化及瘢痕形成，膀胱容量逐渐变小，尿频、尿痛加重。膀胱颈部挛缩严重时，可出现急性尿潴留、逆行射精等，严重者甚至癌变。②输尿管病变：输尿管壁间段受累最多见，亦可侵犯输尿管下段，致输尿管纤维化及狭窄；膀胱及输尿管周围可产生纤维脂肪瘤病，压迫输尿管进一步加重狭窄，狭窄以上输尿管及肾积水；并发细菌感染可致肾盂肾炎，严重者形成脓肾。③尿道病变：后尿道可出现血吸虫结节及溃疡；前尿道可因继发感染而致狭窄、尿道周围炎、尿道周围脓肿及尿瘘。④生殖器官病变：虫卵沉积于精囊壁肌层，致精囊增大、结节形成及变硬，侵犯囊壁黏膜可引起血精，后期继发感染及纤维化，精囊则变小、萎缩、钙化，导致不育；虫卵沉积于前列腺可出现下腰痛、会阴痛及尿道痛，晚期前列腺纤维化，可出现性欲减退、早泄及勃起功能障碍。易误诊为慢性前列腺炎，需前列腺穿刺活检确诊。

诊断 结合病史、实验室检查、膀胱镜检查、影像学检查可做出诊断。

实验室检查 24 小时尿或终末尿离心，尿沉渣查到血吸虫卵可诊断。

膀胱镜+活组织检查 镜检可见膀胱容量缩小，膀胱黏膜出现血吸虫病特异性改变：①早期虫卵沉积于膀胱黏膜下，呈散在灰白色沙粒样颗粒，颗粒周围黏膜充血，每个颗粒相当于一个以虫卵为核心的肉芽肿。②晚期虫卵钙化呈苍白色，膀胱黏膜呈毛玻璃样或红斑状充血，可出现溃疡，溃疡边缘不整，基底苍白，周围黏膜充血；亦可出现肿瘤样肉芽肿，呈圆形、易出血，多位于膀胱三角区或底部；由于长期慢性炎症刺激，膀胱黏膜增厚呈息肉样变甚至恶变；膀胱颈挛缩变窄，导致膀胱小梁形成、假性憩室、膀胱结石等。

影像学检查 ①X 线检查：肾、膀胱和尿道平片显示膀胱及输尿管可有线样钙化，为该病特征性改变。膀胱空虚时，呈宽窄不等的横线样钙化；膀胱充满时，呈蛋壳样钙化。输尿管钙化常与膀胱钙化同时存在，多见于输尿管下段，有时可波及输尿管全段；静脉尿路造影显示患肾显影迟缓、肾盂积水，输尿管僵硬、迂曲、上段扩张，输尿管壁段或下段狭窄等；膀胱造影显示膀胱容量明显减少及输尿管反流现象，甚至可见大小不等的结节状充盈缺损；尿道造影显示尿道狭窄或尿瘘。②超声检查：可初步筛选，腹部 B 超显示膀胱壁增厚或类息肉样改变、钙化及结石，肾及输尿管积液及结石等。③计算机体层成像尿路造影（computed tomography urography，CTU）：对诊断有较大优势。

鉴别诊断 需与急性肾盂肾炎、肾阿米巴病、肾结核、输尿管结石、急性膀胱炎、膀胱阿米巴病、膀胱结核等相鉴别。

治疗 主要包括药物治疗和并发症的外科治疗。

药物治疗 杀虫药物有吡喹酮、尼立达唑等。

并发症的外科治疗 药物治疗后再根据病情评估是否需手术治疗。①输尿管壁间段狭窄。经输尿管镜下行输尿管内切开及支架植入扩张术。远期疗效不佳、反复多次狭窄者，可行输尿管膀胱再植术或输尿管-膀胱瓣吻合术。②输尿管多处狭窄或狭窄段过长。行腹腔镜下输尿管狭窄段切除+回肠代输尿管术。③无张力巨输尿管、肾盂输尿管重度积液、继发感染形成脓肾者。先经皮肾造口术充分引流，待肾功能部分恢复后，再行下一步治疗。④膀胱颈部挛缩。可经尿道膀胱颈电切术切除挛缩瘢痕组织，严重挛缩膀胱可行结肠或回肠代膀胱术。⑤膀胱癌变。行膀胱癌根治性切除术。

并发症 主要包括输尿管梗阻引起的上尿路积水、感染、结石、膀胱挛缩、生殖系统病变。

预后 大多数患者预后良好。少数合并严重并发症者，预后较差，最终出现尿毒症可导致死亡。

（秦 军 秦卫军）

mìniào nánxìng shēngzhí xìtǒng
āmǐbābìng

泌尿男性生殖系统阿米巴病

（amebiasis of genitourinary system） 由溶组织内阿米巴感染引起的泌尿及男性生殖系统寄生虫病。临床上较少见，可累及阴茎、肾、膀胱、睾丸、附睾及精囊等部位。

病因与发病机制 溶组织内阿米巴的生活史分滋养体期和包囊期。滋养体是致病因素，包囊是传播因素。如人误食了被包囊污染的水或食物，则包囊抵达结肠。环境适宜时，滋养体由包囊内逸出，寄生在人体结肠腔内或肠壁上进行分裂繁殖。滋养体由上、中段结肠移行至下段结肠；如环境不利时，则分泌囊壁形成包囊，包囊随大便排出体外。成熟包囊对外界环境抵抗能力很强，其在大便中能存活 2 周以上，水中可存活 5 周。

感染途径：①直接感染：阿米巴肝脓肿破溃引起肾周感染，形成肾周围脓肿，甚至穿透肾盂引起肾阿米巴病，随尿液下行感染膀胱；肛周及阴囊阿米巴病亦多由肠阿米巴病蔓延而来。②经血液循环及淋巴系统感染：溶组织内阿米巴可经血液循环或淋巴系统感染肾，右肾多见。③接触感染：男同性恋者可经肛交致病；阴茎皮肤损伤者亦可被大便污染致病，主要表现为阴茎阿米巴病。

临床表现 有可疑病史或阿米巴肝脓肿、阿米巴痢疾病史。①肾、膀胱阿米巴病：常出现腰痛，呈持续性钝痛或剧痛，可伴腰肌紧张或强直，同时伴发热、畏寒、尿频、尿急、尿痛等，严重者尿液呈米汤样或果酱样，甚至出现烂鱼肠样腐败组织，为膀胱阿米巴病特征表现。②阴茎阿米巴病：阴茎皮肤表面出现不规则的表浅溃疡，边缘隆起，表面覆以血性或脓性分泌物，触痛明显。

诊断 根据病史、典型临床表现、实验室检查、膀胱镜检查可做出诊断。

实验室检查 ①粪便或分泌物检查：直接涂片可找到含红细胞的活滋养体。②尿沉渣：出现红细胞、白细胞、组织碎屑，可找到阿米巴滋养体。③血清试验：包括间接凝血试验、免疫荧光试验等，活动性感染呈阳性反应，但携带者可无反应。

膀胱镜检查 急性期膀胱黏膜弥漫性充血水肿，慢性期黏膜呈息肉样或浅表性溃疡；活检可见阿米巴滋养体。

X 线检查 病变处可见充盈缺损、肾周围脓肿及腰大肌影像模糊等。

鉴别诊断 需与急性肾盂肾炎、脓肾、肾结核、肾周围炎和肾周围脓肿、肾肿瘤、急性膀胱炎、膀胱结核、阴茎癌、阴茎放线菌病等相鉴别。

治疗 包括支持治疗和药物治疗。药物可选甲硝唑、替硝唑或依米丁，其中甲硝唑、替硝唑妊娠期及哺乳期女性禁用，且服药期间禁止饮酒或含酒精饮料；依米丁毒性大，重复治疗需间隔 3~4 周，肾功能不全、年老体弱及妊娠期女性禁用。另外，肾阿米巴病如需手术治疗，应先予药物控制病情后再实施，以防阿米巴播散。

并发症 肠内并发症主要有肠出血、肠穿孔、阿米巴性阑尾炎、结肠肉芽肿等；肠外并发症主要有阿米巴肝脓肿、阿米巴腹腔脓肿、阿米巴肺脓肿等。

预后 一般预后良好。暴发型患者预后较差，伴有严重肠出血、肠穿孔、弥漫性腹膜炎等并发症者预后不良。

（秦 军 秦卫军）

mìniào nánxìng shēngzhí xìtǒng
jíqiúyòubìng

泌尿男性生殖系统棘球蚴病

（echinococcosis of genitourinary system） 由棘球绦虫的幼虫寄生引起的泌尿及男性生殖系统寄生虫病。又称包虫病。为人畜共患疾病，在中国西部畜牧地区比较常见。分为单房棘球蚴病和多房棘球蚴病两种类型。泌尿及男性生殖系统棘球蚴病的发病率在流行区占全身棘球蚴病的 2%~5%。肾受累多见，膀胱、精索及睾丸受累少见。

病因及发病机制 细粒棘球绦虫生活史分为虫卵、幼虫（棘球蚴）、成虫 3 个阶段。

成虫寄生于终宿主（如犬、狼等）小肠内，虫卵随大便排出，污染水源、草场等。人是其中间宿主，当人误食被虫卵污染的食物后，虫卵在十二指肠内孵化为棘球蚴。棘球蚴穿破肠黏膜潜入毛细血管，随血流抵达肝、肺、脑等脏器组织而发病。棘球蚴在终宿主体内发育为成虫。

棘球蚴发育为初期棘球蚴囊泡，逐渐增大并形成具有生发层和角质层的内囊。棘球蚴外周由中间宿主的增生组织形成一层厚而坚韧的纤维组织包膜，称为外囊。内囊生发层可产生大量生发囊，脱落于囊液中成为子囊，子囊内又可生出孙囊。生发层亦可产生育囊，每个育囊内包裹10~40个原头节，游离于囊液中称为"囊砂"，"囊砂"漏入腹腔可发育出继发性棘球蚴。机械压迫和囊液引起的毒性刺激及变态反应是棘球蚴造成人体危害的主要原因。

临床表现　有棘球蚴病流行区的居住和生活史，尤其是与犬、羊有过密切接触史。①肾棘球蚴病：典型体征为上腹部或腰部可扪及囊性肿块，表面光滑、硬韧且有弹性、边缘整齐、界限清楚，叩诊有震颤感，可伴腰痛、血尿及脓尿等。多位于单侧肾下极。当包囊破入肾盏或肾盂时，粉皮样含子囊及内层碎屑进入尿液，引起急性肾绞痛、尿频、尿急、尿痛等；继发感染可出现发热、腰痛加剧，血尿及脓尿加重等。包囊破裂进入腹腔可出现严重腹膜炎症状。②膀胱棘球蚴病：出现尿频、尿痛、尿急、尿混浊、尿液中出现粉皮样含子囊及内层碎屑。③精索或睾丸棘球蚴病：局部可出现球形肿块，透光试验阳性，与鞘膜积液相似，应注意鉴别。

诊断　根据流行病史、典型临床表现、实验室检查及影像学检查可做出诊断。

实验室检查　①血常规：可见嗜酸性粒细胞增多。②尿液检查：棘球蚴破入泌尿系统时，尿中可见白色粉皮样碎片，查到棘球蚴原头节。③免疫学检查：卡索尼试验（包虫皮内试验）、酶联免疫吸附试验等均有助于诊断。

影像学检查　①B超：可显示单个或数个类圆形液性区，边缘清楚，其内有时可探及花瓣状分隔或蜂窝状光带，常可见"双壁征"。②X线检查：肾、膀胱和尿道平片显示肾影增大及包囊弧形阴影，可伴边缘线状钙化；静脉及逆行肾盂造影显示肾盂、肾盏受压变形、移位，肾盏漏斗部变细、拉长。当包囊破入肾盏，造影剂溢入囊内，可见多个圆形充盈缺损，造影剂沿子囊间隙流注而呈"落雨样"征。亦可显示患肾积水、显影不良或不显影。③CT：显示肾多发囊性改变，壁厚、边缘清楚，可有"囊中囊"征。在横断面呈蜂窝状分隔影像，为肾棘球蚴病特有影像；膀胱CT可显示膀胱壁囊性占位，边界清晰，密度均匀，含子囊时可呈"囊中囊"征。

鉴别诊断　需与单纯性肾囊肿、多囊肾、肾积水、肾肿瘤、膀胱肿瘤、输尿管囊肿、膀胱息肉等疾病相鉴别。

治疗　包括药物治疗和手术治疗。

药物治疗　甲苯达唑、吡喹酮、阿苯达唑等可杀灭原头节，破坏包囊生发层，但尚未达到治愈目的，仅作为手术前后预防种植转移或不能手术切除的弥漫性多发棘球蚴病的控制治疗。

手术治疗　目前唯一有效的治疗方法。早发现、早手术，尽最大可能保护脏器组织功能。手术原则为完整摘除包囊，严防囊液外溢，缝合外囊空腔，预防术后感染。手术方法：①全囊切除。棘球蚴外囊是脏器组织增生形成的纤维组织，与脏器无明显分界线，可沿外囊壁剥离剔除或连同罹病脏器组织一并切除。对病史甚久的巨大棘球蚴，长期压迫致使脏器组织萎缩失去功能，宜将脏器组织完全切除。②包囊完整摘除。对于突出脏器表面的包囊，先将外囊壁切开一小口，包囊借助自身张力可由裂口处自行膨出，应以手指堵压裂口，防止包囊爆裂。包囊壁极为脆弱，忌用锐器触动，迅速"十"字形剪开并扩大切口，提起敞开的外囊，手指钝性分离内、外囊间的纤维粘连，用标本袋完整取出包囊，避免污染周围环境。术中用蒸馏水或抗棘球蚴药物冲洗包囊遗留的空腔，缝合闭锁空腔，置管引流。

并发症　主要有合并感染、包囊破裂引起的输尿管梗阻、急性全腹膜炎、变应性休克等。

预后　一般预后良好，经早期手术治疗，多数患者可痊愈。少数患者可因腹腔内种植性播散，引发继发性多发腹腔棘球蚴病，腹腔脏器广泛粘连，导致恶病质，预后较差。

（秦　军　秦卫军）

mìniào xìtǒng jiéshí

泌尿系统结石（urinary lithiasis）　发生于肾、输尿管、膀胱和尿道等泌尿系统内的结石。是泌尿外科的常见病。近年来世界范围内泌尿系统结石的发病率有增加趋势。西方国家泌尿系统结石的发病率为1%~20%，中国整体发病率为1%~5%（南方地区高达5%~10%），新发病患者中约1/4需住院治疗。影响泌尿系统结石形成的因素包括性别、种族、年龄、地理及气候环境、职业、体重指数、糖尿病等代谢性疾病、心血管系统疾病等。在不同的病因与发病机制下，可形成各种成分的结石，临床特点各异。

（李建兴 姬超岳）

jiéshí jīzhì

结石基质（matrix） 构成泌尿系统结石的非晶体成分。在结石的形成和治疗方面有着关键作用。结石基质成分包括蛋白质、非氨基糖、氨基糖、结合水和其他有机物质。在结石的成核过程中，蛋白质、其他有机聚合物或矿物的颗粒与晶体相结合发生"异相成核过程"，而某些蛋白质调节晶体的成长或聚集速率，如各种黏多糖、非聚合 T-H 蛋白（尿调节素）、尿蛋白等。结石基质作为结石的重要组成部分，在某些方面也决定着结石的治疗方式。结石基质不但在结石的形成及矿化过程中起关键作用，同时在治疗过程中也起到关键作用。

（胡卫国 丁天福）

shèn gàibān

肾钙斑（randall plaque） 位于肾乳头下间质的异位钙化，是结石形成的基础和起始环节。又称兰德尔（Randall）钙斑。由亚历山大·兰德尔（Alexander Randall）在 1936 年发现。肾钙斑始发于髓袢［亨利（Henle）环］细段肾小管上皮细胞的基底膜上，生长并穿破尿路上皮（由于尿路上皮细胞损伤或细胞死亡）进入尿液，因尿路上皮失去完整性，暴露的表面将接触并被尿液中分子覆盖，包括骨桥蛋白、T-H 蛋白和因尿液过饱和而析出的晶体，从而形成结石基质、晶体交替覆盖的带状物。在尿液过饱和的驱动下，结晶过程继续进行。最终

足够的结晶会脱离结石基质，而后磷酸钙和草酸钙形成物开始逐渐增多，并占据主导地位。结石在发展过程中逐渐从部分草酸钙演变为只含有草酸钙。大多数的草酸钙结石及全部的特发性草酸钙结石形成附着在肾钙斑的位置，而其他肾结石的形成是通过其他途径实现的。

（胡卫国 丁天福）

gāocǎosuānniàozhèng

高草酸尿症（hyperoxaluria） 尿液中草酸含量 >40mg/d。导致高草酸尿症的原因：①原发性高草酸尿症（生物合成途径障碍，分为 3 型）。②肠源性高草酸尿症（与炎性肠病、乳糜泻或肠切除相关的肠道吸收不良状态有关）。③饮食性高草酸尿症（与饮食摄入过多草酸或维生素 C 等底物水平有关）。④特发性高草酸尿症。高草酸尿症可导致尿液中草酸钙饱和度升高并促进草酸钙结石的形成。此外，草酸参与的结晶形成将进一步导致脂质过氧化和氧自由基生成所介导的肾小管上皮细胞损伤。高草酸尿症需要根据病因进行针对性的治疗，以降低尿液中草酸水平，延缓草酸钙结石形成，减少草酸钙结晶对肾小管上皮细胞的损伤。

（李建兴 姬超岳）

gāogàiniàozhèng

高钙尿症（hypercalciuria） 每天饮食摄入 400mg 钙及 100mg 钠，1 周后尿钙 >200mg/d。也有学者将高钙尿症定义为尿钙排泄量 >4mg/（kg·d），或男性尿钙排泄量 >7mmol/d，女性 >6mmol/d。

高钙尿症是含钙结石患者中最常出现的代谢异常，35%～65% 的泌尿系统结石患者合并有高钙尿症。高尿钙将导致尿液中钙盐的饱和度升高（过饱和是结晶成

核的始动因素），并通过络合的方式降低枸橼酸盐、硫酸软骨素等结石抑制因子的活性。

传统的分类方法根据疾病病理生理机制的不同，将高钙尿症分为 3 大类：吸收性高钙尿症、肾性高钙尿症和重吸收性高钙尿症。然而，随着对泌尿系统结石疾病分子生物学和遗传学研究的逐渐深入，人们认识到高钙尿症并不是单纯源于某个特定的器官或系统出现病变，而是涉及多个器官系统、多种因素相互作用共同造成的结果。对于病因仍不明确的高钙尿症，称为特发性高钙尿症。

吸收性高钙尿症：控制钙的摄入后，如果尿钙能恢复正常，称为吸收性高钙尿症 Ⅱ 型，而如果尿钙仍不能恢复正常，称为吸收性高钙尿症 Ⅰ 型。该病与肠道吸收钙过多有关。肠道吸收过多的钙后，血钙水平出现短暂升高，进而抑制血清甲状旁腺激素分泌，肾滤过钙增加，最终导致尿钙增加，而血钙水平一般是正常的。肠道吸收钙增多的具体机制尚不完全明确，一般可分为维生素 D 依赖性和维生素 D 非依赖性。极少部分患者发病与肾磷漏相关，肾重吸收磷减少导致低磷血症，进而维生素 D 水平代偿性升高，肠道吸收钙和磷增加；有学者将此类情况称为吸收性高钙尿症 Ⅲ 型。

肾性高钙尿症：正常肾可重吸收 98% 以上滤过的钙，而当肾小管重吸收钙发生障碍时，尿钙水平升高，导致继发性甲状旁腺功能亢进，甲状旁腺激素分泌增加，1,25-二羟维生素 D_3 合成增加，进而导致肠道吸收钙和骨质重吸收增加，此时血钙水平一般是正常的。肾钙漏的具体机制尚不明确，但往往和遗传异常有关，

如登特（Dent）病、家族性低镁血症合并高钙尿和肾钙盐沉着症、巴特（Bartter）综合征等。

重吸收性高钙尿症：不常见，多与原发性甲状旁腺功能亢进有关，其中又以甲状旁腺腺瘤最为常见。过量的甲状旁腺激素将导致骨钙溶解增加，血钙升高；促进肾合成 1,25-二羟维生素 D_3 增加，后者进一步导致肠道吸收钙增加，血钙增加，肾小球滤过钙增加；抑制肾小管磷的重吸收，尿磷排出量增加，血磷降低；促进肾小管重吸收钙，但此时肾滤过钙增加及高血钙又抑制钙的重吸收，常引起高钙尿；最终结果是血钙和尿钙均升高，血磷降低。除了原发性甲状旁腺功能亢进，重吸收性高钙尿症的病因还包括恶性肿瘤、佩吉特（Paget）病、糖皮质激素过量等。

根据病因进行有针对性的治疗，降低尿钙水平，可延缓或减少泌尿系统结石的形成，减少结石结晶对肾小管上皮细胞的损伤。

（李建兴　姬超岳）

gāoniàosuānniàozhèng

高尿酸尿症（hyperuricosuria）

尿液中尿酸排泄量大于 600mg/d。高尿酸尿症是导致尿酸结石形成的三大因素之一，但并非其中最为重要的因素（低尿液 pH 值是最重要的因素）。尿液中未解离的尿酸过饱和导致尿酸沉淀形成。而含钙结石的形成同样与高尿酸尿症有关，高达 40% 的含钙结石患者同时合并高尿酸尿症和其他代谢异常，10% 的含钙结石患者中高尿酸尿症作为独立的异常因素存在。尿酸会降低尿液中大分子对结晶的抑制作用。有假说认为高尿酸尿症会导致尿液中尿酸钠的含量升高，而后者可能会促进草酸钙晶体的异相成

核生长；也有假说认为尿酸只是单纯降低草酸钙在尿液中的溶解性。饮食摄入嘌呤过多，是造成高尿酸尿症最常见的原因。其他原因可见于原发性痛风、血液系统疾病如骨髓增生异常、服用促进尿酸排泄药物、先天性疾病如肾性低尿酸血症等。根据病因有针对性地降低尿液中的尿酸水平，有利于减少尿酸结石以及含钙结石的形成。

（李建兴　姬超岳）

dījǔyuánsuānniàozhèng

低枸橼酸尿症（hypocitraturia）

尿液中枸橼酸含量 <320mg/d。低枸橼酸尿症和泌尿系统结石关系密切，20%~60% 的泌尿系统结石患者同时合并低枸橼酸尿症和其他异常（多为各种原因导致的酸中毒状态，如肾小管远端酸中毒、慢性腹泻碱性消化液丢失过多、摄入过量动物蛋白、噻嗪类利尿剂的应用、剧烈运动后的乳酸酸中毒等），而在 10% 的含钙结石患者中作为独立的异常原因存在（特发性低枸橼酸尿症）。

人体的酸碱状态是影响尿液中枸橼酸分泌的主要因素。代谢性酸中毒时，枸橼酸在肾小管重吸收增多，管周细胞合成减少，导致尿液枸橼酸水平降低。研究显示，低枸橼酸尿症的病变部位主要是肾，而与胃肠道吸收功能关系较小。

枸橼酸作为一种抑石因子，作用机制如下：对于含钙结石，枸橼酸作为一种抑制因子可以从多个方面抑制结石的形成。①通过与钙离子络合降低尿液中钙盐的饱和度。②直接抑制草酸钙晶体的自发成核过程。③抑制草酸钙晶体的聚集和沉淀，抑制草酸钙和磷酸钙晶体生长。④正常枸橼酸水平可增强 T-H 蛋白对成石

的抑制作用。对于尿酸结石，尿枸橼酸的排泄可以提高尿 pH 值，而低尿 pH 值是尿酸结石形成最为重要的因素。对于胱氨酸结石，尿液中胱氨酸的溶解度同样与尿液 pH 值显著相关（尿液 pH>7 时胱氨酸的溶解度将明显增加），低枸橼酸尿导致的尿 pH 值降低将导致胱氨酸的溶解度降低。

尿液中枸橼酸含量过低将导致其抑制成石的作用减弱，低枸橼酸尿也与尿酸和胱氨酸的溶解性降低、结石形成有关。建议治疗前依情况对患者进行代谢评估。针对不同病因进行治疗，低枸橼酸尿症往往可以得到纠正。治疗方法主要为口服碱性枸橼酸盐（如枸橼酸钾、枸橼酸氢钾钠等），该方法对儿童泌尿系统结石同样有效。对于草酸钙结石，推荐摄入碱性枸橼酸盐。此外，进食柑橘、柠檬、青梅、葡萄柚等富含枸橼酸的食物也具有一定治疗效果。

（李建兴　姬超岳）

huángpiàolìngniàozhèng

黄嘌呤尿症（xanthinuria）

以低尿酸血症、低尿酸尿及泌尿系统黄嘌呤结石为主要临床特点的常染色体隐性遗传病。黄嘌呤尿症是由于基因突变，黄嘌呤脱氢酶或黄嘌呤氧化酶缺乏，从而引起嘌呤代谢中的次黄嘌呤和黄嘌呤降解产生的尿酸减少，两种尿酸前体的堆积增加。目前已知有三个基因 *XDH/OX*（2p23.1）、*MOCOS*（18q12.2）及 *MOCS1*（6p21.1）与该病的发生相关。主要临床表现为尿路感染、血尿、肾绞痛、急性肾衰竭和黄嘌呤尿石症，少数可进展为肾衰竭、关节病、肌病或十二指肠溃疡。对明确黄嘌呤尿症的患者，应推荐其进行低嘌呤饮食，增加液体摄

入，避免结石复发。

（李建兴　姬超岳）

dīměiniàozhèng

低镁尿症（hypomagnesuria）

尿镁排泄量<3.0mmol/d。低镁尿症属于泌尿系统结石的病因之一。文献报道结石患者合并低镁尿症的比例并不一致，但低镁尿症作为独立异常因素存在的比例较小。镁离子可以络合尿液中的草酸和钙盐，降低草酸和钙盐的饱和度，因此，镁离子属于抑石因子。此外，虽然机制尚不明确，但低镁尿症往往伴随尿枸橼酸水平减低，而枸橼酸作为抑石因子，低枸橼酸尿症将促进结石的形成。正常肾具有较强的保镁能力，镁摄入不足或肠道吸收减少均可导致低尿镁排泄，后者主要指因肠道疾病丢失镁过多，如慢性腹泻（含脂肪泻）、呕吐、肠瘘等。低尿镁排泄将导致镁离子的抑石作用减弱，进一步导致泌尿系统结石的形成。口服补镁可纠正低镁尿症，但摄入过量可能导致患者腹泻。相比于氧化镁或氢氧化镁，口服葡萄糖酸镁的耐受性较好。

（李建兴　姬超岳）

guāng'ānsuānniàozhèng

胱氨酸尿症（cystinuria）

以泌尿系统胱氨酸结石为主要临床特点的常染色体隐性遗传病。由于肠道和肾小管中对二碱基氨基酸（精氨酸、赖氨酸、鸟氨酸及胱氨酸）转运的缺陷，导致尿中二碱基氨基酸含量大幅增高，而溶解度最低的胱氨酸最容易形成泌尿系统结石。目前已有两个基因确定与胱氨酸尿症相关，位于2号染色体短臂的 *SLC3A1* 及位于19号染色体长臂的 *SLC7A9*，携带致病基因的杂合子也可表现为高胱氨酸尿，但通常不会形成结石。治疗建议：大量饮水，保证每天尿量 3000ml，限制胱氨酸摄入，对于尿胱氨酸>3mmol/d 的患者，应加用硫普罗宁控制尿胱氨酸含量，以预防胱氨酸结石复发。

（李建兴　姬超岳）

jiéshí fēnlèi

结石分类（stone classification）

根据结石所在部位，分为上尿路结石（肾结石和输尿管结石）和下尿路结石（膀胱结石和尿道结石）；根据结石显影特点，分为透 X 线结石和不透 X 线结石；根据结石成分，分为含钙结石和非含钙结石；根据结石性质，分为感染性结石、代谢性结石、药物性结石和特发性结石。

（肖　博　曾　雪）

tòu X xiàn jiéshí

透 X 线结石（radiolucent calculus）

在 X 线下不显影的结石。又称阴性结石。包括尿酸结石和黄嘌呤结石。纯尿酸结石和黄嘌呤结石不含钙盐成分，X 线下不显影。透 X 线结石单纯 X 线检查容易漏诊，怀疑结石但 X 线不能显影者，需行 CT 和超声检查。

（肖　博　曾　雪）

niàosuān jiéshí

尿酸结石（uric acid stone）

成分为无水尿酸、二水尿酸、一水尿酸钠、尿酸铵的结石。占结石的 6%~9%，黄色或棕色，可呈鹿角状，质地坚硬，在 X 线片上显影淡，纯尿酸结石不显影。尿酸结石的成因尚未完全明确，有 3 个主要成石因素：低 pH 尿、低尿量、高尿酸尿症，其中最主要的因素为低 pH 尿。高尿酸血症、痛风患者罹患尿酸结石风险高。

（肖　博　曾　雪）

niàosuānǎn jiéshí

尿酸铵结石（ammonium urate stone）

成分为尿酸铵的结石。尿酸铵结石占所有结石不到 1%。常见病因包括滥用泻药、尿路结石感染、尿酸结石复发、炎性肠病。危险因素包括回肠造口术后、炎性肠病、复发性尿酸结石、肥胖。

（肖　博　曾　雪）

huángpiàolìng jiéshí

黄嘌呤结石（xanthine stone）

成分为黄嘌呤的结石。此类结石很少见，白色或黄棕色，X 线下不显影。黄嘌呤脱氢酶、黄嘌呤氧化酶缺乏是黄嘌呤结石的病因。二者可将黄嘌呤转化为尿酸，因此，缺乏这两种酶时，尿液中大量蓄积黄嘌呤，产生黄嘌呤结石。别嘌醇可以抑制黄嘌呤脱氢酶，因此当使用别嘌醇治疗高尿酸血症时，可能罹患黄嘌呤结石。黄嘌呤结石易与尿酸结石混淆，因为这类结石在 X 线片上均不显影。

（肖　博　曾　雪）

bùtòu X xiàn jiéshí

不透 X 线结石（radiopaque calculus）

在 X 线下可以显影的结石。又称阳性结石。大部分结石可以在 X 线下显影，这类结石大部分含钙盐成分，结石密度较高。主要包括草酸钙结石、磷酸钙结石（成分为羟基磷酸钙、碳酸磷酸钙、二水磷酸氢钙、磷酸三钙）、磷酸铵镁结石（成分为六水磷酸铵镁）、胱氨酸结石。其中不含钙结石显影较淡。

不透 X 线结石 X 线可以显影，泌尿系统平片（kidney ureter bladder，KUB）即可诊断，不含钙结石显影较淡，有时需要结合平扫 CT 和超声诊断。

（肖　博　曾　雪）

cǎosuāngài jiéshí

草酸钙结石（calcium oxalate stone）

以草酸钙为主要成分的结石。包括一水草酸钙结石和二水草酸钙结石，是最常见的结石之一，占结石总体 80% 左右。一水草酸钙结石大多呈褐色，桑葚状，质地坚硬，二水草酸钙结石大多呈白色，表面刺状，质地松脆。在 X 线片上均可见。草酸钙结石常见原因：高钙尿症、高草酸尿症、高尿酸尿症、低枸橼酸尿症等。

（肖 博 曾 雪）

qiǎngjī línsuāngài jiéshí

羟基磷酸钙结石 （hydroxyapatite stone）

主要成分为羟基磷酸钙的结石。又称羟基磷灰石。是磷酸钙结石的一种，占结石总数的 6%～9%。白色，常形成鹿角形结石，质地坚硬。高 pH 是羟基磷酸钙结石形成的先决条件，高钙尿症是另外一大病因。羟基磷酸钙晶体在正常人体中不易蓄积，多随尿流排出体外。解剖异常、尿路梗阻是导致羟基磷酸钙结晶滞留的主要原因。羟基磷酸钙结石多与草酸钙结石混合形成。

（肖 博 曾 雪）

guāng'ānsuān jiéshí

胱氨酸结石 （cystine stone）

成分为胱氨酸的结石。占所有结石不到 2%。黄色、圆形，在 X 线片上显影相对较淡。常为双肾多发或鹿角形结石。胱氨酸尿症是导致胱氨酸结石的病因，是基因相关遗传性疾病。

（肖 博 曾 雪）

yàowùxìng jiéshí

药物性结石 （drug-induced stone）

药物及其代谢产物产生的结石。占结石总量的 1%。原型导致结石的药物包括氨苯蝶啶、茚地那韦、磺胺类药物、含硅酸盐成分药物。代谢产物形成结石的药物包括致含钙结石药物（钙剂、维生素 D 制剂、碳酸酐酶抑制剂、呋塞米）、致含嘌呤结石药物（缓泻剂、促尿酸排泄药物如苯溴马隆、尿 pH 调节剂如氯化铵）。

药物性结石多因长期大剂量服药所致，诊断依赖于患者的病史及用药史。危险因素：系统性疾病（原发性甲状腺功能亢进、2 型糖尿病、肾小管酸中毒、肥胖）、环境因素（高温、缺水）、食物因素（摄入过多钙、镁、钾、草酸）、尿因素（高钙尿、高草酸尿、低枸橼酸尿）。引起结石的药物多有以下共同点：剂量高、疗程长、溶解度低。

（肖 博 曾 雪）

gǎnrǎnxìng jiéshí

感染性结石 （infection stones）

感染病原体产生的尿素酶分解尿中的尿素，使尿液碱化，引起尿中磷酸镁铵和磷酸钙结晶析出，从而形成的泌尿系统结石。感染性结石主要包括六水磷酸铵镁结石、碳酸磷灰石。六水磷酸铵镁结石最初由一位瑞典地质学家在鸟粪中发现，因此又称为鸟粪石。约占尿路结石总体的 15%，是鹿角形结石中最常见的成分。

尿路感染是主要病因，尿路中能产生脲酶的细菌（常见的是变形杆菌、克雷伯菌、铜绿假单胞菌、葡萄球菌等）分解尿素所致。多发于先天性尿路畸形的婴儿、糖尿病患者、尿路梗阻患者、神经源性膀胱患者。磷酸铵镁结石生长速度快，可能出现急性肾盂肾炎的临床症状，如发热、寒战、腰痛、排尿困难，如不积极治疗，泌尿系统感染、梗阻可能发展为慢性肾盂肾炎，甚至导致肾衰竭及脓毒症。充分地抗感染和清除结石对于治疗感染性结石至关重要。

（肖 博 曾 雪）

24 xiǎoshí niàodìngliàng fēnxī

24 小时尿定量分析 （quantitative analysis of 24h urine）

收集结石患者 24 小时尿液，通过目测、物理学、化学、显微镜及仪器，定量分析测定尿总量、pH、肌酐、钙、钠、钾、镁、尿酸、草酸、枸橼酸以及胱氨酸等尿液成分的方法。适用于泌尿系统结石患者的全面性代谢评估。

检查方法 ①容器：容器容积最好大于 4L，清洁，无化学污染，并预先加入合适的防腐剂。②在开始标本采集的当天（如早晨 8 点），患者排尿并弃去尿液，从此时间开始计时并留取尿液，将 24 小时的尿液全部收集于尿容器内。结束留取尿液标本的次日（如早晨 8 点），患者排尿且收集于同一容器内。③测定尿量：准确测量并记录总量。④混匀标本：全部尿液送检后，必须充分混匀，再从中取出适量（一般约 40ml）用于检验，余尿则弃去。⑤避免污染：24 小时尿标本采集过程中，应特别注意避免大便污染，排尿之前进行外阴清洁。

注意事项 ①根据结石成分选择检查指标可避免不必要的检查。②推荐日常饮食状态和无石状态后至少 3 周进行首次检查。③并非过去长期使用，且对尿液成石盐排泄和 pH 有明确影响的药物，检查前停用 1 周。④用于分析钙、草酸、枸橼酸等指标的尿液标本用盐酸酸化保存及分析尿酸的尿液标本用叠氮化钠碱化保存。⑤不能采集 24 小时尿液的婴幼儿，用随机单次尿液检查替代。

（谷现恩 丁天福）

yàowù páishí zhìliáo

药物排石治疗 （medical expulsion therapy，MET）

应用药物

促进泌尿系统结石排出的方法。与手术相比，具备无创、患者依从性较高、费用较低等优点。

适应证 ①较小的尿路结石（一般直径<6mm，表面光滑）且无尿路梗阻。②特殊类型结石，如胱氨酸及尿酸结石可配合溶石治疗。

禁忌证 ①尿路结石较大（直径>1cm）。②伴有尿路梗阻。③肾功能较差。

方法 ①多饮水，每天饮水2000~3000ml。②双氯芬酸钠栓剂塞肛，可以减轻输尿管水肿，促进输尿管结石排出。③口服α受体阻滞剂，可松弛输尿管平滑肌，促进输尿管结石排出，还可以改善膀胱出口梗阻引起的排尿困难。④配合运动排石。⑤中医药促进排石。

注意事项 应及时复查B超或CT以了解排石情况，如果出现反复剧烈疼痛或大量血尿应该及时就诊。

（谷现恩 曾雪）

yàowù róngshí zhìliáo

药物溶石治疗（medical dissolution therapy）

应用药物溶解结石的方法。同样是一种保守治疗手段，具备创伤低、患者依从性高等优势。

适应证 尿酸结石、胱氨酸结石。

禁忌证 ①结石较大。②合并尿路梗阻。③非尿酸、胱氨酸成分结石。④混合成分结石。

方法 ①尿酸结石：口服别嘌醇、枸橼酸钾、枸橼酸氢钾钠或碳酸氢钠，碱化尿液pH至6.5~6.8。②胱氨酸结石：口服枸橼酸钾、枸橼酸氢钾钠或碳酸氢钠，碱化尿液pH至7.5以上。

注意事项 多饮水，每天饮水2000ml以上，多运动促进结石排出。及时复查B超或CT了解排石情况，如果出现反复剧烈疼痛或大量血尿应及时就诊。

（谷现恩 曾雪）

wùlǐ zhèndòng páishí

物理振动排石（external physical vibration lithecbole，EPVL）

应用振动器配合排石床改变体位，使体腔内的结石排出体外的方法。又称体外物理振动排石术。

适应证 ①小于6mm的泌尿系结石。②体外冲击波碎石术治疗后的排石治疗。③经皮肾镜碎石术后排石、软性肾镜钬激光碎石术后尤其是肾盂肾下盏漏斗夹角≤30°的肾下盏结石碎石术后排石。④结石所致的急性肾绞痛。

禁忌证 ①肾内铸型结石。②不同部位的输尿管结石嵌顿时间超过3个月以上者。③上下尿路解剖变异、畸形、粘连、梗阻，严重影响结石排出者。④严重冠心病、高血压、肺心病、心律不齐、心力衰竭等心脑肺疾病。⑤肾功能不全、尿毒症、肾积水及全身出血性疾病。⑥妊娠期、哺乳期和月经期结石病患者。

手术方法 排石治疗前用药：孕酮20mg，呋塞米（速尿）20mg，大量饮水或输液。嘱患者进行憋尿，待有强烈尿意时，即可开始排石治疗。通过超声确定结石位置，取仰卧位、侧卧位于排石床上，打开上、下置振动器于工作状态（主、副振子振动频率2800次/分，振幅5mm）。首先以单频上置振动器给患肾前区触压，然后取健侧卧位或俯卧位，应用双频上置振动器放置患侧后腰部（相当于肾区部位），然后以双频上置振动器触压，启动床体调节，可调节床体的倾斜角度为上下35°~45°，每次倾斜程序设置为1分钟；通过床体的向上倾斜，使肾的下极变为上极，再通过上、下置振动器的协同作用，推动游离的结石进入肾盂。随后设备进入下一程序，床体向下倾斜（倾斜角35°~45°），同时在上置振动器的高能直线振动下，根据结石性状，按需调整振动强度，驱使结石沿输尿管向下移行；如此反复操作，经过一个治疗周期（6~12分钟），待患者憋尿已达极限时嘱排出尿液，并注意收集结石标本。根据患者排石情况可行第2次治疗。排石效果不佳者第2天再进行物理振动排石治疗。

并发症 泌尿系感染、血尿、疼痛等。

（谷现恩 丁天福）

tǐwài chōngjībō suìshíshù

体外冲击波碎石术（extracorporeal shock wave lithotripsy，ESWL）

利用体外产生的冲击波聚焦于体内的结石使之粉碎，继而将其排出体外达到治疗目的的方法。通过影像定位系统（X线和超声）将人体内部结石定位于冲击波发生器（能产生并聚焦冲击波）的焦点所在部位，利用冲击波在结石局部发生的一系列物理学效应（应力效应、裂解效应、空化效应、挤压效应等）将结石粉碎。国际上常用的冲击波碎石机主要有液电式、电磁式和压电式三种。体外冲击波碎石术问世至今已有40年，由于其疗效显著、损伤较轻，目前仍然是大多数上尿路结石外科治疗的主要方法。

适应证 ①肾结石：直径<10mm的肾盂结石或肾上盏、肾中盏结石；直径>10mm，但<20mm，且CT值<1000Hu、皮肤-结石距离<10cm的肾盂内或肾上盏、肾中盏结石。直径<10mm的肾下盏结石可以首选体外冲击波碎石术；直径10~20mm的肾下

盏结石，根据是否存在体外冲击波碎石术的不利因素，如肾下盏肾盂夹角大小、肾下盏颈宽度、肾下盏颈长度等决定首选体外冲击波碎石术或腔内碎石；直径 > 2cm 但 < 3cm，或表面积 < 500mm^2 的部分鹿角形结石，体外冲击波碎石术作为可选择的治疗方法（部分胱氨酸鹿角形肾结石及结石主体大部位于下盏的除外）；其他的复杂肾结石、鹿角形结石，不推荐单用体外冲击波碎石术，应联合经皮肾镜碎石术和/或软性肾镜治疗。②输尿管结石：输尿管全段结石均可用体外冲击波碎石术治疗。直径 < 10mm 的上段结石，首选体外冲击波碎石术，直径 > 10mm 的上段结石可选体外冲击波碎石术、输尿管镜取石术或经皮肾镜碎石术。直径 < 10mm 中下段结石可选择体外冲击波碎石术或输尿管镜取石术；直径 > 10mm 的中下段结石首选输尿管镜取石术，第二选择为体外冲击波碎石术。③膀胱结石：成人膀胱结石直径 < 30mm，或患者拒绝手术，或存在手术高风险因素，或无法采用截石体位行腔内碎石者可采用体外冲击波碎石术。④尿道结石不推荐体外冲击波碎石术。

禁忌证 ①妊娠。②未纠正的凝血功能障碍。③严重的心肺疾病。④结石远端解剖性梗阻。⑤未获控制的尿路感染。⑥严重的糖尿病。⑦传染病活动期，如结核、肝炎等。⑧肾功能不全。因结石梗阻导致的肾后性肾功能不全，应先行肾穿刺引流或输尿管支架管内引流，待肾功能改善后再行治疗。非梗阻性肾功能不全，原则上不行体外冲击波碎石术，以免加重肾功能的损害。⑨严重的骨骼畸形或重度肥胖，

影响结石定位。上述只有妊娠为绝对禁忌证。

注意事项 ①一般应于治疗前一天做肠道准备。少数情况下可不做肠道准备，如超声定位的仰卧位体外冲击波碎石术、下段输尿管结石、体积较大且密度较高的结石以及急诊体外冲击波碎石术。②使用抗凝剂者，治疗前需停用至少 2 周，并检查凝血功能至正常后方可碎石。③术前双 J 管的放置：肾结石及输尿管结石体外冲击波碎石术术前均不推荐常规放置双 J 管。仅在下列情况下，考虑留置双 J 管：有脓毒症的风险；有难以忍受的疼痛；肾功能不全；孤立肾。④治疗次数及间隔时间：体外冲击波碎石术治疗次数不要超过 3~5 次。肾结石连续 2 次体外冲击波碎石术的治疗间隔应在 10~14 天，难治性结石需多期体外冲击波碎石术治疗者，每期间隔以 2~3 周为宜。输尿管结石可采用较短的间隔时间。

并发症 ①碎石相关并发症：石街、残石再生长及肾绞痛等。②感染：菌尿、败血症和脓毒症休克等。③冲击波损伤相关组织造成的并发症：肾损伤、心律失常及不良心血管事件、消化系统损伤等。

（谷现恩 宋海峰）

jiéshí "sānmíngzhì" liáofǎ

结石"三明治"疗法 （sandwich therapy of stone）

在肾结石治疗中将经皮肾镜碎石术（percutaneous nephrolithotomy with lithotripsy，PNL）与体外冲击波碎石术（extracorporeal shock wave lithotripsy，ESWL）结合起来的方法。又称肾结石联合疗法。是一个传统的治疗模式，随着经皮肾镜碎石设备的革新和手术技术的

进步，以及软性输尿管镜等新技术的广泛普及，目前传统的"三明治"疗法在临床中的应用已越来越少。

适应证及禁忌证 "三明治"疗法在鹿角形肾结石治疗中的地位目前尚缺少多中心、大样本的研究报道。文献报道，在肾盂及相邻肾盏的中间部分体积较大、其中结石的 1~2 个小角伸入肾中盏和肾上盏，但没有引起这些肾盏梗阻的情况是"三明治"疗法的最好指征，而体积大、结石分支伸入所有肾盏并引起集合系统梗阻者是不适宜行"三明治"疗法的。

方法及注意事项 联合疗法的具体操作有"经皮肾镜碎石术+体外冲击波碎石术+经皮肾镜碎石术"和"体外冲击波碎石术+经皮肾镜碎石术+体外冲击波碎石术"两种。一般的情况下，选择前者，即先进行经皮肾镜碎石操作，然后通过体外冲击波碎石粉碎经皮肾镜碎石难以达到部位的结石，最后再次进行经皮肾镜碎石，以便清除所有的结石碎片。2005 年，美国泌尿外科协会结石诊疗指南指出，"三明治"疗法，经皮肾镜碎石术+体外冲击波碎石术+经皮肾镜碎石术的无石率明显高于体外冲击波碎石术+经皮肾镜碎石术+体外冲击波碎石术，第 2 次经皮肾镜碎石术的主要作用是尽快地取出结石碎片以缩短排石时间，降低尿路感染和结石复发概率。因此，推荐"经皮肾镜碎石术+体外冲击波碎石术+经皮肾镜碎石术"组合的"三明治"疗法。采用"三明治"疗法时，推荐在经皮肾镜碎石术术后 1~2 周后进行体外冲击波碎石术。

并发症 与单纯的经皮肾镜碎石术相比，"三明治"疗法减少

了经皮肾通道的数目，从而降低了并发症的发生率。另外，"三明治"疗法减少了体外冲击波碎石术的冲击次数和剂量，也减轻了大剂量冲击波可能给机体带来的危害。

（谷现恩 宋海峰）

chāoshēng suìshíshù

超声碎石术 （ultrasonic lithotripsy）

通过超声换能器使超声探针发生振动产生碎石效果的手术。1953 年马尔瓦尼（Mulvaney）首次应用。该碎石方法主要作用机制是通过用电流激发超声换能器内的压电陶瓷板，使其在 $23\sim25kHz$ 的某个频率上产生共振。换能器的振动能量被传递到一个空心的钢制探针，探针发生纵向和横向的振动，探针直接接触结石时，该振动会使结石在高频率下产生共振而碎裂；当探针接触正常软组织时，软组织不产生共振，所以损伤极小，因而具有较高的安全性。高频振动时可产生过多热量，工作时需循环水降温。空心的超声探针与负压吸引系统连接，可以在碎石时起到吸出结石碎块/屑、循环水降温和降低肾集合系统压力的作用。

可以与匹配的内镜共同应用于尿路结石的碎石治疗，大多应用于经皮肾镜碎石术。超声碎石术具有碎石效率高和低压力的特点，尤其适合复杂结石、体积较大的结石、感染性结石或结石合并感染。

（李建兴 王碧霄）

jīguāng suìshíshù

激光碎石术 （laser lithotripsy）

应用激光配合腔镜进行碎石的手术。目前临床最常用于碎石的激光是钬激光。钬激光碎石的主要机制是光声机制和光热机制。光声机制指结石周围的水吸收钬激光能量，温度升高产生蒸气泡，利用其在膨胀或破碎过程中产生的冲击波击碎结石。光热机制是结石或者周围的水吸收激光能量，激发电子和分子到较高的能级，并通过分子间的碰撞把能量传递到周围的物质，引起微动能增加，温度升高，造成结石的熔化或者化学分解。通过调节钬激光的能量、脉冲频率和脉宽，组合成不同的碎石模式，可实现不同的碎石效果，常见的碎石模式有粉末化、碎块化。另外，一种在碎石领域有发展潜力的激光类型是超脉冲铥离子激光。

并发症 出血、黏膜穿孔、输尿管狭窄。

（李建兴 王碧霄）

qìyā dàndào suìshíshù

气压弹道碎石术 （pneumatic lithotripsy）

利用压缩空气产生动能，金属探针将该动能传递到结石产生碎石效果的手术。20 世纪 90 年代初，最早在瑞士推出该碎石设备。气压弹道碎石术的主要机制是利用压缩空气产生能量推动弹道手柄内的金属弹丸，金属弹丸在 3 个大气压的压缩空气爆破力的推动下，以每秒 12 次的速度推进，通过撞击过程将能量传递到金属探针，金属探针接触结石等坚硬物体后，能量会将结石击碎。若金属探针接触软组织，能量会被吸收。气压弹道碎石的安全性较高，极少造成组织穿孔。碎石过程中，保持良好视野，并准确放置探针可以有效避免组织损伤，探针需直接接触结石才可产生碎石效果。

（胡卫国 王碧霄）

shíjiē

石街 （steinstrasse）

体外冲击波碎石或手术碎石后大量碎石在短时间内沿输尿管堆积。因在泌尿系统平片（kidney ureter bladder, KUB）上像一条碎石铺成的街道而得名。其严重程度取决于结石粉碎后碎块的数量及体积，主要危险是引起尿路梗阻，进而因肾积水而导致肾功能损伤。当发生石街时，应当及时处理，避免出现因梗阻而导致的输尿管扩张、肾积水，甚至肾衰竭等。

（胡卫国 丁天福）

wúshílù

无石率 （stone free rate, SFR）

应用各种治疗方法治疗结石后，清除的结石量占原发结石量的比例。临床中定义清除结石效果的计算方式。又称结石清除率（stone clearance rate）。以末次影像学检查提示结石排净或碎石直径 $\leq2mm$ 定义为清石成功。$SFR = P/(P+P1)\times100\%$，P 为术后影像学提示结石排净或碎石直径 $\leq 2mm$ 的患者数，P1 为术后影像学提示残石直径 $>2mm$ 的患者数。

（胡卫国 丁天福）

línchuáng wúyìyì cánshí

临床无意义残石 （clinically insignificant residual fragments, CIRF）

尿路结石患者上尿路解剖正常、无尿路感染或者其他任何症状，经治疗后体内残存的直径 $<4mm$ 的结石碎片。残石的评价应选用灵敏度较高的 CT 平扫，但要平衡 X 线暴露量，评价时间选在术后 4 周。残石直径 $\leq4mm$ 且无梗阻及感染等相关症状，可严密随访观察；残石直径 $\geq5mm$，需酌情积极处理，包括一般方法排石、药物排石、溶石治疗、振动排石和手术治疗等。

（胡卫国 丁天福）

shènjiéshí

肾结石 （renal calculus）

晶体物质（如钙、草酸、尿酸、胱氨酸等）在肾集合系统的异常聚积所致的疾病。为泌尿系统的常见病、多发病，男性发病率高于女性，多发生于青壮年，左右侧的发病率无明显差异。90%的肾结石含有钙，其中草酸钙结石最常见。

病因　包括以下方面。

外在因素　①地理因素：结石病的地理分布大致遵循环境风险因素。在炎热、干旱气候地区，如山区、沙漠或热带地区，结石发病率较高。②气候因素：季节变化对结石的影响也可能与温度有关，原因估计是流汗引起的体液丢失，也可能与日晒引起的维生素 D 吸收增加有关。

内在因素　①遗传因素。②营养水平：肥胖和体重增加可单独增加偶发结石形成的危险。③体内代谢异常：如某些患者形成尿结石的物质排出增加，如痛风患者尿酸排出增加、甲状旁腺功能亢进者尿钙增加等。④尿路梗阻、尿路感染、尿路异物等。

发病机制　①肾结石发病学说：过饱和结晶学说、晶体诱导肾损伤学说、肾乳头内直小管血管损伤学说、肾解剖异常学说、尿液抑制因子缺乏学说、肾钙斑学说、基质成石学说、取向附生学说、多因素共同促成学说。②成石过程：成核、晶体生长、晶体聚集、晶体滞留、结石形成。

病理生理　肾结石常先发生在肾盏，增大后向肾盂延伸。由于结石使肾盏颈部梗阻，会引起肾盏积水或积脓，进一步导致肾实质萎缩、瘢痕形成，甚至发展为肾周围感染。由于肾盏结石进入肾盂或输尿管，结石可自然排出，或停留在尿路的任何部位。一旦结石堵塞肾盂-输尿管连接部或输尿管，可引起急性完全性尿路梗阻或慢性不完全性尿路梗阻。前者在及时解除梗阻后，不影响肾

功能；后者往往导致渐进性肾积水，使肾实质受损、肾功能不全。结石在肾盏内缓慢长大，充满肾盂及部分或全部肾盏，形成鹿角形结石。结石可合并感染，亦可无任何症状，少数继发恶性变。

临床表现　常见症状为腰痛、血尿，部分患者可有小结石排出。肾结石可引起肾区疼痛伴肋脊角叩击痛，肾盂内大结石及肾盏结石可无明显临床症状，或活动后出现上腹或腰部钝痛。血尿通常为镜下血尿，少数患者可见肉眼血尿，有时活动后出现镜下血尿是上尿路结石的唯一临床表现。血尿的多少与结石对尿路黏膜损伤程度有关，如果结石引起尿路完全性梗阻或固定不动（如肾盏小结石），可能没有血尿。当结石引起尿路完全梗阻时，会出现肾积水。结石并发急性肾盂肾炎或肾积脓时，还可出现发热。双侧上尿路结石引起双侧尿路完全性梗阻或孤立肾上尿路完全性梗阻时，可导致无尿，出现肾功能不全甚至尿毒症等表现。

诊断　肾结石诊断必须根据患者病史、体格检查、影像学检查、血和尿液分析、结石成分分析进行综合评估。

病史与体格检查　与活动有关的疼痛和血尿，有助于此病的诊断，尤其是典型的肾绞痛。询问病史中，要问清楚第一次发作的情况，确认疼痛发作及其放射的部位，以往有无结石史或家族史，既往病史包括泌尿生殖系统疾病或解剖异常，或结石形成的影响因素等。疼痛发作时常有肾区叩击痛。

影像学检查　包括以下几个方面。

超声　属于无创检查，应作为首选影像学检查，能显示结石

的高回声及其后方的声影，亦能显示结石梗阻引起的肾积水及肾实质萎缩等，可发现尿路平片不能显示的小结石和透 X 线结石。

放射性影像学检查　①尿路平片：能发现 90% 以上的不透 X 线结石。②静脉尿路造影：可以评价结石所致的肾结构和功能改变，有无引起结石的尿路异常如先天性畸形等。若有充盈缺损，则提示有透 X 线结石或合并息肉、肾盂癌等可能。③逆行或经皮肾穿刺造影：属于有创检查，一般不作为初始诊断手段，往往在其他方法不能确定结石的部位或结石以下尿路系统病情不明需要鉴别诊断时采用。④平扫 CT：能发现以上检查不能显示的胸椎前缘之后或较小的输尿管中、下段结石，有助于鉴别不透 X 线结石、肿瘤、血凝块等，以及了解有无肾畸形。⑤增强 CT：能够显示肾积水的程度和肾实质的厚度，从而反映肾功能的改变情况。⑥放射性核素肾图：放射性核素检查不能直接显示泌尿系统结石，主要用于确定分侧肾功能，评价治疗前肾功能情况和治疗后肾功能恢复状况。

血液分析　应检测血钙、尿酸、肌酐。

尿液分析　常能见到肉眼或镜下血尿，伴感染时有脓尿，感染性尿路结石患者应行尿液细菌及真菌培养；尿液分析还可测定尿液 pH、钙、磷、尿酸、草酸等。

结石成分分析　是确定结石性质的方法，也是制定结石预防措施和选用溶石疗法的重要依据。

鉴别诊断　①腹腔钙化灶：可根据腹部侧位平片鉴别，位于椎体之前为腹腔钙化灶。②胆囊结石：胆囊结石可致胆绞痛，易

与右侧肾绞痛相混淆，根据 B 超可鉴别。③肾盂肿瘤：肾盂肿瘤早期表现为无痛性血尿，但无明显肿块；晚期因肿瘤增大，造成梗阻引起肾积水时可出现肿块。肾穿刺细胞学检查可确诊。

治疗 由于尿路结石复杂多变，结石的性质、形态、大小、部位不同，患者个体差异等因素，对尿路结石的治疗必须实施个体化治疗。

病因治疗 如甲状旁腺功能亢进（甲状旁腺瘤），必须切除腺瘤才能防止结石复发。

药物治疗 结石直径 <0.6cm、表面光滑、结石以下尿路无梗阻时可采用药物排石治疗。

体外冲击波碎石术（extracorporeal shock wave lithotripsy，ESWL） 适用于直径 ≤2cm 的肾结石。

经皮肾镜碎石术（percutaneous nephrolithotomy with lithotripsy，PCNL） 经皮肾镜碎石术适用于所有需手术干预的肾结石，包括完全性和不完全性鹿角形结石、直径 ≥2cm 的肾结石、有症状的肾盏或憩室内结石、体外冲击波难以粉碎及治疗失败的结石。

经输尿管镜碎石术（ureteroscopic lithotripsy，URL） 软性输尿管镜主要用于肾结石（<2cm）的治疗。

开放手术治疗 ①肾盂切开取石术：主要适用于肾盂-输尿管连接部梗阻合并肾盂结石，可在取石的同时解除梗阻。②肾实质切开取石术：目前应用较少。③肾部分切除术：适用于结石在肾一极或结石所在肾盏有明显扩张、实质萎缩和有明显复发因素者。④肾切除术：因结石导致肾结构严重破坏，功能丧失，或合并肾积脓，而对侧肾功能良好，

可将患肾切除。⑤输尿管切开取石术：适用于嵌顿较久或其他的方法治疗失败的结石。手术径路需根据结石部位选定。

急症处理 肾绞痛和感染应立即处理，感染及时应用抗生素，必要时进行肾穿刺引流。肾绞痛可应用非甾体抗炎药、阿片类药、解痉药。

（曾国华）

shènzhǎn jiéshí

肾盏结石（renal calyceal calculus） 由于晶体物质（如钙、草酸、尿酸、胱氨酸等）在肾盏的异常聚积所形成的结石。

病因、发病机制、临床表现、诊断、鉴别诊断、治疗见肾结石。

（曾国华）

shènyú jiéshí

肾盂结石（renal pelvic calculus） 由于晶体物质（如钙、草酸、尿酸、胱氨酸等）在肾盂的异常聚积所形成的结石。

病因、发病机制、临床表现、诊断、鉴别诊断、治疗见肾结石。

（曾国华）

lùjiǎoxíng jiéshí

鹿角形结石（staghorn calculi） 鹿角形结石为位于肾盂内、其分支进入肾盏的结石。一般来说，分支占据各个肾盏的结石（或80%以上肾盂肾盏容积）称为完全性鹿角形肾结石，其余的结石称为部分性鹿角形肾结石。

病因、发病机制、临床表现、诊断、鉴别诊断、治疗见肾结石。

（曾国华）

shènzhǎn qìshì jiéshí

肾盏憩室结石（calyceal diverticular calculus） 由于肾盏憩室口较小，引起肾盏憩室内尿液引

流缓慢，从而导致肾盏憩室内钙质大量沉积，从而出现继发性结石。

病因、发病机制、临床表现、诊断、鉴别诊断、治疗见肾结石。

（曾国华）

jīngpí shènjìng suìshíshù

经皮肾镜碎石术（percutaneous nephrolithotomy with lithotripsy，PCNL） 通过超声波或者X线引导穿刺建立经皮肾通道，采用气压弹道、超声或者钬激光碎石的方法。

适应证 ①结石直径 ≥20mm 或表面积 ≥500mm^2。②结石直径<20mm 或表面积<500mm^2，但由于肾重度肾积水、解剖畸形或结石部位不适合行体外冲击波碎石术以及软性输尿管肾镜治疗。③单个结石直径<20mm，但结石多发且位于肾多个部位，累积结石负荷较大，体外冲击波碎石术或者逆行经肾软性输尿管镜手术预期清除率欠佳。④直径>20mm 的输尿管上段结石。⑤输尿管上段结石直径<20mm，但肾积水重，结石一旦冲入肾后，软性输尿管镜治疗困难。⑥输尿管上段嵌顿性结石，考虑周围息肉增长或者炎症反应性包裹较重，内镜手术或者腹腔镜输尿管切开取石治疗效果不佳。⑦感染性结石，或者结石合并感染、肾积脓，手术需要在尽可能短的时间内完成。

禁忌证 ①未纠正的全身出血性疾病或者凝血功能异常状态。②未经有效治疗和控制的尿路感染或肾积脓。③严重的心肺疾病，无法耐受手术。④伴有未经控制的糖尿病、高血压以及其他基础疾病，无法接受手术。⑤结石体积特别巨大，估计 2~3 次经皮肾镜碎石术仍无法取净的鹿角形结

石。⑥脊柱严重后凸或侧弯畸形、过度肥胖患者，经皮肾镜穿刺通道建立困难。⑦盆腔异位肾，且没有安全的穿刺区域。⑧脾（左侧患肾）或者肝（右侧患肾）遮挡，没有穿刺区域。⑨肾后位结肠，没有安全的穿刺区域。⑩造影剂过敏，无法接受大出血时，需要接受的数字减影血管造影（digital subtraction angiography, DSA）下选择性动脉栓塞治疗。

术前准备 ①仔细了解病史并全面体格检查。②血液检查：包括血常规、肝肾功能、电解质、凝血功能等。③血型鉴定及备血。④心、肺功能检查。⑤肾CT平扫、静脉肾盂造影，了解肾集合系统结构、结石大小及位置、周围脏器毗邻等情况。CT尿路成像（增强）检查可替代CT平扫+静脉肾盂造影。⑥服用阿司匹林、华法林、氯吡格雷等抗凝药物的患者，需停药10天以上，凝血功能复查正常才能进行手术。⑦术前应常规预防性应用抗菌药物。

手术方法及注意事项 包括以下方面。

选择合理的目标 肾盏穿刺并建立经皮肾通道是经皮肾镜碎石术的核心环节，穿刺的准确性直接影响结石的无石率、术中的出血量以及手术损伤并发症。因此经皮肾镜碎石穿刺一定要在影像学的精确定位引导下进行。

穿刺位点的选择 ①穿刺目标为肾盏而非结石。②穿刺目标肾盏的选择应尽量使皮肾通道距离最短、可以尽可能多地处理各个部位的肾结石。③肾上盏穿刺入路对于鹿角形结石最大化清石具有明显优势，但上盏穿刺入路需要考虑胸膜、肝、脾损伤风险；如无明显处理结石的限制，可选择背侧组下盏穿刺，进针区域应

在肾的外侧缘偏背侧的乏血管区。④腹侧组肾盏虽可作为目标穿刺部位，但由于该入路探查空间有限，且靠近结肠以及肝、脾腹腔脏器，因此通常不作为首选。⑤穿刺进针应由肾盏穹隆部进入，穿刺入针角度与肾盏长轴基本一致。⑥处理合并输尿管上段结石的肾结石患者，应选择进入输尿管较为方便的中盏或者上盏方向穿刺。⑦入针穿刺点一般选择在第11肋间或第12肋下，腋后线与肩胛下角线之间区域，使胸膜损伤的风险降到最小。

通道的选择 目前中国使用的多为F20～F24标准通道，该通道大小适中，可以置入各种肾镜，并配合气压弹道、超声或者激光进行多种形式的腔内碎石，同时该通道灌注冲洗循环较为通畅，不易产生肾盂内高压。

碎石工具的选择 经皮肾镜碎石术的碎石工具包括液电、气压弹道、超声和激光等。目前，气压弹道、超声和激光的使用较为普遍。应根据患者的具体情况、结石的大小及硬度、是否合并感染等因素选择合适的碎石工具，从而提高碎石效率，缩短手术时间，减少手术并发症。

并发症 出血、损伤、感染是经皮肾镜碎石术最常见的三大并发症。

（曾国华）

ruǎnxìng shūniàoguǎnjìng qǔshíshù

软性输尿管镜取石术

（flexible ureteroscopic lithotomy） 利用软性输尿管镜、硬镜及配套的仪器，将硬镜经尿道膀胱进入输尿管后，经导丝引导，于其内置入软性输尿管镜输送鞘，并置入软性输尿管镜，将结石取出的手术。

适应证 随着以软性输尿管

肾镜为代表的逆行肾内镜碎石术和相应辅助设备的发展，以软性输尿管镜来治疗肾结石越来越受到泌尿外科医师的青睐，同时对于直径<30mm的肾结石已取得了与经皮肾镜碎石术相近的疗效，而且并发症发生率更低。

禁忌证 除严重的全身出血性疾病、严重的心肺功能不全、无法耐受手术、未控制的泌尿系统感染、腔内手术无法解决的严重尿道或输尿管狭窄以外，软性输尿管镜治疗肾结石无其他绝对禁忌证。但中度、重度肾积水会严重影响软镜操作，不推荐采用软性输尿管镜治疗合并中重度肾积水的肾结石。同时，软镜碎石术取石效率相对低下，因此对于直径>30mm的肾结石一期软性输尿管镜手术结石清除率低，应根据术者经验慎重选择。

术前准备 为降低术中肾盂内压力，推荐采用软镜输送鞘。术前留置双J管2～4周可促进输尿管被动扩张，从而提高放置输送鞘的成功率。常见的软镜输送鞘根据生产厂家的不同分为F9.5/11.5、F11/13、F12/14、F13/15、F14/16粗细，以及35/36cm（女性）和45/46cm（男性）若干组合，不同粗细的输送鞘适用于不同的内镜，同时粗、细鞘对于取石也产生一定影响，需要细致甄选。

手术方法 患者取截石位，输尿管硬镜下向患侧输尿管插入导丝，进镜、上镜并检查输尿管有无病变，退出输尿管硬镜，沿导丝置入输尿管输送鞘至输尿管上段近肾盂-输尿管连接部，取出输尿管输送鞘内芯，沿导丝经输尿管输送鞘直视下插入软性输尿管镜至肾盂。拔出导丝，插入激光光纤（200μm），寻到结石后开

始碎石。根据结石硬度选择碎石功率，推荐功率为 0.6 ~ 1.5J/20 ~ 35Hz。碎石方式可采用粉末化（低能/高频）以及碎块化（高能/低频）两种模式：粉末化通常结石碎片小于 1mm，不需要取石，手术时间相对短，碎石能够自行排出，但往往部分碎石最终无法彻底排净；碎块化模式下单个碎石较大，直径 2 ~ 4mm，需要套石篮辅助将结石取出，能显著提高术后无石率，但手术时间较长。术后常规留置双 J 管和导尿管。

并发症 出血、损伤、感染。

（曾国华）

shènyú qiēkāi qǔshíshù

肾盂切开取石术（pyelolithotomy）

硬膜外麻醉或全身麻醉下切开肾盂取石的开放手术。腹腔镜肾盂/输尿管切开取石术作为传统开放手术在微创化时代的延伸，在手术创伤、无石率、术后恢复等方面相较于逆行经肾软性输尿管镜手术以及经皮肾镜碎石手术不具有显著的优势，仅在一些特殊情况可作为治疗的首选方式。

适应证 ①输尿管上段单发嵌顿性结石，结石较大，预期逆行经肾软性输尿管镜手术可能有结石残留。②肾盂结石，预期行肾盂切开取石可彻底取净结石③输尿管上段或肾盂结石，且合并有肾盂-输尿管连接部狭窄等情况，需要同期行腹腔镜成形重建治疗。④存在尿路感染和肾积脓，术前难以充分引流，腔镜手术导致感染并发症风险较大。⑤过度肥胖，不适宜腹腔镜手术。

禁忌证 ①未经控制的严重出血性疾病。②严重的心肺功能不全，无法耐受手术。

术前准备 ①如有泌尿系统感染，术前应行尿培养并使用敏感抗菌药物治疗。②病因检查。③特殊检查：了解结石的大小、数目、形状、部位，肾盂形态以及肾功能等。

手术方法 可采用经腹腔入路和后腹腔入路两种方式。经腹腔入路操作空间大，解剖标志清晰，易于掌握；但是分离步骤多，操作过程长。后腹腔入路目标直接，分离步骤少；但是空间狭小，缺乏清晰的解剖标志，充分掌握需要较多的手术经验积累。手术中需纵行切开肾盂-输尿管连接部或者膨大的肾盂壁，完整取出内部结石后缝合切口，缝合过程中应避免缝带组织过多导致狭窄情况。

并发症 出血、损伤、感染是 3 大常见并发症，术后需注意引流液量和引流液肌酐水平，及时发现尿瘘等并发症。

（曾国华）

shūniàoguǎn jiéshí

输尿管结石（ureteral calculus）

位于输尿管的结石。输尿管结石是泌尿系统常见结石，绝大多数是由肾结石下移而来。好发于 25 ~ 40 岁的人群，男女比例相近。根据输尿管解剖特点，结石容易停留在以下几个部位：①肾盂-输尿管连接部。②输尿管跨越髂血管处。③输尿管膀胱壁间段。④输尿管膀胱开口处。结石停留部位以第 3 腰椎水平多见。主要发生于中青年人，左右侧发病率几乎相同。

分类 根据输尿管结石所处的部位，可以分为输尿管上段结石（即输尿管腹段结石）、输尿管中段结石（即输尿管盆段结石）以及输尿管下段结石（输尿管膀胱壁段结石）。不同部位的输尿管结石，以及不同梗阻严重程度，所采取的治疗方法也有所不同。

病因 结石形成的常见病因有以下几个：身体的代谢异常，如甲状旁腺功能亢进者尿钙增加、痛风患者尿酸排出增多等；尿路的梗阻、感染、异物；某些药物的使用，如氨苯蝶啶等尿液浓度高而溶解度比较低的药物，或维生素、维生素 C 等能够诱发结石形成的药物。

发病机制 尿路结石在肾和膀胱内形成，绝大多数输尿管结石和尿道结石是结石排出过程中停留该处所致。结石沿输尿管行径移动，常停留或嵌顿于 3 个生理狭窄处（即肾盂-输尿管连接部、输尿管跨过髂血管处及输尿管膀胱壁段），并以输尿管下 1/3 处最多见。结石可引起尿路直接损伤、梗阻、感染或恶性变，这些病理生理改变与结石部位、大小、数目、继发炎症和梗阻程度等有关。若结石堵塞肾盂-输尿管连接部或输尿管，可引起急性完全性尿路梗阻或慢性不完全性尿路梗阻。前者在及时解除梗阻后，不影响肾功能；后者往往导致渐进性肾积水，使肾实质受损、肾功能不全。

临床表现 输尿管结石的主要症状是疼痛和血尿，其程度与结石部位大小、活动与否及有无损伤、感染、梗阻等有关。输尿管结石可引起肾绞痛或输尿管绞痛，典型的表现为疼痛剧烈难忍，阵发性发作，位于腰部或上腹部，并沿输尿管行径放射至同侧腹股沟，还可放射到同侧睾丸或阴唇。若结石处于输尿管下段（即输尿管膀胱壁段），可伴有膀胱刺激征及尿道和阴茎头放射痛。肾绞痛常见于结石活动并引起输尿管梗阻的情况。输尿管结石引起的血尿通常为镜下血尿，少数患者可见肉眼血尿。有时活动后出现镜下血尿是上尿路结石的唯一临床表现。血尿的多少与结石对尿路黏膜损伤程度有关。如果结石引起尿路完全性梗阻，可能没有血尿。输尿管结石引起尿路梗阻时，使输尿管管腔内压力增高，管壁局部扩张、痉挛和缺血。由于输尿管与肠有共同的神经支配而导致恶心、呕吐，常与肾绞痛伴发。结石伴感染或输尿管膀胱壁段结石时，可有尿频、尿急、尿痛。结石并发急性肾盂肾炎或肾积脓时，可有畏寒、发热、寒战等全身症状。结石所致肾积水，可在上腹部扪及增大的肾。双侧上尿路结石引起双侧尿路完全性梗阻或孤立肾上尿路完全性梗阻时，可导致无尿，出现尿毒症。

诊断 包括以下几个方面。

病史和体格检查 与活动有关的疼痛和血尿，有助于该病的诊断，尤其是典型的肾绞痛。询问病史时，要问清楚第一次发作的情况，确认疼痛发作及其放射的部位，以往有无结石史或家族史，既往病史包括泌尿生殖系统疾病或解剖异常，或结石形成的影响因素等。了解患者的职业、饮食饮水习惯、服药史，以往有无排石情况及有无痛风、甲亢等病史。

实验室检查 ①血液检查：应检测血钙、尿酸、肌酐。②尿液分析：常能见到肉眼或镜下血尿，伴感染时有脓尿，感染性尿路结石患者应行尿液细菌及真菌培养；尿液分析还可测定尿液pH、钙、磷、尿酸、草酸等。③结石成分分析：是确定结石性质的方法，也是制订结石预防措施和选用溶石疗法的重要依据。

影像学检查 包括以下几个方面。

超声 属于无创检查，应作为首选影像学检查，能显示结石的高回声及其后方的声团，亦能显示结石梗阻引起的肾积水及肾实质萎缩等，可发现尿路平片不能显示的小结石和透X线结石。

X线检查 ①尿路平片：能发现90%以上的不透X线结石。正侧位摄片可以除外腹内其他钙化阴影如胆囊结石、肠系膜淋巴结钙化、静脉石等。侧位片显示上尿路结石位于椎体前缘之后，腹腔内钙化阴影位于椎体之前。结石过小或钙化程度不高、纯尿酸结石及胱氨酸结石，则不显影。②静脉尿路造影：可以评价结石所致的肾结构和功能改变，有无引起结石的尿路异常，如先天性畸形等。若有充盈缺损，则提示有透X线结石或合并息肉、肾盂癌等可能。③逆行或经皮肾穿刺造影：属于有创检查，一般不作为初始诊断手段，往往在其他方法不能确定结石的部位或结石以下尿路系统病情不明需要鉴别诊断时采用。

CT 平扫CT能发现以上检查不能显示的或较小的输尿管中、下段结石。有助于鉴别不透X线结石、肿瘤、血凝块等，以及了解有无肾畸形。增强CT能够显示肾积水的程度和肾实质的厚度，从而反映肾功能的改变情况。

磁共振尿路造影（magnetic resonance urography，MRU） 不能显示尿路结石，因而一般不用于结石的检查。但是，磁共振尿路造影能够了解结石梗阻后肾输尿管积液的情况，而且不需要造影剂即可获得与静脉尿路造影相似的影像，不受肾功能改变的影响，对于不适合做静脉尿路造影的患者（如造影剂过敏、严重肾功能损害、儿童和妊娠期女性等）

可考虑采用。

放射性核素肾图 不能直接显示泌尿系统结石，主要用于确定分侧肾功能，评价治疗前肾功能情况和治疗后肾功能恢复状况。

内镜检查 包括经皮肾镜、软/硬性输尿管镜和膀胱镜检查。通常在尿路平片未显示结石，静脉尿路造影有充盈缺损而不能确诊时，借助于内镜可以明确诊断和进行治疗。

鉴别诊断 ①肾结核及肾肿瘤：具有肾区疼痛及压痛、镜下血尿等临床症状，但少有绞痛，B超及X线检查可鉴别。②急性阑尾炎：容易与右侧输尿管结石混淆。急性阑尾炎时腹痛有时可像结石那样严重且呈持续性，局部有压痛、反跳痛和肌紧张，但有发热及白细胞计数升高，尿液检查中无红细胞，B超和X线检查不能发现结石阴影。③胆石症：胆石症主要是右上腹痛且向右肩、背部放射，B超及胆囊造影能发现结石阴影。④急性肾盂肾炎：表现往往有肉眼血尿、发热等症状，B超及X线检查可鉴别。⑤腹腔淋巴结钙化、盆腔内静脉石、阑尾内粪石和骨岛：容易与输尿管末端结石混淆，可根据临床症状及B超进行鉴别。

治疗 基于结石位置的治疗方式决策。

病因治疗 如甲状旁腺功能亢进（主要是甲状旁腺瘤），只有切除腺瘤才能防止尿路结石复发。

药物治疗 直径<0.6cm、结石表面光滑，结石以下尿路无梗阻时可采用药物排石治疗。若患者出现肾绞痛，需紧急处理，以解痉镇痛为主，使用镇痛药物包括非甾体抗炎药如双氯芬酸钠等。

体外冲击波碎石 适用于直径≤2cm的输尿管上段结石。

经皮肾镜碎石术　适用于体外冲击波难以粉碎及治疗失败的结石，以及部分第 4 腰椎以上较大的输尿管上段结石。

输尿管镜碎石取石术　适用于中、下段输尿管结石，体外冲击波碎石术失败的输尿管上段结石、透 X 线输尿管结石、停留时间长的嵌顿性结石，亦用于体外冲击波碎石术治疗所致的"石街"。

腹腔镜输尿管切开取石术适用于直径>2cm 的输尿管结石；或经体外冲击波碎石术、输尿管镜手术治疗失败者。一般不作为首选方案。手术入路有经腹腔和经腹膜后两种，后者只适用于输尿管上段结石。

输尿管切开取石术　适用于嵌顿较久或其他方法治疗失败的结石。手术径路需根据结石部位选定。

并发症　①感染：泌尿系统感染。②肾积水：若结石堵塞肾盂-输尿管连接部或输尿管而引起慢性不完全性尿路梗阻时，往往导致渐进性肾积水，使肾实质受损。③肾积脓：若肾积水合并感染，则会发展成肾积脓。④尿源性脓毒血症：若感染未得到有效控制，则有机会发展为尿源性脓毒血症。⑤肾功能不全：若结石引起的输尿管梗阻未及时解除，肾实质受损严重，则会出现肾功能不全。⑥恶变：结石长期刺激可能是肾盂、输尿管癌的危险因素。

预后　输尿管结石患者经过治疗后，大部分恢复良好，但结石有一定的复发率。通过改善饮食习惯、积极寻找病因、病因治疗，可降低结石的复发率。如果结石治疗不及时，患者会因输尿管梗阻导致渐进性肾积水，伴发尿路感染，形成梗阻、感染、结石恶性循环，最终严重损害肾实质而导致肾功能不全。

（曾国华）

shūniàoguǎnjìng qǔshíshù

输尿管镜取石术（ureteroscopic lithotripsy）　利用输尿管镜及配套的仪器，经尿道、膀胱进入输尿管将结石取出的手术。输尿管镜取石术要考虑患者的结石位置，经尿道、膀胱进入患者的输尿管中，应用取石钳将结石取出，或应用气压弹道碎石机等碎石设备精准碎石后取出结石。该术式操作简单、安全性高，属于无创手术，可以有效减轻患者的痛苦，已广泛用于临床。

适应证　①适用于中、下段输尿管结石。②体外冲击波碎石术失败的输尿管上段结石。③透 X 线输尿管结石。④停留时间长的嵌顿性结石。⑤用于体外冲击波碎石术治疗所致的"石街"。⑥用于肾结石（直径<2cm）的治疗。

禁忌证　①输尿管严重狭窄或扭曲。②合并全身出血性疾病。③未控制的尿路感染。④未被纠正的严重高血压、糖尿病及心功能不全。

术前准备　包括以下几个方面。

病史　对于结石患者，所有可能有促进肾结石形成的临床疾病都必须进行评估，如甲状旁腺功能亢进、肾小管性酸中毒（1型）、结节病、胱氨酸尿症、代谢综合征和糖尿病、痛风、复杂性尿路感染、脊髓损伤、尿路手术病史等。对这一类患者，除了需要对症治疗结石外，还需要针对病因治疗以预防结石复发。

对患者泌尿系统手术史及结石成分的了解也至关重要。对于结石特别致密（如胱氨酸、水草酸钙、磷酸氢钙结石）和肥胖的患者，并不适合输尿管镜取石术治疗。对于感染性结石，则一定要完全清除结石。对于既往手术失败的患者，需要采用更具侵入性或全面的手术方式，同时需要解除相关肾解剖异常。

在结石治疗之前，所有患者，尤其是有心、脑血管疾病史的患者，都需要进行术前风险评估和治疗方案的优化。在手术方式的选择上，对于正在服用抗凝药、具有较高心血管风险和近期冠状动脉支架置入的患者，需要考虑围手术期抗凝药及抗血小板药的使用问题。术前应请心内科及血液内科医师会诊。

影像学检查　结石患者术前必须进行泌尿系统影像学检查。非增强 CT 扫描是诊断泌尿系统结石首选的影像学方法，能显示不同体质患者的肾结石，拥有超过 95% 的灵敏度和特异度，远高于其他影像学检查方法。泌尿系统超声是初步评估结石的常规方法，为结石的筛查手段，以决定是否需要进一步 CT 检查。

实验室检查　尿常规和尿培养是必要的术前检查，尿培养阳性患者必须在术前接受治疗。对于 X 线检查和临床病史提示可能为感染性结石或磷酸氨镁结石的患者，术前应根据培养结果用药或使用广谱抗生素治疗。

手术方法　输尿管镜由尿道经膀胱进入输尿管内，利用套石网篮或取石钳把结石取出，或在输尿管镜下用气压弹道碎石机、激光碎石机、超声弹道等碎石设备，在输尿管镜引导下精确碎石，将结石击碎后再取出。

注意事项　①选择合适口径的输尿管镜。②输尿管镜进入输尿管应顺应输尿管的自然走向，不可强行扭转。③应尽量缩短手术时间，如能顺利碎石、取石则可取出结石；如不能顺利碎石及取石，不可一味延长手术时间，此时应以插入单J管或双J管引流为主，行二期取石手术。④保证术中灌注压处于合适水平。

并发症 ①感染：并发泌尿系统感染。②输尿管穿孔：暴力入镜和暴力取石容易引发。③黏膜下结石和结石丢失。④输尿管撕脱：最严重并发症。⑤输尿管狭窄：远期并发症。

（曾国华）

fùqiāngjìng shūniàoguǎn qiēkāi qǔshíshù

腹腔镜输尿管切开取石术
（laparoscopic ureterolithotomy）

利用腹腔镜经后腹膜腔途径或腹腔途径，找到输尿管结石后，切开输尿管壁，将结石直接取出的手术。包括经腹腹腔镜输尿管切开取石术和经腹膜后腹腔镜输尿管切开取石术，具有创伤小、恢复快等优势，基本能够取代开放手术，不但可以作为体外冲击波碎石术、经输尿管镜取石术及经皮肾镜碎石术失败的补救措施，也可以作为长径>1.5cm输尿管嵌顿结石的常规手术方案。

适应证 ①适用于直径>2cm的输尿管结石，或经体外冲击波碎石术、输尿管镜手术治疗失败者。②出现结石嵌顿致输尿管严重梗阻、输尿管黏膜水肿、结石周围息肉包裹或上尿路感染等情况而结石梗阻侧肾仍有功能者。③输尿管严重迂曲，不适宜做输尿管镜取石术者。

禁忌证 ①有腹部或腰部手术史，腹腔或者后腹腔严重粘连者。②有其他腹腔镜手术禁忌证者。

术前准备 见输尿管镜取石术的术前准备。

手术方法 手术入路有经腹腔和经腹膜后两种，后者只适用于输尿管上段结石。利用腹腔镜经腹膜后途径或腹腔途径，找到输尿管结石后，切开输尿管壁，将结石直接取出。

注意事项 ①了解手术部位，防止发生差错。②做好腹腔镜仪器、设备、器械等的检查及准备工作，器械使用等离子灭菌，如用2%戊二醛溶液浸泡，需浸泡10小时以上，使用前应先彻底冲净器械上残留的戊二醛。③手术体位尽可能舒适并固定牢固，防止神经损伤。并根据需要调整适宜的体位。患者侧卧，手术侧朝上，腰部置于肾桥之上方，摇起肾桥使健侧腰部抬高，头及下肢适当放低，以扩大手术侧肋骨髂嵴间距离。手术侧下肢伸直，健侧髋关节及膝关节屈曲，两下肢间垫软枕，注意保暖工作。④术中应严密观察患者的病情。⑤应根据患者的病情调节气腹压力，最高不超过15mmHg，手术结束后应排尽腹腔内残留的二氧化碳气体。

并发症 ①输尿管断裂：经验较少的术者易引发。②出血：分离腹膜后脂肪时若损伤两侧腰静脉或生殖血管则会引发。③腹膜破裂。④术后漏尿：术后近期并发症。⑤术后输尿管狭窄：术后远期并发症。

（曾国华）

pángguāng jiéshí

膀胱结石（bladder calculus）

膀胱内形成的结石。分为原发性膀胱结石和继发性膀胱结石。原发性膀胱结石是指直接在膀胱内形成的结石，多见于营养不良的儿童，但是随着经济的发展、营养的改善，儿童原发性膀胱结石已很少见。继发性膀胱结石指来源于上尿路或继发于下尿路梗阻、

膀胱异物、尿潴留等因素而形成的膀胱结石，常见于老年男性，多伴有前列腺增生症、尿道狭窄，以及神经源性膀胱。

病因 除营养不良的因素外，下尿路梗阻、感染、膀胱异物、代谢性疾病均可继发膀胱结石。下尿路梗阻如前列腺增生、尿道狭窄、膀胱颈挛缩等引起膀胱尿潴留，或者因为神经源性膀胱也会引起尿潴留，诱发膀胱结石形成。膀胱异物如手术缝线、自行经尿道塞入的铁丝等异物，可作为核心形成膀胱结石。

临床表现 常见症状为排尿中断、血尿、疼痛等，合并尿路感染往往有明显的膀胱刺激征。膀胱结石在排尿时如果堵塞尿道内口会造成排尿中断，但改变体位或晃动后结石又会滚动移开，患者可恢复排尿。结石的机械性刺激，可引起膀胱黏膜出血，形成肉眼血尿；膀胱结石机械性刺激也可引起膀胱区疼痛不适。合并尿路感染时，可有尿频、尿急等膀胱刺激征。

诊断 膀胱结石的诊断可以根据患者病史、影像学检查（超声、泌尿系统平片、静脉尿路造影、平扫CT等）诊断。

病史 典型的临床表现有排尿中断，以及与活动有关的疼痛和血尿，有助于该病的诊断。对于一些较大的膀胱结石，并不一定会有排尿中断的临床表现。

影像学检查 主要包括以下几个方面。

超声 可作为首选影像学检查，能显示膀胱内结石的高回声及其后方的声影。

腹部正位片及静脉尿路造影 泌尿系统平片能发现90%以上的不透X线结石，静脉尿路造影可以结合泌尿系统平片及膀胱造

影，充分评估尿路结石的位置和大小。

平扫 CT　能发现以上检查不能显示的膀胱结石，但存在费用以及辐射问题。

治疗　膀胱结石的治疗除了取出膀胱结石，还要处理引起膀胱结石的病因，如尿道狭窄扩张、经尿道前列腺电切等，必须实施个体化治疗。

体外冲击波碎石（extracorporeal shock wave lithotripsy，ESWL）

患者取俯卧位，冲击波聚焦对准膀胱结石进行体外冲击波碎石治疗，随后复查泌尿系统平片了解结石粉碎情况，增加饮水量促进碎石排出。

经尿道膀胱结石碎石术　尿道膀胱镜通过尿道进入膀胱，对膀胱结石进行腔内碎石，可采用气压弹道碎石、钬激光或超声碎石。主要用于处理结石负荷较小的膀胱结石，术中注意避免膀胱穿孔以及灌注压过大引起尿外渗等。

膀胱切开取石术　在耻骨上切开膀胱，取出膀胱内结石，随后缝合切口。适用于结石负荷较大的膀胱结石，能够显著缩短手术时间，避免长时间腔内碎石带来的膀胱穿孔、尿外渗等并发症。

（曾国华）

jīng niàodào pángguāng jiéshí suìshíshù

经尿道膀胱结石碎石术

（transurethral lithotripsy of bladder calculus）　利用内镜（膀胱镜或者输尿管镜）经尿道进入膀胱，对膀胱内的结石进行腔内碎石，随后取出体外的手术。

经尿道膀胱结石碎石术是一种经自然腔道的微创手术，不需要开刀即可取出患者体内的膀胱结石。该术式操作简单，安全性高，已广泛用于临床。

适应证　膀胱内直径 5cm 以下结石。

禁忌证　①严重心肺功能不全，无法耐受手术。②合并全身出血性疾病。③未控制的尿路感染。④尿道狭窄，内镜无法进入膀胱。⑤膀胱挛缩，容量过小。

术前准备　①明确病史：对于膀胱结石患者，应明确病史，患者是否有引起尿道狭窄、下尿路梗阻的因素，如既往尿道手术史、尿道外伤、留置导尿管等引起尿道狭窄，或老年男性患者存在前列腺增生等诱因。单纯去除膀胱结石，如果不解除诱因，膀胱结石将很快复发。②腹部正位片、B 超或盆腔 CT 等检查明确膀胱结石的大小，以及是否合并其他疾病，如膀胱憩室、前列腺增生等。③明确患者心肺功能，能否耐受手术，必要时请心血管内科、麻醉科等会诊，调整内科用药，确保患者能够耐受膀胱结石手术。④对于正在服用抗凝药、抗血小板药物，以及具有较高心血管风险的患者，需要考虑出血与心脑血管风险，术前应咨询心血管内科专科意见，调整用药或使用桥接。⑤监测患者血糖、血压、电解质水平等，调整至正常。⑥尿路感染控制：所有患者需要行尿常规检查以及中段尿培养，对于合并尿路感染的患者，根据药敏试验选择敏感抗生素治疗 1 周，控制尿路感染。

手术方法　利用内镜（膀胱镜或者输尿管镜）经尿道进入膀胱，对膀胱内的结石采用气压弹道碎石器、钬激光、超声碎石等碎石设备进行腔内碎石，将结石碎屑冲洗出体外或留在膀胱内待患者自行排出。

注意事项　①内镜以及碎石设备的选择：主要考虑医师的偏好以及医院的条件，但各种不同碎石设备碎石效率存在一定的差异，对膀胱黏膜的冲击力也不同，宜结合结石的大小、硬度和膀胱条件等综合考虑。②碎石过程中注意膀胱充盈程度，避免膀胱损伤穿孔以及尿外渗。③高效碎石，尽量缩短手术时间。

并发症　①感染：往往与术前未良好地控制尿路感染，以及术中高压灌注、膀胱充盈过度带来的感染扩散有关。尽早使用高规格的抗生素治疗是首要的处理方式，注意多器官功能的监测，必要时相应对症处理，按照脓毒症休克处理原则处理重症感染。②尿外渗：与术中膀胱损伤以及高压灌注有关。轻微的外渗只需留置导尿管引流膀胱，对于外渗严重、盆腔积液患者，需要盆腔留置引流管引流。③输尿管穿孔：暴力入镜和暴力取石容易引发。④出血：与术中膀胱黏膜损伤甚至膀胱穿孔有关。轻微的出血只需留置导尿管引流膀胱，待黏膜自行愈合，严重出血需要电凝止血或开放手术处理。⑤膀胱穿孔：与术中膀胱碎石带来的机械性损伤有关，术中高压灌注及膀胱过度充盈可加重损伤。轻微的膀胱损伤只需留置导尿管引流膀胱，待自行愈合；严重损伤需要手术修补，但很少见。

（曾国华）

pángguāng qiēkāi qǔshíshù

膀胱切开取石术

（cystolithotomy）　通过外科手术切开膀胱，并取出膀胱内结石的有创手术。在微创时代已经很少开展，但是对于一些巨大的膀胱结石，或合并疾病（如膀胱肿瘤、前列腺增生）需要一并外科处理的患者，开放手术行膀胱切开取石也是良好的手术方式。

适应证 ①直径>2cm的膀胱结石，或多发结石。②合并疾病（如膀胱肿瘤、前列腺增生）需要一并外科处理的膀胱结石。③因尿道狭窄、闭锁等造成逆行经尿道手术失败的膀胱结石。

禁忌证 ①严重心肺功能不全，无法耐受手术。②合并全身出血性疾病。

术前准备 见经尿道膀胱结石碎石术的术前准备。

手术方法 取耻骨上切口，逐层切开皮肤、肌层，切开膀胱，取出膀胱内结石，随后逐层关闭切口。

注意事项 ①术中可留置导尿管充盈膀胱，在腹膜外打开膀胱，避免腹膜及肠管的损伤。②逐层关闭膀胱切口，尤其是注意黏膜层的缝合。

并发症 ①尿外渗：与术中膀胱切口未关闭完全有关，一般留置导尿管引流待自行愈合即可。②出血：与术中血管损伤未良好处理有关，少见，必要时再次手术处理。

（曾国华）

niàodào jiéshí

尿道结石 （urethral calculus）

发生于尿道的结石。多来源于上尿路，上尿路结石排出过程中在尿道相对狭窄部位滞留形成尿道结石。男性患者中结石主要嵌顿于前列腺部的尿道、尿道舟状窝或尿道外口。

病因 大部分尿道结石是继发的，是由于肾结石、输尿管或膀胱结石排出过程中在尿道相对狭窄部位滞留形成；也有少数尿道结石原发于尿道狭窄、尿道黏膜损伤、尿道异物等。

临床表现 ①排尿困难：结石嵌顿于尿道可引起排尿困难、尿线变细或滴沥状，有时出现尿流中断，尿道结石引起完全性梗阻则发生急性尿潴留。②疼痛：结石所处部位有明显的疼痛，挤压时尤甚；后尿道结石有会阴和阴囊部的疼痛不适。排尿时尿道也有明显的疼痛，常放射至阴茎头部。③肿物：前尿道结石可于阴茎体部触及结节状肿物，尿道外口偶可见露出的部分结石。④尿道口流脓：尿道结石合并感染可有尿道口流脓。

诊断 根据病史、影像学检查（泌尿系统平片、平扫CT）等进行诊断。

病史 典型的临床表现有排尿困难，尿线变细或滴沥状，甚至急性尿潴留。男性前尿道结石可在体外扪及，挤压时有疼痛。

尿常规 可见较多红细胞和少量白细胞；合并感染时，白细胞增多明显，甚至可发现较多脓细胞。尿沉渣可发现草酸钙、尿酸晶体等。

超声 经直肠超声可发现后尿道结石。

治疗 应根据结石的大小及位置选择不同的方法来处理，尽量不做尿道切开取石，以免引起尿道狭窄。①较小的尿道结石如果位于前尿道，可压迫结石近端尿道，随后注入无菌液状石蜡，再轻轻向尿道远端推挤，至尿道外口时挤出或钳出。如果结石较大，推挤困难者，可选择输尿管镜下碎石后取出。处理切忌粗暴，避免远期尿道狭窄。②后尿道结石可用尿道膀胱镜直视下将结石轻轻地推入膀胱，镜下碎石后取出或由患者自行排出。

（曾国华）

jīng niàodào suìshíshù

经尿道碎石术 （transurethral lithotripsy）

利用内镜（膀胱镜或者输尿管镜）进入尿道，对尿道内的结石进行腔内碎石，随后取出体外的手术。

经尿道碎石术是一种经自然腔道的微创手术，不需要开刀即可取出尿道内结石。该术式操作简单、安全性高，已广泛用于临床。

适应证 无法自行排出的尿道结石。

禁忌证 ①严重心肺功能不全，无法耐受手术。②尿道狭窄，内镜无法进入尿道。

术前准备 ①腹部正位片或盆腔CT等检查明确尿道结石诊断。②明确病史：对于尿道结石患者，应明确病史，患者是否有引起尿道狭窄的因素，如既往尿道手术史、尿道外伤、留置导尿管等引起尿道狭窄等，另外是否存在尿道憩室可能。③尿路感染控制：所有患者需要行尿常规检查以及中段尿培养，对于合并尿路感染的患者，根据药敏试验选择敏感抗生素治疗1周，控制尿路感染。

手术方法 利用内镜（膀胱镜或者输尿管镜）进入尿道，对尿道内的结石进行腔内碎石，通常将尿道结石推入膀胱，在膀胱内进行碎石，随后将结石碎屑冲洗出体外或留在膀胱待患者自行排出。

注意事项 ①通常将尿道结石推入膀胱，在膀胱内进行碎石，避免对尿道黏膜的损伤引起远期尿道狭窄。②碎石过程中注意膀胱充盈程度，避免膀胱损伤穿孔以及尿外渗。

并发症 ①感染：往往与术前未良好地控制尿路感染，以及术中高压灌注、膀胱充盈过度带来的感染扩散有关。尽早使用高规格的抗生素治疗是首要的处理方式。②出血：与术中尿道黏膜损伤有关，出血轻微，一般无需特别处理，留置导尿管引流即可。③尿道狭窄：结石嵌顿以及术中损伤会引起远期尿道狭窄。

（曾国华）

mìniào jí nánxìng shēngzhí xìtǒng sǔnshāng

泌尿及男性生殖系统损伤

（genitourinary injury） 在外力作用下造成泌尿系统脏器解剖结构被破坏，继而引发一系列的临床表现。包括肾损伤、输尿管损伤、膀胱损伤、尿道损伤、阴茎损伤、睾丸损伤、附睾损伤及输精管损伤。

（王 平）

shèn sǔnshāng

肾损伤（renal injury） 由外伤导致的肾挫伤、肾裂伤或肾蒂损伤的疾病。肾损伤发病率约在每年 5/100 000，多见于男性青壮年，男女比例约为 3∶1，在泌尿系统损伤中仅次于尿道损伤。

病因 肾位置较深，位于脊柱两侧、腹膜后方，且有脂肪囊和周围组织结构的保护，受伤机会较少。按损伤病因不同，肾损伤分为开放性损伤和闭合性损伤。

开放性损伤 由弹片、枪弹、刀刃等锐器致伤，外伤复杂而严重，常伴有胸、腹部等其他组织器官外伤。

闭合性损伤 因直接暴力（如撞击、跌打、挤压、肋骨或横突骨折等）或间接暴力（如对冲伤、突然暴力扭转等）所致。

分类 根据肾损伤程度，美国创伤外科学会将肾损伤分为 5 级（表 1）。根据外伤程度，将闭合性损伤分为以下病理类型。

肾挫伤 仅局限于部分肾实质，形成肾瘀斑和/或包膜下血肿，肾包膜及肾盏肾盂黏膜完整。

肾裂伤 又分为两类。肾部

分裂伤：肾近包膜部位裂伤伴有肾包膜破裂，可致肾周血肿。若肾近集合系统部位裂伤伴有肾盏肾盂黏膜破裂，则可有明显血尿。肾全层裂伤：肾实质深度裂伤，外及肾包膜，内达肾盏肾盂黏膜，常引起广泛的肾周血肿、血尿和尿外渗。肾横断或碎裂时，可导致部分肾组织缺血。

肾蒂损伤 比较少见。肾蒂或肾段血管的部分或全部撕裂，可引起大出血、休克。由于此类外伤引起肾急剧移位，肾动脉突然被牵拉，致血管内膜断裂，形成血栓，易造成肾功能丧失。

对于Ⅲ级损伤，如双侧肾损伤，应评为Ⅳ级。

临床表现 肾损伤的临床表现与损伤类型和程度有关，常不相同。可出现镜下血尿或轻度肉眼血尿，若肾近集合系统部位裂伤伴有肾盏肾盂黏膜破裂，则可有明显的血尿，肾全层裂伤则呈大量全程肉眼血尿。肾包膜下血肿、肾周围软组织损伤、出血或尿外渗可引起患侧腰、腹部疼痛，血液、尿液进入腹腔或合并腹内脏器损伤时，可出现全腹疼痛和腹膜刺激征，血块通过输尿管时可发生肾绞痛。血液、尿液进入肾周围组织可使局部肿胀，形成肿块，有明显触痛和肌肉强直。

严重肾裂伤、肾蒂血管破裂或合并其他脏器外伤时，因外伤和失血常发生休克，可危及生命。血肿吸收可致发热。另外，肾损伤所致肾周血肿、尿外渗易继发感染，甚至造成肾周脓肿或化脓性腹膜炎，伴全身中毒症状。

诊断 根据病史及临床表现，结合辅助检查，该病诊断多较明确。超声检查可作为肾损伤的初筛检查。增强 CT 是肾损伤影像学检查的"金标准"，能迅速准确地了解肾实质损伤情况、尿外渗和肾周血肿范围；动脉相和静脉相扫描可以显示血管损伤情况；注射造影剂 10～20 分钟后重复扫描可显示集合系统损伤情况，是肾损伤临床分级的重要依据，同时还可了解对侧肾功能、肝、脾、胰及大血管情况，必要时可重复 CT 检查评估伤情变化。

鉴别诊断 ①腹腔脏器损伤：可与肾损伤并发，表现出血、休克等危急症状，但有明显的腹膜刺激征；腹腔穿刺抽出血性液体；尿液检查无红细胞；超声检查肾无异常发现；尿路造影肾盂肾盏形态正常，无造影剂外溢征象。②肾梗死：表现腰痛、血尿，X线检查可有肾包膜下血肿征象，但往往有心血管疾病或肾动脉硬化的病史；血清乳酸脱氢酶、谷

表 1 美国创伤外科学会肾损伤分级

分级	类型	表现
Ⅰ	挫伤	镜下或肉眼血尿，泌尿系统检查正常
	血肿	包膜下血肿，无实质损伤
Ⅱ	血肿	局限于腹膜后肾区的肾周血肿
	裂伤	肾实质裂伤深度不超过 1.0cm，无尿外渗
Ⅲ	裂伤	肾实质裂伤深度不超过 1.0cm，无集合系统破裂或尿外渗
Ⅳ	裂伤	肾损伤贯穿肾皮质、髓质和集合系统
	血管损伤	肾动脉、静脉主要分支损伤伴出血
Ⅴ	裂伤	肾破裂
	血管损伤	肾门血管撕裂、离断伴肾无血供

草转氨酶及碱性磷酸酶升高；静脉尿路造影肾显影迟缓或不显影。

治疗 肾损伤的处理与外伤程度直接相关。轻微肾挫伤一般症状轻微，经短期休息可以康复，大多数患者属于此类。多数肾部分裂伤可行保守治疗或者介入栓塞治疗，仅少数需手术治疗。有大出血、休克的患者需迅速给予抢救措施，观察生命体征，进行输血、补液等抗休克治疗，同时明确有无合并其他器官损伤，作好手术探查的准备。

保守治疗 适用于Ⅰ级、Ⅱ级、Ⅲ级肾损伤。保守治疗包括绝对卧床2~4周。密切观察患者生命体征、腰腹部体征、尿液颜色变化，定期检测血红蛋白和血细胞比容，必要时复查CT。及时补充血容量和能量，维持水、电解质平衡，保持足够尿量，必要时输血。早期足量合理应用抗生素预防感染。合理使用镇痛、镇静和止血药物。

手术治疗 开放性肾损伤，严重肾部分裂伤、肾全层裂伤及肾蒂血管损伤者需尽早行手术探查。在保守治疗期间发生以下情况，也需施行手术治疗：①经积极抗休克后生命体征仍未见改善，提示有活动性内出血。②血尿逐渐加重，血红蛋白和血细胞比容继续降低。③腰、腹部肿块明显增大。④怀疑有腹腔其他脏器损伤。对于肾裂伤范围较局限、肾血液循环无明显障碍者，可行单纯的肾修补术。若存在失活肾组织者，选择肾部分切除术，肾实质损伤无法修补时可行肾切除术。另外，除孤立肾和双侧肾损伤外，肾血管损伤也推荐行肾切除术。

介入治疗 适用于肾损伤合并出血但血流动力学稳定，由于其他损伤不适宜开腹探查或延迟性再出血。对于对侧肾缺如、对侧肾功能不全的肾损伤患者，可选择超选择性肾动脉栓塞术进行止血。

并发症 尿外渗与尿性囊肿、迟发型出血、肾周脓肿、损伤后高血压、外伤后肾积水、动静脉瘘和假性动脉瘤。腹膜后尿性囊肿或肾周脓肿需穿刺引流或切开引流；输尿管狭窄、肾积水需施行成形术或肾切除术；恶性高血压要做血管狭窄处扩张或肾切除术；持久性血尿且较严重者可施行选择性肾动脉分支栓塞术。

（王 平）

shèn xiūbǔshù

肾修补术（renorrhaphy） 肾受外力损伤后，清理肾破损组织和积血，并填补和缝合残留肾缺损组织，达到肾修整、恢复肾完整性目的的手术。

适应证 肾裂伤裂口整齐，肾血液循环良好者，可行肾裂伤修补术。

禁忌证 无法耐受手术者。

术前准备 ①积极抗休克治疗，备血，供术中使用。②留置导尿管。

手术步骤 ①切口的选择：如有合并腹腔脏器损伤的可能，应选经腹部正中切口，以便探查腹腔并进行相应的处理。如手术前能肯定无其他脏器损伤且对侧肾正常者，则采用第11肋间切口或第12肋下缘切口显露肾。②肾血管显露及控制：先游离肾蒂，备无损伤血管钳阻断肾蒂血流，再依层切开显露肾周筋膜，清除血肿，游离肾。有时可用手指夹持肾制止出血。③修补肾盂肾盏裂伤：控制出血后，进一步切开肾脂肪囊，显露出裂伤部位并仔细探查裂伤的深度，可吸收线缝合肾盂或肾盏断端以及断面出血

点。④缝合肾实质：贯穿肾实质缝扎肾裂口，缝合肾包膜以覆盖肾创面。⑤于肾下方将肾周筋膜前后两层缝合，以固定肾。关闭切口，放置引流管。

注意事项 术中应注意：①切开肾周筋膜及肾脂肪囊后，肾周血肿的压力突然解除，出血可加重，常发生血压下降，此时应加强输血。②在未游离出肾蒂并看清肾蒂之前，不可盲目钳夹，以免损伤周围脏器。③阻断肾蒂不得用一般血管钳或肾蒂钳，以免损伤血管内膜导致肾血液循环障碍。术后应注意：①术后早期应注意切口有无出血，有无血尿，记录出入量。②加强抗感染治疗。

并发症 肾修补术后的主要并发症为继发性出血和尿瘘。有时亦可因肾缺血发生肾性高血压。

（王 平）

shèn sǔnshāng shèn bùfen qiēchúshù

肾损伤肾部分切除术（partial nephrectomy） 切除部分肾实质的手术。

适应证 肾一极严重损伤无法修补，或一极严重损伤，其他部位有裂伤但可修补者。

禁忌证 无法耐受手术者。

术前准备 ①积极抗休克治疗，备血，供术中使用。②留置导尿管。

手术步骤 ①体位及切口：健侧卧位，采用第11肋间切口或第12肋下缘切口显露肾。②肾血管显露及控制：仔细分离肾门，显露肾动脉与肾静脉。用无创血管钳阻断肾动脉，控制出血。③切除损伤部分：在肾极边缘横行切开肾包膜并向两旁剥离，显露需切除的平面，切除损伤部分。④缝合肾盂肾盏：可吸收线间断或连续缝合破损的黏膜层。⑤解除阻断，断面止血，将余肾放回原

位，并将肾包膜与附近腰肌缝合做肾固定术，以防肾扭转。⑥关闭切口，肾周留置引流管1根。

注意事项 术中应注意：①为防止形成尿瘘，术前必须通过肾盂造影或增强CT明确肾盂输尿管连接部有无梗阻。②防止肾盂内凝结血块，并在缝合肾盂、肾盏壁之前予以清除；严密关闭集合系统。③断面需彻底止血后才可移去肾蒂血管钳。④对于肾包膜缺损者，可用带蒂大网膜瓣包裹肾，以促进其愈合及预防切面继发性出血。术后应注意：①术后第1年内，每2个月复查肾功能。②适当活动，避免术侧腰部受伤和保护健侧肾功能。

并发症 主要为继发性出血和尿瘘。

（王　平）

shèn qiēchúshù

肾切除术（nephrectomy） 切除整个肾的手术。

适应证 ①肾严重裂伤，尤其是贯通性火器伤，大量出血无法控制者。②严重肾蒂损伤或肾血管破裂无法修补或重建者。③肾损伤后肾血管已有广泛血栓形成，肾血液循环严重障碍者。④肾盂撕裂或输尿管断裂无法修补或吻合者。⑤肾损伤后感染、坏死及继发性大出血。⑥肾损伤的晚期并发症，如肾盂输尿管狭窄及肾积水并发顽固肾盂肾炎、脓肾、经久不愈的尿瘘、瘢痕肾、萎缩肾并发肾性高血压或肾无功能，合并肾结石无法保留肾者。

禁忌证 ①孤立肾者。②不了解对侧肾功能者。

术前准备 ①积极抗休克治疗，备血供术中使用。②留置导尿管。③经腹腔手术者一般应置胃肠减压管。

手术步骤 ①体位与切口。平卧位，腹部正中或旁正中切口。②游离肾。一般从肾外侧缘开始，向背侧、下极、腹侧、上极游离，由浅入深到达肾蒂。③显露肾蒂血管，结扎肾动、静脉。④切断输尿管，取出肾。⑤关闭切口，肾窝留置引流管1根。

注意事项 术中应注意：①肾严重损伤、出血相当猛烈，术中应先控制肾蒂血管后，再切开肾周筋膜。②注意肾蒂血管滑脱、下腔静脉撕裂和异位肾血管损伤等，避免大出血。③处理肾蒂是肾切除术的关键步骤。最好在直视下分别结扎和切断肾动、静脉。④周围脏器损伤。包括十二指肠、肾上腺、脾及腹膜、胸膜损伤等。术后应注意：①密切注意全身情况，注意水、电解质平衡。②记录出入量，尿量少或无尿者应注意寻找原因。常见导致无尿的原因：术中长期低血压导致对侧肾血管反射性痉挛；对侧梗阻性无尿；对侧肾功能不全；术中毒素被吸收发生休克亦可致少尿或无尿。

并发症 肾切除术后的主要并发症为继发性出血和感染。

（王　平）

shūniàoguǎn sǔnshāng

输尿管损伤（ureteral injury）
由外界暴力、医源性操作或放射治疗等所致的影响输尿管完整性和功能的疾病。根据输尿管损伤程度，分为输尿管黏膜撕脱、输尿管穿孔和输尿管离断。

病因 输尿管损伤可由以下原因引起。

外伤性损伤 外界暴力所致的输尿管损伤相对少见，损伤时常伴有其他脏器损伤或贯通伤，以致输尿管损伤征象被掩盖。

手术损伤 包括下腹部和盆腔手术损伤，可为结扎、钳夹、切开、切断、撕裂及部分切除，或损害输尿管血供而致管壁缺血、坏死及穿孔。

器械损伤 泌尿外科输尿管逆行插管及输尿管镜术中的器械损伤，常与术中操作粗暴有关，有过结石、创伤或感染性炎症的输尿管因壁层溃疡或组织较脆弱而较易受损伤。

放射性损伤 盆腔器官肿瘤高强度放疗，如宫颈癌放疗后引起输尿管管壁水肿、出血、坏死、尿瘘形成或纤维瘢痕组织形成，引起输尿管梗阻。

临床表现 输尿管穿孔、裂伤、离断等情况，均可能导致尿液外渗。尿液渗入腹膜后腔可引起腰背及腹部疼痛，腰部肌肉痉挛及明显压痛和叩击痛；向下蔓延至直肠周围间隙可导致里急后重；尿液渗入腹腔可引起尿性腹膜炎，导致腹膜刺激征；尿液经输尿管与阴道、直肠等腔道形成的瘘管渗出则形成尿瘘。血尿的严重程度与输尿管损伤程度之间并无关联。出现输尿管结扎、完全离断等严重损伤的患者，患者可不出现血尿或仅表现为轻度血尿。输尿管损伤引起尿外渗常伴随局部及全身的感染症状。感染局限的患者常出现局部疼痛、发热、脓肿形成等。一旦感染未能及时控制引起全身症状，患者可出现寒战、高热、呼吸急促、神经精神症状等尿源性脓毒症表现，严重者甚至出现脓毒症休克症状。输尿管损伤常引起上尿路梗阻。非完全性梗阻的患者可表现为患侧肾盂、肾盏积水、梗阻上段输尿管扩张、腰部胀痛等。而完全性梗阻的患者除上述症状外，可表现为患侧肾功能严重受损。对于孤立肾或双侧输尿管完全梗阻的患者，还可表现为无尿、肾衰竭等症状。

诊断 根据病史及临床表现，术中可静脉注射靛洋红或肾盂注射亚甲蓝溶液，膀胱镜观察有无蓝色尿液漏出，结合影像学检查、泌尿系统增强 CT 或静脉尿路造影，该病多可明确诊断。

鉴别诊断 ①膀胱-阴道瘘：经导尿管注入亚甲蓝溶液至膀胱，膀胱-阴道瘘时，阴道内有蓝色液体流出；输尿管-阴道瘘时，阴道内流出液仍为澄清的。②急性肾小管坏死：结扎双侧输尿管引起的无尿应与之鉴别，根据病史及体征可做出初步诊断，必要时做膀胱镜检查及双侧输尿管插管，以明确有无梗阻存在。

治疗 开放性输尿管损伤的处理原则：如有休克等严重合并症时应先抗休克，处理其他严重的合并外伤，而后再处理输尿管损伤。输尿管损伤的治疗原则：重建输尿管，恢复尿路连续性和完整性，减少并发症发生，保护肾功能。

输尿管黏膜损伤或撕脱 一般的黏膜损伤不做特殊处理。如为输尿管黏膜撕脱，则植入输尿管支架，术后密切随访是否有输尿管狭窄。

输尿管穿孔 一种较为常见的、轻度的输尿管损伤，留置输尿管支架即可。

输尿管离断或部分缺损 若输尿管离断部位较高，两断端对合后无张力者可施行端-端吻合术。下 1/3 段外伤，部分缺损宜做输尿管-膀胱吻合术或膀胱壁瓣输尿管下段成形术。若输尿管缺损过多，按具体情况选做输尿管皮肤造口术或自体肾移植术甚至回肠代输尿管术。

并发症 包括以下几个方面。

近期并发症 肉眼血尿、腰痛、肾积水、急性肾功能损伤，尿液漏出，可能导致局部炎症、感染，严重时可能引起发热、菌血症等全身感染症状，严重时可出现脓毒症休克。

远期并发症 输尿管损伤后，局部瘢痕形成，管腔狭窄，导致肾积水及肾功能损害。长期肾积水严重影响患侧肾功能，最终可能导致患侧肾功能丧失。漏出的尿液在局部包裹形成尿液囊肿或脓肿，不仅造成输尿管梗阻，引起肾积水，导致永久的肾功能管损害，而且长时间漏尿导致的炎症能够侵蚀周围的组织器官，最终形成腹壁瘘、会阴瘘、阴道瘘、肠瘘等，需要进一步手术治疗。

预后 输尿管损伤的预后与手术的时机以及手术方式有着密切关系，及时发现输尿管损伤，并采取合理的治疗方式，通常恢复良好，无输尿管狭窄、肾积水、肾功能损害等并发症发生。若诊断不及时，手术方式选择欠妥当，则可能造成尿瘘、永久的肾功能损害等严重的并发症。

(刘春来)

shūniàoguǎn zhījià zhìrùshù

输尿管支架置入术 （ureteral stent placement）

留置输尿管支架于输尿管中的手术。

适应证 轻微的输尿管损伤、输尿管穿孔可以放置输尿管支架治疗。

禁忌证 无手术绝对禁忌证。

术前准备 禁食水，酌情预防性应用抗生素。

手术步骤 患者截石位，输尿管镜直视下入膀胱。直视下将导丝插入输尿管，输尿管镜直视或彩超下确认导丝到达肾盂内部。植入输尿管支架：经导丝留置输尿管支架一枚，观察下端卷曲良好。退镜，留置导尿管。

注意事项 直视下留置导丝并确定导丝上端进入肾盂内，避免导丝从穿孔处穿出。

并发症 包括血尿、腰腹部不适，严重者出现泌尿系统感染。

(刘春来)

shūniàoguǎn-shūniàoguǎn wěnhéshù

输尿管-输尿管吻合术 （ureteroureterostomy）

输尿管病变段切除后将输尿管两断端吻合的手术。

适应证 输尿管断裂、坏死、缺损或保守治疗失败。

禁忌证 ①输尿管损伤后，局部有严重感染者。②输尿管缺损太长难以做输尿管-输尿管吻合手术者。③有严重的凝血功能障碍者。

术前准备 ①有休克者应先抗休克治疗。②留置导尿管或肾造口，减轻尿外渗。

手术步骤 ①体位及切口选择：按不同的损伤位置采取不同的手术入路，若腹膜后有大量血肿及尿外渗，并可能遗漏腹腔脏器损伤，宜经腹探查。②探查：经腹探查时，仔细检查腹部其他脏器有无损伤，并进行相应处理。③游离两端输尿管：切断损伤组织后，在两断端相反位置的管壁纵行切开约 0.8cm，减去切缘尖角部分，形成宽阔的斜行吻合口。④留置输尿管支架：使用双 J 管作为肾盂输尿管支架引流，若有必要可放置 2 条双 J 管及留置肾盂造口管。⑤输尿管断端做间断缝合，用脂肪组织覆盖输尿管吻合口。⑥逐层关闭腹膜、腹壁切口，放置引流管。

注意事项 术中应注意：①输尿管吻合部位应妥善处理，吻合后两输尿管向下成角或屈曲，可致输尿管不通畅或反常循环。②输尿管吻合部位不应张力太大。

术后应注意：①应用抗生素预防感染。②输尿管支架于术后4~6周，经静脉肾盂造影证实无梗阻或漏尿时，于膀胱镜下将其拔除。

并发症 包括吻合处感染、术后输尿管狭窄等。

（刘春来）

shūniàoguǎn-pángguāng wěnhéshù

输尿管-膀胱吻合术（ureteoneocystostomy）

将输尿管与膀胱进行吻合，恢复排尿通道的手术。

适应证 输尿管下段损伤及损伤后所致的输尿管狭窄，输尿管-阴道瘘等，可行输尿管膀胱吻合术。

禁忌证 无绝对禁忌证。

术前准备 ①常规准备。②如果手术区以上已有扩张及尿液感染，则根据情况考虑是否需要暂时性的尿流改道。

手术步骤 包括以下几个方面。

开放手术 ①体位及切口：麻醉满意后平卧位，取低位耻骨上横切口。②探查：探查腹腔脏器是否有损伤。③显露：于输尿管断端插入8号导尿管达肾盂部，留作支架引流之用。将输尿管下段游离8~10cm长，注意保存其血液供应。游离同侧膀胱底部。注入生理盐水使膀胱呈半充盈状态，在膀胱壁上做长约3cm的纵行切口切开肌层后，做黏膜下剥离，使有足够位置形成黏膜下输尿管隧道。④用尖刀于膀胱切口远侧做一黏膜小戳孔。⑤将输尿管末端前壁劈开，使吻合口成斜行。可吸收线将其与膀胱黏膜切口创缘间断缝合。然后间断缝合膀胱肌层，将输尿管包埋在膀胱黏膜下，固定输尿管外膜于周围膀胱壁。⑥放置引流：留置导尿管引流膀胱。输尿管吻合口附近

置腹膜外双腔负压引流管。⑦缝合腹膜及腹壁切口。

腹腔镜手术 ①体位及套管穿刺位置：麻醉满意后仰卧位，头低脚高。脐下1.5cm切口，气腹针穿刺进入腹腔，建立气腹，由该切口置入10mm套管。另在左右腹直肌外缘分别留置10mm套管。②探查腹腔脏器是否有损伤，必要时行相应处理。③游离输尿管至膀胱入口处后离断。④在原输尿管上方，膀胱后侧壁切开膀胱。⑤将输尿管近端修剪后，成斜面吻合于膀胱壁，并留置输尿管支架。将输尿管置入后腹腔。⑥放置引流，撤出穿刺套管，缝合切口。

注意事项 术中应注意：①探查有无合并伤至为重要。②注意输尿管与膀胱吻合后张力不应太大。术后应注意：①注意保持导尿管引流通畅。②加强抗生素治疗，避免感染。

并发症 输尿管-膀胱吻合术的并发症是出现尿瘘，瘘孔有可能于2个月内自行愈合，否则可于术后2~3个月再施行手术修补瘘孔。

（刘春来）

pángguāng sǔnshāng

膀胱损伤（bladder injury）

由外伤导致的膀胱挫伤或者膀胱破裂。

病因 膀胱空虚时位于骨盆深处，受到周围筋膜、肌肉、骨盆及其他软组织的保护，除贯通伤或骨盆骨折外，一般不易发生膀胱损伤。膀胱损伤可由以下原因引起。

外伤性膀胱破裂 膀胱在充盈状态下，骨盆骨折或下腹部受外力撞击引起。

医源性膀胱破裂 发生于下腹部或盆腔手术、妇产科手术及腔镜手术或检查时。

自发性膀胱破裂 多有病理性膀胱因素存在，如肿瘤、结核、放疗或多次手术。

膀胱贯通伤 锐器刺伤、枪弹伤或骨盆碎片导致。

分类 按照美国创伤外科学会分级标准，把膀胱损伤分为5级（表1）。

根据膀胱裂口与腹膜的关系可以分为腹膜外破裂、腹膜内破裂和混合性破裂。

腹膜外破裂 较常见，多发生于骨盆骨折时，常伴有尿道损伤。单纯膀胱壁破裂，而腹膜完整，破裂口多在前壁，尿液极易外渗入膀胱周围组织及耻骨后间隙，沿骨盆筋膜到盆底，或沿输尿管周围疏松组织蔓延到肾区。

腹膜内破裂 膀胱壁破裂伴腹膜破裂，破裂位置在膀胱顶邻近腹膜的区域，裂口与腹腔相通，

表1 美国创伤外科学会膀胱损伤分级

分级	类型	表现
I	挫伤	膀胱壁血肿
	裂伤	未穿透膀胱壁
II	裂伤	腹膜外膀胱壁裂口长度<2cm
III	裂伤	腹膜外膀胱壁裂口长度>2cm 或腹膜内膀胱壁裂口长度<2cm
IV	裂伤	腹膜内膀胱壁裂口长度>2cm
V	裂伤	腹膜外或腹膜内膀胱壁裂口扩大至膀胱颈或输尿管口

尿液由此进入腹腔，引起腹膜炎。

混合性破裂 此型约占10%，常合并多脏器损伤，死亡率高，火器或利器所致贯通伤是其主要原因。

临床表现 膀胱挫伤可无明显症状，或仅有下腹部的隐痛不适及轻微血尿，有时因膀胱黏膜受刺激而出现尿频，短期内可自行消失。膀胱全层破裂时症状明显，腹膜外型或腹膜内型各有其特殊的表现。主要表现是肉眼血尿，尿液流至膀胱周围或腹腔时，患者有尿意，但不能排尿或仅排出少量血尿。腹膜外破裂时，尿外渗及血肿可引起下腹部疼痛、压痛及肌紧张，直肠指诊可触及直肠前壁饱满并有触痛。腹膜内破裂时，尿液流入腹腔常引起急性腹膜炎症状；如果腹腔内尿液较多，则短时间内出现氮质血症。开放性损伤可有体表伤口漏尿；如与直肠、阴道相通，则经肛门、阴道漏尿。闭合性损伤在尿外渗感染后破溃，可形成尿瘘。骨盆骨折所致剧痛、大出血常引起休克。

诊断 根据外伤病史，腹痛、血尿和排尿困难等临床表现，可初步判断。结合导尿试验，如液体出入量差异大，提示膀胱破裂。膀胱造影进一步明确诊断，排尿期摄片发现造影剂漏至膀胱外。腹膜外破裂可见膀胱周围软组织造影剂呈火焰样浓集，腹膜内破裂则显示造影剂衬托的肠祥和腹腔内脏器官的轮廓。

鉴别诊断 ①男性尿道损伤：多发生在骨盆骨折或骑跨伤，患者可有休克、排尿困难和尿道出血。尿道口溢血，阴道或直肠双合诊检查可触及前列腺向上移位，必要时需手术探查方能确诊。②急性腹膜炎：有腹痛、腹肌紧

张、压痛、反跳痛等，一般没有外伤史，先有原发病的临床表现以后再发展成腹膜炎，没有排尿困难和尿外渗等症状，导尿和/或膀胱造影可鉴别。③腹腔脏器损伤：主要为肝脾破裂，表现为腹痛、出血性休克等危急症状。有明显的腹膜刺激征和体征，无排尿困难和血尿症状。腹腔穿刺抽出血性液体，尿液检查无红细胞。行导尿、膀胱内注水试验或膀胱造影将有助于鉴别诊断。

治疗 膀胱破裂的治疗应该根据损伤的不同类型和程度选择治疗方案。紧急处理包括抗休克治疗如输液、输血、镇痛及镇静。尽早合理使用抗生素预防感染。

保守治疗 适用于膀胱挫伤或无其他严重合并伤的腹膜外破裂，给予留置导尿管2周。

手术治疗 适用于累及膀胱颈部、膀胱壁中有骨碎片或伴随直肠损伤的腹膜外破裂和腹膜内破裂。对于需手术探查的其他损伤，则腹膜外破裂也应行膀胱修补术以减少感染并发症（特别是膀胱周围脓肿）的发生。腹膜内破裂手术时需对其他脏器进行探查，术中如发现尿性囊肿，必须彻底引流，同时行膀胱腹膜内破裂缝合修补。修补膀胱后可酌情留置导尿管或膀胱造口。

并发症 主要是盆腔和腹腔脓肿形成，可于超声引导下行定位穿刺引流。术后预防并发症的关键是应用抗生素、保持膀胱引流通畅。

预后 若得到及时诊断和治疗，没有严重合并损伤及并发症，通常预后较好。少数外伤严重者，若治疗不及时，引起急性腹膜炎、尿瘘等并发症；若膀胱损伤合并严重的全身多组织器官损伤、多发骨折、无法控制的大出血、继

发感染等，可危及生命。部分患者膀胱破裂愈合后，可出现膀胱憩室、小膀胱、肠粘连、膀胱尿道出口狭窄、逆行射精、膀胱-阴道瘘、膀胱-直肠瘘等并发症。

（刘屹立）

pángguāng xiūbǔshù

膀胱修补术（bladder repair）缝合膀胱裂口的手术。

适应证 累及膀胱颈部、膀胱壁中有骨碎片或伴随直肠损伤的腹膜外膀胱破裂；腹膜内膀胱破裂；所有由枪弹、锐器和骨片导致的膀胱贯通伤。

禁忌证 无绝对禁忌证。

术前准备 术前有休克者应先抗休克治疗；留置导尿管引流尿液，以减少尿外渗；应用抗生素，防治感染。

手术步骤 包括以下几个方面。

开放手术（耻骨上下腹部正中切口） ①体位及切口：麻醉满意后平卧位，头低脚高，固定体位。行耻骨上下腹部正中切口。②显露膀胱：沿切口方向切开皮肤、腹白线后，于膀胱周围做钝性分离，吸出外渗的尿液。③显露腹膜，反推腹膜显露膀胱。清除膀胱周围血肿，吸除外渗尿。④探查：如必要应切开腹膜探查腹腔脏器，最后探查膀胱，如发现向腹腔穿破的膀胱创口，应将创口周围的腹膜游离，把膀胱创缘修整整齐并止血。⑤分层修补腹膜和膀胱壁：缝合腹膜裂口后，可吸收线做全层间断或连续缝合膀胱。留置导尿管后膀胱内注水试验检测修补处是否漏尿。⑥按具体情况做膀胱造口。⑦放置引流：彻底冲洗创口后于耻骨后间隙放置引流管1根。⑧逐层缝合腹壁切口。

腹腔镜手术 ①体位及套管穿刺位置：麻醉满意后仰卧位，

臀部垫高，头低足高。五点穿刺法放置套管。②探查腹腔内脏器是否有损伤，必要时行相应处理。③探查膀胱：横行切开膀胱腹膜，游离损伤区膀胱，清除膀胱周围血肿及渗尿。通过导尿管注水寻找膀胱裂口，把膀胱创缘修整整齐并止血，可吸收线做全层连续缝合。膀胱内注水试验检测修补处是否漏尿。④按具体情况做膀胱造口或留置导尿管。⑤连续缝合腹膜。⑥留置盆腔引流，撤出穿刺套管，缝合切口。

注意事项 术中应注意：①探查有无合并伤至为重要。②寻找膀胱裂口是修补手术的关键。若发生膀胱颈撕裂，须用可吸收缝线准确修复，以免术后发生尿失禁。③修补膀胱裂口时需将裂口周围的挫伤组织剪除，以利愈合。术后应注意：①妥善固定膀胱造口管，并保持引流通畅。②应用抗生素预防感染。

并发症 膀胱修补术后的主要并发症为感染。预防并发症的关键是保持导尿管或引流管通畅。

(刘屹立)

niàodào sǔnshāng

尿道损伤（urethral injury）

由于直接或间接暴力，导致尿道的挫伤、撕裂伤以及断裂等损伤的疾病。是泌尿系统最常见的损伤，多发生于青壮年男性，约占97%，女性尿道损伤仅占约3%。在解剖上，男性尿道以尿生殖膈为界，分为前、后两段，前尿道包括球部和阴茎部，后尿道包括前列腺部和膜部。其中球部和膜部损伤最为多见。男性尿道损伤是泌尿外科常见急症，早期处理不当会产生尿道狭窄、尿瘘等并发症。男性前尿道损伤和男性后尿道损伤各具特点。

(张西玲)

nánxìng qiánniàodào sǔnshāng

男性前尿道损伤（male anterior urethral injury）

由于直接或间接暴力，导致男性前尿道的挫伤、撕裂伤以及断裂等损伤的疾病。多发生于尿道球部。根据损伤程度可分为挫伤、裂伤和断裂。尿道挫伤时仅有局部水肿和出血。尿道裂伤时尚有部分尿道壁完整，但愈合后往往出现瘢痕性尿道狭窄。尿道断裂时损伤处完全离断，断端退缩分离，可出现尿潴留以及尿外渗。

病因 男性前尿道损伤的主要致伤原因：①钝性损伤。绝大多数的前尿道损伤是由跌落、打击或交通意外引起，其中以骑跨伤较为常见，致伤原因是会阴部遭到撞击或撞击到硬物上，将尿道球部挤压在耻骨联合的下缘所致。②医源性损伤。各种经尿道内镜的应用，甚至留置导尿管等操作都有可能引起前尿道损伤。③开放性损伤。主要见于枪伤以及锐器刺伤，损伤可同时伴有睾丸或直肠损伤。④性交时损伤。性交时因暴力导致阴茎海绵体折断伤的患者可伴发阴茎部尿道损伤。⑤缺血性损伤。使用阴茎夹控制尿失禁的截瘫患者，由于阴茎感觉的降低和缺失会引起阴茎和尿道的缺血性损伤。

临床表现 尿道出血为前尿道损伤最常见的症状，损伤后即有鲜血自尿道外口滴出或溢出。局部常有疼痛及压痛，也常见排尿痛，并向阴茎头部及会阴部放射。尿道骑跨伤可引起会阴部、阴囊处肿胀、瘀斑及蝶形血肿。尿道裂伤或断裂时，可引起排尿困难或尿潴留，因疼痛而导致的括约肌痉挛也可引起排尿困难。尿道裂伤或断裂后，尿液可从裂口处渗入周围组织，造成尿外渗，

如不及时处理或处理不当，可发生广泛皮下组织坏死、感染及脓毒症。开放性损伤，则尿液可从皮肤、肠道或阴道创口流出，最终形成尿瘘。

诊断 根据病史、典型症状及血肿、尿外渗分布的区域，可确定诊断。诊断性导尿可用于了解尿道的完整性和连续性。如一次导尿成功，提示尿道损伤不严重，可保留导尿管引流尿液并支撑尿道，应注意固定导尿管。如一次插入困难，说明可能有尿道裂伤或断裂，不应勉强反复尝试，避免出现二次损伤。逆行尿道造影可显示尿道损伤部位及程度，尿道挫伤无造影剂外溢；如有外溢则提示部分裂伤；如造影剂未进入后尿道而大量外溢，提示尿道有严重裂伤或断裂。

鉴别诊断 结合病史及相关检查即可明确诊断，无需鉴别。

治疗 包括以下几个方面。

紧急处理 尿道球部海绵体严重出血可致休克，应立即压迫会阴部止血，并进行抗休克治疗，宜尽早施行手术。

尿道挫伤 因尿道连续性尚存在，不需特殊治疗，可止血、镇痛，同时应用抗生素预防感染，必要时插入导尿管引流尿液1周。

尿道裂伤 如导尿管插入顺利，可留置导尿管引流2周左右。如插入失败，可能有尿道部分裂伤，应立即行经会阴尿道修补术，并留置导尿管2~3周。

尿道断裂 尿道球部远端和阴茎部的尿道完全性断裂，会阴、阴茎、阴囊内会形成大血肿，应及时经会阴切口予以清除，然后行尿道端-端吻合术，留置导尿管3周。条件不允许时也可仅做耻骨上膀胱造口术。

并发症 ①尿外渗：应尽早

在尿外渗的部位做多处皮肤切口深达浅筋膜以下，置多孔引流管引流，同时做耻骨上膀胱造口，3个月后再修补尿道。②尿道狭窄：狭窄轻者定期行尿道扩张即可。如狭窄严重引起排尿困难，可行内镜下尿道内切开。如出现尿道闭锁，行经会阴狭窄段切除尿道端-端吻合术，常可取得满意疗效。③尿瘘：如果尿外渗未能及时得到引流，可形成尿道周围脓肿，脓肿破溃可形成尿瘘。前尿道狭窄所致尿瘘多发生于会阴部或阴囊部，应在解除狭窄的同时切除或清理瘘管。

(张西玲)

nánxìng hòuniàodào sǔnshāng

男性后尿道损伤（male posterior urethral injury）

由于外力导致男性后尿道的挫伤、撕裂伤以及断裂等损伤的疾病。主要是骨盆骨折引起的损伤。

病因 ①钝性损伤：主要为与骨盆骨折有关的尿道损伤，发生原因包括交通事故、高空坠落等。在此类损伤中，单独的尿道损伤很少，多合并骨盆骨折和其他脏器损伤。②医源性损伤：发生于尿道内器械操作或手术，通常为部分尿道撕裂。③贯穿性损伤：枪伤、刀刺伤等。

临床表现 骨盆骨折所致后尿道损伤一般较严重，常因骨盆骨折合并大出血，引起创伤性、失血性休克。下腹部疼痛，局部肌紧张，并有压痛。随着病情发展，会出现腹胀及肠鸣音减弱。尿道撕裂或断裂后，尿道的连续性被中断或血块堵塞，常引起排尿困难和尿潴留。后尿道损伤的尿外渗一般进入耻骨后间隙和膀胱周围，但当尿生殖膈撕裂时，会阴、阴囊部会出现血肿及尿外渗。尿道外口常无流血或仅有少量血液流出。

诊断 骨盆挤压伤病史，若出现尿潴留，应考虑有后尿道损伤。直肠指诊可触及直肠前方有柔软的血肿，并有压痛。前列腺尖端可浮动，若指套染血提示合并直肠损伤。骨盆前后位片可以显示骨盆骨折。

鉴别诊断 结合病史及相关检查即可明确诊断，无需鉴别。

治疗 包括以下几个方面。

紧急处理 骨盆骨折患者须平卧，勿随意搬动，以免加重损伤。严重者伴大出血可致休克，需抗休克治疗。

早期处理 ①留置导尿管：对损伤较轻的患者，可试插导尿管，如顺利进入膀胱应留置导尿管2周左右，尿道不完全性撕裂，一般会在3周内愈合，恢复排尿。对于损伤较重者，一般不宜插入导尿管，避免加重局部损伤及感染。②膀胱造口：尿潴留无法留置导尿管者，可行局部麻醉下耻骨上膀胱穿刺造口术。术后若不能恢复排尿，可于术后3个月行尿道瘢痕切除及尿道端-端吻合术。③尿道会师术：为早期恢复尿道的连续性，避免尿道断端远离形成瘢痕假道，一部分患者应采用尿道会师术。严重休克者，在抢救期间不宜做此手术，只做膀胱造口，二期再行手术恢复尿道连续性。

并发症 男性后尿道损伤常并发尿道狭窄。为预防尿道狭窄，去除导尿管后，应每周1次尿道扩张，持续1个月以后，仍需定期行尿道扩张。对于膀胱造口患者，3个月后若发生尿道狭窄或闭锁，行二期手术治疗，可经尿道狭窄内切开，或经会阴部切口切除瘢痕组织做尿道端-端吻合术。尿道长度不足者，可切除耻骨联合，缩短尿道断端距离，吻合尿道。

(张西玲)

niàodào duān-duān wěnhéshù

尿道端-端吻合术（end-to-end urethral anastomosis）

吻合尿道损伤部位两端的手术。其是治疗各种原因导致的尿道损伤及狭窄的常用手术方法，目的是切除病变尿道，恢复尿道的连续性。

适应证 适应于尿道球部或膜部狭窄、裂伤或完全断裂，排尿困难而无法置入导尿管者。

禁忌证 尿道狭窄并发急性或亚急性尿道炎，或有瘘道者，禁忌尿道端-端吻合术，宜先行耻骨上膀胱造口术，待炎症或瘘管治愈3个月再行尿道手术。

术前准备 常规术前准备。

手术步骤 ①体位及切口：截石位，腹部及会阴手术组同时进行手术，做下腹部正中口及会阴部"U"字形或倒"Y"字形切口。②切开会阴部皮肤、皮下组织，清除血肿，显露海绵体肌，切开或不切开球海绵体肌，暴露尿道。自尿道口插入导尿管，即可找到尿道远端断端。同时，下腹部正中切口显露并切开膀胱，吸尽尿液后，用一粗尿道探子插入膀胱颈，显露尿道近端断端，即用组织钳将全层夹住提起。若因断端退缩无法显露，则插入气囊导尿管，在膀胱内充胀气囊向下牵引导尿管，显露尿道近端断端。③两尿道断端各游离1cm左右，修剪整齐后，用3-0铬制肠线间断吻合尿道，并置入F16多孔导尿管；因近端尿道末端可游离段较短，常规缝针难以操作，且易撕裂尿道断端，可采用直针入膀胱后再返回出针法缝合，或采用槽针导引出针缝合，易于操作。第二层用1号线加固间断缝合，缝线不穿透黏膜。接着修补三角韧带。④导尿管尖端用丝线缝1针，并将丝线经膀胱引出腹壁固定。最后冲洗切口，关闭切口，放置引流物并行耻骨上膀胱造口。

并发症 切口感染、血肿形成、尿瘘、尿道狭窄等。

（张西玲）

niàodào huìshīshù
尿道会师术（urethral realignment）
经膀胱和尿道外口分别置入尿道探子或手指使二者汇合，并引出导尿管，通过牵引导尿管以恢复尿道连续性的手术。对于严重尿道损伤，导尿管无法顺利置入，而又没有条件立即行尿道端-端吻合的患者，可行尿道会师术恢复尿道连续性。

适应证 ①骨盆骨折合并后尿道断裂，导尿管不能插入，受伤在72小时内，伤情较重，不能耐受复杂手术，而尿生殖膈尚完整者。②因医疗和技术条件不能行尿道端-端吻合术者。

禁忌证 重要器官损伤严重或伴有严重休克者应行膀胱穿刺造口术，二期行尿道会师术。

术前准备 ①先应防治休克，补充血容量，并备一定量血液供术中使用。②系统全身检查，明确有无其他重要器官损伤，对威胁生命的其他脏器损伤应先行处理。③试行导尿及直肠指诊，明确有无并存的直肠损伤。④应用抗生素预防感染。

手术步骤 ①患者取半卧位或截石位，做下腹部正中切口，显露耻骨后间隙，清除积血及外渗尿液，止血。切开膀胱，经尿道外口插入一金属尿道探子，示指经膀胱插入后尿道，与前方的探子尖端会师，在示指引导下，将由尿道外口插入的探子导入膀胱内。②将一F18导尿管的尾端套至导入膀胱的尿道探子尖端上，退出尿道探子，使导尿管进入尿道。再于导尿管的尾端连接一条F18~F20多孔气囊导尿管，将其带入膀胱内，充胀球囊，留置于膀胱内。③前列腺复位可按具体情况采用下列不同方法。导尿管牵引复位法：若患者情况不稳定，术野渗血多，可迅速将导尿管牵引，借由球囊的压迫作用，将前列腺尖部拉近尿道膜部断端，并压迫止血。气囊导尿管的尖端用缝线与膀胱造口管连接，以防术后脱落。将引流物置于耻骨后间隙，缝合膀胱及腹部切口，迅速结束手术，术后用垂重法进行前列腺牵引。前列腺牵引复位法：用一条粗尼龙线在离断端约0.7cm处在导尿管前方穿过前列腺，用直针将尼龙线的两端与导尿管两侧经三角韧带穿出会阴部皮肤。术后将两端的尼龙线借由橡皮筋，连接在粘贴于股内侧的胶布，进行皮肤牵引。前列腺固定法：用1-2针0号铬制肠线将前列腺尖端固定于三角韧带。膀胱颈会阴牵引法：完成尿道会师后，用2枚长直针穿1根10号丝线分别从膀胱颈周围4点、8点处缝向会阴。丝线预先穿一根2.5cm长的硅胶管，将其垫在膀胱颈处以免丝线切割膀胱颈，硅胶管的一端缝上7号丝线待以后与膀胱造口管末端连结，可以从造口管拖出体外。术者以手按压膀胱颈及会阴缝线部即可紧密对合撕裂的尿道断端。缝线垫以橡皮圈在会阴部打结，或用胶布连接的橡皮筋贴于大腿内侧予以皮肤牵引，膀胱颈处针距及穿出会阴部针距均约2.5cm。行膀胱造口，造口管与导尿管及硅胶管连接。

术后处理 ①2周时解除牵引，留置导尿管1~2周。②耻骨后引流物一般于术后3~4天拔除。③应用抗生素预防感染。④注意保持尿液引流通畅，如有血尿，需用无菌生理盐水持续膀胱冲洗。⑤导尿管固定于腹股沟处，以防其长时间压迫前尿道，致尿道壁坏死。⑥拔除导尿管后，若排尿通畅，2~3天后可拔除膀胱造口管。若排尿不畅，定期行尿道扩张术，扩张不成功者行二期尿道吻合或内切开术。

并发症 包括切口感染和出血。

（张西玲）

niàodào chéngxíngshù
尿道成形术（urethroplasty）
因尿道长度不足以吻合而重建尿道的一类手术。

适应证 骨盆骨折所致的前列腺尖部尿道断裂、耻骨前列腺韧带折断致前列腺向后上退缩，尿道断端远离致尿道狭窄或闭锁，或尿道狭窄段较长，切除后尿道长度不足以做端-端吻合，需切除一部分耻骨联合，将尿道球部取捷径与前列腺部尿道吻合。

术前准备 常规术前准备。

手术步骤 ①做阴囊、会阴部弧形切口，于中点向前加切阴囊正中切口。②分离尿道中线。切开并分离球海绵体肌，游离尿道达阴茎悬韧带。③分离阴茎海绵体。自阴茎远端起将两个阴茎海绵体向前分离达3~4cm，沿中线的平面分离很少出血。将尿道置于其间，可缩短1~1.5cm行程到达吻合部位。④耻骨联合下部截骨。用骨凿或咬骨钳切除耻骨联合下半部宽约2cm的楔形骨块，将已分离的尿道改道。⑤吻合。用4-0可吸收线与前列腺尿道断端吻合。置F16~F18多孔导尿管。先缝合前列腺部尿道断端6

针，再将腔内一侧的线尾穿针，先缝合尿道球部后壁，然后缝合前壁依次打结。充胀导尿管球囊，留置于膀胱内。用两针丝线将尿道球部两侧固定于三角韧带。缝合切口，置橡皮条引流。⑥做耻骨上膀胱造口。

并发症 ①尿瘘。尿瘘一般发生于尿道狭窄部近端，先形成尿道旁脓肿，向直肠或会阴部穿破成瘘。②膀胱颈失功能。可能是由于未修复膀胱颈裂伤，或可因为曾施行前列腺电切术所致，损伤早期耻骨后血肿机化或感染后发生广泛粘连，致膀胱颈扩张并固定于耻骨后方，失去正常的关闭功能。

（张西玲）

yīnjīng sǔnshāng

阴茎损伤（penile injury）

由外力导致的阴茎皮肤、海绵体或尿道组织的破损或离断的疾病。

病因 阴茎有两条阴茎海绵体和一条尿道海绵体，外面被坚韧的白膜包绕，阴茎勃起后，由于其内压力很高而变得坚硬，这时容易发生破裂、折断等损伤。除阴茎被剪断或割断等自残或故意损伤外，还有很多意外会导致损伤，如性交时用力不当、受到外力打击、骑跨等直接受力。根据损伤的类别分为阴茎咬伤、阴茎折断、阴茎钝器伤、阴茎贯通伤、阴茎脱套伤、阴茎撕脱伤、阴茎离断、阴茎烧伤、包皮系带损伤。

临床表现 阴茎损伤的临床表现与损伤的类型和程度有关。因阴茎血液供应丰富，损伤多伴随出血。严重的外力挤压多伴有尿道损伤及血尿；伴随骨盆损伤或阴茎断裂等严重损伤时可表现为无法排尿。

诊断 根据病史及临床表现，结合辅助检查，该病诊断多较明确。超声有助于判断损伤程度，CT 有助于判断盆腔损伤或尿外渗。如怀疑尿道损伤，可进行诊断性导尿，必要时可行尿道造影。

鉴别诊断 ①阴茎硬结。阴茎海绵体白膜的纤维化病变，使阴茎背侧或外侧出现单个或数个斑块或硬结，多见于成年人，可引起阴茎勃起痛及弯曲畸形，而引起性生活困难，无损伤病史，易鉴别。②阴茎疼痛。阴茎表皮或内部疼痛。主要在男性第一次性交后发生，可能是阴茎在勃起后大量充血而回血功能比较弱，造成性交后阴茎短时间内胀痛，一般 1~3 小时后可以消失，易鉴别。

治疗 阴茎损伤的处理与损伤的性质及严重程度直接相关。动物咬伤需考虑狂犬病毒感染的风险，人咬伤需考虑病毒暴露的风险。轻微皮肤损伤可清创治疗，严重皮肤损伤需清创缝合，大面积皮肤缺损需皮肤移植，如伤及白膜、尿道海绵体或尿道需行手术治疗。伴随大量出血、休克的患者需迅速给予抢救措施，观察生命体征，进行输血、补液等抗休克治疗，同时明确有无合并其他器官损伤，做好手术探查的准备。

手术治疗 根据阴茎损伤的性质及程度进行不同的手术治疗，伴有大量失血者需待生命体征平稳后再行手术治疗。阴茎横断伤并失去离断部分，烧伤所致阴茎全部损伤的患者选择阴茎重建术。阴茎不完全性或完全性离断的患者，如受伤时间在 12~24 小时，应行阴茎再植术。

并发症 感染、出血、阴茎坏死、尿瘘、尿道狭窄、阴茎畸形、勃起功能障碍等。

（薛东炜）

yīnjīng yǎoshāng

阴茎咬伤（bite of penis）

动物或人咬伤导致的阴茎损伤。动物咬伤多发生于意外攻击中，人咬伤多发生于口交中，损伤多轻微。

临床表现 表现为阴茎皮肤损伤，严重者出现阴茎部分断裂甚至完全断裂。

诊断 根据病史及临床表现，结合辅助检查，可明确诊断。疑似阴茎白膜损伤或尿道损伤时可结合超声、MRI 或尿道造影检查。

鉴别诊断 阴茎疼痛，指阴茎表皮或内部疼痛。主要在男性第一次性交后发生，可能是阴茎在勃起后大量充血而回血功能比较弱，造成性交后阴茎短时间内胀痛，一般 1~3 个小时后可以消失。阴茎咬伤有确切损伤病史，易与单纯疼痛鉴别。

治疗 局部伤口的处理主要取决于组织的损伤程度，动物咬伤需考虑狂犬病毒的感染风险，人咬伤需考虑传染性疾病的感染风险。皮肤损伤需清创，必要时缝合。损伤白膜、海绵体甚至尿道时需手术治疗。

并发症 出血、感染、勃起功能障碍、阴茎弯曲、尿道狭窄等。

（薛东炜）

yīnjīng zhéduàn

阴茎折断（penile fracture）

由外力造成的阴茎白膜和海绵体破裂的阴茎损伤状态。多发生于阴茎勃起状态下，海绵体白膜破裂所致，是一种阴茎钝性损伤，阴茎皮肤及海绵体连续性无变化。常见原因为性交、阴茎被动弯曲、手淫和翻滚。

临床表现 阴茎折断常伴有突然开裂或爆裂声、疼痛和阴茎疲软。伴有血肿时阴茎体肿胀，严重者出血可蔓延至下腹壁。

诊断　根据病史及临床表现，结合辅助检查，可明确诊断。MRI、超声及海绵体造影可识别白膜撕裂或完整性。疑似尿道损伤时需尿道造影检查。

鉴别诊断　①阴茎硬结。阴茎海绵体白膜的纤维化病变，使阴茎背侧或外侧出现单个或数个斑块或硬结，多见于成年人，可引起阴茎勃起痛及弯曲畸形，而引起性生活困难。折断处肿物多为血肿，有损伤病史，易与硬结鉴别。②阴茎疼痛。阴茎表皮或内部疼痛。主要在男性第一次性交后发生，可能是阴茎在勃起后大量充血而回血功能比较弱，造成性交后阴茎短时间内胀痛，一般1~3个小时后可以消失。阴茎折断有损伤病史，易与单纯疼痛鉴别。

治疗　一般需手术治疗。纵向切口至白膜破裂部位，使用可吸收线缝合白膜。怀疑尿道损伤者术中可行膀胱镜确认损伤部位，根据损伤程度决定治疗方式。

并发症　心理影响、勃起功能障碍、阴茎弯曲等。

（薛东炜）

yīnjīng dùnqìshāng

阴茎钝器伤（blunt injury of penis）

钝器导致阴茎的损伤。多发生于阴茎疲软状态下，一般不伴有白膜撕裂。

临床表现　阴茎皮肤、皮下淤血或皮肤挫伤。

诊断　根据病史及临床表现，结合辅助检查，可明确诊断。

鉴别诊断　阴茎疼痛，指阴茎表皮或内部疼痛。主要在男性第一次性交后发生，可能是阴茎在勃起后大量充血而回血功能比较弱，造成性交后阴茎短时间内胀痛，一般1~3个小时后可以消

失。钝器伤有损伤病史，易与单纯疼痛鉴别。

治疗　一般不需要手术治疗，根据损伤程度可镇痛及冷敷治疗。

并发症　一般不伴有严重并发症。

（薛东炜）

yīnjīng guàntōngshāng

阴茎贯通伤（penetrating injury of penis）

火器或锐器导致的阴茎穿透性损伤。严重者阴茎完全断裂，较少见，多见于枪伤或刀刺伤。

临床表现　损伤较严重，多伤及白膜甚至穿透阴茎，并伴有组织坏死。

诊断　根据病史及临床表现，结合辅助检查，可明确诊断。MRI、超声及海绵体造影可识别白膜撕裂或完整性。疑似尿道损伤时需尿道造影检查。

鉴别诊断　①阴茎硬结。阴茎海绵体白膜的纤维化病变，使阴茎背侧或外侧出现单个或数个斑块或硬结，多见于成年人，可引起阴茎勃起痛及弯曲畸形，而引起性生活困难。贯通伤易导致血肿，且有损伤病史，易与硬结鉴别。②阴茎疼痛。阴茎表皮或内部疼痛。主要在男性第一次性交后发生，可能是阴茎在勃起后大量充血而回血功能比较弱，造成性交后阴茎短时间内胀痛，一般1~3个小时后可以消失。贯通伤病情重，有损伤病史，易鉴别。

治疗　需手术探查及行坏死组织清创术，必要时需行皮片移植甚至重建，特定患者需去除异物及尿流改道，部分患者需二次手术修复。

并发症　出血、感染、坏死、勃起功能障碍、阴茎弯曲、尿道狭窄等。

（薛东炜）

yīnjīng tuōtào shāng

阴茎脱套伤（degloving injury of penis）

外力作用下阴茎皮肤与白膜受力不均，导致阴茎皮肤与白膜的牵拉幅度不一致而产生的损伤。多发于卷入机器导致的阴茎损伤，较少见，损伤一般较表浅，不会伤及海绵体及尿道。

临床表现　可见阴茎皮肤与白膜分离，伴或不伴皮肤缺损，多伴有出血。

诊断　根据病史及临床表现，结合辅助检查，可明确诊断。可疑海绵体或尿道损伤时需完善MRI、超声或尿道造影检查。

鉴别诊断　①阴茎硬结：阴茎海绵体白膜的纤维化病变，使阴茎背侧或外侧出现单个或数个斑块或硬结，多见于成年人，可引起阴茎勃起痛及弯曲畸形，而引起性生活困难。脱套伤可导致血肿，有确切损伤病史，易与硬结鉴别。②阴茎疼痛：阴茎表皮或内部疼痛。主要在男性第一次性交后发生，可能是阴茎在勃起后大量充血而回血功能比较弱，造成性交后阴茎短时间内胀痛，一般1~3个小时后可以消失。脱套伤病情重，有损伤病史，易鉴别。

治疗　需手术重建，清创并关闭切口。伴有皮肤缺损可行皮瓣移植。

并发症　出血、感染、淋巴水肿、勃起功能障碍、阴茎弯曲等。

（薛东炜）

yīnjīng sītuōshāng

阴茎撕脱伤（avulsion of penile）

外力使阴茎整体受到牵拉导致的严重组织损伤。较少见，多发于卷入机器导致的损伤，损伤一般较深，可伤及海绵体及尿道，甚至完全断裂。

临床表现　多伴有大量出血，

严重者休克。伤口较深，可达海绵体、尿道，严重者完全断裂。

诊断 根据病史及临床表现，结合辅助检查，可明确诊断。可疑海绵体或尿道损伤时需完善MRI、超声或尿道造影检查。

鉴别诊断 ①阴茎硬结：阴茎海绵体白膜的纤维化病变，使阴茎背侧或外侧出现单个或数个斑块或硬结，多见于成年人，可引起阴茎勃起痛及弯曲畸形，而引起性生活困难。撕脱伤可导致血肿甚至完全断裂，有确切损伤病史，易与硬结鉴别。②阴茎疼痛：阴茎表皮或内部疼痛。主要在男性第一次性交后发生，可能是阴茎在勃起后大量充血而回血功能比较弱，造成性交后阴茎短时间内胀痛，一般1~3个小时后可以消失。撕脱伤病情重，有损伤病史，易鉴别。

治疗 伴有休克或其他严重损伤的患者需抗休克治疗及治疗其他损伤。手术治疗多在显微镜下进行，尿道海绵体、尿道、阴茎血管及神经的准确对位可减少尿道狭窄的发生及感觉丧失。较大的破损无法缝合修复者需行重建手术。

并发症 出血、感染、勃起功能障碍、阴茎弯曲、尿道狭窄等。

(薛东炜)

yīnjīng líduàn

阴茎离断（penile transection） 自残、暴力袭击、事故创伤或战伤等严重外力所致的阴茎损伤。包括部分离断或完全离断。

临床表现 多伴有大量出血，严重者休克。阴茎部分或完全离断，甚至断端丢失。

诊断 根据病史及临床表现，可明确诊断。

鉴别诊断 阴茎疼痛，指阴茎表皮或内部疼痛。主要在男性第一次性交后发生，可能是阴茎在勃起后大量充血而回血功能比较弱，造成性交后阴茎短时间内胀痛，一般1~3个小时后可以消失。阴茎离断病情重，有损伤病史，易鉴别。

治疗 离断的阴茎需用无菌生理盐水冲洗，生理盐水浸湿纱布包裹，置于无菌袋中，浸入冰水中保存。阴茎残端加压止血。一般需在显微镜下进行阴茎再植术，离断的阴茎丢失或不适合再植者，一期关闭断端，二期行阴茎延长术或阴茎重建术。

并发症 勃起功能障碍、尿道狭窄、阴茎坏死等。

(薛东炜)

yīnjīng shāoshāng

阴茎烧伤（penile burn） 热烧伤、化学烧伤、电烧伤、冻伤等导致的阴茎损伤。

临床表现 生殖器占体表面积的1%，不同的烧伤表现出不同的体征。烧伤多伴有其他部位的损伤，严重者可表现出大量体液丢失，甚至休克。

诊断 根据病史及临床表现，结合辅助检查，可明确诊断。

鉴别诊断 ①阴茎硬结：阴茎海绵体白膜的纤维化病变，使阴茎背侧或外侧出现单个或数个斑块或硬结，多见于成年人，可引起阴茎勃起痛及弯曲畸形，而引起性生活困难。烧伤可导致阴茎皮肤水疱，有确切病史，易与硬结相鉴别。②阴茎疼痛：阴茎表皮或内部疼痛。主要在男性第一次性交后发生，可能是阴茎在勃起后大量充血而回血功能比较弱，造成性交后阴茎短时间内胀痛，一般1~3个小时后可以消失。烧伤有确切病史，易鉴别。

治疗 需转至烧伤中心，根据损伤的深度和机制进行治疗。需及时去除所有衣物，快速和积极的液体和电解质补充，监测尿量，抗感染治疗。部分患者需二期整形或重建。

并发症 感染、休克、局部瘢痕。

(薛东炜)

bāopí xìdài sǔnshāng

包皮系带损伤（frenulum of prepuce injury） 包皮系带短而紧者因外伤或性交用力过大、用力不当，导致组织部分撕裂甚至完全断裂的损伤。

临床表现 轻微损伤可见包皮系带的裂口，严重者可有系带完全断裂，系带损伤处多伴出血。

诊断 根据病史及临床表现，结合辅助检查，可明确诊断。

鉴别诊断 包皮阴茎头炎，指包皮内板与阴茎头的炎症，表现为包皮、阴茎头潮红，包皮内板及阴茎头冠状沟处可有分泌物，可导致包皮系带溃疡破裂。包皮系带损伤有确切病史，易与之相鉴别。

治疗 较轻微的包皮系带撕裂，可首先用碘伏局部消毒，然后用凡士林纱条敷盖创面，外用纱布绷带包扎，隔天更换1次。损伤严重者，要立即进行局部止血并手术缝合。隔天换药1次，7天后拆线。口服抗生素抗感染治疗，并减少性冲动。

并发症及预后 包皮系带损伤恢复后进行性活动易再次出现损伤甚至断裂，缝合后愈合不佳或瘢痕形成会导致系带过短，造成男性勃起或性交时疼痛，影响性生活的质量。

(薛东炜)

yīnjīng chóngjiànshù

阴茎重建术（penile reconstruction） 针对阴茎离断并失去离断部分、烧伤所致阴茎全部损伤进行阴茎体重建的手术。又称阴茎再造术。包括支撑体置入、尿道重建和阴茎头重建。

适应证 ①假两性畸形。②阴茎癌做过阴茎全切除术后，2年以上无复发者。③阴茎离断伤并失去离断部分，烧伤所致阴茎全部损伤。④先天性阴茎缺如或极度发育不良。⑤真两性畸形患者及其家属要求男性生活方式。

禁忌证 ①出血性疾病。②糖尿病患者。③精神病患者。④畸形患者在性别选择上心理准备不充分。

术前准备 ①术前3天1∶5000高锰酸钾温水坐浴，每次20分钟。②手术前晚清洁灌肠。③对于大量失血甚至休克的患者需补液、输血，稳定生命体征。

手术步骤 包括以下几个方面。

开腹手术（最常用经腰入路第11肋间切口） ①体位：截石位。②在耻骨联合腹壁中线两侧，各做一长条皮管，左侧长度为17~20cm，宽8.5cm；右侧长度为12~14cm，宽4.5cm。③切除皮下组织，制备皮管。④双侧皮管成活3~4周进行皮管转位术，同时做耻骨上膀胱造口术。⑤双皮管转位至阴茎残根部尿道口上方，下方成活后4~8周进行阴茎体及尿道成形术。⑥尿道及阴茎体成活3~4周，阴茎体内植入肋骨或硅胶棒状支撑物。⑦做阴茎头成形术，切口皮肤缘分离1cm，重叠缝合，缝合后形成圆锥体酷似阴茎头。

注意事项 由于静止状态下的阴茎背动脉十分细小，需清楚地看到血管对合再进行细致的吻合，提高吻合微血管的通畅率。尿道内留置带有侧孔的支架管，

既可进行尿道冲洗，又可引流尿道内分泌物。术中可在尿道吻合口的腹侧做一"Z"字成形，防止术后尿道狭窄。

并发症 ①重建阴茎坏死、感染。②阴茎畸形。③尿道狭窄。

（薛东炜）

yīnjīng zàizhíshù

阴茎再植术（penile replantation） 阴茎不完全性或完全性离断后进行吻合或再植的手术。

适应证 ①阴茎完全离断，伤后12小时内，创面污染不重，离断的阴茎段无严重组织挫伤者。②不完全离断，受伤超过12小时但未超过24小时，且血供尚好，无明显坏死倾向者。③受伤超过24小时，但未超过48小时，离断的阴茎段在伤后快速接受持续冷藏者。

禁忌证 伤后阴茎离体超过12小时而未接受冷藏，或创面污染严重、组织严重挫伤，或离断部分已有坏死者。

术前准备 ①将离断的阴茎段置于4℃的等张盐水中，备用。②输血、镇痛镇静、抗休克治疗。③抗菌药物预防感染。④剃去阴毛，用肥皂水和清水彻底清洗外阴。

手术步骤 ①体位。麻醉满意后，平卧位。②将离体阴茎浸泡于加有肝素和抗生素的4℃等张盐水中。反复冲洗阴茎断面，挤压海绵体内积血。解剖出阴茎背动脉、背深静脉和背神经，并游离少许尿道残端。继续冲洗至静脉断端流出清亮的液体。行阴茎断面修整，除去坏死和不规则组织。③尽量保存仍部分相连的组织，切忌切断。同上处置阴茎残端。如在体阴茎较长，于阴茎根部放置止血带阻断血流，便于手术操作。④从离体段的尿道外口

插入F16~F18双腔硅胶导尿管，经在体残端尿道插入膀胱作为支架，使两断端复位，对位准确后，用3-0可吸收线外翻吻合尿道。⑤用细丝线间断缝合阴茎海绵体中隔。在放大10倍的手术显微镜下用10-0聚丙烯线将阴茎海绵体内的阴茎深动脉两定点或三定点吻合，间断缝合4~6针。最后，再用细丝线间断缝合阴茎海绵体白膜。⑥在放大10倍的手术显微镜下用10-0聚丙烯线间断缝合阴茎背深静脉4~6针。同法吻合阴茎背动脉和阴茎背神经。⑦松解阴茎根部止血带，检查阴茎的血供情况，如血供良好，可触及动脉搏动，并见静脉充盈，远端阴茎色泽转红、增粗。若血管吻合处渗血，可压迫止血，其余出血点予以结扎。⑧用3-0丝线缝合阴茎筋膜，再用细丝线间断或褥式缝合阴茎皮肤。为防止术后阴茎肿胀，可在阴茎根部的背侧、腹侧纵行切开皮肤，包皮如有肿胀也可行纵行减张切开。⑨耻骨上膀胱造口。

注意事项 阴茎的离体端和在体端创面均应彻底清创，用等张盐水反复冲洗，挤出海绵体内淤血及小凝血块，清除坏死组织。阴茎血管、神经均较细，吻合较困难，因此操作最好能应用显微外科技术。阴茎海绵体内的深动脉应尽量争取吻合，如确有困难，亦可不予缝合，而予结扎，只将两侧海绵体断端面做间断缝合。阴茎背动脉和背神经如有困难也可仅选做一侧吻合，但再植成功率可能降低。

并发症 ①再植阴茎坏死，多由于阴茎离体时间过长、动静脉血管吻合未成功或血栓形成所致。如系全段坏死，则除去坏死端，再行残端处理。若仅为皮肤

坏死，必要时可予植皮。②再植阴茎皮肤感觉障碍：多由于阴茎背神经吻合术未成功所致。可择期行神经探查，必要时可重新吻合。③尿道狭窄：多由于尿道吻合不佳，吻合口坏死、感染等造成。如已发生狭窄可定期行尿道扩张治疗，必要时再次行尿道吻合术。

（薛东炜）

gāowán sǔnshāng

睾丸损伤 （testicular injury）

暴力作用于阴囊导致的睾丸移位或挤压后组织破裂的损伤。

病因 由于阴囊的保护，提睾肌反射及睾丸白膜的保护，睾丸损伤的发生率较低，常见原因多是直接暴力损伤。①创伤。枪弹造成的损伤常有多处合并伤，在受到弹片伤时，睾丸会有部分、大部分或全部缺损。②挫伤。由于踢打、坠落或骑跨引起。按损伤性质及严重程度分为睾丸挫伤、睾丸白膜破裂、睾丸破裂、睾丸脱位。

临床表现 ①局部剧痛，可放射至下腹部、腰部或上腹部，甚至可发生痛性休克。疼痛时还可伴有恶心、呕吐症状。②检查可见阴囊肿胀、皮肤发绀淤血，患侧睾丸增大质硬，有明显触痛。常伴有阴囊血肿、鞘膜积液或鞘膜积血等。后期睾丸缺血萎缩时，睾丸小而软。③睾丸破裂时，睾丸界限触不清；睾丸脱位时，阴囊空虚，常在下腹部、会阴扪及睾丸状肿物；睾丸扭转时，睾丸升高呈横位或附睾位于睾丸前方，精索变粗，上抬阴囊和睾丸时，疼痛不减轻或反而加重。

诊断 根据病史及临床表现，结合辅助检查，诊断多较明确。彩色多普勒超声是睾丸早期损伤的首选，可准确判断睾丸破裂及

睾丸血供减少。睾丸破裂时，可出现睾丸低回声区；睾丸扭转时，可出现伤侧睾丸血流灌注减少。CT 及 MRI 也可准确判断睾丸损伤程度。若不能明确诊断，可进行手术探查。

鉴别诊断 ①急性附睾、睾丸炎。亦有睾丸疼痛及阴囊肿胀等症状，伴有发热等感染症状。无损伤史，易鉴别。②嵌顿性斜疝。可有阴囊剧烈疼痛症状，多有可复性腹股沟部肿物的病史，查体可见睾丸正常、无触痛，移动时疼痛症状无改变，超声或 CT 等检查有助于鉴别。③睾丸肿瘤。可有睾丸进行性增大、质硬，无外伤史。肿瘤标志物检查、超声及 CT 检查有助于鉴别。

治疗 睾丸损伤的处理与损伤的严重程度直接相关。轻度损伤、挫伤、无进行性出血的睾丸挫伤可行保守治疗。早期脱位可试行复位。严重损伤合并休克者，应积极抗休克治疗，同时镇痛、止血及抗感染治疗，并进行手术探查。

非手术治疗 对病情平稳者应卧床休息，抬高阴囊，局部冷敷，以减轻疼痛，促进损伤愈合。对早期睾丸脱位可以试行手法复位，若水肿明显，手法复位难以成功，应尽早施行开放手术复位并固定。对于睾丸扭转，应在数小时内行手术复位，并将睾丸固定于阴囊底部，可以避免睾丸萎缩或坏死，防止再次发生扭转。

手术治疗 对开放性睾丸损伤应彻底清创，清除异物，剪除失活的睾丸组织，止血后缝合睾丸白膜。合并精索动脉损伤者，若睾丸损伤不重可保留，可用显微外科技术修复。对睾丸肿胀严重者，应切开白膜减张后缝合，以免压力过高压迫睾丸组织致睾

丸萎缩。还应于阴囊内置橡皮引流，防止发生阴囊血肿和感染。睾丸损伤严重、睾丸组织完全损坏、必须行睾丸切除的患者，应争取保留一部分睾丸白膜，因为紧贴白膜的内面，有许多分泌雄激素的细胞。对睾丸扭转，如睾丸已经坏死，则行睾丸切除术。

并发症 感染、出血、睾丸扭转、鞘膜积液等。

（李　宁）

gāowán cuòshāng

睾丸挫伤 （testicular contusion）

外力挤压睾丸产生的以组织出血为主的损伤。多为闭合性损伤，睾丸保持完整性。

病因 多由于体育活动、交通事故、跌倒、球击伤或挤压伤等外力将睾丸撞击至耻骨或大腿之间导致损伤，多较轻微。

临床表现 表现为剧烈疼痛，向大腿根部或下腹部放射，可发现阴囊瘀斑，严重者出现痛性休克。伤处睾丸增大，触痛明显，睾丸、附睾界限不清。

诊断 根据病史及临床表现，结合辅助检查，可明确诊断。超声是睾丸早期损伤的首选，但伴有阴囊较大血肿或精索、附睾损伤时诊断困难；CT 及 MRI 具有更高的准确率，其中 MRI 对判断白膜完整性具有独特优势。

鉴别诊断 ①急性附睾、睾丸炎。亦有睾丸疼痛及阴囊肿胀等症状，伴有发热等感染症状。睾丸挫伤有损伤史，易与之鉴别。②睾丸肿瘤。可有睾丸进行性增大、质硬，无外伤史。肿瘤标志物检查、超声及 CT 检查有助于鉴别。

治疗 多采取非手术治疗，卧床休息、镇痛、抬高患处、局部冷敷。

并发症 出血、感染、睾

萎缩、继发性鞘膜积液。

预后 治愈后 3~6 个月超声复查，外伤致睾丸缺血会导致睾丸萎缩，甚至影响生育。

（李 宁）

gāowán báimó pòliè
睾丸白膜破裂（rupture of tunica albuginea）
外力作用于睾丸后白膜张力过大发生破裂，导致白膜连续性不完整的损伤。

病因 外力或手术直接作用于睾丸或白膜，导致白膜破裂。

临床表现 见睾丸挫伤。

诊断 见睾丸挫伤。

鉴别诊断 ①急性附睾、睾丸炎。亦有睾丸疼痛及阴囊肿胀等症状，伴有发热等感染症状。白膜破裂有确切损伤史，易与之鉴别。②睾丸肿瘤。可有睾丸进行性增大、质硬，无外伤史。肿瘤标志物检查、超声及 CT 检查有助于鉴别。

治疗 手术探查是首选，无论开放性损伤还是闭合性损伤都应在 72 小时内急诊探查，以提高睾丸生存率。单纯的白膜破裂可行修补术，如伴有睾丸完全破裂需切除睾丸。

并发症 出血、感染、睾丸萎缩、继发性鞘膜积液。

预后 见睾丸挫伤。

（李 宁）

gāowán pòliè
睾丸破裂（testicular rupture）
外力挤压睾丸，白膜张力过大发生破裂，白膜内睾丸实质同时发生破裂的损伤。

病因 较大的外力导致睾丸撞击耻骨联合，损伤睾丸白膜后发生破裂。

临床表现 见睾丸挫伤。

诊断 见睾丸挫伤。

鉴别诊断 ①急性附睾、睾丸炎：亦有睾丸疼痛及阴囊肿胀

等症状，伴有发热等感染症状。睾丸破裂有确切损伤史，易与之相鉴别。②睾丸肿瘤：可有睾丸进行性增大、质硬，无外伤史。肿瘤标志物检查、超声及 CT 检查有助于鉴别。

治疗 手术探查是首选。睾丸部分破裂时可清除坏死组织、彻底止血、缝合白膜，白膜缺损较大可用鞘膜覆盖，睾丸完全破裂需切除睾丸。

并发症 出血、感染、睾丸萎缩、继发性鞘膜积液。

预后 见睾丸挫伤。

（李 宁）

gāowán tuōwèi
睾丸脱位（testicular dislocation）
外伤导致的睾丸位置改变。

病因 睾丸活动度较大，外力作用下睾丸位置发生脱位改变，包括外脱位和内脱位。睾丸外脱位指睾丸移位至腹股沟皮下、阴茎根部、会阴部，内脱位指睾丸移位至腹股沟外环以上。

临床表现 表现为阴囊空虚，在腹股沟、会阴部可触及球形肿块，局部可有肿胀。需与隐睾鉴别。

诊断 根据病史及临床表现，结合辅助检查，可明确诊断。超声可准确诊断，伴随多发损伤、不易活动的患者首选 CT 检查。

鉴别诊断 嵌顿性斜疝，可有阴囊部剧烈疼痛症状，多有可复性腹股沟部肿物的病史，查体可见睾丸正常、无触痛，移动时疼痛症状无改变，超声或 CT 等检查有助于鉴别。

治疗 局部无水肿，可选择手法复位，并完善超声检查明确睾丸血流。复位失败或无法复位者需手术探查。探查睾丸血流及精索位置，如合并睾丸损伤则行相应治疗，睾丸复位后需固定。

并发症 出血、感染、睾丸萎缩、继发性鞘膜积液。

预后 见睾丸挫伤。

（李 宁）

gāowán sǔnshāng shǒushù
睾丸损伤手术（testicular injury surgery）
睾丸因暴力挤压后组织发生破裂，因睾丸完整性受损而进行修补或切除的手术。

适应证 ①睾丸白膜破裂、睾丸部分碎裂或完全碎裂。②单纯阴囊血肿较大或血肿进行性增大。

禁忌证 患者一般状态极差，不能耐受手术。

术前准备 ①镇痛、抗休克治疗，积极处理其他器官严重的合并伤。②外伤性鞘膜积血，术前 B 超检查了解睾丸有无损伤及损伤程度。③抗菌药物预防感染。④视情况剃去阴毛、清洗外阴。

手术步骤 ①体位。麻醉满意后，平卧位。②清创及清除阴囊血肿。若为开放性损伤，创面应以 1‰ 苯扎溴铵（新洁尔灭）清洗，清除创口内异物及血块，仔细结扎出血点。若为闭合性损伤鞘膜积血，则切开阴囊皮肤，清除鞘膜囊内积血，探查睾丸伤情。③切除失活组织。清创后，用刀或剪刀先修整阴囊皮肤创面，使其平整，然后对受伤的睾丸进行修整。若仅为睾丸裂伤，则用剪刀将突出于裂口之外的睾丸组织剪除；若睾丸一极碎裂，则用刀在其碎裂边缘整齐地将已碎裂的部分切除；若睾丸完全碎裂则全部切除。④修补缝合睾丸。用 0 号丝线间断或连续缝合睾丸白膜破裂处，使两侧边缘紧密对合，完全覆盖睾丸组织。⑤放置引流、关闭切口。将已修补缝合完毕的睾丸放回鞘膜内，于睾丸旁放置橡皮片引流，引流物从切口低位

或阴囊底部另戳孔引出。先用 0 号丝线间断缝合壁层鞘膜，再缝合阴囊肉膜，最后对位缝合阴囊皮肤。

注意事项 ①创面要彻底清洗，无生机组织要彻底清除。②彻底止血，防止形成阴囊血肿。③尽量保存尚有生机的睾丸组织。

并发症 出血、感染、睾丸萎缩、继发性鞘膜积液。

(李 宁)

fùgāo sǔnshāng

附睾损伤 （injury of epididymis）

由外力作用于附睾，导致组织因张力过大而破裂的损伤。

病因 附睾位于腹股沟管和阴囊内，皮下环至睾丸后缘，位置隐蔽。单纯性附睾损伤比较少见，常伴有睾丸损伤，多为医源性损伤，如腹股沟手术或阴囊内容物手术时损伤精索血管或输精管导致附睾损伤。

临床表现 附睾损伤后患者可感觉阴囊疼痛，可有广泛的皮肤瘀斑以及阴囊内血肿形成。若伴有输精管损伤，体检可发现伤侧睾丸正常，附睾增大肥厚，近睾丸端输精管增粗，精液内无精子或少精子。

诊断 根据外伤史或手术史，若有附睾血肿形成，B 超可见附睾增大，轮廓模糊，白膜中断，形态欠规整，内部回声减低且不均；彩色多普勒超声提示血肿区内未显示明显血流信号，而血肿周围血流信号有所增加。

鉴别诊断 急性附睾炎，多表现发热等感染症状，患侧附睾增大，有明显压痛。附睾损伤多有明确损伤史，易与之鉴别。

治疗 患者可以卧床休息和局部冰袋冷敷，若有血肿形成，需手术处理，包括血肿清除以及结扎出血点。对于存在输精管和

睾丸动脉损伤的患者需及时手术治疗来保证睾丸的功能。在附睾损伤后期可以伴发痛性小结节或精液囊肿，可以选择手术切除。伴有输精管损伤者可行输精管再通术。

并发症 感染、出血、继发性鞘膜积液等。

(李 宁)

fùgāo qiēchúshù

附睾切除术 （epididymectomy）

附睾因暴力挤压后组织发生破裂，因附睾完整性受损，进行修补或切除的手术。

适应证 ①附睾部分碎裂或完全碎裂。②单纯损伤导致阴囊血肿较大或血肿进行性增大。

禁忌证 患者一般状态极差，不能耐受手术。

术前准备 ①镇痛、抗休克治疗，积极处理其他器官严重的合并伤。②外伤性鞘膜积血，术前 B 超检查了解附睾或睾丸有无损伤及损伤程度。③抗菌药物预防感染。④视情况剃去阴毛、清洗外阴。

手术步骤 ①体位：麻醉满意后，平卧位。②清创及清除阴囊血肿：若为开放性损伤，创面应以 1‰苯扎溴铵（新洁尔灭）清洗，清除创口内异物及血块，仔细结扎出血点。若为闭合性损伤鞘膜积血，则切开阴囊皮肤，清除鞘膜囊内积血，探查附睾及睾丸伤情。③切除失活组织：清创后，用刀或剪刀先修整阴囊皮肤创面，使其平整，然后对损伤的附睾进行修整。若仅为附睾裂伤，则用剪刀将突出于裂口之外的附睾组织剪除；若附睾碎裂，则全部切除，用无损伤钳夹住附睾组织，然后顺着睾丸和附睾之间的间隙，使用手术刀或者使用电凝刀将附睾组织去除。如果遇

到出血则使用可吸收丝线进行缝合、结扎处理。在附睾尾端尽可能切断输精管，顺输精管可以把附睾完全提出体外，也就完成了附睾切除手术。④检查术区没有出血、没有残留组织则可以依次关闭切口。使用可吸收线关闭睾丸的鞘膜、肉膜和皮肤组织来完成手术。⑤缝合睾丸白膜创面，缝合切口，阴囊底部放置引流条。

注意事项 ①创面要彻底清洗，无生机组织要彻底清除。②彻底止血，防止形成阴囊血肿。③术后托起阴囊，1~2 天拔除引流条。

并发症 出血、感染、睾丸坏死萎缩。

(李 宁)

shūjīngguǎn sǔnshāng

输精管损伤 （vas deferens injury）

因辨识不清导致的输精管被夹闭或离断产生的损伤。多见于医源性手术损伤。

病因 多由于腹股沟区手术引起，如腹股沟斜疝修补术、隐睾固定术、精索静脉高位结扎术等。部分患者输精管局部解剖不清或存在先天性输精管异常，易导致腹股沟区操作时损伤输精管。

临床表现 多无临床表现，一般于成年时因影响生育行精液检查示无精子或少精子时发现。

诊断 根据手术病史，附睾增大，结合输精管造影及精液常规确诊。精液常规多提示无精子或少精子。

鉴别诊断 精索扭转，表现为突发性一侧睾丸持续性剧烈疼痛，向腹股沟及下腹部放射，超声、CT、MRI 检查结合损伤病史有助于鉴别。

治疗 双侧医源性输精管损伤，若输精管缺失段不长，可将使睾丸上提的精索缩短，行同侧的输

精管或输精管-附睾管吻合术。

并发症 阴囊水肿等。

（李 宁）

shūjīngguǎn wěnhéshù

输精管吻合术（vasovasostomy）

输精管因辨识不清被错误结扎或离断，而进行的吻合手术。

适应证 输精管因分辨不清而被误扎或离断。

禁忌证 阴囊淋巴水肿或精索粘连者，无法行手术。

术前准备 ①抗菌药物预防感染。②剃去阴毛、消毒阴部皮肤。

手术步骤 ①麻醉满意后，取阴囊切口，分离钳分离直达损伤部位。②如为误扎，仔细游离结扎上下端输精管各1cm；如为离断，仔细寻找输精管两断端，并游离断端外侧输精管各1cm。距结扎处上下缘或断端远处0.3cm切断输精管，切除结扎。③输精管两断端须正常，近睾丸端见有精液溢出。远睾丸端用生理盐水灌注通畅无阻力。输精管断端剪齐。④用4号注射针头由远睾丸端断端进入输精管腔，至进入1~1.5cm处穿出管壁，并经阴囊皮肤穿出，将马尾、尼龙线或塑料管等支撑物置入针头腔内。退出针头，支撑物引入输精管腔，一端留在阴囊皮肤外，另一端由断端引出。露出输精管断端支撑物，再插入近睾丸端输精管腔内2~3cm。⑤在输精管两断端无扭曲、无张力、自然对合良好的状态下，用5-0或7-0尼龙线做输精管全层吻合4~6针。⑥用丝线于输精管周围组织减张缝合2~3针。输精管复位。置橡皮片引流。缝合阴囊皮肤。固定支撑物于阴囊皮肤穿出处。

注意事项 ①分离输精管时，不宜分离过长或过短，过长有碍输精管血运，过短则受张力影响不利于愈合。应注意避免损伤睾丸动脉。②固定支撑物，以免术中不慎被拉出。③保持术区清洁。④术后托起阴囊，2天后拔除引流片，7~9天后拔除支撑物。⑤术后5天内每晚服己烯雌酚3mg，以控制性欲冲动。

并发症 肿胀、淤血、感染。

（李 宁）

mìniào nánxìng shēngzhí xìtǒng zhǒngliú

泌尿男性生殖系统肿瘤（tumor of genitourinary system）

发生在男性泌尿系统及生殖系统各器官的肿瘤。主要包括肾肿瘤、尿路上皮肿瘤、肾盂输尿管肿瘤、膀胱肿瘤、尿道肿瘤、前列腺肿瘤、阴茎肿瘤、睾丸肿瘤等。泌尿男性生殖系统肿瘤是临床常见的肿瘤之一，其发病率仅次于消化道、呼吸道、女性生殖系统及乳腺肿瘤。从临床病例统计数据来看，泌尿男性生殖系统肿瘤中，膀胱癌发病率最高，其次为肾肿瘤、睾丸肿瘤、阴茎肿瘤、前列腺肿瘤。泌尿男性生殖系肿瘤也和全身其他部位的肿瘤一样，目前病因学方面尚不够清楚，但部分患者似乎和吸烟、接触染料化工毒物等有关。

（张 勇 李亚健）

shèn zhǒngliú

肾肿瘤（renal tumor）

发生于肾的所有肿瘤。通常可分为肾良性肿瘤（肾包膜肿瘤、肾实质腺瘤、血管瘤、间质细胞肿瘤等）与肾恶性肿瘤（肾细胞癌、肾母细胞瘤、肾肉瘤、肾盂癌、继发性肾肿瘤等）。肾肿瘤恶性较良性比例更高，除原发性恶性肾肿瘤外，尚有机体其他部分的恶性肿瘤转移到肾者，称继发性肾肿瘤，以肺癌肾转移最常见。肾肿瘤发病率高可能与化学物暴露、吸烟、遗传等因素相关。

（寿建忠 谢睿扬）

shèn liángxìng zhǒngliú

肾良性肿瘤（benign renal tumor）

起源于肾皮质、肾实质内的各种间质细胞及肾包膜的良性肿瘤。其包括血管平滑肌脂肪瘤、嗜酸细胞腺瘤、肾球旁细胞瘤等。肾良性肿瘤目前的病因尚不清楚，可能与肥胖、遗传、饮食、药物等相关。

肾良性肿瘤通常不具有肾恶性肿瘤的生物学行为，如侵袭、转移等。某些良性肿瘤可有显著的临床症状，如肿瘤较大引起的腰部不适、疼痛，或肿瘤出血导致疼痛等。

（寿建忠 谢睿扬）

shèn xuèguǎn pínghuájī zhīfángliú

肾血管平滑肌脂肪瘤（renal angiomyolipoma，AML）

由平滑肌组织、厚壁血管以及脂肪组织组成的肾良性肿瘤。其发病率约为0.3%。少数肾血管平滑肌脂肪瘤患者因脂肪含量少或缺乏，临床上需与上皮样血管平滑肌脂肪瘤、肾癌相鉴别。

病因 肾血管平滑肌脂肪瘤可能起源于血管周围的上皮样细胞，女性多发，推测其病因可能与激素有关。此外，肾血管平滑肌脂肪瘤发病可能与另一种常染色体显性遗传病——结节性硬化症相关。

病理 肾血管平滑肌脂肪瘤通常边界较为清晰，但不规则，不存在包膜，肿瘤实质内、体积较大的肿瘤于中央处可出现坏死。镜下肿瘤主要由不同比例的平滑肌、厚壁血管、脂肪组织共同组成。平滑肌细胞形态具有多样性，细胞核出现异型性，有时可发现上皮样细胞。上皮样细胞具有丰富的颗粒状胞质，偶尔为神经节样细胞形态，核大且深染，呈圆形或卵圆形，存在异型性结构，可见核仁。

临床表现　大多数肾血管平滑肌脂肪瘤常无症状，或症状较隐匿，多在健康体检或其他原因检查后发现。肾血管平滑肌脂肪瘤的症状和体征包括腰痛、血尿、可触及的肿块和肿瘤破裂所致的低血容量性休克，其中大出血如未能及时诊断并接受治疗，可能存在生命危险。少见的症状包括贫血和高血压等。

诊断　肾血管平滑肌脂肪瘤相关的影像学特征具有特异性。计算机体层成像（computer tomography，CT）扫描是目前最有效、最可靠的诊断手段。当 CT 在肾病变中扫描到少量脂肪组织时（CT 值小于−20Hu），即可考虑为肾血管平滑肌脂肪瘤。然而，约 14% 的肾血管平滑肌脂肪瘤在行 CT 扫描时未能发现脂肪组织，可能原因是成熟的脂肪组织比例较少。肾血管平滑肌脂肪瘤的超声典型特征是边界清楚或不规则、后伴声影的高回声或强回声病变，但不能作为特异性诊断指标。对于疑难病例或有 CT 检查禁忌证时，磁共振成像（magnetic resonance imaging，MRI）检查也有助于诊断。

鉴别诊断　肾血管平滑肌脂肪瘤主要需与肾细胞癌相鉴别。肾细胞癌：超声图像呈低回声、高回声或混合回声，边缘呈假包膜表现，注入造影剂可呈现不均匀强化。CT 平扫时多表现低或等密度，少为高密度，无脂肪密度，肿块可呈圆形、类圆形、不规则形，可有分叶，边界清楚。癌灶内可见囊变、出血、坏死、钙化，增强扫描多表现为不均质高强化，呈现"快进快出"的强化特点，

强化程度一般小于肾实质。

治疗　一般来说，肿瘤直径小于 4cm 且无症状的肾血管平滑肌脂肪瘤患者，可以等待观察，每 6～12 个月复查影像学检查，观察其增长速度和临床症状变化。较大直径、有症状的肾血管平滑肌脂肪瘤患者应当予以治疗干预，但应充分结合患者年龄、合并疾病等相关因素。保留肾单位的治疗，如肾部分切除术或选择性肾动脉栓塞是可选手段。对于部分急症、危及生命的出血肾血管平滑肌脂肪瘤患者，可能需行肾切除术。而对于那些合并双侧病变、肾功能不全、内科疾病的患者，选择性肾动脉栓塞或药物治疗，也是可选择的治疗手段。

预后　肾血管平滑肌脂肪瘤是肾良性肿瘤，多呈现为良性肿瘤病程。不合并严重并发症的肾血管平滑肌脂肪瘤患者预后较好。然而，肾血管平滑肌脂肪瘤应当与上皮样血管平滑肌脂肪瘤充分鉴别，因上皮样血管平滑肌脂肪瘤可呈现恶性潜能及相关生物学行为，多存在侵袭性与破坏性生长方式，此类患者应采取积极的治疗手段。约 30% 的患者可出现肾周组织侵犯，部分患者会出现肝或者肺转移等。

（寿建忠　谢睿扬）

shèn shìsuān xìbāo xiànliú

肾嗜酸细胞腺瘤（renal oncocytoma）　起源于肾远曲小管，主要发生于肾皮质区的肾良性肿瘤。在肾良性肿瘤中所占比例为 3%～7%，仅次于肾血管平滑肌脂肪瘤。

病因　肾嗜酸细胞腺瘤病因较为复杂，其机制相关学说之一是线粒体 DNA 突变，引起氧化磷酸化复合物 I 酶活性缺乏，进而导致糖异生和脂质代谢途径失调。

其细胞遗传学特征包括 1 号染色体、Y 染色体缺失，染色体 14g 杂合性缺失、11q13 重排等。

病理　肾嗜酸细胞腺瘤多呈圆形或类圆形实质肿物，主体位于肾实质，多有完整假包膜，肿瘤呈棕黄色，中央星条状瘢痕改变是其特征之一，出血及坏死少见。镜下可见肿瘤细胞较小，形态相似，主要以不规则巢团样排列，胞核圆形或类圆形，无明显异型性，染色质呈颗粒状，分布均匀，胞质内充满嗜酸颗粒，间质细胞少见并常伴有透明变性。肾嗜酸细胞腺瘤中呈阳性的抗体有 CD117、肌酸激酶（creatinc kinase，CK）、上皮膜抗体（epithelial membrane antibody，EMA），低表达或阴性的抗体有 CD10、波形蛋白、CK7、AMACR、胶体铁染色。

临床表现　58%～83% 肾嗜酸细胞腺瘤无症状，或症状较隐匿，多在出现症状或体检发现后就诊。肾嗜酸细胞腺瘤的症状和体征有时与肾细胞癌类似，包括腰痛、血尿、可触及的肿块等。

诊断　临床中，肾嗜酸细胞腺瘤和肾细胞癌的平均发病年龄、性别比例、平均直径大致类似，大部分肾嗜酸细胞腺瘤通过影像学检查与肾细胞癌鉴别诊断较为困难。计算机体层成像（computer tomography，CT）扫描中，典型的嗜酸细胞腺瘤可见：①肾肿瘤密度较为均匀或均匀。②出血、坏死、血管受侵征象极为罕见。③增强扫描后可存在中央瘢痕区，以星条状或多边形为主，肿瘤体积越大，瘢痕出现的频率越高。④血供丰富，增强扫描时可出现肿瘤轮辐状强化，即车辐征等。

磁共振成像中，嗜酸细胞腺瘤的特征包括：包膜界限清楚、

T1 加权成像（T1-weighted imaging，T1WI）以低信号为主，T2 加权脂肪抑制序列（T2-weighted imaging fat suppression，T2WI-FS）呈高低混杂信号、等低信号、中央星状瘢痕，弥散加权成像（diffusion weighted imaging，DWI）呈等、稍高信号，增强扫描动脉期呈明显不均匀强化，延迟扫描后均有廓清等。术前细针穿刺病理活检难以完全将嗜酸细胞腺瘤与肾细胞癌区分开，因为部分肾细胞癌由于肿瘤异质性可出现嗜酸细胞成分，明确诊断仍需借助术后病理学检查。

鉴别诊断　肾嗜酸细胞腺瘤主要须与肾细胞癌相鉴别。目前鉴别诊断较困难，但一些特点可能具有意义，肾嗜酸细胞腺瘤在皮质期到实质期呈均匀强化或呈"快进慢出"表现（皮质期迅速明显强化，实质期延迟强化），与典型肾细胞癌的"快进快出"强化形式不同，但部分肾嗜酸细胞腺瘤也可呈"快进快出"表现。该病的特征性表现为肿瘤中央"星条状"瘢痕改变，但有文献报道肾嫌色细胞癌和少部分肾透明细胞癌也可有此特征，所以不能以此特征作为唯一鉴别诊断标准。

治疗　由于术前对肾嗜酸细胞腺瘤与肾细胞癌的鉴别诊断较为困难，对待难以鉴别的肿瘤应当取决于其临床特征。如高度怀疑嗜酸细胞腺瘤，肿瘤直径、位置未明显影响手术方式，应行保留肾单位治疗（如肾部分切除术、肾肿瘤射频消融、肾肿瘤冷冻消融等）。对于有家族史的患者，应优先选择保留肾单位的治疗。术前应通过多学科会诊等手段，充分讨论并制订手术决策，尽可能避免非必要的肾单位切除、过度治疗、根治性手术等。

预后　肾嗜酸细胞腺瘤是良性肾上皮性肿瘤，临床症状不明显，预后好。然而，少数学者报道部分肾嗜酸细胞腺瘤有可能具有嫌色细胞癌的遗传和分子特征，从而表现出局部器官侵犯、远处转移，因此术后应密切随访。

（寿建忠　谢睿扬）

shèn qiúpáng xìbāoliú
肾球旁细胞瘤 （juxtaglomerular cell tumor）　可能是肾小球入球小动脉平滑肌细胞分化而来，是血管外皮细胞瘤的特殊类型，罕见的肾内分泌肿瘤。也称肾素瘤。多见于 20～30 岁的青年患者，也有少数发生于儿童及老年患者的报道。患病率女性是男性的 2 倍。临床可见患者肾分泌肾素过多导致继发性高血压。

病因及发病机制　尚不明确。

病理　肾球旁细胞瘤一般单发，瘤体小，血管较少，直径一般<3cm。光镜下可见肿瘤细胞排列于血管网之间，有大的空泡样核，胞质中有肾素颗粒，与正常人肾小球球旁细胞相似。电镜下，可见中度发育的粗面内质网，高尔基复合体明显，胞质颗粒形态、大小不一，常见颗粒组成不透电子的金刚石样或菱形小体，犹如结晶体。在高尔基复合体中有特别明显的未成熟颗粒成分；免疫组化检查颗粒中含有肾素。

临床表现　典型临床表现为"三高一低"，即严重的高血压、高肾素、高醛固酮和低血钾综合征。其中低钾血症的症状包括烦渴、多尿、肌痛、头痛、乏力等。

诊断　肾球旁细胞瘤的诊断需结合临床表现及影像学检查。典型的肾球旁细胞瘤计算机体层成像（computer tomography，CT）平扫可呈低密度、等密度及高密度，其中等密度及低密度常见，部分病灶可见包膜，增强后多呈轻度强化。CT 平扫中，病灶与肾实质密度相近，呈等密度或稍低密度，当伴钙化或出血时，则更易分辨，若为等密度，瘤体不突出于肾实质，往往容易漏诊。CT 增强扫描可见病灶呈渐进性强化，动脉期强化不明显，静脉期瘤体强化逐渐升高，但仍低于正常肾实质。

鉴别诊断　肾球旁细胞瘤须与以下疾病进行鉴别诊断。①原发性醛固酮增多症：常见的临床表现为高血压、高醛固酮血症及低血钾，但肾素活性低于正常水平，超声或 CT 检查提示病变通常位于肾上腺区。②肾透明细胞癌：中老年人高发，肾透明细胞癌区别于肾球旁细胞瘤的特征是 CT 增强扫描动脉早期明显强化，门脉期及延迟期强化明显减弱，表现为"快进快出"的特点。③肾血管平滑肌脂肪瘤：好发于女性的良性肿瘤，可伴有出血等特征，CT 平扫呈密度不均的肿块，与周围分界较清，含脂肪量较多，CT 值为 -90～-20Hu。④肾母细胞瘤：好发于儿童，肾肿物往往较大，CT 平扫可见肿瘤密度显著低于肾实质，且密度不均匀，偶见钙化、出血；CT 增强扫描呈轻-中度强化。

治疗　几乎所有肾球旁细胞瘤均可通过保留肾单位手术治愈，患者血压恢复正常水平，其他症状消失。对于直径>3cm 的肿瘤合并肾功能严重受损或怀疑恶性者可考虑肾切除术。

预后　肾球旁细胞瘤绝大部分为良性肿瘤，但偶有转移性肾球旁细胞瘤的个案报道。部分患者的肾球旁细胞瘤具有一定的恶性潜能，术后应长期随访。建议对患者定期随访，术后再次出现高血压、低血钾的患者应高度警惕复发或转移可能。

（寿建忠　谢睿扬）

shèn èxìng zhǒngliú

肾恶性肿瘤（renal carcinoma）

起源于肾的恶性肿瘤。主要包括肾细胞癌、肾盂癌以及来源于肾实质的少见类型恶性肿瘤，生物学上以复发、转移为特征。但由于肾盂癌属于尿路上皮恶性肿瘤，常将其与输尿管癌及膀胱癌归类。因此，狭义上肾恶性肿瘤主要是指肾细胞癌以及其他来源于肾实质的恶性肿瘤。

肾恶性肿瘤病因不明，目前已知的主要致病危险因素包括吸烟、肥胖、高血压、职业及遗传等。发病率位居泌尿系统肿瘤第二位，仅次于膀胱癌，且逐年增高。发病人群以中老年为主，男性多于女性。早期患者通常无特征性的临床表现，局部进展期或转移性患者可表现出血尿、腹部肿块、腰痛等症状。临床上常采用腹部超声、计算机体层成像（computer tomography，CT）或磁共振（magnetic resonance，MR）协助诊断与鉴别诊断，但最终确诊需依靠病理学检查。对于早期及局部进展期患者，外科手术是目前主要治疗手段，而针对转移性肾恶性肿瘤患者，靶向治疗、免疫治疗或靶向治疗联合免疫治疗联合外科手术等多学科治疗可使部分患者生存获益。

（寿建忠　曹传振）

shèn tòumíng xìbāo'ái

肾透明细胞癌（renal clear cell carcinoma）

肿瘤细胞在病理切片上胞质透明，以透明细胞为主。肾细胞癌中最常见的病理亚型。肾透明细胞癌占肾恶性肿瘤的85%，大多数为散发性肾细胞癌。各年龄段均可发生，但常见于50～70岁，男女比例为2∶1～3∶1。肿瘤自肾实质生长，可压迫、侵犯肾窦脂肪、肾盏、肾盂，或向肾包膜外发展侵犯肾周脂肪，或形成瘤栓，或转移到淋巴结或其他脏器。

病因　尚不明确，与遗传、吸烟、肥胖、高血压及抗高血压药物等因素有关，其中吸烟和肥胖是目前公认的肾癌危险因素。

病理　肿瘤常呈实质性圆形，多有假包膜形成，部分肿瘤边界不规则，或呈囊性。因癌细胞中常含有丰富的脂质，所以大体上肿瘤切面常呈黄色或金黄色。部分肾透明细胞癌因合并出血、坏死、囊变或钙化，肿瘤切面可呈以黄褐色相间为主的多彩状。镜下癌细胞多排列成腺泡状、腺管状或乳头状，多为实性癌巢，胞质透明空亮，核小而均匀、染色深。癌巢之间的间质富于毛细血管，纤维成分少。2%～5%的肾透明细胞癌组织中含有肉瘤样成分，常提示预后不良。

临床表现　早期常无症状，或症状较隐匿。也可表现为发热、乏力等全身症状。以往常见的肾癌三联征，即血尿、腰痛和腹部肿块，目前多见于局部进展期或转移性肾透明细胞癌。10%～40%的肾透明细胞癌患者可合并副瘤综合征，患者表现有全身症状。

诊断　超声是最简便无创的检查方法，可作为常规体检的一部分，肾透明细胞癌以低回声为主，部分可见囊性暗区或因出血导致的混杂回声区。腹部计算机体层成像（computer tomography，CT）可见肾透明细胞癌平扫呈稍低密度或等密度，伴出血时可夹杂稍高密度，动脉期肿瘤早期强化，静脉期强化减弱，形成"快进快出"特点。CT可明确肿瘤浸润程度、静脉是否受累、区域淋巴结是否增大以及肾上腺和其他脏器情况。与CT相比，肾磁共振成像（magnetic resonance imaging，MRI）无辐射损伤，图像序列丰富，可获得更多的肿瘤信息，肾透明细胞癌在T1加权成像（T1-weighted imaging，T1WI）可呈等、低混杂信号，T2加权成像（T2-weighted imaging，T2WI）以混杂高信号为主，增强扫描也呈现"快进快出"特点，MR对静脉是否受累及瘤栓的评价、与血管平滑肌脂肪瘤和非透明细胞性肾细胞癌的鉴别效能优于CT。最终确诊依靠病理学检查。

鉴别诊断　肾透明细胞需与肾其他疾病鉴别。①肾血管平滑肌脂肪瘤：为肾良性肿瘤，女性多见，因肿瘤内含有较多的脂肪组织，CT多为低密度，增强可见早期强化，与透明细胞癌不同的是，MR T2WI可见肾血管平滑肌脂肪瘤呈高信号，而T2WI脂肪抑制相可见信号明显减低。②肾嗜酸细胞腺瘤：为少见的肾良性肿瘤，CT可见肿瘤密度较均匀，部分患者可见中央星条状瘢痕，但与肾透明细胞癌鉴别困难，明确诊断需依靠手术取材病理学检查。③非透明细胞性肾细胞癌：是相对于肾透明细胞癌以外的其他病理类型的肾癌，CT或MRI多以轻中度强化为主，强化程度低于肾透明细胞癌。④肾盂尿路上皮癌：主要表现为间歇性无痛性肉眼血尿，肿瘤位于肾盂，可侵犯肾实质，为乏血供肿瘤，增强CT可见动脉期强化不明显，DWI可见肾盂内肿瘤弥散受限。

分期　肾透明细胞癌的分期标准与其他类型肾细胞癌一致，均依据2017年美国癌症联合委员会（American Joint Committee on

Cancer，AJCC）第八版 TNM 分期标准，根据原发肿瘤的大小及侵犯范围、有无区域淋巴结受累、有无远处转移进行分期。

T（原发肿瘤）

Tx：原发肿瘤无法评估。

T0：无原发肿瘤的证据。

T1：肿瘤局限于肾内，最大径≤7cm。

T1a：肿瘤局限于肾内，最大径≤4cm。

T1b：肿瘤局限于肾内，最大径>4cm 但≤7cm。

T2：肿瘤局限于肾内，最大径>7cm。

T2a：肿瘤局限于肾内，最大径>7cm 但≤10cm。

T2b：肿瘤局限于肾内，最大径>10cm。

T3：肿瘤侵犯主要静脉，或肾周脂肪、肾窦脂肪，但未侵及同侧肾上腺或未突破肾周筋膜。

T3a：肿瘤大体上侵入肾静脉或其分支（静脉壁有平滑肌的分支），或肿瘤浸润肾周和/或肾窦脂肪，但未超过肾周筋膜。

T3b：肿瘤侵入横膈以下的腔静脉。

T3c：肿瘤侵入横膈以上的腔静脉或侵犯腔静脉管壁。

T4：肿瘤侵犯超过肾周筋膜（包括浸润同侧肾上腺）。

N（区域淋巴结转移）

Nx：区域淋巴结无法评估。

N0：无区域淋巴结转移。

N1：区域淋巴结转移。

M（远处转移）

M0：无远处转移。

M1：远处转移。

治疗　局限性肾透明细胞癌和局部进展期肾透明细胞癌，首选外科手术治疗。美国国立综合癌症网络（National Comprehensive Cancer Network，NCCN）2021 年版指南中，针对可耐受手术的，或解剖或功能性孤立肾的 T1a 期患者，首选肾部分切除术；对于 T1b 或 T2 期患者可选择肾部分切除术或根治性肾切除术；而局部进展期肾透明细胞癌首选根治性肾切除术。转移性肾透明细胞癌以靶向治疗、靶向联合免疫治疗或免疫联合治疗等系统治疗为主，减瘤性肾切除也是转移性肾透明细胞癌治疗手段的主要部分，可提高疗效。

预后　影响肾透明细胞癌患者预后的主要因素是病理分期，其次组织学分级、组织坏死、生化指标、体力状态评分等。目前，临床上多采用肿瘤综合预后评估模型进行评估，在肾癌发展阶段采用不同的模型评估，有利于判断患者预后。目前常用的 UISS 预后模型主要适用于接受根治性肾切除或肾部分切除术的局限性或局部进展期肾透明细胞癌患者术后预后评估；而国际转移性肾细胞癌联合数据库（international metastatic renal-cell carcinoma database Consortium，IMDC）预后模型主要用于转移性肾癌系统治疗后的预后评估。

（寿建忠　曹传振）

rǔtóu zhuàng shèn xìbāo'ái

乳头状肾细胞癌（papillary renal cell carcinoma）　原发于近曲小管上皮细胞，肿瘤细胞特征性地排列成乳头状或小管状结构的肾细胞癌。为肾细胞癌亚型，占肾细胞癌的 7%～15%，仅次于肾透明细胞癌。发病人群以中老年男性为主。

病因　尚不明确，与遗传、吸烟、肥胖、高血压及抗高血压药物等因素有关，其中吸烟和肥胖是目前公认的肾癌危险因素。

病理　1997 年，德拉亨特（Delahunt）和德布勒（Eble）根据组织病理学改变将其分为Ⅰ型和Ⅱ型两个亚型。Ⅰ型：肿瘤细胞呈乳头状或小管状结构，乳头核心可见泡沫状巨噬细胞和胆固醇结晶，肿瘤细胞较小，胞质稀少；Ⅱ型：肿瘤细胞胞质丰富、嗜酸性，瘤细胞核分级高，可见大片坏死和肉瘤样区域。有时分型比较困难。

临床表现　乳头状肾细胞癌进展相对缓慢，无明显的特征性临床表现，既往将患者出现的血尿、腰部或上腹部肿块和腰痛统称为"肾癌三联征"，往往是晚期患者的表现。

诊断　B 超、计算机体层成像（computer tomography，CT）、磁共振成像（magnetic resonance imaging，MRI）检查可显示为囊实性或实性肿瘤，与透明细胞癌不同的是，典型的乳头状肾细胞癌在 CT、MRI 上表现为乏血供的肿瘤，大体积肿瘤内因出血、坏死和钙化而表现为不均质。增强扫描时，乳头状肾细胞癌强化程度较透明细胞癌弱，出血更常见。另一特征是其较透明细胞癌更容易出现双肾多发肿瘤。最终确诊依靠病理学检查。

鉴别诊断　①肾血管平滑肌脂肪瘤：为肾良性肿瘤，女性多见，因肿瘤内含有较多的脂肪组织，CT 多为低密度，增强可见早期强化。②肾嗜酸细胞腺瘤：为少见的肾良性肿瘤，CT 可见肿瘤密度较均匀，部分患者可见中央星条状瘢痕。③肾透明细胞癌：常见的肾细胞癌亚型，增强 CT 或 MRI 呈现"快进快出"的强化特点。④肾盂尿路上皮癌：主要表现为间歇性无痛性肉眼血尿，肿瘤位于肾盂，可侵犯肾实质，为乏血供肿瘤，增强 CT 可见动脉期强化不明显，MRI 可见肿瘤弥散加权成像（diffusion weighted imaging，DWI）弥散受限。

分期 乳头状肾细胞癌的分期标准与其他类型肾细胞癌一致，均依据 2017 年美国癌症联合委员会（American Joint Committee on Cancer，AJCC）第八版 TNM 分期标准，根据原发肿瘤的大小及侵犯范围、有无区域淋巴结受累、有无远处转移进行分期。

治疗 对于局限期乳头状肾细胞癌，根治性肾切除术仍是最主要的手段。近年来，随着腹腔镜技术的发展，行保留肾单位的肾部分切除术越来越多。但部分学者认为，如术前检查考虑为乳头状肾细胞癌，由于其潜在的多中心发生的特点，选择肾部分切除术时需慎重。对于转移性乳头状肾细胞癌，目前治疗上以靶向治疗为主，靶向联合免疫治疗的疗效并不显著，国内外指南更推荐此类患者参加相关临床试验。

预后 乳头状肾细胞癌早期患者术后预后良好，其中Ⅰ型预后较好，但Ⅱ型易发生转移，预后较差。晚期患者整体预后差于肾透明细胞癌。

(寿建忠　曹传振)

shèn xiánsè xìbāo'ái

肾嫌色细胞癌 （chromophobe renal cell carcinoma） 肿瘤细胞排列紧密，呈实性片状，细胞大，胞质丰富，苍白透明略呈网状，发生于肾远端集合管细胞的肾恶性肿瘤。肾嫌色细胞癌是低度恶性肿瘤。最早于 1985 年作为一个新的肾细胞癌亚型被提出，占肾细胞癌的 5%。发病年龄 27～86 岁，平均 60 岁，男女性发病率相似，无症状者占 19.0%～68.8%。

病因 尚不明确，与遗传、吸烟、肥胖、高血压及抗高血压药物等因素有关，其中吸烟和肥胖是目前公认的肾癌危险因素。

病理 大体观为肾皮质内界限清楚的实性肿块，大小不等，但往往较大，肿瘤最大直径 20cm，表面略呈分叶状，可见少量坏死，但出血灶少见。镜下观察，肿瘤呈实性结构，可出现灶状钙化及厚纤维间隔。与肾透明细胞癌不同，瘤体中的血管为厚壁血管，而非薄壁血管；瘤细胞体积大，呈多角形，胞质透明略呈网状，细胞膜清晰，亦可见嗜酸性胞质的瘤细胞，瘤细胞的核周空晕是此型的特征之一，并可见双核细胞；Hale 胶体铁染色示肿瘤细胞胞质呈弥漫阳性。

临床表现 肾嫌色细胞癌无特殊症状和体征。50% 以上的肾嫌色细胞癌患者无典型的晚期肾细胞癌特征性的血尿、腰痛和腹部肿块三联征。

诊断 B 超、计算机体层成像（computer tomography，CT）、磁共振成像（magnetic resonance imaging，MRI）检查可显示为较均质的实性肿瘤，增强扫描多呈轻中度均匀或不均匀强化，低于正常肾实质，偶可见星条状瘢痕。最终确诊依靠病理学检查。

鉴别诊断 ①肾血管平滑肌脂肪瘤：肾良性肿瘤，女性多见，因肿瘤内含有较多的脂肪组织，CT 多为低密度，增强扫描可见早期强化。②肾嗜酸细胞腺瘤：少见的肾良性肿瘤，CT 可见肿瘤密度较均匀，部分患者可见中央星条状瘢痕，与嫌色细胞癌鉴别困难。③肾透明细胞癌：常见的肾细胞癌亚型，增强 CT 或 MRI 呈现"快进快出"的强化特点。

分期 与其他肾细胞癌亚型一致，依据 2017 年美国癌症联合委员会（American Joint Committee on Cancer，AJCC）第八版 TNM 分期标准，根据原发肿瘤的大小及侵犯范围、有无区域淋巴结受累、有无远处转移进行分期。

治疗 外科手术是局限期肾嫌色细胞癌的首选治疗方法，可以根据肿瘤的术前分期及对侧肾功能情况选择根治性肾切除术或肾部分切除术。对于转移性肾嫌色细胞癌患者尚无标准治疗方案，临床多采用靶向治疗。国内外指南更推荐该类患者参加相关临床试验。

预后 肾嫌色细胞癌整体预后较好，与预后相关的因素包括肿瘤分期、肿瘤坏死和肉瘤样变等。

(寿建忠　曹传振)

duōfángxìng nángxìng shèn'ái

多房性囊性肾癌 （multilocular cystic renal cell carcinoma） 完全由囊腔构成，镜下囊腔间隔内见小灶状透明细胞癌，但未形成肉眼可见结节的肾细胞癌。2004 年，世界卫生组织肾肿瘤分类中将多房性囊性肾癌作一种独立的肾细胞癌亚型而提出，恶性程度较低。

病因 尚不明确。

病理 肿瘤起源于近曲小管上皮细胞，其中一些以囊性形式生长，逐渐形成大小不等且有分隔的多房结构，囊内可混有新鲜血液，肿瘤常有假包膜。大体观，肿瘤为不规则圆形或椭圆形肿块，有一层纤维包膜；可表现为血供丰富，血管怒张，合并充血及出血区。镜下，癌细胞类型主要为透明细胞癌，体积大，边缘清晰，呈多角形，核小而均匀、染色深。细胞常排列成片状、乳头状或管状。囊壁被覆单层上皮细胞，胞质呈透明状至白色，分隔由胶原组织构成，一些分隔具有透明状的上皮细胞被覆，细胞核深染，透明细胞可有小灶性聚集。

临床表现 多无特征性的症状和体征，可出现腰背部不适、腹痛或血尿等症状，但非常少见。

诊断 B 超检查多表现为界限清楚的多囊性肿块，依据液体性质和有无实性成分，囊内液体表现为低回声或无回声区域。计算机体层成像（computer tomography，CT）多表现为界限清晰的多囊性肿块，含有浆液性、血性或混合性液体。CT 平扫显示囊性占位为低密度影，增强扫描后分隔可有轻度强化。磁共振成像（magnetic resonance imaging，MRI）提示肿瘤在 T1 和 T2 加权成像上因蛋白性液体或出血而呈高信号，增强后分隔可见不规则强化。最终确诊依靠病理学检查。

鉴别诊断 ①肾脓肿：CT 表现为低密度病灶，增强后为均匀环形强化，脓肿壁厚薄均匀，内壁光滑无壁结节，囊内容物均一、无悬浮物，病灶周围可见低密度水肿带，肾周多伴感染，肾轮廓模糊，结合临床鉴别较容易。②肾囊肿：典型肾囊肿 CT 可见壁薄光滑，无强化，内容物均质。

分期 与其他肾细胞癌亚型一致，依据 2017 年美国癌症联合委员会（American Joint Committee on Cancer，AJCC）第八版 TNM 分期标准，根据原发肿瘤的大小及侵犯范围、有无区域淋巴结受累、有无远处转移进行分期。

治疗 外科手术是多房性囊性肾癌的首选治疗方法，可以根据肿瘤的术前分期及对侧肾功能情况选择肾部分切除术或根治性肾切除术。

预后 多房性囊性肾癌预后好，与肿瘤大小无关，5 年生存率为 91.7%~100%。

（寿建忠　曹传振）

shèn suǐzhì'ái

肾髓质癌（renal medullary carcinoma）

来源于集合管的高度侵袭性恶性肾细胞癌。好发于非洲裔美国人。发病年龄 10~40 岁，平均 22 岁，男女性发病率之比为 2：1。

病因 尚不明确。

病理 大体观，病变主要位于肾髓质，常浸润肾盂、肾包膜及肾周软组织，有时肾皮质内可见卫星结节。肿块切面为灰褐色，质地较韧或偏硬，常伴有出血、坏死、囊性变或灶性黏液变。镜下可见瘤细胞呈网状、卵黄囊样、片状、微乳头状排列，并可有微囊形成，还可呈实性排列，偶见腺管状和小梁状结构。间质明显纤维化及大量中性粒细胞浸润形成微脓肿。

临床表现 60% 患者合并肉眼血尿，少数患者表现为季肋部疼痛、消瘦、发热或腹部包块。几乎所有患者伴有镰状细胞贫血。肾髓质癌一般易转移至肾上腺、腹膜后淋巴结、下腔静脉、皮肤、肺、肝及脑膜，骨转移也较常见。

诊断 与其他肾肿瘤相比，肾髓质癌影像学上没有明显的特异性表现。肿瘤一般呈浸润性生长，经常侵犯肾窦脂肪。静脉肾盂造影常表现为患肾不显影，超声及计算机体层成像（computer tomography，CT）检查提示肾髓质占位性肿块，同时可出现肝、肺、骨转移。此外，肾盏扩张可能是肾髓质癌的特征性表现，可能与肿瘤压迫肾盂肾盏有关。CT 增强扫描可见肿瘤轻度强化。最终确诊依靠病理学检查。

鉴别诊断 ①肾集合管癌：是一种起源于肾集合管上皮细胞的肿瘤，从青少年到老年均可发生，以男性多见，其发病年龄较肾髓质癌大，且该肿瘤也不具有镰状红细胞特征。②肾盂癌：起源于肾盂尿路上皮的恶性肿瘤，临床常以血尿为首要症状。CT 可见肾盂内软组织肿物，常伴有肾盂积水，增强扫描可见延迟强化，尿细胞学检查可发现脱落的癌细胞。

分期 与其他肾细胞癌亚型一致，依据 2017 年美国癌症联合委员会（American Joint Committee on Cancer，AJCC）第八版 TNM 分期标准，根据原发肿瘤的大小及侵犯范围、有无区域淋巴结受累、有无远处转移进行分期。

治疗 手术、放疗以及化疗等对该病无明显疗效，可能与就诊时患者已处于晚期以及其对常规化疗药物耐药有关。由于病例稀少，至今未确定综合治疗方案。

预后 肾髓质癌是一种高度恶性肿瘤，病程短，生长速度快，侵袭性强，容易侵及肾皮质、肾周围脂肪组织及腹膜后软组织，早期易发生转移，95% 患者诊断时已经出现转移。其预后差，病死率高，中位生存期约 5 个月。早期发现、早期诊断可能有助于提高生存率。

（寿建忠　曹传振）

shèn jíhéguǎn'ái

肾集合管癌（collecting duct carcinoma）

起源于肾髓质的贝利尼（Bellini）集合管的罕见肾癌亚型。就诊时大多已发生转移，恶性程度极高，进展迅速，大多数患者在初次诊断后 1~3 年死亡。

病因 尚不明确。

病理 大体观，肿瘤切面实性，灰白色，质硬，常见坏死，出血少见，边界不规则，常侵犯肾周、肾窦脂肪及肾盂。镜下，肿瘤由浸润性生长的不规则小管状及乳头状结构构成，也可出现紧密排列的实性片状、微囊性和肉瘤样结构。肿瘤内常见明显的促结缔组织生成的间质反应及大量炎症细胞,尤其是粒细胞的浸润。肿瘤细胞呈单层或多层覆于小管和乳头上,异型性明显,胞质嗜酸性,肿瘤周围肾组织的集合管上皮细胞存在异型增生。

临床表现 男性多见,平均发病年龄为 56 岁。临床常见症状为肉眼血尿和腰腹痛,也可出现低热、消瘦等。由于该病病程短、进展快、预后差,就诊时淋巴结或远处转移的比例达 33%~83%,肾静脉或下腔静脉受侵比例为 14%~33%。常转移至区域淋巴结、肺、肝、骨和肾上腺等部位。

诊断与鉴别诊断 术前诊断主要依靠 B 超和计算机体层成像(computer tomography,CT)等检查。B 超多表现为中低不等回声,有血流信号,血管造影提示肿瘤供血血管较肾透明细胞癌少。CT 显示肿瘤多数边界不清,大部分肿瘤位于髓质,部分肿瘤侵及肾窦,瘤体往往表现为等密度或稍高密度影,边界不清,增强扫描呈"慢进慢出"表现,且通常早期即可出现转移。当肿瘤较小又强化不明显时,易误诊为肾盂癌,但前者多见程度不等的皮质浸润,缺少肾盂癌肾盂内乳头状突起,增强扫描延迟期无肾盂内充盈缺损表现。影像学表现缺乏特异性,最终确诊依靠病理学检查。

分期 与其他肾细胞癌亚型一致,依据 2017 年美国癌症联合委员会(American Joint Committee on Cancer,AJCC)第八版 TNM 分期标准,根据原发肿瘤的大小及侵犯范围、有无区域淋巴结受累、有无远处转移进行分期。

治疗与预后 局限性肾集合管癌的治疗以手术为主,但疗效明显差于其他肾细胞癌亚型,如透明细胞癌、乳头状肾细胞癌等,且目前缺乏有效的术后辅助治疗。转移性肾集合管癌对放疗及细胞因子治疗均不敏感,靶向治疗疗效较差。吉西他滨和铂类联合化疗可能具有一定疗效。

(寿建忠 曹传振)

Xp11.2 yìwèi/*TFE3* jīyīn rónghé xiāngguānxìng shèn'ái

Xp11.2 易位/*TFE3* 基因融合相关性肾癌(renal carcinoma associated with Xp 11.2 translocations/*TFE3* gene fusions)

小眼畸形转录因子(microphthalmia-associated transcription,MiT)家族易位肾细胞癌。其为一种特殊的肾细胞癌亚型,于 2016 年列入世界卫生组织肾细胞癌分类。MiT 家族易位肾细胞癌主要包括 Xp11.2 易位/*TFE3* 基因融合相关性肾癌和 t(6;11)(p21;q12)易位/*MALAT1-TFEB* 基因融合相关性肾癌,分别以 MiT 转录因子 *TEF3* 和 *TFEB* 基因重排为特征。Xp11.2 易位/*TFE3* 基因融合相关性肾癌占 MiT 家族易位肾细胞癌的 90%,多见于儿童,在儿童肾癌中占 20%~75%,而在成人肾癌中仅占 1%~4%,且发病年龄主要≤45 岁。

病因 尚不明确。

病理 大体观,一般表现为单发的棕黄色团块,伴坏死或出血,少数呈囊性病变;镜下,由于嵌合后 *TFE3* 融合蛋白质的异质性而表现出不同的组织学表现:主要为乳头状和巢状上皮样细胞,胞质透明或嗜酸性,胞核较大且嗜酸性核仁明显,可见砂粒体结构。多数情况下 Xp11.2 易位/*TFE3* 基因融合相关性肾癌的病理形态学表现与透明细胞癌相似,故无法单纯依靠形态学检查实现确诊。

临床表现 与其他类型肾细胞癌相似,以无症状为主,部分患者可表现为腹痛或腹部包块,伴或不伴肉眼血尿。由于形态学表现与常见的肾细胞癌亚型相似,所以其在成人肾细胞癌中的发病率存在被低估的可能。

诊断与鉴别诊断 因肿瘤内较高的细胞密度、蛋白质高含量或出血等因素,计算机体层成像(computer tomography,CT)平扫多呈稍高-高密度影。多数肿瘤血供丰富,增强 CT 可见肿瘤实性部分早期持续性强化,实性部分动脉期的强化程度低于正常肾皮质而高于正常肾髓质,静脉期持续强化,排泄期持续强化或强化减弱且强化程度低于正常肾组织,同时部分病例可见明显强化的假包膜。与其他类型肾细胞癌的主要区别在于增强扫描的强化特点,肾透明细胞癌因血供丰富,动脉期强化程度与肾皮质相同,但高于 Xp11.2 易位/*TFE3* 基因融合相关性肾癌,且静脉期强化减弱,呈"快进快出"的特征;而乳头状腺癌和肾嫌色细胞癌同属乏血供肿瘤,两者影像学表现相似,动脉期和静脉期强化程度均低于 Xp11.2 易位/*TFE3* 基因融合相关性肾癌,但肾嫌色细胞癌常见放射状瘢痕或呈车辐状强化。多数亚型的肾细胞癌依靠病理形态学分析即可诊断,但 Xp11.2 易位/*TFE3* 基因融合相关性肾癌无法单纯依靠形态学分析确诊。目前,诊断方法主要包括免疫组织化学染色、荧光原位杂交(fluorescence in situ hybridization,FISH)和反转录-聚合酶链式反应(reverse transcription-polymerase chain reaction,RT-PCR)/cDNA 末端快速扩增(rapid amplification of cdna end，RACE）/核型分析。免疫组织化学染色方面，MiT 易位性肾癌常呈 PAX8 阳性，而 CD68、CK7 和波形蛋白阴性，少数病例可表达黑色素细胞标志物，如 Melan-A 和 HMB45。

分期 与其他肾细胞癌亚型一致，依据 2017 年美国癌症联合委员会（American Joint Committee on Cancer，AJCC）第八版 TNM 分期标准，根据原发肿瘤的大小及侵犯范围、有无区域淋巴结受累、有无远处转移进行分期。

治疗与预后 由于 *TFE3* 易位性肾癌的生物学行为可表现为惰性或侵袭性，所以预后个体差异较大，但整体预后差于乳头状肾细胞癌和透明细胞癌。对于临床诊断为局限性病灶的肾癌患者，首选治疗以手术为主，包括根治性肾切除术或肾部分切除术，局部淋巴结阳性者，则建议行腹膜后淋巴结清扫术。而伴有远处转移的 MiT 易位性肾癌患者，其治疗方案的选择多参考透明细胞癌，包括针对血管内皮生长因子受体的靶向治疗、免疫治疗等。

（寿建忠　曹传振）

hǔpòsuāntuōqīngméi quēxiàn xiāngguānxìng shèn'ái

琥珀酸脱氢酶缺陷相关性肾癌（succinate dehydrogenase-deficient renal cell carcinoma）

与琥珀酸脱氢酶（succinate dehydrogenase，SDH）基因胚系突变有关的肾细胞癌。琥珀酸脱氢酶缺陷相关性肾癌作为一种新的肾癌亚型于 2016 年列入世界卫生组织肾细胞癌分类。非常罕见，占所有肾细胞癌的 0.1%～0.2%。好发于年轻人，男性略多于女性。该肿瘤呈高度遗传相关性，患者往往存在琥珀酸脱氢酶相关基因的胚系突变，以 B 型琥珀酸脱氢酶（SDHB）突变最常见，其次是 C 型琥珀酸脱氢酶（SDHC），A 型琥珀酸脱氢酶（SDHA）和 D 型琥珀酸脱氢酶（SDHD）更加罕见。

病因及发生机制 琥珀酸脱氢酶缺陷相关性肿瘤的病因与发生机制尚不完全清楚，但似乎与转录因子缺氧诱导因子介导的假缺氧反应有关。

病理 大体观，肿瘤界限清楚，可有假包膜，合并出血。大多数呈实性，可伴有囊性变。镜下，肿瘤界限清楚或呈分叶状，肿瘤细胞由核圆形、染色质分散、核仁不明显的立方形至卵圆形细胞组成，呈实性巢状或小管状排列，可合并囊性变且含有淡嗜酸性液体。细胞质嗜酸性或絮状，最显著的组织学特征是细胞质空泡。大部分病例（75%）细胞核为低级别且缺乏凝固性坏死，少部分为高级别甚至可伴肉瘤样改变。

临床表现 罕见，好发于年轻人，具有明显的遗传性，绝大多数患者单侧肾发生肿瘤，30% 的患者为多灶性或双侧肾发生。主要表现有腰痛或无症状。可有个人或家族性副神经节瘤病史，或琥珀酸脱氢酶缺陷相关性胃间质瘤史。约 1/3 的患者在确诊时已发生转移。

诊断与鉴别诊断 该亚型肾癌的确诊主要依靠分子病理学检查。此类肾癌免疫表型呈特征性的 B 型琥珀酸脱氢酶表达缺失，当出现罕见的 A 型琥珀酸脱氢酶缺陷相关性肾癌时，A 型琥珀酸脱氢酶和 B 型琥珀酸脱氢酶免疫组化标记均为阴性。需与以下肾肿瘤进行鉴别，如肾透明细胞癌、肾嫌色细胞癌、肾嗜酸细胞腺瘤、遗传性平滑肌瘤病和肾细胞癌综合征等。

分期 与其他肾细胞癌亚型一致，依据 2017 年美国癌症联合委员会（American Joint Committee on Cancer，AJCC）第八版 TNM 分期标准，根据原发肿瘤的大小及侵犯范围、有无区域淋巴结受累、有无远处转移进行分期。

治疗与预后 对于琥珀酸脱氢酶缺陷相关性肾癌的治疗方式，目前尚无循证医学指南可供参考。早期肿瘤仍首选手术治疗，可选择肾部分切除术或根治性肾切除术。对于转移性肿瘤患者建议首先行全面检查，明确肿瘤目前生长情况，结合患者病情，可考虑行减瘤性肾切除或分子靶向药物治疗。此外，这类患者需要密切监测其他易受累器官的发病情况，定期随访观察。多数患者为低级别肿瘤，长期预后好，少数患者为高级别肿瘤，常见凝固性坏死，易发生转移，预后差。

（寿建忠　曹传振）

yíchuánxìng shèn'ái

遗传性肾癌（hereditary kidney cancer）

具有家族遗传性的肾癌亚型。包括希佩尔－林道综合征（von Hippel-Lindau，VHL）、遗传性乳头状肾细胞癌、遗传性平滑肌瘤病和肾细胞癌综合征、伯特－霍格－杜伯综合征（Birt-Hogg-Dube，BHD）、PTEN 错构瘤肿瘤综合征等。

病因 尚不明确。

临床表现 通常表现为多灶、双侧发病，发病年龄早，部分患者可出现腰痛、血尿等症状。不同类型的遗传性肾癌中基因突变的类型与位置以及表观遗传学的参与导致了临床表现的多样化。

诊断与鉴别诊断 临床诊断需参照以下 4 个基本原则：①患病年龄以中、青年居多，有/无家族史。②肾肿瘤常为双侧、多发，影像学上具有各种肾细胞癌亚型的特点。③有相应遗传综合征的其他表现，如希佩尔-林道综合征可合并中枢神经系统及视网膜血管母细胞瘤、胰腺囊肿或肿瘤、肾上腺嗜铬细胞瘤、附睾乳头状囊腺瘤、肾囊肿等改变。④检测证实相应的染色体和基因异常。

分期 与其他肾细胞癌亚型一致，依据 2017 年美国癌症联合委员会（American Joint Committee on Cancer，AJCC）第八版 TNM 分期标准，根据原发肿瘤的大小及侵犯范围、有无区域淋巴结受累、有无远处转移进行分期。

治疗与预后 手术是主要的治疗方案，以保留肾单位手术为首选，包括肾部分切除术、肿瘤剜除术、射频消融术等。大多数患者因肿瘤多发而需要反复进行手术治疗。为了控制肿瘤，切除所有肾单位后，也可考虑肾移植或透析治疗。

（寿建忠 曹传振）

gēnzhìxìng shèn qiēchúshù

根治性肾切除术（radical nephrectomy）
切除患有肿瘤的整个肾及其肾周脂肪、肾周筋膜和肾门淋巴结等组织的手术。局限性肾癌和局部进展期肾癌的主要外科治疗方式之一。根据手术方式，可分为开放根治性肾切除术、腹腔镜根治性肾切除术和机器人辅助腹腔镜根治性肾切除术等。

适应证 ①T1 期和 T2 期的局限性肾癌患者。②大部分局部进展期肾癌患者。

禁忌证 严重的心肺疾病、基础情况较差，无法耐受手术者。

术前准备 ①评价心肺功能。②通过肌酐、内生肌酐清除率、肾小球滤过率评估总肾功能，评价分肾功能，了解对侧肾功能情况。③肾巨大恶性肿瘤患者，手术前行介入栓塞可能有助于手术实施。④常规禁食水 4~6 小时、肠道准备、备血。

手术步骤 根治性肾切除术中，最重要的一点就是肾周筋膜外切除肾，因为 25% 的患者存在包膜及肾周脂肪的浸润。除非肿瘤已在术前侵犯同侧肾上腺或其位于肾上极且体积大，否则无需常规切除同侧肾上腺。对于区域淋巴结清扫，虽然淋巴结切除可获得更加准确的病理学分期，但其治疗价值还存在一定争议，对于局限性肾癌，如术前或术中未发现淋巴结肿大，不推荐常规行腹膜后淋巴结清扫术。

开放手术（经腰入路第 11 肋间或 12 肋切口） ①麻醉满意后，完全侧卧位，患侧朝上，头脚放低，升高腰桥，固定体位。②视肿瘤位置取相应肋骨或肋骨间切口，切开皮肤、皮下组织。③显露腰背筋膜及腹内斜肌：顺切口方向切开背阔肌及腹外斜肌，显露出深层的下后锯肌、腰背筋膜及腹内斜肌。④扩大肌层切口：切开腰背筋膜及肌肉，用手指于腹肌下推开腹膜及腹膜外脂肪，用电刀切开腹内斜肌及腹横肌。⑤分离肋间肌：用示指深入肋骨前方做钝性分离，于肋骨前端切开肋间肌及腰背筋膜。靠近胸膜用血管钳紧贴腰背筋膜前缘仔细分离，继续切开下后锯肌、肋间肌及腰背筋膜，显露胸膜返折部；将胸膜向前推开，切断一部分膈肌脚。⑥进入肾周间隙，切开肾周筋膜，注意防止损伤其上方覆盖的腹膜，分离肾周脂肪及肾包膜。⑦游离肾下极，确认输尿管位置，分离输尿管。⑧将肾向外侧牵拉，钝性分离周围脂肪及淋巴组织，显露肾动脉与肾静脉。⑨在肾门处结扎血管，应先结扎动脉，随后结扎肾静脉，必要时结扎生殖静脉、肾上腺静脉以及腰静脉等静脉分支。⑩夹闭输尿管并将其离断，分离肾上极与肾上腺间组织，置入引流管，关闭切口，完成根治性肾切除术。

腹腔镜根治性肾切除术 ①与开放手术相似，采取完全侧卧位，患侧朝上。②腋后线 12 肋缘下，做 15mm 切口，将示指伸入切口，穿过皮肤和肌肉，钝性分离腹膜后间隙建立潜在的工作腔。③在腋前线肋下 2cm、腋中线髂上 2cm 位置取切口，置入穿刺套管，作为副操作孔和观察孔。④确定腰大肌及其肌腱，沿腰大肌肌腱分离，显露输尿管。⑤继续向上分离，确认肾动脉，根据医师的习惯可以选择腔内血管切割闭合器或血管夹将血管夹闭切断。⑥切断肾动脉之后，肾静脉一般很容易显露，分离周围组织，闭合切断肾静脉。⑦夹闭输尿管并将其离断，肾上极分离出与肾上腺的界面。⑧在脂肪囊外游离肾，将肾、肾周脂肪完整取出，置入引流管，关闭切口，完成根治性肾切除术。

注意事项 注意肾动脉的变异和分支情况，处理好肾动脉及其分支；当肾静脉被分离出来，要确认肾静脉与下腔静脉的关系，同时也需要注意肾静脉数目的变异和有无内容物（即瘤栓）。右侧肾静脉较短，故应小心操作以避免损伤下腔静脉，同时注意与周围邻近脏器的关系。

并发症 ①穿刺过程中的并发症：皮下气肿、气体栓塞、实质脏器损伤、肠道损伤、腹壁血肿等。②术中其他区域损伤：血管损伤、肠道损伤、胰腺损伤等。③术后相关并发症：急性肾功能损伤、继发性出血、感染、切口疝、肺部感染、肠梗阻、血栓及心脑血管事件等。

（寿建忠　谢睿扬）

shènzhǒngliú shèn bùfen qiēchúshù

肾肿瘤肾部分切除术（partial nephrectomy）

能够完全切除肾肿瘤，并且最大限度地保留肾单位及患肾功能的手术。对于单发、体积较小的肾细胞癌，根治性肾切除术与肾部分切除术疗效基本等同。根据手术方式，可分为开放肾部分切除术、腹腔镜肾部分切除术和机器人辅助腹腔镜肾部分切除术等。随着影像诊断技术、外科手术技术的提高与改进，接受肾部分切除术的患者长期生存率、肿瘤疗效、生活质量均较为满意。

适应证　适用于临床低分期的肾细胞癌。①肾良性肿瘤患者。②T1期局限性肾癌患者。③根治性肾切除术将导致患者立即行血液透析治疗（如双侧肾癌、孤立肾患者）。④单侧肾癌，但由于结石病、肾盂肾炎、糖尿病等原因肾功能将逐渐恶化。

禁忌证　①严重的心肺疾病、基础情况较差，无法耐受手术者。②肿瘤侵犯集合系统、肾周脂肪。

术前准备　①术前影像学检查，评估肿瘤是否局部浸润或转移。②动脉增强计算机体层成像（computer tomography，CT）或肾动脉造影，显示脉管系统。③评价心肺功能，肺储备功能较差者应考虑非侧卧位体位。④通过肌酐、内生肌酐清除率、肾小球滤过率评价总肾功能、分肾功能，必要时准备冰屑。⑤常规禁食水4~6小时、肠道准备、备血。

手术步骤　肾部分切除术须遵循以下原则：早期控制血管，避免肾缺血性损伤；肿瘤完整切除，保证切缘阴性；确切缝合集合系统，精细止血。无论哪种手术入路与方式，应将肿瘤边缘与部分肾实质一同切除。

开放肾部分切除术（经腰入路第11肋间或12肋切口）①麻醉满意后，完全侧卧位，患侧朝上，头脚放低，升高腰桥，固定体位。②视肿瘤位置取相应肋骨或肋骨间切口，切开皮肤、皮下组织。③显露腰背筋膜及腹内斜肌：顺切口方向切开背阔肌及腹外斜肌，显露出深层的下后锯肌、腰背筋膜及腹内斜肌。④扩大肌层切口：切开腰背筋膜及肌肉，用手指于腹肌下推开腹膜及腹膜外脂肪，用电刀切开腹内斜肌及腹横肌。⑤分离肋间肌：用示指深入肋骨前方做钝性分离，于肋骨前端切开肋间肌及腰背筋膜。靠近胸膜用血管钳紧贴腰背筋膜前缘仔细分离，继续切开下后锯肌、肋间肌及腰背筋膜，显露胸膜返折部；将胸膜向前推开，切断一部分膈肌脚。⑥进入肾周间隙，切开肾周筋膜，注意防止损伤其上方覆盖的腹膜，分离肾周脂肪及肾包膜。⑦在肾脂肪囊内将肾游离，显露肿瘤。⑧将肾向外侧牵拉，钝性分离周围脂肪及淋巴组织，显露肾动脉及其分支，在肾动脉处以动脉夹暂时阻断，须阻断主支及其分支以预防出血，视情况采取肾表面降温。⑨距离肿瘤边缘0.5~1cm锐性剪下肿瘤，视切除深度及修补程度置入输尿管支架。⑩使用4-0铬肠线/3-0倒刺线缝合残余集合系统的缺损，将肾皮质边缘相互靠近，铬肠线/倒刺线缝合关闭肾创面。⑪将肾周脂肪或止血材料覆盖于肾缺损表面，有助于止血。⑫置入引流管，关闭切口，完成肾部分切除术。

腹腔镜肾部分切除术　①与开放手术相似，采取完全侧卧位，患侧朝上。②腋后线12肋缘下，做15mm切口，将示指伸入切口，穿过皮肤和肌肉，钝性分离腹膜后间隙，建立潜在的工作腔。③在腋前线肋下2cm、腋中线髂上2cm位置取切口，置入穿刺套管，作为副操作孔和观察孔。④确定腰大肌及其肌腱，沿腰大肌肌腱分离，显露输尿管。⑤继续向上分离，确认肾动脉并充分游离。⑥打开肾脂肪囊，在肾与肾周脂肪之间充分游离，显露肿瘤。⑦肾动脉处以动脉夹暂时阻断。⑧距离肿瘤边缘0.5~1cm锐性剪下肿瘤。⑨使用3-0倒刺线缝合残余集合系统的缺损，倒刺线缝合关闭肾创面。⑩将肾肿瘤完整取出，置入引流管，关闭切口，完成肾部分切除术。

注意事项　术前应通过增强计算机体层成像（computer tomography，CT）仔细评估肾动静脉血供情况，制订手术决策，尤其应注意肾动脉的变异和分支情况。动静脉血液供应不同，所有肾段动脉均为终末动脉，缺少侧支循环，应当尽可能充分保留供应正常肾组织的动脉，以免造成相应肾组织梗死。静脉则存在更多侧支循环，静脉分支被结扎后，其交通支仍可充分引流血液，不会造成肾组织失活。

并发症　①穿刺过程中的并发症。皮下气肿、气体栓塞、实质脏器损伤、肠道损伤、腹壁血肿等。②术中其他区域损伤。血管损伤、肠道损伤、胰腺损伤等。③术后相关并发症。术后尿瘘、肾内动静脉瘘形成、急性肾功能损伤、继发性出血、血栓及心脑血管事件、腹腔感染、切口疝、肺部感染、一过性大腿麻木等。

（寿建忠　谢睿扬）

shèn'ái fùmóhòu línbājié qīngsǎoshù

肾癌腹膜后淋巴结清扫术

（retroperitoneal lymph node dissection for renal carcinoma） 此手术可以明确分期，可以使后续的辅助治疗取得更好的效果，降低肿瘤复发率，改善肿瘤特异生存率和总生存率。然而，在肾癌转移的患者中，单个淋巴结转移不多见，且淋巴结转移途径较多，是否应行腹膜后淋巴结清扫术需要临床医师谨慎评估后决策。对于局限性原发性肾癌，如术前或术中未发现淋巴结肿大，不推荐常规行腹膜后淋巴结清扫；而对于高风险的原发性肾癌伴淋巴结阳性、考虑进一步辅助治疗的患者，腹膜后淋巴结清扫术可能带来获益。

适应证 ①经影像学检查发现或可触及的腹膜后淋巴结肿大的肾癌患者。②合并危险因素。原发性肿瘤病理学检查存在肉瘤样变、肿瘤坏死、病理分级差。

禁忌证 ①严重的心肺疾病、基础情况较差，无法耐受手术者。②淋巴结侵犯较大血管。高出血风险者。

术前准备 ①术前影像学检查，评估淋巴结位置及与动静脉关系。②评价心肺功能，肺储备功能较差者应考虑非侧卧位体位。③常规禁食水4~6个小时、肠道准备、备血。

手术步骤 对于腹膜后淋巴结清扫范围，推荐上至膈肌，下至髂总血管，肿瘤一侧的大血管旁淋巴结，腹主动脉和腔静脉间淋巴结。经开放或腹腔镜进入腹膜后间隙，于腰大肌前方分离肾周筋膜后层，沿肾周筋膜和腰大肌肌膜之间充分游离肾背侧，如清扫右侧则沿腔静脉表面分离的同时将腔静脉表面的淋巴结缔组织切除。继续沿腔静脉表面清扫至肾静脉平面上方，肾动脉近端周围淋巴结缔组织切除。清扫左侧同法沿肾动脉根部、腹主动脉表面清扫淋巴结缔组织。上方至肾动脉根部上方，下方至肠系膜下动脉。取出标本，置入引流管，关闭切口，完成腹膜后淋巴结清扫术。

注意事项 术中应仔细检查淋巴结清扫区域的淋巴漏和乳糜漏，夹闭肾门和腹膜后大血管周围的淋巴管。

并发症 腹膜后淋巴结清扫术会增加淋巴漏、乳糜性腹水、脊柱和大血管出血以及邻近组织器官损伤的风险，其他如继发性出血、感染、切口疝、肺部感染、肠梗阻、血栓及心脑血管事件等。

（寿建忠 谢睿扬）

shènzhǒngliú shèpín xiāoróngshù

肾肿瘤射频消融术

（radiofrequency ablation） 通过电极系统将射频能量传导至生物组织，使局部组织升温，产生不可逆的凝固性坏死，通过细胞内的蛋白变性、脂肪融解等生理过程，达到杀灭肿瘤细胞目的的手术。

适应证 ①解剖性或功能性孤立肾的肾癌患者。②双侧多发肾癌。③肾功能不全的肾癌患者。④对侧肾存在某些良性疾病，如肾结石、慢性肾盂肾炎或其他可能导致肾功能恶化的疾病（如高血压、糖尿病、肾动脉狭窄等）。⑤不能耐受手术切除的肾癌患者。

禁忌证 ①严重的心肺疾病、基础情况较差、凝血功能障碍，无法耐受手术者。②肿瘤侵犯集合系统、肾周脂肪。③肿瘤侵犯大血管。

术前准备 ①术前影像学检查，评估肿瘤局部浸润或转移情况。②评估肿瘤部位，规划手术途径。③通过肌酐、内生肌酐清除率、肾小球滤过率评价总肾功能、分肾功能。④常规禁食水4~6小时、肠道准备、备血。

手术步骤 具体有以下几个步骤。

腹腔镜射频消融术 ①麻醉满意后，完全侧卧位，患侧朝上，头脚放低，升高腰桥，固定体位。②腋后线12肋缘下，做15mm切口，将示指伸入切口，穿过皮肤和肌肉，钝性分离腹膜后间隙，建立潜在的工作腔。③在腋前线肋下2cm、腋中线髂上2cm位置取切口，置入穿刺套管，作为副操作孔和观察孔。④确定腰大肌及其肌腱，沿腰大肌肌腱分离，显露输尿管。⑤继续向上分离，确认肾动脉并充分游离。⑥打开肾脂肪囊，在肾与肾周脂肪之间充分游离，显露肿瘤，对穿刺点与周边的组织状况进行确定。⑦病理学检查：在腹腔镜监视下选择穿刺针对肿瘤进行穿刺活检，行病理学检查。⑧直视条件下将射频针穿入肿瘤，开启射频发生器与冷循环泵，维持针尖温度在16~20℃，对肿瘤开始射频消融，随后待局部组织温度升高到60℃，确保杀灭肿瘤细胞。⑨在结束射频前确认输出功率，使针尖温度维持在90~100℃持续10秒。⑩置入引流管，关闭切口，完成射频消融术。

经皮射频消融术 经皮射频消融术需借助影像学技术引导穿刺，通常为超声或计算机体层成像（computer tomography，CT）。以超声引导为例：①患者全麻后取俯卧位，在超声引导下用活检枪进行组织活检穿刺，取2~3条组织送病理学检查。②超声引导下将微波消融针经皮进入肿瘤内部预定位置。视肿瘤直径置入1~2根射频消融针。射频消融输出功率 60~70W，作用 5~10 分钟，如消融范围未能包含整个肿瘤，则延长射频消融时间，超声实时监测，直至完全消融肿瘤，通常不应该超过 30 分钟。③退消融针时停止水循环，保证有足够的热量灼烧针道，防止肿瘤种植。

注意事项　术前应通过影像学检查仔细评估肿瘤位置及与相邻器官或血管的关系，射频消融具有较高的局部热量，当肿瘤距离其他脏器或血管较近时，容易产生热损伤。

并发症　①穿刺过程中的并发症。皮下气肿、实质脏器损伤、肠道损伤、腹壁血肿等。②术中肾热损伤。热损伤正常肾组织，发生术后肾功能不全。③术后并发症。针道肿瘤种植、急性肾功能损伤、继发性出血、血栓及心脑血管事件等。

（寿建忠　谢睿扬）

shènzhǒngliú lěngdòng xiāoróngshù

肾肿瘤冷冻消融术（cryoabla-tion）

通过焦耳-汤姆孙效应（Joule-Thomson）使组织内温度降到 -190~-175℃，组织会很快形成球状冷冻区，直接冷冻导致的细胞损伤及灌注不良可导致组织坏死的手术。即使消融刚开始的冷冻不足以导致细胞死亡，随后的再灌注损伤也会导致细胞死亡。冷冻消融最终的结果是凝固性坏死、纤维变性和瘢痕形成。

适应证　①解剖性或功能性孤立肾的肾癌患者。②双侧多发肾癌。③肾功能不全的肾癌患者。④对侧肾存在某些良性疾病，如肾结石、慢性肾盂肾炎或其他可能导致肾功能恶化的疾病（如高血压、糖尿病、肾动脉狭窄等）。⑤不能耐受手术切除的肾癌患者。

禁忌证　①严重的心肺疾病、基础情况较差、凝血功能障碍、

无法耐受手术者。②肿瘤侵犯集合系统、肾周脂肪。③肿瘤侵犯大血管。

术前准备　①术前影像学检查，评估肿瘤局部浸润或转移情况。②评估肿瘤部位，规划手术途径。③通过肌酐、内生肌酐清除率、肾小球滤过率评价总肾功能、分肾功能。④常规禁食水 4~6 小时、肠道准备、备血。

手术步骤　包括以下几个方面。

腹腔镜冷冻消融术　①麻醉满意后，完全侧卧位，患侧朝上，头脚放低，升高腰桥，固定体位。②腋后线 12 肋缘下，做 15mm 切口，将示指伸入切口，穿过皮肤和肌肉，钝性分离腹膜后间隙，建立潜在的工作腔。③在腋前线肋下 2cm、腋中线髂上 2cm 位置取切口，置入穿刺套管，作为副操作孔和观察孔。④确定腰大肌及其肌腱，沿腰大肌肌腱分离，显露输尿管。⑤继续向上分离，确认肾动脉、肾静脉并适当游离。⑥打开肾脂肪囊，在肾与肾周脂肪之间充分游离，显露肿瘤，对穿刺点与周边的组织状况进行确定。⑦病理学检查：在腹腔镜监视下选择穿刺针对肿瘤进行穿刺活检，行病理学检查。⑧向腹侧和肾蒂血管周围置入纱布适当隔离，在超声定位和腹腔镜下向肿瘤不同区域置入冷冻电极针。⑨冷冻电极针深度至肿瘤深部的边缘为宜，设置冷冻温度为 -50~-40℃，时间 10~20 分钟，冰球的边缘要超过肿瘤边缘约 1cm，然后设置升温温度（融化温度）为 30℃，持续时间 3~5 分钟，连续 2~3 个循环。⑩冷冻结束后，创面应用止血材料，常规留置腹膜后引流管，完成冷冻消融术。

经皮冷冻消融术　经皮冷冻

消融术需借助影像学技术引导穿刺，通常为超声或计算机体层成像（computer tomography，CT）。以超声引导为例：①患者全麻后取俯卧位，在超声引导下用活检枪进行组织活检穿刺，取 2~3 条组织送病理学检查。②超声引导下测试冷冻电极针后，将 1~3 根冷冻电极针（氩氦刀）分别经皮缓慢穿刺入肿瘤深部边缘。③接通高压氩气，使冷冻电极针远端急速膨胀，迅速形成冰球。④10~15 分钟后接通高压氦气升温至 30℃ 左右，维持 1~2 分钟。⑤当肿瘤完全复温后开始第 2 次冷冻-复温过程，完成后拔出电极针。⑥术后局部纱布加压包扎。

注意事项　术前应通过影像学检查仔细评估肿瘤位置及与相邻器官或血管的关系，可采取以下方式减少并发症：①采用超薄电极针，可减少针道出血。②采用超声监测电极针插入深度，控制作用时间，减少尿漏的发生。③选择位于肾周边、外生性生长的肿瘤，可减少集合系统损伤。

并发症　①术后出血。②尿漏。③邻近脏器损伤。④术后并发症：针道肿瘤种植、急性肾功能损伤、血栓及心脑血管事件等。

（寿建忠　谢睿扬）

niàolù shàngpí zhǒngliú

尿路上皮肿瘤（urothelial tumour）

发生在尿路系统的移行细胞来源的肿瘤。包括浸润性尿路上皮癌和非浸润性尿路上皮肿瘤。浸润性尿路上皮癌既包括伴有鳞状分化、伴有腺样分化、滋养层样分化、巢状及微囊性尿路上皮癌，还包括微乳头状、淋巴上皮样、肉瘤样、大细胞和未分化型尿路上皮癌。非浸润性尿路上皮肿瘤包括尿路上皮原位癌、非浸润性乳头状尿路上皮癌（高

级别）、非浸润性乳头状尿路上皮癌（低级别）、非浸润性低度恶性潜能的乳头状尿路上皮肿瘤、尿路上皮乳头状瘤和内翻性尿路上皮乳头状瘤等。

(毕新刚)

niàolù shàngpí'ái

尿路上皮癌（urothelial carcinoma，UC）

发生在尿路的移行细胞癌。区别于鼻咽部及卵巢的移行细胞癌。可发生于上尿路（肾盂、输尿管，5%～10%）、膀胱（超过90%）和男性后尿道等。

病因 吸烟，职业因素（如接触苯胺、砷、β-萘胺、油漆等），长期使用非那西丁、马兜铃酸，盆腔放疗，血吸虫感染等是罹患尿路上皮癌的危险因素。目前明确的化学致癌物是芳香胺类。

发病机制 尿路上皮癌中较常见到9号染色体的部分或全部缺失。尿路上皮癌的发生与包括FGFR3、TP53、PIK3CA、KDM6A、ARID1A、KMT2D、HRAS、TERT、KRAS、CREBBP、RB1和TSC在内的多个基因的突变有关。其中FGFR3突变多与非肌层浸润性尿路上皮癌相关，而TP53及RB1基因突变多发生在肌层浸润性尿路上皮癌。

病理 肾盂、输尿管、膀胱及男性后尿道均可发生尿路上皮癌，以发生在膀胱多见，膀胱尿路上皮癌好发于膀胱侧壁和膀胱三角区近输尿管开口处。肿瘤可单发或多发，大小不等，乳头状或息肉状，也可呈扁平斑块状。根据基底部是否侵犯固有肌层分为非肌层浸润性尿路上皮癌和肌层浸润性尿路上皮癌。

临床表现 最常见的症状是间歇性无痛性肉眼血尿或镜下血尿，可自行减轻或停止。部分膀胱尿路上皮癌患者伴有膀胱刺激症状，表现为尿频、尿急、尿痛，多提示具有广泛性原位癌，或为肌层浸润性尿路上皮癌。肾盂、输尿管尿路上皮癌患者可能有腰部钝痛，部分患者有肾绞痛。晚期可出现消瘦、体重下降、贫血、下肢水肿及腰骶部疼痛等症状和体征。

诊断 中老年人出现无痛性肉眼血尿，应首先想到尿路上皮癌的可能。超声检查简便易行，可作为患者的最初筛查手段。尿细胞学检查可用于术前诊断及术后复发监测。静脉尿路造影、计算机体层摄影尿路造影（computed tomography urography，CTU）是诊断肾盂、输尿管尿路上皮癌的可行手段。乳头状尿路上皮癌或肌层浸润性尿路上皮癌影像学表现为局部占位及充盈缺损，而影像学检查难以发现原位癌。确诊依靠膀胱镜或输尿管镜+活检。

鉴别诊断 ①膀胱其他类型尿路上皮肿瘤或非上皮来源肿瘤。需要活检或切除后病理学检查明确性质。②输尿管息肉。常不伴肾积水，输尿管镜检查及活检可明确病变部位、数目及性质。③肾盂内血块和坏死组织。计算机体层成像（computer tomography，CT）或磁共振成像（magnetic resonance imaging，MRI）增强扫描缺乏强化。④肾癌。内生型肾癌邻近肾盏或肾盂时CT表现为外生性生长的圆形或类圆形、具有假包膜、注射造影剂后多为"快进快出"影像学表现的富血供肿瘤。⑤输尿管狭窄或结石。一般通过静脉肾盂造影、CTU、逆行造影或输尿管镜诊断性检查可进行鉴别。

治疗 早期及局部进展期病变以手术治疗为主。上尿路尿路上皮癌主要行根治性肾输尿管全长切除+膀胱袖套状切除术。非肌层浸润性膀胱尿路上皮癌主要通过经尿道膀胱肿瘤切除术完整切除后，辅助膀胱灌注治疗预防复发及进展。肌层浸润性膀胱尿路上皮癌主要行新辅助化疗后根治性膀胱切除术+尿流改道术。化疗、免疫治疗、放疗是重要辅助治疗手段，以铂类为主的联合化疗方案主要包括GC（吉西他滨、顺铂）和MVAC方案（氨甲蝶呤、长春花碱、阿霉素、顺铂）等。晚期尿路上皮癌以化疗及免疫治疗为主。

预后 非肌层浸润性膀胱尿路上皮癌可通过经尿道手术完整切除，辅助膀胱灌注化疗，术后可较好地预防肿瘤的复发和进展，5年生存率超过95%；肌层浸润性膀胱尿路上皮癌复发和转移概率较高，术后5年生存率约为70%；区域淋巴结转移者5年生存率约为37%，转移性膀胱尿路上皮癌患者预后最差，5年生存率不到10%。肾盂、输尿管尿路上皮癌侵犯肌层者预后差，术后5年内膀胱癌发生率为15%～75%。

(毕新刚)

niàolù shàngpí yuánwèi'ái

尿路上皮原位癌（urothelial carcinoma in situ，UCIS）

发生于尿路上皮内，属于非肌层浸润性尿路上皮癌。其为肌层浸润性尿路上皮癌的早期表现。

病因 见尿路上皮癌。

发病机制 抑癌基因（P53、RB等）突变或者癌基因表达上调，导致尿路上皮细胞癌变，肿瘤在黏膜层内蔓延，2年内有50%进展为肌层浸润性尿路上皮癌的风险。

病理 大体可表现为膀胱黏膜粗糙或"地毯样"改变，可以呈单灶、多灶或大片病变，部分原位癌难以分辨。镜下表现为尿路上皮内的扁平的高级别尿路上皮癌。

临床表现 病变范围小时，多无明显症状及体征。部分膀胱尿路上皮原位癌患者伴有膀胱刺激症状，表现为尿频、尿急、尿痛，多提示病变范围广泛。

诊断 影像学检查难以发现局部病变，有时表现为局部黏膜组织增厚。尿细胞学检查灵敏度较高，最高可达 90% 以上。膀胱镜或输尿管镜检所见同大体病理所见。确诊依靠膀胱镜或输尿管镜检查+活检。

鉴别诊断 有尿路刺激症状者需要与尿路感染、前列腺炎等鉴别。表现为膀胱黏膜粗糙或"地毯样"病变者有时难以肉眼与膀胱增殖性炎症辨别，需要结合病史、尿细胞学检查及活检病理学检查进行鉴别。

治疗 上尿路尿路上皮原位癌以手术治疗为主，行根治性肾输尿管全长切除+膀胱袖套状切除术。膀胱尿路上皮原位癌主要经尿道将肉眼可见病变切除，术后行卡介苗膀胱灌注，治疗可能的残余肿瘤、预防复发及进展，或者直接行卡介苗膀胱灌注治疗。

预后 上尿路尿路上皮原位癌术后，下尿路及对侧上尿路仍有复发可能。膀胱及后尿道尿路上皮原位癌术后，卡介苗膀胱灌注中或结束后仍有复发和进展的风险。术后定期进行尿细胞学及膀胱镜检查是必要的。

（毕新刚）

dīdù'èxìng qiánnéng de rǔtóuzhuàng niàolù shàngpí zhǒngliú

低度恶性潜能的乳头状尿路上皮肿瘤（papillary urothelial neoplasm of low malignant potential，PUNLMP） 低级别尿路上皮肿瘤。其具有乳头状结构，

类似于外生性尿路上皮乳头状瘤，但细胞增殖增加，超过正常尿路上皮的厚度。有一定的复发风险，但进展为高级别肿瘤或肌层浸润性肿瘤的概率很低。

病因 尚不明确。

发病机制 尚不明确。

病理 大体呈单个或多个乳头状肿瘤，乳头通常是离散的。光镜下，低度恶性潜能的乳头状尿路上皮肿瘤有细长的内衬，细胞层数或者细胞密度增加，细胞单一，大小和形状正常，无明显核异型性；细胞极性保留。伞状细胞层常被保存。分裂象罕见。

临床表现 主要表现为无痛性肉眼或镜下血尿。

诊断 确诊依靠膀胱镜或输尿管镜检查+活检。

鉴别诊断 ①尿路上皮乳头状瘤：尿路上皮细胞层数及密度不增加。②尿路上皮癌：低度恶性潜能的乳头状尿路上皮肿瘤具有单调、外观平淡的细胞增殖，并且缺乏癌中可见的具有增大的深染细胞核的散在细胞。

治疗 以经尿道手术切除为主。

预后 复发率低于低级别乳头状尿路上皮癌，进展率极低。

（毕新刚）

nèifānxìng niàolù rǔtóuzhuàngliú

内翻性尿路乳头状瘤（inverted urothelial papilloma） 呈复杂的、吻合状内翻生长模式的尿路上皮肿瘤。其无或有极小的细胞异型性。

病因 不明。布鲁恩（Bruun）巢增生和慢性尿路上皮炎症可能与之发生有关。

发病机制 肿瘤突变负荷低，多存在 *HRAS* 和 *KRAS* 的突变。很少有尿路上皮癌中常见的 *FGFR3*、*TP5*、染色质修饰基因的突变。

病理 多位于膀胱颈部及三角区，大部分为单个。肉眼观为表面光滑的带有细长蒂的息肉样病变。镜下通常具有简单的乳头状分支分层模式，尿路上皮没有增厚，细胞形态和排列正常。

临床表现 主要表现为无痛性肉眼或镜下血尿。少部分患者可能有膀胱刺激或尿路梗阻症状。

诊断 确诊依靠膀胱镜或输尿管镜检查+活检。

鉴别诊断 尿路上皮乳头状瘤：呈外生性乳头样生长，表面不光滑。

治疗 以经尿道手术切除为主。

预后 复发率低（<2%），无浸润及转移性病例报道。

（毕新刚）

shènyú shūniàoguǎn zhǒngliú

肾盂输尿管肿瘤（renal pelvis and ureter tumor） 一般指肾盂肿瘤和输尿管肿瘤。肾盂和输尿管肿瘤在病因、病理、临床表现和治疗原则方面均相似。肾盂输尿管肿瘤多数为移行细胞癌，少数为鳞癌和腺癌，但它们的恶性程度远较移行细胞癌高。临床所见移行细胞癌可在任何被覆有移行上皮的尿路部位先后或同时出现，因此，在诊断及处理上应视为一个整体，不能孤立地对待某一局部的移行细胞癌。

（邢念增 杨飞亚）

shènyú'ái

肾盂癌（renal pelvic carcinoma） 发生在肾盂或肾盏上皮组织的尿路上皮恶性肿瘤。发病年龄多在 40 岁以上，男多于女，约 3:1。发病部位左右侧无明显差异，两侧可同时发生。由于肾盂壁薄，周围有丰富的淋巴组织，肿瘤细胞容易向腹主动脉旁及颈部淋巴结转移。血行转移的主要

脏器是肺、肝及骨骼等。

病因 常与接触外界致癌因素有关，染料、皮革、橡胶、油漆等工业原料中的芳香伯胺类物质如联苯胺等是肾盂癌致癌物质；色氨酸代谢紊乱、长期吸烟及服用非那西丁类药物者，肾盂癌发病率明显增高；受到感染或长期结石刺激可引起比较少见的鳞癌或腺癌，有些囊性肾盂炎、腺性肾盂炎可发展为肾盂癌。

临床表现 最常见的症状主要是间歇性无痛性肉眼血尿或镜下血尿，偶可见条状血块。20%患者有腰部钝痛，主要是肿瘤侵犯引起上尿路梗阻造成肾积水所致。部分患者可因血块堵塞输尿管，引起肾绞痛。晚期可出现腰部或腹部肿物、消瘦、体重下降、贫血、下肢水肿及骨痛等症状。肾盂癌体征常不明显，少数患者可因体检或影像学检查偶然发现。

诊断 尿常规可发现镜下血尿。细胞学检查常可发现癌细胞。CT、MRI对上尿路上皮肿瘤的诊断及分期具有重要价值。膀胱镜检查可见患侧输尿管口喷出血性尿液。静脉尿路造影和逆行尿路造影可发现肾盂、输尿管内充盈缺损、变形，但应与透X线的结石和血块鉴别。必要时可经膀胱输尿管逆行插管收集肾盂尿行细胞学检查，或刷取局部活组织检查。近年来应用硬或软质输尿管镜检查并取组织活检者日渐增多，使其诊断率大为提高。

鉴别诊断 ①肾细胞癌：当肾盂癌侵犯肾实质时常需与肾细胞癌相鉴别，肾细胞癌CT表现常为外生性生长的圆形或类圆形、具有假包膜、注射造影剂为"快进快退"影像学表现的富血供肿瘤。②肾盂内血块和坏死组织：平扫容易与肾盂癌混淆，但是CT或MRI增强扫描缺乏强化。③输尿管狭窄或结石：常有结石、感染或手术等病史，表现为上尿路不同程度的梗阻和肾积水，一般通过静脉肾盂造影、计算机体层摄影尿路造影（computed tomography urography，CTU）、逆行造影或输尿管镜诊断性检查等可以进行鉴别。④输尿管息肉：是一种较少见的良性肿瘤，常继发于结石；原发性输尿管息肉常表现为长段息肉，常不伴肾积水，输尿管镜检查及活检可明确病变部位、数目及性质。

治疗 包括以下几个方面。

手术治疗 包括以下几个方面。

根治性手术：手术切除为肾盂癌的主要治疗方法。无远处转移者，标准术式为常规行根治性手术，切除范围包括肾、肾脂肪囊、输尿管全段及膀胱袖套状切除。一般多采用两个切口施行手术，处理膀胱壁间段时宜在直视下进行，有利于预防术后膀胱内肿瘤种植。是否要做区域淋巴结清扫术，建议结合病情。随着微创技术的发展，很多医疗中心采取腹腔镜下根治性手术。

保留器官的手术：对于低危肾盂癌患者都可考虑进行保留肾手术。对于高危患者，如果存在肾功能不全或功能性孤立肾等情况，在充分评估之后也可以考虑进行保留肾的手术。

姑息手术：如有远处转移，或有梗阻、感染或严重血尿时，可考虑做单纯肾切除术或肾动脉栓塞术，以缓解症状。肝、骨骼、肺等处转移，手术后可行全身化疗，有一定的帮助。

非手术治疗 化疗、放疗可作为辅助治疗用于肾盂癌术后，一般认为对于级别高的肿瘤有一定的疗效。此外，程序性死亡蛋白1（programmed death-1，PD-1）/程序性死亡蛋白配体1（programmed death ligand-1，PD-L1）通路的免疫治疗在尿路上皮肿瘤领域取得了很大的突破，目前已有PD-1/PD-L1药物被美国食品药品监督管理局（Food and Drug Administration，FDA）批准用于晚期尿路上皮癌，有望改善晚期尿路上皮癌患者的总生存率。目前已有基础研究的相关成果，期待进一步的临床研究进展。

预后 肿瘤的分级和分期是公认的最重要的预后影响因素，高分期、高分级的患者肿瘤特异性死亡风险较高，需要在随访中密切留意。肾盂癌侵犯肌层者预后差，pT_2/pT_3 期术后5年生存率<50%，pT_4 期则<10%。肿瘤多发及既往膀胱癌病史/合并膀胱癌的患者复发膀胱肿瘤的风险较高，需要在随访中密切留意。

（邢念增 杨飞亚）

shūniàoguǎn'ái

输尿管癌（ureteral carcinoma）

起源于输尿管黏膜上皮的恶性肿瘤。肿瘤发展可以侵犯输尿管周围的淋巴和其他组织器官。输尿管癌多发病于45岁以上患者，男多于女，下1/3段输尿管约占75%。

病因 病因尚未明了，一般认为能引起肾盂癌、膀胱癌的致癌物质，均可引起输尿管癌，如经常接触染料、皮革、橡胶、油漆等工业原料中的芳香伯胺类物质（如联苯胺等致癌因素）。此外，与遗传因素、生活方式（如吸烟）、饮食习惯（如喜欢吃烤肉、熏肉或烟熏、腌制食物）、长期服用某些药物（如镇痛药）、长期慢性刺激（如尿路结石）等有关。

临床表现 输尿管癌最常见的临床表现是血尿，肉眼可见血尿或镜下血尿。镜下血尿常见于早期或分化良好的肿瘤。血块通过输尿管可发生肾绞痛，但多数为腰部钝痛或无疼痛。部分患者因肿瘤梗阻引起肾积水。多数患者无明显的阳性体征，但有7%左右表现为恶病质，为晚期患者。有5%~15%可摸到增大的肾，可能有脊肋角压痛。有报道10%~15%无临床症状，仅在其他疾病检查时偶然发现。

诊断 结合临床表现反复血尿，出血多时有细条状血块，血块下行时可有绞痛，亦可有持续性腰痛。尿脱落细胞学检查诊断正确率为60%~70%，近年来，尿脱落细胞荧光原位杂交检测有效地提高了阳性率，在临床逐渐得到广泛应用。B超、计算机体层成像（computer tomography，CT）扫描有助于诊断，但肿瘤较小时发现困难。膀胱镜检查可见患侧输尿管口喷血，有时可见肿瘤凸入膀胱；输尿管镜检查：可发现肿瘤并可行活检，以明确肿瘤性质。肾盂、输尿管造影可见输尿管不光滑及充盈缺损，其上端输尿管扩大及肾盂积水。放射性核素肾图检查呈梗阻曲线。手术探查目前很少采用，少数患者由于术前诊断困难，可行手术探查，在术中取组织快速病理切片，以明确肿瘤性质及进一步确定手术方案。

鉴别诊断 ①结石：阴性结石位于输尿管可见到充盈缺损，这种情况也可产生输尿管及尿内细胞异型性改变，因此容易误诊，B超和CT平扫有助于鉴别结石和肿瘤。②输尿管息肉：属于输尿管良性肿瘤，造影检查也表现为充盈缺损，但息肉的充盈缺损呈边缘光滑的长条状，患者病程长，尿脱落细胞学检查阴性等可资鉴别。③血块：输尿管内有血块，造影检查也可见到充盈缺损，但血块可在数天后排出或吸收，复查静脉尿路造影充盈缺损可消失或变形。

治疗 包括以下几个方面。

手术治疗 包括以下几个方面。

根治性手术 根治性肾输尿管切除术是标准的基本治疗方法。切除范围包括患侧肾、全段输尿管以及输尿管在膀胱的开口周围部分膀胱。是否行区域性淋巴结清扫尚有争议，建议结合病情。随着微创技术的发展，很多医疗中心采取腹腔镜下根治性手术切除。

保留器官的手术 对于低级别低分期的原发性输尿管癌，可行经输尿管镜电灼或切除术，也可行输尿管节段切除再吻合或输尿管-膀胱吻合。孤立肾或者双侧肾病变患者，有时候只能采取保守手术以尽可能保留肾功能。

姑息手术 适用于需姑息手术治疗但通过内镜不能完全切除的肿瘤。医师为了避免肿瘤扩散或种植，应选用开放手术而非腹腔镜手术。输尿管肿瘤可以根据具体情况选择姑息性输尿管肿瘤切除术。

放疗 由于输尿管位于腹、盆腔，术前难以精确地评估肿瘤分期，同时，输尿管癌对放疗不敏感，并且腹、盆腔存在小肠、膀胱等重要脏器，均限制了其应用。

化疗 类似于膀胱癌化疗，化疗方案包括新辅助化疗和辅助化疗。目前，常用的化疗方案有GC方案（吉西他滨、顺铂）和MVAC方案（氨甲蝶呤、长春碱、阿霉素、顺铂）。新辅助化疗就是在确定局部性治疗（如手术或放疗）之前，采用的一种辅助性化疗。医师在术前给予新辅助化疗，可有效地缩小肿瘤体积、增加手术切除率、降低手术风险或减少手术损伤、减少手术并发症，并且可消除或抑制可能存在的微转移灶、减少不良预后因素。术前化疗对肿瘤细胞的杀伤最为有效，肿瘤的血管床未被破坏，有利于化疗药物的渗入，术前化疗可使手术时肿瘤细胞活力降低，不易播散入血。辅助化疗是对肿瘤晚期有转移无法手术的患者或肿瘤切除术后采用的化疗。

免疫治疗 无法手术切除或者晚期输尿管癌可采用免疫治疗，新的药物包括免疫检查点抑制剂。

中医药治疗 该疾病的中医药治疗暂无循证医学证据支持，但一些中医药治疗方法或药物可缓解症状。

预后 原发性输尿管癌术后生存率与患者的TNM分期和肿瘤细胞分化程度相关。术后5年生存率为67%，有转移者生存率低于3年。

（邢念增　杨飞亚）

yíxíng xìbāo'ái

移行细胞癌（transitional cell carcinoma） 分化程度不同，包括从分化良好的非浸润性乳头状癌到高度未分化的浸润性膀胱癌。是肾盂输尿管肿瘤中最常见的病理类型，占90%以上。可单发或多发，按生长方式一般可分为乳头状型及平坦型（又称无蒂或广基底型）。前者多有宽窄不同的蒂，多数标本可融合成直径≥1cm、表面细颗粒状或绒毛状，多个小肿瘤可融合成直径≥2cm的较大肿瘤，呈菜花状，常形成较清楚的弧形边界。后者局部黏膜增厚、粗糙、呈灰白色，病变部位因纤维组织增生、炎症细胞浸润，可导致局部增厚、僵硬。上尿路原位癌与膀胱尿路上皮原位癌相似，肉眼难以辨别，可类似于黏膜白斑、上皮过度增生或黏膜下血管增生所致柔软红色斑块等表现。

（邢念增　杨飞亚）

shènyú línzhuàng xìbāo'ái

肾盂鳞状细胞癌（squamous cell carcinoma of renal pelvis）

组织学呈单一的鳞状细胞表型，多数为中分化或分化较好，具有明确的角化和细胞间桥，发生于肾盂的恶性肿瘤。肾盂鳞状细胞癌占上尿路上皮恶性肿瘤的6%~15%，其中约70%为男性。肾盂鳞状细胞癌发展迅速，无蒂，多呈外生性生长，易浸润周围组织形成包块，诊断时常为晚期，通常为中低分化。

（邢念增　杨飞亚）

gēnzhìxìng shènshūniàoguǎn qiēchúshù

根治性肾输尿管切除术（radical nephroureterectomy）

切除肾、全段输尿管及输尿管开口周围部分膀胱的手术。根治性肾输尿管切除术是肾盂癌治疗的金标准。

适应证　术前诊断为高危肾盂癌或输尿管癌患者。患者存在以下至少一种表现可诊断为高危肾盂癌或输尿管癌：①影像学检查提示浸润性疾病、高级别肿瘤（尿细胞学或活检）、大体积肿瘤（>2cm）、多灶性肿瘤。②保留肾手术后发现不良病理学特征或出现复发的患者。③局部进展期疾病患者也可以从根治性肾输尿管切除加区域淋巴结清扫中获益。

禁忌证　①绝对禁忌证：全身状况较差，有重要功能脏器，

包括心、肺、脑、肝等功能不全不能耐受手术者，不能耐受全身麻醉者，凝血功能严重障碍者。②相对禁忌证：既往有腹膜后手术史或慢性感染，如同时合并有黄色肉芽肿性肾盂肾炎、肾结核等导致肾与肾周组织和脏器严重粘连者。

术前准备　护理人员术前清洁患者皮肤，包括会阴部皮肤。手术需采用全身麻醉，原则上术前禁水4~6小时、禁食12小时。合并糖尿病的患者手术当天不必使用降糖药物；合并高血压病、冠心病的患者手术当天照常服用相关药物。当患者伴有上尿路或下尿路感染时，术前必须应用敏感抗生素。对于没有感染征象者，仍应预防性使用抗生素，一般可考虑头孢菌素类或喹诺酮类。

手术方法　根治性肾输尿管切除术可以通过开放、腹腔镜等方法，随着腹腔镜技术的广泛应用，目前多数研究认为开放手术与腹腔镜手术在肿瘤控制方面没有明显差异，腹腔镜下根治性肾输尿管切除术成为很多大医疗中心的首选手术方式。下文着重介绍腹腔镜下根治性肾输尿管切除术。

经腹膜后途径　①清理腹膜外脂肪和辨认腹膜后的解剖标志。②分离肾背侧靠近腰大肌外缘。③游离输尿管并夹闭：在肾下极与腰大肌之间分离并寻找输尿管，游离至髂血管水平；对于肾盂及输尿管上段肿瘤，可以用Hem-o-lok在肾盂输尿管肿瘤的下方夹闭输尿管，以防止肿瘤在翻动肾及操作过程中脱落，引起膀胱内种植播散。④肾门的显露与肾动脉的处理：沿腰大肌向深面分离，腰大肌肌腱以及肾动脉的搏动部位均可作为寻找肾动脉的标志。

用超声刀或单极电钩分离肾动脉。用Hem-o-lok夹闭肾动脉（近心端2个，远心端1个）后离断。⑤肾静脉处理：沿输尿管及生殖血管向上游离肾静脉，并骨骼化，夹闭肾静脉（近心端2个，远心端1个）后离断。⑥保留肾上腺，游离肾上极背侧面以及肾腹侧。⑦检查创面，放置引流管，缝合关闭各切口；改平卧位，下腹部切口开放手术处理远端输尿管，或直接在腹腔镜下处理。

经腹腔途径　①用超声刀切开升（降）结肠旁沟区腹膜，向下至髂血管及盆腔腹膜。于肾下极腰大肌前方显露患侧输尿管和生殖血管，游离输尿管，于肿瘤远端应用Hem-o-lok夹闭输尿管。②向近心端游离输尿管和生殖血管至肾门，游离肾动静脉，将其充分显露。③挑起输尿管并向上游离，在肾静脉后方显露肾动脉，先用Hem-o-lok夹闭肾动脉，再用Hem-o-lok处理肾静脉，近心端夹2枚，远心端夹1枚；处理完肾动脉后再用同样方法处理肾静脉。④沿肾周筋膜与腹膜间向肾上极方向分离肾周脂肪，保留患侧肾上腺。游离肾蒂区和肾下极，完整游离患肾并向远端游离输尿管。⑤输尿管下段切除，分为开放输尿管下段切除和腹腔镜切除下段输尿管。开放输尿管下段切除多采用吉布森（Gibson）切口，亦可采用下腹正中切口或腹直肌旁切口。当腰部切口或腹腔镜分离输尿管的位置高于髂血管水平时，适合选用吉布森切口。如果输尿管已经游离至髂血管以下，则可以选用脐下正中切口、腹直肌旁切口或吉布森切口。输尿管下段切除也可以分为膀胱内途径和膀胱外途径。膀胱内途径经膀胱远端输尿管切除术需要切开膀胱前

壁，并暴露患侧输尿管开口，然后环形切除输尿管开口以及周围组织。游离切开膀胱前壁，显露输尿管开口，经膀胱和膀胱外联合完整切除输尿管，同时切除输尿管开口周围 1cm 的膀胱壁。膀胱内途径的优点在于膀胱切开后对于输尿管开口以及壁间段的暴露比较确切，降低了输尿管残端残留肿瘤导致复发的风险；缺点在于手术时间比膀胱外途径长，术后导尿时间延长。同时，也需要注意切口的保护，特别是伴发膀胱肿瘤时，要注意避免切口肿瘤种植。膀胱外途径可以不切开膀胱而完整切除末段输尿管直至输尿管开口。术中提起输尿管，分离膀胱壁段输尿管及输尿管开口，钳夹后切断膀胱壁，缝合膀胱切口。膀胱外途径的优点在于避免膀胱切开，降低肿瘤细胞溢出的风险；缺点是如果游离不充分，容易引起输尿管残端残留。腹腔镜切除下段输尿管可以采用经腹腔或经腹膜后腔的方式来完成，均可以采用腔镜下血管闭合缝合器、Hem-o-lok 或腔镜下缝合来处理。

注意事项 ①术中发生肾盂破裂者应尽快吸出尿液，游离完肾后应用生理盐水浸泡和冲洗创面以降低肿瘤种植的可能。②邻近脏器的损伤同腹腔镜根治性肾切除手术，包括穿刺套管处肌肉出血、胸膜损伤、十二指肠等肠管损伤，放置穿刺套管时应注意避免损伤肠管，术中发现肠管损伤应及时缝合或行肠管造口；术后发现肠管损伤应立即手术开腹探查。③浸润性肾盂肿瘤肾体积增大、质硬，肾动、静脉不易游离，有时需根据情况改行开放手术。④由于尿路上皮癌常多灶起病，且容易沿尿路上皮播散，术

中应注意完成输尿管膀胱壁内段和输尿管开口的切除，并尽量保证尿路的完整性和密闭性。因此，完整地切除从肾盂到膀胱入口的尿路上皮才能达到最好的肿瘤控制效果。

并发症 ①出血：肾动静脉、髂内外静脉等出血较常见。术者应熟悉解剖结构，在辨认清楚解剖标志的前提下，小心分离。一旦出血，可放入纱布条压迫止血，暴露出血点后再根据情况用双极或缝合等方法处理。如出血严重难以腔镜下控制，则应当机立断中转开放手术。②漏尿：用可吸收线连续缝合膀胱时，缝合不牢可导致漏尿，而使用可吸收倒刺线可减少此种情况的发生。另外，缝合后可做膀胱注水试验，检查有无渗漏。若发生漏尿可适当延长导尿管和引流管留置时间，保持尿液引流通畅，大部分患者在充分引流 2 周左右可自行愈合。③切口感染：若术后切口感染，应按感染性伤口处理原则及时换药，必要时放置引流条，充分引流渗出液，保持伤口清洁干燥。若出现发热，则及时使用敏感抗生素。术中应严格按照无菌原则操作执行。④腹膜炎：多由漏尿或肠道损伤所致。肠道损伤较少见，如回肠、结肠、乙状结肠或直肠损伤穿孔等，主要是由于器械或热损伤所致。也有报道在通过脐部切口取出手术标本时夹伤回肠，术者应仔细小心操作。⑤脏器损伤：包括膀胱、肠道和神经（闭孔神经和生殖股神经）损伤等。术中小心分离是最好的预防方法，若发生损伤，应按照相关原则进行处理。术中闭孔神经损伤多为电灼伤，可导致单侧下肢内收障碍，一般 3 个月左右可恢复。

（邢念增 杨飞亚）

shènyú zhǒngliú qiēchúshù

肾盂肿瘤切除术（excision of renal pelvis carcinoma）

仅切除肾盂肿瘤而保留肾单位的手术。需要保存肾功能的患者可考虑行此手术。

适应证 单病灶孤立肾肿瘤、同时发生的双侧肾肿瘤、易多中心复发的肿瘤（如地方性巴尔干肾病相关的上尿路肿瘤）等都可考虑行肾盂肿瘤切除的保肾手术。

禁忌证 ①绝对禁忌证：全身状况较差，有重要功能脏器，如心、肺、脑、肝等功能不全不能耐受手术者，不能耐受全身麻醉者，凝血功能严重障碍者。②相对禁忌证：既往有腹膜后手术史或慢性感染，如同时合并有黄色肉芽肿性肾盂肾炎、肾结核等疾病。

术前准备 护理人员术前清洁患者皮肤，包括会阴部皮肤。手术需采用全身麻醉，原则上术前禁水 4~6 小时、禁食 12 小时。合并糖尿病的患者手术当天不必停用降糖药物；合并高血压病、冠心病的患者手术当天照常服用相关药物。当患者伴有上尿路或下尿路感染时，术前必须应用敏感抗生素。对于没有感染征象患者，仍应预防性使用抗生素，一般可考虑头孢菌素类或喹诺酮类。

手术方法 术前评估通常行 CT 或磁共振成像（magnetic resonance imaging，MRI）。对于少数血管丰富的肾盂肿瘤在准备行肾盂肿瘤切除术前，行肾动脉造影可以帮助术中辨别受累的肾段动脉或将其栓塞以方便手术。

患者可取侧卧位。侧卧位有利于显露肾门肾盂，切开肾盂切除较大的非浸润性肿瘤。可行胸膜外、腹膜外或胸腹联合切口入路。然后切开肾周筋膜，游离整

个肾，肾蒂和输尿管分别用一根血管带游离。为将肿瘤播散与种植转移的风险降到最低，切开肾盂前需用干纱布保护切口。为了优化手术视野，方便切开肾盂、切除肿瘤，可以同肾盂切开取石术一样分离肾门肾窦处脂肪，显露肾盂和主要的肾盏分叉。取弧形切口切开肾盂。切除肿瘤，用电凝、激光或氩气刀烧灼肿瘤基底部。最后用 3-0 铬肠线或其他可吸收线缝合肾盂。

注意事项 ①术中发生肾盂破裂者应尽快吸出尿液，游离完肾后应用生理盐水浸泡和冲洗创面以降低肿瘤种植的可能。②常规留置肾周引流管，除非缝合集合系统较困难，一般无需放置输尿管支架管。③对于孤立肾的肾盂肿瘤患者，如果肿瘤体积大、浸润性、低分化、局限于肾内（T2、N0、M0），行根治性肾输尿管切除加术后透析治疗可达到最高的治愈率和生存率。体积小、低级别的肿瘤可以通过内镜切除，避免行开放手术。

并发症 ①出血：肾动静脉等出血较常见。术者应熟悉解剖结构，在辨认清楚解剖标志的前提下，小心分离。一旦出血，可放入纱布条压迫止血，暴露出血点后再根据情况用双极或缝合等方法处理。②漏尿：用可吸收线连续缝合膀胱时，缝合不牢可导致漏尿，而使用可吸收倒刺线可减少此种情况的发生。另外，缝合后可做膀胱注水试验，检查有无渗漏。若发生漏尿可适当延长导尿管和引流管留置时间，保持尿液引流通畅，大部分患者在充分引流 2 周左右可自行愈合。③切口感染：若术后切口感染，应按感染性伤口处理原则及时换药，必要时放置引流条，充分引

流渗出液，保持伤口清洁干燥。若出现发热，则及时使用敏感抗生素。术中应严格按照无菌原则操作执行。

（邢念增　杨飞亚）

shūniàoguǎn bùfen qiēchúshù

输尿管部分切除术（partial ureterectomy）

仅将病变段输尿管切除，然后将输尿管近端和远端或膀胱吻合，恢复其通畅性的手术。国际癌症网络指南提出对于低级别的中段和下段肿瘤，输尿管部分切除术值得推荐。传统观念认为保留肾术式治疗输尿管癌限于高龄合并对侧肾功能潜在危害疾病、孤立肾、双侧上尿路肿瘤、肾功能不全的患者。随着腹腔镜手术等微创技术的提高，对于单发、低分期、低分级输尿管肿瘤，近年来亦倾向于保肾术式。

适应证 对于输尿管的低危肿瘤（单发，肿瘤直径<2cm，细胞学检查提示低级别肿瘤，输尿管肾镜活检提示低级别肿瘤，CT尿路造影未发现肿瘤浸润生长）或需要保留肾的高危输尿管远端肿瘤患者可考虑行输尿管部分切除术；对于孤立肾和/或肾功能不全的高危肿瘤患者，需结合患者具体情况分析，综合评估后也可行输尿管切除术。

禁忌证 ①绝对禁忌证：全身状况较差，有重要功能脏器，如心、肺、脑、肝等功能不全不能耐受手术者，不能耐受全身麻醉者，凝血功能严重障碍者。②相对禁忌证：同侧腰腹部外伤或手术史，腹腔或后腹腔严重粘连者。

术前准备 护理人员术前清洁患者皮肤，包括会阴部皮肤。手术需采用全身麻醉，原则上术前禁水 4~6 小时、禁食 12 小时。合并糖尿病的患者手术当天不必

停用降糖药物；合并高血压病、冠心病的患者手术当天照常服用相关药物。当患者伴有上尿路或下尿路感染时，术前必须应用敏感抗生素。对于没有感染征象患者，仍应预防性使用抗生素，一般可考虑头孢菌素类或喹诺酮类。

手术方法 根据上尿路尿路上皮癌病灶所处位置，选择不同的输尿管部分切除术式。对于位于输尿管远端的非浸润性低危肿瘤，可行远端输尿管切除加输尿管膀胱再植；位于输尿管上、中段的非浸润性低危肿瘤，可行节段性输尿管切除加输尿管端-端吻合；对于多发输尿管非浸润性低危肿瘤，可行长段输尿管切除加肾造口术或输尿管皮肤造口术或回肠代输尿管术，近年来也有行自体肾移植术的报道。不论哪种术式，输尿管部分切除操作均可在开放、腹腔镜及机器人辅助下完成。原则上术中应行冷冻切片病理学检查，确保切缘阴性。术后常规留置输尿管支架管。下文重点介绍腹腔镜下远端输尿管切除加输尿管膀胱再植。

手术步骤 ①患者取平卧位，臀下垫高，头低脚高。常规建立气腹，Trocar 位置同腹腔镜膀胱全切术。②肿物切除，松解盲结肠粘连，游离患侧输尿管中下段，于输尿管肿物近端用 Hem-o-lok 阻断。游离输尿管直至输尿管开口，包括开口周围膀胱壁一并切除，将切除的标本放入标本袋中。③清扫同侧盆腔淋巴结。④关闭膀胱缺损。⑤取膀胱右前壁开孔。⑥将输尿管近端与膀胱壁开孔吻合后壁。⑦输尿管内置入导丝，在导丝引导下置入 6F D-J 管。⑧将输尿管近端与膀胱壁开孔吻合前壁。⑨吻合口处以膀胱壁浆肌层包埋，建立抗反流机制。

⑩留置盆腔引流管。

注意事项 包括以下几个方面。

术中注意事项 ①穿刺道出血：拔出穿刺套管前可用腹腔镜检查穿刺道有无出血，可予电凝或缝合止血。②肠管损伤：放置穿刺套管时应注意避免损伤肠管，术中发现肠管损伤应及时缝合；术后发现肠管损伤应开腹探查。③肿物以远的输尿管直至膀胱壁段务必切除彻底。④尽可能保护输尿管血运，减少输尿管坏死和狭窄的可能。⑤保证输尿管膀胱无张力再植，必要时可以进行膀胱壁翻瓣再植。

术后注意事项 ①48小时内预防性应用抗生素。②术后24小时内拔除胃管，嘱患者下床活动。③保留导尿5~7天。④复查腹部X线片，了解D-J管位置。⑤术后3个月复查泌尿系统超声，必要时膀胱镜检查。

并发症 ①漏尿：多数可以自行停止。通畅、到位的D-J管内引流以及保留导尿可以减少漏尿以及尿液外渗。②输尿管狭窄：常发生在吻合口处，多因吻合口周围瘢痕所致，可以采用输尿管球囊扩张、狭窄环内切开或重新再植。

（邢念增 杨飞亚）

pángguāng zhǒngliú

膀胱肿瘤 （bladder tumor） 膀
胱上皮或间叶组织的肿瘤。膀胱肿瘤是泌尿系统最常见的肿瘤。多数为膀胱尿路上皮癌，其他还有膀胱平滑肌瘤等。膀胱侧壁及后壁最多见，其次为三角区和顶部，发生可为多中心。膀胱肿瘤可先后或同时伴有肾盂、输尿管、尿道肿瘤。在国外，膀胱肿瘤的发病率在泌尿男性生殖系统肿瘤中仅次于前列腺癌，居第2位；

在国内则占首位。男性发病率为女性的3~4倍，年龄以50~70岁为多。该病组织类型中上皮性肿瘤占95%，其中超过90%为尿路上皮癌。临床症状以血尿最常见，也可表现为膀胱刺激症状、排尿困难等。

（张 勇 李亚健）

pángguāng nèifānxìng rǔtóuzhuàngliú

膀胱内翻性乳头状瘤 （inverted papilloma of bladder） 由正常或轻微不典型的细胞组成，呈内生性方式生长的膀胱良性肿瘤。

病因 尚不明确，一些研究认为和吸烟关系密切。

病理 表面被覆正常尿路上皮，表面光滑或结节状，无乳头或绒毛状外观，细胞极相一致，乳头状生长，核分裂象少见。

临床表现 症状见膀胱尿路上皮癌，以血尿多见。

诊断 影像学检查如B超、CT、MRI等可了解肿瘤大小、部位、是否有蒂，最终确诊需做病理学检查。

鉴别诊断 需同膀胱尿路上皮癌鉴别。

治疗 由于膀胱内翻性乳头状瘤大多瘤体较小、有蒂，呈非浸润性生长，不侵犯肌层，多位于膀胱颈和三角区，故目前认为经尿道膀胱肿瘤切除术是其标准的治疗方法。电切要求切至黏膜固有层或浅肌层。术后定期膀胱灌注值得商榷。

并发症 见经尿道膀胱肿瘤切除术。

预后 该病为良性，预后良好，复发及恶变率低。

（张 勇 李亚健）

niàolù shàngpí rǔtóuzhuàng liú

尿路上皮乳头状瘤 （urothelial papilloma） 具有纤细纤维血管轴心并被覆正常尿路上皮的乳头状瘤。

病因 尚不明确。

病理 体积较小，肿瘤组织内可见稀疏的乳头状叶片，细胞无异型性，无病理性核分裂象，伞细胞明显，一般无恶变危险。

临床表现 常无临床症状，少数可出现肉眼或镜下血尿。

诊断 内镜下活检是诊断的唯一方法。

鉴别诊断 需与膀胱尿路上皮癌鉴别，需依赖病理学检查。

治疗 经尿道微创手术切除。

并发症 同经尿道膀胱肿瘤切除术。

预后 预后良好，复发率低，很少演变为膀胱尿路上皮癌。

（张 勇 李亚健）

pángguāng pínghuájīliú

膀胱平滑肌瘤 （leiomyoma of bladder） 发生于膀胱壁肌层组织并表现为平滑肌分化的良性间叶性肿瘤。约占膀胱肿瘤的0.5%，是最常见的膀胱非上皮性良性肿瘤。发病年龄分布广泛，高发年龄为30~40岁。好发于女性，约为男性的4倍。平滑肌瘤多好发于子宫、胃肠道、皮肤及皮下软组织，发生于尿路系统的平滑肌瘤罕见，1974年，法曼（Farman）等总结7784例平滑肌瘤，95%发生在女性生殖系统，仅5例发生在膀胱。

病因 发病原因尚不清楚，可能与内分泌因素、炎症刺激或胚原性因素等有关。

病理 根据肿瘤与膀胱壁的关系将膀胱平滑肌瘤分为膀胱黏膜下、膀胱壁间和膀胱浆膜下3型。以膀胱黏膜下型最为常见，约占63%，其次为膀胱浆膜下型，约占30%，膀胱壁间型占7%。肿瘤呈膨胀性生长，膀胱黏膜下型平滑肌瘤有时可形成似带蒂的膀胱肿瘤。肿瘤常位于膀胱后壁，有完整的包膜，大小从数毫米至数厘米不等，平均直径为 6cm，多为单发。镜下瘤细胞呈梭形，胞质丰富，边界清楚，有纵行的肌原纤维，染色呈深粉色，胞核棒状，两端钝，无间变，无核分裂，瘤细胞聚集成束，成编织状或漩涡状排列，在平滑肌纤维间有时有不等量的纤维组织。

临床表现 常见的临床症状为尿路梗阻症状、膀胱刺激症状、腹痛和血尿，少数患者无任何临床症状。临床表现与肿瘤类型和发生部位、大小有关。膀胱黏膜下型以血尿为主要表现，肿瘤较大或位于尿道内口附近时，可表现为尿频、排尿困难，甚至可因肿瘤阻塞尿道或从尿道脱出而发生急性尿潴留。膀胱壁间型早期无症状，肿瘤较大时突入膀胱腔亦可致血尿、尿频或排尿困难。膀胱浆膜下型常无症状。

诊断 B 超、CT 或 MRI 结合膀胱镜检查是术前诊断膀胱平滑肌瘤的主要手段。

B 超 肿瘤多表现为界清、均一的低回声实质性肿块，表面膀胱黏膜为强回声。

CT 一般表现为软组织密度影，CT 值约 30Hu，密度均匀，边缘光滑，增强后均有不同程度强化。

MRI 瘤体多为圆形或卵圆形，形态规则，少数呈分叶状，有完整的包膜，表面光滑，边界清楚，无侵袭表现。肿瘤 T2 加权成像（T2-weighted imaging，T2WI）呈低信号，T1 加权成像（T1-weighted imaging，T1WI）呈等信号，与盆壁肌肉信号基本一致。增强后有较为均匀一致的不同程度强化。

膀胱镜检查 可见被覆正常膀胱黏膜的膀胱壁内肿块，但当肿瘤表面黏膜形成溃疡或糜烂时，容易误诊为恶性肿瘤，需结合影像学检查。

术前细针穿刺活检或术中冷冻切片 可以帮助明确诊断。确诊需术后病理学检查。

免疫组化 平滑肌肌动蛋白（smooth muscle actin，SMA）（+）和结蛋白（desmin）（+）。上述特点为膀胱平滑肌瘤与其他肿瘤的重要鉴别点，是其最终确诊依据。

鉴别诊断 需与膀胱原发性恶性肿瘤尤其是膀胱平滑肌肉瘤、膀胱转移癌相鉴别。

治疗 对较小、无症状的膀胱平滑肌瘤患者可暂不手术，严密随访。由于膀胱平滑肌瘤一般有包膜，膀胱部分切除术、肿瘤剜除术及经尿道膀胱肿瘤切除术（transurethral resection of bladder tumor，TUR-BT）是常用的术式。肿瘤剜除术及膀胱部分切除术适用于较大的广基肿瘤。经尿道膀胱肿瘤切除术一般适合于较小或有蒂的肿瘤。

预后 术后预后良好。

（张 勇 李亚健）

pángguāng yuánwèi'ái

膀胱原位癌（carcinoma in situ of bladder）

发生于膀胱，呈扁平生长的尿路上皮细胞癌。约占全部膀胱尿路上皮癌的 10%。病理学特征是膀胱黏膜层内扁平的、细胞分级较高的移行上皮内癌，累及整个黏膜层，同时伴或不伴膀胱浅表性癌。膀胱原位癌恶性程度高，早期可出现局部浸润和远处转移。

病因 暂不明确，可能和膀胱内慢性炎症长期刺激、吸烟、化学类致癌物（芳香胺类物质等）的接触等有关。

分型 1 型：癌旁原位癌，膀胱乳头状瘤附近小范围生长原位癌，最为普遍。2 型：肿瘤远处灶性生长的原位癌。3 型：弥漫性原位癌，伴或不伴有其他类型的浅表性癌。

临床表现 单纯的膀胱原位癌一般无临床症状，少数可出现膀胱刺激症状，常在膀胱镜检查时发现。

诊断 膀胱原位癌的及时诊断比较困难，症状、体征和影像学检查通常无法为诊断提供依据，主要依靠尿细胞学检查和膀胱镜活检确诊。

尿细胞学检查 确诊为原位癌的患者 95% 以上尿细胞学检查为阳性。该项检查在诊断上有高度的准确性，并且可作为原位癌患者对治疗反应的监测手段。典型表现为癌细胞细胞核增大，染色深，不规则，拥挤重叠，呈偏心性和多形性，核仁明显，染色质丛集，可见有丝分裂象，胞质内缺乏空泡。对于尿细胞学检查阳性，而膀胱镜和影像学检查未发现异常的患者，需考虑原位癌的可能性。

膀胱镜检查 原位癌病变位于黏膜内，不突出表面，患处黏膜可以正常，或稍隆起呈天鹅绒样红斑或颗粒，难与炎症相区别，部分患者可见溃疡面。确定诊断要靠多处活检，原位癌的多发部位是膀胱三角区、底部、颈部和输尿管口周围，侧壁、后壁亦可发生，而前壁和顶部却罕见，活检宜在多发区进行。有学者报道，膀胱镜检查前使用血卟啉衍生物或者亚甲蓝膀胱内灌注，可提高原位癌的检出率，因此可用于常规膀胱镜检查无异常发现，但高度怀疑膀胱原位癌的患者。

鉴别诊断 膀胱原位癌症状

缺乏特异性，影像学检查也可无异常发现，因此需要和膀胱炎、膀胱结核、前列腺炎等疾病相鉴别。

治疗 包括以下几个方面。

药物治疗 膀胱原位癌首选的早期治疗方法是膀胱内灌注卡介苗，有研究报道，其治疗有效率为 68% 左右。20 世纪 90 年代，美国食品药品监督管理局（Food and Drug Administration，FDA）组织的包括美国西南肿瘤协作组在内的临床研究结果表明，膀胱内灌注卡介苗治疗膀胱原位癌安全有效，此后，膀胱内灌注卡介苗作为膀胱原位癌首选治疗方法沿用至今。

手术治疗 对膀胱内灌注卡介苗或化疗药物治疗 6～12 个月后，尿细胞学检查及活检仍为阳性的膀胱原位癌患者，应行根治性膀胱切除术。

预后 国外研究报道的膀胱原位癌治疗后 5 年生存率为 85.0% 左右，国内研究报道的 5 年生存率为 65.8% 左右。膀胱原位癌的分期与分级是预后最重要的影响因素，分级、分期越高，远期生存率越低。

（张 勇 李亚健）

pángguāng niàolù shàngpí'ái
膀胱尿路上皮癌（urothelial carcinoma of bladder）

膀胱尿路上皮的恶性肿瘤。其组织来源为尿路上皮细胞，曾称膀胱移行细胞癌。由于膀胱尿路上皮癌是膀胱最常见的恶性肿瘤，所以一般简称为膀胱癌。多见于男性，男性发病率为女性的 3～4 倍。

病因 具体发病机制不明确，但目前已发现一些和膀胱癌发病有密切关系的诱因。①吸烟：长期吸烟可导致膀胱癌发病风险增加 2～4 倍，吸烟超过 40 年，膀胱癌的发病率约为 3.3%。②工业化学物质：长期接触工业化学物质也可能诱发膀胱癌，如染料、石油或其他工业化学物质等，相关研究发现大约 20% 的膀胱癌是由于接触了相关化学物质引起的。③膀胱慢性炎症：如血吸虫、细菌等感染导致的膀胱慢性炎症刺激。④药物：部分药物如环磷酰胺、非那西丁等有诱发膀胱癌的可能性。⑤盆腔放疗病史：因其他疾病接受盆腔部位放疗者，膀胱癌发病风险会增高。⑥遗传：父母任何一方患有膀胱癌，子女膀胱癌发病风险增加。⑦上尿路上皮恶性肿瘤：对于患有上尿路上皮恶性肿瘤的患者，如肾盂癌、输尿管癌，其出现膀胱癌的风险高达 15%～50%。

临床表现 膀胱癌典型症状为全程无痛性肉眼血尿，部分患者由于合并慢性膀胱炎或血尿的刺激，会出现尿频、尿急、尿痛的膀胱刺激症状。

典型症状 血尿是膀胱癌最常见的症状，大部分患者表现为间歇性全程无痛性肉眼血尿。间歇性指有时出现，有时不出现，有时明显，有时不明显；全程指从排尿开始至结束，全段尿液均为红色，这是和其他膀胱疾病区别的要点；无痛性指出现血尿的时候患者没有疼痛感；肉眼指眼睛即可看到尿液颜色发红，根据程度轻重可呈现洗肉水样、茶色、混浊暗红色甚至鲜红色。部分患者由于血尿程度较轻微，肉眼无法发现，需在医院做检查才能在显微镜下发现尿液中红细胞数量异常增多，称为镜下血尿。需要注意的是，血尿症状的严重程度和病情轻重程度并不一致。

伴随症状 部分患者由于合并慢性膀胱炎或血尿的刺激，会出现尿频、尿急、尿痛的膀胱刺激症状或盆腔疼痛症状；此外，膀胱刺激症状也可能和合并弥漫性原位癌或浸润性膀胱癌有关。

其他症状 包括输尿管梗阻所致腰痛、下肢水肿、盆腔包块、尿潴留等。少数患者就诊时即表现为体重减轻、肾功能不全、腹痛或骨痛，可能是膀胱癌的晚期症状。

分类 按照膀胱癌细胞的分化程度，可分为低级别膀胱癌和高级别膀胱癌两种，其中高级别膀胱癌恶性程度更高。按照肿瘤有无侵犯膀胱肌层，可分为非肌层浸润性膀胱癌和肌层浸润性膀胱癌两大类。两者在治疗和预后方面差别较大，前者称为浅表性膀胱癌，大约占所有膀胱癌的 70%，预后更好。

诊断 对于出现上述症状的患者，在泌尿外科通常需完善尿常规、超声检查，如有异常，可能需进一步完善尿细胞学、CT、膀胱镜检查、病理学检查等来明确诊断。

尿常规 明确血尿及其程度，早期膀胱癌无血尿患者，也可出现尿红细胞阳性；同时观察尿液中白细胞数量，了解有无合并泌尿系统感染。

尿细胞学检查 了解尿液中有无脱落的肿瘤细胞，如尿液中发现了肿瘤细胞有助于诊断，但存在假阴性的可能性。尿细胞学检查对膀胱癌的灵敏度为 13%～75%，特异度为 85%～100%。

尿液膀胱肿瘤标志物 膀胱癌时尿液中会出现异常变化的一类成分，通过检测这些成分可协助诊断膀胱癌，临床常用的有 NMP22 等。由于存在一定的假阴性率，通常结合其他检查一起使用，也可用于膀胱癌术后复查时的病情监测。

泌尿系统超声 怀疑膀胱癌时首选的检查之一，简便易行，同时准确度高；对于非肌层浸润性膀胱癌的准确率为94%~100%，对于肌层浸润性膀胱癌的准确率为63%~96.8%；同时，有助于了解有无局部淋巴结转移。

肾、输尿管及膀胱平片（kidney ureter bladder position，KUB）和静脉尿路造影（intravenous urography，IVU） 由于膀胱癌患者有合并上尿路恶性肿瘤（肾盂癌、输尿管癌）的可能性，因此该项检查的主要目的是发现并存的上尿路肿瘤。

CT 了解膀胱内有无肿物及肿物数量、大小、侵犯深度、有无淋巴结转移等信息。对评估肿瘤的进展、范围、临床分期以及制定治疗方案有重要意义。CT较超声更为灵敏，可以发现较小的肿瘤（1~5mm），泌尿系统水成像计算机体层摄影尿路造影（computed tomography urography，CTU）还可同步了解上尿路情况，同时有助于了解局部有无肿大淋巴结。

膀胱镜检查 确诊膀胱癌最重要的检查，可直接观察膀胱内情况，但由于是侵入性操作，需完善其他检查怀疑膀胱癌时才行该项检查。对于膀胱癌患者，术中可于膀胱内发现乳头样、菜花样或球形等不同形态的肿物，并且可初步判断肿物的性质，同时观察有无合并原位癌等其他状况。术中取可疑区域或肿物送病理学检查（活检），根据病理学检查结果可最后确诊。

诊断性经尿道膀胱肿物电切术 如果影像学检查发现膀胱内有肿物，可以省略膀胱镜检查，直接行诊断性经尿道膀胱肿物电切术，术中切除的肿物送病理学检查。可以同时达到切除肿物和明确诊断两个目的，为进一步治疗提供依据。

病理学检查 确诊膀胱癌的金标准，可明确膀胱肿瘤的性质、分化程度、侵犯深度等，从而制定合适的治疗方案。

骨扫描 主要用于检查有无骨转移病灶以明确肿瘤分期，在怀疑有骨转移时可选择使用。

鉴别诊断 膀胱尿路上皮癌需要和膀胱非尿路上皮癌如膀胱腺癌、鳞状细胞癌、脐尿管癌等相鉴别，也需要和膀胱内的良性肿瘤如腺性膀胱炎等相鉴别。通过症状以及影像学检查有时难以鉴别，完善膀胱镜检查+活检是鉴别上述疾病的关键。

治疗 非肌层浸润性膀胱癌主要治疗手段为经尿道膀胱肿瘤切除术（diagnostic transurethral resection of bladder tumor，TUR-BT）加膀胱灌注治疗，肌层浸润性膀胱癌主要治疗方式为根治性膀胱切除术（膀胱全切术）。化疗、放疗也是治疗膀胱癌的有效手段，可根据需要选择。对于有远处转移或局部浸润明显不能根治性切除的患者，为了提高生活质量，可以选择姑息性放疗或膀胱部分切除。如有上尿路梗阻，可选用肾造口、输尿管内支架、输尿管造口等方法解除。晚期膀胱癌患者采取以内科治疗为主的综合治疗。

膀胱灌注治疗 对于非肌层浸润性膀胱癌患者，主要治疗手段为经尿道膀胱肿瘤切除术。由于术后10%~67%的患者会在12个月内复发，因此为了降低复发率，术后需进行膀胱灌注治疗，即向膀胱内灌注相关的药物并保留一段时间后排出。常用灌注药物包括两大类，一类为化疗药，主要包括吡喃阿霉素、表柔比星、丝裂霉素等，一类为免疫治疗药物，即卡介苗（bacillus calmette-guérin，BCG）。

按照术后复发危险度，膀胱癌可分为低、中、高危3组，不同组别患者灌注方案不同。①对低危非肌层浸润性膀胱癌，术后可只进行单剂即刻膀胱灌注化疗药。②对中、高危非肌层浸润性膀胱癌，术后单剂即刻膀胱灌注化疗药后，应进行后续化疗药物或卡介苗维持灌注治疗。③对高危非肌层浸润性膀胱癌，首选膀胱灌注卡介苗治疗，至少维持1年。④对于复发并再次行经尿道膀胱肿瘤切除术的患者，需根据术后病理学检查结果重复上述灌注方案。

化疗 尿路上皮癌细胞已被证明对于铂类、吉西他滨、阿霉素及紫杉醇等化疗药物敏感，转移性膀胱癌患者对于含铂类药物的联合化疗方案总体反应率可达50%左右。化疗是肌层浸润性膀胱癌在根治性膀胱切除术之外重要的辅助治疗手段，主要的化疗方式包括新辅助化疗和辅助化疗。

放疗 肌层浸润性膀胱癌患者在某些情况下，如不愿接受或无法耐受根治性膀胱切除术，或肿瘤已无法根治性切除时，可选用放疗或化疗+放疗。根治性膀胱切除术后切缘阳性、淋巴结转移阳性的患者也可考虑放疗。但对于肌层浸润性膀胱癌患者，单纯放疗的总生存期短于根治性膀胱切除术。膀胱癌的放疗可分为根治性、辅助性和姑息性放疗。

手术治疗 非肌层浸润性膀胱癌的主要治疗手段为经尿道膀胱肿瘤切除术加膀胱灌注治疗。膀胱灌注治疗无效的非肌层浸润性膀胱癌，如肿瘤进展或多次复发，建议行根治性膀胱切除术。首次经尿道膀胱肿瘤切除术无法完全切除肿瘤、标本内无肌层、高级别肿瘤、T1期肿瘤，建议术后2~6周再次行经尿道膀胱肿瘤切除术（reTUR-BT）。肌层浸润性膀胱癌的主要治疗手段为根治性膀胱切除术。

经尿道膀胱肿瘤切除术（TUR-BT）　非肌层浸润性膀胱癌的主要治疗手段，可在保留膀胱的基础上将膀胱内的肿瘤切除干净。该术式除可有效切除病灶外，还可获取较膀胱镜活检更多、更深的组织标本，有助于准确判断肿瘤是否有基底膜浸润或肌层侵犯，因此该术式也是一种很重要的诊断手段，有时也用于肌层浸润性膀胱癌或膀胱原位癌取活检。也可用于肌层浸润性膀胱癌的姑息治疗。

根治性膀胱切除术（膀胱全切术）　肌层浸润性膀胱癌首选术式，术中行盆腔淋巴结清扫，必要时行扩大盆腔淋巴结清扫。如肿瘤侵犯男性尿道前列腺部和/或其远端、女性膀胱颈部和/或其远端尿道，或手术尿道切缘阳性时，应行全尿道切除术。由于该术式不保留膀胱，需行尿流改道术，尿流改道方式的选择应与患者充分沟通，告知尿流改道的各种手术方式及其优缺点。回肠新膀胱术并发症相对较少，是首选的尿流改道方式之一；输尿管皮肤造口术适用于高龄、一般情况差、不能根治肿瘤、不能使用肠道的患者；原位新膀胱术术后生活质量较高，但需自家导尿，对有适应证的患者可推荐使用。

膀胱部分切除术　适用于身体不能耐受或不愿接受根治性膀胱切除术，且肿瘤局限于膀胱局部的患者。也适用于有远处转移或局部浸润明显不能根治性切除的患者的姑息治疗。

预后　预后主要和分期有关。非肌层浸润性膀胱癌5年生存率高达93%，肌层浸润性膀胱癌5年生存率可下降至55%。一旦出现转移，5年生存率仅为12%左右，因此膀胱癌的早诊断、早治疗非常重要。

（张　勇　李亚健）

zhíyèxìng pángguāng'ái
职业性膀胱癌（occupational bladder carcinoma）

与患者所从事职业有明显相关性的膀胱恶性肿瘤。占膀胱癌的25%~27%。例如，从事燃料、橡胶、化工、美容美发、皮革业、印刷、纺织品印染、焦油、油漆和铝工业等行业的工人，膀胱癌的发病率比普通人群增加25倍左右。

病因　由于长期接触2-萘胺、联苯胺、4-氨基双联苯以及一些芳香胺类衍生物等化学致癌物而诱发膀胱癌。芳香胺所致膀胱癌发病情况各国报道不一，最低3%，最高71%，几种不同芳香胺致癌平均发病率为26.2%。职业流行病学调查表明，接触β-萘胺者膀胱癌发生率比普通人群高61倍，接触联苯胺者高19倍，接触α-萘胺者高16倍。

临床表现　以无痛性间歇性肉眼血尿为主，可伴膀胱刺激症状、上尿路阻塞症状、排尿困难等。

诊断、鉴别诊断、治疗、并发症、预后　见膀胱尿路上皮癌。

（张　勇　李亚健）

pángguāng línzhuàng xìbāo'ái
膀胱鳞状细胞癌（squamous cell carcinoma of bladder）

膀胱黏膜的上皮恶性肿瘤。光镜下癌细胞为单一的鳞状细胞表型，简称膀胱鳞癌。膀胱鳞状细胞癌是膀胱癌的一种亚型，各国报道的膀胱鳞状细胞癌在膀胱恶性肿瘤中所占比例差异很大，英国为1%，美国为3%~7%，中国为0.58%~5.55%，但在血吸虫病流行高发区域，如埃及可占到75%。男性患者多于女性，比例为（1.25~1.8）：1。膀胱鳞状细胞癌患者的发病年龄通常比膀胱尿路上皮癌小10~20岁，高发年龄在50~70岁。

病因及发病机制　不明，多数认为是长期慢性刺激导致尿路上皮鳞状上皮化生后发展形成的恶性肿瘤。长期慢性刺激如慢性膀胱炎、膀胱结石、膀胱血吸虫病、长期留置导尿管、长期服用环磷酰胺等，可能都与膀胱鳞状细胞癌的发病有关。

临床表现　最常见的临床表现是血尿伴膀胱刺激症状，表现为间歇性肉眼血尿伴尿频、尿急、尿痛。其他临床表现还有消瘦、贫血、排尿不畅、尿流梗阻。有些患者伴有膀胱结石，部分患者有膀胱结石史。

诊断　膀胱镜检查+活检是诊断膀胱鳞状细胞癌最主要的方法，膀胱镜下见肿瘤多呈团块状，多数肿瘤体积较大，呈菜花状、息肉状，肿瘤表面常伴坏死、溃疡。有些肿瘤呈扁平、边缘不规则或溃疡状。膀胱镜检查还可以对肿瘤或可疑病变部位进行活检以明确病理学诊断。B超、CT以及MRI等检查可显示肿瘤大小、侵及深度和范围、有无盆腔淋巴结肿大等，帮助进行临床分期。

鉴别诊断　应与膀胱尿路上皮癌、腺癌、转移癌等鉴别，最终确诊需依赖病理学检查。

治疗　应首选根治性全膀胱

切除术+盆腔淋巴结清扫术+尿流改道术，这是标准的治疗方式。对孤立的局限性膀胱鳞状细胞癌患者也可以考虑行膀胱部分切除术。对伴有转移的患者应以肿瘤内科治疗为主的综合治疗。

预后 影响膀胱鳞状细胞癌患者预后的因素是肿瘤分期、分级、淋巴结是否有转移。与膀胱尿路上皮癌相比，膀胱鳞状细胞癌恶性程度高、浸润性高、生长迅速、转移早、预后差，但由血吸虫所引发的膀胱鳞状细胞癌通常分化较好，淋巴结转移和远处转移率较低。大多数文献报道膀胱鳞状细胞癌患者预后差，手术联合术前化疗、术后放疗或化疗可提高疗效。

（张　勇　李亚健）

pángguāng xiàn'ái

膀胱腺癌（adenocarcinoma of bladder）

膀胱黏膜（尿路上皮）的恶性肿瘤。占膀胱癌总数的0.9%~2%。肿瘤呈腺体样结构，组织学类型为腺癌。包括原发性膀胱腺癌和脐尿管腺癌，一般不包括其他器官转移到膀胱的腺癌。

病因 目前认为膀胱腺癌组织来源有3种：膀胱移行上皮化生；胚胎腺残余；源于脐尿管残存。原发性膀胱腺癌可能与膀胱黏膜长期遭受慢性炎症刺激有关，膀胱外翻恶变最常见的病理类型就是膀胱腺癌。此外，膀胱结石、导尿管的长期刺激以及尿路梗阻，可能是诱发膀胱腺癌的因素。囊性膀胱炎与膀胱腺癌的关系密切。而腺性膀胱炎、黏膜白斑属于癌前病变。脐尿管癌发病机制不清，其病理类型绝大多数为黏液腺癌及印戒细胞癌，因正常脐尿管内层被覆尿路上皮细胞，可能为尿路上皮化生所致。

分类 癌细胞病理类型包括腺癌、肠型腺癌、印戒细胞癌、黏液腺癌、肝样腺癌、透明细胞癌和混合型。

临床表现 膀胱腺癌临床症状与其他膀胱肿瘤基本相同，主要症状有血尿、膀胱刺激症状（尿频、尿急、尿痛）。此外，患者还可以出现黏液尿，这是其特有的临床表现，黏液稠厚者甚至可阻塞尿道而发生尿潴留。

起源于膀胱顶部脐尿管的腺癌，位置隐匿，多无症状，但部分患者可于下腹部触及肿块。晚期可出现浸润及转移症状。

诊断 膀胱镜检查+活检是诊断膀胱腺癌的最主要方法，膀胱镜下原发性腺癌多见于膀胱底部、颈部和顶部，也可发生于膀胱任何部位。膀胱腺癌可呈乳头样、息肉样或结节状，也可呈扁平、溃疡型。瘤组织表面常伴有黏液、出血、坏死灶。部分患者可表现为弥漫性纤维化而致肌层肥厚，类似皮革样。但是对于脐尿管腺癌，当肿瘤未侵及膀胱黏膜时，膀胱镜检可无异常发现。膀胱腺癌的诊断必须依靠病理学检查，并排除转移性腺癌。B超、CT以及MRI等检查可显示肿瘤大小、侵及深度和范围、有无盆腔淋巴结肿大等，帮助进行临床分期。

鉴别诊断 此病需要和膀胱尿路上皮癌、膀胱鳞状细胞癌、膀胱小细胞癌等相鉴别。通过症状以及影像学检查通常难以鉴别，完善膀胱镜检查同时行病理学检查是鉴别上述疾病的关键。

治疗 腺癌对放疗和化疗都不敏感，故手术治疗是最主要的治疗方式。手术治疗原则和膀胱尿路上皮癌基本相同，但由于膀胱腺癌具有浸润深、转移早的特点，极易向深部浸润，故不宜行经尿道膀胱肿瘤切除术，首选全膀胱切除术+盆腔淋巴结清扫。对孤立的局限性膀胱腺癌患者也可以考虑行膀胱部分切除术。对脐尿管腺癌患者可以选择扩大性膀胱部分切除术。对伴有转移的患者应以肿瘤内科治疗为主的综合治疗。

根治性膀胱切除术（膀胱全切术） 膀胱腺癌最有效的治疗方法是根治性膀胱切除术，术中清扫盆腔淋巴结，并行尿流改道术（如回肠新膀胱术）。对于局部浸润的脐尿管腺癌还需整块切除脐尿管韧带、脐孔和部分前腹壁。根据术后病理学检查可确切了解肿瘤恶性程度、浸润深度、有无淋巴结转移、淋巴结转移数量等信息，以指导下一步治疗。

膀胱部分切除术 对孤立的局限性膀胱腺癌患者也可以考虑行膀胱部分切除术，切缘应距肿瘤3cm以上，并切除膀胱全层；肿瘤位于顶壁及前壁者切除范围应包括相连的腹膜；术中注意严格实行无瘤原则，避免挤压肿瘤以防止肿瘤细胞种植转移；对脐尿管腺癌患者可选择扩大性膀胱部分切除术。

预后 绝大多数膀胱腺癌分化差，侵袭性强、预后较差。膀胱腺癌预后不佳，5年生存率仅17%~22%；其中，非脐尿管性膀胱腺癌有文献报道5年生存率为27%~61%。肿瘤的分级、分期及手术方式与生存率有密切关系。

（张　勇　李亚健）

pángguāng xiǎoxìbāo'ái

膀胱小细胞癌（small cell carcinoma of bladder，SCCB）

发生在膀胱的高侵袭性、低分化的神经内分泌肿瘤。小细胞癌（small cell carcinoma，SCC）是一种分化程度较低,具有高度浸润转移能力的恶性肿瘤,多见于肺,约占原发性肺癌的 1/5,肺外小细胞癌可见于全身各处,如咽、喉、气管、支气管、食管、胃、小肠、结肠、鼻窦、唾液腺、乳腺、皮肤、肾、输尿管、膀胱以及前列腺等。原发性膀胱小细胞癌非常罕见,不足全部膀胱癌患者的 1%,具有较高侵袭性并且在诊断时多已是晚期。1981 年,克拉默(Cramer)等人首次报道。1989 年,爱德华(Edward)等学者对原发于膀胱的 3778 例恶性肿瘤进行了回顾性研究,发现膀胱小细胞癌 18 例,占 0.48%。男性发病率明显高于女性,男女比例为(3.3~5.1):1,发病年龄最低 35 岁,最高 87 岁,平均 67 岁。

病因及发病机制 尚不清楚,肿瘤的来源目前仍存在争议,主要有 3 种假说。①神经内分泌起源假说:由于膀胱小细胞癌同样发生于胃肠道,低分化肿瘤可能为神经内分泌起源。②高分级肿瘤化生假说:膀胱小细胞癌存在多种组织学形态并存的现象,这种现象可通过高分级肿瘤化生假说来解释;但并不是所有的膀胱小细胞癌均存在这种情况。③潜能干细胞起源假说:膀胱小细胞癌的来源可能是膀胱黏膜下的全能干细胞,肺外小细胞癌起源于干细胞分化,这可以解释其他恶性肿瘤与膀胱小细胞癌并存的现象,亦可解释膀胱小细胞癌免疫组织化学的异质性。

3 种假说可能分别成立,均有其合理性,如肺外小细胞癌中细胞角蛋白的阳性表达证实其有上皮源性,而神经元特异性烯醇化酶(neuron specific enolase,NSE)的阳性表达证实其神经内分泌源性。目前,有较多学者认为膀胱小细胞癌和膀胱上皮性癌具有相同的起源,即支持潜能干细胞起源假说。

临床表现 临床上以首发症状为无痛性肉眼血尿而就诊者占绝大多数。特里亚斯(Trias I)等统计的 157 例患者中,78.2% 的患者以血尿为首发症状。此外,出现排尿困难的患者占 12%,临床上还可见尿频、尿痛等膀胱刺激症状。膀胱小细胞癌虽属神经内分泌肿瘤,但文献报道出现副癌综合征者很少。埃尔卡纳特(Kanat)等报道了 1 例膀胱小细胞癌患者出现了全身淀粉样变性和肾病综合征。临床上还有膀胱小细胞癌伴库欣综合征(Cushing syndrome)的报道。

膀胱小细胞癌合并膀胱其他肿瘤是其临床又一特点,临床上仅有 12%~32% 的患者为单纯小细胞癌。常见的并发肿瘤为移行上皮细胞癌(70%~75%)、腺癌(8%~10%)、鳞状上皮癌(约 10%),此外还见有肉瘤样上皮癌及 3 种类型的肿瘤发生于同一病例的报道。

诊断 膀胱小细胞癌的诊断,目前对于临床医师和病理科医师来说仍是比较困难的。目前确诊主要还是依靠组织学检查,包括光镜、电镜、免疫组织化学检查。膀胱小细胞癌常发生盆腔和腹膜后淋巴结转移(28.6%~53.0%),以及肝、骨骼、脑和肺部转移,因此,诊断为膀胱小细胞癌时最好行这些部位的 CT 检查。

光镜 依据世界卫生组织规定的肺小细胞癌的形态学诊断标准,膀胱小细胞癌肿瘤细胞光镜下分为 3 类:燕麦细胞型、中间细胞型及混合细胞型。小细胞癌常呈不规则巢状或弥漫片状排列,亦可见索状排列,偶有癌细胞围绕小血管排列成假菊形结构。癌细胞体积较小,短梭形或淋巴细胞样,细胞界限不清,胞质稀少,核为圆形、椭圆形或梭形,核分裂象多见,可见核重叠,染色质粗大,均匀分布,核仁不明显。镜下常见小细胞癌与移行细胞癌、腺癌或鳞癌等共存。

电镜 电镜下细胞排列紧密、胞质稀少、细胞表面有细微突起,电镜下主要特征为胞质内有为数不多的神经内分泌颗粒,直径 80~300nm。

免疫组织化学 随着医学的不断深入发展,免疫组织化学方法对膀胱小细胞癌的诊断成为当今研究的热点。目前,用于临床检测的标志物有神经元特异烯醇化酶、嗜铬粒蛋白 A(chromogranin A)、突触素(synapsin,Syn)、上皮膜抗原(epithelial membrane antigen,EMA)、细胞角蛋白(cytokeratin,CK)、甲状腺转录因子 1(thyroid transcription factor 1,TTF-1)、蛋白基因产物 9.5(protein gene product 9.5,PGP 9.5)、人类自然杀伤细胞标志物 1(human natural killer cell marker 1,HNK-1)等。此外,还有少数膀胱小细胞癌出现 CD44v6 缺失的报道。在大多数膀胱小细胞癌病理染色中,至少有 2 个神经标志物阳性,最常见的是神经元特异烯醇化酶,出现在将近 90% 的患者中,其次是嗜铬粒蛋白 A、突触素,出现在约半数患者中。而特异度方面,至今未找到具有百分百特异度的标志物。伊齐科夫斯基(Iczkowski)等报道嗜铬粒蛋白 A 对膀胱小细胞癌的特异度高达 97%,神经元特异烯醇化酶和突触素的特异度分别是 93% 和 76%。

鉴别诊断 临床上需与膀胱

小细胞癌鉴别的疾病有膀胱恶性淋巴瘤、恶性黑色素瘤、神经母细胞瘤、胚胎源性的横纹肌肉瘤及来源于肺或前列腺的转移瘤等。鉴别诊断需结合临床、病理学检查综合考虑，鉴别困难时免疫组织化学检查帮助很大。其中值得重视的是与膀胱恶性淋巴瘤的鉴别，两者最为相似，但免疫组织化学恶性淋巴瘤白细胞共同抗原（leukocyte common antigen，LCA）（+）而细胞角蛋白（-），而小细胞癌不可能出现白细胞共同抗原（+）。

治疗 由于病例罕见，缺少大样本的研究，膀胱小细胞癌的治疗尚未形成标准的治疗方案。但比较清楚的是，膀胱小细胞癌患者极易发生系统转移，因此仅采取手术治疗疗效不佳，辅助疗法是应该考虑的。

考虑到膀胱小细胞癌恶性程度高、侵袭性强、早期转移发生率高等特点，单纯经尿道膀胱肿瘤切除术后复发率高，不能作为常规治疗方案，仅作为姑息治疗方案。一般建议行膀胱部分切除或全切。膀胱小细胞癌是一种侵袭性极强的肿瘤（超过95%患者发现时为T2期或更高），因此仅手术是不够的，还要结合放疗和化疗。

临床上常用的化疗药物以依托铂苷为主。目前，国内外常用的一线化疗方案包括EP（依托泊苷+顺铂）方案、IA/EP（柔红霉素+阿糖胞苷/依托泊苷+顺铂）方案、VIP（异环磷酰胺+顺铂+依托泊苷）方案等，混合型膀胱小细胞癌多用MVAC（氨甲蝶呤+长春碱+阿霉素+顺铂）方案。

预后 预后极差，5年平均生存率为19%。

（张　勇　李亚健）

pángguāng héngwénjī ròuliú

膀胱横纹肌肉瘤（rhabdomyosarcoma of bladder） 膀胱壁肌层组织并以骨骼肌分化为主要特征的恶性间叶性肿瘤。膀胱横纹肌肉瘤属少见病，好发于儿童及青少年。病理表现为不同发育阶段的横纹肌母细胞，分化好者可见大量胞质红染的带状肌母细胞，可见横纹。15%~20%的膀胱横纹肌肉瘤来源于泌尿生殖道，但在膀胱恶性非上皮性肿瘤中发生率最高，约为35%，90%发生在4岁以前，成年人罕见。

病理 根据临床病理特点可分为3个亚型。①胚胎型：最常见于泌尿生殖道。肿瘤表面有正常黏膜上皮覆盖，上皮下有数层小圆形或短梭形与表面平行排列、分化不良的横纹肌母细胞形成的密集带构成的形成层，核分裂象易见。②腺泡型：肿瘤细胞呈不规则的腺泡状排列，间隔以不等量的纤维结缔组织，腺泡腔内多数细胞为分化不良的小圆细胞，有时也可见呈花环状排列的多核巨细胞。③多形型：90%以上发生在成人，由各种异型的横纹肌母细胞组成。

临床表现 膀胱横纹肌肉瘤的临床表现与其他恶性肿瘤基本相似，血尿和排尿困难是其主要表现，伴有尿痛、尿频、下腹部肿块，晚期往往伴有贫血、肾积水等。

诊断 膀胱镜检查常常可见肿瘤位于膀胱三角区及尿道口，呈水肿、质软的息肉状肿物，外观富含黏液，常为多灶性，呈葡萄状半透明凸入膀胱腔。由于肿瘤发生于黏膜下层，症状出现较晚，往往发现时肿瘤体积已较大，甚至可以充满整个膀胱腔，表面易发生坏死和出血。膀胱镜检查时可同时取活检组织并行病理学检查。横纹肌肉瘤细胞对肌球蛋白、结蛋白、波形蛋白染色呈阳性，因此配合免疫组化可确定其来源，有助于明确诊断。CT及MRI可以帮助明确病变的存在、大小、部位以及与周围组织结构的关系，如推压、侵犯破坏邻近组织器官等，以协助诊断。

鉴别诊断 需与膀胱平滑肌瘤鉴别。

治疗 目前，以手术结合放疗和化疗为主的综合治疗成为该病的首选。原则上，先化疗然后行手术治疗，彻底切除后再行放化疗。由于局部手术治疗效果不好，一般建议早期行包括前列腺在内的根治性膀胱全切术。

预后 由于成人膀胱横纹肌肉瘤的发病率低，恶性程度高，对单纯的放化疗不敏感，患者生存率很低。

（张　勇　李亚健）

fēijīcéng jìnrùnxìng pángguāng'ái

非肌层浸润性膀胱癌（non-muscle-invasive bladder carcinoma） 膀胱黏膜层，并局限于黏膜和黏膜固有层内，尚未侵犯肌层的膀胱恶性肿瘤。

发病机制 非肌层浸润性膀胱癌的分子生物学特点是存在*HRAS*基因和成纤维细胞生长因子受体3（fibroblast growth factor receptor 3，FGFR3）基因突变，表明受体络氨酸激酶-Ras活化在肿瘤的早期发生中起主要作用。

病理 主要为尿路上皮细胞癌，其次为一些少见的组织学类型，如低度恶性潜能的尿路上皮乳头状瘤、尿路上皮乳头状瘤、病理性增生（扁平乳头状）、异型增生等。

临床表现、诊断、鉴别诊断 见膀胱尿路上皮癌。

治疗 一般为经尿道膀胱肿瘤切除术，术后配合膀胱灌注治疗。见膀胱尿路上皮癌。

预后 预后较好，5 年生存率可达 90% 以上。大多数非肌层浸润性膀胱癌可经尿道膀胱肿瘤切除术治愈，但术后 3~5 年复发率高达 60%~90%。术后膀胱灌注治疗虽可以减少疾病的复发与进展，但作用有限，因此规律的膀胱镜检查非常有必要。

（张 勇 李亚健）

jīcéng jìnrùnxìng pángguāng'ái

肌层浸润性膀胱癌 （muscle-invasive bladder carcinoma） 起源于膀胱黏膜层，浸润深度达到膀胱肌层、周围脂肪或膀胱外器官的膀胱恶性肿瘤。

发病机制 肌层浸润性膀胱癌存在抑癌基因 $p53$ 和视网膜母细胞瘤蛋白 （retinoblastoma protein，RB） 基因缺陷。

病理 以尿路上皮细胞癌为主，可有鳞癌、腺癌、肉瘤等。

临床表现 为间歇发作的全程无痛性肉眼血尿，但部分浸润性膀胱癌可以下尿路刺激症状为初发表现，甚至可以没有血尿，出现这种情况往往提示肿瘤沿肌层生长，恶性程度较高。

诊断及鉴别诊断 见膀胱尿路上皮癌。

治疗 肌层浸润性膀胱癌有很高的转移倾向，一般建议行根治性膀胱切除术。术前可行新辅助化疗，术后根据病理分期决定是否需要行辅助化疗。见膀胱尿路上皮癌。

预后 肌层浸润性膀胱癌转移和复发风险较非肌层浸润性膀胱癌更高，5 年生存率可下降至55%，一旦出现转移 5 年生存率仅为 12% 左右。

（张 勇 李亚健）

pángguāng zhuǎnyí'ái

膀胱转移癌 （metastatic bladder carcinoma） 其他器官或组织播散至膀胱的肿瘤。在男性多为直肠癌、结肠癌、前列腺癌累及膀胱，常为侵犯所致。女性患者原发灶主要是子宫及附件癌肿，也有报道为胰腺癌、肺癌、黑色素瘤及乳腺癌。该病的患者均有肿瘤原发病灶或有明确的肿瘤病史，或发现膀胱癌经检查发现原发病灶，后者有一定误诊率。

活检有助于明确性质及提示原发病灶。如上尿路梗阻可出现肾积水、少尿或无尿性改变。

没有固定治疗模式，视原发病灶及全身情况而定。如仅为膀胱变化、原发灶已处理、未发现其他转移灶，可行膀胱肿瘤电切术、部分或膀胱全切。如原发灶可以处理，机体情况允许，可同期或二期行膀胱转移灶处理。如为广泛转移，则可采取化疗和对症综合治疗。

（张 勇 李亚健）

pángguāng guànzhù huàxué zhìliáo

膀胱灌注化学治疗 （intravesical chemotherapy of bladder） 将化疗药物通过导尿管注入膀胱内以达到杀死和抑制膀胱肿瘤细胞、减少癌细胞播散的局部辅助治疗方法。术后可降低肿瘤复发及进展的风险。常用灌注药物有表柔比星、吡柔比星、阿霉素、丝裂霉素、羟喜树碱、吉西他滨等。

适应证 主要适用于非肌层浸润性膀胱癌（Ta、T1、Tis）的术后辅助治疗。

禁忌证 膀胱内活动性出血；合并膀胱穿孔；合并急性泌尿系统感染。

方法 患者排空膀胱后取截石位，经尿道插入导尿管，然后从导尿管注入化疗药物，灌注完药物后可拔除导尿管。灌注的药物不同，膀胱内保留时间不同，灌注保留超过一定时间会形成化学性膀胱炎（表1）。药物保留期间，应勤翻身使化疗药物与膀胱黏膜充分接触。一旦到达预定保留时间，要立即嘱咐患者排尿，大量饮水。术后患者应每周进行 1 次灌注，共 8 次，然后每月 1 次，持续至 1 年。

注意事项 ①灌注化学治疗时一般应根据药物不同，选择具体保留时间。例如，吡柔比星一般建议保留 30 分钟，表柔比星一般建议保留 1 小时。注意不可超时灌注，如果灌注保留超过预定时间，极易形成化学性膀胱炎。②膀胱灌注前 2 小时应减少饮水，灌注前应排空膀胱，药物注入膀胱后，应变换各种体位，如平卧、左侧卧、右侧卧、俯卧等，以使药物与膀胱的各个部位均能接触，提高疗效。③药物在膀胱内保留时间一到，应立即排尽尿液，并大量饮水。④在灌注后 6 小时内，

表 1　膀胱灌注化学治疗常用药物

药物	剂量（mg）	溶剂	浓度（mg/L）	保留时间（分钟）
表柔比星	50~80	生理盐水	1.0	60
吡柔比星	30~50	葡萄糖溶液或蒸馏水	1.0	30~40
阿霉素	30~50	生理盐水或蒸馏水	1.0	60
丝裂霉素	20~60	生理盐水	1.0	60
羟喜树碱	10~20	生理盐水	0.5~1.0	60
吉西他滨	1000~2000	生理盐水	20.0	60

排尿后厕所要冲洗 2 次，避免化疗药物的污染。⑤药物污染后的处理：药物污染皮肤，需局部冲洗，清洗后不可使用护手霜或润肤剂局部涂抹，否则会增加药物的吸收。⑥灌注治疗期间也应定期行膀胱镜检查，以便及时了解疗效及病情变化。

并发症 由于药液只能跟膀胱内壁接触，不会进入血液，不常出现普通化疗所致的呕吐、脱发、白细胞计数下降等不良反应。膀胱灌注化学治疗的不良反应主要是化学性膀胱炎和血尿。因为化疗药物代谢产物刺激膀胱黏膜，很可能会将膀胱黏膜灼伤引起严重的化学性膀胱炎，出现尿频、尿急、尿痛和血尿等症状，严重者可使膀胱黏膜固有层和肌肉纤维化变，导致膀胱挛缩和膀胱输尿管回流。一般需要停止治疗 1~2 周才能恢复正常，影响灌注化学治疗的连续性。为了缓解膀胱灌注化学治疗的不良反应，抗炎处理后症状可减轻或消失；多喝水，促进机体多排出尿液，减少药物对正常组织的刺激；避免辛辣刺激类食物。

（张　勇　李亚健）

pángguāng guànzhù miǎnyì zhìliáo
膀胱灌注免疫治疗（intravesical immunotherapy of bladder）

将免疫治疗制剂如卡介苗等，通过导尿管注入膀胱内，通过免疫治疗制剂介导的免疫反应以达到杀死和抑制膀胱肿瘤细胞的局部辅助治疗方法。卡介苗可诱导非特异性免疫反应，引起辅助性 T 细胞 1 型（type 1 helper T cell，Th1）介导的免疫应答和抗肿瘤活性，从而降低肿瘤进展及复发风险。

适应证 主要适用于膀胱原位癌和高危非肌层浸润性膀胱癌的辅助治疗，可预防膀胱肿瘤的进展。

禁忌证 膀胱手术后 2 周内；明显的肉眼血尿；有尿道损伤者；有症状的泌尿系统感染；卡介苗过敏史；哺乳期；伴有活动性结核。以下情况慎用：既往有结核病史；先天性或获得性免疫缺陷；近期有放化疗史；风湿热或人工瓣膜置换术后使用抗生素；正在进行免疫抑制治疗；儿童。

方法 灌注前准备：结核菌素皮肤试验，确认非强阳性（提示非结核活动期）。患者排空膀胱后取平卧位，经尿道插入导尿管，然后从尿管注入免疫治疗制剂，灌注完药物后可拔除导尿管。药物保留期间，应勤翻身使免疫治疗制剂与膀胱黏膜充分接触。药物可保留 2 小时。国内常用卡介苗剂量 60~120mg，40~50ml 生理盐水溶解，每周 1 次，共 6 次；后续可每 2 周 1 次，治疗 3 次；然后每月 1 次或每 3 个月灌注 3 次（每周 1 次），维持治疗 2~3 年。

注意事项 ①治疗后 6 小时内，排尿后在马桶内倒入 2 杯漂白粉溶液，保留 15~20 分钟后再冲马桶，马桶要冲洗 2 次。②鼓励患者在治疗后 1 周内多饮水。③告知患者如出现非预期不良反应，应及时咨询或就诊。④禁用氟喹诺酮类、大环内酯类、四环素类、氨基糖苷类抗生素，因该类药物可降低卡介苗疗效。⑤治疗 48 小时内禁止性生活，其他时间建议使用避孕套。⑥灌注治疗期间，因其他疾病需要就诊或用药时，应告知主管医师。⑦药物污染后的处理：药物污染皮肤，用大量肥皂水局部冲洗，然后用清水冲洗干净。清洗后不可使用护手霜或润肤剂局部涂抹，否则会增加药物的吸收。如药物污染衣物，应迅速脱掉污染的衣服，先处理污染的皮肤，污染的衣物用热漂白剂反复清洗。⑧其余注意事项同膀胱灌注化学治疗。

并发症 不良反应有膀胱炎、排尿困难、肉眼血尿、流感样症状、发热、夜间盗汗、肺炎、乏力、关节痛、肉芽肿性前列腺炎、睾丸附睾炎、膀胱容量减少、反应性淋巴结肿大、卡介苗导致的败血症等。

（张　勇　李亚健）

jīngniàodào pángguāng zhǒngliú qièchúshù
经尿道膀胱肿瘤切除术（tranurethral resection of bladder tumor，TUR-BT）

应用经尿道膀胱镜或电切镜等，引导能量将膀胱肿瘤切除的微创手术。目前比较常用的方式有电切、激光切除、水刀切割、等离子体切除。是非肌层浸润性膀胱癌的重要诊断方法，可以明确病理学诊断、肿瘤分级和分期；同时是主要的治疗手段。

适应证 非肌层浸润性膀胱癌。膀胱肿瘤的原位癌直径在 5mm 以下；外向性癌和内翻乳头状癌直径在 5cm 以下。

禁忌证 ①严重的心血管疾患。②凝血功能明显异常。③非移行上皮肿瘤，如腺癌、鳞癌。④急性膀胱炎。⑤脊柱畸形不能平卧者。⑥尿道狭窄未治者。⑦其他无法耐受手术的情况。

术前准备 术前 1 周戒烟。术前 1 天抗生素皮试。术前晚服用泻药排空肠道（必要时）。

手术方法 患者取截石位。该手术只需将电切器械经尿道放入膀胱即可将肿瘤切除，手术切除包括肿瘤周边 1cm 的正常膀胱组织。将膀胱电切镜经尿道置入膀胱内，通过电切环的切割和凝结效应切除膀胱肿瘤，将肿瘤完全切除直至露出正常的膀胱壁肌层。

切除膀胱肿瘤通常用小电切圈。冲洗水以低渗液体为好。电切从肿瘤边缘开始，而后向中心移动，从表层向深层。如用激光切除膀胱肿瘤，可以避免引起闭孔神经反射，对侧壁<2cm 的肿瘤尤为适宜。

若系多发肿瘤，应首先切除最高位者，特别是位于顶部者。否则，先切除较低位的病变，切除过程中形成的气泡上升，可模糊顶部病变。顶部肿瘤切除时所产生的气泡，可用输尿管导管吸除。

根据术中情况决定是否行即刻膀胱灌注治疗。术后留置导尿管并持续膀胱冲洗。

注意事项 ①由于膀胱癌有多中心性及多发性的特点，经尿道膀胱电切术术后有 10%～67% 的患者在 12 个月内复发，术后 5 年内有 24%～84% 的患者复发，且再次复发可能不在原来位置，因此术后需要定期膀胱灌注化学治疗，它操作简单、疗效好，是预防肿瘤复发的主要手段。②经尿道膀胱电切术术后 1 周左右拔除导尿管，开始行膀胱灌注（先每周 1 次，连续 8 次；然后每月 1 次，连续 10 次，至少维持 1 年）。③术后复查：术后 3 个月开始定期复查膀胱镜，前 2 年每 3 个月复查一次，第 3 年开始每半年复查 1 次，第 5 年后每年复查 1 次直至终身。

并发症 出血、输尿管口损伤、膀胱穿孔、闭孔反射导致不可预料的损伤。

（张 勇 李亚健）

pángguāng bùfen qiēchúshù

膀胱部分切除术（partial cystectomy）

将包括膀胱病变部位及周围正常膀胱壁的全层组织切除，保留并缝合其余膀胱组织的手术。主要用于治疗局限性膀胱肿瘤、膀胱憩室和脐尿管疾病等。

适应证 单发肿瘤，广基或直径≥2cm 的 T2 期膀胱癌，离膀胱颈部较远者。

禁忌证 ①T3 期以上的膀胱移行细胞癌及膀胱鳞状细胞癌、腺癌不适于膀胱部分切除术。②严重的心血管疾病。③凝血功能明显异常。④急性膀胱炎。⑤脊柱畸形不能平卧者。⑥其他无法耐受手术的情况。

术前准备 术前适量备血。其余准备同经尿道膀胱肿瘤切除术。

手术方法 患者为仰卧位，头高脚低。①术前留置导尿管，注入膀胱灌注药物。②膀胱探查：切开膀胱显露肿瘤。③游离膀胱壁。④行部分切除：用高频电刀或手术剪或超声刀在距肿瘤边缘 2cm 处，将以肿瘤为核心的膀胱壁做部分切除。手术切缘送快速病理学检查。若肿瘤离输尿管口很近，应行输尿管膀胱再植术。⑤快速病理学检查为阴性后，缝合膀胱及膀胱造口。⑥放置引流。

注意事项 ①膀胱持续引流，如尿液血色较浓，应经尿道放置导尿管做持续冲洗。②应用抗生素预防感染。③术后尿色转清后，即开始膀胱灌注治疗。④术后定期行膀胱镜复查，以便及早发现肿瘤复发。

并发症 出血、尿外渗、感染、尿漏、肿瘤播散种植等。

（张 勇 李亚健）

gēnzhìxìng pángguāng qiēchúshù

根治性膀胱切除术（radical cystectomy）

男性患者完整切除膀胱、前列腺、精囊；女性患者完整切除膀胱、双侧附件及阴道前壁；并行区域淋巴结清扫，主要用于治疗浸润性膀胱肿瘤的手术。

适应证 ①T2-4a、N0-x、M0 期，肌层浸润性膀胱癌。②高危的非肌层浸润性膀胱癌，T1G3 期肿瘤，卡介苗治疗无效的原位癌（Tis）。③反复复发的非肌层浸润性膀胱癌，尤其是累及膀胱颈、后尿道的肿瘤。④膀胱广泛乳头状肿瘤，用其他方法不能治疗者。⑤膀胱鳞状细胞癌及腺癌。⑥非肿瘤性原因：结核性挛缩膀胱伴有膀胱颈部或尿道狭窄者；先天性膀胱外翻，经修补手术失败者；复杂的膀胱阴道瘘，反复修补无效者；顽固性间质性膀胱炎。

禁忌证 ①已有远处转移的膀胱癌。②心、肺、肝及肾功能严重障碍及体质极度衰弱，不能耐受手术者。

术前准备 ①术前行体检、直肠检查和腹部双合诊、肿瘤活组织检查以及影像学检查等，明确膀胱肿瘤性质、侵犯深度以及有无远处转移。②检查血尿素氮、肌酐及静脉肾盂造影等，了解上尿路功能，有无肾积水、结石和肿瘤。③如行输尿管-乙状结肠吻合术，术前应了解肛门括约肌功能状况，必要时可做钡灌肠或肠镜检查，除外结肠肿瘤。④术前行肠道准备。⑤术前留置导尿管，灌注局部化疗药物。⑥备血 1000～1500ml。

手术方法 具体如下。

开放根治性膀胱切除术（男性）①头低仰卧位，用海绵垫将骶尾部垫高。下腹正中切口，分离膀胱前间隙及膀胱两侧，推开腹膜反折部，显露膀胱前壁直达前列腺。②探查腹腔：切开前腹膜，探查盆腔淋巴结有无转移。③切断输尿管：在盆腔边缘切开后腹膜，分离输尿管，将输尿管在盆腔边缘下 4~5cm 处切断，远端结扎加缝扎，留待与膀胱一并切除。近端内插入输尿管导管，将尿引流出手术区，减少腹腔污染。④分离膀胱：继续将膀胱顶部和后部腹膜剥离，当腹膜与膀胱壁粘连，疑有局部浸润时，应在距粘连部边缘 2cm 以上处环形剪开腹膜，使粘连部腹膜保留在膀胱壁上，留待一并切除。然后，从后腹膜侧切口将腹膜向侧壁分离，分别切断和结扎闭塞的脐动脉和输精管。沿两侧输精管下段向内、向下分离，直至膀胱底部。将膀胱上动脉切断和结扎。将髂总动脉分叉处以下的淋巴结与输精管一起向下分离。钝性分离膀胱和前列腺，直至前列腺顶部。分离前列腺和直肠之间的迪氏（Denonvillier）筋膜时，注意防止损伤直肠前壁。将耻骨前列腺韧带分离、切断，结扎其间的阴茎背深静脉。⑤切断尿道：将尿道内导尿管拔出，夹闭尿道并切断。⑥将膀胱及前列腺侧韧带和供应膀胱及前列腺的膀胱下动脉切断、结扎。将前列腺、精囊、膀胱及局部淋巴结（髂血管附近、股神经之内及腹主动脉分叉之下的淋巴结）一并取出。⑦尿流改道：根据患者情况，选择回肠流出道术、回肠新膀胱术或输尿管皮肤造口术等。⑧留置引流、缝合切口。

腹腔镜根治性膀胱切除术（男性） ①全麻成功后，患者取 30°头低脚高的仰卧位，腹腔镜采取 5 孔操作。首先在脐上 Veress 针穿刺入腹腔，连接气腹机，CO_2 压力为 12~14mmHg，置入 10mm 穿刺套管，放入 30°腹腔镜。在腹腔镜的直视监视下分别于左右侧腹直肌旁脐下两指处和两侧髂前上棘连线靠中线外两指处穿刺置

入 10mm、10mm、5mm、5mm 穿刺套管。②其余步骤同开放根治性膀胱切除术（男性）。

根治性膀胱切除术（女性） ①同开放根治性膀胱切除术（男性）或腹腔镜根治性膀胱切除术（男性）。②在输卵管伞及卵巢外侧分离卵巢悬韧带，并切断结扎。在髂血管分叉处剪开腹膜，游离输尿管。沿髂内动脉向下游离，离断脐动脉。③沿盆壁向下游离子宫阔韧带，切断子宫主韧带。将子宫前移，暴露子宫骶韧带并切断，打开直肠子宫陷凹，游离并结扎子宫颈旁的子宫动脉。用抓钳提起子宫及双侧附件，横行切断阴道穹隆。在阴道前壁与膀胱之间游离至后尿道。④游离膀胱侧壁，处理膀胱侧韧带。游离达膀胱尿道交界处，暴露耻骨尿道韧带。⑤牵拉气囊导尿管，判断膀胱颈位置，沿膀胱颈继续向尿道远端游离，剪刀圆锥形离断尿道，尽量保护尿道环形肌。⑥尿流改道：根据患者情况，选择回肠流出道术、回肠新膀胱术或输尿管皮肤造口术等。⑦留置引流、缝合切口。

注意事项 ①术中出血：在处理两侧膀胱侧后韧带时一定要分次切断，并贯穿结扎，以防滑脱而出血。在游离前列腺两侧韧带及耻骨前列腺韧带时易致静脉丛出血，应做到边结扎、边切断。如遇出血、结扎止血困难时可用电凝止血。若仍不能控制出血，可选用纱布填塞止血，并加速输血，以防出血性休克。然后，迅速切断后尿道、切除膀胱，以利暴露，予以止血，并可经尿道放入气囊导尿管，充气后牵引以压迫止血。②分离膀胱时切勿穿破膀胱，以免膀胱内尿液及癌细胞污染手术野，导致盆腔感染及癌

细胞的种植转移。③在游离前列腺、精囊与直肠时应在迪氏筋膜之前游离，切勿进入该筋膜之后，以免损伤直肠。如有直肠损伤，则立即彻底冲洗创口，用 2-0 可吸收线做横行全层及浆肌层两层缝合修补。已做肠道准备者，不需做结肠造口，但应加强术后抗生素应用，以防感染发生，并延迟进食时间。最好将橡皮管引流从会阴部引出，以利引流。④膀胱全切后行尿流改道时，两输尿管内应放置支架管，以防输尿管与肠道吻合口处出血，血凝块堵塞吻合口导致无尿。

并发症 ①出血。②感染。③直肠损伤。④肠梗阻。⑤切口不愈合。⑥吻合口漏。⑦淋巴漏。

（张　勇　李亚健）

shūniàoguǎn pífū zàokǒushù
输尿管皮肤造口术（cutaneous terminal ureterostomy）改变尿液从尿道口正常排出为从输尿管腹壁造口排出，用于治疗输尿管和膀胱疾病的手术。可分为单侧或双侧，临时性或永久性。

适应证 ①膀胱或邻近器官的晚期恶性肿瘤，膀胱广泛受累，容量缩小，反复出血，压迫输尿管下段引起尿毒症者。②儿童患下尿路梗阻或功能性疾患，致上尿路严重迂曲扩张，尤其是合并感染和尿毒症者。③神经性膀胱功能障碍，伴有膀胱输尿管反流、上行性肾积水、反复感染及肾功能受损，不能耐受较大手术者。

禁忌证 ①严重泌尿系统感染导致输尿管炎症、水肿。②下尿路梗阻导致膀胱重度成小梁，膀胱黏膜炎症、水肿。③病变侧肾功能极差者。

术前准备 ①如存在水电解质平衡失调、维生素缺乏、严重贫血等情况，应先行矫治。②如

未切除膀胱，插入导尿管排空膀胱内尿液。

手术方法 ①切口：下腹斜切口，经腹膜外施行手术。如同时需行膀胱切除手术，采用下腹正中切口或横切口。②在腹膜后游离输尿管中下段，注意保存其血液供应。近膀胱处切断输尿管，远端用丝线结扎，近端插入相应粗细的引流管至肾盂，并予以固定。③在相当于髂嵴上缘水平将输尿管拉出，途经的肌肉、腱膜沿切口创缘垂直切开少许，但不宜切开过多，以免术后发生腹壁疝。用3~4针细丝线穿过输尿管外膜固定于腹外斜肌腱膜。缝合皮下及皮肤切口。④将输尿管外翻成乳头式，用丝线与皮缘固定缝合。⑤如需双侧输尿管皮肤造口，对侧可按同法进行。由于双侧造口给患者带来不便，可将管径较细的一侧通过骶前、乙状结肠系膜后方拉至对侧，并与对侧输尿管做端－侧吻合，然后再做皮肤造口。

注意事项 ①显露中下段输尿管时，输尿管常紧贴在腹膜上，易被拉钩拉开和掩盖而使寻找输尿管发生困难。②游离输尿管时，应尽量多附带周围组织，以保证血液供应，同时少用手术器械夹持输尿管，其游离长度只要够皮肤造口即可。③盆段输尿管局部没有明确的解剖标志，显露时较困难，最好在跨髂血管处寻找。④输尿管积液明显时，外观很像小肠袢，应注意与肠管鉴别。应先确定是否在腹膜外，然后上下游离观察走行方向和有无系膜，最后根据空针吸出的内容物性质来确定。⑤可游离大网膜瓣包裹输尿管，保护输尿管血运。

并发症 ①输尿管末端坏死。②皮瓣坏死、裂开或退缩。③漏尿。④输尿管狭窄。⑤急性肾盂肾炎。

（张　勇　李亚健）

huícháng liúchūdàoshù

回肠流出道术（ileal conduit）

根治性膀胱切除术后，将输尿管与游离的带蒂回肠段近端吻合，然后在腹壁造口，将回肠段远端拖出腹壁外，并做皮肤造口的手术。手术目的是重建患者的排尿通道，为尿流改道的一种方式。

适应证 ①因膀胱、尿道或女性内生殖器官的恶性肿瘤已行膀胱全切除或盆腔脏器切除者，或上述病变无法切除但已发生尿路梗阻者。②膀胱及邻近器官的晚期恶性肿瘤，膀胱广泛受累，容量缩小，反复出血，压迫输尿管下端致尿路梗阻者。③先天性疾病，巨大膀胱-阴道瘘和膀胱外翻、尿道上裂，经多次手术失败或无法修补者。④神经源性膀胱引起的膀胱输尿管反流、反复尿路感染和肾功能严重受损者。⑤结核性膀胱挛缩合并结核性尿道狭窄或结核性膀胱-阴道瘘者。⑥间质性膀胱炎、坏死性膀胱炎等引起的膀胱严重挛缩，呈尿失禁状态者。⑦无法修复的下尿路先天畸形或严重创伤。

禁忌证 ①泌尿系统感染未能控制者。②伴有上尿路肿瘤、结石或其他严重肾疾病者。③腹部外伤、手术或炎症所致的肠粘连者，腹腔结核、肿瘤、炎症或回肠已广泛切除者。④其他系统存在严重疾病，有可能导致手术危险者。⑤手术部位存在皮肤病或感染灶，女性经期，均应暂缓手术。

术前准备 ①为避免术后发生集尿器周围溢尿，宜将集尿器试佩戴于右下腹部，术前选定回肠膀胱造口的最佳位置，并予以标志。②术前清洁灌肠。③备1%新霉素液500ml或庆大霉素注射液或甲硝唑注射液，供术中冲洗回肠膀胱用。④备血。⑤如有严重贫血、水电解质平衡失调，术前应先行纠正。⑥未切除膀胱者，术前留置导尿管引流膀胱尿液，并灌注局部化疗药物，以方便手术操作，同时降低术中肿瘤播散的风险。

手术方法 ①切口：脐和耻骨连线中点横形切口或下腹正中切口。用电刀切开腹直肌肌鞘和腹直肌，进入腹腔。②游离回肠袢：确定回盲部和远端回肠后，距离回盲部10~15cm处切断12~16cm游离回肠袢，分离肠系膜，注意保存其血液供应。用1：5000呋喃西林溶液冲洗肠腔。③恢复肠管的连续性：将近端与远端回肠断端于游离肠袢上方做端－端吻合，用3-0丝线间断全层内翻缝合，并将肌层加强缝合。修补肠系膜间隙。常规切除阑尾。④游离输尿管：用3-0肠线做两个半荷包关闭游离肠管近端，并用3-0丝线将浆肌层加强缝合。于乙状结肠两侧切开盆腔后腹膜，将双侧输尿管中、下段游离，注意保存输尿管血液供应，于接近膀胱处切断输尿管。将6号输尿管导管经双侧输尿管近端插入肾盂。用手指在乙状结肠后方及骶前游离出通道。将左侧输尿管拉至右侧。⑤输尿管吻合：在游离回肠袢近端的对系膜缘剪2个小圆洞，剪去多余的输尿管，末端成斜面，用4-0或5-0肠线固定输尿管导管，用4-0肠线将输尿管与回肠做全层间断缝合，外用细丝线将浆肌层加强缝合数针。缝合后腹膜创缘，将输尿管-肠吻合口固定于腹膜外。⑥回肠造口：于右侧髂前上棘与脐连线的中、外 1/3 交界处皮肤剪一圆孔，十字形剪开腱膜和肌肉，直达腹腔。将"回肠膀胱"的远端自此通道拖出，用丝线将回肠固定于腹膜及腹外斜肌腱膜，留下约 4cm 的肠段突出于皮肤外。用丝线将肠管做外翻缝合，形成约 2cm 长的乳头。并将 2 根输尿管导管及"回肠膀胱"引流管妥善固定。留置腹腔引流管，缝合腹部切口。

注意事项 ①游离回肠祥前，应先弄清肠系膜血液供应情况，游离段回肠至少应有 1~2 根主要动脉供血，以保证回肠段不发生缺血甚至坏死。②输尿管与回肠一般采用端-侧直接吻合，亦可采用将输尿管断端呈乳头式塞入回肠后固定，后者术后漏尿概率较小，但发生狭窄的概率较直接吻合大。如双侧输尿管显著增粗，可将双侧输尿管末段劈开，用 4-0 平制或 5-0 铬制肠线缝合拼成一个管口，与回肠段近断端做端-端吻合。③关腹前必须将游离回肠祥与肠系膜间隙缝合关闭，以防术后形成内疝。④术后禁食，酌情胃肠减压。

并发症 ①漏尿：漏尿多来自输尿管-回肠吻合口，只要保持输尿管支架引流管及"回肠膀胱"引流管引流通畅，一般自行停止。②肠瘘：除注意肠吻合技术外，需注意患者的全身营养状况，术后注意营养物质的补充，有利于预防肠瘘的形成。③肠梗阻：多因肠粘连引起。④急性肾盂肾炎：输尿管支架引流管引流不畅后容易发生，因此术后应严密观察引流情况，如遇引流管堵塞，患者感觉腰部胀痛时，应及时用少量抗生素溶液冲洗引流管。⑤吻合口狭窄：后期常见输尿管-回肠吻合口狭窄，严重时须手术纠正。⑥回肠造口狭窄：术后早期定期

扩张，有助于防止狭窄形成。

（张 勇 李亚健）

yuánwèi xīnpángguāngshù

原位新膀胱术（orthotopic neobladder）

根治性膀胱切除术后，截取患者自己的部分胃或肠道做成储尿囊（新膀胱），将输尿管移植在储尿囊上，再将储尿囊与尿道吻合，以重建膀胱功能的手术。患者术后通过自己的尿道排尿，无需携带导尿袋引流尿液。

适应证 ①因良性膀胱疾病行膀胱单纯切除者。②浸润性膀胱癌，但未侵犯膀胱三角区及后尿道者。

禁忌证 ①膀胱切除后尿道有可能肿瘤复发者。②膀胱腺癌及鳞癌患者不宜行原位新膀胱术。③肾功能不全者，由于氯离子重吸收可能导致肾功能恶化，不宜行原位新膀胱术。④合并前列腺癌患者，慎重行原位新膀胱术。

术前准备 ①肠道准备：建议术前 1~2 天流食，术前晚清洁灌肠。术前口服抗生素 3 天。②术前留置胃肠减压管。③纠正水电解质平衡、低蛋白及贫血。

手术方法 ①切除膀胱步骤同根治性膀胱切除术。②尿流改道方式分为回肠新膀胱术、回结肠新膀胱术、结肠新膀胱术、去带乙状结肠原位新膀胱术。

注意事项 ①切除膀胱时需尽量保留足够长的尿道（女性患者还需保留完整的阴道），对保存控尿功能有重要意义。②术中需送检双侧输尿管断端、尿道断端快速病理学检查，无肿瘤浸润方可行原位新膀胱术，否则应改行回肠流出道术或输尿管皮肤造口术。③重建膀胱尿道后角，固定膀胱尿道节段，避免腹压增高时过度向后、向下移位，也是术后防止尿失禁的重要措施。④患者

术后要形成定时排尿的习惯。肠道做成的膀胱不会有明显的腹胀感，因此不能等有尿意才去排尿，这样很容易导致新膀胱漏尿甚至破裂。随着术后时间延长，患者也可以逐渐延长排尿间隔。术后 3~6 个月每 2.5~3 小时排尿一次，6~12 个月一般 4 小时左右一次，1 年以上就近似正常膀胱。需要注意的是，一定要逐渐延长排尿间隔，使新膀胱容量逐渐增大，使其内部压力逐渐减小，而不要因为害怕新膀胱胀坏而不敢延长排尿时间。⑤排尿姿势：原位新膀胱术后一般建议蹲着或坐在马桶上，身体前倾，双手轻轻按压下腹部来排尿。肠道制作的新膀胱没有逼尿肌，不能像原来一样想尿就尿，而主要靠增加腹腔、盆腔压力和同时放松尿道括约肌来排尿。部分患者因为不适应，在拔除导尿管后最初一段时间容易尿不干净，导致新膀胱内一直有残留的尿液引起反复感染。⑥新膀胱内的黏液问题：目前多数新膀胱是用一段 40~50cm 长的小肠缝制而成的，小肠本身富含腺体，会分泌较多黏液。多数患者随着时间的延长，新膀胱内的黏液会逐渐减少，不会造成大的影响。建议术后 1 个月内使用庆大霉素注射液和碳酸氢钠注射液每天交替冲洗新膀胱。⑦代谢紊乱和酸中毒：原位新膀胱术术后有代谢性酸中毒的风险，可能表现为疲劳、嗜睡、恶心、呕吐、食欲不佳和烧灼感等症状。如出现上述症状需要进行静脉血气分析，监测碱剩余，了解酸中毒情况。部分患者需要服用一段时间碳酸氢钠 2~6g/d 进行纠正，维持碱剩余在 0~2。新膀胱引起的盐丢失综合征如果程度较重，会引起低血容量、脱水和体重下降，

因此要确保术后每天 2000 ～ 3000ml 液体入量，同时注意增加饮食中盐的摄取量。建议经常监测体重。⑧术后早期需开始盆底肌肉锻炼，尽快恢复控尿功能。一般术后 2 周就可以开始盆底肌肉锻炼（主要包括提肛运动和蹲立运动），一般坚持 3 ～ 6 个月。提肛运动每组可以做 10 ～ 20 次，收缩肛门 5 ～ 6 秒然后放松为 1 次，每天总计 200 ～ 300 次，患者根据自己情况调整频率。蹲立运动在拔除导尿管后开始，200 次/天，患者根据自己的体力情况调整每组次数。

并发症 ①尿失禁：大部分患者术后均出现不同程度的尿失禁，以夜间为重。术后早期的盆底肌肉锻炼，对于快速恢复控尿功能非常重要。一般尿失禁的症状会逐渐减轻，只有少数患者在术后 1 年仍有完全性尿失禁。②排尿困难：由于新膀胱没有正常的膀胱逼尿肌结构，术后排尿需要患者增加腹压或用手按压新膀胱部位才能将尿液排空。③尿瘘。④肠瘘。⑤新膀胱结石形成。⑥输尿管-膀胱吻合口狭窄。⑦急性肾盂肾炎。⑧粘连性肠梗阻。⑨出血。

（张　勇　李亚健）

huícháng xīnpángguāngshù

回肠新膀胱术（ileal neobladder） 常规施行根治性膀胱切除术后，距回盲部 20cm 处近端取 40cm 长带蒂回肠袢，恢复肠道连续性，将肠袢去管化后，重新将肠壁片缝制成储尿囊（回肠膀胱），并将输尿管与回肠膀胱吻合，再将储尿囊下缘与尿道吻合的手术。回肠新膀胱术是原位新膀胱术的一种方式，也是最普及的一种。

适应证 适用于膀胱颈部、后尿道及前列腺无肿瘤而需行膀胱全切除者。

适应证、禁忌证、术前准备 见原位新膀胱术。

手术方法 ①切除膀胱步骤见根治性膀胱切除术。②距离回盲部 15cm 选取 40cm 末端回肠，其中部应可无张力到达尿道。确定肠系膜长度足够后，切取选定肠段，做小肠端-端吻合恢复肠道连续性。将切取的肠段移入盆腔，关闭系膜裂孔及腹膜。③将肠系膜对侧的肠壁完全切开，且开始绕过要与尿道做吻合的位置，形成一小的肠袢。用稀碘伏清洗肠腔，将切开的肠段制成"W"或"M"字形，可吸收线连续缝合，缝合自内侧向外侧，前壁暂不缝合。④将已经游离好的输尿管拉至储尿囊后面，于无张力且无成角的位置，储尿囊后壁切一小口，将输尿管与肠壁缝合固定，留置输尿管支架引流管。⑤于新膀胱下方选定的尿道吻合处，切一小口，直径与尿道口大小相似，进行吻合。⑥新膀胱留置导尿管。依次关闭切口。

注意事项、并发症 见原位新膀胱术。

（张　勇　李亚健）

huíjiécháng xīnpángguāngshù

回结肠新膀胱术（ileocecal neobladder） 基本原理同回肠新膀胱术。区别在于截取保留系膜的升结肠 15 ～ 20cm，末段回肠 10cm。回结肠新膀胱术是利用回盲瓣抗逆流的原理，将回肠造口腹壁，能自控性排尿。原位新膀胱术的一种方式。

适应证、禁忌证、术前准备 见原位新膀胱术。

手术方法 ①切除膀胱步骤见根治性膀胱切除术。②离回盲瓣近端 15cm 处取长约 75cm 的回肠，其近端 16cm 及远端 12cm 留作输出段及抗反流之用，在这两段之间的肠袢对折，于近系膜缘用 1 号丝线将对折的肠袢间断互相缝合，于缝线外切开肠管，再用 3-0 肠线连锁缝合黏膜肌层，完成后壁缝合。③将输出段与抗反流段近储尿囊侧的肠系膜与肠管分离，长约 5cm。用卵圆钳伸入肠腔，于 5cm 处夹住肠壁，将其内翻，形成向储尿囊内套叠的乳头。切开乳头与其相对位置的储尿囊黏膜，用细线将两个创面缝合在一起，术后发生粘连，避免脱套。形成的乳头长约 2.5cm，在套入处用丝线固定。④将两输尿管做并腔缝合，与抗反流的回肠做端-端吻合。储尿囊外的一段 7 ～ 8cm 的输出段则于对系膜缘将肠壁折叠内翻缝合两层。用 1 号丝线间断缝合。在完成储尿囊前壁缝合后，将输出段用丝线缝合固定于前腹壁腹膜直达脐部。切除脐部，形成可顺利通过示指的通道，将输出段与脐部创缘做间断缝合，形成输出段造口。⑤将双侧输尿管支架引流管及储尿囊导尿管自输出段引出。

注意事项、并发症 见原位新膀胱术。

（张　勇　李亚健）

jiécháng xīnpángguāng shù

结肠新膀胱术（sigmoid neobladder） 基本原理同回肠新膀胱术，区别在于切取部分结肠，对系膜缘剖开后肠片置为"U"字形缝合，输尿管多用黏膜下隧道式再植，新膀胱最低处开口与尿道残端吻合的手术。其是原位新膀胱术的一种方式。

适应证、禁忌证 见原位新膀胱术。

术前准备 见原位新膀胱术。术前插入长肛管，以便在术中用新霉素溶液灌洗肠腔。

手术方法 ①切除膀胱步骤

见根治性膀胱切除术。② 一般采用乙状结肠。用灯光透视乙状结肠系膜，截取乙状结肠近端（如果乙状结肠不适宜采用，可改用其他肠段，如左结肠动脉供应的降结肠中段、结肠中动脉供应的横结肠，甚至右结肠动脉或回结肠动脉供应的升结肠）。由于结肠离断后会发生短缩，宜切取长8~20cm的肠段。分离系膜时注意保护其供应血管。肠系膜根部不宜太窄，以免容易发生肠扭转。游离结肠脾曲使结肠吻合时不至于有张力。③ 乙状结肠两断端行端-端吻合，恢复肠道连续性。④游离段乙状结肠对系膜缘劈开，连续全层内翻缝合成肠盘。⑤双侧输尿管顺肠蠕动方向黏膜下潜行约3cm后输尿管断端剪开少许，翻转成乳头状与肠黏膜切缘缝合。⑥连续垂直褥式缝合，将乙状结肠肠盘缝合成乙状结肠储尿囊，中间浆肌层可加强缝合数针。⑦将输尿管支架引流管经尿道拉出体外，并经尿道插入 F18 气囊导尿管至乙状结肠储尿囊。

注意事项、并发症 见原位新膀胱术。

（张 勇 李亚健）

qùdàiyǐzhuàng jiécháng yuánwèi xīnpángguāngshù

去带乙状结肠原位新膀胱术

（orthotopic detenia sigmoid neobladder） 基本原理同回肠新膀胱术，区别在于截取带蒂乙状结肠 15~25cm，恢复肠道连续性，带蒂去带乙状结肠 "U" 字形置于盆腔，与输尿管及尿道吻合。其为原位新膀胱术的一种方式。

适应证、禁忌证、术前准备 见原位新膀胱术。

手术方法 ①切除膀胱步骤见根治性膀胱切除术。②取乙状结肠 15~25cm 肠段，切断作为储

尿囊，行远近端乙状结肠端-端吻合，恢复消化道连续性。③于游离的乙状结肠段中点偏后侧留 2分硬币大小的浆肌层作为尿道吻合口，肠段两端保留后侧结肠带3cm，切开结肠带按包埋输尿管抗反流法（Leadbetter 法）使用 4-0、5-0 号可吸收线行输尿管-储尿囊吻合，留置 F6D-J 管或硅胶管作为输尿管支架引流管。④将两条结肠带（对系膜缘带、独立带）以及两带之间的浆肌层完整连续剔除，仅保留黏膜下层即可，可见黏膜下层血管网，结扎切缘的出血点，此时整个肠段长度可增加 0.5~1 倍，充盈后在同等压力下容量较去带前可增加 4~6 倍，呈现管球状。⑤用 2-0 可吸收线荷包缝合关闭乙状结肠段两端，于左侧近输尿管吻合处肠壁戳孔留置 F22 胶管作为新膀胱造口管，该管顺肠段长度等长放置，带多个侧孔便于引流。⑥将乙状结肠肠段 "U" 字形排列于盆腔，中点戳孔，采用 2-0 可吸收线于 2、4、6、8、10、12 点与尿道残端间断缝合，将新膀胱与尿道吻合，留置 F20~22 三腔导尿管。⑦间断缝合关闭后腹膜，将输尿管、去带结肠裸面隔离于腹膜后外侧，使新膀胱成为腹膜间位器官，既防止内疝和粘连，又使新膀胱利用腹腔有足够的伸展空间储存尿液，保证新膀胱容量足够，不至于尿频。⑧于直肠与新膀胱间放置盆腔引流管，引出体表，逐层关闭腹前壁各层。

并发症、注意事项 见原位新膀胱术。

（张 勇 李亚健）

wèi dàipángguāngshù

胃代膀胱术

（gastrocystoplasty） 全膀胱切除术后，截取约8cm 长的胃体-胃窦部缝合成储尿

囊，并分别与输尿管及尿道吻合，以重建膀胱功能的手术。

适应证 见原位新膀胱术。回肠或结肠新膀胱术后，有反复发作的上行性感染，不可控制的高氯性酸中毒，肾功能受损者。

禁忌证 见原位新膀胱术。

术前准备 见原位新膀胱术。术前还需行钡餐检查、胃酸测定。

手术方法 具体如下。

切除膀胱 见根治性膀胱切除术。

部分胃体-窦部膀胱成形术①患者平卧位，臀部用软垫抬高。下腹部膀胱区手术根据病情完成。剑突下上腹部正中切口，进入腹腔。②测量和标记游离胃体-窦部的部位：测量大、小弯的中点，此点相当于用生理学方法测定的胃体-窦部分界线。自此点近侧2cm 起向幽门端延长 6~8cm，可视为拟游离之胃体-窦部的范围，缝合标记线。再测量胃网膜左动脉基底部沿大弯至胃窦部幽门端切线的长度，与其至盆底的长度相比较，标记胃网膜左动脉需要游离的高度及校正拟游离之胃段幽门端最适宜的切断平面。③胃体-窦部血管的游离：在胃体-窦部贲门端大弯侧切线上方的胃网膜血管弓内，自右下向左上方游离胃网膜左动脉及其伴行的静脉，切断所有由此进出胃壁的分支，直至切断 1~2 支胃短动、静脉。胃网膜左动、静脉的近心端不得切断。在胃体-窦部幽门端切线处切断胃网膜右动、静脉及胃右动、静脉。在胃体-窦部贲门端小弯侧切线之上，游离出 1~2cm 长的胃左动、静脉，切断后用血管夹夹住与胃体-窦部连接之远心端（备必要时附加血管吻合用），近端缝扎。④于胃结肠韧带的右侧胃网膜右动脉切断处，向下方剪开大

网膜使其仅保持与游离胃段及血管的连接,使血管蒂得到大网膜的支持,可避免血管蒂扭曲,增进游离胃段血液的回流。截取约8cm长的胃体-窦部,将其从肠管前方下迁至盆底,将血管蒂与大网膜展平,若游离胃段的远端(幽门端)开口与残余膀胱颈或尿道合拢后仍有张力,可继续在大弯的左上方游离胃网膜左动、静脉,直到该血管的起始部。⑤残胃按照比罗(Billroth)Ⅰ式恢复其连续性。⑥胃膀胱成形:缩小游离胃段远端开口,使其与残余膀胱颈或尿道口径相近。从小弯侧开始,用2-0肠线连续缝合黏膜层,浆肌层用丝线间断缝合。也可以在胃段前壁远端开口处,楔形切除一块胃壁,分两层缝合切口。游离胃段远端与残余膀胱颈或尿道对端吻合。先用2-0肠线间断缝合吻合口后壁外层浆肌层,然后用2-0肠线缝合后壁内层(全层),转而间断缝合前壁内层和外层。用黏膜下隧道法将输尿管移植于胃段后壁的适当部分。在3倍放大镜下行输尿管断端黏膜与胃断端黏膜端-侧吻合。支架引流管经胃段前壁(仿Witzel胃造口法)引出体外。另做耻骨上胃膀胱造口,封闭游离胃段的近端开口,仔细检查移植胃段(尤其小弯侧)的色泽、血管分支的充盈与搏动情况。极少情况下有血运障碍者,应立即进行以下血管吻合术,改善移植胃段的血供。⑦移植胃段血管与受区血管吻合:在右侧骶髂关节处剪开后腹膜,分离出髂内动脉的前干,至第3个分支平面以下,切断血管,远端结扎,近端用血管夹夹住,必要时,可切断后干,将血管支连同髂内动脉主干翻向上方,以增加吻合支的长度。选择与胃左动

脉口径相近的髂内动脉前干之分支,剪除邻近其断口的血管外膜。将两支血管靠拢,避免扭曲,放置好小血管夹对合器。在血管深侧衬入一片淡黄色硅胶薄膜,作为背衬。以肝素生理盐水冲洗断口。用9-0无损伤血管缝合针作对端吻合。先在前壁间隔120°处A、B两定点各缝1针支持线,间断缝合前壁。然后在上述两点之间隔120°处做第3定点C的支持缝线,依次牵拉相关的支持线,缝合A-C及B-C之间的吻合口缘。以1mm直径的小动脉为例,需缝合约8针,针距约为0.3mm,边距为0.2mm。将代膀胱的右上角牵向上方,与同侧腰大肌固定,减少血管吻合的张力。将胃左静脉的断口靠拢髂总静脉,修剪胃左静脉的断口。选定髂总静脉的开孔部位,用血管夹夹住其两侧,用小镊子轻轻提起开孔处的血管壁,与血管纵轴平行剪去小片血管壁,其大小应与胃左静脉断口修剪为45°斜面后的口径相同。在血管壁开孔处远近两端点与被吻合血管作180°定点,各缝1针支持线,然后在90°定点处,将上、下侧血管壁缝合1针,作为第3点的支持线,牵拉此线使血管的前后壁分开,而后间断缝合上述3针间的两针。用同样的方法缝完后壁。静脉缝合的针距可略大于动脉,边距应为血管厚度的2倍。先松开髂总静脉血管夹,使血流通过。如果选用的胃左静脉蒂较短,不能与邻近的髂总静脉直接吻合,又未找到更适宜的受区静脉,可切取患者一段大隐静脉,灌注肝素生理盐水做血管腔的全长扩张,将其移植于胃左静脉与髂总静脉之间,远心端与胃左静脉对端吻合,近心端与髂总静脉端-侧吻合。⑧清理腹腔:血管蒂

经结肠前者,将大网膜与腹前壁固定,胃膀胱吻合口位于腹膜外。留置导尿管及盆腔引流管。

楔形胃体部膀胱成形术　切取楔形胃体部之前,先确定以何侧胃网膜动脉为血管蒂,一般选用右侧较多。距离胃网膜动脉2cm与血管平行分离大网膜,标记拟切取的楔形胃壁轮廓,楔形胃的尖端邻近小弯但不包括小弯,底部沿大弯的长度约15cm(12~18cm),相当于全胃的1/3~1/2,宜根据患者的身材、年龄和期望达到的膀胱容量而定。楔形胃取材的部位取决于所带胃网膜血管蒂的侧别。胃网膜弓内除供应楔形胃壁的小血管外,其余分支仔细结扎与离断。截取胃壁时若使用GIAStapler(胃肠吻合器),可减少失血量和胃液溢出污染腹腔。残胃分2层横行缝合。带血管蒂的楔形胃囊穿过横结肠系膜的戳孔,于小肠根部旁、回盲肠系膜后下移至盆底。血管蒂平置于腹膜后位,伸直、无张力、不扭转。楔形胃大弯侧反转180°,楔形的尖端朝向膀胱出口,后瓣与残余膀胱后壁分两2缝合,第1层以3-0肠线连续贯穿缝合,第2层用丝线间断缝合浆肌层。用同样方法完成前瓣与残余膀胱前壁的吻合。但需在吻合前壁之前,将输尿管采用黏膜下隧道法移植于胃膀胱后壁,其支架管经残余膀胱壁或胃壁引出。做耻骨上胃造口。胃段前壁与前腹壁固定。留置导尿管。胃膀胱充水试验,修补漏口。封闭横结肠系膜与小肠系膜裂隙。展平大网膜覆盖肠管,远端置于膀胱之后。关闭腹腔。

胃窦部膀胱成形术　传统的胃窦部膀胱成形术,首先游离胃幽门窦部,以胃网膜左动脉为血

管蒂，在小弯侧切断胃左和胃右动脉，胃网膜弓内小血管除供应幽门窦部的分支外，均予以结扎离断，在幽门处切断胃网膜右动脉，胃窦部和十二指肠第1段的袖状口移植段向下转移至盆底，保持胃网膜与血管蒂的联系，缩小十二指肠端口径与尿道吻合，封闭胃段近端。输尿管按黏膜下隧道法移植于胃膀胱。残胃按毕罗（Billroth）Ⅰ式恢复连续性。

注意事项 ①显微血管吻合后处理：用低分子量右旋糖酐500ml静脉滴注，每天2次。或丹参注射液4支加入5%葡萄糖溶液250ml中，静脉滴注，每天2次。口服双嘧达莫25mg，每天3次，或阿司匹林0.5g，每天3次。5天后逐步递减药量，到术后第8~9天停用。②选择代膀胱之胃网膜右动、静脉蒂应长短适中，过短牵拉张力大影响血运，过长易扭曲也不利血液供应；游离时应多保留分支及周围网膜组织以保证血运。③游离后的胃膀胱应尽快放回腹腔，以免长时间牵拉和暴露影响血运。④若胃膀胱边缘血运较差，应予以切除，以防吻合后发生尿漏及血尿。⑤胃网膜血管较细者不可勉强行此手术。⑥建立腹膜后隧道时，注意勿损伤腹膜后重要血管。要熟悉隧道周围血管。手指在腹膜后分离时，始终顶起腹膜向下推，可依稀见到指尖，切勿在深层盲目分离。隧道要垂直向下，以取得最短距离。⑦下移胃膀胱时，要轻柔牵引，并从上端向下推移护送，以防损伤胃膀胱及隧道周围组织。

并发症 除膀胱、输尿管重建手术可能发生的并发症，如吻合口漏尿、输尿管反流、输尿管或输出道狭窄、尿失禁等外，文献报道的胃代膀胱术可能发生的特殊并发症如下。

胃部术后并发症 有报道幽门窦部膀胱成形术后发生倾泻综合征，主要是由于丧失了幽门的调节作用，食物迅速进入空肠，保持高渗状态，肠壁从血液中吸收较多液体，使血容量减少和继发性低血糖，在站立时出现症状，若进食后平卧症状即可消失，食用脂肪和玉米糊可升高血糖，改善症状。此外，术前有溃疡病者，术后可能溃疡复发。故有溃疡病史者，经确定后宜按溃疡病的标准外科手术方法截取胃段。

尿痛-血尿综合征 尿痛-血尿综合征（dysuria-hematuria syndrome，DHS）为胃代膀胱术后出现的不伴感染的血尿、会阴部疼痛或皮肤过敏。回顾文献发现轻中度尿痛-血尿综合征的发生率为17%，重度发生率为3%，只有约5%患者不需要药物治疗。而症状严重者，胃膀胱内可发生消化性溃疡。有人在动物实验中也观察到膀胱炎改变。尿液可减轻炎症反应，服用抗组胺类药物可减低溃疡发生率。术后尿痛及会阴疼痛不能缓解，证实为消化性膀胱炎者，需长期服用雷尼替丁。肾衰竭少尿的患者不宜行胃代膀胱术。

代谢性碱中毒 胃黏膜分泌与排出氯离子和氢离子，正常情况下不会引起电解质紊乱，是由于尿液中某种成分抑制了胃窦部促胃泌素的分泌和肾具有调节血氯、血氢离子水平的能力。慢性肾衰竭少尿者，肾丧失此功能后则发生低氯性电解质紊乱。对于代谢性碱中毒的治疗，主要有静脉滴注或口服氯化钠（NaCl）、氯化钾（KCl）及H受体阻滞剂。也有报道个别病例术后发生严重症状性代谢性碱中毒，用组胺阻断剂无效，改用奥美拉唑后，胃

酸分泌减少，症状缓解，疗程2~4周。长期使用可引起胃细胞增殖。胃膀胱成形术引起的并发症与尿液同胃黏膜直接接触有关，有人采取去掉胃瓣的黏膜，然后直接与膀胱成形，将浆膜层朝向膀胱腔，这种方法可以扩大膀胱容量和消除电解质紊乱，组织学检查发现膀胱移行上皮可以覆盖胃瓣浆膜层。也有将裸露的黏膜下层朝向膀胱腔的做法。但是，这两种情况都会出现胃瓣由于纤维化而收缩，容量减少，顺应性变差。逼尿肌切开术，即膀胱自身扩大术，在大多数的病例中未能有效改善尿流动力学，并且暂时扩大的膀胱容量随时间延长也逐渐消失，手术形成的膀胱上皮憩室最后也与前腹壁粘连在一起，形成瘢痕组织。

（张　勇　李亚健）

fùqiāngjìng pángguāng zhǒngliú shǒushù

腹腔镜膀胱肿瘤手术（laparoscopic bladder tumor surgery）

运用腹腔镜的方式治疗膀胱肿瘤的微创手术，包括腹腔镜膀胱部分切除术、腹腔镜膀胱全切术等。

（张　勇　李亚健）

pángguāng niàodào qiēchúshù

膀胱尿道切除术（cystourethrectomy）

采用开放或腹腔镜手术技术，将患者膀胱及尿道完整切除的手术。主要用于浸润性膀胱肿瘤的治疗。

适应证 上段尿道癌局限而无转移，或下段尿道癌已侵及至中段尿道者，可行尿道全切除术。膀胱癌侵犯后尿道，应行膀胱尿道切除术。

禁忌证 ①前尿道癌或全尿道癌有远处转移者。②肿瘤侵犯邻近器官，手术难以切除肿瘤。③有心肺等重要脏器功能严重不

全或全身状态差不能耐受手术者。④有严重出血性疾病。

术前准备 同原位新膀胱术。女性患者需提前 3 天行阴道冲洗。

手术方法 包括以下几个方面。

男性 ①同根治性膀胱切除术。②会阴部手术：环绕阴茎、阴囊做椭圆形切口，自前中线腹部切口下方 2~3cm 起，达会阴体后方 1.5cm 处。留下的阴囊皮肤以缝后无张力为度。切口直达阴囊筋膜，将皮瓣向外侧分离，达耻骨上支、阴囊筋膜与大腿深筋膜融合处。在耻骨结节附近切断精囊。结扎并切断阴茎背静脉。横行切开两个阴茎脚之间的会阴横肌，进入前列腺精囊后间隙，进入盆腔。切开肛提肌，直达耻骨上支，然后切除耻骨支。在贴近肌肉的起点处，切断股薄肌、内收大肌、内收长肌、闭孔外肌，认清闭孔。用线锯通过闭孔，在两闭孔间横断耻骨联合。并于阴茎脚附着处的下方锯断耻骨上支。更广泛的切除可包括全部耻骨联合。切断起自盆筋膜的肛提肌纤维，即可将已切除的标本取出。将盆底后部的肛提肌于中线缝合，前方的盆底缺损用带蒂大网膜填补。

女性 ①同根治性膀胱切除术。②沿尿道外口环形切开黏膜，并做阴道前壁正中切口，达子宫颈前方。游离尿道达膀胱颈部。若有可能，先游离肿瘤近侧的尿道，用丝线将其结扎，并缝合尿道口，防止操作期间被癌细胞污染。③于结扎处近侧切开尿道后壁，插入 10 号气囊导尿管，用生理盐水冲洗膀胱。向球囊内注入生理盐水 20ml，让球囊堵塞膀胱出口，然后向膀胱内注入生理盐水 150~200ml 使膀胱呈半充盈状

态。④于耻骨上做下腹部切口，分离膀胱前壁及顶部。切开膀胱达黏膜下层，用大弯钳扩大肌层切口，显露膀胱黏膜。做黏膜下广泛剥离。拔除导尿管。切取一块 6.0cm×4.5cm 的膀胱黏膜，置湿生理盐水纱布保护。迅速缝合膀胱切口，将黏膜创缘提起与肌层创缘一起缝合，留置膀胱造口管。⑤于膀胱颈下方切除尿道，用 4 针丝线标记切口创缘，防止退缩。冲洗创面。近侧创缘活检冷冻切片病理学检查证实无癌细胞迁移，即施行尿道重建。⑥游离膀胱黏膜片光滑面向内，自膀胱颈 6 点钟处开始，环绕断端创缘间断缝合 1 周，然后插入 18F 导尿管。黏膜片包绕导尿管，在无张力状态下形成周径 20~25mm 的黏膜尿道，用可吸收缝线连续或间断缝合。⑦将已缝合好的尿道及其导尿管放置尿道切除的创面，用可吸收缝线数针将膀胱-尿道吻合口及尿道固定于邻近组织，使尿道的缝合口包埋于背侧中线处。⑧缝合阴道壁切口，覆盖重建的尿道。切除多余的膀胱黏膜，将其创缘稍做外翻，形成尿道外口，与其覆盖的黏膜创缘间断缝合。

注意事项 ①盆腔解剖清楚，耻骨前列腺韧带的前列腺部分及尿道部分均应剪断，阴茎背深静脉缝扎离断后，于其后方游离尿道。②游离尿道球部，应靠近尿道在球海绵体肌与尿道之间进行，同时注意结扎球海绵体动脉。尿道切除后于阴茎根部切口处放置橡皮条引流，阴茎加压包扎。③保留勃起神经的手术剥离膜部尿道时，应轻柔贴近尿道进行。

并发症 见根治性膀胱切除术。

(张　勇　李亚健)

bǔjiùxìng pángguāng qiēchúshù
补救性膀胱切除术 （salvage cystectomy） 对于肌层浸润性及局部晚期膀胱癌患者，经保守（非手术）治疗如化疗及放疗失败后进行的膀胱切除术。

适应证 经保守治疗如化疗及放疗失败后的肌层浸润性及局部晚期的膀胱癌。

禁忌证、术前准备、手术方法、注意事项、并发症 见根治性膀胱切除术。

(张　勇　李亚健)

niàodào zhǒngliú
尿道肿瘤 （urethral tumors） 原发于尿道的肿瘤。包括良性及恶性两大类，尿道良性肿瘤主要包括尿道乳头状瘤、尿道肉阜等；尿道恶性肿瘤包括尿道癌及肉瘤等，以尿道鳞癌最常见。尿道肿瘤的预后与其病理类型密切相关，应根据不同的病理类型及分期选择恰当的治疗方案。

(韩苏军)

niàodào'ái
尿道癌 （urethral carcinoma） 当全尿路检查到第一个癌发生在尿道时，称为原发性尿道癌。先前诊断或治疗过尿路其他部位的癌而后出现尿道复发，称为继发性尿道癌。

病因 原发性尿道癌临床罕见，占所有泌尿生殖系统恶性肿瘤不到 1%。常见于中老年男性，男性发病率约为女性的 2.9 倍。尿道狭窄、尿道内的慢性刺激、性传播疾病导致的慢性尿道感染/尿道炎（如尖锐湿疣）、外放疗及放射性粒子植入等，是诱发男性原发性尿道癌的危险因素。而女性原发性尿道癌的发病与尿道憩室和尿路反复感染等相关。

病理 常见的病理类型依次是尿路上皮癌、鳞状细胞癌和透

明细胞腺癌。

临床表现 血尿或尿道口滴血是最常见的首发症状，随着疾病进展还可出现尿道外肿物、膀胱出口梗阻、骨盆疼痛、尿道皮肤瘘、脓肿形成、性交困难和腹股沟淋巴结肿大等症状。当出现明显临床症状时，多数已为局部晚期患者。

诊断 体格检查在男性应包括生殖器、尿道可疑硬结或肿块的触诊，直肠指检以及双侧腹股沟触诊。在女性应包括进一步的骨盆检查，必要时应在麻醉下进行双合诊，以进行局部临床分期。通常，前尿道淋巴首先引流到腹股沟浅层及深层淋巴结，然后再引流至盆腔淋巴结；而后尿道的淋巴则直接引流至盆腔淋巴结。尿道癌伴淋巴结肿大的患者多数为病理性淋巴结转移。胸部、腹部以及盆腔的 CT 可评估局部肿瘤的范围、区域淋巴结和远处转移情况，用于肿瘤的临床分期。盆腔磁共振成像在评估尿道肿瘤的局部范围和区域淋巴结肿大方面具有优势。尿细胞学以及尿道膀胱镜检查与活检用于尿道癌的确诊以及组织分类。

鉴别诊断 男性原发性尿道癌应与尿道尖锐湿疣、尿道周围脓肿、结核、阴茎海绵体硬结症等鉴别。女性尿道癌应与尿道肉阜、尿道尖锐湿疣等鉴别。必要时应做活体组织检查。

治疗 局限性尿道鳞癌应对原发灶进行积极的手术切除。在男性，对于局限于远端尿道的肿瘤，在保证安全切除范围时，可尝试保留阴茎手术以提高生活质量，但须确保尿道近端切缘全部为阴性。在女性，根治性尿道切除术应切除包括全部尿道及尿道周围组织，以提供最大的局部治愈机会。为了保留下尿道功能，远端尿道肿瘤的女性患者接受保留尿道的手术联合或不联合局部放疗是尿道切除术的替代方案，但肿瘤局部复发及尿失禁风险增加，放疗可增加局部不良反应发生率。局部晚期尿道癌患者，常需要接受包括手术、放疗以及化疗在内的多学科诊疗。根治性手术前进行以顺铂为基础的新辅助化疗可能会提高生存率。局限区域淋巴结阳性的尿道鳞状细胞癌患者可进行髂腹股沟淋巴结清扫术。同步放化疗可以作为不愿接受或不能耐受手术的尿道鳞癌患者的替代方案。男性尿道前列腺部非浸润性尿路上皮癌或原位癌患者，接受经尿道肿瘤切除术联合卡介苗灌注治疗提供了保留尿道的治疗方案。对卡介苗无反应、前列腺导管或基质广泛受累的患者，应行根治性膀胱前列腺切除术和盆腔淋巴结清扫术。转移性尿道癌的全身治疗应根据肿瘤的组织病理学进行选择。

预后 影响原发性尿道癌预后的因素：肿瘤分期和分级，淋巴结分期，是否存在远处转移，组织学类型，肿瘤大小，肿瘤位置以及治疗的类型和方式等。应根据患者的危险因素个体化随访。实施保留尿道治疗的患者，应采取更严密的随诊。

(韩苏军)

qíniàoguǎn'ái

脐尿管癌 (urachal carcinoma)

发生于残余脐尿管上皮的原发恶性肿瘤。脐尿管是胚胎发生期间连接胎儿膀胱和脐带的尿囊残余物，在胚胎进化过程中，脐尿管会自行闭锁，成为脐正中韧带，位于脐正中襞内。在成年人，脐尿管在耻骨后间隙（雷丘斯间隙）内经腹横筋膜和腹膜之间穿过，由膀胱顶部向脐部伸展，长约 5cm（3～10cm）。虽然脐尿管残余物通常由尿路上皮细胞排列，但脐尿管癌几乎都是腺癌，其他少见的组织学类型包括肉瘤、鳞状细胞癌、未分化癌、混合型癌等。脐尿管癌是一种罕见的肿瘤，1863 年由休（Hue）和雅坎（Jacquin）首次报道，约占成年人恶性肿瘤的 0.01%、膀胱肿瘤的 0.17%～0.34%、膀胱腺癌的 33.3%（原发性非脐尿管腺癌、脐尿管腺癌和转移性腺癌）。只发生在膀胱顶部前壁，肿瘤集中于膀胱壁，即肌间或更深层，而非黏膜层，膀胱黏膜无腺性膀胱炎和囊性膀胱炎及肠上皮化生，可见脐尿管残留。

病因 病因尚不清楚，可能与脐尿管内被覆的移行上皮化生而形成腺癌相关。

临床表现 脐尿管癌可表现为无痛性肉眼血尿，患者脐部可有血性或黏液性分泌物，或出现可以触及的黏液性囊肿、腹痛。肿瘤侵及膀胱腔内会使尿液中出现黏液，可伴有血尿、尿痛、膀胱刺激症状。

诊断 根据病史、查体、影像学检查和膀胱镜活检进行诊断。典型影像学表现为肿瘤位于下腹正中连线膀胱顶部，并沿着耻骨后间隙延伸到脐。膀胱镜检查主要表现为膀胱顶后壁局部隆起、乳头状或息肉样肿物，偶尔亦可见脐尿管孔流出条纹状或血性液体。脐尿管腺癌可浸润到膀胱壁深层、脐、耻骨后间隙及前腹壁。

分期 脐尿管癌分期一直沿用谢尔登（Sheldon）提出的分期：Ⅰ期，肿瘤局限于脐尿管黏膜；Ⅱ期，局部侵袭突破黏膜但局限在脐尿管；Ⅲ期，局部累及膀胱（A）、腹壁（B）、腹膜（C）、其他邻近脏器（D）；Ⅳ期，局部淋巴结转移（A）、远处转移（B）。

而梅奥医学中心（Mayo Clinic）的分期相对简单：Ⅰ期，肿瘤局限于脐尿管黏膜；Ⅱ期，局部累及脐尿管或膀胱肌层；Ⅲ期，局部淋巴结转移；Ⅳ期，远处淋巴结或脏器转移。

鉴别诊断　包括以下几个方面。

脐尿管囊肿　脐尿管囊肿多发于脐尿管远端，成人较儿童多见，囊肿与脐或膀胱都不相通，但囊液可间歇性与脐或膀胱相通。囊肿易感染，金黄色葡萄球菌感染最常见，可表现为脐部脓肿或膀胱感染，同时可表现为下腹部痛、排尿症状或扪及痛性包块。该病可依靠超声或 CT 确诊，表现为前腹壁与腹膜间感染性囊性包块，慢性炎症可有结石形成。

脐尿管憩室　脐尿管靠近膀胱一端未闭形成与膀胱相通的憩室，很少有临床症状，膀胱梗阻时憩室可扩大，多在行影像学检查时发现。因为憩室与膀胱相通，可通畅引流。

脐尿管窦道　为脐尿管膀胱端闭锁而脐端未闭锁，脐部有窦道向外开放，时常排出少量黏液。诊断依靠窦道造影。脐尿管窦道内为复层鳞状上皮，与膀胱不相通。

脐尿管瘘　脐尿管未闭所致，临床较罕见，以脐孔漏尿为主要特征，并发感染时可出现局部症状。膀胱内注入亚甲蓝观察漏出液有否蓝染，瘘孔内注入造影剂、排泄性膀胱尿道造影或膀胱造影可确诊。

治疗　由于放疗和化疗效果不佳，主要为手术治疗，包括扩大性膀胱部分切除术和根治性膀胱切除术联合盆腔淋巴结清扫术。手术应尽可能地整块切除膀胱顶、脐尿管和脐，切除范围包括部分腹直肌、腹直肌后鞘、腹膜及弓状线。

并发症　①尿漏：多因膀胱缝合不牢靠所致，缝合后可做膀胱注水试验，检查有无渗漏。术后引流液过多，可检测引流液肌酐。确诊尿漏患者可适当延长导尿管和引流管留置时间，保持尿液引流通畅，多数情况下充分引流 2 周左右可愈合，可行膀胱造影确定尿漏是否停止。②腹膜炎：多由尿漏或肠道损伤所致，后者主要与电凝热损伤相关，需要积极治疗。③出血：多见于盆腔淋巴结清扫过程中髂内、髂外动静脉损伤，操作过程中要仔细辨认血管，一旦出血，可放入纱布压迫止血，暴露出血点后根据情况电凝或缝合处理，如出血严重难以控制，应立即中转开放手术。

预后　脐尿管癌潜伏期较长，诊断时往往分期较高，有较高的远处转移风险。术后复发和转移一般发生在 2 年内，常见的转移部位是骨、肺、肝和盆腔淋巴结。美国 MD 安德森癌症中心（MD Anderson Cancer Center，NDACC）的经验是，边缘阴性与否和淋巴结情况是影响预后的重要因素，总体 5 年生存率为 40%，平均生存 46 个月。美国梅奥医学中心（Mayo dinic）基于他们的分期系统分析了该中心 49 例脐尿管腺癌的中位生存期：Ⅰ/Ⅱ期为 10.8 年，Ⅲ/Ⅳ期为 1.3 年。患者预后较差的原因可能为临床症状出现较晚，疾病诊断时往往病情已经进入进展期，此外，腺癌具有局部外侵和远处转移倾向。

（瓦斯里江·瓦哈甫）

前列腺癌（prostate cancer）

发生在前列腺的上皮性恶性肿瘤。2004 年世界卫生组织《泌尿系统及男性生殖器官肿瘤病理学和遗传学》中前列腺癌病理类型包括腺癌（腺泡腺癌）、导管腺癌、尿路上皮癌、鳞状细胞癌、腺鳞癌。其中，前列腺腺癌占 95% 以上。2012 年，中国肿瘤登记地区前列腺癌发病率为 9.92/10 万，位列男性肿瘤发病率的第 6 位。发病率随着年龄的增长而增长，55 岁前处于较低水平，55 岁后逐渐升高，高峰年龄是 70～80 岁。家族遗传型前列腺癌患者发病年龄稍早，年龄≤55 岁的患者占 43%。

病因　前列腺癌的发生与遗传因素有关，如果家族中无患前列腺癌者的相对危险度为 1，绝对危险度为 8；则遗传型前列腺癌家族成员患前列腺癌的相对危险度为 5，绝对危险度为 35～45。此外，前列腺癌的发病与性活动、饮食习惯有关。性活动较多者患前列腺癌的风险增加。高脂肪饮食与发病也有一定关系。此外，前列腺癌的发病与种族、地区、宗教信仰可能有关。

发病机制　遗传因素和后天生活习惯相结合，共同作用影响疾病进展。

病理　现主要依据格里森（Gleason）评分。

临床表现　前列腺癌早期常无症状，随着肿瘤的发展，前列腺癌引起的症状可概括为两大类。①压迫症状：逐渐增大的前列腺腺体压迫尿道可引起进行性排尿困难，表现为尿线细、射程短、尿流缓慢、尿流中断、尿后滴沥、排尿不尽、排尿费力，此外，还有尿频、尿急、夜尿增多，甚至尿失禁。肿瘤压迫直肠可引起大便困难或肠梗阻，也可压迫输精管引起射精缺乏，压迫神经引起会阴部疼痛，并可向坐骨神经放射。②转移症状：前列腺癌可侵及膀胱、精囊、血管神经束，引起血尿、血精、勃起功能障碍。盆腔淋巴结转移可引起双下肢水肿。前列腺癌常易发生骨转移，引起骨痛或病理性骨折、截瘫。前列腺癌也可侵及骨髓引起贫血或全血象减少。

诊断　临床诊断前列腺癌主要依靠直肠指诊、血清前列腺特异性抗原（prostate specific antigen，PSA）、经直肠前列腺超声和盆腔 MRI 检查，CT 对诊断早期前列腺癌的灵敏度低于 MRI。因前列腺癌骨转移率较高，在决定治疗方案前通常还要进行放射性核素骨扫描检查。确诊前列腺癌需要通过前列腺穿刺活检进行病理学检查。

前列腺癌的恶性程度可通过组织学分级进行评估，最常用的是格里森（Gleason）评分，依据前列腺癌组织中主要结构区和次要结构区的评分之和将前列腺癌的恶性程度划分为 2~10 分，分化最好的是 1+1＝2 分，最差的是 5+5＝10 分。

鉴别诊断　①前列腺增生：前列腺癌最主要是与前列腺增生进行鉴别，前列腺增生亦可出现与前列腺癌相似的症状。但前列腺呈弥漫性增大，表面光滑，有弹性、无硬结。二者虽然都发生在前列腺，一般前列腺增生本身不会转变为前列腺癌。前列腺增生主要发生在中央区的移行带，前列腺癌主要发生在外周带。②前列腺炎：与前列腺癌没有直接联系。前列腺炎多发生于中青年男性，前列腺癌多见于老年男性。前列腺炎在急性发作时可伴有发热、排尿灼痛、疼痛等症状，也可引起血清前列腺特异性抗原暂时性升高，通常在抗炎治疗后这些症状很快就能消退。

治疗　前列腺癌的治疗包括等待观察、主动监测、手术、放射治疗、化学治疗、激素治疗，或以上几种疗法联合运用。应根据肿瘤的分期、分级，并结合患者的情况综合判断。

早期（肿瘤仅位于前列腺包膜以内）前列腺癌患者可以通过根治性手术或根治性放疗等方式，达到良好的治疗效果，甚至得以治愈。由于肿瘤本身生长缓慢，部分低危、高龄患者也可以根据具体情况选择主动监测，待病情进展再进一步治疗。

局部进展期（肿瘤突破前列腺包膜但未发生转移）和转移性前列腺癌，一般选择雄激素去势治疗，以期延长患者生存期，改善生活质量；部分患者可选择手术切除，或在放疗基础上进行多手段综合性治疗。

预后　前列腺癌总体预后较好，早期患者如及时行根治性治疗，90% 可获得治愈。中晚期患者通过规范的综合治疗也可明显改善生活质量，延长生存期。影响患者预后的因素主要包括血清前列腺特异性抗原水平、Gleason 评分、TNM 分期等情况。

（张中元）

qiánlièxiàn shàngpí nèiliúbiàn

前列腺上皮内瘤变 （prostatic intraepithelial neoplasia，PIN）

前列腺导管、小管和腺泡上皮异常增生，其为前列腺癌的癌前病变。

病因　与遗传因素、性活动、饮食习惯有关。

病理　低倍镜下，腺体结构正常，外绕中等量间质。前列腺上皮内瘤的腺体大、出现分支、乳头和波浪状腔缘，与前列腺良性腺体类似。其分为高级别和低级别，高级别前列腺上皮内瘤变表现为核大、深染、核重叠、胞质略嗜碱性及上皮增生，周围基底细胞可见。有时可以见到缺乏纤维血管轴的微乳头。前列腺上皮内瘤变的腺体结构特点被描述为平坦型、丛状、微乳头和筛状。丛状和微乳头结构的腺体属于前列腺上皮内瘤变已被广泛接受，而平坦型和筛状结构的腺体是否属于前列腺上皮内瘤目前尚有争议。低级别前列腺上皮内瘤表现为导管和腺泡上皮簇状增生，细胞拥挤，腺管内腔面不规则，细胞核大小明显不同。可见到长梭形的浓染的核和小的核仁，但核仁多不明显。

发病机制　尚不明确。

临床表现　属于前列腺癌的癌前病变，无明显临床表现。

诊断　前列腺上皮内瘤变的病理学诊断标准应包括组织结构和细胞学两个方面。血清前列腺特异性抗原（prostate specific antigen，PSA）水平及其衍生指标和前列腺上皮内瘤的关系还存有很大的争议。免疫组织化学研究显示前列腺上皮内瘤变表达前列腺特异性抗原的强度小于正常前列腺和前列腺癌。目前经直肠超声检查（transrectal ultrasonography，TRUS）诊断前列腺上皮内瘤的价值有限。

鉴别诊断　同高级别前列腺上皮内瘤变鉴别最重要的是筛状结构的前列腺癌（Gleason 3 级），两种筛状结构鉴别起来比较困难，但这并不总是诊断的关键。实际上，不论筛状结构属于前列腺上皮内瘤或 Gleason 3 级前列腺癌，非典型筛状结构总会见到小的浸润性前列腺癌性腺泡。如果筛状结构大而不规则，可以认为是癌性的。筛状结构的高级别前列腺上皮内瘤变同前列腺原发性导管腺癌鉴别比较困难，导管腺癌常见于尿道周围区域，前列腺上皮内瘤变在此区域并不常见。导管腺癌常可见到有纤维血管轴心的真乳头，前列腺上皮内瘤却很难见到纤维血管轴。导管腺癌可见粉刺样坏死，而前列腺上皮内瘤变罕见。

治疗　可以根据具体情况选择主动监测，待病情进展再进一步治疗。

预后　前列腺上皮内瘤变属于前列腺癌的癌前病变，如果不进展为前列腺癌则预后良好，可以长期生存。

（张中元）

èxìng qiánnéng wèidìng de qiánlièxiàn jiānzhì zhǒngliú

恶性潜能未定的前列腺间质肿瘤（stromal tumor of uncertain malignant potential，STUMP）

来源于前列腺激素依赖性特异性间质细胞的增生性病变。

病因　不明，可能与遗传因素有关。

病理　大量特异性间质细胞增殖，由梭形细胞或短梭形细胞构成，呈漩涡状、车辐状或片状弥漫排列。瘤内常伴有良性前列腺腺体。免疫组织化学对恶性潜能未定的前列腺间质肿瘤的诊断有重要参考价值，肿瘤细胞常表达 CD34、波形蛋白及孕激素受体等。

发病机制　不明。

临床表现　临床症状与前列腺增生相似，主要表现为排尿困难、尿频、尿急等下尿路症状。

诊断　血清前列腺特异性抗原（prostate specific antigen，PSA）水平多正常或轻度升高，前列腺特异性抗原由前列腺上皮细胞生成，前列腺间质肿瘤对前列腺特异性抗原水平影响不大。术前影像学检查有助于恶性潜能未定的前列腺间质肿瘤的定位、诊断及鉴别诊断、局部侵袭及远处转移评估、制定手术方案及随访监测等，在恶性潜能未定的前列腺间质肿瘤的个体化治疗中发挥重要作用。常用影像学检查方法包括经直肠超声及磁共振检查，经直肠超声是前列腺疾病常规检查手段，能发现前列腺增大及肿块。磁共振具有较好的软组织分辨率，可显示前列腺肿物位置、大小、毗邻关系、有无侵犯及转移等情况。恶性潜能未定的前列腺间质肿瘤典型表现为 T1 加权成像（T1-weighted imaging，T1WI）呈等信号，T2 加权成像（T2-weighted imaging，T2WI）呈略高信号为主的混杂信号。盆腔计算机体层成像（computer tomography，CT）不能分辨前列腺带区，对前列腺早期病变诊断价值有限。胸部 X 线检查及放射性核素全身骨扫描可提示肺、纵隔淋巴结及骨转移。

鉴别诊断　磁共振有助于鉴别恶性潜能未定的前列腺间质肿瘤和前列腺腺癌，前者 T2W1 呈混杂信号或高信号，而后者 T2W1 呈低信号。恶性潜能未定的前列腺间质肿瘤与前列腺特异性间质肉瘤在病理形态和免疫组织化学上很难区分，并且恶性潜能未定的前列腺间质肿瘤有恶变风险和伴有局部前列腺特异性间质肉瘤的可能。前列腺特异性间质肉瘤的细胞异型性及浸润性生长更明显、核分裂象更多、出现坏死和病理性核分裂的概率更高，若临床表现及影像学检查怀疑恶性潜能未定的前列腺间质肿瘤，需多处取材综合分析，有助于两者的鉴别诊断。恶性潜能未定的前列腺间质肿瘤还需要与诸多前列腺梭形细胞肿瘤相鉴别，如平滑肌肉瘤及横纹肌肉瘤为前列腺肉瘤中最常见的，平滑肌肌动蛋白、结蛋白、原肌球蛋白调节蛋白 1 等肌源性抗体阳性。直肠部位的胃肠道间质瘤常累及前列腺，多为直肠肿瘤压迫或浸润前列腺所致，CD34、CD117 阳性，孕激素受体阴性，详细的临床病史及全面查体有助于鉴别诊断。孤立性纤维性肿瘤原发于前列腺者罕见，瘤细胞稀疏相间，可见玻璃样变性的胶原纤维及分支状血管结构，CD34、波形蛋白、B 淋巴细胞瘤-2 和 CD99 阳性，孕激素受体阴性。

治疗　由于恶性潜能未定的前列腺间质肿瘤临床罕见，国内外报道病例均较少，治疗方案尚未达成共识。从现有病例报道发现，治疗方案以手术切除为主，如经尿道前列腺电切术、根治性前列腺切除术。此外，放疗、化疗以及综合治疗均有报道，但疗效缺乏循证医学证据，治疗方案的影响因素包括患者年龄、症状、肿瘤大小、肿瘤生长方式及浸润程度。

预后　恶性潜能未定的前列腺间质肿瘤发病年龄轻、恶性程度低，总体预后较好，但仍有部分恶性潜能未定的前列腺间质肿瘤侵犯前列腺及邻近组织，有复发、转移或恶变倾向。46% 的患者出现局部复发，5% 会恶变成前列腺特异性间质肉瘤。

（张中元）

línchuáng yǒuyìyì qiánlièxiàn'ái

临床有意义前列腺癌（clinically significant prostate cancer）

根据爱泼斯坦（Epstein）标准，

临床有意义前列腺癌的定义为：格里森（Gleason）评分≥4+3 或 3+4，并前列腺特异性抗原（prostate specific antigen，PSA）>10ng/ml，大于 3 针阳性或至少 1 针肿瘤占比大于 50%。见前列腺癌。

（张中元）

zhuǎnyíxìng qiánlièxiàn'ái

转移性前列腺癌（metastatic prostate cancer）

前列腺癌发展到局部晚期，则容易出现区域或远处淋巴结转移，或经血行途径转移至骨骼、肺或肝，即为转移性前列腺癌。病理、临床表现、诊断与鉴别诊断见前列腺癌。

一般选择雄激素去势治疗，以期延长患者生存期，改善生活质量；部分患者可选择手术切除，或在放疗基础上进行多手段综合治疗，包括新型内分泌治疗、靶向治疗及免疫治疗等。

预后较差，但通过规范的综合治疗也可明显改善生活质量，延长生存期。影响患者预后因素主要包括血清前列腺特异性抗原（prostate specific antigen，PSA）水平、格里森（Gleason）评分、TNM 分期等情况。

（张中元）

shénjīng nèifēnmì qiánlièxiàn'ái

神经内分泌前列腺癌（neuroendocrine prostate cancer，NEPC）

多发生于去势抵抗性转移性前列腺癌经过长期去势治疗之后，其特征性表现是雄激素受体和前列腺特异性抗原等前列腺特异性标志物表达下降，而嗜铬粒蛋白 A、突触素和神经元特异性烯醇化酶等神经相关标志物表达升高。病理、临床表现、诊断与鉴别诊断见前列腺癌。

一般在含铂类化疗基础上进行多手段综合治疗。

预后较差，但通过规范的综合治疗也可明显改善生活质量，延长生存期。影响患者预后因素主要包括血清前列腺特异性抗原水平、格里森（Gleason）评分、TNM 分期等情况。

（张中元）

qùshì dǐkàngxìng qiánlièxiàn'ái

去势抵抗性前列腺癌（castration-resistant prostate cancer，CRPC）

经去势治疗后病变复发或持续进展的前列腺癌。诊断去势抵抗性前列腺癌需符合两个条件：血清睾酮达到去势水平（<1.7nmol/L）；间隔 2 周连续 3 次前列腺特异性抗原水平持续升高，升高幅度应在基础值以上>50%，且前列腺特异性抗原值应>2ng/ml。病理、临床表现、诊断与鉴别诊断见前列腺癌。

一般选择化疗或新型内分泌治疗基础上进行多手段综合治疗。

预后较差，但通过规范的综合治疗也可明显改善生活质量，延长生存期。影响患者预后因素主要包括血清前列腺特异性抗原水平、格里森（Gleason）评分、TNM 分期等情况。

（张中元）

qiánlièxiàn'ái shēnghuà fùfā

前列腺癌生化复发（biochemical recurrence，BCR）

手术后前列腺特异性抗原（prostate specific antigen，PSA）水平一般可降至 0.2ng/ml 以下，如果连续 2 次随访前列腺特异性抗原水平回升到 0.2ng/ml 以上并有上升趋势，则为前列腺癌根治术后生化复发。前列腺根治性放疗术后生化复发的定义为前列腺特异性抗原水平高于放疗后最低点 2ng/ml 时定义为放疗后生化复发，无论有无同时采用其他治疗手段，也无论放疗后前列腺特异性抗原最低值是多少。前列腺癌根治性治疗后 27%~53% 患者会发生生化复发，诊断生化复发应排除局部复发或全身转移。生化复发是发生局部复发或全身转移的前兆。病理、临床表现、诊断与鉴别诊断见前列腺癌。

确诊后，如果发生在根治术后一般采用挽救性放疗，可联合或不联合内分泌治疗；如果发生在根治性放疗后，治疗方案尚无定论。

预后较差，但通过规范的综合治疗也可明显改善生活质量，延长生存期。影响患者预后因素主要包括血清前列腺特异性抗原水平、格里森（Gleason）评分、TNM 分期等情况。

（张中元）

qiánlièxiàn'ái shāichá

前列腺癌筛查（prostate cancer screening）

以无临床症状的男性为对象、以前列腺特异性抗原（prostate specific antigen，PSA）检测为主要手段的系统性检查，主要目的是降低筛查人群的前列腺癌病死率且不影响筛查人群的生活质量。前列腺癌筛查的意义在于提高前列腺癌的检出率，发现早期前列腺癌，尤其是具有临床意义的前列腺癌。前列腺癌筛查的目标人群：对身体状况良好且预期寿命为 10 年以上的男性开展基于前列腺特异性抗原的前列腺癌筛查，应每 2 年检测 1 次，根据患者的年龄和身体状况决定前列腺特异性抗原检测的终止时间。前列腺癌高危人群要重视筛查。高危人群：年龄>50 岁的男性；年龄≥45 岁且有前列腺癌家族史的男性；年龄≥40 岁且基线前列腺特异性抗原>1ng/ml 的男性。血清前列腺特异性抗原水平受很多临床因素影响，应在射精 24 小时后、膀胱镜检查、导尿等操作后 48 小时，前列腺直肠指诊后 1 周，前列腺穿刺后 1 个月进行，前列腺特异性抗原检测时应无急性前列腺炎、尿潴留等疾病。

（郝 瀚）

Gélǐsēn píngfēn

格里森评分（Gleason score）

前列腺癌的病理评分系统。格里森评分是目前应用最广泛的组织学评价前列腺癌的分级系统。该评分仅适用于腺泡腺癌和导管腺癌。2014 年国际泌尿病理学会（International Society of Urological Pathology，ISUP）专家共识会议对前列腺癌格里森分级标准进行了修订，更为详细和明确地界定了前列腺癌格里森评分各级别的形态学标准。

格里森评分分级标准：1 级：单个的分化良好的腺体密集排列，形成界限清楚的结节。2 级：单个的分化良好的腺体较疏松排列，形成界限较清楚的结节（可伴微小浸润）。3 级：分散、独立的分化良好的腺体。4 级：分化不良、融合的或筛状（包括肾小球样结构）的腺体。5 级：缺乏腺性分化（片状、条索状、线状、实性、单个细胞）和/或坏死（乳头/筛状/实性伴坏死）。注意：格里森评分 1 级和 2 级不存在于空芯针穿刺活检标本中，根治术标本罕见。

前列腺癌格里森评分是肿瘤主要成分和次要成分（>5%）的格里森分级总和。如果没有次要成分存在，双倍主要成分分级就是格里森评分。如果一种成分占肿瘤体积≤5%，则不纳入格里森评分中。除了格里森评分，主要和次要成分分级也应报告。例如，

3（主要成分）+4（次要成分）= 7 分。当肿瘤存在第三成分的格里森分级，且该分级为 4 级或 5 级时，还应报告第三成分的格里森分级及其在肿瘤体积中所占的大致比例。

（郝 瀚）

qiánlièxiàn'ái zhǔdòng jiāncè

前列腺癌主动监测（active surveillance of prostate cancer）

对已经确诊的低危及少部分中危前列腺癌、预期寿命大于 10 年的患者，以规范的影像学检查、病理学诊断为基础，在患者充分知情并了解相关风险的前提下，主动选择不即刻施行局部治疗而进行严密随访的治疗方法。主动监测可使约 2/3 符合标准治疗或积极治疗适应证的患者避免治疗的不良反应及对生活质量的影响，但仍有约 30% 的患者在主动监测过程中出现肿瘤进展，小于 3% 的患者可能因为前列腺癌进展延误治疗时机而死亡。因此，接受主动监测的患者应遵循标准的监测、随访方案，在随访过程中如出现肿瘤进展到潜在威胁患者生存或患者主观意愿改变的情况，应综合考虑患者的预期寿命进行积极治疗。定期前列腺特异性抗原（prostate specific antigen，PSA）和多参数磁共振成像（multi-parameter magnetic resonance imaging，mpMRI）检查，必要时前列腺重复穿刺是目前早期发现主动监测患者病情进展的标准临床处理方案。

适应证 ①低危前列腺癌、预期寿命大于 10 年者（临床分期≤T2a，且国际泌尿病理学会分组 1，且前列腺特异性抗原<10ng/ml）。②部分预后良好的中危前列腺癌（格里森评分 4 级小于 10%）、预期寿命大于 10 年者。③患者充分

知情、主动选择并可以配合主动监测及随访。

禁忌证 高危前列腺癌患者，随访依从性差的患者，无法接受重复穿刺的患者。

方法 对于选择主动监测的患者，生存随访方案应更为严格。具体监测项目：前列腺特异性抗原（第一年每 3 个月 1 次，此后每 6 个月 1 次）、直肠指诊（每 12 个月 1 次）、mpMRI（每 12 个月 1 次）。建议施行主动监测的前列腺癌患者诊断性穿刺后 12 个月行重复穿刺，如果穿刺针数小于 10 针或阳性位置与直肠指诊及 mpMRI 不一致时，建议 6 个月内完善重复穿刺活检；当前列腺特异性抗原、直肠指诊及 mpMRI 提示肿瘤进展时应施行重复穿刺。建议在重复穿刺过程中应用靶向穿刺。当施行主动监测的前列腺癌患者预期寿命小于 10 年时，不建议再进行重复穿刺。

注意事项 主动监测转为积极治疗的指征：①在重复穿刺病理学检查结果中出现格里森评分 4~5 级或其他不良病理类型（如神经内分泌分化、导管内癌等）。②在重复穿刺后临床分期≥T2b。③患者在主动监测随访期间主动要求行积极治疗。

并发症 主动监测期间存在肿瘤进展的风险。

（郝 瀚）

gēnzhìxìng qiánlièxiàn qiēchúshù

根治性前列腺切除术（radical prostatectomy）

完整切除前列腺及双侧精囊并缝合尿道及膀胱颈的手术。根据手术方式不同，目前主要分为腹腔镜前列腺癌根治术及机器人腹腔镜前列腺癌根治术等。

适应证 ①低危及极低危的局限性前列腺癌患者。②部分选

择性的高危患者。③多学科治疗下需手术治疗的寡转移前列腺癌患者及部分需挽救性前列腺癌根治术的患者。

禁忌证 严重的心肺疾病、基础情况较差，无法耐受手术者。

术前准备 ①常规禁食禁水8~10小时、肠道准备、备血。②腹部备皮。

手术步骤 包括以下步骤。

腹腔镜前列腺癌根治术（经腹腔途径） ①平卧位，头低脚高。②脐上2cm做小切口，用气腹针穿刺进入腹膜腔，注气压力达14mmHg，经该切口穿刺10mm穿刺套管，引入腹腔镜。观察下于脐水平两侧距脐约5cm分别做小切口，各穿刺5mm及12mm穿刺套管，右侧切口外8cm再做小切口，穿刺5mm穿刺套管，为助手操作套管。③切开膀胱前腹膜，显露膀胱耻骨后间隙，清理前列腺前方脂肪组织，切开前列腺右侧盆内筋膜，显露前列腺右侧，同法显露左侧。④充分游离显露背深静脉丛，缝扎背深静脉丛后将其切断。⑤于膀胱颈部与前列腺交界处切开膀胱前壁，注意保护双侧输尿管口。⑥完全切断膀胱颈后，游离双侧输精管和精囊，切断双侧输精管，提起双侧精囊，于迪氏筋膜前方顺行游离前列腺背侧至前列腺尖部，前列腺两侧韧带贴前列腺切断，夹闭穿支血管。⑦显露前列腺尖部尿道，剪刀剪开尿道前壁，显露尿管，切断尿道，完整切除前列腺，暂置于腹腔内。⑧缝合尿道后方后重建，再将尿道残端与膀胱颈部连续缝合后收紧，张力适度。尿道内置入F18双腔硅胶导尿管，气囊注入15ml或20ml生理盐水，向导尿管内注水检查是否有明显外渗。⑨冲洗创面，耻骨后留置F20引流管，由右侧一小切口引出并固定。⑩扩大正中小切口取出前列腺标本，缝合各切口。

腹腔镜前列腺癌根治术（经腹膜外途径） ①平卧位，适当头低脚高。②脐下2cm做小切口，横行切开至腹直肌外鞘，血管钳沿中线钝性分离腹直肌，进入腹膜外腔，气囊钝性扩张，脐水平以下两侧距中线约5cm分别做小切口，各穿刺5mm及12mm穿刺套管，右侧切口外8cm再做小切口，穿刺5mm穿刺套管，为助手操作套管，注意避免刺破腹膜。③切开膀胱前腹膜，显露膀胱耻骨后间隙，清理前列腺前方脂肪组织，切开前列腺右侧盆内筋膜，显露前列腺右侧，同法显露左侧。④充分游离显露背深静脉丛，缝扎背深静脉丛后将其切断。⑤于膀胱颈部与前列腺交界处切开膀胱前壁，注意保护双侧输尿管口。⑥完全切断膀胱颈后，游离双侧输精管和精囊，切断双侧输精管，提起双侧精囊，于迪氏筋膜前方顺行游离前列腺背侧至前列腺尖部，前列腺两侧韧带贴前列腺切断，夹闭穿支血管。⑦显露前列腺尖部尿道，剪刀剪开尿道前壁，显露尿管，切断尿道，完整切除前列腺，暂置于腹腔内。⑧缝合尿道后方后重建，再将尿道残端与膀胱颈部连续缝合后收紧，张力适度。尿道内置入F18双腔硅胶导尿管，气囊注入15ml或20ml生理盐水，向尿管内注水检查是否有明显外渗。⑨冲洗创面，耻骨后留置F20引流管，由右侧一小切口引出并固定。⑩扩大正中小切口取出前列腺标本，缝合各切口。

机器人腹腔镜前列腺癌根治术（经腹腔途径） ①截石位。②脐上2cm做小切口，用气腹针穿刺进入腹膜腔，注气压力达14mmHg，经该切口穿刺12mm穿刺套管。引入腹腔镜。观察下于脐水平两侧距脐约5cm分别做小切口，穿刺8mm金属专用穿刺套管两枚。右侧切口外8cm再做小切口，穿刺8mm金属专用穿刺套管，左侧套管与腔镜套管之间再置入12mm穿刺套管。③取头低脚高分腿位，将机器人操作臂推入两腿间区域，连接各操作臂与套管。后续操作步骤基本同腹腔镜前列腺癌根治术，由于机器人腹腔镜操作臂可多维度操作，其在吻合上具备很好的优势，吻合尿道及膀胱颈时术者较为轻松，且可进行较为复杂的尿道重建及膀胱颈重建技术。因入路途径不同，还有经会阴的前列腺癌根治术及经膀胱的前列腺癌根治术等。

注意事项 由于前列腺背侧毗邻直肠，于此处操作时需注意沿着解剖层次进行，避免直肠损伤。

并发症 ①穿刺过程中的并发症：皮下气肿、腹膜外气肿、腹腔内脏器损伤、系膜血肿等。②手术区域的损伤：直肠损伤、输尿管开口损伤等。③术后相关并发症：尿瘘、术后出血、肠粘连、切口疝、腹腔感染等。

（杨昆霖）

qiánlièxiàn'ái wàifàngliáo

前列腺癌外放疗（external beam radiation treatment）

运用高能射线杀伤肿瘤细胞的治疗手段。是局限性或局部进展性前列腺癌的治愈性治疗方式。对于局部进展性前列腺癌，放疗联合内分泌治疗的循证医学证据级别略优于单纯手术治疗，前者在局部进展性前列腺癌患者中普遍可选，而后者仅适用于部分严格选择的患者。

适应证 低危和中危局限性前列腺癌患者可选择根治性外放疗，高危局限性及局部进展性前列腺癌患者可选择根治性外放疗联合内分泌治疗。

禁忌证 绝对禁忌证：①一般情况及全身重要脏器功能差。②共济失调性毛细血管扩张症，此类患者对电离辐射极其敏感。相对禁忌证：①患者既往有下尿路症状（lower urinary tract symptoms，LUTS），尤其是尿路梗阻症状。②炎性肠病。③多次盆腔放疗及手术史。

方法 包括以下几个方面。

调强放射治疗（intensity-modulated radiotherapy，IMRT） 既可以使高剂量区剂量分布的形状在三维方向上与靶区形状一致，又可以对射野内诸点的射线强度进行调整。使靶区内及表面的剂量处处相等；对肿瘤周边正常组织可做到剂量低，有利于提高疗效、降低损伤。若结合图像引导放疗（image-guided radiation therapy，IGRT）技术，则治疗的精准度将会更高。在调强放射治疗过程中，脏器的位移既关系到对肿瘤的杀伤效果，又涉及治疗相关并发症。而图像引导放疗技术可以实时显示脏器的位移，并做出相应修正，从而增加治疗的精准度。

立体定向放射治疗（stereotactic radio-therapy，SRT） 利用立体定向装置［计算机体层成像（computer tomography，CT）、磁共振成像（magnetic resonance imaging，MRI）和数字减影血管造影（digital subtraction angiography，DSA）等影像设备和三维重建技术］，准确确定病变和邻近重要器官的位置和范围，利用三维治疗计划系统，确定 X 射线的方向，精确计算出一个优化分割病变和邻近重要器官的剂量分布计划。

三维适形放射治疗（three-dimen-sional conformal radiotherapy，3D-CRT） 采用立体定向技术，在三维空间上照射野与肿瘤靶区形状一致，结果类似分次立体定向放射治疗。由于剂量、疗效和安全性等因素，三维适形放射治疗在前列腺癌根治性放疗中的应用有限。

注意事项 外放疗治疗方式多样，具体治疗方式和放射剂量需根据患者的具体病情行个体化选择，肿瘤的危险度分层是主要参考指标之一。

并发症 外放射治疗常见急性期并发症包括尿频、尿急、夜尿增多、血尿、腹泻、下坠感、里急后重、便血、肛周皮肤糜烂等，一般放疗结束数周后上述症状基本消失，是可逆的病理变化。外放射治疗迟发并发症最明显的是直肠出血，但严重影响生活、需外科治疗的直肠出血发生率不足 1%。其他可能出现的并发症，如出血性膀胱炎，一般经非手术治疗后改善。外放射治疗引起的并发症与单次剂量、总剂量、放疗方案和照射体积有关。自开展适形放射治疗及调强放射治疗后，并发症发生率明显降低，特别是应用图像引导的精准放射治疗后，严重的并发症极少出现。根治性放疗和根治性手术治疗后患者生活质量和长期并发症发生率并无显著差别。在短期并发症方面，根治性手术易发生尿失禁和勃起功能障碍，根治性放疗易发生膀胱激惹和肠道功能异常。

（郝 瀚）

qiánlièxiàn'ái jìnjùlí fàngshè zhìliáo
前列腺癌近距离放射治疗

（brachytherapy） 将放射源密封后直接放入前列腺组织内进行照射的治疗方式。包括暂时性粒子插植治疗和永久粒子植入治疗，后者较为常用。目前的临床证据显示，对于适合的患者，近距离放射治疗与外放疗的治疗效果相仿。

适应证 低危局限性前列腺癌患者可选择单纯近距离放射治疗——永久粒子植入治疗，其特殊适应证为：cT1b-T2a，N0，M0；国际泌尿病理学会（International Society of Urological Pathology，ISUP）分级 1 级、穿刺阳性针数不超过 50% 或国际泌尿病理学会分级 2 级、穿刺阳性针数不超过 33%；初始前列腺特异性抗原（prostate specific antigen，PSA）水平<10ng/ml；前列腺体积<50ml；国际前列腺症状评分（ipssinternational prostate symptom score，IPSS）＜12 分且最大尿流率＞15ml/s。中危局限性前列腺癌患者可选择永久粒子植入治疗联合内分泌治疗；高危局限性前列腺癌患者可选择永久粒子植入治疗联合外放疗和内分泌治疗。

中危局限性前列腺癌患者可选择暂时性粒子插植治疗联合外放疗，高危局限性前列腺癌患者可考虑接受暂时性粒子插植治疗联合外放疗和内分泌治疗。

禁忌证 绝对禁忌证：①一般情况及全身重要脏器功能差。②既往经尿道前列腺切除史，引起的前列腺腺体缺损很可能导致放射性粒子植入失败。相对禁忌证：①患者既往有下尿路症状，尤其是尿路梗阻症状。②多次盆腔放疗及手术史。③前列腺体积>60ml。

方法 行近距离放射治疗的所有患者在手术前均应制订治疗计划，根据三维治疗计划系统给出的预期剂量分布。通常先用经直肠超声（transrectal ultrasonography，TRUS）确定前列腺体积，再根据经直肠超声所描绘的前列腺轮廓和横断面来制订治疗计划。术中应利用经直肠实时超声来指导操作，随时调整因植入针的偏差而带来的剂量分布的改变。需要指出的是，前列腺靶区处方剂量所覆盖的范围应包括前列腺及其周边 3~8mm 的范围。因此，前列腺靶区大约是实际前列腺体积的 1.75 倍。

永久粒子植入治疗常用碘 – 125（^{125}I）和钯 – 103（^{103}Pd），半衰期分别为 60 天和 17 天。暂时性粒子插植治疗常用铱 – 192（^{192}Ir）。对单纯近距离放射治疗的患者，^{125}I 的处方剂量为 144Gy，^{103}Pd 为 115~120Gy；联合外放疗者，外放疗的剂量为 40~50Gy，而 ^{125}I 和 ^{103}Pd 的照射剂量分别调整为 100~110Gy 和 80~90Gy。

注意事项 患者行近距离放射治疗后通常应用 CT 进行剂量学评估。术后早期由于前列腺水肿和出血而显示前列腺体积增大，此时做出的剂量学评估会低估前列腺所受剂量。因此，建议粒子植入后 4 周再行剂量学评估。如果发现有低剂量区，应及时做粒子补充再植；如果发现大范围低剂量区，则可以考虑外放疗。

并发症 近距离放射治疗的并发症主要涉及尿路、直肠和勃起功能等方面。短期并发症包括尿频、尿急、尿痛、夜尿增多等尿路刺激症状，排尿困难，大便次数增多及里急后重等直肠刺激症状，直肠炎等。远期并发症以慢性尿潴留、尿道狭窄、尿失禁为常见。

（郝 瀚）

qiánlièxiàn'ái júzào zhìliáo

前列腺癌局灶治疗（focal therapy for prostate cancer）

除前列腺癌根治术和根治性放射治疗外的低侵袭性治疗。近年来也成为临床局限性前列腺癌的治疗选择，如前列腺冷冻术（cryosurgery of prostate，CSAP）、高能聚焦超声（high intensity focused ultrasound，HIFU）等。相较于前列腺癌根治术和根治性放射治疗，这些低侵袭性治疗方式对临床局限性前列腺癌的治疗效果还需要更多的临床研究评估远期疗效和安全性。

适应证 前列腺冷冻术适应证：①初治的局限性前列腺癌：预期寿命<10 年的局限性前列腺癌患者，或由于其他原因不适合行前列腺癌根治手术的局限性前列腺癌患者；血清前列腺特异性抗原（prostate specific antigen，PSA）<20ng/ml；格里森评分≤7；前列腺体积≤40ml（以保证有效的冷冻范围），如前列腺体积≥40ml，先行新辅助内分泌治疗使腺体缩小。②挽救性前列腺癌局部治疗：用于前列腺癌放疗后局部复发的挽救性治疗。高能聚焦超声适应证：与前列腺冷冻术类似，主要适用于中低危局限性前列腺癌患者。

禁忌证 ①局限性前列腺癌，如果能够接受/耐受根治性手术或外放疗，不建议首选局灶治疗。②无法耐受手术、麻醉者。

方法 前列腺冷冻术是通过前列腺治疗区域细胞内外冰晶形成、渗透压/pH 改变及微血管损伤，导致细胞凋亡和坏死，以及继发免疫反应引起肿瘤免疫杀伤。前列腺癌高能聚焦超声是利用超声发生器发射高能超声波，将能量聚焦在病变组织区域，使温度高于 65℃，通过机械、热和气蚀效应，达到肿瘤组织凝固性坏死的目的。

注意事项 对于预期寿命大于 10 年的患者，需告知目前前列腺癌局灶治疗尚缺乏远期疗效相关数据。

并发症 前列腺冷冻术最常见的并发症为尿路感染和会阴水肿；高能聚焦超声最常见的并发症包括排尿困难（22%~30%）、急性尿潴留（2%~24%）、尿道组织脱落（22%）和尿路感染（17%）。

（郝 瀚）

qiánlièxiàn'ái nèifēnmì zhìliáo

前列腺癌内分泌治疗（hormonal therapy for prostate cancer）

临床上抑制睾丸雄激素分泌或抑制雄激素活性的治疗方法的统称。又称雄激素剥夺疗法（androgen-deprivation therapy，ADT）。前列腺癌是一种雄激素依赖性肿瘤，哈金斯（Huggins）等正是基于这一特点提出了前列腺癌内分泌治疗，即切除睾丸的手术去势或以雄激素拮抗药物治疗前列腺癌，前者已很少使用，内分泌治疗已成为晚期前列腺癌的标准治疗方法，也用于早期肿瘤行根治性治疗（如根治性切除术或根治性放疗等）的辅助性治疗手段。前列腺癌内分泌治疗包括联合内分泌治疗、单独去势治疗、新辅助内分泌治疗（neoad-juvant hormonal therapy，NHT）、辅助内分泌治疗及间歇内分泌治疗（intermittent hormone therapy，IHT）等。

适应证 转移性前列腺癌；局限早期前列腺癌或局部进展前列腺癌，无法行根治性前列腺切除术或放射治疗；根治性前列切除术或根治性放疗前的新辅助内分泌治疗；配合放射治疗的辅助内分泌治疗；治愈性治疗后局部复发，但无法再行局部治疗；治愈性治疗后远处转移；去势抵抗期的雄激素持续抑制。

禁忌证 手术去势禁忌证：不能接受手术切除睾丸者；无法耐受手术者。药物去势禁忌证：对促黄体素释放激素类似物（luteinizing hormone releasing hormone analog，LHRHa）/抗雄激素药物过敏者；应用后出现严重不良反应者。

方法 从内分泌治疗具体实施手段来看，分为手术去势（睾丸切除术）和药物去势。从治疗模式上分，前列腺癌的内分泌治疗包括联合内分泌治疗、单独去势治疗、新辅助内分泌治疗、辅助内分泌治疗及间歇内分泌治疗等。对男性而言，90%～95%的睾酮由睾丸产生，其余5%～10%由肾上腺产生。促黄体素释放激素类似物通过抑制垂体促黄体素（luteinizing hormone，LH）的分泌而抑制睾丸产生睾酮，称为药物去势；手术去势为直接去除睾丸来源的雄激素。抗雄激素药物则包括比卡鲁胺、氟他胺等。目前，多种新型内分泌治疗药物已经广泛应用于临床，如阿比特龙、恩杂鲁胺、阿帕他胺等。

注意事项 ①前列腺癌患者一般应长期维持内分泌治疗。即使患者已进入非激素依赖期，维持雄激素在去势水平也是必要的。②药物去势的患者需要关注睾酮水平。③内分泌治疗期间，需要监测药物不良反应，尤其是应用新型内分泌治疗药物者，如阿比特龙，需要警惕肝功能异常、血钾异常、肾上腺皮质功能不全等并发症。④内分泌治疗可引起骨质疏松。⑤对于骨转移脊髓压迫者，应用促黄体素释放激素类似物初始治疗者，需警惕症状一过性加重的风险。

并发症 内分泌治疗可引起骨质疏松，其他常见并发症包括乏力、皮疹、注射部位淤血、潮红、性欲下降、乳房肿胀及触痛等反应，部分患者会出现抑郁及其他认知、情绪改变。部分研究认为雄激素剥夺疗法会增加心血管事件的发生风险。阿比特龙相关并发症：高血压、低钾血症和由于盐皮质激素过量所致液体潴留；肾上腺皮质功能不全；肝毒性。

（郝　瀚）

jīngnáng zhǒngliú

精囊肿瘤（seminal vesicle tumor） 发生于精囊的细胞异常增殖而形成的新生物。该病为泌尿外科罕见病，多见于青壮年，根据组织学特点可分为精囊良性肿瘤和精囊恶性肿瘤，根据肿瘤遗传学起源可分为原发性精囊肿瘤（primary seminal vesicle tumor）和继发性精囊肿瘤（secondary seminal vesicle tumor）。总体而言，该病发病率不高，初期症状不明显，故早期诊断困难，容易漏诊、误诊。同时，由于精囊肿瘤发病率较低，泌尿外科学界目前尚未针对该疾病形成公认的临床分期及组织学分级标准，其治疗方式亦存在争议。

（熊耕砚）

jīngnáng liángxìng zhǒngliú

精囊良性肿瘤（benign seminal vesicle tumor） 发生于精囊上皮或间质呈膨胀性生长，但不浸润和转移的良性新生物。主要包括上皮性囊肿、腺瘤、神经鞘瘤、纤维瘤等，呈散发性。

病因与发病机制 病因及发病机制不明。有文献指出，精囊良性肿瘤的发生可能同先天性遗传物质改变有关。

临床表现 类似于精囊恶性肿瘤，精囊良性肿瘤也可引起血精、排尿困难等症状。部分精囊囊肿体积巨大，可引起明显的压迫症状。

诊断和鉴别诊断 经直肠超声、MRI均对精囊良性肿瘤的诊断具有重要价值。以目前的文献观点，盆腔MRI仍为首选的影像学检查，其可清楚地显示盆腔内各脏器解剖及与精囊的关系，并在明确病变性质方面具有参考价值，以利于下一步诊疗方案的确定。精道造影方面，不同于精囊恶性肿瘤的充盈缺损，精囊囊肿通常表现为边缘清晰的圆形阴影。

治疗 精囊良性肿瘤的治疗因肿瘤类型、大小的不同，治疗策略差异较大，但均以明确诊断、最大限度保证射精通道通畅为基本原则。以目前发表的文献来看，针对较小且症状不明显的精囊良性肿瘤，可以采取等待观察、定期复查的治疗方式。针对较小的有血精等明显症状的精囊良性肿瘤，可以采取镜下切除/钬激光烧灼等手术方式。针对精囊良性肿瘤梗阻引起巨大精囊感染灶的患者，有术者采用F5输尿管导管精囊引流2周控制感染后，二期行镜下钬激光切除获得了满意的疗效。针对巨大精囊囊肿，可以通过腹腔镜精囊部分切除术处理相关病灶。

预后 该病发病率较低，个体异质性较大，预后暂无法准确评估。

（熊耕砚）

jīngnáng èxìng zhǒngliú

精囊恶性肿瘤（malignant seminal vesicle tumor） 发生于精囊的细胞克隆性异常增生并可发

生浸润和转移的新生物。发病率低。

病因与发病机制 原发性精囊恶性肿瘤的发病机制不清，目前有学说认为该病易发生于青壮年，可能和性活动有关，但目前无明确的 A 类循证医学证据支持。继发性精囊恶性肿瘤是由邻近的前列腺癌、膀胱癌、直肠癌等直接侵犯而来，也可由其他肿瘤转移播散所致，虽可能造成原发性精囊恶性肿瘤类似的临床症状，但治疗方式的选择应依据原发肿瘤制定。

临床表现 主要临床表现为血精和尿路梗阻。前者是由于肿瘤组织生长过快、侵犯血管、精囊收缩引起的出血造成；后者主要是因为肿瘤体积增大，压迫尿道造成下尿路梗阻。在部分患者中，如果肿瘤体积较大，则可能出现压迫直肠，继发排便困难的可能。若肿瘤侵犯神经，可出现持续的会阴部严重疼痛。据文献报道，精囊恶性肿瘤亦有因不育和血尿为首发症状就诊的患者。

诊断和鉴别诊断 影像学检查对于精囊恶性肿瘤的诊断和鉴别诊断具有重要价值。由于精囊位于盆腔深部，前列腺后方、直肠前方，故经直肠超声对于精囊疾病的诊断具有独特价值，通常可分辨实性/囊性成分，也可分辨出精囊同周围组织器官的关系，可以按压超声扫描靶区域获得更多的动态影像学信息。相对于 CT，MRI 对于精囊恶性肿瘤的诊断具有明显的优势，其可精确地判定实性/囊性成分，同时可清楚地显示盆腔内各脏器解剖及与精囊的关系，部分患者甚至可见到在前列腺内扩张的射精管，故临床上通常将 MRI 作为精囊肿瘤、前列腺肿瘤影像学诊断的金标准。精

道造影对于鉴别精囊囊肿和精囊恶性肿瘤具有重要价值，精囊恶性肿瘤通常表现为典型的充盈缺损。

精囊恶性肿瘤目前尚无明确的肿瘤标志物，通常其血前列腺特异性抗原（prostate specific antigen，PSA）水平不升高。需要特别注意的是，临床上巨大的精囊肿瘤可合并血前列腺特异性抗原水平升高，通常是由于精囊肿瘤侵犯或压迫前列腺引起。

组织学方面，精囊恶性肿瘤通常指精囊腺癌，肉瘤甚为少见。参考目前发表的文献，精囊腺癌在镜下表现为乳头状/浸润性腺癌，免疫组化方面癌胚抗原（carcinoembryonic antigen，CEA）、CK7 几乎在所有肿瘤细胞中呈强阳性反应，前列腺特异性抗原、CDX2、CK20、糖类抗原 125（carbohydrate antigen 125，CA125）、雄激素受体（androgen receptor，AR）呈阴性反应。

治疗 受限于精囊恶性肿瘤的发病率，目前对于精囊恶性肿瘤的治疗无标准化治疗方案。通常积极有效的治疗方案为手术、放疗、药物治疗相结合的综合疗法。需要说明的是，受限于该疾病的较低发病率，推荐在选择精囊恶性肿瘤的治疗方式时，依据每名患者的具体情况，通过多学科综合治疗（multi-disciplinary treatment，MDT）模式等方式进行最终确定。

手术治疗方面，针对精囊恶性肿瘤，通常可选择全盆腔脏器切除术或根治性切除术，同时推荐行盆腔淋巴结清扫术。对于局限于精囊内，直径小、分化较好的单发肿瘤，部分医师可能选择单纯精囊切除术。针对放疗和药物治疗，目前未形成针对该疾病

的标准治疗方案。由于原发性精囊恶性肿瘤多为腺癌，故可选取可能对腺癌有效的药物进行综合治疗。随着二代测序等基因组学技术的发展，精囊恶性肿瘤的个体化综合治疗方案的选择建议参考患者的基因组学特征数据。

预后 由于缺乏足够数据量，该病的详细预后暂无准确评估。但以目前发表的文献而言，晚期精囊恶性肿瘤的预后均较差。

（熊耕砚）

yīnjīng zhǒngliú

阴茎肿瘤（penile tumor） 发生于阴茎部位的细胞异常增殖而形成的新生物。阴茎肿瘤以阴茎癌最为常见，多数为鳞状细胞癌，其他包括阴茎转移癌和原发性阴茎良性肿瘤，如阴茎乳头状瘤等。

（周利群 蔡 林）

yīnjīng èxìng zhǒngliú

阴茎恶性肿瘤（malignant penile tumor） 阴茎部位的恶性肿瘤。包括原发性阴茎恶性肿瘤和阴茎转移癌。原发性阴茎恶性肿瘤多数为鳞状细胞癌。

（周利群 蔡 林）

yīnjīng línzhuàng xìbāo'ái

阴茎鳞状细胞癌（squamous cell carcinoma of penis） 原发于阴茎的鳞状细胞癌。原发性阴茎癌是一种比较少见的恶性肿瘤，绝大多数为鳞状细胞癌。

由于国家、民族、宗教信仰以及卫生习惯的不同，阴茎癌的发病率有明显的差异，在欧美相对较低，而在亚洲、非洲以及南美洲的部分地区，发病率较高。20 世纪 50 年代以前，阴茎癌曾是中国泌尿男性生殖系统常见的恶性肿瘤，中华人民共和国成立后随着人民生活水平的提高以及卫生条件的改善，阴茎癌的发病率迅速下降。

病因 阴茎癌的病因目前仍不明确。多数发生于包茎或包皮过长的患者,新生儿行包皮环切术能有效预防此病。人乳头瘤病毒(human papilloma virus,HPV)感染与阴茎癌发病密切相关。除此之外,吸烟、外生殖器疣、阴茎皮疹、阴茎裂伤、性伙伴数量与阴茎癌的发病可能也有一定的关系。

病理 阴茎癌多在阴茎头、冠状沟和包皮内板发生,从肿瘤形态上可分为原位癌、乳头状癌和浸润癌。阴茎癌多数为鳞状细胞癌,占95%,其他如基底细胞癌、腺癌、恶性黑色素瘤、肉瘤等相对少见。

临床表现 多为阴茎头部丘疹、溃疡、疣状物或菜花样肿块。继而糜烂、出血、有恶臭味分泌物等。晚期患者原发灶及腹股沟淋巴结转移灶可出现溃疡、化脓、出血等,出现远处转移时可出现相应部位的症状及消瘦、贫血、恶病质等全身表现。

诊断 ①病理活检:阴茎癌病变表浅,易于进行活检,进一步明确病理学诊断。②影像学检查:超声、MRI、CT等检查有助于明确肿瘤分期。

鉴别诊断 ①尖锐湿疣:由人乳头瘤病毒引起,好发于生殖器、肛门、会阴等部位,阴茎部位好发于冠状沟和尿道外口。多通过性接触传播,病理学检查见挖空细胞可明确诊断。②阴茎转移癌:罕见,但膀胱、前列腺、直肠等部位的肿瘤偶尔可以转移到阴茎,病史和病理学检查可供鉴别诊断。

治疗 手术切除病变是最主要、最有效的治疗方法。可根据病变的部位、大小和分期决定选择包皮环切术、阴茎部分切除术和阴茎全切加尿道会阴造口等

手术方式。阴茎部分切除术切除范围应距肿瘤边缘至少2cm以上正常组织。对于腹股沟淋巴结转移者可行腹股沟淋巴结清扫术。

对于晚期阴茎癌伴有远处转移的患者应考虑化疗。

预后 多数阴茎癌恶性程度低,积极治疗预后良好。早期阴茎癌患者手术后治愈率可达70%~80%。但晚期阴茎癌预后差,伴腹股沟淋巴结转移者治疗后5年生存率仅有20%~30%。如不治疗一般在2年内死亡。

(周利群 蔡 林)

yīnjīng zhuǎnyí'ái

阴茎转移癌 (penis metastatic cancer)

其他部位的原发肿瘤转移至阴茎。阴茎转移癌罕见,但膀胱、前列腺、肾、直肠等部位的肿瘤偶然可以转移到阴茎。目前,阴茎转移癌多为个案报道,自1989年来只有200余例报道,缺乏大规模流行病学统计资料。

临床表现 常表现为阴茎异常勃起或剧痛。

诊断 依赖原发恶性肿瘤病史和病理学诊断。

鉴别诊断 ①阴茎鳞状细胞癌:多数发生于包茎或包皮过长的患者,多在阴茎头、冠状沟和包皮内板发生。病史和病理学检查可供鉴别诊断。②尖锐湿疣:由人乳头瘤病毒引起,好发于生殖器、肛门、会阴等部位,阴茎部位好发于冠状沟和尿道外口。多通过性接触传播,病理学检查见挖空细胞可明确诊断。

治疗 需根据原发肿瘤特点和转移灶情况选择局部治疗和/或系统治疗。

预后 阴茎转移癌往往预后很差,因为其常在原发癌的晚期发生。一项研究表明,95%的患者在诊断明确的数周或数月内死

亡。另一项研究有71%患者在6个月内死亡。

(周利群 蔡 林)

yīnjīng liángxìng zhǒngliú

阴茎良性肿瘤 (benign penile tumor)

原发于阴茎的良性肿瘤。阴茎良性肿瘤较为少见,常见的是乳头状瘤。多见于青壮年,儿童及老年人少见。

发病机制 多与包茎或包皮过长引起的慢性炎症刺激有关,也与人乳头瘤病毒感染有关。

临床表现 呈毛状或乳头状,长1~4mm的灰白色或淡红色的纤毛样物。常为多发性,不规则地排列在阴茎冠状沟部位。

诊断 靠病理学确诊。肿瘤乳头状组织内充满毛细血管网,并有致密的结缔组织和轻度炎性浸润,基底细胞无色素,也无神经末梢。

鉴别诊断 ①阴茎鳞状细胞癌:多数发生于包茎或包皮过长的患者,多在阴茎头、冠状沟和包皮内板发生。病史和病理学检查可供鉴别诊断。②尖锐湿疣:由人乳头瘤病毒引起,好发于生殖器、肛门、会阴等部位,阴茎部位好发于冠状沟和尿道外口。多通过性接触传播,病理学检查见挖空细胞可明确诊断。

治疗 可采用局部激光或冷冻治疗,对于有人乳头瘤病毒感染者可联合药物治疗。

预后 预后良好,但应注意个人卫生,预防复发。

(周利群 蔡 林)

yīnjīng'ái qiánshào línbājié huójiǎn

阴茎癌前哨淋巴结活检 (sentinel lymph node biopsy)

前哨淋巴结是原发肿瘤发生淋巴结转移所必经的第一批淋巴结,对此处淋巴结进行活检称为前哨淋巴结活检。

前哨淋巴结活检技术经过了 30 多年的演进，目前已经成为诊断阴茎癌腹股沟淋巴结有无转移的首选微创手段。卡巴纳斯（Cabanas）于 1977 年通过淋巴显影技术提出了阴茎癌前哨淋巴结的概念：阴茎的淋巴引流首先到达腹股沟区的一个或一组淋巴结，这些淋巴结位于大隐静脉汇入股静脉处的上内侧，如果前哨淋巴结没有转移，则其他的腹股沟淋巴结也没有转移。然而，基于解剖位置的前哨淋巴结定位受到了许多研究结果的怀疑，检测的假阴性率为 10%～50%。

（周利群 蔡 林）

yīnjīng'ái dòngtàiqiánshào línbājié huójiǎn

阴茎癌动态前哨淋巴结活检

（dynamic sentinel lymph node biopsy） 利用淋巴显影和术中探测技术来个体化地定位前哨淋巴结。

由于淋巴引流途径在人群中存在变异，以豪润布拉斯（Horenblas）为首的研究者开始通过淋巴显影和术中探测技术个体化地定位前哨淋巴结，称为动态前哨淋巴结活检，步骤包括术前的单光子发射计算机体层成像术（singlephoton emission computed tomography，SPECT）显像、术中专利蓝和 γ 射线联合检测淋巴结。在应用初期，动态前哨淋巴结活检的假阴性率为 19.2%。随后该研究组改进了相关技术，包括术前 B 超检测、术中触诊排查转移淋巴结，避免因为淋巴引流堵塞导致显影错误；前哨淋巴结标本的连续切片联合免疫组化染色技术检出微小转移病灶。通过这些技术改进，动态前哨淋巴结活检的假阴性率降低至 4.8%。

由于手术的创面明显缩小，动态前哨淋巴结活检并发症的发生率明显低于预防性手术分期的发生率。当然，动态前哨淋巴结活检的应用也有局限性，对于有可及肿大淋巴结的患者，动态前哨淋巴结活检在判断是否有淋巴结转移方面的价值并不高，对于已经接受过原发灶手术的患者，动态前哨淋巴结活检的诊断效果不佳。

（周利群 蔡 林）

yīnjīng bùfen qiēchúshù

阴茎部分切除术

（partial penectomy） 在距肿瘤近端 1～2cm 以上处横断阴茎海绵体，于此切口远端 1～1.5cm 处横断尿道，缝合阴茎海绵体白膜和皮肤，并做尿道口整形，治疗早期阴茎癌的手术。

阴茎癌局部切除术后肿瘤局部复发率 0～8%，5 年生存率在 90% 以上。

适应证 局限于龟头或阴茎远端的 T1G3 期肿瘤或 T2 期肿瘤。

禁忌证 累及阴茎根部，保留阴茎残端小于 3cm，不能在术后维持站立排尿者。

术前准备 ①常规禁食禁水 6～8 小时。②会阴备皮。③与患者充分沟通，注意心理疏导。

手术步骤 ①术区消毒，用无菌手套包裹肿瘤，并用粗丝线于其近端扎紧，防止感染手术野。于阴茎根部扎止血带。②于离肿瘤 1～2cm 处环切阴茎，达阴茎筋膜。分离阴茎背深静脉、阴茎背动脉及神经，分别将其结扎、切断。③切断阴茎海绵体，保留与尿道相邻的阴茎白膜，沿此平面向远端分离。于距离阴茎海绵体断端 1～1.5cm 处横断尿道。④用 0 号可吸收线将阴茎海绵体断端做间断缝合，缝线需贯穿两侧的阴茎白膜及纵隔。⑤放开止血带，确切止血，将皮肤纵行缝合。横切尿道末端，将黏膜外翻与皮缘缝合。⑥留置并固定导尿管。

注意事项 注意保留与尿道相邻的阴茎白膜，可保护尿道海绵体末端的血运，防止尿道海绵体残端缺血坏死。

并发症 海绵体残端出血、切口感染、尿道外口坏死狭窄。

（周利群 蔡 林）

mòshì xiǎnwēi wàikē shǒushù

莫氏显微外科手术

（Moh micrographic surgery） 采用多层薄片切除送检直至达到安全切缘的手术。这种方法可以使组织的损失最小化。重复的切缘检查需要时间和专门的技术来进行连续切除和标本的显微镜检查。一旦保证了安全缘则复发就很少见。莫氏显微外科手术的局限性在于不适用于较大肿瘤，而切除和重建的过程可能需要整形外科医师进行。

（周利群 蔡 林）

yīnjīng quánqiēchúshù

阴茎全切除术

（total penectomy） 将阴茎海绵体于阴茎脚处切断，将尿道游离后于会阴部重建尿道外口，治疗比较晚期阴茎癌的手术。

T3 期以上的阴茎癌推荐阴茎全切除术和会阴尿道造口术。T2 期阴茎癌行部分切除术后不能保留有功能的残端时，也应行阴茎全切除术和会阴尿道造口术。当病灶未侵犯阴囊时，不建议切除阴囊和睾丸，保留阴囊和睾丸对维持男性化的特征和以后行阴茎重建有帮助。当阴囊受累时（T4 期），阴茎全切除术和阴囊、睾丸切除术同时进行。

适应证 T1 和 T2 期肿瘤行阴茎部分切除术后残端肿瘤复发者，或切除后残留部分不能站立排尿者。T3 和 T4N0M0 期肿瘤者。

术前准备 ①常规禁食禁水 6~8 小时。②会阴备皮。③与患者充分沟通，注意心理疏导。

手术步骤 用无菌手套包裹肿瘤，绕阴茎根部做纵行切口，切口两端向上下各延长 2~3cm，上端达耻骨联合上方。于阴茎根部背侧中线处分离并切断阴茎悬韧带。切开阴茎白膜，分离、切断、结扎阴茎背深动脉、阴茎背深静脉和神经。潜行游离耻骨上方及两侧皮瓣。上翻阴茎，在阴茎腹侧游离出尿道海绵体。从阴茎白膜表面剥离尿道，距离肿瘤 2cm 以上切断尿道。将近心端尿道海绵体向下牵拉，并充分游离直达尿道球部。游离两侧阴茎海绵体至靠近耻骨支处。用止血钳将两侧阴茎脚分别钳夹切断，断端缝扎止血。于会阴部阴囊下方做一纵行切口，将尿道近端引出。横切尿道末端，将黏膜外翻与皮缘缝合。

注意事项 尿道残端需保护好血运，无张力状态下外露皮肤 1cm，再将末端剪开，外翻缝合，避免尿道外口狭窄。

并发症 海绵体残端出血、切口感染、尿道外口坏死狭窄。

（周利群 蔡 林）

yīnjīng zhǒngliú fùgǔgōu línbājié qīngsǎoshù

阴茎肿瘤腹股沟淋巴结清扫术（inguinal lymph node dissection）

阴茎肿瘤对腹股沟区域内淋巴结及周围脂肪垫进行整块切除的手术。其用于治疗阴茎癌的腹股沟淋巴结转移。

淋巴结转移是阴茎鳞状细胞癌的主要播散途径，淋巴结有无转移和转移的程度是阴茎鳞状细胞癌的重要预后指标，淋巴结转移的诊断和治疗是否恰当决定了疾病的总体疗效。

经典腹股沟股淋巴结清扫的范围：以外环上缘与髂前上棘的连线为上界，以髂前上棘与其下 20cm 处的连线为外界，以耻骨结节及其下 15cm 处的大腿内侧为内界，内界和外界下缘的连线作为下界。根治性淋巴结清扫的深度要求为覆盖于肌肉表面的肌膜，同时需要对股血管进行骨骼化处理。为减少淋巴结清扫手术的并发症，外科医师尝试了许多的术中技术改进：缩小皮肤切口，保留埃斯卡帕（Scarpa）筋膜表面的皮下组织，保留阔筋膜，保留大隐静脉等。2003 年，首次报道了腔镜下腹股沟淋巴结清扫，腔镜下手术较少出现皮瓣坏死的并发症，具有一定优势。但目前该治疗手段的长期结果，特别是对于淋巴结转移患者的治疗效果仍有待进一步的随访。

适应证 腹股沟淋巴结无肿大（cN0）患者，原发灶 pT1b-pT4。腹股沟淋巴结可触及（cN1/cN2）的患者。

术前准备 ①常规禁食禁水 6~8 小时。②会阴备皮。③与患者充分沟通，交代术后并发症。

手术步骤 ①常用腹股沟韧带下方平行的斜行切口或弧形切口，以减少皮瓣坏死的概率。②切开皮下脂肪组织与浅筋膜，注意保留埃斯卡帕筋膜表面的皮下组织。按术前标记的根治性或改良性清扫范围进行游离。③游离大隐静脉，结扎、切断其各属支，于其汇入股静脉处切断或保留大隐静脉。④对于腹股沟浅组淋巴结阳性者需清扫深组和髂淋巴结。可将缝匠肌游离移位、覆盖股血管。⑤放置负压引流管，缝合皮肤切口。

注意事项 游离时注意保留皮瓣的厚度和血供，结扎淋巴管

可减少渗出，术后预防感染和下肢静脉血栓形成。

并发症 常见皮瓣坏死、切口感染、下肢水肿。腔镜下手术较少出现皮瓣坏死的并发症。

（周利群 蔡 林）

gāowán zhǒngliú

睾丸肿瘤（testicular tumor）

睾丸肿瘤是青年男性中最常见的恶性肿瘤。其可分为原发性和继发性两类。绝大多数为原发性，分为生殖细胞肿瘤和非生殖细胞肿瘤两大类。生殖细胞肿瘤发生于生精小管的生殖上皮，其中精原细胞瘤最为常见，生长速度较缓慢，预后一般较好；非精原细胞瘤如睾丸胚胎癌、睾丸畸胎癌、睾丸绒毛膜上皮癌等，比较少见，但恶性程度高，较早出现淋巴和血行转移，预后较差。非生殖细胞肿瘤发生于睾丸间质细胞，来源于纤维组织、平滑肌、血管和淋巴组织等睾丸间质细胞。继发性睾丸肿瘤较为罕见。

（张中元）

gāowán jīngyuán xìbāoliú

睾丸精原细胞瘤（seminoma）

起源于睾丸原始生殖细胞，为最常见的睾丸肿瘤。精原细胞瘤可分为生殖细胞肿瘤与非生殖细胞肿瘤两类。前者发生于生精小管的生殖上皮，约占95%；后者发自间质细胞，约占5%。多见于25~44 岁，具有地区和种族差异。常为单侧性，右侧略多于左侧。发生于隐睾的概率较正常位睾丸高几十倍。该瘤为低度恶性。肉眼观，睾丸肿大，有时可达正常体积的10 倍，少数患者睾丸大小正常。肿瘤大小不一，小者直径仅数毫米，大者可达十余厘米，通常为3~5cm。

病因 不明。可能和种族、遗传、隐睾、化学致癌物质、损

伤、内分泌等有关。

发病机制　睾丸下降不全，局部温度升高，血运障碍，内分泌功能失调，致睾丸萎缩，生精障碍，易发生恶变。

病理　精原细胞瘤有瘤细胞形态结构单一和间质内有淋巴细胞浸润两个特征。由于睾丸白膜比较韧厚，未被肿瘤破坏，故通常睾丸的原来轮廓尚保存。切面瘤组织呈淡黄或灰黄色，实体性，均匀一致如鱼肉，其中可见不规则坏死区。间质为纤细的纤维组织或致密的胶原纤维，其中有多少不等的淋巴细胞浸润，有时可有淋巴滤泡形成。

临床表现　一侧睾丸出现无痛性结节或肿胀，部分患者表现为下腹部、肛周或阴囊钝痛或沉重感。10%患者以急性疼痛为主要临床表现。如果发生转移，表现出和转移部位相关的临床表现。

诊断　体格检查可以明确睾丸是否存在占位性病变及累及范围；实验室检查排查甲胎蛋白、人绒毛膜促性腺激素、乳酸脱氢酶等肿瘤标志物及阴囊彩超可以进一步明确睾丸病变性质、大小及累及程度，再结合 CT 或 MRI 检查排查远处转移情况；最后，可以通过手术获取肿瘤病理学组织，组织病理学检查结果是确诊的主要依据。

鉴别诊断　①睾丸扭转：突然发生睾丸剧痛，睾丸迅速肿大，并伴有严重的恶心、呕吐；睾丸触痛明显，托高睾丸不能缓解或加重疼痛。睾丸和附睾的位置异常或触诊不清楚；锝-99m（^{99m}Tc）睾丸扫描，显示患睾血流灌注减少；彩色多普勒超声检查，因精索自身扭转而致睾丸血液循环障碍，表现为患侧睾丸增大，回声减低。彩色多普勒血流

图显示，血流信号明显减少或消失。②急性附睾炎：突然高热，白细胞计数增多，患侧阴囊胀痛、沉坠感，下腹部及腹股沟部有牵拉痛，站立或行走时加剧。患侧附睾肿大，有明显压痛。炎症范围较大时，附睾和睾丸均有肿胀，两者界限触摸不清，称为附睾睾丸炎。患侧的精索增粗，亦有压痛。一般情况下，急性症状可于1周后逐渐消退。③鞘膜积液：睾丸鞘膜腔内有较多积液，呈卵圆形或球形，表面光滑，有囊性感，无压痛，睾丸与附睾触摸不清，透光试验阳性。

治疗　睾丸根治性切除既是病理诊断的手段，也是初始治疗手段。对于Ⅰ期患者，手术可以治愈，后期配合观察监测即可；对于Ⅱ期及以上患者，术后要根据具体情况配合化疗或者放疗。

预后　精原细胞瘤是一种睾丸癌，睾丸癌是生存率最高的实体肿瘤之一，患者 5 年生存率超过 95%，Ⅰ 期患者几乎可达100%。肿瘤的组织学类型、范围及分期都会影响预后。

（张中元）

gāowán pēitāi'ái

睾丸胚胎癌　（embryonal carcinoma of testis）　发生于睾丸生殖细胞，并由未分化的上皮细胞组成的恶性肿瘤。

病因　不明。可能与先天性睾丸发育不全、隐睾有关。

发病机制　睾丸下降不全，局部温度升高，血运障碍，内分泌功能失调，致睾丸萎缩，生精障碍。

病理　瘤细胞未分化，部分呈上皮性表现，胞质丰富、透明，排列类型多样，可见实性、乳头、裂隙或腺样结构。

临床表现　一侧睾丸出现无痛性结节或肿胀，部分患者表现

为下腹部、肛周或阴囊钝痛或沉重感。如果发生转移，表现出和转移部位相关的临床表现。

诊断、鉴别诊断、治疗　见睾丸精原细胞瘤。

预后　睾丸胚胎癌因其恶性程度高，预后不佳，但早期发现、早期治疗有望延长生命、提高生活质量。

（张中元）

gāowán jītāi'ái

睾丸畸胎癌　（teratocarcinoma of testis）　两种或两种以上不同胚层（内胚层、中胚层和外胚层）组织构成的睾丸生殖细胞肿瘤。

病因及发病机制　不明。可能与胚胎期生殖细胞异常分化等因素有关。

病理　由两种或两种以上胚层构成，包括内胚层的黏液腺体，中胚层的软骨、骨、肌肉器官和淋巴组织，以及外胚层的鳞状上皮和神经组织。

临床表现　一侧睾丸出现无痛性结节或肿胀，部分患者表现为下腹部、肛周或阴囊钝痛或沉重感。如果发生转移，表现出和转移部位相关的临床表现。

诊断、鉴别诊断、治疗　见睾丸精原细胞瘤。

预后　睾丸畸胎癌因其恶性程度高，预后不佳，但早期发现、早期治疗有望延长生命、提高生活质量。

（张中元）

gāowán róngmáomó'ái

睾丸绒毛膜癌　（choriocarcinoma of testis）　分泌人绒毛膜促性腺激素的高度恶性滋养细胞肿瘤。早期就可以发生血行转移至全身，引起组织和器官出血、坏死。

病因　目前在先天性因素中倾向于隐睾和遗传因素，在后天

性因素中则以损伤、激素和感染为主。

发病机制 睾丸下降不全，局部温度升高，血供障碍，内分泌功能失调，致睾丸萎缩，生精障碍，易发生恶变。

病理 表现为巢状、条索状排列，由细胞滋养细胞和合体滋养细胞组成，大片不规则出血、坏死是睾丸绒毛膜癌特征性改变。

临床表现 一侧睾丸出现无痛性结节或肿胀，部分患者表现为下腹部、肛周或阴囊钝痛或沉重感。如果发生转移，表现出和转移部位相关的临床表现。

诊断、鉴别诊断、治疗 见*睾丸精原细胞瘤*。

预后 睾丸绒毛膜癌因恶性程度高，预后不佳，但早期发现、早期治疗有望延长生命、提高生活质量。

（张中元）

gāowán zhīchí xìbāoliú

睾丸支持细胞瘤 （sertoli cell tumor of testis）

来源于睾丸支持细胞异常增殖的睾丸肿瘤。其中 10%～20% 为恶性。

病因 不明。可能与先天性睾丸发育不全、隐睾有关。

发病机制 睾丸下降不全，局部温度升高，血运障碍，内分泌功能失调，致睾丸萎缩，生精障碍。

病理 肿瘤细胞呈小管排列，也可伴有精原细胞癌、绒毛膜癌及畸胎癌成分。

临床表现 成人患者最常见的临床表现是无痛性睾丸增大或肿物，还可伴有乳腺发育。

诊断 超声检查是临床上辅助诊断睾丸病变的首选方法。B 超对于判断睾丸肿瘤的性质、大小、部位、肿瘤所占睾丸组织的

比例，甚至选择治疗方式等具有重要的临床价值。成人睾丸支持细胞瘤患者的血清和尿中的雌激素水平常升高。儿童睾丸支持细胞瘤患者的血清睾酮水平升高，血清甲胎蛋白和人绒毛膜促性腺激素多在正常范围。

鉴别诊断、治疗 见*睾丸精原细胞瘤*。

预后 10%～20% 为恶性，可能发生腹膜后淋巴结转移或远处脏器转移。

（张中元）

gāowán jiānzhì xìbāoliú

睾丸间质细胞瘤 （leydig cell tumor of testis）

由正常发育和演化的间质细胞成分构成的睾丸肿瘤。间质细胞瘤占睾丸肿瘤的 1%～3%，是最常见的性索/间质肿瘤。

病因 不明。可能与先天性睾丸发育不全、隐睾有关。

发病机制 睾丸下降不全，局部温度升高，血供障碍，内分泌功能失调，致睾丸萎缩，生精障碍。

病理 间质细胞胞质丰富且多为嗜酸性，偶见赖因克（Reinke）结晶，可见大量具有管状嵴的线粒体、细胞表达波形蛋白、抑制素、蛋白 S100、类固醇激素、钙视网膜蛋白和细胞角蛋白。

临床表现 成年人患者最常见的临床表现是无痛性睾丸增大或肿物，30% 的患者有乳房增大，男性乳房增大的表现往往较睾丸肿物更早，平均比睾丸间质细胞瘤的诊断早 3 年。患儿常见症状为无痛性睾丸肿大，假性性早熟，如出现喉结、声音低沉、阴毛增生、阴茎增粗、时常勃起。

诊断 超声检查是临床上辅助诊断睾丸病变的首选方法。睾

丸内可见单发，均呈类圆形，界清，体积小，实性低回声/中等回声/高回声，与正常睾丸组织有明显的边界，形态不规则，内部回声均匀。丰富的动、静脉血流信号。成年人睾丸间质细胞瘤患者的血清和尿中的雌激素水平常升高。患儿睾丸间质细胞瘤患者的血清睾酮水平升高，部分患儿的尿 17-酮升高。睾丸间质细胞瘤患者的血清甲胎蛋白和人绒毛膜促性腺激素多在正常范围。

鉴别诊断、治疗 见*睾丸精原细胞瘤*。

预后 儿童睾丸间质细胞瘤为良性，约有 10% 成人睾丸间质细胞瘤为恶性，可能发生腹膜后淋巴结转移或远处脏器转移。

（张中元）

jìfāxìng gāowán zhǒngliú

继发性睾丸肿瘤 （secondary testicular tumor）

由人体其他器官肿瘤转移而来。其性质与原发肿瘤有关。

病因、发病机制、病理 与原发肿瘤相关。

临床表现 最常见的临床表现是无痛性睾丸增大或肿物。

诊断 超声检查是临床上辅助诊断睾丸病变的首选方法。B 超对于判断睾丸肿瘤的性质、大小、部位、肿瘤所占睾丸组织的比例，甚至选择治疗方式等具有重要的临床价值。实验室检查肿瘤标志物也可指示肿瘤性质。

鉴别诊断 见*睾丸精原细胞瘤*。

治疗、预后 与原发肿瘤相关。

（张中元）

gāowán gēnzhì xìngqiē chúshù

睾丸根治性切除术 （radical orchiectomy）

切除一侧或双侧睾丸的手术。

适应证 睾丸肿瘤或阴囊内有其他恶性肿瘤。

禁忌证 严重的心肺疾病、基础情况较差，无法耐受手术者。

术前准备 常规禁食禁水8~10小时、肠道准备、备血；术前1天剃除阴毛。

手术步骤 麻醉满意后，常规消毒铺无菌巾。留置弗利（F16 Forley）导尿管。取下腹腹股沟切口，长约5cm，逐层切开皮肤、皮下组织和腹外斜肌腱膜。游离精索至内环，于内环下方1cm处用线绳扎紧精索。向远端钝性游离精索，遇纤维索条予切断、结扎。扩张阴囊颈部，从阴囊加压将睾丸推出至腹股沟切口内，切断并结扎睾丸引带。于内环上方1cm处分次钳夹切断输精管和精索血管，4号线结扎1道后7号线缝扎1道，将睾丸切除，"8"字缝合腹膜1针。冲洗切口，缝合腹外斜肌腱膜、皮下组织及皮肤，关闭切口。

注意事项 将阴囊托起或加压包扎，以防阴囊内出血或血肿形成；阴囊内引流物于术后24~48小时拔除；切口缝线于术后7天拆除；睾丸恶性肿瘤于伤口拆线后，按病理性质及全身情况行腹膜后淋巴结清扫术或放射治疗或化学药物治疗。

并发症 出血、感染、淋巴瘘、深静脉血栓形成。

（张中元）

gāowán zhǒngliú fùmóhòu línbājié qīngsǎoshù

睾丸肿瘤腹膜后淋巴结清扫术（retroperitoneal lymph node dissection for testicular）

一般采取自剑突下向下绕脐达耻骨联合上方的腹正中切口，切除上至肾动脉上缘，下至髂总动脉分叉，两侧达输尿管间范围内所有淋巴结、脂肪、结缔组织的手术。

适应证 非精原细胞性睾丸生殖细胞肿瘤等睾丸根治术后。

禁忌证 严重的心肺疾病、基础情况较差，无法耐受手术者。

术前准备 常规禁食禁水8~10小时、肠道准备、备血。

手术步骤 常规消毒铺单，取腹部正中切口，长约25cm，逐层切开进入腹腔，保护切口后自动牵开器牵开切口。于升结肠及盲肠外侧切开后腹膜，将升结肠、盲肠及十二指肠翻向对侧及上方，显露下腔静脉及主动脉。切除肾中下内2/3肾周脂肪，清扫腹膜后纤维结缔组织及脂肪组织上至肾蒂上方2cm，外侧至输尿管，下达一侧髂血管分叉；内侧至腹主动脉（或下腔静脉）中部，下达腹主动脉分叉处。于根部结扎切断精索静脉，小心将肠系膜下动脉周围淋巴结与血管分离，沿精索血管向下分离至内环口，找到并切除精索血管及原精索残端。冲洗腹腔，仔细止血，间断缝合关闭侧腹膜裂口。留置盆腔引流管另戳口引出。关腹线连续缝合腹膜，间断7号线加固。留置减张缝线。7号线缝合腹直肌前鞘，关闭切口。

注意事项 淋巴结紧邻腹腔主要大血管，容易损伤血管。

并发症 ①手术区域的损伤：周围组织的烧灼伤、血管损伤、肠管损伤、胰腺损伤、肾损伤等。②术后相关并发症：继发性出血、胃潴留、肠粘连、切口疝、腹腔感染等。

（张中元）

yīnnáng zhǒngliú

阴囊肿瘤（tumor of scrotum）

发生在阴囊皮肤及皮下组织的各种类型肿瘤的总称。发病率高低不一，生物学行为各异，预后参差。既有良性病变，也有恶性病变；既可来源于皮肤，也可来源于血管结缔组织；大部分疾病类型与皮肤及软组织肿瘤重叠，皆因其生长于阴囊这个特殊部位。

阴囊肿瘤在治疗上通常需要皮肤科、整形外科、泌尿外科、肿瘤内科、放疗科等相关科室的多学科协作。阴囊肿瘤虽然发生于外生殖器，但其发生、发展与治疗主要属于皮肤科范畴，泌尿外科往往处于从属地位，有时需要提供辅助外科治疗措施。

阴囊肿瘤的手术治疗有阴囊部分切除术和阴囊病损扩大切除术。阴囊部分切除术主要用于阴囊良性病变，切除范围相对较小，完整切除病变即可，往往不需要整形外科矫形。阴囊病损扩大切除术除了需要保证肿瘤的完整切除，还要保证足够的阴性切缘，主要用于阴囊部位的恶性肿瘤。对于阴囊佩吉特（Paget）病，目前已有充分证据证明莫氏微创外科手术（Mohs micrographic surgery）可以带来更低的肿瘤复发率，该技术使医师可以在术中随时对肿瘤边缘进行显微观察，优于病损扩大切除术。

（张崔建 周利群）

jīngsuǒ zhǒngliú

精索肿瘤（tumor of spermatic cord）

发生在输精管、横纹肌、筋膜，神经、血管等组织的各类肿瘤的总称。一般在阴囊内、睾丸外的肿瘤大约72%来自精索肿瘤。多见于40~50岁，最大为80岁，最小为1岁。有人统计文献中的40例，发病年龄1~72岁，其中30~60岁发病占88%。辛曼（Hinman）和吉布森（Gibson）将精索肿瘤分为良性和恶性两大类，每类又包括上皮肿瘤、中胚层肿瘤和异系肿瘤。90%的肿瘤发生于中胚层，良性肿瘤占

50%~70%，来自结缔组织，以脂肪瘤和纤维瘤最常见，血管瘤、平滑肌瘤、淋巴管瘤等均罕见。精索恶性肿瘤占30%~50%，以肉瘤最为常见，其中婴幼儿或20岁以下者多为胚胎性横纹肌肉瘤，成年人多为平滑肌肉瘤、脂肪肉瘤、纤维肉瘤等。文献已经有200例以上精索恶性肿瘤与19种类型的报道。

分类 良性：脂肪瘤、纤维瘤、皮样囊肿、淋巴管瘤、平滑肌瘤、黏液纤维瘤、畸胎瘤、血管瘤等。恶性：肉瘤、纤维肉瘤、横纹肌肉瘤、脂肪肉瘤、间皮瘤、混合型。异系：畸胎瘤、精原细胞瘤。

转移途径 精索肿瘤大都为原发性，继发性常由于肾脏、输尿管、膀胱、乙状结肠、胃、肺等脏器的肿瘤经血行、淋巴管、输精管转移而来，一般同时伴有睾丸、附睾等处的转移灶。恶性精索肿瘤的转移途径有3种：①局部浸润，沿输精管、阴囊、腹股沟管、盆腔等处扩散。②通过淋巴管转移至主动脉旁淋巴结，如肿瘤已侵及阴囊皮肤亦可转移至腹股沟淋巴结。③通过血行转移至肺等部位。

（史振峰）

jīngsuǒ liángxìng zhǒngliú

精索良性肿瘤（benign tumor of spermatic cord）

发生于精索的细胞异常增殖并呈膨胀性生长，但不浸润和转移的良性新生物。精索肿瘤的主要部分，约占70%。常见的有精索脂肪瘤、精索纤维瘤、精索平滑肌瘤、精索皮样囊肿、精索黏液瘤和精索血管外皮瘤等。良性肿瘤88%发生于30~60岁，双侧发病无明显差别。

发病机制 精索脂肪瘤起源于精索鞘膜内脂肪组织，有别于腹股沟区皮下或腹股沟管内及腹膜突顶部脂肪组织起源的脂肪瘤。精索脂肪瘤血液供应来源于精索血管，表面有完整的鞘膜，围绕精索生长，向上可延伸至腹股沟管，甚至和腹膜脂肪组织相连，向下可至附睾或睾丸。由于肿瘤使腹股沟管扩大及重力牵拉使腹膜呈漏斗状，易发生腹股沟斜疝或脂肪疝，后者亦可具有腹股沟斜疝的症状和特征。

临床表现 主要症状为阴囊或腹股沟内缓慢增大的无痛性肿块，有时患侧坠痛，肿块大时可影响日常活动，也有肿块静止多年而突然增大者。查体可在阴囊或腹股沟内触及肿块，肿瘤可呈球形、卵圆形或分叶状，柔软有弹性，纤维成分多时则较硬，界限清、可活动、无压痛、睾丸被挤压移位。精索纤维瘤起源于精索内结缔组织，好发于近附睾部精索。精索平滑肌瘤起源于提睾肌内平滑肌纤维或附睾与输精管连接处的肌纤维。精索皮样囊肿其组织来源尚有争论，一些学者认为其起源于原始的外胚层的移位细胞，也有学者认为起源于腹膜，腹膜细胞经过化生形成鳞状上皮细胞。

诊断 精索良性肿瘤的诊断需结合B超、CT判断病变来源和性质。对于体积较小而又无症状的精索良性肿瘤可观察。单纯肿瘤切除为最有效的治疗手段，治疗效果好，但有复发可能。如近期肿块生长快，病理提示细胞分化不良，应按恶性对待，采取相应措施。

精索脂肪瘤 精索脂肪瘤是最为常见的精索良性肿瘤，约占40%。低位精索脂肪瘤可误诊为鞘膜积液或睾丸肿瘤。肿瘤大体上可呈球形、扁圆形或分叶状，有包膜，质地柔软，纤维多时则较硬，切面色淡黄，似正常的脂肪组织。肿瘤大小不一，直径由几厘米至几十厘米甚至更大，常为单发。显微镜下脂肪瘤与正常脂肪组织的主要区别在有包膜，瘤组织分叶大小不规则，并有不均等的纤维组织间隔存在。

精索纤维瘤 精索纤维瘤为常见的精索良性肿瘤之一，约占25%，可为纯纤维瘤和混合性纤维瘤，以前者多见，其瘤体多较小，呈圆形，表面光滑，质硬，如为混合性纤维瘤可长得很大。镜下瘤组织由胶原纤维和纤维细胞构成，外观呈结节状，与周围组织分界清楚，有包膜，切面灰白、质韧。

精索平滑肌瘤 罕见，有别于附睾和输精管的平滑肌瘤。肿瘤多位于精索近附睾段，多为单侧单发，偶有双侧发病者，任何年龄均可发病。因肿瘤较小，一般无明显症状，触摸呈实性，表面光滑，无压痛。

精索皮样囊肿 罕见，其囊腔内壁衬一层上皮，囊内有毛发和髓胶状物质。精索皮样囊肿多位于腹股沟区，体积不大，生长缓慢，表面光滑，柔软呈囊性。

精索血管外皮瘤 血管外皮瘤身体各部位均可发生，约5%位于皮下组织或横纹肌组织，发生于精索部位者罕见。各年龄组均可发病。一般肿瘤生长较为缓慢，多为无痛性肿块；肿瘤体积大小不等，超过10cm以上者甚少。肿瘤界限清楚，包膜完整，切面呈暗红色，局部有出血。显微镜下可见血管之间紧贴血管壁有大量高度增生的外皮细胞，均匀一致，呈梭形或圆形，肿瘤细胞围绕血管呈放射状排列，肿瘤细胞和血管内皮细胞之间有网状纤维分隔。电镜观察可证实肿瘤来源于血管壁的血管外皮细胞。

精索黏液瘤 精索黏液瘤是罕见的良性肿瘤，常为混合性，肿瘤内含有纤维、肌肉等成分。

鉴别诊断 需与睾丸鞘膜积液、腹股沟斜疝、精索恶性肿瘤等相鉴别。

治疗 对于精索良性肿瘤，治疗为手术切除肿瘤，如同时合并有腹股沟斜疝者，应同时进行修补手术。术后应密切随访观察。对于平滑肌瘤可恶变为平滑肌肉瘤，故对近期增长较快或组织学提示细胞分裂活跃，且细胞分化不良者应按平滑肌肉瘤治疗。

预后 精索良性肿瘤，手术切除后预后良好，但应加强随访，部分病理类型进展至恶性需要严密观察。

(史振峰)

jīngsuǒ'èxìng zhǒngliú

精索恶性肿瘤（malignant tumor of spermatic cord） 发生于精索的细胞克隆性异常增殖并可发生浸润和转移的新生物。发病率远低于良性肿瘤，占20%～30%。有资料将其分为：①高度恶性肿瘤，如横纹肌肉瘤。②低度恶性肿瘤，如纤维肉瘤、平滑肌肉瘤、脂肪肉瘤。③其他类型的恶性肿瘤，如精索恶性纤维组织细胞瘤、精索恶性间叶瘤。

发病机制 不明，一般认为由未分化的间质演变而来。阴囊内睾丸旁横纹肌肉瘤多来自精索，约占90%，由于肿瘤发展快，故其组织学来源常难以确定。肿瘤可局部侵犯、经淋巴转移或血行转移，经淋巴途径常转移至腹膜后淋巴结。如肿瘤侵及内环附近或阴囊，或过去有阴囊、腹股沟手术史，则肿瘤可同时转移至髂窝及腹股沟淋巴结。

临床表现 无痛性阴囊内肿块是其常见症状，但肿块的生长速度一般较快，也有在原有肿块基础上突然增大者。患侧阴囊肿大，其内可扪及质韧、不规则的肿块。肿瘤可向腹膜后淋巴结转移，横纹肌肉瘤的血行转移出现较早。如肿瘤侵及内环附近或阴囊，或过去有阴囊、腹股沟手术史，则肿瘤可同时转移至髂窝及腹股沟淋巴结。

诊断 精索恶性肿瘤的诊断非常困难，常误诊为腹股沟斜疝、鞘膜积液、精液囊肿、睾丸肿瘤、睾丸结核、睾丸梅毒等。精索肿块增长迅速且短期内变化较快，表面不光滑，边界不清楚，透光试验阴性等均提示恶性肿瘤的可能。对发现的精索肿块需依据患者年龄、肿块生长速度、肿块与周围组织的关系以及是否有转移等综合判断，单纯靠触诊是不准确的。B超和CT可提供更详细的资料，如肿瘤的来源、包膜是否完整、与周围组织的关系等。必要时经皮穿刺活检术明确病理类型。确诊依靠病理学检查。

根据肿瘤的范围和是否可以手术切除将精索肉瘤分为4期：①Ⅰ期。Ⅰ$_A$肿瘤局限于精索，可完全切除，Ⅰ$_B$肿瘤有局部浸润，但可完全切除。②Ⅱ期。肿瘤切除后显微镜下有肿瘤残留，有区域淋巴结转移，但可完全切除。③Ⅲ期。有肉眼残留肿瘤。④Ⅳ期。有远处转移。

鉴别诊断 精索恶性肿瘤首先要与良性肿瘤鉴别。前者肿块质韧，表面不光滑，生长速度快，有局部浸润和淋巴结转移。另外，大的有浸润的精索肿瘤往往与周围组织的界限不清，易与睾丸肿瘤混淆，但后者主要以睾丸增大为主，且伴有AFP、HCG等肿瘤标志物升高，对区分两类肿瘤有

帮助。但凡精索肿块增大迅速或短期内变化快，表面不光滑，边界不清楚，透光试验阴性，均提示恶性肿瘤的可能性，最后确诊依靠病理学检查。

治疗 一旦怀疑为精索恶性肿瘤，应早期行根治性睾丸切除术。应行高位精索切断连同睾丸、附睾，阴囊内肿块，精索内、外筋膜提睾肌，根治性切除术，若病变累及阴囊者应行病变整块切除。根据不同的组织学类型选择腹膜后淋巴结清扫术，术后辅以化疗或放疗。多数学者主张在无血行转移时应行腹膜后淋巴结清扫术，必要时清扫范围可包括盆腔及腹股沟淋巴结。放射治疗适用于不能手术切除的肿瘤。对于原来不能切除的肿瘤，有时经放射治疗后可以进行手术切除。照射范围应包括腹膜后、同侧盆腔及腹股沟。常规剂量为40～60Gy。联合化疗有助于提高生存率，以长春碱、放线菌素D、环磷酰胺三者联合应用效果较好。

预后 精索恶性肿瘤总体预后差，病理分型和治疗手段对其影响大，其中精索纤维肉瘤预后较好，文献报道有术后生存长达18～24年者。不适当或不彻底的切除很容易导致局部复发；精索平滑肌肉瘤5年生存率约25%。精索恶性纤维组织细胞瘤罕见，恶性程度很高，明确诊断后平均生存时间约一年半。精索恶性间叶瘤预后不良，5年生存率几乎为零。

(史振峰)

fùmóhòu zhǒngliú

腹膜后肿瘤（retroperitoneal tumor） 生长于腹膜后的肿瘤。属临床罕见肿瘤。尽管腹膜后肿瘤不一定来源于泌尿生殖系统，但因其解剖部位，经常由泌尿外

科医师参与诊断和治疗。此外，因为泌尿系统位于腹膜后和盆腔内，在腹膜后肿瘤的治疗中经常会涉及泌尿系统脏器，在治疗中需要熟练掌握泌尿外科重建技术，以保留泌尿系统器官和功能。腹膜后肿瘤来源多种多样，部分为良性，但恶性居多，恶性腹膜后肿瘤又包括原发性腹膜后肿瘤和转移性腹膜后肿瘤。不同来源的腹膜后肿瘤生物学特性不同，具有高度的异质性，治疗方式和预后也有很大差异。

（郝　瀚）

zhuǎnyíxíng fùmóhòu zhǒngliú

转移性腹膜后肿瘤 （retroperitoneal metastatic tumor）

由其他部位转移来的继发性腹膜后恶性肿瘤。较为常见的有生殖细胞肿瘤、尿路上皮肿瘤、肾肿瘤、前列腺肿瘤转移等。

病因　腹膜后淋巴引流丰富，许多脏器的淋巴引流至腹膜后，因此，其他部位的肿瘤可以通过淋巴转移或血行转移的方式侵犯腹膜后。

发病机制　腹膜后淋巴引流丰富，许多脏器的淋巴引流至腹膜后，如男性睾丸、女性卵巢，以及膀胱、输尿管、肾等，因此，这些部位的原发肿瘤可以通过淋巴转移、血行转移或直接侵犯的方式侵犯腹膜后。较为常见的包括生殖细胞肿瘤和尿路上皮肿瘤等。大多数患者都能够寻找到原发肿瘤的证据，但也有肿瘤原发部位不明，在腹膜后肿瘤手术后通过病理学检查提示为转移性肿瘤。

病理　转移性腹膜后肿瘤的病理特点多与原发肿瘤一致，但也偶有不一致者，如生殖细胞瘤转移者，原发病灶可与腹膜后转移灶病理类型不一致。

临床表现　转移性腹膜后肿瘤多无特异性症状，可表现为腹痛、腹胀、腹部肿块等。对于侵犯神经者，疼痛多较为剧烈。腹膜后转移如为晚期肿瘤患者，可出现消瘦、乏力、恶病质等表现。转移性腹膜后肿瘤可引起双肾积水、肾功能不全，亦有以慢性肾功能不全症状就诊者。

诊断　结合患者原发病灶的特点，对于新出现的腹膜后占位性病变，通常容易做出转移性腹膜后肿瘤的诊断。

鉴别诊断　转移性腹膜后肿瘤需要与原发性腹膜后肿瘤相鉴别。对于原发病灶较为明确者，通常容易做出转移性腹膜后肿瘤的诊断。但有时原发病灶不明显，容易与原发性腹膜后肿瘤相混淆，需要进行细致的全面查体进行评估，如男性需检查是否合并隐睾，有血尿者需要检查是否存在尿路上皮肿瘤，有排尿困难者，需要检查前列腺特异性抗原。正电子发射计算机体层显像（positron emission tomography and computed tomography，PET-CT）对于寻找肿瘤原发灶亦可提供一定线索。

治疗　转移性腹膜后肿瘤的治疗需参考原发病灶的情况。根据原发病灶性质，选择最佳的治疗方案。如生殖细胞肿瘤腹膜后转移，可根据原发灶病理情况，选择放疗、化疗或者腹膜后淋巴结清扫术。

预后　转移性腹膜后肿瘤的预后需参考原发病灶的部位和病理类型，以及对全身治疗的反应而定。

（郝　瀚）

fùmóhòu ròuliú

腹膜后肉瘤 （retroperitoneal sarcoma）

腹膜后的软组织恶性肿瘤。临床罕见，只占所有实体恶性肿瘤的1%~2%。但在腹膜后恶性肿瘤中，肉瘤最为常见。腹膜后肉瘤仅占全部软组织肉瘤的10%~20%，发病高峰年龄在50岁左右，但任何年龄均可发病。腹膜后肉瘤目前已有超过70种病理类型，具有较高的肿瘤异质性，其中最常见的病理类型为脂肪肉瘤、平滑肌肉瘤、恶性纤维组织细胞瘤等，占腹膜后肉瘤的80%。

病因　目前病因仍不十分确定。接受放射线照射可能与肉瘤的发生有关。放射后肉瘤最常见类型是恶性纤维组织细胞瘤。其他风险因素包括遗传因素、某些致癌物等。

发病机制　病理类型繁多，不同病理类型有不同的发病机制。一些遗传性综合征和先天性疾病与软组织肿瘤的发生相关，如加德纳（Gardner）综合征，5号染色体21号至23号基因位点上的突变可能与软组织肿瘤的发生有关。其他遗传综合征，如家族性视网膜母细胞瘤、神经纤维瘤病、结节性硬化、希佩尔-林道病（von Hippel-Lindau disease，VHL）、波伊茨-耶格（Peutz-Jeghers）综合征等，发生腹膜后肉瘤的风险增加。

病理　腹膜后肉瘤已有多达70多种不同的亚型，不同亚型的腹膜后肉瘤在组织学上有一定相似性，常规组织病理学往往在鉴别上存在难度，需要参考临床病理学特征和分子诊断才能最终定性。因此，需要结合免疫组化、分子生物学和细胞遗传学以及临床特征等因素，由临床医师和病理医师充分沟通后，才能做出准确的诊断。

临床表现　腹膜后肉瘤早期缺乏特异性症状，因腹膜后位置深在，肿瘤经常生长至很大体积才被发现。研究表明，腹膜后肉瘤在诊断时的平均直径为15cm。症状多为非特异性，如腹痛、腹胀、腹部肿块等。也有些患者表现为巨大肿瘤引起的上尿路梗阻症状。

诊断 腹膜后肉瘤需要根据影像学形态及生长方式做出诊断。腹膜后肉瘤类型较多，最常见的类型有脂肪肉瘤、平滑肌肉瘤、恶性纤维组织细胞瘤等，不同的病理类型各有其相应的特点。但最终确诊，需要通过组织病理学和免疫组化等手段才能明确具体病理亚型。

鉴别诊断 需要与其他良、恶性腹膜后肿瘤相鉴别。部分腹膜后肉瘤亚型有其特征性表现，如腹膜后脂肪肉瘤，表现为体积巨大的脂肪密度占位，相对易于做出诊断。但多数腹膜后肿瘤缺少特异性影像学特点，最终需要完善病理学检查明确。对于有生殖系统肿瘤病史的患者，首先需要鉴别生殖细胞肿瘤转移，可以通过肿瘤标志物等辅助检查手段进行鉴别。

治疗 原发性腹膜后肉瘤建议尽量采取手术切除。单纯放化疗效果欠佳。部分患者建议在术后加用放疗，但术后放疗是否能改善患者预后仍有争议。腹膜后肉瘤多呈浸润性生长，术中需根据具体侵犯范围行周围脏器切除，如邻近的肾上腺、肾、结肠等。因腹膜后肉瘤局部复发率高，应尽量保证手术切除完全。

预后 腹膜后肉瘤预后较差，多数患者确诊时分期较晚是原因之一。对于手术实现完全切除的患者，5年和10年的生存率分别为51%和36%。局部复发率高，多数肿瘤复发发生在初次手术切除的2年内。对于局部复发患者，如有条件再次手术，多数患者仍能获益。

（郝 瀚）

fùmóhòu zhīfángliú

腹膜后脂肪瘤 （retroperitoneal lipoma）

由成熟脂肪细胞的良性增生和聚集形成的肿瘤。各年龄均可发病。脂肪瘤多发于四肢和躯干的皮下组织，腹膜后脂肪瘤极为罕见，根据其形态特征分为纤维脂肪瘤、经典型脂肪瘤、血管脂肪瘤、梭形细胞脂肪瘤和髓脂肪瘤等。腹膜后脂肪瘤可能来自脂肪、结缔组织、肌肉、淋巴或神经器官组织，也可能起源于肠道、肾周筋膜或泌尿生殖道。

病因 目前，确切病因尚不十分清楚。其发病原因有若干假说，如葡萄糖代谢紊乱、激素治疗等，可能与脂肪瘤的发病相关。部分脂肪瘤患者有家族史。

病理 切面呈淡黄色，有完整薄层纤维性包膜，内有小梁分隔的脂肪小叶。瘤细胞主要为成熟的脂肪细胞，偶见少数脂肪母细胞。瘤内一般血管不多，有时可见灶性黏液变性、钙化或骨化。

临床表现 临床表现差异较大，早期多无症状。临床症状多与肿瘤体积巨大和周围脏器受累相关。可表现为腹痛、腹胀、腹部肿块、消化道症状、腰背部疼痛，亦有以肉眼血尿、坐骨神经痛为首发症状就诊者。

诊断 腹膜后脂肪瘤影像学特点较为明显，计算机体层成像（computer tomography，CT）上呈现为边界清晰的脂肪密度肿块。对于CT上出现负值的腹膜后肿物，需考虑腹膜后脂肪瘤诊断。

鉴别诊断 首先需要鉴别腹膜后脂肪肉瘤，尤其是高分化脂肪肉瘤，在影像学上容易相混淆。

二者在影像学上均可见负值，鉴别起来存在较大困难。总体来讲，脂肪瘤边界较为清晰，而脂肪肉瘤多呈浸润性生长，且脂肪肉瘤可呈混合密度。目前缺乏有效的影像学鉴别诊断工具，通常需要进行组织学活检才能准确鉴别。

治疗 手术切除是主要治疗手段。

预后 腹膜后脂肪瘤为良性肿瘤，预后通常较好。

（郝 瀚）

fùmóhòu gūlìxìng xiānwéiliú

腹膜后孤立性纤维瘤 （retroperitoneal solitary fibrous tumor）

成纤维细胞或肌成纤维细胞来源的软组织肿瘤。孤立性纤维瘤又称局限性间皮瘤、局限性纤维间皮瘤、纤维性间皮瘤。最常见于脏层胸膜，约占30%，发生于腹膜后腔者罕见。

病因 病因仍不十分清楚。

发病机制 孤立性纤维瘤起源于表达CD34抗原的树突状间质细胞，后者弥漫分布于人体的结缔组织中。孤立性纤维瘤中的瘤细胞具有成纤维细胞或肌成纤维细胞分化，并不具备间皮性特征。2002年，世界卫生组织将其归类于成纤维细胞或肌成纤维细胞来源的软组织肿瘤，属于部分可转移的中间型。

病理 肿瘤呈卵圆形或类圆形肿块，边界清楚，表面光滑，大多数有包膜，轻度分叶状。切面呈灰白色或淡黄褐色。镜下，肿瘤由散在分布的细胞丰富区和细胞稀疏区组成；可见随意的、散在分布的梭形细胞。瘤细胞呈短梭形、圆形或卵圆形，胞质少或不清，核无明显异型性；瘤细胞常呈杂乱无章式、短席纹状、条纹状或鱼骨样排列；瘤内具有不同程度的致密胶原纤维呈条带状或蟹足状沉积；肿瘤血管丰富；大约15%在组织学上有恶性特征。91% CD34阳性，86%Bcl-2阳性。

临床表现 大约40%的患者没有症状，多数患者为偶然体检发现。只有当腹膜后孤立性纤维瘤体积较大引起周围结构受累时，才会出现继发的非特异性症状。19.2%患者表现为腹部肿块，15.4%的患者可出现尿路症状。肿瘤大小为2～26cm，腹膜后孤立性纤维瘤亦可引起消化道症状；若肿瘤位于上腹部压迫胃肠道，可出现上腹部疼痛、不适及厌食；若压迫肾，出现腰部不适、疼痛。此外，一些患者首发症状为低血糖，这是由于肿瘤细胞分泌胰岛素样生长因子 Ⅱ（insulin-like growth factor 2，IGF-2）所致。

诊断 腹膜后孤立性纤维瘤多呈圆形或椭圆形，边缘光滑，部分可见分叶，界限清晰。密度、信号可均匀，亦可因出血、坏死、囊变或黏液样变性而不均匀。增强扫描多呈中度至明显的不均匀持续性强化。腹膜后孤立性纤维瘤单纯从影像学和临床表现上诊断存在一定困难，最终确诊仍然需要依靠组织病理学检查。

鉴别诊断 需要鉴别其他类型的腹膜后良恶性肿瘤。需与腹膜后边界较清楚的良性肿瘤（如平滑肌瘤、神经源性肿瘤、巨淋巴结增生）及个别边界相对清楚的恶性病变（如淋巴瘤、无转移的精原细胞瘤、恶性纤维组织细胞瘤、间质肉瘤、纤维肉瘤）等相鉴别。

治疗 手术切除是主要的治疗手段。

预后 整体预后较好。对于手术完整切除的患者，85.4%术后6～48个月内无复发。组织学上的良性和恶性肿瘤患者的复发

率无明显差异。文献报道，CD34和Bcl-2阳性者，极少复发。

（郝 瀚）

fùmóhòu pínghuájīliú

腹膜后平滑肌瘤（retroperitoneal leiomyoma） 腹膜后的良性平滑肌肿瘤。属于临床罕见肿瘤，诊断时往往体积较大，女性多于男性。多见于围绝经期女性。

病因 仍不十分清楚。然而，患有子宫肌瘤的女性发生腹膜后平滑肌瘤的风险增加。

发病机制 不明。促性腺激素可能在疾病发生中有一定影响。

病理 肌瘤包膜完整，灰白色，黏液样变明显时可呈胶状外观。光镜下表现为规则排列的交织状嗜酸性细胞束，具有异型性及核分裂象均不明显的钝头细胞核。有时可见核呈栅栏状排列，核旁有空泡。一些平滑肌瘤细胞间可聚积大量黏液样物质，少数情况下尚可出现胞质"清洁细胞变"。巨大平滑肌瘤常有退行性改变。

临床表现 早期多无症状，生长至一定体积后可引起相关症状，如无痛性腹部肿块。如果肿瘤压迫神经，可引起疼痛。如肿瘤压迫到邻近器官，可产生相应症状，如消化道症状及泌尿系统症状。

诊断 腹膜后平滑肌瘤单纯通过影像学检查及临床特征通常难以做出准确诊断，需要依靠组织病理学确诊。

鉴别诊断 需要鉴别其他类型的腹膜后良、恶性肿瘤。最需要鉴别的是腹膜后平滑肌肉瘤，此二者有时通过组织病理学难以鉴别，需要借助免疫组化等其他手段。其他需要鉴别诊断的肿瘤，包括腹腔胃肠道间质瘤（gastrointestinal stromal tumor，GIST）侵犯

腹膜后、腹膜后孤立性纤维瘤、血管平滑肌脂肪瘤等。

治疗 通过手术切除整个肿瘤。

预后 手术完整切除者，预后较好。

（郝 瀚）

fùmóhòu niányèliú

腹膜后黏液瘤（retroperitoneal myxoma） 由未分化的星状细胞在黏液基质中形成的真性间质性肿瘤。黏液瘤最常见于心脏，其次是骨骼、肌肉、皮肤和皮下软组织，发生于腹膜后腔者罕见。黏液瘤发病年龄广泛，可见于40～70岁患者，女性略多于男性，大小为1～21cm。黏液瘤的最初诊断标准由斯托特（Stout）在1948年提出。

病因、发病机制 不明。

病理 肿瘤光滑，呈轻度分叶状，表面有极薄的包膜。切面见棕黄色胶冻样物质。镜检，肿瘤由具有致密的胞质及粗突的星状细胞构成。核呈卵圆形，有细小规则的染色体及核仁。在星状细胞间，含多量黏性、细颗粒状的嗜碱性物质，极似黏蛋白。未见核分裂。

临床表现 早期病变多无明显异常，生长至一定体积后可引起相应症状，如腹痛、腹胀。缓慢生长的无痛性肿块是最常见的临床表现。由于缺乏临床和影像学特征，需要进行组织病理学检查以明确诊断。在计算机体层成像（computer tomography，CT）上，黏液瘤可表现为轮廓清晰的低张力病变，或在磁共振T1和T2加权图像上有均匀的低信号和高信号强度的病变，并有不均匀强化。有时还可观察到囊性空腔和分隔。

诊断 腹膜后黏液瘤单纯通

过影像学及临床特征通常难以做出准确诊断，需要依靠组织病理学确诊。

鉴别诊断 包括囊性淋巴管瘤、黏液肉瘤、囊性间皮瘤、滑膜囊肿等。囊性淋巴管瘤多见于头颈部。磁共振成像（magnetic resonance imaging，MRI）呈轮廓清晰的多发囊性肿块，强度类似于"水密度"，没有内部强化，壁的钙化也很少见。囊性间皮瘤更多位于盆腔而不是腹膜后。在MRI上，囊性间皮瘤通常在T1和T2加权图像上分别表现为低密度和高密度的囊性肿块，外周壁和间隔弱强化。

治疗 手术切除是主要的治疗方式。

预后 预后良好。

（郝瀚）

腹膜后神经来源肿瘤（fùmóhòu shénjīng láiyuán zhǒngliú）（retroperitoneal tumor of neurogenic origin） 源于腹膜后神经系统，如神经节细胞、副神经节组织和周围神经鞘的肿瘤。约占腹膜后原发性肿瘤的10%。腹膜后神经来源肿瘤通常沿大血管后方的交感神经节生长，或在肾上腺内发生。良恶性均可见，常见类型包括神经节细胞瘤、神经母细胞瘤、神经鞘瘤等。

病因 不同类型的腹膜后神经来源肿瘤各有差异。例如，神经鞘瘤成因是施万细胞的增生及基因突变造成，但具体什么因素导致施万细胞形成神经鞘瘤，目前临床上还没有定论。目前，推测抑癌基因缺失可能是原因之一。神经节细胞瘤起源于成熟的交感神经细胞，而神经母细胞瘤起源于神经嵴细胞。神经母细胞瘤由未分化的神经母细胞组成，起源于胚胎期的交感神经原细胞。神经母细胞瘤可合并先天性巨结肠或神经纤维瘤，也有家族性发病的报道。环境因素及乙醇、染发剂等物质与神经母细胞瘤发病有关。

发病机制 因腹膜后神经来源肿瘤种类较多，发病机制各异。例如，神经鞘瘤与神经纤维瘤病2型与基因突变有关。神经纤维瘤病1型的基因突变是在神经纤维瘤病中发现的，通常与恶性周围神经鞘瘤、胶质瘤、白血病、嗜铬细胞瘤、胃肠道肿瘤等有关。

病理 不同种类的神经来源肿瘤病理特点不同。镜下神经母细胞瘤主要由许多分化差的小圆细胞组成，细胞圆形或椭圆形、颜色深染，肿瘤细胞间有纤维血管束分离，常见出血、钙化和坏死区。免疫组化检查，过碘酸希夫染色（periodic acid-Schiff staining，PAS）阴性。电镜下，肿瘤细胞内含神经内分泌颗粒。神经鞘瘤通常为良性，生长缓慢，来源于周围神经鞘的软组织肿瘤。肿瘤具有完整的包膜，切面可呈淡红色、灰白色或黄色。有时可见由变性而形成的囊肿，内含血性液体。镜下见瘤实质主要由神经鞘细胞构成，偶见成熟神经节细胞和神经干参与。根据组织结构特点可分为致密型和网状型两种。神经节细胞瘤细胞质丰富，肿瘤内有较多黏液基质，肿瘤间质含有不同比例的胶原纤维，胶原纤维与富含黏液的细胞和基质交织成螺旋状。

临床表现 神经节细胞瘤通常无典型表现，多为影像学检查偶然发现。症状包括对邻近组织产生的压迫效应。内分泌性肿瘤可产生儿茶酚胺而有高血压和脸红的表现。神经母细胞瘤发生于交感神经链分布区，症状体征依肿瘤部位而不同。腹膜后神经节细胞瘤常见腹痛、腹部肿块、腹胀不适，有时伴厌食和腹泻。神经母细胞瘤较早发生转移，除局部淋巴结转移外，常见骨骼、肝、皮肤转移。肿瘤分泌的肠肽激素可使患者出现顽固性腹泻和低钾。

鉴别诊断 需要鉴别各种腹膜后良恶性肿瘤。神经节细胞瘤影像学多表现为边界清楚的卵圆形肿块。X线平片上，肿瘤表现为椎旁肿块，并可取代或侵犯邻近椎体和肋骨，肋间隙可有增宽。CT上，20%~60%的患者可有粗大钙化。MRI上，肿瘤表现为长T1、等或长T2信号（与肿瘤内黏液样基质含量有关）。增强扫描，多表现为轻度均匀或轻度不均匀强化。神经母细胞瘤患者血或尿的儿茶酚胺及代谢产物香草扁桃酸（vanillylmandelic acid，VMA）、高香草酸（homovanillic acid，HVA）水平测定有助于诊断；神经鞘瘤CT扫描示略低于或低于肌肉密度的软组织块影，边界清，密度均匀或不均匀，增强扫描大部分肿块呈不规则强化。最终确定诊断需要组织病理学检查结果。

治疗 以手术治疗为主的综合治疗，神经母细胞瘤Ⅱ、Ⅲ期患者如可行手术应尽量切除，术后再配合放疗或化疗。神经母细胞瘤对化疗较敏感，可行术前化疗。Ⅳ期患者主要以化疗为主，可缓解病情。常用药：环磷酰胺、顺铂、依托泊苷、鬼臼毒素、长春新碱、达卡巴嗪等。

预后 良性疾病者预后多较好，如神经鞘瘤、神经节细胞瘤；而对于恶性者，如神经母细胞瘤，预后与肿瘤分期和治疗方式有关。

（郝瀚）

fùmóhòu fùshénjīngjiéliú

腹膜后副神经节瘤（retroperitoneal paraganglioma）

腹膜后神经节中的神经嵴细胞的肿瘤。发生于肾上腺者称为肾上腺嗜铬细胞瘤，发生于腹膜后者称为腹膜后副神经节瘤。副神经节瘤最常发生于 30～40 岁，男女均可发病。副神经节瘤可生长于任何区域，但最常见的位置是腹主动脉旁、肾门附近、下腔静脉旁等。

病因 病因尚不明，可能与遗传有关，30%有家族遗传背景，可作为某些遗传性综合征的表现之一，如希佩尔-林道（von Hippel-Lindau，VHL）病、多发性内分泌肿瘤 2 型、神经纤维瘤病 1 型、家族性副神经节瘤 1～5 型等。

发病机制 腹膜后副神经节瘤主要分泌儿茶酚胺，如肾上腺素和去甲肾上腺素，大约40%的患者会出现儿茶酚胺水平升高。儿茶酚胺通过特异性的肾上腺素能受体发挥作用，可引起全身各系统的异常。肾上腺素能受体广泛分布于心血管系统以及胃肠道的平滑肌，过量的儿茶酚胺通过与受体结合，引起高血压、头痛、心悸等症状。有 20%～50%的患者会发生转移。

病理 大体呈灰粉色或棕褐色，肿瘤体积较大时可见出血、坏死及囊性变。镜下可见大的多角形和多形性细胞。免疫组化染色：肿瘤细胞嗜铬粒蛋白 A（chromogranin A，CgA）、突触素（synapsin，Syn）和神经元特异性烯醇化酶（neuron specific enolase，NSE）呈阳性表达。

临床表现 最典型的症状包括头痛、心悸、多汗，部分患者可出现直立性低血压，因该病可累及全身多系统，也可以出现消化系统、神经系统相关症状以及代谢异常。部分腹膜后副神经节瘤没有任何症状，仅在体检时偶然发现，或因偶然触及腹部肿块就诊。

诊断 对于腹膜后肿瘤的患者，如果出现了头痛、心悸、多汗等典型的交感神经兴奋症状，需要首先考虑腹膜后副神经节瘤的可能。腹膜后副神经节瘤有典型的影像学表现：CT 强化特点与嗜铬细胞瘤相似，高强化，中心可见坏死。肿瘤可单发或多发。血、尿儿茶酚胺相关检查，以及放射性核素显像（间位碘苄胍）等检查有助于临床诊断。

鉴别诊断 ①首先需要鉴别肾上腺嗜铬细胞瘤，完善影像学检查，精确肿瘤定位，有助于做出鉴别。②其他类型腹膜后肿瘤，如腹膜后肉瘤、转移性腹膜后肿瘤等。腹膜后副神经节瘤有生长好发区域，CT 强化特点与嗜铬细胞瘤相似，高强化，中心可见坏死。MRIT2 加权像呈高信号表现。

治疗 首先建议手术切除。术前充分的药物准备是手术成功的关键，需要常规给予 α 受体阻滞剂，维持正常血压、心率/心律，改善心脏和其他脏器功能，纠正有效血容量不足，防止麻醉及术中诱发的血压剧烈波动。围术期强调与麻醉科、重症医学科的多学科合作。对于巨大的或者多发的腹膜后副神经节瘤，仍推荐采用开放手术。

预后 肾上腺外的副神经节瘤预后较肾上腺嗜铬细胞瘤为差，没有其他区域转移的小体积副神经节瘤 5 年生存率约95%，复发性副神经节瘤或转移性副神经节瘤 5 年生存率34%～60%。

（郝 瀚）

fùmóhòu zhōngliú shǒushù

腹膜后肿瘤手术（retroperitoneal tumor surgery）

运用手术方法处理各种腹膜后肿瘤性病变的治疗手段。腹膜后肿瘤手术是处理腹膜后病变的有效手段。腹膜后肿瘤手术包含的内容非常丰富。从疾病的诊断、手术指征的选择到手术方式的确定、术后并发症的处理等，都是腹膜后肿瘤手术的研究范畴。由于全部上尿路脏器以及部分普外科脏器，如胰腺、十二指肠，腹部大血管（腹主动脉、下腔静脉），交感神经、副交感神经均位于这一区域，以至于腹膜后肿瘤疾病种类多，功能复杂，往往需要多学科共同参与，协同诊治。疾病方面，腹膜后肿瘤手术处理的疾病包括原发于腹膜后的良恶性肿瘤，以及转移性肿瘤。

分类 ①根据手术方式可分为开腹手术、腹腔镜手术以及机器人手术。②根据手术入路可分为经腹腔入路、腹膜后入路等。③根据切除方式分为单纯腹膜后肿瘤切除、腹膜后联合脏器切除、腹膜后淋巴结清扫术、保留神经的腹膜后淋巴结清扫术等。

应用解剖 腹膜后腔范围广泛，上界为膈肌，下界为真骨盆入口，前界为后腹膜，后界及两侧界为腰部肌肉和侧腹壁。后腹腔包括全部上尿路（包括肾、肾盂和输尿管的近端/中段）、肾上腺、大血管（腹主动脉和腔静脉、髂总血管、腰血管）、腹膜后淋巴管、脂肪和结缔组织，以及感觉、运动和自主神经系统的部分（交感神经链、节后交感神经和副交感神经）。同时与腹腔脏器关系紧密，包括十二指肠的第二段和第三段、升结肠、降结肠、胰腺等，以上解剖因素在术中都需要予以关注。

因腹膜后肿瘤多呈侵袭性生长，根据腹膜后肿瘤生长部位不同，需要关注周围脏器是否受累。例如，肾、输尿管和肾上腺的受累情况，部分病变可能同时累及十二指肠、下腔静脉、腰大肌、膈肌、结肠等。受累程度可能难以在术前影像学上评估，经常需要在术中进行判断。

根据肿瘤位置的不同，可能需要行联合脏器切除，术前及术中需要请普通外科会诊，协助手术。

（郝瀚）

排尿功能障碍（voiding dysfunction）

páiniào gōngnéng zhàng'ài

广义的排尿功能障碍是各种原因引起的排尿异常，狭义的排尿功能障碍则主要指下尿路功能异常所致的储尿或排尿功能障碍。由于排尿受到精神、神经、肾功能、内分泌、代谢以及包括肾、膀胱、尿道等在内的尿路结构和功能的影响，临床上病因复杂，诊治困难。包括尿失禁、神经源性膀胱、膀胱过度活动症、尿瘘及遗尿等。

（王行环）

尿失禁（urinary incontinence, UI）

niào shījìn

由于膀胱括约肌损伤或神经功能障碍而丧失排尿自控能力，使尿液不自主地流出。尿失禁可分为压力性尿失禁、充溢性尿失禁、真性尿失禁及急迫性尿失禁等。尿失禁的流行病学调查结果显示该病患病率差异较大，可能与采用的尿失禁定义、测量方法、研究人群特征和调查方法等都有关系。女性人群中23%~45%有不同程度的尿失禁，7%左右有明显的尿失禁症状，其中约50%为压力性尿失禁，其次为混合性尿失禁和急迫性尿失禁。

（张琳 王行环）

压力性尿失禁（stress urinary incontinence，SUI）

yālìxìng niào shī jìn

打喷嚏、咳嗽或运动等腹压增高时出现不自主的尿液自尿道外口流出。

病因 不明确。较明确的危险因素有年龄、生育、盆腔脏器脱垂和肥胖。可能相关的危险因素包括雌激素降低、子宫切除术、吸烟、重体力活动。便秘、肠道功能紊乱、慢性咳嗽等因素是否有影响尚无定论。

发病机制 目前的研究认为，压力性尿失禁的发生可能有以下几种机制。

膀胱颈及近端尿道下移 尿道的支撑对腹压增加时控尿至关重要。尿道支撑结构丧失会导致膀胱颈和尿道不同程度下移，出现尿道过度活动，这是导致压力性尿失禁的主要原因。具有正常支撑结构的膀胱颈和近端尿道位于耻骨后较高位置，能够将增加的腹压同等地传递到膀胱和尿道。当尿道过度下移时，增高的腹压仅传递至膀胱而较少传递至尿道，使膀胱压高于尿道压，出现尿失禁。

"吊床"理论 正常情况下，随着腹压增高，尿道被紧压于"吊床"样的肌肉筋膜支撑结构上，不会漏尿。当这种支持结构减弱，在腹压增高时，膀胱颈和近端尿道会旋转下移，如果同时伴有尿道开放，就会发生尿失禁。如果这些支撑结构正常，即便存在膀胱颈和尿道过度下移，仍可以保持控尿。

尿道黏膜封闭功能减退 目前理论认为，所有的括约肌性尿失禁患者均有某种程度的尿道黏膜的封闭功能减退。正常尿道黏膜褶皱有密封垫作用，可阻止尿液的渗漏。随着年龄的增长，尿道黏膜萎缩变薄、弹性下降，可导致其封闭功能减退。尿道炎及尿道损伤等原因造成尿道黏膜广泛受损，导致黏膜纤维化，也可使尿道黏膜的封闭功能减退或消失。

尿道括约肌功能缺陷 尿道平滑肌、尿道横纹肌、尿道周围横纹肌功能退变及受损，导致尿道关闭压下降。

支配控尿组织结构的神经系统功能障碍 尿道周围的支撑组织相关的神经功能障碍均可导致尿道关闭功能不全而发生尿失禁。

临床表现 表现为咳嗽、打喷嚏、大笑等腹压增加时不自主漏尿。体征是在增加腹压时，能观测到尿液不自主地从尿道漏出。尿流动力学检查表现为充盈性膀胱测压时，在腹压增加而逼尿肌稳定性良好的情况下出现不随意漏尿。

诊断 压力性尿失禁诊断主要依据主观症状和客观检查，并需除外其他疾病。该病的诊断步骤应包括确定诊断（高度推荐）、程度诊断（推荐）、分型诊断（可选）及合并症诊断（高度推荐）。

确定诊断 目的是确定有无压力性尿失禁。主要依据病史和体格检查。

高度推荐 包括以下检查。

病史：①一般情况。包括认知能力、生活习惯、活动能力等。②与腹压增加有关的尿失禁症状。大笑、咳嗽、打喷嚏、跳跃或行走等各种腹压增加状态下，尿液是否漏出；停止增加腹压动作后漏尿是否随即终止。③泌尿系统其他症状。是否同时存在血尿、排尿困难、尿路刺激征及夜尿等症状，或下腹、腰部不适等。④其他病史。详细了解既往病史、月经生育史、伴发疾病和药物服用史等。

体格检查：①一般状态。生命体征、身体活动能力及协调能力等。②全身体检。神经系统检查，包括下肢肌力、会阴部感觉、肛门括约肌张力及病理征等；腹部检查注意有无尿潴留体征。③专科检查。有无盆腔脏器膨出及其程度；外阴部有无长期感染引起的异味、皮疹；棉签试验了解尿道活动度；双合诊了解子宫水平、大小和盆底肌收缩力等；直肠指诊检查括约肌肌力，并观察有无直肠膨出。④其他特殊检查。压力诱发试验。

推荐检查：①排尿日记。连续记录72小时排尿情况，包括每次饮水时间、饮水量、排尿时间、尿量，尿失禁时间和伴随症状等。②国际尿失禁咨询委员会尿失禁问卷（简表）。③其他检查。实验室检查包括血尿常规，尿培养和肝肾功能等实验室检查；尿流率；残余尿。

可选检查包括以下检查。

尿流动力学检查：当腹压增加时漏尿，伴有排尿困难或尿频、尿急等膀胱过度活动症状时需要进行尿流动力学检查。具体方法：①膀胱压力-容积测定。②腹压漏尿点压（abdominal leak point pressure，ALPP）测定。③压力-流率测定。④尿道压力描记。⑤有残余尿及排尿困难表现的患者，还需接受影像尿流动力学检查。

其他：①膀胱镜检查。怀疑有膀胱颈梗阻、膀胱肿瘤和膀胱-阴道瘘等疾病时，需要做此检查。②膀胱尿道造影。既往有悬吊手术（Sling手术）史，怀疑有膀胱输尿管反流，或需要进行压力性尿失禁分型的患者。③超声。了解有无上尿路积水，膀胱容量及剩余尿量。④静脉肾盂造影。了解有无上尿路积水及重复肾、重复输尿管，以及重复或异位输尿管开口位置。⑤CT。CT增强及三维重建，了解有无重复肾、重复输尿管，以及重复或异位输尿管开口位置。

程度诊断　目的是为选择治疗方法提供参考。

临床症状（高度推荐）　轻度：一般活动及夜间无尿失禁，腹压增加时偶发尿失禁，无需使用尿垫。中度：腹压增加及起立活动时有频繁的尿失禁，需要使用尿垫。重度：起立活动或卧位体位变化时即有尿失禁，严重地影响患者的生活及社交活动。

1小时尿垫试验　轻度：漏尿量 < 1g/h。中度：漏尿量 1 ~ 10g/h。重度：漏尿量 10 ~ 50g/h。极重度：漏尿量 > 50g/h。

分型诊断　分型诊断并非必需，但对于临床表现与体格检查不甚相符，以及经初步治疗疗效不佳的患者，建议进行尿失禁分型诊断，但需注意有时候几种尿失禁类型可以混合存在。

解剖型/尿道括约肌功能缺陷（ISD）型　根据排尿期膀胱尿道造影或影像尿流动力学检查、最大尿道闭合压等检测指标，可将压力性尿失禁诊断为解剖型/ISD型。

根据腹压漏尿点压（ALPP）分型　腹压漏尿点压检测方法：采取中速膀胱内灌注（50 ~ 70ml/min），在膀胱容量达到200ml或达到1/2膀胱功能容量时停止膀胱灌注。嘱患者做瓦尔萨尔瓦动作（Valsalva maneuver），直到尿道口见到尿液漏出。记录尿液开始漏出时刻的膀胱压，即为腹压漏尿点压。腹压漏尿点压参考值：①ALPP < 60cmH$_2$O，提示尿道括约肌关闭功能受损，为Ⅲ型压力性尿失禁。②ALPP > 90cmH$_2$O，提示尿道活动过度，为Ⅰ型压力性尿失禁。③ALPP介于60 ~ 90cmH$_2$O，提示尿道括约肌关闭功能受损和尿道过度活动同时存在，或为Ⅱ型压力性尿失禁。④若膀胱压 > 150cmH$_2$O，仍未见尿液漏出，提示尿失禁有其他因素存在。

目前认为，大多数女性压力性尿失禁患者可同时存在盆底支持功能受损和尿道括约肌功能缺陷，以上分型可能过于简单。

鉴别诊断　①膀胱-尿道瘘或输尿管-阴道瘘。严重的压力性尿失禁需与膀胱-阴道瘘或输尿管-阴道瘘相鉴别。后者常合并有妇科或盆腔手术史、放疗史。可通过体检、亚甲蓝试验等方法鉴别，必要时可行泌尿系统造影和膀胱镜检查。②尿道憩室。尿道憩室表现为排尿终止后再次出现少许尿液自尿道流出。体检时嘱患者排空膀胱，挤压尿道可见尿液流出。可通过尿道彩超确诊，部分憩室较小或位置特殊的患者需行磁共振检查明确诊断。③其他类型尿失禁。通过详细地询问病史和体格检查可与其他类型尿失禁鉴别，必要时尿流动力学检查可明确诊断。

治疗　包括非手术治疗和手术治疗。

非手术治疗　包括以下内容。

保守治疗　①控制体重（高度推荐）：肥胖是女性压力性尿失禁的明确危险因素，减轻体重可改善尿失禁的症状。②盆底肌训练（高度推荐）：盆底肌训练（pelvic floor muscle training，PFMT）通过自主的、反复的盆底肌肉群的收缩和舒张，增强支持尿道、膀胱、子宫和直肠的盆底肌张力，增加尿道阻力、恢复盆底肌功能，达到预防和治疗尿失禁的目的。此法简便易行、有效，适用于各种类型的压力性尿失禁，停止训练后疗效的持续时间尚不明确。目前尚无统一的训练方法，可参照以下方法实施：持续收缩盆底肌（提肛运动）2~6秒，松弛休息2~6秒，如此反复10~15次为1组。每天训练3~8组，持续8周以上或更长时间。盆底肌训练可结合生物反馈、电刺激治疗进行，在专业人员指导下进行盆底肌训练可获得更好的疗效。③生物反馈（推荐）：生物反馈是借助置于阴道或直肠内的电子生物反馈治疗仪，监视盆底肌肉的肌电活动，并将这些信息转换为视觉和听觉信号反馈给患者，指导患者进行正确的、自主的盆底肌肉训练，并形成条件反射。与单纯盆底肌训练相比，生物反馈更为直观和易于掌握，短期内疗效可优于单纯盆底肌训练，但远期疗效尚不明确。④电刺激治疗（可选）：电刺激治疗是利用植入式袖状线性电极和皮肤表面电极，有规律地对盆底肌群或神经进行刺激，增强肛提肌及其他盆底肌肉及尿道周围横纹肌的功能，以增加控尿能力。单独应用电刺激治疗对压力性尿失禁的疗效尚不明确，与生物反馈和/或盆底肌训练结合可能获得较好的疗效。会阴完全失神经支配者是电刺激治疗的禁忌证，相对禁忌证包括心脏起搏器植入、妊娠、重度盆腔器官脱垂、下尿路感染、萎缩性阴道炎、阴道感染和出血。⑤磁刺激治疗（可选）：利用外部磁场进行刺激，改变盆底肌群的活动，通过反复的活化终端运动神经纤维和运动终板来强化盆底肌肉的强度和耐力，从而达到治疗压力

性尿失禁的目的。磁刺激治疗是一种完全非侵入式的治疗方式，可以有效改善患者的症状。

药物治疗 主要作用原理在于增加尿道闭合压，提高尿道关闭功能。目前常用的药物有以下几种。①度洛西汀（推荐）。度洛西汀是5-羟色胺及去甲肾上腺素的再摄取抑制剂，它作用于骶髓的奥奴弗罗维奇核，阻断5-羟色胺及去甲肾上腺素的再摄取，升高二者的局部浓度，兴奋此处的生殖神经元，进而提高尿道括约肌的收缩力，增加尿道关闭压，减少漏尿。用法：口服，每次40mg，每天2次，需维持治疗至少3个月。疗效：多在4周内起效，可改善压力性尿失禁症状，结合盆底肌训练可获得更好的疗效。不良反应：恶心、呕吐较常见，其他不良反应有口干、便秘、乏力、头晕、失眠等。②雌激素（推荐）。刺激尿道上皮生长；增加尿道黏膜静脉丛血供；影响膀胱尿道旁结缔组织的功能；增加支持盆底结构肌肉的张力；增加α肾上腺素受体的数量和敏感性，提高α肾上腺素受体激动剂的治疗效果。用法：口服雌激素不能减少尿失禁，且有诱发和加重尿失禁的风险。对绝经后患者应选择阴道局部使用雌激素，用药的剂量和时间仍有待进一步研究。疗效：阴道局部使用雌激素可改善压力性尿失禁症状，配合盆底肌训练、选择性肾上腺素受体激动剂可提高疗效。不良反应：长期应用会增加子宫内膜癌、卵巢癌、乳腺癌和心血管疾病的风险。③选择性α₁肾上腺素受体激动剂（可选）：选择性激活膀胱颈和后尿道的α₁肾上腺素受体，使平滑肌收缩，尿道阻力增加。用法：常用药为盐酸米多君，口服，每

次2.5mg，每天3次。疗效：可改善压力性尿失禁症状，结合使用雌激素或盆底肌训练可获得更好的疗效。不良反应：血压升高、恶心、口干、便秘、心悸、头痛、肢端发冷，严重者可发作脑卒中。

手术治疗 当保守治疗或药物治疗压力性尿失禁不满意时，应考虑手术治疗。常见的手术类型包括无张力尿道悬吊术、单切口尿道中段悬吊术、传统悬吊术、尿道旁注射术。

主要适应证 ①非手术治疗效果不佳或不能坚持、不能耐受、预期效果不佳的患者。②中重度压力性尿失禁，严重影响生活质量的患者。③生活质量要求较高的患者。④伴有盆腔脏器脱垂等盆底功能病变需行盆底重建者，同时存在压力性尿失禁时。

术前注意事项 ①告知患者压力性尿失禁本身只影响患者的生活质量，并不致命。②征询患者及其家属的意愿，在充分沟通的基础上做出是否手术的选择。③注意评估膀胱尿道功能，必要时应行尿流动力学检查。④根据患者的具体情况选择术式。要考虑手术的疗效、并发症及手术费用，并尽量选择创伤小的术式。⑤尽量考虑到尿失禁的分类及分型，并做针对性治疗。⑥应嘱咐患者术后坚持盆底肌训练和保持体型的重要性。

手术类型 包括以下几个方面。

无张力尿道悬吊术：以尿道中段吊床理论为基础开创的经阴道无张力尿道悬吊术（tension-free vaginal tape，TVT）治疗压力性尿失禁，为压力性尿失禁的治疗带来了全新的革命。按悬吊最终放置的位置可将此类手术分为耻骨后尿道中段悬吊术（retropubic mid-urethral sling）、经闭孔尿道中段悬吊术（transobturator mid-urethral sling）。耻骨后入路的手术按悬吊穿刺方向又分为"下–上"（down-up）术式和"上–下"（up-down）术式，目前国内常用的产品分别为 TVT 和 SPARC；经闭孔入路的手术按悬吊穿刺方向又分为"进–出"（in-out）术式和"出–进"（out-in）术式，其各自的代表性产品分别为 TVT-O 和 TOT。穿刺方向也可总体上分为"阴道至皮肤"（vagina-to-skin）术式和"皮肤至阴道"（skin-to-vagina）术式。

耻骨后尿道中段悬吊术（高度推荐）：TVT 作为此类术式中的第一种，在 1996 年进行首次报道，此后出现了很多类似的悬吊手术（悬吊带的材质和设计不同，或穿刺方向不同），各类悬吊术之间的比较显示治愈率无明显区别，短期疗效均在 90% 以上。这类手术的最大优势在于疗效稳定、损伤小、并发症少。尽管此类手术并发症并不常见，但有时可出现以下的术中和术后问题。①膀胱穿孔：易发生在初学者或以往施行过手术的患者。术中反复膀胱镜检查是必不可少的步骤。如果术中出现膀胱穿孔，应重新穿刺安装，并保留导尿管 1~3 天；如术后发现，则应取出悬吊带，留置导尿管 1 周，待二期再安置悬吊带。②出血：出血及耻骨后血肿并不罕见，多因穿刺过于靠近耻骨后或存在瘢痕组织。当出现耻骨后间隙出血时，可将膀胱充盈 2 小时，同时在下腹部加压，阴道内填塞子宫纱条，严密观察，出血多能自行停止及吸收。③排尿困难：多因悬吊过紧所致。另有部分患者可能与术前膀胱逼尿肌收缩力受损/膀胱出口梗阻有

关，此类患者进一步行尿流动力学检查有所帮助。对术后早期出现的排尿困难，可做间歇性导尿。1%~2.8% 患者术后出现尿潴留而需切断悬吊带，可在局部麻醉下经阴道松解或切断悬吊带，术后排尿困难多立刻消失，而悬吊带所产生的粘连对压力性尿失禁仍有治疗效果。④其他并发症：包括对植入的悬吊带的异物反应或切口延迟愈合、悬吊带侵入尿道或阴道、肠穿孔和感染等，最严重的是血管损伤。

经闭孔尿道中段悬吊术（高度推荐）：为减少耻骨后入路带来的膀胱穿孔，甚至肠道或髂血管损伤的并发症，2001 年报道了经闭孔的穿刺途径（out-in），即 TOT 术式。2003 年报道了的 in-out 的经闭孔途径，即 TVT-0 术式。此类术式的近期有效率为 84%~90%，与 TVT 基本相当，但远期疗效仍有待进一步观察。经闭孔尿道中段悬吊术基本排除了损伤膀胱或髂血管的可能性。少见的严重并发症主要有悬吊带阴道侵蚀和闭孔血肿、脓肿形成等。

总的来讲，无张力尿道悬吊术疗效稳定，并发症较少，高度推荐作为尿失禁初次和再次手术术式，其中 TVT-0 或 TOT 因创伤小、住院时间短、并发症少而优势更加明显。

单切口尿道中段悬吊术（推荐）：与无张力尿道悬吊术相比，悬吊带长度大幅缩短，只存在阴道前壁一个切口，减少了穿刺针对组织的损伤和术后疼痛刺激，并发症明显减少。远期疗效各中心差异较大。

传统悬吊术（可选）：此类悬吊术是采用自体材料或合成材料形成悬吊带，跨过尿道或膀胱颈

后固定在腹壁或盆腔结构上以稳定尿道。此类悬吊术一般采用自体材料，如腹直肌筋膜、阔筋膜等。治愈率达 73%~95%；成功率达 64%~100%。最主要的并发症为排尿困难、新发膀胱过度活动症、悬吊带的侵蚀和悬吊带的移位。传统悬吊术虽然解决了悬吊带的组织相容性问题，但因为手术创伤较大，临床上更倾向于在尿道括约肌功能缺陷患者和抗尿失禁手术失败患者中使用。

尿道旁注射术（可选）。包括以下几种方法。

尿道旁填充物注射术：是治疗压力性尿失禁的最微创的外科术式，在内镜直视下，将填充物注射于尿道内口黏膜下，使尿道腔变窄、拉长以提高尿道阻力，延长功能性尿道长度，增加尿道内口的闭合，达到控尿目的。填充物注射术不是通过改变膀胱尿道角度和位置，而主要通过增加尿道封闭能力产生治疗作用。最佳适应证是单纯因尿道括约肌功能缺陷所致的压力性尿失禁。常用注射材料有硅胶粒、聚四氟乙烯和碳包裹的锆珠等，其他可用注射材料有鱼肝油酸钠、戊二醛交联的牛胶原、自体脂肪或软骨、透明质酸/聚糖等。优点是创伤小，严重并发症发生率低，并可多次重复进行。不足之处：①疗效有限，近期疗效 30%~50%，远期疗效差。双盲随机对照临床研究证实，注射自体脂肪的疗效与安慰剂之间的差异没有显著性。②有一定并发症，如短期排空障碍、感染、尿潴留、血尿、个别材料可能过敏和颗粒的迁移等，严重并发症为尿道–阴道瘘。因此，尿道旁填充物注射术可选择性用于膀胱颈部移动度较小的Ⅰ型和Ⅱ型压力性尿失禁患者，

尤其是伴严重并发症不能耐受麻醉和开放手术者。

尿道旁干细胞注射术：近年来，运用各类干细胞作为注射材料进行压力性尿失禁的治疗取得了一些成绩，通过干细胞的注射促进括约肌的再生，并已经开始运用于临床。小样本量临床研究显示2年的有效率可达75%。其最大的优点为组织相容性好，更符合生理性，是一种非常有前途的治疗方法。但总的来讲需要更多的临床研究来证实以及进一步的随机对照试验确定其真实疗效。

并发症 短期可出现膀胱排空障碍、感染、尿潴留、血尿、个别材料可能过敏和颗粒的迁移等，严重并发症为尿道-阴道瘘。

预后 短期效果尚可，远期疗效较差。

(张　琳)

chōngyìxìng niàoshījìn

充溢性尿失禁（overflow urinary incontinence） 膀胱压力超过尿道阻力时引起的溢尿。又称假性尿失禁。

病因 常见病因包括良性前列腺增生、神经源性膀胱、泌尿系结核、尿道狭窄等。

发病机制 各种原因所致膀胱过度充盈，膀胱压超过尿道压致尿液不自主从尿道外口流出。

症状 表现为不时滴尿，尿液不能成线，增加腹压时溢尿可加重。

诊断 ①病史：多有排尿困难病史，尿道狭窄患者可能有外伤、手术史或反复尿道炎病史。②体检：耻骨上区隆起，叩诊浊音。并发上尿路严重积水时可出现双肾区隆起。③辅助检查：泌尿系统彩超可明确诊断。

鉴别诊断 与其他类型尿失禁鉴别，B超残余尿测定可鉴别。

治疗 积极治疗原发疾病，留置导尿管或膀胱穿刺造口引流尿液，保护膀胱和上尿路功能。

并发症 可致双侧输尿管扩张、肾积水，长期存在可出现膀胱逼尿肌功能受损。

(张　琳)

zhēnxìng niàoshījìn

真性尿失禁（true incontinence） 由于尿道外括约肌损伤或缺陷，导致持续性尿液从尿道流出。其分为尿道源性和非尿道源性。尿道源性尿失禁多为尿道外括约肌严重缺陷或损伤所致。

病因 常见原因包括神经源性膀胱、女性尿道产伤、前列腺手术所致尿道外括约肌损伤等。非尿道源性尿失禁主要是输尿管开口异位等先天性解剖异常所致。

发病机制 尿道括约肌损伤或支配尿道括约肌的神经损伤致尿道闭合压显著下降而丧失关闭尿道功能。

症状 表现为持续的昼夜尿失禁而几乎没有正常排尿。

诊断 根据病史诊断比较容易，必要时辅助泌尿系统彩超检查。

鉴别诊断 女性患者需与膀胱-阴道瘘鉴别

治疗 治疗原发疾病、预防医源性损伤，保守治疗改善症状，部分患者可考虑人工尿道括约肌植入。

并发症 因长期尿液浸泡，可出现会阴部皮疹或溃疡。

预后 病因不同，预后存在差异，总体较差。

(张　琳)

jípòxìng niàoshījìn

急迫性尿失禁（urgency urinary incontinence） 因强烈尿意而致的尿失禁。分为运动型和感觉型两类。

病因 常见原因包括膀胱出口梗阻、尿道狭窄、神经系统疾病（脑卒中、阿尔茨海默病、帕金森综合征）等。

发病机制 运动型急迫性尿失禁系逼尿肌无抑制性收缩使膀胱压超过尿道阻力所致。感觉型急迫性尿失禁是膀胱炎性刺激引起的一个症状。

治疗 治疗原发疾病、口服M受体阻滞剂或β_3受体激动剂改善症状。

(张　琳)

pángguāng guòdù huódòngzhèng

膀胱过度活动症（overactive bladder，OAB） 经常需要去排尿以至于对个人的生活质量造成负面影响的症状。频繁需要排尿的表现可能发生在白天、晚上或两者兼而有之。如果膀胱失控，则出现急迫性尿失禁。超过40%的膀胱过度活动症患者有尿失禁。相应地，40%~70%的尿失禁是膀胱过度活动症引起的。膀胱过度活动症不会危及生命，但大多数患有这种疾病的人常年深受困扰。据估计，7%~27%的男性和9%~43%的女性会发生膀胱过度活动症。其发病率随着年龄的增长而增加。一些研究表明，这种情况在女性中更为常见，尤其是合并尿失禁时。

病因 尚不清楚。危险因素包括肥胖、咖啡因和便秘。糖尿病控制不佳、功能活动性差和慢性盆腔疼痛可能会使症状恶化。

发病机制 通常与逼尿肌的过度收缩有关。尿流动力学检查常可观察到这种膀胱肌肉收缩模式。异常收缩的根源也可能存在于尿路上皮和固有层，其异常活动可能会刺激逼尿肌或整个膀胱引起功能障碍。

临床表现 膀胱过度活动症

的特征是尿急、尿频、夜尿症和急迫性尿失禁。

尿急 被认为是膀胱过度活动症的标志性症状。但对于什么是尿急没有明确的标准。2002年，国际尿控协会（International Continence Society，ICS）将尿急定义为突然的、令人难以推迟的排尿欲望。医师需要与患者共同明确尿急的程度。一些患者描述为一有尿意，刻不容缓或稍有迟疑就担心尿湿裤子。因此，对漏尿的担忧是判断尿急程度的一个重要特征。

尿频 一天排尿次数超过8次。通常通过让患者记录排尿日记来记录排尿频率。排尿次数可受睡眠、液体摄入量、药物治疗等影响。

夜尿症 排尿冲动导致睡眠中断。受生活方式和医疗因素的影响。偶尔醒来不被视为异常。多数研究认为每晚2次或2次以上的排尿会影响生活质量。

急迫性尿失禁 尿失禁的一种形式，其特征在于感觉尿急时，无明显原因发生的不自主的尿液流出。与尿频一样，可以在排尿日记中记录尿失禁，以帮助诊断和管理症状。

诊断 膀胱过度活动症的诊断主要依据患者的症状和体征。需排除其他可能引起排尿异常的病因，如感染等因素。通常不需要尿流动力学、膀胱镜和超声检查，可以进行尿培养以排除感染。可以通过排尿日记记录排尿频率及每次尿量。可以进行膀胱尿道镜检查以排除下尿路肿瘤和肾结石。如果患者存在能够解释其排尿异常症状的潜在代谢性疾病或局部病理改变，则该症状可被视为该疾病的一部分，而不诊断为膀胱过度活动症。

通常认为自评量表是衡量症状严重程度的有效方式，但目前缺乏理想的问卷。这些问卷可分为两类：常规的下尿路症状调查问卷和针对膀胱过度活动症的调查问卷。常规的下尿路症状调查问卷包括美国泌尿外科学会症状指数（American Urological Association symptom indexc，AUASI）、泌尿生殖道障碍量表（urogenital distress inventory，UDI）、尿失禁影响问卷（incontinence impact questionnaire，IIQ）和Bristol女性下尿路症状调查问卷（Bristol female lower urinary tract symptoms questionnaire，BFLUTS）。针对膀胱过度活动症的调查问卷包括膀胱过度活动症调查问卷（overactive bladder questionnaire，OABQ）、尿急调查问卷（urgency questionnaire，UQ）、膀胱过度活动症主要症状调查问卷（POSQ）和国际尿失禁咨询委员会尿失禁问卷表（International Consultation on Incontinence questionnaire，ICIQ）。

鉴别诊断 类似膀胱过度活动症的症状可能会在一些其他疾病中出现，如尿路感染（urinary tract infection，UTI）、膀胱癌和良性前列腺增生（benign prostatic hyperplasia，BPH）。尿路感染通常涉及疼痛和血尿（尿中带血），而膀胱过度活动症通常不存在这些症状。膀胱癌通常包括血尿和疼痛，并且可能不存在膀胱过度活动症的常见症状（尿急、尿频和夜尿症）。良性前列腺增生经常包括排尿期症状，有时还包括疼痛或血尿，而这些通常不存在于膀胱过度活动症。尿崩症引起尿频和尿量增多，但不一定有尿急。

治疗 膀胱过度活动症的治疗主要包括药物治疗和非药物治疗方法。

药物治疗 许多M受体阻滞剂类药物（如达非那新、莨菪碱、奥昔布宁、托特罗定、索利那新、曲司铵、非索罗定）常用于治疗膀胱过度活动症。也可以使用β_3受体激动剂（如米拉贝隆、维贝格龙）。肉毒杆菌毒素A（Botox）已由美国食品药物监督管理局批准用于患有神经系统疾病的成人，包括多发性硬化症和脊髓损伤。将肉毒杆菌毒素A注射到膀胱壁可以通过阻断神经信号来抑制不自主的膀胱收缩，并且可能有效长达9个月。对膀胱过度活动症病理生理学的认识不断增加，推动了药物治疗领域的大量基础和临床研究。

非药物治疗 包括改变生活方式（限制液体摄入、避免摄入咖啡因）、膀胱训练、盆底肌锻炼、电刺激和外科手术等。定时排尿是膀胱训练的一种形式，它使用生物反馈来减少因膀胱控制不佳而导致的排尿频发。这种方法旨在提高人们对排尿时间、地点和频率的控制。定时排尿计划包括制订排尿时间表。为此，患者需要制作一张排尿和漏尿情况表。根据图表中漏尿出现的规律，患者可以计划在漏尿之前排空膀胱。一些患者发现使用振动提醒手表来帮助他们记住排尿时间很有帮助。振动提醒手表可以设置为在一天中特定的间隔或特定时间提醒。通过膀胱训练，人们可以改变膀胱储存和排空尿液的时间规律。

多种类型的神经调节设备也可用于膀胱过度活动症治疗。电刺激治疗的目的是减少导致膀胱紧张和尿液排出的肌肉收缩。有侵入性和非侵入性电刺激两种。侵入性电刺激常用的方法是将骶神经调节电极置入骶神经根，并通过脉冲发生器连续施加电流于特定骶神经，以此兴奋或抑制神经通路，调节异常的骶神经反射弧，进而调节排尿频次。非侵入性电刺激包括将电极引入阴道或肛门，或用细针将电极插入脚踝附近的神经。这些非侵入性电刺激在使用时似乎可以减轻症状，并且比不治疗、药物治疗或盆底肌治疗效果好，但证据质量低。目前尚不清楚哪种电刺激类型最有效。此外，尚不清楚治疗停止后疗效是否能持续。

手术治疗 可通过肠壁组织扩大膀胱，但仅作为最后手段使用。这类手术可以显著增加膀胱中的储尿量，从而减少排尿次数。

并发症 长期使用 M 受体阻滞剂可能导致痴呆症。然而，由于存在发生不良反应的风险，M 受体阻滞剂和 β_3 受体激动剂均为二线治疗。很少有人能通过药物得到完全缓解，所有药物都只有中等疗效。一个典型的膀胱过度活动症患者每天可能小便 12 次。药物治疗可以将这个数字减少 2~3 次，每天减少 1~2 次尿失禁事件。

预后 大约 39% 的患者膀胱过度活动症症状会在 1 年内缓解，但大多数患者的症状会持续数年。

（罗 仪 王行环）

shénjīngyuánxìng pángguāng

神经源性膀胱 (neurogenic bladder)

由神经系统病变导致排尿功能障碍，进而产生的一系列下尿路症状和并发症的总称。其是一种比较常见的良性疾病。

病因 该病好发于脑血管意外、颅脑肿瘤、周围神经病变、神经脱髓鞘病变、脊柱和盆腔外科手术、脊髓损伤患者。①脑疾患：研究显示控制逼尿肌和尿道外括约肌的神经传导束与支配躯体感觉和运动的神经行走途径几乎相同，因此常同时受到损害。常见于脑血管疾病、帕金森病、脑肿瘤、多发性硬化症及阿尔茨海默病等。②脊髓病变：常见于脊髓创伤、脊髓血管疾病、神经管闭合不全及脊髓空洞、脊髓灰质炎、横贯性脊髓炎及多发性硬化症等，均可导致膀胱尿道功能障碍。③周围神经病变：常见于糖尿病、盆腔脏器切除术后以及带状疱疹等。

发病机制 神经源性膀胱从病理生理上分为逼尿肌活动亢进和逼尿肌活动低下。特发性逼尿肌过度活动 (idiopathic detrusor overactivity, IDO)、逼尿肌反射亢进 (detrusor hyper-reflexia, DHR) 和膀胱顺应性减低是逼尿肌活动亢进的 3 种主要类型，括约肌可表现为协调正常、外括约肌协同失调或内括约肌协同失调。逼尿肌活动低下 (underactive detrusor) 常见于神经系统疾病的患者，而源于排尿期括约肌功能亢进的膀胱出口梗阻 (bladder outlet obstruction, BOO) 患者，同时伴充盈期逼尿肌反射亢进也很常见，男性逼尿肌活动低下患者的综合症状与膀胱出口梗阻患者鉴别困难。逼尿肌活动低下可伴有括约肌协调正常、外括约肌痉挛、外括约肌去神经、内括约肌痉挛等。

分类 依据神经病变的部位将神经源性膀胱分为以下 5 类。①感觉麻痹性神经源性膀胱 (sensory paralytic neurogenic bladder)：源于选择性膀胱和脊髓间或脊髓和大脑间的感觉纤维传导受阻。较常见的原因是糖尿病、运动性共济失调、恶性贫血等。典型的改变为经膀胱测压曲线证实为大容量、高顺应、低压充盈

曲线，可见大量的残余尿。②运动麻痹性神经源性膀胱 (motor paralytic neurogenic bladder)：源于膀胱副交感运动神经的破坏性疾病。常见原因为盆腔手术或外伤。早期表现可有疼痛性尿潴留、排尿启动困难等；膀胱测压显示膀胱充盈可正常，但达到最大膀胱容量时难以启动自主性膀胱收缩。后期的表现与膀胱失代偿及膀胱组织学改变有关，可有膀胱感觉功能改变和大量的残余尿，膀胱测压显示膀胱容量增大，高顺应性膀胱，或残余尿前高顺应性，残余尿后低顺应性，不能启动逼尿肌收缩。③无抑制性神经源性膀胱 (uninhibited neurogenic bladder)：用以描述与"皮质调节"有关的损伤或疾病，如脑血管病、脑或脊髓肿瘤、帕金森病、神经脱髓鞘疾病等。这类疾病因破坏了能对骶髓排尿中枢发挥抑制作用的神经中枢或神经传导纤维，导致排尿反射的易化。这种排尿功能障碍在症状上大多表现为尿频、尿急、急迫性尿失禁，在尿流动力学上表现为储尿期膀胱不自主收缩。患者常可以自主启动膀胱收缩排尿，除非合并有器质性膀胱出口梗阻，或尿道内和/或外括约肌协同失调，一般无排尿困难和残余尿。④反射性神经源性膀胱 (reflex neurogenic bladder)：源于骶髓与脑干间完全性感觉和运动通路损害。最常见的是外伤性脊髓损伤及横断性髓鞘炎，也可发生在脱髓鞘疾病，以及任何可能引起明显的脊髓损伤的过程。典型的表现是膀胱失去感觉，失去自主启动收缩的能力，但在膀胱充盈期可出现自发性逼尿肌收缩，有逼尿肌尿道外括约肌协同失调。这类病变的急性损害期表现为脊髓休克，膀胱

感觉和运动功能完全丧失，膀胱对所有刺激都无反应。在脊髓休克期向反射性神经源性膀胱过渡期可有多种不同的表现。⑤自主性神经源性膀胱（autonomous neurogenic bladder）：源于脊髓部位的膀胱感觉和运动完全分离。这可能源于疾病破坏骶髓，或对骶神经根或盆神经的损害。患者不能自主启动排尿，没有膀胱反射活动。膀胱测压显示无自主或自发的逼尿肌收缩，膀胱压力低，膀胱容量增大。

临床表现 神经源性膀胱患者的症状取决于神经病变的部位以及程度，绝大部分患者可表现为尿频、尿急、尿失禁或尿潴留等症状，伴发性功能障碍。男性患者可有勃起功能障碍、射精异常、性高潮异常等症状；女性患者可出现性欲减退、性交困难的表现；部分患者可伴有肠道不适，如频繁排便或者便秘、里急后重感；有的患者也可出现会阴部感觉丧失、肢体瘫痪等神经系统原发病症状。严重时可引起上尿路损害以及肾衰竭、尿路感染等并发症。

诊断 包括以下几个方面。

症状 ①逼尿肌活动亢进的症状是由无抑制性收缩所引起，主要为尿频、尿急及急迫性尿失禁，部分患者表现为压力性尿失禁或遗尿。②逼尿肌活动低下的患者在排尿时膀胱颈部不能张开或张开不充分，常表现为排尿困难、尿潴留、充溢性尿失禁等症状。③除排尿症状外，可伴有便秘、大便失禁、会阴部感觉减退或丧失、肢体瘫痪等症状。

体格检查 ①肛门括约肌张力试验：肛门括约肌松弛，表示脊髓中枢不活动或活动降低。肛门括约肌收缩过强，表示脊髓中枢反射亢进。②肛门反射试验：刺激肛门周围皮肤，如肛门收缩表示脊髓活动存在。③球海绵体反射：刺激阴茎头或阴蒂，引起肛门括约肌收缩，表示脊髓活动存在。

辅助检查 ①冰水试验：如果脊髓中枢以上损伤，向膀胱内注入冰水后，数秒内将冰水有力喷出；脊髓中枢以下损伤，无此反应。②尿流动力学检查：可反映逼尿肌活动亢进或逼尿肌活动低下及尿道括约肌功能。③排泄性膀胱尿道造影：可见膀胱壁小梁形成、憩室及典型的"圣诞树"样膀胱，动态观察可见逼尿肌异常收缩，逼尿肌收缩与尿道内外括约肌间的协调关系异常，残余尿增加等。④实验室检查：合并泌尿系统感染者，尿液检查可有红细胞、白细胞及尿培养阳性。

鉴别诊断 ①前列腺增生症：发生于50岁以上男性，有排尿困难、尿潴留，严重者引起肾、输尿管扩张积水。直肠指诊、膀胱镜检查、膀胱造影可明确诊断。②膀胱颈梗阻：女性患者有排尿困难和尿潴留，肛门周围皮肤及会阴部感觉正常，膀胱镜检查或尿流动力学检查可鉴别。③先天性尿道瓣膜：多见于小儿，有排尿困难、尿潴留。尿道镜检查或尿道造影可鉴别。④女性压力性尿失禁：逼尿肌功能正常，尿道阻力降低，膀胱颈抬高试验阳性，膀胱尿道造影可见膀胱尿道后角消失，膀胱颈位置降低。⑤尿道狭窄：可为先天性或后天性，以排尿困难为主要表现。尿道探子检查有明显狭窄段，尿道造影可明确诊断。⑥膀胱结石：排尿困难多伴有排尿疼痛，在排尿过程中可突然发生尿流中断现象。超声检查可见强回声。膀胱区平片

见不透光阴影。膀胱镜检查可明确结石大小、数目。⑦膀胱癌：位于膀胱颈部、三角区附近的带蒂肿瘤，因堵塞尿道内口可引起排尿困难、尿潴留等症状。但患者一般有间歇性无痛性血尿，尿脱落细胞检查可发现癌细胞。静脉尿路造影可见膀胱区充盈缺损，膀胱镜检查可直接明确肿瘤的部位、大小、数目，并可同时取活组织检查。

治疗 治疗目的是保护肾功能；建立低压储尿、排尿及排尿控制以缓解症状，提高生活质量；处理泌尿系统感染等并发症。治疗思路是通过干预膀胱、尿道功能以促进储尿或排尿。治疗方法是通过手术或非手术方法促进储尿或排尿，强调治疗方案的个体化；注意原发病的治疗。至今尚无十分满意的治疗方法，在达到疗效的前提下，应优先选择简单安全、损伤较小的治疗方法。

非手术治疗 包括以下方面。

导尿 无论是以促进储尿或排尿为目的，间歇性导尿能有效地治疗神经肌肉排尿功能障碍，免除了长期带导尿管甚至耻骨上膀胱造口的痛苦，并为进一步治疗（膀胱扩大术，可控性尿流改道术）创造了条件。多年的临床观察已证明其长期使用的安全性和有效性。初始时可嘱患者4小时导尿1次，以后具体间隔时间由患者自行掌握，以不发生尿失禁、膀胱不发生过度充盈为原则。实践证明有症状性感染并不常见。留置导尿管或膀胱造口一般短期使用，但对某些患者，定期更换导尿管长期引流膀胱是唯一可行的方法。

辅助治疗 ①定时排尿：尤其适用于逼尿肌活动亢进的患者。嘱患者无论有无尿急，每3~4小

时排尿 1 次。药物治疗常配合使用定时排尿。②盆底肌训练、会阴区电刺激：常用于女性压力性尿失禁的辅助治疗，以增加膀胱出口阻力。③训练"扳机点"排尿：使用克雷德（Crede）手法排尿可增加膀胱压和收缩，促进膀胱排空，但对某些低顺应性膀胱伴反流患者，克雷德手法可能加剧肾功能损害。④对某些男性患者：可使用阴茎夹或避孕套集尿器等外部集尿装置。

药物治疗　①抑制膀胱收缩药物：临床上常用 1 种以上具有不同药理学作用机制的药物治疗逼尿肌不随意收缩。抗胆碱类：丙胺太林临床最常用；而阿托品具有"耐药性"，只能部分抑制膀胱逼尿肌收缩。该类药物可引起口干、心动过速、视物模糊、肠蠕动降低，大剂量可引起低血压和勃起功能障碍。严重膀胱出口梗阻、青光眼患者禁用。平滑肌松弛剂：临床最常用黄酮哌酯（泌尿灵），对尿急、尿失禁及尿流动力学表现为逼尿肌活动亢进患者有效，不良反应小。钙通道阻滞药：如硝苯地平。某些三环类抗抑郁药、β 受体激动剂等亦有应用于临床。②促进膀胱排尿药物：拟副交感神经药物如氨基甲酰甲基胆碱，治疗高顺应性膀胱临床疗效良好，如配合手法排尿效果更佳。α 受体阻滞剂如坦索罗辛、特拉唑嗪等，可减少膀胱出口阻力。③增加膀胱出口阻力药物：α 肾上腺素能药物如麻黄碱、丙米嗪。对甲亢患者禁用，心血管疾病慎用。α 受体阻滞剂如普萘洛尔，对部分患者有效，哮喘患者禁用。对绝经后女性，雌激素可增加尿道阻力，如尼尔雌醇片。④降低膀胱出口阻力药物：常用高选择性 α_1 受体阻滞剂

如特拉唑嗪、坦索罗辛等。哌唑嗪为 α_1 受体阻滞剂，而 α_1 受体可分为高亲和力的 α_1H 受体和低亲和力的 α_1L 受体，α_1H 受体又可进一步分为 α_1A、α_1B、α_1C 和 α_1D 4 个受体亚型。特拉唑嗪属于以 α_1H 受体阻滞剂为主的类型，坦索罗辛为 α_1A 受体阻滞剂。临床经验证明，有效率及症状缓解效果前者优于后者，但后者几乎不出现直立性低血压等不良反应，又称首剂现象。

其他封闭疗法　可减轻和消除膀胱逼尿肌活动亢进或外括肌痉挛，主要有膀胱黏膜封闭、阴部神经阻滞及选择性骶神经阻滞或联合封闭；相应的电刺激可增强膀胱收缩或增加尿道阻力。

手术治疗　其作用是提高膀胱顺应性及容量，改变膀胱出口阻力。需经非手术治疗证明无效，并在神经病变稳定后进行。下尿路机械性梗阻患者应考虑首先去除梗阻因素。

降低膀胱出口阻力手术　①经尿道膀胱颈切开或部分切除术：适用于膀胱有足够容量、逼尿肌收缩好，近端尿道压力分布示括约肌压力 ≥ 逼尿肌压力者，为治疗膀胱颈梗阻和膀胱尿道功能异常的最主要手术方法。手术要点是切开范围在精阜近端。对于多次手术无效的难治性协同失调患者，外括约肌切开术后一般需带外部集尿器。②膀胱颈 Y-V 成形术：适用于逼尿肌活动亢进、较多残余尿，封闭治疗无效或需同时处理膀胱内病变者。③对于女性患者：过度尿道扩展（F40~F50）疗效较佳，此法操作简单，可反复进行，控尿好。

增加膀胱出口阻力手术　①腔内尿道周围注射，虽对男性尿失禁疗效不如女性，但因简单

安全、并发症少，为治疗尿失禁的首选方法。②膀胱颈尿道悬吊术，为增加膀胱出口阻力的经典方法，术式较多，疗效确实，常用于治疗女性压力性尿失禁。③筋膜悬吊术，利用腹直肌前鞘会阴部肌肉等压迫球部尿道或环绕后尿道，适用于括约肌功能不全或较严重女性压力性尿失禁。④其他手术方法，如膀胱出口重建，主要用于治疗膀胱出口关闭不全所致尿失禁；可充盈式人工尿道括约肌因并发症多、价格昂贵，临床应用较少。

增加膀胱顺应性及营养的手术方法　最常应用膀胱扩大术，有效率>80%。在治疗顽固性充盈功能障碍、重建下尿路功能中起重要作用。部分患者间歇性导尿或短期留置导尿管可明显缓解一定程度的膀胱排空障碍。

并发症　尿路感染是神经源性膀胱最常见的并发症，10%~15%的患者可发生尿路结石，膀胱-输尿管反流在神经源性膀胱中发生率为 10%~40%，通常为可逆性，当排尿情况改善、残余尿减少，膀胱压减低时有自行好转的可能。

预后　该病一经诊断则需立即开始治疗，尽可能保全患者的肾功能，大多数患者经治疗后情况明显好转，不影响自然寿命，但生活质量可能会受到一定影响。

（张新华　王行环）

niàolòu

尿瘘（urinary fistula）　由各种原因导致的人体泌尿系统尿路与其他系统或部位之间形成异常通道，使得尿液从非尿道外口排出体外。尿瘘种类较多，如膀胱-阴道瘘、输尿管-阴道瘘、尿道-阴道瘘，以及膀胱-肠瘘和膀胱-腹壁瘘。临床上以泌尿-生殖瘘最为

常见，多为妇科手术后的并发症。该病会给患者带来诸多不适及器官功能障碍。因此，一旦确诊，应立即进行积极处理，减少并发症的发生。

病因 ①手术因素：常见于妇科或产科手术损伤导致膀胱-阴道瘘或输尿管-阴道瘘；男性盆腔手术也可导致膀胱-直肠瘘或输尿管-直肠瘘。②各种疾病发展到一定阶段也可形成尿瘘：如膀胱结核、肛周脓肿、外伤、放射治疗、局部药物注射、阴道内子宫托、癌肿、膀胱结石、先天畸形等。

临床表现 主要表现为尿液不自主从阴道、肛门、腹壁或会阴异常通道流出，常引起妇科炎症、外阴瘙痒和烧灼痛、闭经、精神抑郁、发热、尿路刺激征、性功能障碍等。

分类 包括以下几种。

根据损伤范围分类 ①简单尿瘘：膀胱-阴道瘘瘘孔直径<3cm，尿道-阴道瘘瘘孔直径<1cm。②复杂尿瘘：膀胱-阴道瘘瘘孔直径≥3cm或瘘孔边缘距输尿管开口<0.5cm，尿道-阴道瘘瘘孔直径>1cm。③极复杂尿瘘：少见。

根据解剖部位分类 ①尿道-阴道瘘：尿道与阴道间有瘘道相通。②膀胱-阴道瘘：膀胱与阴道间有瘘道相通。③膀胱-尿道-阴道瘘：瘘孔位于膀胱颈部，累及膀胱和尿道，可能伴有尿道远侧断端完全闭锁，亦可能伴有膀胱内壁部分外翻。④膀胱-宫颈-阴道瘘：膀胱、宫颈及与之相邻的阴道前壁均有损伤，三者间形成共同通道。⑤膀胱-宫颈瘘：膀胱与子宫颈腔相沟通。⑥膀胱-子宫瘘：膀胱与子宫腔相通。⑦输尿管-阴道瘘：输尿管与阴道间有瘘道相通。⑧多发性尿瘘：同时有尿道-阴道瘘和膀胱-阴道瘘或输尿管-阴道瘘两种或以上。⑨膀胱或尿道-直肠瘘。

诊断 医师会结合患者的病史、症状、体征、辅助检查诊断该病。尿瘘患者就医时，医师首先会对患者进行常规体格检查，判断有无异常体征。其次会建议做血常规、尿常规、亚甲蓝试验、靛胭脂试验、膀胱镜、活性剂检查、造影检查、膀胱X线摄片、肾图、CT、磁共振成像、超声、病理学检查等，以明确尿瘘的性质和评估病情的严重程度。重要的辅助检查包括以下几种。

亚甲蓝试验 试验目的是鉴别膀胱-阴道瘘与输尿管-阴道瘘，同时可用于辨识肉眼难以看到的极小的膀胱-阴道瘘。通过尿道导尿管将稀释消毒的亚甲蓝溶液100~200ml注入膀胱，然后夹紧导尿管，扩开阴道进行鉴别。

靛胭脂试验 亚甲蓝试验时接孔流出的为清亮液体，即可排除膀胱-阴道瘘，考虑为输尿管-阴道瘘或先天性输尿管口异位，可进一步行靛胭脂试验加以确诊。方法为由静脉推注靛胭脂5ml，5~7分钟后可见蓝色液体由瘘孔流出。经由瘘孔排出蓝色液体的时间距注入的时间越久，说明该侧肾积水越严重。

造影检查 ①膀胱造影：膀胱充盈以后，在造影剂的对比之下，阴道迅速变模糊，这种情况证实了膀胱-阴道瘘的存在。瘘孔较小的患者有必要做排泄性膀胱造影，出现膀胱压轻度升高伴随尿液排出可证明瘘的存在。②尿路造影：可进行上尿道评价，判断患者是否有上输尿管损伤或输尿管-阴道瘘。如果怀疑存在输尿管-阴道瘘，或经静脉泌尿系造影检查提示远端输尿管不显影，可以做逆行性肾盂造影。可通过尿路造影、逆行性肾盂造影和肾造口造影的联合检查来确诊肾盂-肠瘘。逆行性尿路造影用于帮助确诊输尿管-肠瘘和直肠-尿道瘘。③直肠造影（钡剂灌肠）：在评估结肠疾病的辅助性检查中有一定的价值，如引起瘘道形成的恶性肿瘤。在钡灌肠诊断未果之后可行Bourne试验（将钡灌肠检查后第一次排出的尿液立即离心，然后做X线摄片。尿液中如含有不透射线的颗粒即证明是膀胱-肠瘘）。④血管造影：可用于检查泌尿-血管瘘并辅助进行血管栓塞治疗。

膀胱镜检查 可了解膀胱容量、黏膜情况，有无炎症、结石、憩室，特别是瘘孔数目、位置、大小，以及瘘孔与输尿管口和尿道内口的关系等。

其他影像学检查 包括计算机体层摄影尿路造影（computed tomography urography，CTU）、MRI、超声等。

活组织检查 如果有盆腔恶性病史，应对瘘进行活检以评估恶性肿瘤复发的可能。医师会在镜下取出一小块活体组织进行切片组织病理学观察，用以明确病变性质，判断预后。

鉴别诊断 尿瘘需要与各种引起尿失禁的疾病相鉴别，包括压力性尿失禁、膀胱挛缩、充溢性尿失禁、逼尿肌不协调性尿失禁等。一般通过仔细观察患者尿液排出口容易鉴别。尿失禁患者，尿液始终从尿道外口流出，而尿瘘患者，尿液还会从其他异常通道排出体外。部分难以鉴别者，可行泌尿系统造影、靛胭脂试验、亚甲蓝试验或结合膀胱尿道镜检查加以鉴别。

治疗 该病的治疗目的是促

进瘘管愈合，缓解症状，控制并发症。医师会根据患者的病情和疾病分型给予不同的治疗方式。泌尿-生殖瘘一般均需手术治疗，但在个别情况下可先试行非手术疗法，若治疗失败再行手术。此外，对不宜手术者应改用尿收集器进行治疗。其他类型的尿瘘依据情况选择手术或非手术治疗方式。对于症状轻微的膀胱-肠瘘患者，可以行完全静脉营养、休息肠道和抗生素治疗。泌尿-血管瘘的治疗主要着重于患者表现、病因治疗和维持血流动力的稳定，危急情况下尽早进行外科干预。常见手术方式：①经阴道修补术。②阴道黏膜推进瓣法。③经腹或腹腔镜膀胱-阴道瘘修补术。④膀胱切开膀胱修补术。

并发症 ①继发感染：外阴部、臀部、大腿内侧皮肤，由于长期受尿液的浸渍，发生不同程度的皮炎、皮疹和湿疹，造成局部刺痒与灼痛。如被抓破，则可引起继发感染，形成疖肿；如系输尿管瘘伴有局部输尿管狭窄以致肾盂扩张积水者，更易引起感染。②继发闭经、不孕：尿瘘患者中有 1/2～1/3 有继发性闭经。可能与精神因素所致的卵巢功能减退有关。③精神神经症状：尿瘘患者无论是白天黑夜或酷暑严冬，终日尿液淋漓不净，沾湿衣裤、被褥，发出尿臭，个别兼有粪瘘者，则尿粪掺杂，更加恶臭难闻，常不敢外出参加集体活动和劳动，也不愿走亲访友，严重影响工作、学习和家庭生活。

预后 一般预后较好，具体与患者的病因、病情、治疗干预是否及时有关。部分患者手术修复失败需择期再进行修补。由泌尿系统结核、肿瘤、克罗恩病引起者因原发疾病治疗周期较长，

易反复、迁延难愈，尽早积极治疗后，一般可痊愈。

(胡万里 王行环)

yíniào

遗尿（enuresis） 小儿在熟睡时不自主地排尿的症状。俗称尿床。一般至 4 岁时仅 20% 的小儿有遗尿，10 岁时 5% 的小儿有遗尿，有少数患者遗尿症状持续到成年期。没有明显尿路或神经系统器质性病变者称为原发性遗尿，占 70%～80%。继发于下尿路梗阻、膀胱炎、神经源性膀胱（神经病变引起的排尿功能障碍）等疾病者称为继发性遗尿。患儿除夜间遗尿外，日间常有尿频、尿急或排尿困难、尿流细等症状。

病因 原发性遗尿的主要病因可有下列几种：①大脑皮质发育延迟：不能抑制脊髓排尿中枢，在睡眠后逼尿肌出现无抑制性收缩，将尿液排出。②睡眠过深：未能在入睡后膀胱膨胀时立即醒来。③心理因素：如患儿心理上认为得不到父母的喜爱、失去照顾，患儿脾气常较古怪、害羞、孤独、胆小、不合群。④遗传因素：患儿的父母或兄弟姐妹中有较高的遗尿发病率。

发病机制 据统计大约有 16% 的 5 岁儿童、10% 的 7 岁儿童和 5% 的 11～12 岁儿童患有遗尿。发病机制十分复杂，涉及中枢神经系统（若干神经递质和受体）、生理节律（睡眠和排尿）、膀胱功能紊乱以及遗传等多种因素。目前认为，中枢睡眠觉醒功能与膀胱联系的障碍是单症状性遗尿的基础病因，而夜间血管升压素分泌不足导致的夜间尿量增多和膀胱功能性容量减小是促发遗尿的重要病因。遗尿虽不会对患儿造成急性伤害，但长期遗尿常给患儿及其家庭带来较大的疾病负担

和心理压力，对其生活质量及身心成长造成严重不利影响。此外，虽然有 15% 的遗尿患儿可以自然痊愈，但 0.5%～2% 的患儿遗尿症状可持续至成年期。鉴于此种情况，儿童遗尿一经确诊需尽早治疗，临床医师和家长切勿采取观望态度。

临床表现 小儿在熟睡时不自主地排尿。除夜间尿床外，日间常有尿频、尿急或排尿困难、尿流细等症状。

诊断 临床上，需对患儿进行详细的病史采集、体格检查和必要的辅助检查，进一步明确诊断，以除外非单症状性遗尿以及其他潜在疾病引起的遗尿，如泌尿系统疾病、神经系统疾病、内分泌疾病等，并指导临床治疗。

全面的病史采集 可以帮助排除潜在疾病和寻找病因，同时也有助于遗尿的诊断和治疗。临床上可使用病史采集表，包含夜间遗尿，日间排尿、排便情况，心理行为问题，饮水习惯，家族史及既往治疗情况等，以便更快、更便捷地了解儿童遗尿情况、日间排尿症状及是否合并其他潜在疾病。

体格检查 患儿就诊时需进行详细的体格检查，以排除潜在解剖性或神经性异常疾病。

辅助检查 也是儿童遗尿诊断的重要步骤，其中尿常规适用于所有初诊儿童。泌尿系统超声检查常可协助诊断儿童膀胱功能异常和泌尿系统先天畸形；对伴有明显日间排尿症状者及排便异常者，可考虑进行尿流动力学检查及腰骶部磁共振成像等检查。排尿日记是评估儿童膀胱容量和是否存在夜间多尿的主要依据，也是单症状性遗尿具体治疗策略选择的基础，有条件的家庭均应

积极记录。排尿日记中涉及的日间最大排尿量（maximum voided volume，MVV）指除清晨第1次排尿以外的日间最大单次排尿量，而夜间总尿量（total voided volume，TVV）应包括夜间尿布增重或夜间排尿量与清晨第1次尿量之和。临床医师可根据患儿排尿日记的数据信息评估患儿膀胱容量和夜间总尿量，从而判断患儿遗尿类型，指导治疗。

排尿日记的注意事项：应在做到睡前2小时限水、睡前排空膀胱之后进行评价，需详细记录至少3~4个白天（儿童上学期间可于周末记录）和连续7个夜晚儿童饮水、遗尿、尿量等情况。排尿日记在实际使用中存在一定困难，填写前临床医师应与家长和患儿充分沟通，详细讲解排尿日记的具体记录方法，以确保数据记录的准确性和真实性。

鉴别诊断 泌尿系统先天畸形（如异位输尿管、输尿管疝和尿道瓣膜）、便秘、糖尿病、神经源性膀胱等。

治疗 临床医师应加强对遗尿患儿家长的教育，向其讲解关于儿童遗尿的基本信息。遗尿并不是儿童的过错，家长不应就此对其进行责罚。同时，积极的生活方式指导是儿童遗尿治疗的基础，某些遗尿儿童仅经生活方式、生活习惯的调整，遗尿症状便可消失。对于低龄儿、遗尿对生活影响小的儿童可首先进行基础治疗，且基础治疗贯穿遗尿治疗的全过程。

调整作息 帮助家庭规律作息时间，鼓励患儿白天正常饮水，保证每天饮水量。避免食用含茶碱、咖啡因的食物或饮料。晚餐宜早，宜清淡、少盐少油，饭后不宜剧烈活动或过度兴奋。尽早

睡眠，睡前2~3小时应不再进食，睡前2小时禁止饮水及食用包括粥、汤、牛奶、水果、果汁等含水分较多的食品。

家长应在医师的帮助下树立家庭战胜遗尿的信心，不断强化正性行为和治疗动机。家长不应责备患儿，应该多鼓励，减轻患儿对疾病的心理负担，让患儿积极地参与到治疗过程中。

养成良好的排尿、排便习惯 养成日间规律排尿（每天4~7次）、睡前排尿的好习惯，部分家长尝试闹钟唤醒。同时，建议多食用纤维素丰富的食物，每天定时排便，对伴有便秘的患儿应同时积极治疗便秘。

记录排尿日记 指导家长认真记录"排尿日记"，以帮助评估儿童遗尿的个体化病情并指导治疗。

给予去氨加压素和遗尿报警器 是目前多个国际儿童遗尿指南中的一线治疗方法，可有效治愈大部分的儿童单症状性遗尿。临床医师可根据儿童遗尿的具体类型选择适合患儿的治疗方案，并在选择时充分考虑家长和患儿的意愿。去氨加压素和遗尿报警器的选用原则：①夜间尿量增多但膀胱容量正常的患儿宜使用去氨加压素治疗。②膀胱容量偏小的患儿可能出现去氨加压素抵抗，宜使用遗尿报警器治疗。③夜间尿量增多且膀胱容量偏小的患儿，宜联合去氨加压素和遗尿报警器治疗。④夜间尿量正常且膀胱容量正常的患儿可给予遗尿警报器或去氨加压素治疗。若患儿及家长对选择遗尿报警器有抵触，无论患儿为哪一亚型单症状性遗尿，均可首先考虑使用去氨加压素治疗。

去氨加压素推荐剂量为

0.2mg/d，从小剂量起开始使用，并根据患儿情况及疗效调整剂量，最大剂量0.6mg/d。建议初始治疗时每2周评价1次药物治疗效果，无改善者应重新评估，包括记录排尿日记等。如果仍有夜间多尿，可以增加去氨加压素剂量。若治疗6~8周后对疗效不满意，可联合遗尿报警器治疗或转诊至遗尿专科诊治。去氨加压素疗程一般为3个月，治疗3个月后评估疗效，以治疗第3个月与开始治疗前1个月尿床的夜数进行比较，疗效包括完全应答（尿床夜数减少≥90%）、部分应答（尿床夜数减少50%~90%）及无应答（尿床夜数减少<50%）。患儿达到完全应答后停药并观察，如果停药后遗尿复发，则可以再次使用去氨加压素治疗。有专家尝试逐渐减停药物，可减少遗尿复发的可能。去氨加压素耐受性良好，但是尽管患儿出现低钠血症及水中毒（头痛、恶心和呕吐等）的可能性极低，仍应就此对患儿家庭进行教育，避免自行调整药物剂量。去氨加压素治疗注意事项：①夜间睡前1小时服药，予以少量水送服。②服药前1小时和服药后8小时限制饮水，以达到治疗效果并避免药物不良反应。③若患儿出现发热，需要大量补充液体，应暂停使用去氨加压素，以免引起水中毒。如果已经服用，仍需限制饮水。④必要时监测血压及血钠。

遗尿报警器是利用尿湿感应器装置，当患儿尿湿时，警铃报警唤醒患儿起床排尽余尿并清洁床单，通过反复训练建立膀胱胀满-觉醒之间的条件反射，使患儿最终能感受到尿意而自觉醒来排尿。遗尿报警器治疗有效率高达70%以上，且复发率较低。其疗

效与医师实施的经验和水平直接相关，在西方国家使用较为普遍。但是，由于使用遗尿报警器很容易打扰患儿和家长的睡眠，且起效时间往往较长，多需连续使用8周或更长时间，因此需要医师与患儿和其家长建立良好的沟通，在临床应用前医师应向患儿和其家长详细介绍遗尿报警器的基本原理和使用方法，并征得其同意。正确的训练指导是成功的关键，并且在实施中监测遗尿情况的变化，利用心理学正性强化技术不断增强家庭治疗的动机，建立一套完整的随访方案，直至治疗成功。使用遗尿报警器治疗成功后应告知患儿，如果病情复发应再次联系医师。遗尿报警器治疗注意事项：①遗尿报警器不适用于每晚遗尿频率>2 次的患儿。②内裤或床单浸湿时触发警报器，若患儿无反应，此时家长应积极配合协助患儿起床排尿。③患儿应每晚使用遗尿报警器，持续治疗2~3 个月或至患儿连续 14 晚无尿床（无论先达到哪个标准）。④遗尿报警器还适用于去氨加压素药物减量阶段，以促进患儿自行觉醒及减少复发的概率。

并发症 泌尿系统感染、心理障碍等。

预后 一般预后尚可，是儿童常见疾病，可能危害患儿及家长的生活和心理健康。

（张新华 王行环）

mìniào xìtǒng gěngzǔxìng jíbìng

泌尿系统梗阻性疾病（obstructive diseases of urinary system）

肾盂至尿道外口存在各种梗阻性病变引起的肾结构和肾功能损害的疾病总称。根据病因可分为机械性梗阻和动力性梗阻。根据梗阻部位可以分为上尿路梗阻和下尿路梗阻。在急性梗阻时常产生疼痛，症状与梗阻的病因和程度有关。治疗原则是及早解除梗阻，保护肾功能及防治并发症。

（李 响）

pángguāng chūkǒu gěngzǔ

膀胱出口梗阻（bladder outlet obstruction，BOO）

膀胱出口至尿道外口之间由于多种病因引起的尿液流出道阻力升高导致排尿困难。膀胱出口梗阻可发生于成年男性、女性和儿童中，通常膀胱出口梗阻更好发于男性，因为它通常与良性前列腺增生相关。

病因 男性膀胱出口梗阻最常见的病因是良性前列腺增生，其他还包括前列腺癌、慢性前列腺炎和膀胱颈挛缩等。既往的抗尿失禁手术和严重的生殖器脱垂是女性膀胱出口梗阻最常见的病因。后尿道瓣膜是小儿膀胱出口梗阻最常见的病因。

临床表现 主要表现为排尿困难、排尿等待、尿频、尿急及夜尿增多等下尿路症状。长期膀胱出口梗阻可导致尿潴留、尿路感染、膀胱结石，甚至肾功能损害。

诊断 尿流动力学等检查被认为是诊断膀胱出口梗阻的重要手段，通常表现为逼尿肌压力增加和尿流率降低。

鉴别诊断 需与其他可导致排尿困难的疾病进行鉴别，如逼尿肌收缩无力、逼尿肌括约肌协同失调等。

治疗 治疗上可给予对症支持治疗（药物治疗），或者根据相应病因进行治疗（手术等）。

并发症 膀胱出口梗阻能够导致膀胱逼尿肌结构和功能改变，继而产生急慢性尿潴留、尿路感染、膀胱结石，甚至上尿路损害。

预后 膀胱出口梗阻患者预后较好，大部分患者经过治疗后可显著改善症状。

（李 响）

pángguāngjǐng luánsuō

膀胱颈挛缩（bladder neck contracture，BNC）

由先天病变、炎症、手术、放疗等引起的膀胱颈口缩窄，从而导致排尿困难。膀胱颈挛缩在男女中都可发生。

病因 先天性膀胱颈挛缩原因不明，可能与胚胎发育有关。后天性则常由于局部慢性炎症如后尿道炎、前列腺炎等，前列腺术后导致的膀胱颈部纤维化等引起的。

临床表现 会出现排尿困难、排尿费力、尿频、尿不尽等症状，发展至后期可出现尿潴留，严重者可影响肾功能损害。

诊断 根据患者既往病史、临床表现和辅助检查（膀胱镜检查、X 线检查等）来确定诊断。

鉴别诊断 与后尿道瓣膜、后尿道狭窄等可出现尿路梗阻的疾病进行鉴别。

治疗 对于无症状者无需治疗，有症状的患者需要消除诱因，可给予对症支持治疗，必要时手术治疗如膀胱颈切开术、膀胱颈 Y-V 成形术等。

并发症 可引起膀胱炎、前列腺炎等，长期可引起膀胱颈梗阻导致尿潴留，上尿路积水甚至肾功能不全。

预后 膀胱颈挛缩预后较好，经过有效规范的治疗多数可治愈，患者排尿症状可明显改善。但重症者可能预后较差。

（李 响）

niàodào gěngzǔ

尿道梗阻（urethral obstruction）

尿道本身及其周围的组织器官病变，导致尿道管腔不通畅引起梗阻，尿液不能正常排出。

是泌尿系统中常见的疾病。

病因 尿道梗阻大多数是机械性梗阻，如结石、肿瘤、邻近器官病变的压迫或侵犯、创伤或炎症引起的瘢痕狭窄等。

临床表现 主要表现为排尿困难、尿频、尿急、尿痛等尿路刺激征，可合并尿路感染，严重者可引起上尿路积水和肾功能损害。

诊断 根据患者病史、临床表现及辅助检查（彩超、膀胱镜检查）等可诊断尿道阻塞。

鉴别诊断 需要与引起排尿困难的疾病，如膀胱结石、膀胱肿瘤和膀胱颈挛缩等鉴别。

治疗 治疗原则是解除梗阻、恢复排尿，常用的治疗手段有药物治疗、安置导尿管、手术治疗等。

并发症 长期尿道梗阻，可合并尿路感染，严重者可导致上尿路积水，引起肾功能损害。

预后 尿道梗阻患者及时解除梗阻，去除病因后预后多较好。长期梗阻严重者，肾功能受损严重，预后可能较差。

(李 响)

shūniàoguǎn gěngzǔ

输尿管梗阻（ureteral obstruction）

从肾盂-输尿管连接部到输尿管-膀胱交界部出现的尿路梗阻。输尿管梗阻是一种常见的泌尿系统疾病，可发生在输尿管的任何部位，多为单侧。输尿管梗阻会影响尿液的通过，并可能导致受影响的输尿管或肾盂积水，从而影响肾功能。

常见病因包括先天性因素、炎症、肿瘤、医源性损伤、腹膜后纤维化等。根据梗阻部位可分为输尿管上段梗阻、中段梗阻和下段梗阻；按照引起梗阻的原因可分为先天性输尿管梗阻、炎性输尿管梗阻、医源性输尿管梗阻、恶性输尿管梗阻和特发性输尿管梗阻等。较为常见的有输尿管狭窄、腔静脉后输尿管和输尿管-肠吻合口狭窄。尿路梗阻的临床表现因梗阻部位、程度和慢性程度而异。继发于集合系统牵拉的腰痛是急性输尿管梗阻患者最常见的症状，通常是一种持续的、难以忍受的疼痛，可放射至患侧的下腹部和睾丸或阴唇，并常伴有恶心或呕吐。相比之下，慢性输尿管梗阻通常是一种相对无痛的现象，患者可能完全没有症状。输尿管梗阻早期不易发现，多在体检中偶然发现，故早期诊断率较低，但早期诊断对于预后十分重要。输尿管梗阻治疗比较复杂，应当明确病因、梗阻部位和程度、肾功能状态等，结合具体情况采取不同措施，尽早解除梗阻。治疗原则：①狭窄导致急性梗阻时，应尽早诊治，保护肾功能。②如肾功能在正常范围内，应当尽快明确梗阻的病因及部位，解除梗阻与病因治疗可同时进行。③如果病因与解除梗阻不可同时处理，可先行解除梗阻，待患者情况稳定后（条件允许）再行进一步病因治疗。④如肾功能已有损害者，应立即解除梗阻，恢复肾功能。⑤如患侧肾积水严重而肾功能严重受损不宜保留，而对侧肾功能良好者，可行患侧肾和输尿管切除。

(王坤杰)

shūniàoguǎn xiázhǎi

输尿管狭窄（ureteral stricture）

从肾盂-输尿管连接部到输尿管-膀胱交界部所出现的狭窄。输尿管狭窄是泌尿外科的常见疾病，可发生在输尿管的任何部位，以单侧累及为主。输尿管狭窄可影响尿液排出，进而导致患侧输尿管或肾积水，损害肾功能。

病因 ①先天性因素：先天性输尿管狭窄发生率约0.6%，主要见于儿童，以肾盂-输尿管连接部狭窄和输尿管-膀胱交界部狭窄为主，输尿管中段狭窄相对少见。②炎性疾病：感染是输尿管狭窄的常见病因。输尿管结核患者几乎都伴有不同程度的输尿管狭窄。血吸虫病导致的输尿管狭窄目前已较为罕见。此外，输尿管结石嵌顿也是引起炎性输尿管狭窄的重要原因。炎性输尿管狭窄多发生在输尿管的生理性狭窄处，以中下段狭窄最为常见。③医源性损伤：手术损伤是输尿管狭窄最常见的病因。输尿管本身及周边脏器的手术，如输尿管镜检、输尿管插管、子宫切除术、卵巢囊肿或肿瘤切除术、结肠或直肠根治性手术以及盆腔肿瘤的放疗等，均存在导致输尿管损伤后狭窄的风险。由于输尿管的血管经输尿管外膜分支到肌层，术中若将输尿管外膜剥离过长，则容易导致术后输尿管缺血坏死和狭窄。放疗也是导致输尿管损伤的原因之一。

临床表现 早期轻度狭窄可无明显症状，如慢性上尿路梗阻，肾积水发展往往较缓慢，患者可无任何症状或仅有腰部不适。严重狭窄主要表现为上尿路梗阻的症状，如腰腹部肿块、疼痛，疼痛以持续性钝痛为主，大量饮水后症状加重。B超、CT及MRI等影像学检查可发现梗阻部位以上的输尿管、肾盂或肾盏有不同程度的扩张和积水。双侧肾积水导致肾功能不全时血生化检查可发现血肌酐、尿素氮水平升高。患者可出现贫血、乏力、恶心、呕吐等症状。患者还可伴有原发病的一些特异性表现，如输尿管结石患者可出现血尿、肾绞痛，泌尿系统结核患者可有尿频、尿急、尿痛等症状，输尿管恶性肿瘤患者可伴有消瘦、恶病质等表现。

诊断　输尿管狭窄早期不易发现，多在体检中偶然发现，故早期诊断率较低，但早期诊断对预后十分重要。主要诊断方法：①病史与体检。②超声检查。③尿路平片。④静脉尿路造影。⑤逆行肾盂造影。⑥顺行肾盂造影。⑦惠特克（Whitaker）试验。⑧放射性核素肾图。⑨CT或磁共振尿路造影（magnetic resonance urography，MRU）。⑩血管造影。⑪输尿管镜检查。

鉴别诊断　输尿管狭窄应与肿瘤性输尿管狭窄、输尿管囊肿、放射性输尿管炎等疾病相鉴别。

治疗　包括以下方面。

保守治疗　保守治疗多用于输尿管各种特异性或非特异性感染引起的炎性输尿管狭窄的早期治疗，及时有效地控制感染多能够达到治愈效果。①对于非特异性感染引起的炎性输尿管狭窄，早期狭窄不明显，应用抗生素治疗多数可以治愈。②对于输尿管结核引起的输尿管狭窄患者，应及时进行抗结核药物治疗。

手术治疗　①留置输尿管支架。②腔内输尿管切开术。③输尿管气囊扩张术。④输尿管吻合术。⑤输尿管-膀胱吻合术。⑥带蒂大网膜包被术。⑦输尿管松懈术。⑧腰大肌悬吊术。⑨膀胱瓣输尿管成形术。⑩回肠代输尿管术。⑪颊黏膜输尿管重建术。

并发症　输尿管狭窄属于上尿路梗阻，容易诱发尿路感染、结石以及上尿路积水导致肾功能损害等并发症。上尿路发生梗阻后，可引起下列病理生理改变。①肾盂尿的反流：当肾盂压力升高后，除一部分尿仍能从输尿管排空外，可通过另外3条途径反流：外渗到肾周围间隙；反流到肾盂周围的静脉；反流到肾盂周围的淋巴管。尿液反流后将产生3方面的改变：肾盂压力增高引起的反流，可减低肾盂压力而使肾能继续分泌尿液；代谢产物能经反流回流到循环系统，再由正常的肾排泄出来；经反流途径，感染进入肾实质内，引起炎症并进入血液循环产生菌血症。②梗阻对肾功能的影响：单侧与双侧上尿路梗阻可引起不同的生理改变。单侧上尿路梗阻，入球动脉收缩从而减少了血流与肾小球灌注；双侧上尿路梗阻时，近曲小管的压力和蠕动阻力增加。梗阻缓解后即发生排钠与利尿。而单侧上尿路梗阻则不发生类似改变。肾代谢改变：主要是对氧气利用减少和二氧化碳的产生增加，形成肾在低氧环境下的代谢。③梗阻后的其他改变：可有肾素增高引起的高血压、尿性腹水、肾穹隆部尿液渗漏、继发性红细胞增多症等。肾积水如呈静止平衡状态或发展十分缓慢，在临床上可无任何症状。肾积水尚有进展者大多有症状出现。④继发性尿路感染：由于梗阻存在，因此很难治愈且易复发。较大的肾积水在体检时，在上腹部有时可触及囊性肿块。继发感染时出现触痛及全身感染症状。

（王坤杰）

shūniàoguǎn-cháng wěnhékǒu xiázhǎi

输尿管-肠吻合口狭窄（uretero-jejunostomy stenosis）　人为连接的输尿管与肠管吻合处发生的狭窄。是根治性膀胱切除和尿流改道术后常见的并发症之一，可以导致严重的后遗症。

病因与发生机制　输尿管-肠吻合口狭窄可分为良、恶性两种，多数为良性。良性输尿管-肠吻合口狭窄的确切病因尚不清楚，但最有可能发生，很可能是吻合区缺血或漏尿继发输尿管周围纤维化和瘢痕形成的结果。不良的手术技术是缺血的主要原因，降低狭窄风险的关键在于保留输尿管的血液供应，以及尽可能减少电灼对输尿管的损伤。左侧吻合口的狭窄率高于右侧，这可能是由于在乙状结肠、直肠下供给左侧输尿管，引起额外的输尿管活动和张力，损害了吻合血管的供应。

临床表现　输尿管-肠吻合口狭窄在临床上可以是无症状的，在放射学检查中偶然发现肾积水，或者隐匿地表现为肾功能恶化或受损。有症状的患者通常表现为反复发作的尿路感染、腰部疼痛以及上尿路结石。

诊断　计算机体层成像（computer tomography，CT）、逆行造影和 ^{99m} 锝-巯基-乙酰-三酰甘油（^{99m}Tc-MAG3）肾造影术的联合应用可以描绘狭窄的解剖结构并评估其对肾功能的影响，结合临床症状不难诊断。肠道造影（回肠或结肠导管）或膀胱造影（原位新膀胱）显示有自由反流即证明无狭窄，无反流或结果不明确的患者接受 ^{99m}Tc-MAG3 肾造影和 CT 尿路造影以确认诊断。进行过复杂重建的患者，如原位新膀胱术或尿流分流术，可在术后约3个月进行 CT 尿路造影。

治疗　可采取开放修复治疗，也可以采用腔道内手术的替代方法，如球囊扩张、输尿管切开术和支架置入。与开放修复相比，这些微创技术具有术中失血少和术后疼痛减少、恢复更快、住院时间更短的优点。

预后　目前，文献中很少有

证据表明尿流分流、肠段、手术方式、吻合口或缝合技术的选择对狭窄结局有任何影响。因此，手术方法应根据外科医师的喜好和经验。需进一步研究输尿管-肠吻合口损伤的危险因素，为围手术期风险分层和手术治疗提供依据。

（王坤杰）

fùmóhòu xiānwéihuà

腹膜后纤维化（retroperitoneal fibrosis，RPF）

腹膜后间隙结缔组织发生增生性纤维化而压迫腹膜后输尿管、大血管和其他结构的疾病。其特征是发生于腹膜后间隙结缔组织的缓慢进展性慢性炎症和纤维化过程，通常包围输尿管、腹主动脉和髂动脉，并延伸到腹膜后包围邻近结构。腹膜后纤维化经常会出现许多并发症，其中最常见和最严重的是输尿管梗阻。该病的病因尚不明确，通常是特发性的，但也可以继发于许多因素，如某些药物、恶性疾病、感染、手术和放疗等。因此，腹膜后纤维化主要分为两大类：特发性腹膜后纤维化（idiopathic retroperitoneal fibrosis，IRF）和继发性腹膜后纤维化（secondary retroperitoneal fibrosis）。该病主要表现为腰背部或腹部疼痛不适。治疗手段主要有药物治疗（糖皮质激素等）和手术治疗等。

（李 响）

tèfāxìng fùmóhòu xiānwéihuà

特发性腹膜后纤维化（idiopathic retroperitoneal fibrosis，IRF）

腹膜后纤维硬化、组织增生而产生症状的罕见的纤维炎性疾病。它发生在腹主动脉和髂动脉周围，并扩散到邻近的腹膜后结构和器官。特发性腹膜后纤维化约占所有腹膜后纤维化患者的2/3，估计每年发病率为（0.1~

1.3）/10万，患病率为1.4/10万。男女比例为（2~3）：1，发病年龄一般为55~60岁。

病因 没有特异性的病因，其发病机制尚不清楚。目前认为很可能与自身免疫性障碍密切相关。IgG4相关性疾病（IgG4-related disease，IgG4RD）是一类影响不同结构（如胰腺、胆道、淋巴结）的纤维炎症性疾病，其特征是淋巴浆细胞性炎症、不规则和明显的纤维化以及IgG4$^+$浆细胞浸润。根据组织学评估，大部分特发性腹膜后纤维化属于IgG4相关性疾病。特发性腹膜后纤维化也可能与全身性（如小血管炎、类风湿关节炎）和器官特异性（如桥本甲状腺炎）的自身免疫性疾病有关。同时，可能与基因（如HLA-DRB1 * 03）和环境因素（石棉暴露）相关。

临床表现 特发性腹膜后纤维化发展隐匿，最初的症状一般都是非特异性的。患者通常伴有局部症状和全身症状。局部症状可能是由于腹膜后肿块的存在及其压迫作用，最常见的症状包括下背部、腰部或腹痛，常放射至腹股沟和/或大腿一侧。疼痛常为钝痛、持续性疼痛，休息时不会减轻，如累及输尿管，疼痛可能更像绞痛。也可能出现腹膜后淋巴管和静脉受压的一些症状，如下肢水肿和深静脉血栓形成、阴囊水肿、睾丸疼痛、精索静脉曲张和鞘膜积液。动脉受压还可导致肾血管性高血压、间歇性跛行或肠缺血，相对来说较为少见。便秘并不少见，偶尔因十二指肠受累而出现肠梗阻。患者还可能出现全身症状，如乏力、低热、体重减轻、食欲缺乏、肌肉和关节疼痛，这些表现持续时间不同。

诊断 特发性腹膜后纤维

的实验室检查结果通常没有特异性。急性期反应物，如红细胞沉降率和C反应蛋白水平大多升高，通常用于监测疾病的临床病程，但是它们并不能准确反映病病活动程度。有些患者会出现血清肌酐水平升高，说明可能出现肾功能损害。同时，由于慢性炎症和肾疾病，患者可能会出现正色素正细胞性贫血。高水平的IgG4与IgG4相关性疾病密切相关。较少见的实验室检查指标异常包括白细胞增多、嗜酸性粒细胞增多、低清蛋白血症、蛋白尿和血尿等。

抗核抗体（antinuclear antibody，ANA）在较多的特发性腹膜后纤维化患者中呈阳性。较少见的自身抗体包括抗甲状腺抗体（抗甲状腺过氧化酶抗体、抗甲状腺球蛋白抗体）、抗平滑肌抗体（anti-smooth muscle antibody，ASMA）、类风湿因子和抗中性粒细胞胞质抗体（anti-antineutrophilic cytoplasmic antibody，）等也可能呈阳性。

影像学检查在腹膜后纤维化的诊断和管理中必不可少，并有助于区分特发性和继发性疾病。腹部超声检查常作为一种筛查方法，有助于初步诊断。典型表现为腹膜后低回声的肿块，可累及输尿管，从而引起单侧或双侧肾积水。CT和MRI在诊断腹膜后纤维化中起着关键作用。在平扫CT上，特发性腹膜后纤维化通常表现为一个界限清楚、不规则的椎旁肿块，与腰大肌等密度。通常位于L4~L5椎体水平，向肾门上方延伸，或向下延伸，累及盆腔器官。随着疾病的进展，常包裹腹主动脉和下腔静脉，覆盖输尿管和腰肌。注射造影剂可增加特发性腹膜后纤维化早期炎症阶段的识别率，但不能改善晚期炎症阶段的识别率。MRI 可以避免使用肾毒性造影剂，并对周围组织提供更好的清晰度，尤其是在使用脂肪抑制序列时。特发性腹膜后纤维化 T1 加权像呈低信号，在 T2 加权像中，由于组织水肿和细胞增殖，疾病早期或活动性阶段强度高，而在晚期强度低。

^{18}氟-脱氧葡萄糖正电子发射体层显像（^{18}F-fluorodeoxyglucose positron emission tomography, ^{18}F-FDG-PET）是一种在肿瘤学中建立的良好功能成像模式，其越来越多地用于评估腹膜后纤维化活性，还可检测治疗后残留病灶的代谢活动，从而指导后续治疗。同时，FDG-PET 还允许全身成像，可以帮助识别与腹膜后纤维化相关的腹膜外病变（如胸主动脉周炎、IgG4 相关性疾病）。然而，FDG-PET 几乎没有诊断价值，因为许多感染性、炎性或肿瘤性病变也会积聚^{18}F-FDG。

尽管没有相关指南，但对于有不典型的临床、实验室或影像学表现（尤其是不典型部位的肿块）、对于免疫抑制治疗没有充分反应的患者，应建议行活检。活检还有助于区分 IgG4 相关和 IgG4 无关的腹膜后纤维化。在各种技术（开放手术、腹腔镜、细针穿刺、CT 引导）中，手术活检仍然是金标准。

鉴别诊断 需与其他原因导致的继发性腹膜后纤维化鉴别，如肿瘤、感染、创伤、放射治疗、手术等。特发性腹膜后纤维化还需与腹膜后纤维瘤病相鉴别，后者的组织学特征是成纤维细胞均匀增殖，交错排列。可能起源于肌肉的结缔组织及其上覆的筋膜；有浸润性生长，手术切除后常复发，但无转移。

治疗 特发性腹膜后纤维化的治疗主要关注两个目标，即抑制炎症和纤维化，以及在出现上尿路梗阻并发症的情况下恢复尿路通畅。通常情况下，需要联合系统治疗和泌尿系统的外科性干预。糖皮质激素仍然是一线治疗药物。糖皮质激素能迅速改善症状，并减小腹膜后肿块和缓解梗阻并发症。为了避免复发，以及减轻长期摄入高剂量糖皮质激素导致的不良反应，一些免疫抑制剂也可使用，如氨甲蝶呤、环孢菌素、硫唑嘌呤、环磷酰胺等。他莫昔芬是一种具有潜在抗纤维化活性的抗雌激素药物，也可作为一种替代药物。然而免疫抑制剂和他莫昔芬的疗效有待进一步观察。

由于大多数患者常伴有输尿管梗阻，常需泌尿系统的外科干预。保守的策略如临时放置输尿管支架或经皮肾造口并随后进行全身治疗，通常是有效的。对于复发的或者保守治疗无效的患者，可进行输尿管松解术，即通过手术将输尿管从纤维组织中松解出来。外科手术还可进行活检，有助于排除肿瘤。

并发症 ①输尿管和肾并发症：输尿管受累是最常见的并发症，该病常造成输尿管梗阻。输尿管梗阻可以是单侧的，也可以是双侧的，继而出现肾积水，损伤肾功能。②血管并发症：腹膜后纤维化通常发生在主动脉和髂动脉周围，可能会出现这些血管的狭窄，但相当罕见。主动脉周围组织可延伸到肠系膜和腹腔动脉，引起狭窄和类似肠系膜血管炎的缺血性并发症。如压迫肾血管蒂，可出现肾性高血压。静脉压迫（主要是下腔静脉）是较为常见的，可引起下肢水肿，其发病机制可能与淋巴管压迫有关。同样，可能由于静脉包裹进展缓慢，形成侧支循环，因此下腔静脉综合征、深静脉血栓形成和肺栓塞并不常见。

预后 尽管腹膜后纤维化具有慢性复发的过程，但是特发性腹膜后纤维化显示良好的预后。但可能出现严重的并发症，如慢性肾衰竭，需要肾替代治疗，但终末期肾病极其罕见。症状缓解的患者应定期进行实验室检查、超声和 CT/MRI 检查，并长期密切随访，以便及早发现复发。

预防 暴露于石棉和烟草烟雾会增加发生特发性腹膜后纤维化的风险，应避免接触这两种物质。

（李 响）

jìfāxìng fùmóhòu xiānwéihuà

继发性腹膜后纤维化（secondary retroperitoneal fibrosis）

继发于各种原因如肿瘤、感染、创伤、放射治疗、手术以及某些药物的使用等引起的腹膜后纤维化症状。继发性腹膜后纤维化约占所有腹膜后纤维化的 1/3。

病因及发病机制 继发性腹膜后纤维化由多种因素引起。药物如麦角生物碱衍生物（如麦角胺）、多巴胺激动剂如甲基多巴、β 受体阻滞剂、肼屈嗪和镇痛药等都与腹膜后纤维化相关，但它们的作用机制尚不清楚。一些恶性疾病也会导致腹膜后纤维化，如腹膜后转移肿瘤（结肠癌等）或腹膜后原发性肿瘤（淋巴瘤或各种类型的肉瘤），会导致纤维增生反应旺盛。类癌通常不转移到腹膜后，也可诱导腹膜后纤维化，可能与血清素或促纤维化生长因子相关。当继发于感染时，腹膜后纤维化通常是由相邻感染灶的局部扩散引起，如结核患者的脊柱或脊柱旁脓肿。放射治疗的硬化效应也可以引起腹膜后纤维化，在这种情况下，腹膜后纤维化通常局限于放射区域。其他一些不常见的继发原因包括创伤、大型腹部手术和增生性疾病［如埃德海姆-切斯特病（Erdheim-Chester disease），一种罕见的非朗格汉斯细胞组织细胞增生症］等。

临床表现　继发性腹膜后纤维化的临床表现与特发性腹膜后纤维化类似。同时，可能会出现致病诱因相关的临床表现，如感染导致的发热、恶性肿瘤导致的消瘦等。

诊断　应仔细询问患者的病史，以便发现药物、感染性疾病、恶性肿瘤等可能引起继发性腹膜后纤维化的情况。

影像学检查如 CT 和 MRI 在继发腹膜后纤维化的诊断中发挥重要作用。在平扫 CT 上，继发于恶性疾病的大多数腹膜后纤维化，常会使主动脉向前移位，输尿管向外侧移位。MRI T2 加权像上出现不均匀信号提示恶性疾病导致的腹膜后纤维化。还可进行^{18}氟-脱氧葡萄糖正电子发射体层显像（^{18}F-fluorodeoxyglucose positron emission tomography，^{18}F-FDG-PET）全身成像，可以帮助识别与腹膜后纤维化相关的继发性病变（如恶性肿瘤）。

考虑恶性疾病导致的继发性腹膜后纤维化可以通过适当的组织学检查证实。取样可以采用多种活检技术，包括开放手术、腹腔镜活检和细针穿刺。然而，在恶性腹膜后纤维化中，转移细胞通常弥散在纤维化组织中，常需要多次或多处深部手术活检以获取阳性结果。

鉴别诊断　特发性腹膜后纤维化是没有明确病因的，若未收集到与继发性腹膜后纤维化相关的病史和诊断证据，应考虑特发性腹膜后纤维化，同时影像学和组织病理学检查也会有一些典型特征。

炎性肌成纤维细胞瘤（炎性假瘤）主要发生于儿童，当局限于腹膜后时，呈一个巨大的有浸润边界的肿块。其组织学特征为肌成纤维细胞增殖，常伴有黏液样和炎症区域。它也有局部复发的可能性，但远处转移是罕见的。炎性恶性纤维组织细胞瘤和炎性纤维肉瘤表现为细胞增多、血管增多、细胞核异型性和有丝分裂。

治疗　继发性腹膜后纤维化的治疗关键在于病因治疗。在药物诱导的腹膜后纤维化中，停药常可以缓解疾病，有时也需要类固醇治疗。在继发于感染的腹膜后纤维化中，通常进行抗菌治疗。然而一些无法治疗的癌症、创伤、大手术和放疗引起的继发性腹膜后纤维化，可能只能采取姑息性手术，或放置输尿管支架和肾造口，目的是缓解上尿路梗阻。

并发症　同样会出现与特发性腹膜后纤维化类似的并发症，如输尿管和肾并发症和血管并发症。

预后　继发性腹膜后纤维化患者的预后存在较大差异，主要与其病因相关。

预防　应不使用或少量使用易导致继发性腹膜后纤维化的药物，如溴隐亭、麦角胺、甲基多巴、肼屈嗪、镇痛药、β 受体阻滞剂等。避免接触特殊感染人群，如肺结核、组织胞质菌病、放射菌病等患者。

（李　响）

liángxìng qiánlièxiàn zēngshēng

良性前列腺增生（benign prostatic hyperplasia，BPH）

各种原因引起的前列腺增大。引起中老年男性患者排尿症状最常见的良性疾病。简称前列腺增生。发病率随年龄增长而增高，常发生在 50 岁以后，60 岁时发病率大于 50%，80 岁时可达 80% 以上。前列腺可分为外周带、中央带、移行带。中央带位于前列腺的上部，紧邻膀胱颈；外周带延续为腺体的下部；移行带位于前列腺内部，包绕着前列腺尿道的中间部分，几乎所有的良性前列腺增生均发生于移行带。

病因　病因尚不明确，但其发病需要两个最重要的因素，即年龄的增长以及具有分泌功能的睾丸。

发病机制　前列腺增生的发病机制尚不明确，目前有雄激素及其受体作用、细胞增殖-凋亡失衡、生长因子神经递质作用、前列腺间质-上皮相互作用及炎症因素作用 5 个学说。

雄激素及其受体作用学说　通过前列腺细胞上的雄激素受体，雄激素可作用于前列腺细胞，影响其生长、增殖和凋亡，因此，雄激素的比例及表达，性激素的受体数目均可能与前列腺增生相关。

细胞增殖-凋亡失衡学说　前列腺的大小主要取决于细胞增殖与凋亡间的动态平衡，当细胞增殖-凋亡失衡，则会导致前列腺大小出现异常。

生长因子神经递质作用学说　良性前列腺增生组织中，存在多种生长因子，其可通过不同的途径促进或抑制前列腺细胞增殖，进而影响前列腺大小。

前列腺间质-上皮相互作用学说　前列腺间质与上皮细胞之间的相互作用通过细胞外基质、多种生长因子共同实现。若前列腺内生长因子、细胞外基质失衡，则可能导致前列腺增生。

炎症因素作用学说　前列腺

组织中慢性炎症的持续作用，将激发并维持前列腺间质和上皮的增生，进而影响前列腺大小。

临床表现 患者多在 50 岁左右出现症状，60 岁左右症状明显加重，但症状与前列腺的体积大小之间并无一致性，而是取决于增生所引起的尿路梗阻程度、病变进展程度以及是否存在并发症等。其症状主要是由于膀胱出口梗阻以及刺激膀胱所引起的下尿路症状，可分为储尿期症状、排尿期症状及排尿后症状。储尿期症状指尿液储存过程出现的症状，主要有尿频、夜尿增多、尿急、尿失禁等；排尿期症状指排尿过程中出现的症状，主要有排尿等待、排尿困难、排尿缓慢、间断排尿、尿无力、尿线变细、尿流分叉或喷洒等；排尿后症状指排尿后出现的症状，主要有排尿不尽、排尿后滴沥等。国际前列腺症状评分（international prostate symptom score，IPSS）是目前国际公认的判断患者下尿路症状严重程度的最佳手段，是下尿路症状严重程度的主观反映（表 1）。该评分根据回答有关排尿症状的 7 个问题得出（总分 35 分）：轻度症状 0~7 分；中度症状 8~19 分；重度症状 20~35 分。

诊断 依据上述临床表现，且年龄大于 50 岁的男性可初步怀疑良性前列腺增生可能。国际前列腺症状评分有助于了解患者疾病状态；实验室检查若发现血清前列腺特异性抗原<4ng/ml，可以初步排除前列腺癌；尿常规检查可判断患者是否合并尿路感染及糖尿病等；前列腺超声，尤其是经直肠前列腺彩超可以精确测定前列腺形态、体积、凸入膀胱程度及残余尿量；尿流动力学检查有助于判断膀胱功能及前列腺增

生所致膀胱出口梗阻状态，以协助诊断。

鉴别诊断 包括以下几个方面。

前列腺癌 发生在前列腺的恶性肿瘤，其血清前列腺特异性抗原明显增高，直肠指诊可发现前列腺表面不光滑、质地偏硬、呈鹅卵石感，可通过前列腺穿刺活检进行鉴别。

膀胱过度活动症 膀胱功能过度活跃，从而导致患者出现尿频、尿急等类似于良性前列腺增生的症状，可通过排尿日记、尿流动力学等检查加以鉴别。

膀胱癌 发生在膀胱的恶性肿瘤，主要表现为无痛性肉眼血尿，当肿瘤位于膀胱颈口或膀胱三角区等部位时，可出现与良性前列腺增生相似的症状，应进行膀胱镜检查加以鉴别。

神经源性膀胱 因神经系统病变而导致的尿路梗阻症状，多伴有明显的神经损害病史或体征，往往伴有其他部位的神经系统受损表现，如先天性脊柱裂、脑梗死等，通过神经系统功能检查加以鉴别。

尿道狭窄 尿道部位的先天

性或后天性狭窄，患者多伴有明确的尿道外伤或尿道感染病史，可通过尿道镜及尿道造影加以鉴别。

治疗 根据患者的症状严重程度及耐受度不同，可以分为观察等待、药物治疗和手术治疗。

观察等待 良性前列腺增生的发展过程较为缓慢且难以预测，经过长时间的监测发现只有少数的良性前列腺增生患者可能会出现尿潴留、膀胱结石或肾功能不全等并发症。因此，对于生活质量尚未受到明显影响的患者来说，观察等待也是一种合适的处理方案。观察等待并不是说完全不处理，而是针对生活方式进行改进以及对于病情进展进行定期监测。观察等待是一种非药物、非手术的治疗措施，包括患者教育、生活方式指导、饮食调整和定期检测等，适用于生活质量受影响较轻的患者，但一旦症状加重，应开始接受其他治疗。

适应证 生活质量尚未受到明显影响的患者。

禁忌证 ①生活质量受到明显影响。②出现严重良性前列腺增生并发症如尿潴留、膀胱结石、

表 1　国际前列腺症状评分

在过去 1 个月中有无以下症状	无	在 5 次排尿中				
		少于 1 次	少于 半数	约半 数	多于 半数	几乎 每次
是否经常有尿不尽感	0	1	2	3	4	5
两次排尿间隔是否小于 2 小时	0	1	2	3	4	5
是否有间断性排尿	0	1	2	3	4	5
是否有排尿不能等待现象	0	1	2	3	4	5
是否有尿线变细现象	0	1	2	3	4	5
是否需要用力才能开始排尿	0	1	2	3	4	5
从入睡到早起需要起来排尿几次	没有	1 次	2 次	3 次	4 次	5 次
	0	1	2	3	4	5

症状评分＝

反复血尿、反复尿路感染、肾功能不全等。③怀疑前列腺恶性肿瘤。

方法 良性前列腺增生患者的生活方式改进包括行为改进以及饮食调整。行为改进的具体内容：戒烟；适当体育锻炼；精神放松训练转移排尿欲望；盆底肌训练等。饮食调整方案：避免或减少咖啡因、乙醇、辛辣食品的摄入，适当限制饮水等。在合理的生活方式指导下，良性前列腺增生患者若未出现明显的泌尿系统症状，可以在开始随访的第6个月进行第一次监测，第一次监测目的是了解患者病情发展情况，是否出现良性前列腺增生相关并发症，是否有发生前列腺癌的可能性。若第一次监测未见明显异常，此后的定期监测频率可以调整为一年一次。

注意事项 对于伴有其他全身性疾病的患者来说，某些药物可能会导致良性前列腺增生症状加重，如抗组胺药物可以阻滞乙酰胆碱活性，使膀胱逼尿肌收缩力减弱；扩张血管药物可能会使前列腺充血，使尿道阻力增加；某些精神类药物、止咳平喘药和胃肠道解痉药也有可能导致排尿困难。因此，良性前列腺增生患者必要时需要在其他专科医师指导下对药物进行调整，从而减少对泌尿系统的影响。

药物治疗 治疗良性前列腺增生的药物多种多样，主要包括 α 受体阻滞剂（如坦索罗辛、多沙唑嗪等）、5α-还原酶抑制剂（如非那雄胺、度他雄胺等）、M 受体阻滞剂（如托特罗定、索利那新等）和植物制剂等。

适应证 中重度下尿路症状的良性前列腺增生患者。

禁忌证 ①M 受体阻滞剂：尿潴留、胃潴留、闭角型青光眼及对 M 受体阻滞剂过敏者禁用。②磷酸二酯酶 5 抑制剂：同时使用硝酸盐、钾通道激动剂、α 受体阻滞剂；不稳定心绞痛；近期有心肌梗死（<3 个月）或脑卒中（<6 个月）；心肌功能不全（纽约心脏病协会分期 2 期以上）；低血压或血压控制不佳。③β₃ 受体激动剂：未控制的严重高血压患者禁用，服药期间应监测血压。

药理作用 ①α 受体阻滞剂作用原理是阻滞前列腺和膀胱颈部平滑肌表面的 α 受体，松弛平滑肌，缓解膀胱出口梗阻的作用，缓解排尿费力、尿频和夜尿增多等症状。②5α-还原酶抑制剂可以抑制良性前列腺增生过程，缩小前列腺体积，缓解前列腺相关症状。③M 受体阻滞剂的原理是阻断 M 受体兴奋过程，缓解逼尿肌过度兴奋，降低膀胱敏感性，缓解尿频、夜尿增多等膀胱刺激症状。④磷酸二酯酶 5 抑制剂可以增加细胞内环鸟苷酸含量，从而降低逼尿肌、前列腺和尿道的平滑肌张力，也可以减轻前列腺和膀胱的慢性炎症。⑤β₃ 受体激动剂可以兴奋膀胱逼尿肌 β₃ 受体，导致逼尿肌舒张。

注意事项 ①α 受体阻滞剂常见的不良反应有头晕、头痛、乏力、直立性低血压等。②5α-还原酶抑制剂的不良反应包括勃起功能障碍、射精异常、性欲低下、男性乳房发育等。③M 受体阻滞剂常见的不良反应包括头晕、口干、便秘和视物模糊等。④磷酸二酯酶 5 抑制剂常见不良反应包括胃-食管反流、消化不良、头痛、背痛和鼻塞等。⑤β₃ 受体激动剂常见不良反应有高血压、头痛及鼻咽炎等。

良性前列腺增生的药物治疗往往采用联合治疗方案，联合治疗方案疗效优于单药治疗，且总不良反应发生率更低。具体采用何种联合治疗方案需要泌尿外科医师根据实际情况做出调整。

手术治疗 良性前列腺增生是一种临床进展性疾病，无禁忌证的患者可选择手术治疗，手术方式可以选择开放性前列腺摘除术与经尿道前列腺手术。开放性前列腺摘除术需要在耻骨上或者会阴区取切口，切开皮肤、皮下组织后见到前列腺，将前列腺包膜打开并摘除前列腺后缝合前列腺窝，完成前列腺切除。在微创手术逐渐成为主流方案的今天已经较少采用。经尿道前列腺手术利用特殊的器械由尿道进入前列腺部位，从尿道内做内切除从而将前列腺切成小块运出尿道或者直接汽化。比起开放手术，这种方法术后恢复较快，效果等同于开放手术。根据前列腺切除范围不同将经尿道的前列腺手术分为*经尿道前列腺切除术（切除大部分前列腺组织）*和*经尿道前列腺剜除术（切除几乎全部前列腺组织）*。经尿道前列腺手术常用方案：*经尿道前列腺切开术、经尿道前列腺电切术、经尿道前列腺激光手术（绿激光、钬激光和铥激光等）、前列腺段尿道悬吊术、经尿道柱状水囊前列腺扩开术和前列腺动脉栓塞术等*。

适应证 ①反复发生尿路感染。②并发上尿路积水和/或肾功能减退。③反复血尿。④继发尿潴留。⑤有中到重度下尿路症状（按国际前列腺症状评分计算），药物治疗无效或疗效不满意，患者手术意愿强烈。⑥残余尿量明显增多（>60ml）和/或最大尿流率显著下降（<10ml/s）。

禁忌证 ①各种原因引起的

神经源性膀胱和/或逼尿肌严重受损。②患有严重心、脑血管疾病，心肺功能严重受损。③凝血功能明显障碍。

手术并发症 出血、尿失禁、尿道狭窄、包膜穿孔及外渗、前列腺电切综合征、性功能障碍、术后感染、膀胱破裂等。

并发症 良性前列腺增生的并发症主要表现为膀胱出口梗阻引起的各种症状，包括血尿、尿潴留、尿路感染、膀胱结石、继发性上尿路积水（伴/不伴肾功能损害）以及继发性膀胱功能损害等。

预防 良性前列腺增生是老年男性最常见的疾病之一，目前尚无有效预防措施，50 岁以上男性应进行定期体检，早期识别相关症状，早期诊疗，从而减少良性前列腺增生带来的健康损害。

预后 良性前列腺增生的患者预后根据病因及就诊时机的差异有所不同。早期治疗的患者预后相对较好，但造成不可逆的膀胱功能或肾功能损害后，预后则较差。

（董 强）

kāifàngxìng qiánlièxiàn zhāichúshù

开放性前列腺摘除术（prostatectomy）

通过开放手术完全切除前列腺腺体的手术。主要用于良性前列腺增生的治疗。包括耻骨上前列腺摘除术和耻骨后前列腺摘除术切除增生的前列腺部分，以解除下尿路梗阻的状况。主要适用于前列腺体积较大的患者，特别是合并膀胱结石或合并膀胱憩室需一并手术者。

适应证 ①并发膀胱结石和/或膀胱憩室。②并发尿路感染。③并发上尿路积水和/或肾功能减退。④并发反复血尿。⑤继发尿潴留。⑥有中到重度下尿路

症状（按国际前列腺症状评分计算），药物治疗无效或疗效不满意，患者选择手术治疗。⑦残余尿量明显增多（>60ml）和/或最大尿流率显著下降（<10ml/s）。

禁忌证 同良性前列腺增生手术治疗禁忌证。

术前准备 ①控制基础疾病，如高血压、心肺功能不全者，应先予治疗，病情稳定后方可施行手术。②慢性尿潴留致肾功能不全者，需引流膀胱，纠正酸碱平衡和水电解质失调。③合并尿路感染者，应用抗菌药物。④静脉肾盂造影了解双侧上尿路情况，必要时行膀胱镜检查、经直肠前列腺超声检查。⑤尿流动力学检查。⑥术前排空大便或灌肠。

手术步骤 分为耻骨上前列腺摘除术和耻骨后前列腺摘除术。

耻骨上前列腺摘除术 ①患者取平卧位，行硬膜外麻醉或全身麻醉。②做下腹正中切口或弧形切口，进入膀胱前间隙。切开膀胱前壁，S 形拉钩牵开膀胱，显露三角区、前列腺，认清双侧输尿管口。③在凸入膀胱的前列腺增生腺体上弧形切开膀胱颈黏膜及前列腺包膜，用示指钝性分离并摘除增生的前列腺中叶及双侧叶。④用电凝或可吸收线缝合前列腺窝出血点。⑤用 2-0 或 3-0 可吸收线将前列腺窝前缘横行缝合数针，适当缩小膀胱颈口。⑥经尿道置入 F22 三腔导尿管。将水囊注水 30～40ml，然后牵引导尿管，使水囊压于膀胱颈口内，将膀胱与前列腺窝隔离。⑦用可吸收线严密缝合膀胱（可行膀胱造口）。⑧在膀胱前间隙放置引流管后关闭腹壁切口。

耻骨后前列腺摘除术 ①患者取平卧位，行硬膜外麻醉或全身麻醉，插入 F16 导尿管。②下

腹部正中切口，切开腹直肌筋膜，分开并用自动牵开器将腹直肌拉向两侧。钝性分离耻骨后间隙，显露前列腺前壁，以能够进行前列腺包膜切口为准。③将包膜全层切开后，拔除导尿管，用示指钝性分离并摘除增生的前列腺中叶及双侧叶。④用电凝或可吸收线缝合前列腺窝出血点。⑤用手指探查膀胱排除结石或新生物，从尿道外口插入一根 F22 导尿管，管端经前列腺窝进入膀胱，向囊内注水，水囊放在膀胱腔内。用 2-0 肠线间断缝合前列腺前壁和膀胱颈的切缘，外面再用 1 号丝线间断缝合加固一层。⑥在耻骨后间隙放置引流管后关闭腹壁切口。

注意事项 ①尿路梗阻致肾功能受损者，术前需要充分引流尿液，待肾功能改善后再行手术治疗。②术中前列腺摘除、置入三腔导尿管后，应尽早利用三腔导尿管行膀胱持续灌洗，避免血块形成，堵塞管道。③术毕适当牵引三腔导尿管并妥善固定。

并发症 ①术中损伤输尿管口。②术中损伤直肠壁。③术中损伤尿道外括约肌。④尿路感染和切口感染等。⑤术后继发性出血。⑥耻骨后间隙感染及耻骨骨髓炎。⑦排尿障碍。⑧心血管意外。

（董 强）

jīngniàodào qiánlièxiàn qiēkāishù

经尿道前列腺切开术（transurethral incision of the prostate）

通过尿道切开排尿阻力最大的前列腺部位，以形成足够宽敞和平滑的流出道的手术。适合高龄、全身情况不能耐受经尿道前列腺切除术患者。

适应证 ①前列腺中叶明显增生不适合开放手术和经尿道前列腺切除术者。②经尿道前列腺

切除术的高危患者。③前列腺癌引起下尿路梗阻且有不能进行前列腺癌根治术的患者。④惧怕术后出现勃起功能障碍及逆行射精者。

禁忌证 同良性前列腺增生手术治疗禁忌证。

术前准备 ①控制基础疾病，如高血压、心肺功能不全者，应先予治疗，病情稳定后方可施行手术。②慢性尿潴留致肾功能不全者，需引流膀胱，纠正酸碱平衡和水电解质失调。③合并尿路感染者，应用抗菌药物。④静脉肾盂造影检查了解双侧上尿路情况，必要时行膀胱镜检查、经直肠前列腺超声检查。⑤尿流动力学检查。

手术步骤 ①行硬膜外麻醉或全身麻醉，患者取膀胱截石位。②经尿道置入经尿道电切镜。③观察后尿道、膀胱情况。④电切襻置于膀胱颈后方，从两侧输尿管开口下方开始，切除5点至7点间膀胱颈至精阜的前列腺组织，深度为见到前列腺外包膜的细丝状纤维。⑤仔细电凝止血。⑥用膀胱冲洗器清除膀胱内的组织碎片及血块。⑦最后检查确认创面无活动出血、膀胱内无残留组织碎片及血块后，取镜并立即置入三腔导尿管，水囊适量注水后持续冲洗膀胱。

注意事项 ①操作应有立体观念，避免切穿包膜。②视野不清时不要盲目切割。③切割范围应是近端为膀胱颈部，远端达精阜。④严格掌握切割深度。

并发症 ①出血。②尿失禁。③尿道狭窄。④包膜穿孔及外渗。⑤前列腺电切综合征。⑥性功能障碍。⑦其他：如术后感染、膀胱破裂等。

（董　强）

jīngniàodào qiánlièxiàn qiēchúshù

经尿道前列腺切除术（transurethral resection of the prostate）

经尿道插入电切镜，在直视下切除前列腺增生部分的手术。

适应证 同开放性前列腺摘除术。

禁忌证 同良性前列腺增生手术治疗禁忌证。

术前准备 同经尿道前列腺切开术。

手术步骤 ①行硬膜外麻醉或全身麻醉，患者取膀胱截石位。②经尿道置入经尿道电切镜。③观察后尿道膀胱情况。④按不同方法有序地行前列腺电切，切除增生的前列腺组织。或置入光纤使用激光汽化增生的前列腺组织。⑤仔细电凝止血。⑥用膀胱冲洗器清除膀胱内的组织碎片及血块。⑦最后检查确认创面无活动出血、膀胱内无残留组织碎片及血块后，取镜并立即置入三腔导尿管，水囊适量注水后持续冲洗膀胱。

注意事项 ①术前有尿路感染或留置导尿管者，应积极抗感染治疗。②术中自始至终应以精阜作为局部解剖标志，避免尿道外括约肌损伤。③为预防前列腺电切综合征，术中灌洗压不宜超过5.9kPa（60cmH$_2$O），避免前列腺包膜穿孔及静脉窦切开，避免手术时间过长，必要时术中、术后静脉滴注适量高张氯化钠溶液。

并发症 同经尿道前列腺切开术。

（董　强）

jīngniàodào qiánlièxiàn wānchúshù

经尿道前列腺剜除术（transurethral enucleation of the prostate）

在经尿道电切镜观察下，用等离子或激光设备沿着前列腺

包膜与增生前列腺腺体之间的间隙，用钝性推压的方式将增生前列腺组织整块剥离和切除，以彻底切除前列腺增生腺体并解除排尿梗阻症状的手术。

适应证 见开放性前列腺摘除术。

禁忌证 见良性前列腺增生。

术前准备 见经尿道前列腺切开术。

手术步骤 ①行硬膜外麻醉或全身麻醉，患者取膀胱截石位。②闭合器或直视下经尿道置入电切镜，镜下应辨别清楚前列腺的增生情况，明确精阜、膀胱颈、双侧输尿管口和外括约肌等解剖标志，了解膀胱内是否有病变。③以精阜为标志，于该处前方以点切结合方式切开前列腺，找到前列腺包膜。④将中叶及两侧叶腺体组织向膀胱颈方向逆行剥离剜除。⑤清除碎块，彻底将包膜面上的出血点电凝止血。⑥取镜并立即置入三腔导尿管，水囊适量注水后持续冲洗膀胱。

注意事项 ①剥离过程应该沿着包膜平面进行，应注意力度、方向以及剥离层面，以防突破包膜。②剥离应以钝性剥离为主，锐性切割为辅，对包膜粘连严重的情况，使用锐性分离切开粘连带或粘连组织。③对于包膜上的出血点应认真止血，以提供清晰视野。

并发症 见经尿道前列腺切开术。

（董　强）

qiánlièxiànduàn niàodào xuándiàoshù

前列腺段尿道悬吊术（prostatic urethral lift）

利用经尿道的植入装置来扩张被堵塞的前列腺段尿道的微创手术。

原理 通过植入微型尿道悬吊装置，对增生梗阻的前列腺侧

叶发挥悬吊和压缩作用，从而扩张被堵塞的前列腺部尿道，改善患者的梗阻症状。

适应证 ①因前列腺侧叶增生引起下尿路症状或膀胱出口梗阻症状患者。②对性功能保留有需求的年轻患者。③不愿意长期服用药物或药物控制不理想、不愿意或不适宜接受切除或消融手术的患者。

禁忌证 ①前列腺体积>80ml。②由前列腺中叶导致的梗阻或中叶明显凸入膀胱。③尿路感染。④尿道存在影响悬吊装置进入前列腺段尿道的情况。⑤尿失禁。⑥目前存在肉眼血尿。

术前准备 同经尿道前列腺切开术。

手术步骤 ①行硬膜外麻醉或全身麻醉，患者取膀胱截石位。②经尿道置入膀胱镜，评估膀胱和增生的前列腺侧叶段尿道情况。③将悬吊器插入膀胱镜鞘，先在内镜直视下找到膀胱颈口，再将内镜退至距膀胱颈口 1~1.5cm 处的前列腺段尿道，选择合适的穿刺点。穿刺点通常选在前列腺两侧叶凸入尿道最明显处的 2~3 点钟及 9~10 点钟方位。④压紧前列腺侧叶，按下手柄上的穿刺针释放触发扳机，以确保穿刺针能够完全穿透前列腺侧叶，进入前列腺包膜外间隙。⑤按压手柄上的穿刺针收缩杆，以确保挂钩切实固定于前列腺包膜上。⑥根据需要可同法分别向前列腺左、右侧叶置入数个（通常 4~6 个）牵张装置。⑦膀胱镜直视下确定前列腺段尿道内腔足够扩张，流出道持续通畅后，退出膀胱镜鞘，安放导尿管，结束手术。

注意事项 膀胱颈形态、功能正常，前列腺中叶无明显增大是手术成功的必要条件。注意尽量将尿道端部件嵌入前列腺组织内，以避免尿垢生长。

并发症 排尿困难、血尿、尿急、尿失禁、尿路结石、膀胱痉挛。

（董 强）

jīngniàodào zhùzhuàng shuǐnáng
qiánlièxiàn kuòkāishù

经尿道柱状水囊前列腺扩开术（transurethral columnar balloon dilation of prostate）

通过柱状高压气囊有效地扩张腺体、膜部、膀胱颈部，从而扩张前列腺包膜，包膜扩张后可降低尿道压力和阻力，达到排尿通畅目的的手术。

适应证 ①因前列腺增生引起排尿困难，感觉正常的生活、工作受到严重影响者。②前列腺增生并发急性尿潴留、慢性尿潴留、膀胱结石、严重的血尿、反复尿路感染；前列腺增生并发上尿路梗阻、双侧肾积水、肾功能不全需调整恢复到正常者。③前列腺体积为 30~120ml 者。④国际前列腺症状评分≥12 分者。⑤最大尿流率（Q_{max}）≤ 15ml/s。⑥残余尿量（residual urine volume，PVR）≥50ml。⑦前列腺特异性抗原（prostate specific antigen，PSA）< 10ng/ml 者［（4~10）ng/ml 者活检排除前列腺癌］。⑧有保留腺体及性功能要求者。

禁忌证 ①合并严重内科疾病不能耐受外科手术者，如心肺功能异常、凝血功能异常或其他系统疾病。②中叶增生明显并向膀胱内显著突出（>3cm）者。③前列腺癌、泌尿系统恶性肿瘤。④有前列腺及尿道手术病史者。⑤与良性前列腺增生不相关的排尿异常疾病，如神经源性膀胱、膀胱过度活动症等。⑥尿道中重度狭窄，无法完成手术的患者。⑦急性泌尿系统感染、急性前列腺炎等感染情况。⑧高度过敏体质。

术前准备 同经尿道前列腺切开术。

手术步骤 ①术前膀胱（电切）镜检查：尿道用 F24~F26 探子扩张后膀胱（电切）镜经尿道插入检查。②插入扩裂导管：扩裂导管外涂水性润滑剂后插入膀胱。③定位扩裂导管：术者左手扶持扩裂导管，右手示指直肠指诊，在前列腺尖部触到水囊尾端的定位突后，将扩裂导管向外拉 1.0~1.5cm（大部分会感觉到定位突跨过外括约肌时的落空感），暂固定扩裂导管不动。④内囊注水，二次牵拉定位：助手连接压力泵到内囊冲压接头，然后根据扩裂导管的型号向内囊注入相应毫升数的生理盐水，此时术者应轻轻向外牵拉扩裂导管，让内囊的初始囊型尽量靠近外括约肌，术者应该在前列腺尖部摸到初始囊型；助手根据导管型号，继续向内囊注入相应毫升数生理盐水，关闭内囊充水压接头。⑤外囊注水：助手把压力泵接入外囊充压接头并向外囊注水，向外囊注水时注意一定要牵住扩裂导管，防止扩裂导管向膀胱滑入，当外囊压力稳定在 0.3MPa 后，停止注水，维持压力 5 分钟（期间压力下降需补压到 0.3MPa）。⑥双囊放水：将内外囊水全部放掉，拔出扩裂导管。⑦术后电切镜检查，术后可插入电切镜观察扩张后腺体情况，若扩张效果不明显可重复扩张，如有出血明显的患者可用电切镜电凝止血。⑧置入导尿管，插入普通三腔导尿管，持续膀胱冲洗，手术结束。

注意事项 ①术前严格根据

前列腺体积选择扩裂导管型号，若型号偏大，容易造成括约肌损伤而导致术后尿失禁，若型号偏小，则术后扩张效果欠佳。②水囊注水时要稳定保持扩裂导管位置，避免滑脱，向内滑脱将降低扩张效果，向外滑脱会导致外括约肌损伤，导致术后尿失禁的发生。

并发症 尿失禁、血尿、尿急、膀胱痉挛。

（董 强）

qiánlièxiàn dòngmài shuānsāishù
前列腺动脉栓塞术（prostatic artery embolization）

通过对前列腺供血动脉以及毛细血管床进行机械性栓塞，使其供血中断，从而使前列腺缺血坏死，腺体萎缩、体积缩小从而解除下尿路梗阻症状的手术。

适应证 ①年龄>40岁的男性患者，前列腺体积>30ml，诊断为前列腺增生合并严重下尿路症状，药物治疗≥6个月效果不明显，国际前列腺症状评分（international prostate symptom score, IPSS）>18分，生活质量指数（quality of life, QOL）>3分。②有急性尿路梗阻症状经药物治疗无效者。③拒绝手术治疗的患者以及体弱或合并严重内科疾病不能耐受外科手术者。

禁忌证 ①各种原因引起的神经源性膀胱和/或逼尿肌严重受损。②凝血功能明显障碍。

术前准备 同经尿道前列腺切开术。

手术步骤 ①阴部备皮，在局部麻醉下，采用经皮穿刺技术（Seldinger）技术，选择合适直径的微型导管（一般采用F4或F5 cobra导管）经股动脉穿刺插入，分别进入左、右髂内动脉分支处后，注入20ml造影剂，从而确认导管是否位于血管内，同时得到

膀胱上动脉、膀胱下动脉、阴部内动脉的影像。②在注射过程中管球向对侧倾斜15°~18°以避开血管重叠。根据造影结果进一步行前列腺同轴微动脉或供血动脉常规导管造影，以分辨供应前列腺的动脉血管。③确定前列腺供血动脉后，插入导管后注入10mg地塞米松以减轻炎症反应，然后在X线透视机视野下缓慢注入经造影剂混合的栓塞剂聚乙烯醇缩乙醛颗粒。④再次造影以明确前列腺细小动脉闭塞，实质无染色后撤去导管，以明胶海绵颗粒堵塞供血动脉。⑤前列腺动脉栓塞完毕后，股动脉搏动点绷带加压包扎，绝对卧床并下肢制动，观察下肢血运24小时。

注意事项 注意辨别前列腺动脉，避免误栓前列腺动脉周围正常血管而产生并发症。

并发症 ①与介入操作技术相关并发症，如导丝、导管断裂，血管穿孔，血管内膜撕裂，腹膜后血肿等，多由操作不当引起。②严重栓塞并发症，多由误栓导致非靶器官缺血甚至坏死，最常见为膀胱缺血。③轻度栓塞并发症，包括尿道感染、血尿、大便带血、血精、中轻度疼痛、暂时性闭尿、排尿困难、龟头炎等。

（董 强）

niàodào xiázhǎi
尿道狭窄（urethral stricture）

各种因素造成的尿道管腔狭窄变细。尿道狭窄导致排尿阻力增加，出现尿频、尿急、排尿不尽、排尿困难甚至尿潴留，继发尿路感染、充溢性尿失禁等相关症状。泌尿外科的常见病之一，长期排尿困难可并发腹股沟疝、肛门直肠脱垂，也可引发双侧上尿路积水，最终出现慢性肾衰竭。

（傅 强）

wàishāngxìng niàodào xiázhǎi
外伤性尿道狭窄（traumatic urethral stricture）

各种外伤因素导致的尿道狭窄。其是发展中国家尿道狭窄的主要原因，在发达国家的发生率较低。外伤性尿道狭窄大多数发生于膜部尿道或球部尿道，其中膜部尿道狭窄多见于交通事故、重物砸伤或其他因素导致的骨盆骨折尿道损伤之后。球部尿道狭窄多见于高处坠落时会阴撞击导致的球部尿道断裂，尿道断端愈合之后形成尿道狭窄。

病因 膜部尿道狭窄常发生于骨盆骨折导致的尿道损伤之后，其机制是骨盆环破坏导致的膜部尿道损伤或断裂。轻微的骨盆骨折很少引发尿道损伤，大多数尿道损伤的发生与骨盆环的严重破坏相关。球部尿道狭窄多由骑跨伤导致球部尿道断裂，愈合后的瘢痕堵塞尿道管腔引起。膜部尿道与耻骨弓的关系密切，因此，易于发生损伤，尿道周围还有耻骨前列腺韧带和会阴膜固定。在这两层结构之间，膜部尿道从前列腺尖部走行至会阴膜。越过会阴膜后，尿道称为球部尿道。近期研究认为骨盆骨折损伤多发生于球-膜交界部位，也就是尿道穿过会阴膜的位置。成人最常见的损伤部位在膜部尿道远端。在儿童中，尿道损伤部位较成人更靠近膜部近端，包括前列腺和膀胱颈部，儿童解剖结构特点易导致更严重的尿道损伤。

发病机制 受到较重外伤时，尿道黏膜和尿道海绵体连续性破坏，局部出现血肿，在损伤愈合过程中成纤维细胞、各种细胞因子聚集，结缔组织增生和纤维化，形成瘢痕组织充填尿道缺损段，导致尿道管腔的狭窄或闭锁。

临床表现 ①排尿困难：尿流变细，排尿费力，随病情发展可为渐进性排尿不畅，也可为完全性排尿障碍。②尿潴留：膀胱过度充盈，腹胀明显，长期排尿困难可出现反复尿路感染、膀胱结石、肾积水、肾萎缩和肾功能不全等。

诊断 包括以下方面。

病史 是否有尿道外伤，包括骨盆骨折、骑跨伤及穿刺伤等。

尿道造影 可较好地评估尿道损伤，尿道造影是外伤性尿道狭窄患者最常用的检查方式，可确定狭窄部位、长度和程度。应先后进行骨盆平片、尿道逆行造影、经膀胱造口管的顺行性膀胱尿道造影和会师造影。

尿道镜 可使用尿道镜或尿道软镜行逆行和顺行性尿道狭窄段检查，观察狭窄部位、程度，膀胱颈部情况，精阜情况，尿道情况，膀胱尿道结石等。

尿道声学造影 逆行尿道声学造影能为临床诊断提供更多的尿道病变的超声图像资料。尿道超声检查可发现尿道管腔闭锁、尿道狭窄，瘢痕厚度，尿道瓣膜，息肉样改变。

磁共振成像（magnetic resonance imaging, MRI） 可辅助评估尿道狭窄情况，提供三维的尿道解剖，显示尿道-直肠瘘等特殊情况，有助于手术前制订计划。

鉴别诊断 ①前列腺增生：见于老年男性，无尿道外伤病史，表现为进行性排尿困难，前列腺超声显示前列腺体积增大，尿道镜检查可帮助确诊。②膀胱颈狭窄：可见于接受过前列腺电切术、前列腺癌根治术后，膀胱颈部损伤的患者，膀胱镜可以确诊。

治疗 包括以下几个方面。

尿道扩张和尿道内切开术 用尿道探条扩张尿道，或使用尿道冷刀、激光等切开狭窄处瘢痕，扩大尿道内径后留置导尿管。适用于狭窄段较短（<1cm）、瘢痕不严重的患者。如果2次内切开效果不佳，应采用其他的治疗方法。

尿道吻合术 最多用于膜部尿道和球部尿道狭窄，取会阴部倒"Y"字形切口，切除狭窄段及瘢痕，将尿道两端吻合。采用分离阴茎海绵体中隔、切除耻骨下缘或切除部分耻骨、阴茎转位等方法可将狭窄段更长的后尿道狭窄进行尿道吻合术。操作时应尽量切除瘢痕，显示出尿道黏膜，并使尿道两断端无张力吻合。

耻骨上膀胱造口 对于严重长段尿道闭锁的患者可作为一种尿流改道的方法，对于可手术患者，起到引流尿液及手术中寻找近端尿道的作用。

并发症 外伤性尿道狭窄常并发反复发作的尿路感染及生殖系统感染。因尿道细菌滋生，常出现急性睾丸附睾炎、急性前列腺炎等。长期排尿困难，腹压增加可并发腹股沟疝、肛门直肠脱垂等，没有及时治疗或尿流改道，也常出现上尿路积水，最终出现慢性肾衰竭。

预后 外伤性尿道狭窄以手术治疗为主，不同患者的狭窄程度不同，狭窄段较短的患者手术成功率较高，可避免术后复发。复杂性尿道狭窄的手术难度较大，术后有一定比例患者会出现复发。

（张楷乐 傅 强）

yīyuánxìng niàodào xiázhǎi

医源性尿道狭窄（iatrogenic urethral stricture）

医护人员因各种治疗措施不当或管理不善等原因而造成尿道损伤导致的尿道狭窄。常见于膀胱尿道镜检查、经尿道腔镜手术及留置导尿管等医源性损伤。在发达国家，医源性损伤是尿道狭窄最主要的病因，约占45.5%。在中国，外伤是导致尿道狭窄最主要的原因，而医源性损伤是导致尿道狭窄的第二大原因，约占34.18%。随着经尿道腔镜检查、手术及留置导尿管等广泛应用，医源性尿道狭窄发生率呈逐年增高的趋势。

病因 ①尿道侵袭性检查：膀胱尿道镜检查、经尿道输尿管镜检查等。②经尿道腔镜手术：经尿道膀胱肿瘤电切术、经尿道前列腺摘除术、经尿道输尿管肾盂激光碎石取石术等。③留置导尿管。

发病机制 当尿道受到医源性损伤时，其黏膜连续性破坏，局部的出血、尿外渗等会引起尿道的炎症反应，从而导致尿道黏膜下尿道海绵体或尿道海绵体本身损伤导致结缔组织增生和纤维化，在尿道黏膜和尿道海绵体处形成瘢痕，然后瘢痕的收缩导致尿道管腔缩小而产生尿道狭窄或闭锁。

临床表现 ①排尿困难：排尿困难是医源性尿道狭窄最主要的症状，表现为排尿受阻，尿流细、射程短，排尿费力，甚至排尿滴沥、不能排尿，出现尿潴留和充溢性尿失禁。②感染：尿道狭窄可并发尿道炎、膀胱炎、尿道周围感染及生殖器感染，甚至上尿路感染，严重者会出现败血症。③上尿路病变：长期的排尿困难会导致双侧输尿管扩张、肾积水，甚至肾萎缩和肾功能不全。④性功能障碍和男性不育。⑤其他：长期尿道狭窄的患者需要增加腹压来帮助排尿，长年累月会导致疝、痔疮和脱肛的发生。

诊断 包括以下几个方面。

病史 详细了解患者有无医源性损伤病史，如有无尿道镜检查、留置导尿管等病史。

临床表现 进行性排尿困难，尿流变细、尿中断、尿淋漓，甚至不能排尿，出现急性尿潴留和充溢性尿失禁等。

体格检查 ①观察阴茎、阴囊、会阴皮肤有无瘘口，瘘口周围皮肤有无红肿、分泌物等。②在阴茎部尿道走行处是否可触及硬的条索，可以大概了解尿道狭窄的部位、长度等。③尿道探条的应用：可帮助了解尿道是否存在尿道狭窄，狭窄的部位及程度。应选择F16~F18钝头的尿道探条进行检查，避免尿道假道的发生。

尿道造影 尿道造影是诊断尿道狭窄的首选方法，能帮助判断尿道狭窄的部位、程度和长度，同时有助于了解是否存在并发症，如尿瘘、假道等。

尿道超声 尿道超声是诊断前尿道狭窄安全、可靠的方法。经尿道外口逆行连续注入生理盐水，超声显示尿道狭窄的部位、程度、长度等。

尿道镜检查 尿道镜是诊断尿道狭窄的主要方法，有助于明确狭窄的部位、程度，同时经膀胱造口用尿道软镜检查，有助于判断狭窄的长度以及与精阜的关系。

鉴别诊断 医源性尿道狭窄引起排尿困难，应与下列疾病鉴别。①前列腺增生：见于老年男性，无医源性尿道损伤病史，表现为排尿困难呈进行性加重，前列腺超声诊断前列腺体积增大，尿道镜检查可与尿道狭窄鉴别。②前列腺恶性肿瘤：见于老年男性，无医源性尿道损伤病史，血清前列腺特异抗原升高，肛诊时

触及前列腺质地硬，前列腺穿刺活检可明确诊断。③膀胱颈挛缩：多为慢性炎症所致，发病年龄多在40~50岁，也表现为排尿费力，但无医源性尿道损伤的病史，膀胱尿道镜可以确诊。④神经源性膀胱：表现为排尿困难，超声检查提示残余尿量增多，甚至出现双侧输尿管扩张、肾积水，但前列腺体积不增大，无医源性尿道损伤病史，常有中枢或者周围神经系统损害的病史和体征，如直肠指诊时肛门括约肌收缩无力、会阴部皮肤感觉迟钝或者消失以及四肢运动障碍、感觉障碍等。膀胱造影时显示膀胱呈"圣诞树"形，尿流动力学检查可明确诊断。

治疗 医源性尿道狭窄的治疗方法很多，各临床工作者习惯用法亦不相同，但以下原则在不同的治疗方法中均应遵循：①积极治疗尿道及尿道周围感染。②以恢复尿道的解剖连续性和完整性为原则，以促进尿道排尿通畅为目的。③避免在治疗过程中出现新的并发症。④有严重的继发性上尿路病变时应及时行膀胱造口，以引流尿液。⑤有尿道-直肠瘘，先行结肠造口。

非手术治疗 主要通过尿道扩张达到恢复尿道排尿功能的目的。尿道扩张需注意以下问题：①不宜在发生急性尿道炎症时进行，并在尿道表面麻醉下进行。②切忌用暴力扩张。③开始时需用小号探杆扩张，逐渐增加探杆型号，一般扩张到F24为宜。④开始扩张间隔时间一般为1周，然后逐渐延长。

手术治疗 包括以下几个方面。

尿道内切开术 是较简单的一种手术方式，适用于狭窄程度较轻的患者（狭窄段长度小于1cm，尿道超声显示尿道瘢痕不严

重），包括用尿道冷刀和激光切开两侧，然后留置导尿管1~2周。2次内切开效果不佳后应采用其他的治疗方法。

尿道外口切开术 适用于尿道外口狭窄患者，即在尿道外口的腹侧纵行切开，形成轻度的尿道下裂，然后用缝线将切开的两侧尿道黏膜与龟头皮肤边缘缝合，留置导尿管1周左右。

尿道吻合术 适用于狭窄段<2cm的膜部尿道狭窄和后尿道狭窄。患者截石位，在会阴部做一倒"Y"字形切口，分离尿道，以及切除狭窄段及瘢痕，将尿道两断端端-端吻合。后尿道狭窄较长、吻合口张力较大时，可切开阴茎海绵体中隔、切除耻骨下缘或切除部分耻骨等。关键点是完全切除尿道瘢痕，保持无张力吻合。术前或者术中膀胱造口有利于引流尿液和术中寻找尿道近端。

尿道替代成形术 主要适用于长段前尿道狭窄或者闭锁，即应用替代物进行尿道重建，以恢复尿道的连续性和完整性。主要包括以下替代物：①带蒂皮瓣。常用包皮、阴茎、阴囊会阴皮肤。皮瓣需要有良好的血液供应。会阴和阴囊部皮肤容易在尿道内形成毛发和结石。②游离移植物。主要包括各种自体游离黏膜，如口腔黏膜、舌黏膜、膀胱黏膜等；皮肤，如耳后皮肤；组织工程材料，如小肠脱细胞基质、睿膜等。

尿道拖入术 适用于长段尿道狭窄，无法进行尿道吻合的患者。该术式在切除狭窄段尿道后，将远端尿道充分游离，将远端尿道端拖过狭窄段固定于腹壁或用牵引线将其通过膀胱固定于腹壁，以重建尿道的连续性。

尿流改道术 在术前膀胱造口有助于引流尿液，减少尿道炎

症，有助于提高手术成功率。同时，术中应用尿道探条从造口确定尿道近端的位置，有助于手术的顺利进行。

尿道会阴部造口术　一般适用于长段前尿道狭窄、反复尿道狭窄手术失败或者患者年龄大、不适合或不愿意行复杂尿道成形手术的患者。

尿道支架　有临时和永久性两种。如 allium 覆膜尿道支架、urolume 永久支架等。

并发症　①反复发作的膀胱、尿道周围感染，肾盂感染及生殖系统感染。出现急性睾丸附睾炎时，表现为阴囊红肿、疼痛；并发急性前列腺炎时，表现为会阴痛；并发尿道周围蜂窝织炎时，表现为会阴部红肿、压痛，形成脓肿后可自行穿破形成尿瘘。局部感染可伴有全身症状如寒战、高热、白细胞计数升高。②长期排尿困难可并发腹股沟疝、肛门脱垂、肾输尿管积液，甚至肾衰竭等。

预后　医源性尿道狭窄在及时、规范治疗的情况下可以完全治愈。

（黄建文　傅强）

yánzhèngxìng niàodào xiázhǎi

炎症性尿道狭窄 （inflammatory urethral stricture）

尿道感染发生炎症所引起的尿道狭窄。这种尿道狭窄主要是由于淋病、结核以及非特异性的感染所引起。包茎是引起尿道外口炎症性狭窄的主要原因（37.7%），淋病性尿道炎在特异性感染因素中占主要因素（25%）。

病因　①非特异性感染：如包茎、龟头炎等引起的尿道外口感染，膀胱灌注后灌注药物所致炎症性尿道狭窄等。②特异性感染：如淋病性尿道炎、结核性尿道炎等。

发病机制　尿道受感染刺激后出现尿道黏膜充血、水肿、炎症细胞浸润。随着疾病的进展，尿道肌层出现溃疡、纤维瘢痕形成，进而导致病变部位尿道出现狭窄。

临床表现　①感染：表现为包皮、龟头潮红、溃疡以及尿道流脓等临床症状。②排尿困难：渐进性排尿不畅、尿流变细，严重者可表现为排尿淋漓不尽、腹压排尿等症状，出现尿潴留和充溢性尿失禁。③长期排尿困难：引起上尿路扩张等梗阻性改变。

诊断　包括以下几个方面。

病史　详细了解患者尿道特异性以及非特异性感染病史。

临床表现　表现为尿道流脓以及经久不愈的包皮、龟头炎。渐进性排尿不畅，尿流变细，严重者可表现为排尿淋漓、腹压排尿等症状，出现尿潴留和充溢性尿失禁。

体格检查　①包皮、龟头潮红，部分区域可见溃疡以及瘢痕形成。尿道外口多有脓性分泌物附着。②沿尿道走行可触及条索以及串珠样瘢痕。

尿道造影　是诊断尿道狭窄的首选方法，是评价尿道狭窄程度的金标准，可准确地显示尿道狭窄的部位、长度以及严重程度。

尿道超声　诊断前尿道狭窄安全、可靠的方法。经尿道外口逆行连续注入生理盐水，超声显示尿道狭窄的部位、程度、长度等。

内镜检查　在尿道炎症完全控制的情况下可行膀胱尿道镜或输尿管镜检查，直观地反映狭窄的部位、长度以及严重程度。

磁共振成像 （magnetic resonance imaging, MRI）　提供尿道解剖的三维重建图像，更加直观全面地了解炎症性尿道狭窄的程度以及尿道周围组织的情况。

鉴别诊断　炎症性尿道狭窄主要需与引起排尿困难的相关疾病鉴别。①良性前列腺增生：见于老年男性，无医源性尿道损伤病史，表现为夜尿增多以及进行性排尿困难，经直肠前列腺超声检查能够明确诊断。②前列腺癌：见于老年男性，无医源性尿道损伤病史，一般血清前列腺特异性抗原 （prostate specific antigen, PSA）均有不同程度的升高，必要时行前列腺增强 MRI 和前列腺穿刺活检。③膀胱颈挛缩：又称膀胱颈纤维化。多为慢性炎症所致，无医源性尿道损伤的病史，膀胱镜可以确诊。④神经源性膀胱：排尿困难多由于中枢或周围神经系统损害所引起，通常伴有下肢感觉和运动障碍，会阴部皮肤感觉减退等。静脉尿路造影常显示上尿路有扩张积液，膀胱常呈"圣诞树"形，尿流动力学检查可以明确诊断。

治疗　治疗原则是积极有效的抗感染治疗后恢复尿道连续性。

抗感染治疗　控制尿道特异性以及非特异性感染是治疗成功的关键。

手术治疗　包括以下几个方面。

尿道内切开术　用尿道手术刀（冷刀）或激光切开狭窄处瘢痕，适用于狭窄段长度<1cm、瘢痕不严重的患者。

尿道外口切开术　于尿道外口的腹侧三叶草状剖开，并取龟头处阴茎皮肤转移皮瓣填充尿道外口剖开处。

尿道吻合术　适用于膜部以及球部尿道狭窄。取会阴部切口，切除狭窄段及瘢痕，将尿道两断端端-端吻合，如果狭窄长度过长，为保证尿道无张力吻合可行阴茎海绵体中隔、耻骨下缘劈开或切除部分耻骨等方法将尿道端-端吻合。

尿道替代成形术　应用带蒂皮瓣及游离移植物修补缺损的长段尿道。①带蒂皮瓣：常用阴茎、会阴部带蒂皮瓣。良好的血液供应是保证皮瓣成活的必要条件。②游离移植物：各种自体黏膜（如口腔黏膜、舌黏膜、膀胱黏膜、结肠黏膜等）、组织工程材料（如小肠脱细胞基质）适合进行长段狭窄的尿道成形重建。

尿道会阴部造口术　一般适用于长段前尿道狭窄，反复尿道狭窄手术失败或年龄大、不适合或不愿意行复杂尿道成形手术患者。

并发症　①前列腺炎、附睾炎：长期尿道狭窄、排尿不畅、尿液反流可导致反复发作的前列腺炎以及附睾炎。②膀胱结石：长期排尿不畅导致膀胱内残余尿量过多，可导致膀胱内结石形成。③腹股沟疝：长期腹压排尿可导致腹股沟疝形成。

预后　炎症性尿道狭窄若能及时有效地进行手术治疗，一般预后良好，无远期并发症。

（郭　辉　傅　强）

niàodào kuòzhāngshù

尿道扩张术（urethral dilatation）

输尿管梗阻引起近端或全程输尿管膨大。其常导致肾功能下降、感染，甚至肾衰竭等。临床常用治疗尿道狭窄的手术方式。相比其他术式，尿道扩张术具备操作简便的优势，是治疗轻度尿道狭窄的常规手段，通常可在表面麻醉下完成操作。

适应证　①预防和治疗感染、外伤，以及手术原因造成的各类尿道狭窄。②膀胱颈梗阻。

禁忌证　①合并有尿道感染，或前列腺炎急性期。②可能伴有尿道肿瘤。③外伤导致的球膜部尿道损伤，尿道探条的使用可能造成局部组织的二次损伤。

术前准备　①术前预防性抗炎：对于局部病变复杂，合并有尿道感染患者，可术前预防性口服或静脉滴注抗生素抗炎。②器械准备：各型号的探条提前消毒备用，必要时行尿道镜检查以了解尿道狭窄的位置及程度。③麻醉方法的选择：通常选择尿道表面麻醉，对于局部病变比较复杂的患者，可采用全麻或硬膜外麻醉。小儿通常采用静脉麻醉或吸入麻醉。

手术方法　包括以下几个方面。

金属探条尿道扩张　患者取平卧位或取截石位，探条自尿道外口插入，尖端达到球部尿道时，逐步向腹壁方向抬高直至接近垂直水平，使其尖端缓慢滑入后尿道后，逐步下压探条，并继续向前推进至探条前部分进入膀胱。探条在尿道内保留 5～10 分钟后拔除。

丝状探条尿道扩张　金属探条无法顺利置入时，选择采用丝状探条。操作时，先将一根丝状探条自外口插入，当前进受阻时考虑探条进入并填充瘢痕凹陷位置，依次插入第二、第三根丝状探条，当狭窄位置凹陷被填满后，后续探条就能顺利通过狭窄。交替推进丝状探条，直至一根探条进入膀胱，由进入膀胱的丝状探条尾部螺丝接口引导金属探条进行扩张。

注意事项　①扩张过程由细到粗循序渐进，否则可能导致尿道损伤，甚至穿孔。②合并尿道感染患者，注意扩张前后抗生素的使用。

并发症　①出血：主要由于扩张方式不当及暴力操作造成。严重出血并出现排尿困难者，可留置较粗导尿管，并会阴位置适度加压包扎止血，必要时可行内镜下止血。②尿道穿孔：盲目、暴力扩张是造成尿道穿孔的主因，严重者可能造成直肠损伤。当尿外渗严重，形成尿道周围积脓，需行切开引流。直肠损伤必要时需行结肠造口。③感染：多为损伤位置细菌入血造成，严重时可能导致菌血症，需静脉滴注广谱抗生素控制感染。

（李鸿宾　傅　强）

niàodào nèiqiēkāishù

尿道内切开术（internal urethrotomy）

用冷刀器械在直视下经尿道内凿通狭窄或闭锁段的尿道，达到恢复尿道的连续通畅，使排尿通畅的手术。对于尿道狭窄疾病，选择在内镜下使用冷刀对狭窄部位瘢痕组织进行机械性切开，以增大尿道管腔，解除梗阻的手术。相比开放手术，尿道内切开手术周期短、术后恢复快，对于长度较短的尿道狭窄有着良好的治疗效果。

适应证　适用于反复尿道扩张效果不佳的感染、外伤及手术原因造成的各类狭窄长度较短的尿道狭窄（通常狭窄长度<1cm）。此外，需要做经尿道的内镜下操作及手术，但尿道存在轻度狭窄而无法置入内镜时，可先行尿道内切开解除梗阻。

禁忌证　①尿道狭窄同时有尿道感染时，必须先行控制感染。②复杂性尿道狭窄，包括长段狭窄、尿道完全闭锁或合并多处假道的患者，不适合进行尿道内切开。

术前准备　①尿道狭窄评估：通过术前尿道造影、尿道超声等手段，明确狭窄的位置、长度，及是否伴有尿瘘、尿道憩室等合并症。②术前抗炎：术前尽可能使尿道内无菌，对合并尿道感染患者，根据尿培养结果选用敏感抗生素针对性抗炎治疗。③器械准备：尿道镜及内切开冷刀严格消毒，术前提前检查内镜镜头是否清晰、冷刀是否破损或锈蚀等。④麻醉：一般采用全麻、腰麻或硬膜外麻醉。

手术方法 患者取截石位，常规消毒铺巾，可先用金属探条插入尿道对狭窄位置大致定位后，以尿道内切开镜自外口进入直到狭窄位置，评估狭窄情况。在狭窄部位尿道插入导丝引导下，在内镜下用冷刀在瘢痕组织上做多点位、放射状的短距离往返纵向切割，逐渐切断狭窄环，直至镜鞘能够通过狭窄部位顺利进入膀胱。退镜，以金属探条进一步扩张狭窄部位后，留置导尿管。

注意事项 ①对尿道瘢痕组织的切开，主要采取多点位、放射状的方式。②患者选择上，瘢痕厚度超过1cm，或合并复杂性病变患者（如假道），不建议行尿道内切开手术。

并发症 ①出血：术中插管、冷刀切开及探条扩张都可能造成尿道出血。术中出血较少，可加大冲洗压力或加快冲洗速度，及推进镜鞘压迫止血；若出血量较多，视野不清下，应考虑是否伤及尿道海绵体甚至阴茎海绵体，必要时终止手术。术后出血，可选用较粗的导尿管，进行压迫止血。②尿道穿孔：多是术者在视野不清下，或未在导丝引导下操作，及探条扩张时动作粗暴所致。严重时可能导致直肠损伤，必要时需行结肠造口。③感染：多由手术部位的细菌入血造成，需注

意围手术期抗生素的应用。④尿失禁：通常由尿道外括约肌的损伤造成，需术中操作时尽可能以冷刀进行机械性操作，避免电切、电凝的使用。⑤术后仍排尿困难：主要见于尿道狭窄段的瘢痕切开不充分，尿道内壁遗有瓣膜样瘢痕组织或狭窄环切开不彻底，存在假道等。可适当应用金属探条扩张尿道，再次腔内手术应该慎重，必要时择期改行开放手术。

(李鸿宾 傅强)

niàodào tìdàishù

尿道替代术（replacement urethroplasty） 通过取邻近或其他部位自体组织、组织工程材料成形代替尿道以恢复尿道连续性的手术。

适应证 适应于先天性尿道下裂、尿道上裂、复杂性尿瘘、尿道狭窄和闭锁，无法行尿道吻合术，排尿不能及困难者。

禁忌证 严重的泌尿系统感染难以抗感染治疗者，或有尿瘘者；患者合并严重心肺等基础疾病不能耐受手术及麻醉者；严重凝血功能障碍者；替代区有潜在病变加重风险者。

术前准备 选择合适麻醉方式（口腔黏膜有损伤者鼻插管），术前备皮及术区消毒，替代组织脱毛发，备好各种型号尿道探条（F12~F24）。

手术方法 ①按下腹正中切口显露膀胱前壁行膀胱切开造口术，术前已膀胱造口患者忽略此步骤。②消毒阴茎及会阴皮肤，切开皮肤、皮下及球海绵体肌。③选用合适的尿道探条至尿道外口探及尿道狭窄部。④分离并彻底切除狭窄的尿道及周围的瘢痕组织，伴有阴茎下弯者还需纠正下弯畸形。⑤测量狭窄段尿道长度，并选取合适的替代组织（常

用有包皮皮瓣、阴茎腹侧皮瓣、会阴区游离皮瓣、阴囊纵隔皮瓣、耳后皮瓣或口腔黏膜等自体组织，组织工程生物材料等），选用5/6-0可吸收线无张力缝合修复段尿道并与两端正常尿道做吻合。⑥留置带槽导尿管后逐层关闭切口。⑦弹力绷带包扎切口，会阴部需无菌纱布加压"十"字形包扎。

注意事项 ①妥善固定留置硅胶带槽导尿管，保持其通畅，挤压尿道以利分泌物排出，会阴部护理每天2~3次。②根据药敏试验结果或经验用药应用抗生素防治感染。③服用雌激素及镇静药物抑制阴茎勃起。④提醒患者注意防止大便时污染切口纱布，大便困难及既往便秘者应用润肠药物及灌肠。⑤切口及弹力绷带包扎，注意松紧，避免影响替代组织血运，引起组织缺血坏死。

并发症 感染、出血、尿瘘、尿道再狭窄，勃起痛及勃起功能障碍。

(汪继洪 傅强)

niàodào huìyīn zàokǒushù

尿道会阴造口术（perineostomy） 在尿道球部与会阴之间造口，以引流尿液的手术。是一种简单有效的暂时性尿流改道手段。

适应证 难治性前尿道狭窄和阴茎癌，排尿困难而无法插入导尿管者，不能耐受尿道吻合或替代手术者。

禁忌证 严重的泌尿系统感染；肥胖症及下蹲排尿困难者；患者合并严重心肺等基础疾病不能耐受手术及麻醉者；严重凝血功能障碍者。

术前准备 选择合适的麻醉方式，备皮，术区消毒，备各种型号尿道探条（F12~F24）。

手术方法 ①尿道外口插入

型号合适的尿道探条，尖端顶住狭窄部尿道。②术者会阴部切开皮肤，探及尿道探条。③如尿道外口闭锁或阴茎癌患者，直接按后续步骤，会阴切口分离至尿道后，剖开尿道至近心端正常尿道腔，切缘送病理学检查。④分离正常尿道至足够长度，脱出至会阴部皮肤造口处。⑤止血彻底后，无张力 4-0 可吸收线黏膜外翻缝合尿道黏膜与会阴部皮肤，放置引流条。⑥留置导尿管，凡士林纱布包扎黏膜外翻造口处。⑦加压包扎，24 小时拔出引流条。

注意事项 ①妥善固定留置导尿管，每天冲洗 2~3 次，保持其通畅。②根据药敏试验结果或经验用药应用抗生素防治感染。③术后 2 周常规拔除导尿管，注意会阴部清洁。

并发症 并发症较少，常见感染、出血、尿瘘、造口瘢痕增生再狭窄，阴茎癌复发及转移等，需后续治疗随访。

（汪继洪 傅 强）

fēilíduàn niàodào wěnhéshù

非离断尿道吻合术（non-transecting urethral anastomosis）

在尿道狭窄治疗中，在尿道背侧纵向切开并切除腔内狭窄组织后进行尿道黏膜吻合的手术。可以将该技术分为非离断尿道海绵体端-端吻合手术和非离断移植物补片扩大吻合手术两大类。约旦（Jordan）等在 2007 年首次报道了在球部近端尿道狭窄成形术中使用了此项技术。安德里克（Andrich）等在 2012 年对此方法进行了改进，提出"非离断技术"，该术式保留了尿道海绵体的血供。

优点 ①对于前后尿道同时存在狭窄、有前尿道手术史、尿道下裂的患者可以减少前尿道缺血风险。②通过减少术中血管神经的损伤而降低术后阴茎勃起功能障碍，但同时由于可能切除瘢痕不够完全，有一定概率出现狭窄复发。目前专家共识认为对于尿道狭窄患者，尿道海绵体纤维化及周围尿道瘢痕程度较轻者，可以考虑非离断技术，如果尿道海绵体瘢痕化严重的尿道狭窄的患者，应充分切除不健康的瘢痕组织确保手术成功率。

适应证 ①球部至膜部尿道远端，尿道纤维化或瘢痕化程度低的短段尿道狭窄。②若狭窄较长，非离断自体组织扩大吻合手术。③复杂的多处尿道狭窄，合并有前尿道疾病，需分期行前尿道成形术。④年轻患者对性功能有明确要求。

禁忌证 尿道海绵体纤维化或周围瘢痕化程度严重的患者。后尿道长段狭窄，膀胱上浮，多次开放手术治疗失败后的患者。

术前准备 尿道膀胱会师造影，尿道镜和膀胱软镜检查。尿液细菌培养和药敏检查，对有菌者选用敏感的抗生素进行治疗，尿道及膀胱冲洗。经治疗后细菌培养无菌后再考虑重建手术。

手术方法 术前评估和根据术中情况选择非离断尿道海绵体端-端吻合技术和非离断移植物补片手术扩大吻合。如狭窄段位于球部，如术中确认吻合口无张力的情况下，可行纵切横缝尿道端-端吻合术。如狭窄段较长，吻合口有一定张力，则可以考虑行移植物补片尿道扩大成形术。留置合适型号的 F16~F18 导尿管，3~4 周后拔管。

注意事项 彻底切除尿道吻合口及周围的瘢痕，术中瘢痕组织的残留易致术后狭窄复发。远近端尿道应彻底切开直至正常尿道水平。尿道黏膜无张力吻合，术后吻合口无张力，减少手术失败。尿道海绵体缝合牢固，减少出血。

并发症 切口出血、感染，手术后尿道狭窄复发或治疗失败，尿瘘，性功能障碍或其他。

（金重睿 傅 强）

shé niánmó niàodào chóngjiànshù

舌黏膜尿道重建术（lingual mucosa urethroplasty） 采用口腔黏膜中的舌部黏膜作为替代性移植物重建尿道的手术。1941年，英国学者汉比（Humby）首先将口腔黏膜作为尿道替代物应用于尿道下裂的治疗中。1996年，莫雷（Morey）和麦卡宁奇（McAninch）使用颊黏膜移植物用于重建尿道，颊黏膜具有厚实的上皮细胞层和致密的组织特性，同时具备取材方便、黏膜有弹性和抗感染力强的优点。目前口腔黏膜中的颊黏膜作为重建尿道的替代物已被多数泌尿修复重建医师所接受。2006年，意大利学者西莫纳托（Simonato）报道了舌黏膜移植物在尿道成形术中的应用，研究显示舌黏膜与颊黏膜在结构上一样，均具有上皮厚实、弹性纤维丰富、黏膜固有层薄、术后容易血管化及成活的优点。舌黏膜除具有口腔黏膜的诸多优点外，取材较颊黏膜更为便利，并发症也更少。但是，对于比较长段的或次全尿道的狭窄，临床面临的难题是组织材料的缺乏，可以尝试采用两种组织或黏膜拼接或分别替代尿道成形，有望解决此难题。

适应证 各类原因导致的前尿道狭窄；尿道下裂需要尿道重建者；需要进行扩大吻合的各种球部尿道以前及球部尿道狭窄。

禁忌证 近期有口腔感染史（如念珠菌、水痘-带状疱疹病毒或单纯疱疹病毒感染）、下颌弓手术史导致张口困难或管乐器吹奏者，对舌体供区并发症明显有顾虑的患者。

术前准备　常规的术前准备包括尿细菌学培养和药敏试验，合并细菌感染者需要合适抗菌药物治疗及膀胱冲洗，至再次尿液培养为无菌结果再考虑手术重建。做好取口腔内黏膜的准备，需仔细询问患者狭窄病因、检查狭窄部位及长度，以更好地确定所需口腔黏膜的特性。术前 3 天起，嘱患者用氯己定溶液（洗必泰）或甲硝唑溶液（灭滴灵）漱口清洁口腔，并持续使用至术后。术中和术后 3 天内常规静脉使用广谱抗生素。

手术方法　①采用鼻腔内插管技术使口腔操作留有空间，口腔撑开器将口腔充分打开，通过牵引缝线将舌牵出口腔。②根据重建需要，在舌体标记取材范围。使用 20ml 生理盐水中加入 2 滴肾上腺素后将此混合液注入黏膜与舌肌间，方便黏膜及舌体肌层分离，方便黏膜取得，同时减少出血。取材时注意避开下颌下腺管开口和潜在舌神经的部位。用小刀切开边缘处并用剪刀锐性分离取下黏膜条，注意应在黏膜和黏膜下脂肪层间水平仔细分离，使获得的舌黏膜材料尽可能薄。仔细检查创面有无出血，4-0 可吸收缝线缝合创面。③将舌黏膜按照狭窄段尿道腹侧、背侧及侧向修补的方法进行尿道重建。如巴尔巴利（Barbagli）重建的方法是将舌黏膜移植物固定于阴茎海绵体上，然后将黏膜的边缘分别于尿道断端的远近端的背侧分别间断吻合，留置 F14～F16 导尿管。④缝合创面，根据情况放置引流，分层关闭皮下及皮肤切口，会阴及阴茎适度加压包扎。

注意事项　为舌黏膜建立一个平整且易于血管化的接受床，应彻底切除周围瘢痕组织；缩短移植物的缺血时间；保持术区及移植物无感染；保证舌黏膜确实地固定在阴茎海绵体上，尿道腔保持一定宽度。手术前预防和控制感染，对于保证手术成功相当重要。术后最初进食清洁流质，以后逐渐改进软食及规律普食，注意口腔清洁卫生，进食后必须使用氯己定溶液（洗必泰）或甲硝唑溶液（灭滴灵）清洁口腔。选择使用广谱抗生素，拔管前均应口服抗生素。留置 F14～F16 导尿管使尿液能更好地引流至尿道外口，鼓励尽早下床走动，促使尿道内分泌物引出。术后即刻用 2 个冰袋行颊部和会阴、外生殖器冰敷，以降低水肿、疼痛、血肿和夜间勃起的可能性。阴茎段尿道，阴囊和会阴部重建术后适度加压包扎，确保移植物同海绵体床紧密粘合并且消除死腔。使用抗生素液从尿道支架管旁通过软管冲洗尿道腔，有利于尿道内分泌物引出。

并发症　供区早期并发症，包括出血、创面疼痛、取材部位的舌体肿胀、缝合部位紧缩不适感；发声、口齿不清、语言障碍；进食和咀嚼困难、吞咽和饮水感觉障碍；舌体活动异常；出血；瘢痕；舌偏斜或内收等。尿道术后并发症，包括再狭窄、尿道-皮肤瘘、移植物的感染坏死等并发症。

（金重睿　傅　强）

dàidì píbàn niàodào chóngjiànshù
带蒂皮瓣尿道重建术（pedicled flap urethroplasty）
采用生殖器区域的带蒂皮瓣作为替代性移植物重建尿道的手术。带蒂皮瓣是前尿道狭窄常用的替代物，但对带蒂皮瓣的获取手术要求较高。阴茎皮肤活动度较大，使用阴茎皮瓣可以转移到前尿道的任何部位，因而带蒂皮瓣是阴茎段尿道重建较理想的材料。奥兰地（Orandi）于 1968 年提出阴茎纵行带蒂皮瓣尿道成形术的方法；达克特（Duckett）于 1980 年提出了转移背侧包皮皮瓣治疗尿道下裂的方法，于 1983 年报道了使用包皮或阴茎皮瓣转移治疗尿道狭窄。目前，这些术式都被广泛地运用于阴茎段尿道狭窄和尿道下裂疾病的治疗中。生殖器区域的阴囊皮肤中隔皮瓣也具有取材方便、操作简单的优点，也是带蒂皮瓣的主要供区；但阴囊皮肤的缺点是由于毛囊的保留及皮肤伸缩性较大，在尿液刺激下会出现毛发生长、形成尿道憩室和结石感染情况。

适应证　阴茎阴囊皮肤或包皮充裕，阴茎段尿道下裂或前尿道狭窄及部分尿道长段缺损的患者。

禁忌证　阴茎及生殖器区域皮肤材料缺损，存在生殖器区域的皮肤病变无法取材者。

术前准备　对于病史的回顾及完善尿道造影检查。前尿道狭窄或需要行带蒂皮瓣尿道重建手术前，均应完善尿液细菌培养和药敏试验，如果合并细菌感染及带菌者应选用敏感的抗生素治疗，包括膀胱及尿道冲洗，待尿培养无菌后再考虑重建手术。局部毛发清理，彻底清洗生殖器区域皮肤。

手术方法　①根据病情需要行相应手术切口，阴茎冠状沟处环行或腹侧直切口，将狭窄段尿道背侧切开，延伸至正常尿道 0.5～1cm 处或切除狭窄段尿道。

尿道下裂伴有阴茎弯曲情况应彻底切除瘢痕组织，确保阴茎伸直，创造一个良好的手术床。②根据术中情况确定尿道缺损的长度，在包皮或阴茎及阴囊皮肤标记所取皮瓣范围，注意皮瓣的切开深度及带蒂血管的保护：带蒂皮瓣的一侧在阴茎海绵体白膜下分离，另一侧在皮下分离，保护好两层间有丰富血供的筋膜与血管支。③将带蒂的岛状皮瓣或纵行皮瓣与保留的切开的尿道床行扩大吻合重建尿道，也可将皮瓣包绕F14~F16导尿管管状成形尿道，或用5-0可吸收线将带蒂皮瓣组织间断固定在阴茎海绵体上，无张力状态下与尿道断端缝合。④可吸收线将阴茎浅筋膜分层缝合及关闭皮肤切口。缝合有张力时，可在阴茎背侧切开皮肤减张，深度应至阴茎海绵体白膜。

注意事项　手术中防止血管蒂的压迫或扭曲等情况造成皮瓣缺血坏死，术后需定时观察皮肤及周围血运情况。防止阴茎勃起，尤其对成年患者，阴茎充血后不仅会导致切口疼痛、出血及撕裂，也可影响替代物的血供，导致皮瓣的缺血坏死，甚至手术失败。一般可预防性给予雌激素治疗。对重建后尿道的护理，注意切口消毒及分泌物的及时排出，可适当挤压尿道促进分泌物及淤血的引出。合理使用抗感染药物。

并发症　带蒂皮瓣尿道重建术常见的尿道并发症包括管腔狭窄、尿瘘及尿道憩室形成。尿道吻合口是最常见的狭窄部位。尿瘘主要是因重建部位覆盖组织薄，局部组织血供差、坏死和感染引起，好发于冠状沟及尿道吻合口处。对于较大的尿瘘口，需要待局部皮肤条件改善，瘢痕软化后再行修复，一般为前次手术后6个月以上。对于远端尿道吻合口狭窄，可能造成近端的尿道呈囊状扩张而形成尿道憩室。严重的尿道憩室需要进行尿道重建手术。重建术后皮瓣内还可能出现毛发生长和结石感染等情况。

（金重睿　傅　强）

zǔzhī gōngchéng cáiliào niàodào chóngjiànshù

组织工程材料尿道重建术

（tissue-engineered materials for urethral reconstruction）　采用组织工程方法利用生物支架材料作为替代性移植物重建尿道的技术。近年来，临床上多采用来源于自体组织的替代材料，如包皮皮瓣、口腔黏膜等进行尿道修复，但来源于自体组织的替代材料有限，且存在取材部位术后并发症。组织工程的迅速发展，为尿道重建提供了新型的替代性尿道支架材料，可克服自体取材的缺陷。尿道支架材料包括天然材料和合成高分子材料，天然材料是通过物理或生化方式脱细胞处理获得的细胞外基质，如小肠黏膜下层（small intestinal submucosa, SIS）等。合成高分子材料主要包括聚羟基乙酸（poly glycolic acid, PGA）、聚乳酸（poly lactic acid, PLA）及两者的共聚物等。

适应证　有尿道腔隙、无严重海绵体纤维化的前尿道狭窄。

禁忌证　重要脏器（如心、肝、脑、肾、肺等）的功能失代偿；凝血功能异常；严重贫血及营养不良；尿道狭窄严重至完全闭锁；尿道感染控制不佳；尿道周围脓肿形成；海绵体严重纤维化。

术前准备　术前可采用尿道膀胱造影或尿道超声检查以明确尿道狭窄的部位、长度，分析评估狭窄段尿道周围瘢痕情况。术前所有尿道狭窄患者均需做尿常规、尿培养和细菌药敏试验，证实尿道无菌，对尿道培养细菌阳性患者选用敏感的抗生素进行治疗，并复查3次尿培养，直至尿培养为阴性才可进行手术。术前需用稀释碘伏液冲洗尿道及膀胱，对于排尿极为困难、残余尿量多的患者可选用耻骨上膀胱造口引流尿液，有利于短时间内控制尿路感染。

手术方法　截石位，清洁尿道，首先用稀释碘伏液冲洗尿道，对于带有耻骨上膀胱造口的患者，需要同时采用稀释碘伏液冲洗膀胱；利用丝线贯穿阴茎龟头进行牵引固定，阴茎段尿道狭窄患者可选用行冠状沟环形切口或阴茎部腹侧直切口，采用尿道探条探查患者尿道情况，确定尿道狭窄部位并切除狭窄部位周围瘢痕组织，将狭窄段的阴茎部尿道进行背侧剖开，直至显露正常尿道黏膜口径0.5~1.0cm处；测量狭窄段尿道长度，根据狭窄长度裁剪组织工程材料，将其裁剪为宽1.5~2cm，将组织工程材料转移到尿道狭窄部位，用5-0可吸收线将组织工程材料间断缝合固定在阴茎海绵体上，将组织工程材料的两侧进行分离，与剖开的狭窄段尿道进行侧-侧间断缝合，重建尿道，扩大尿道管腔。选取带槽的硅胶管作为重建尿道的支架管，可对局部手术创面的渗出液进行充分引流；仔细缝合手术创面，对阴茎浅筋膜可分成两层进行连续缝合，阴茎皮肤可采用间断缝合。如果阴茎皮肤缝合时张力较大，需对阴茎背侧皮肤进行切开以减张。

注意事项　尿道重建术后应注意防止阴茎勃起，阴茎勃起充血可导致手术切口疼痛，严重时可导致创面出血。将多孔硅胶导尿管作为重建尿道的支架管，重建尿道需用弹力绷带进行包扎，注意弹力绷带包扎的松紧度，包扎1天以后可改用普通纱布包扎，硅胶导尿管需保持引流通畅，每天清洗尿道外口分泌物，拔除导尿管4周后需首次门诊随访，观察术后排尿情况，对比术前与术后尿流率，术后每3个月行尿道镜检，部分替代段尿道可行活组织检查。

并发症 菌血症、异物反应、尿道狭窄复发、尿瘘及尿道憩室形成是组织工程材料尿道重建术后较为常见的并发症。菌血症多发生于术前尿培养细菌阳性，当尿道黏膜切开后，尿道狭窄部位细菌进入血液循环所致。尿道再狭窄多见于组织工程材料尿道重建的吻合口处，尿瘘常发生于冠状沟及尿道吻合口处。当重建尿道远端有狭窄时，可造成近端的重建尿道形成尿道憩室。

（王 营 傅 强）

shènshàngxiàn wàikēxué

肾上腺外科学（adrenal gland surgery） 研究肾上腺的发育、解剖、生理功能及病理改变，并用外科手术方式处理肾上腺相关病变，以恢复并维持该系统的正常功能的学科。是泌尿外科学的一个分支学科。

简史 肾上腺于16世纪中叶被意大利解剖学家尤斯塔丘斯（Barthomomaeus Eustachius）首次解剖描绘，后因其位于肾上极而被命名为肾上腺。直到19世纪中期，英国内科医师托马斯·艾迪生（Thomas Addison）才发现肾上腺的重要性。他首次发现了大量肾上腺皮质功能不全的患者，该病亦是以托马斯·艾迪生（Thomas Addison）而命名。后来，人们逐渐认识到，肾上腺是人体重要的内分泌器官，其分泌的多种激素参与人体的正常生理活动。肾上腺皮质分泌的糖皮质激素参与调节糖、脂、蛋白质代谢，盐皮质激素参与调解水电解质平衡，性激素参与青春期性腺和性征的发育；髓质分泌的儿茶酚胺参与应激反应、血压维持等。1886年，波兰病理研究所费利克斯·弗兰克尔（Felix Frankel）医师首次报道了一例嗜铬细胞瘤的病例。1912年，德国病理学家皮克（Pick）利用希腊文的黑色（phaios）、颜色（chroma）和细胞（kytos）3个词创造了新词嗜铬细胞瘤（pheochromocytoma），被一直沿用至今。

肾上腺及肾上腺肿瘤切除是治疗肾上腺相关内分泌疾病的重要手段之一。1914年，开放性肾上腺切除术首次被实施，此后，侧位开放性嗜铬细胞瘤切除术也被报道，由此开辟了开放性肾上腺切除术的新入路。1934年，肾上腺切除术治疗非促肾上腺激素依赖性库欣综合征的案例已经被报道；1955年，美国内分泌专家康恩（Conn）报道了肾上腺切除术成功治疗原发性醛固酮增多症的案例。1992年，加拿大外科医师迈克尔·加涅（Michael Gagner）首次报道了3例腹腔镜下肾上腺切除术，由此，肾上腺手术进入微创时代。北京协和医院于1993年在国内开展肾上腺疾病的腹腔镜手术治疗，并将相应文章发表于《中华外科杂志》。澳大利亚泌尿外科专家亚内切克（Janetschek）等于1997年首次将肾上腺部分切除术应用于治疗原发性醛固酮增多症腺瘤及嗜铬细胞瘤患者。后续的随访证实了肾上腺部分切除术的临床疗效及残留肾上腺组织的功能性，避免了术后的激素替代治疗。相比经典的开放手术，腹腔镜手术由于创伤小、恢复快、手术视野清晰、并发症少、临床疗效与开放手术相似等优点，而成为肾上腺肿瘤外科手术的最佳治疗方式。随着技术的发展，泌尿外科也逐渐进入机器人时代。美国外科医师圣地亚哥·霍根（Santiago Horgan）等于2001年报道了达芬奇机器人辅助腹腔镜下双侧肾上腺切除术。相比较于传统腹腔镜，机器人手术能够提供高清晰度的三维视野，多关节组成的机械活动度高，操作更灵敏精细，同时可以消除人手颤抖对操作的影响。以后机器人辅助手术将会在肾上腺手术方面得到更为深入的应用和推广。

此外，对于原发性慢性肾上腺皮质功能减退症/艾迪生病（Addison病）和双侧肾上腺切除术后患者出现的肾上腺皮质功能不全的症状，肾上腺移植工作也得以开展。1922年，英国外科医师赫斯特（Hurst）首次报道在临床应用同种肾上腺皮质移植治疗原发性慢性肾上腺皮质功能减退症，英国外科医师布罗斯特（Broster）于1946年采用受者的腹壁下静脉分别引入供者肾上腺静脉内治愈1例原发性慢性肾上腺皮质功能减退症。至20世纪80年代，显微外科技术的应用使吻合血管的肾上腺移植成为可能。

中国的肾上腺外科研究始于20世纪50年代。1954年，泌尿外科专家吴阶平报道了腹膜后充气造影诊断肾上腺疾病的经验。吴阶平于1977年在国际上首先提出肾上腺髓质增生为一种独立疾病并逐渐取得国际上的承认。泌尿外科专家王植柔等于1981对因双侧肾上腺切除术后发生肾上腺功能不全的患者施行带血管肾上腺移植术，取得了较好疗效。

研究内容 肾上腺外科学的研究内容包括肾上腺的基础及临床研究。临床上，肾上腺外科疾病组织学分类主要是肾上腺肿瘤，其他包括肾上腺增生、肾上腺囊肿、肾上腺结核、出血等非肿瘤性疾病。

肾上腺皮质的良性功能性病变主要包括盐皮质激素分泌过多引起的原发性醛固酮增多症（primary aldosteronism，简称原醛症）、糖皮质激素分泌过多引起的皮质醇增多症以及性激素分泌过多引起的先天性肾上腺皮质增生症（肾上腺性征异常症）。对于腺瘤及单侧肾上腺增生，肾上腺肿瘤切除术或单侧肾上腺切除术可快速降低血中激素水平而成为治疗首选。对于双侧腺瘤或增生，为避免术后发生肾上腺皮质功能不全，可首先考虑药物治疗。肾上腺髓质病变，主要是嗜铬细胞瘤/副神经节瘤以及肾上腺髓质增生症。鉴于所有的嗜铬细胞瘤/副神经结瘤都具有潜在的恶性，外科手术是治疗嗜铬细胞瘤/副神经节瘤最有效的方法。对于转移性嗜铬细胞瘤/副神经节瘤，手术可作为减瘤手段，放射性核素治疗、远距离放射治疗、化疗等综合治疗有助于延长患者的生存期。

肾上腺皮质来源的原发性恶性肿瘤，主要为皮质癌（adrenal cortical carcinoma，ACC）。临床上比较罕见且预后较差。治疗方式主要取决于临床分期，对于Ⅰ期、Ⅱ期、部分Ⅲ期患者，手术可有完整切除的机会。对于无法手术切除或转移性肾上腺皮质癌，米托坦（mitotane）是唯一经美国食品药品监督管理局（Food and Drug Administration，FDA）批准的治疗药物。

肾上腺另有一些来源于皮髓质的疾病，病种多样但均为肾上腺外科研究范畴，包括肾上腺性索-间质肿瘤、肾上腺腺瘤样瘤、肾上腺髓样脂肪瘤、肾上腺神经鞘瘤、肾上腺淋巴管瘤及转移瘤等，髓质来源的成神经细胞瘤、神经节成神经细胞瘤、神经节细胞瘤以及肾上腺结核、肾上腺损伤、肾上腺卡斯尔曼（Castleman）病等非肿瘤性病变。

研究方法 肾上腺外科与其他外科的不同在于，肾上腺皮髓质均可以分泌激素，并引起相应的临床症状。血、尿中激素水平变化，往往比典型的临床症状和体征出现得更早，且灵敏度和特异度更高。激素水平的检测对于判断肾上腺功能至关重要。自从1960年美国内分泌学者亚洛（Yalow）正式采用了放射免疫分析法测量血浆胰岛素以来，激素等超微量物质的分析获得革命性的突破，极大地推动了内分泌学等生命科学的发展。此后的半个多世纪，基于免疫分析方法的内分泌激素测定，在疾病的早期诊断、疗效判定上起着重大作用。近年来，随着分子生物学技术的发展，新的技术不断被发掘应用，诊断能力也逐渐提高。尤其是液相色谱-质谱技术逐渐成为内分泌激素检测领域最有生命力的新技术之一。

影像学技术的发展对于肾上腺疾病的诊断尤为重要。超声检查因为其价廉、可重复实时扫描、安全及无辐射等优点而成为大规模筛查肾上腺占位病变的首选检查手段。1978年，美国放射科医师卡斯特德（Karstaed）首次报道了运用计算机体层成像（computer tomo-graphy，CT）评估肾上腺肿块，且准确率达到100%。1998年，多层螺旋CT问世，CT经历了技术革新，实现了任意层面的无层间距扫描和通过图像后处理功能获得肾上腺重建图像，这使得CT成为肾上腺检查最重要的方式。磁共振成像（magnetic resonance imaging，MRI）具有同CT相似的成像特点，但其软组织分辨率更高，能更加精确地评估肿瘤与邻近组织间的关系。包括生长抑素受体显像、肾上腺髓质显像。正电子发射计算机体层显像（positron emission tomography and computed tomography，PET-CT）等在内的核医学功能影像学诊断技术对于肾上腺疾病具有定性和定位的双重诊断效果。肾上腺静脉取血对于原发性醛固酮增多症的分型判定以及库欣综合征的诊断也具有参考作用。

与相邻学科关系 由于肾上腺为内分泌器官，且能分泌多种激素，故与多个学科都存在交叉，尤其是与内分泌学关系尤为密切。

内分泌学 泌尿外科和内分泌科在肾上腺外科疾病上的合作几乎贯穿诊治的整个过程。在术前，无论是原发性醛固酮增多症，还是嗜铬细胞瘤/副神经节瘤，均需要内分泌科评估术前准备合格与否。在手术后，尤其是可能发生肾上腺功能减退的情况下，更需要内分泌科进行激素用量的精细调整。对于双侧肾上腺肿瘤的患者，如何进行优势侧判别则需要内分泌科和泌尿外科的共同决策。

核医学科 功能影像学在肾上腺外科疾病中不仅具有诊断意义，更具有治疗意义。间碘苄胍（metaiodobenzylguanidine，MIBG）显像对于嗜铬细胞瘤/副神经节瘤

诊断的特异度高达99%；对于失去手术机会的[131]I-MIBG显像阳性的患者，[131]I-MIBG还可以用于治疗。生长抑素受体显像，[18]氟–脱氧葡萄糖正电子发射体层扫描/计算机体层成像（[18]F-fluorodeoxyglucose positron emission tomography/computer tomography，[18]F-FDG-PET/CT），[68]镓–生长抑素（[68]Ga-somatostatin，[68]Ga-SSA）PET/CT等检查对于嗜铬细胞瘤/副神经节瘤的诊断、术后病情的评估均具有重要参考意义。

遗传学　分子遗传学的技术在肾上腺外科的应用，对于揭示疾病发生发展起到了重要作用，尤其家族遗传性疾病的诊断。例如，*KCNJ5*基因突变可导致家族性原发性醛固酮增多症，*CACNA1H*基因突变可导致家族性醛固酮增多症Ⅳ型；而对于嗜铬细胞瘤/副神经节瘤而言，*SDHB*基因突变是患者出现转移的最大危险因素。分子遗传学技术能够提高疾病的早期诊断水平、优化治疗策略，早期的遗传咨询还能显著降低家族遗传性疾病的发生率。

（张玉石）

quángùtóng zēngduōzhèng

醛固酮增多症（hyperaldosteronism）

肾上腺皮质病变或肾动脉狭窄等引起醛固酮分泌增多，引起高血压和低血钾等一系列表现的临床综合征。又称康恩（Conn）综合征。分为原发性醛固酮增多症及继发性醛固酮增多症，前者居多。临床多见于30~50岁人群，女性多于男性。据估计，高血压人群中5%~13%由该病引起。

病因及发病机制　原发性醛固酮增多症的病因主要包括：①醛固酮腺瘤。存在于肾上腺的腺瘤，分泌醛固酮激素不受肾素

及血管紧张素Ⅱ的影响，占40%~50%。②特发性醛固酮增多症。双侧肾上腺球状带增生引起的醛固酮增多，最常见，约占60%。③原发性肾上腺皮质增生。单侧肾上腺结节性增生，占1%~2%。④分泌醛固酮的腺癌。分泌大量醛固酮的肾上腺皮质癌，罕见，约1%。⑤家族性醛固酮增多症。遗传性疾病，其中Ⅰ型为常染色体显性遗传病，糖皮质激素可抑制，Ⅱ型病因尚不清楚，Ⅲ型为离子通道蛋白变异造成。⑥异位醛固酮肿瘤。罕见，可能发生于肾内的肾上腺残余或卵巢肿瘤。继发性醛固酮增多症的病因包括肾动脉狭窄、分泌肾素的肿瘤等。

上述各种原因导致体内醛固酮过量，作用于肾远曲小管，使钠–钾交换增加，水钠潴留，钾排泄过多，血容量增加，引起高血压、低血钾，以及随之而来的肾小管损害、肾小动脉硬化、肌细胞蜕变等。

临床表现　该病的主要临床表现为高血压和低血钾。早期通常仅表现为高血压，随着病情进展可逐渐表现为难治性高血压，常用降压药效果不佳。随后逐渐出现低钾症状，如肌无力及周期性瘫痪、肢端麻木、手足搐搦等。长期失钾导致肾小管损害，出现多尿，尤其夜尿多的症状，可继发口渴、多饮，尿蛋白增多，甚至发生肾功能减退。低钾也可导致心电图异常，可出现心律失常，常表现为阵发性室上性心动过速。此外，缺钾时还可出现糖耐量减低。

诊断　该病诊断主要包括筛查试验、确诊试验、分型定位诊断几个步骤。怀疑有醛固酮增多症的患者首先可检测血浆醛固

酮/肾素浓度比（aldosterone to renin ratio，ARR）进行筛查，比值大于30提示可疑原发性醛固酮增多症，大于50则具有诊断意义。随后可选择高钠饮食负荷试验、氟氢可的松抑制试验、静脉生理盐水滴注试验、卡托普利试验四者之一进行确诊。确诊患者应进一步通过肾上腺CT平扫加增强扫描、肾上腺静脉取血（adrenal vein sampling，AVS）、卧立位醛固酮试验等对病变进行定位和分型，以寻找病因。

鉴别诊断　醛固酮增多症诊断比较容易，主要与原发性低肾素性高血压、先天性肾上腺皮质增生、利德尔综合征（Liddle syndrome）等鉴别。原发性低肾素性高血压患者血浆醛固酮水平可通过卡托普利试验抑制；利德尔综合征为常染色体显性遗传病，但其醛固酮水平低，用螺内酯无效。

治疗　主要包括手术治疗和药物治疗。

手术治疗　适用于醛固酮腺瘤、原发性肾上腺皮质增生、分泌醛固酮的肾上腺皮质癌或异位肿瘤、药物不耐受的特发性醛固酮增生症患者。醛固酮腺瘤采取腹腔镜肾上腺肿瘤切除术；原发性肾上腺皮质增生采取醛固酮优势侧腹腔镜肾上腺全切；肾上腺皮质癌及异位肿瘤手术方式据肿瘤情况而定；特发性醛固酮增生症患者药物无法控制时，切除醛固酮分泌较多侧或体积较大侧肾上腺。

药物治疗　首选螺内酯，拮抗醛固酮。但螺内酯可出现男性乳腺发育、阳痿，女性月经不调等不良反应。螺内酯不能耐受者可使用依普利酮，药物活性及不良反应较螺内酯均降低。阿米洛利、钙通道阻滞剂、血管紧张素

Ⅱ受体阻滞剂也可应用。家族性醛固酮增多症中糖皮质激素可治型可用糖皮质激素治疗。

并发症　醛固酮增多症对心血管系统及肾的损害可能带来相应的并发症。①心血管系统：脑卒中、心肌梗死、心房颤动等疾病发生风险增加。②肾：肾功能不全、肾小管坏死、肾盂肾炎等。

预防　原发性醛固酮增多症多与遗传相关，难以通过日常生活进行预防。有难治性高血压、难以解释的低血压、一级亲属曾患醛固酮增多症的患者，应及早进行筛查，以早期发现疾病并治疗。对于继发性醛固酮增多症，日常可通过适量运动、不吸烟、低盐饮食等有利于血管健康的生活方式预防肾动脉狭窄，从而对该病进行预防。

预后　醛固酮腺瘤、原发性肾上腺皮质增生的患者术后预后良好。特发性醛固酮增多症患者的预后则与病史长度、药物依从性、家族史等因素相关。肾上腺皮质癌或异位醛固酮肿瘤患者预后则与肿瘤种类及分期、分型相关，通常预后不良。

（朱育春）

tèfāxìng quángùtóng zēngduōzhèng

特发性醛固酮增多症（idiopathic hyperaldosteronism，IHA）

双侧肾上腺球状带增生引起的临床综合征。原发性醛固酮增多症（primary hyperaldosteronism，PHA）众多分型中最常见的临床类型。约占60%，症状较轻，多不典型，包括醛固酮水平轻度升高甚至正常或不伴低血钾的高血压患者，大多并没有肾上腺腺瘤的影像学表现，病理表现为双侧肾上腺球状带增生，有时伴结节。

病因　病因不明。

发病机制　可能与垂体分泌的醛固酮刺激因子有关，但醛固酮分泌水平高低与血浆促肾上腺皮质激素（adrenocorticotropic hormone，ACTH）水平无关。醛固酮刺激因子使得肾上腺皮质球状带细胞对血管紧张素Ⅱ的敏感性增强，醛固酮分泌增多，故血管紧张素转换酶抑制剂可使患者醛固酮分泌减少，高血压、低血钾改善。此外，肾素虽受抑制，但肾素对体位改变及其他刺激仍有反应。

病理　主要病理改变是双侧肾上腺球状带增生，肾上腺腺体变大，腺体厚度和重量均增加，腺体表面呈现局灶性或弥漫性增生，肾上腺表面可见大小不等的金黄色结节。特发性醛固酮增多症分为两种亚型，即微结节增生和大结节增生。微结节增生似芝麻大小，大结节增生似黄豆大小，有些可超过1cm，类似于醛固酮腺瘤（aldosterone-producing adenoma，APA）外貌，特发性醛固酮增多症大结节与醛固酮腺瘤最大区别是特发性醛固酮增多症结节无包膜，而醛固酮腺瘤有完整包膜。显微镜下可见结节内富含脂质的透明细胞，夹杂成堆的致密细胞。电镜下的特征是增生的细胞质内有成堆排列的细长滑面及粗面内质网，呈球形或球面形的长管泡状嵴，脂滴丰富，能发现脂褐素颗粒，细胞核以常染色质为主，核仁明显，线粒体较多。

临床表现　特发性醛固酮增多症临床症状比醛固酮腺瘤轻，症状多不典型。但特发性醛固酮增多症的主要临床表现仍是高血压和低血钾。由于17%的特发性醛固酮增多症患者的血钾水平<3.5mmol/L，故血钾正常、高血压是大部分患者的早期症状，低血钾是疾病发展到一定阶段的表现。由于高血压和低血钾伴碱中毒，患者可伴有以下症状：头痛、肌肉无力和抽搐、乏力、暂时性麻痹、口渴、多尿、夜尿增多等。

诊断　特发性醛固酮增多症的诊断主要是根据临床表现对可疑患者的筛查、定性诊断、定位诊断等。血浆醛固酮/肾素浓度比（aldosterone to renin ratio，ARR）为首选筛查实验。推荐以下4项检查之一用于确诊：高钠饮食负荷试验、氟氢可的松抑制试验、静脉生理盐水滴注试验、卡托普利试验。影像学定位首选肾上腺计算机体层成像（computer tomography，CT）平扫加增强扫描，分侧功能定位诊断常选择肾上腺静脉取血（adrenal vein sampling，AVS）。

鉴别诊断　①醛固酮腺瘤（APA）：是该病首要考虑的鉴别诊断。肾上腺醛固酮腺瘤通常症状更为明显，血压更高，血钾更低；可通过立卧位醛固酮试验及影像学检查等进一步加以鉴别。②继发性醛固酮增多症：如分泌肾素的肿瘤，肾动脉狭窄。继发性醛固酮增多症的肾素没有被抑制，因此，患者的血浆醛固酮/肾素浓度比通常<10。③原发性低肾素性高血压：卡托普利试验血浆醛固酮水平被抑制。④先天性肾上腺皮质增生：性发育不良，24小时尿17-酮类固醇（17-ketosteroid，17-KS）和17-羟皮质类固醇（17-hydroxycorticosteroid，17-OHCS）降低。⑤利德尔综合征：常染色体显性遗传，又称假性醛固酮增多症，临床表现除醛固酮水平低，螺内酯治疗无效以外，其余与特发性醛固酮增多症几乎一致。

治疗　特发性醛固酮增多症以药物治疗为主，首选醛固酮受体阻滞剂螺内酯（安体疏通），对于不能耐受醛固酮者可选用依普利酮等，亦可选用钠通道阻滞剂阿米洛利。由于双侧肾上腺全切仍难以控制高血压和低血钾，不常规推荐手术。但当患者因为药物不良反应无法坚持内科治疗时可考虑手术。一定情况下，患者执行单侧或双侧肾上腺切除术存在一定意义，但手术治疗并不适合多数特发性醛固酮增多症患者，仅可改善出现严重并发症患者的生活质量。

预后 由于特发性醛固酮增多症的发生与垂体分泌的醛固酮刺激因子有关，患者醛固酮分泌增加的原因并非原发于肾上腺的病变结节，如行单侧肾上腺全切除或双侧肾上腺切除，大约仅有40%的特发性醛固酮增多症患者可获得暂时不同程度的症状缓解，手术远期疗效差。因此，对大多数特发性醛固酮增多症患者采用药物治疗。服用螺内酯等药物的特发性醛固酮增多症患者19%～71%血压能够控制，87%的患者血压有所改善。

（朱育春）

quángùtóng xiànliú

醛固酮腺瘤 （aldosterone-producing adenomas，APA）

发生于肾上腺皮质球状带的良性腺瘤。是原发性醛固酮增多症的亚型之一。生长缓慢，极少侵及周围脏器或发生恶变，临床表现及生化改变典型，主要是以高醛固酮和低血浆肾素活性致高血压、低血钾为主要特征的综合征，即所谓的康恩（Conn）综合征。近年来，随着内分泌诊疗水平的提高，以及内外科、医学影像学等多学科协作发展，醛固酮腺瘤在原发性醛固酮增多症中的比例由曾认为的60%～80%降至30%～40%。大多为一侧腺瘤，左侧多见，患者血浆醛固酮浓度与血浆促肾上腺皮质激素（adrenocorticotropic hormone，ACTH）的昼夜节律平行，不受肾素及血管紧张素Ⅱ影响。少数腺瘤患者站立位后引起的肾素水平升高可导致醛固酮增多，称为肾素反应性醛固酮腺瘤。

病因 病因不明，可能与遗传有关，散发性醛固酮腺瘤与*KCNJ5*基因突变有关。

发病机制 由于肾上腺皮质球状带腺瘤形成，引起醛固酮分泌增多，过量的醛固酮作用于肾远曲小管，钠-钾交换增加，致使机体钠水潴留，低血钾，体液容量扩增，导致高血压和碱中毒。

病理 肿瘤通常呈圆形，橘黄色，一般较小，直径仅1～2cm。电镜下瘤细胞呈球状带细胞特征。直径<0.5cm者，在病理上难与结节性增生相鉴别。直径>5cm者罹患肾上腺醛固酮腺癌的可能性增加。

临床表现 主要表现为高血压和低血钾，高血压为醛固酮腺瘤患者最常出现的症状，50%的醛固酮腺瘤患者血钾水平<3.5mmol/L。慢性失钾可伴有神经肌肉功能障碍，如肌无力及周期性瘫痪、肢端麻木、手足抽搐；亦可导致肾小管浓缩功能减退，继发多尿、夜尿、口渴、多饮等。

诊断 根据临床表现及筛查试验、确诊试验，明确原发性醛固酮增多症的诊断，在此基础上进一步借助肾上腺CT平扫加增强扫描行影像学定位，借助肾上腺静脉取血（adrenal vein sampling，AVS）行功能分侧定位，以最终明确诊断。

鉴别诊断 ①特发性醛固酮增多症：特发性醛固酮增多症症状较醛固酮腺瘤不明显，卧立位醛固酮试验易受体位改变引起的血管紧张素Ⅱ的影响。②利德尔综合征：临床症状类似醛固酮腺瘤，但螺内酯对其无效。③先天性肾上腺皮质增生：性发育不良，24小时尿17-酮类固醇（17-ketosteroid，17-KS）和17-羟皮质类固醇（17-hydroxycorticosteroid，17-OHCS）降低。④继发性醛固酮增多症：肾素未被抑制，患者的血浆醛固酮/肾素浓度比（aldosterone to renin ratio，ARR）通常<10。

治疗 醛固酮腺瘤以手术治疗为主，首选腹腔镜肾上腺肿瘤切除术，尽可能保留肾上腺组织。术前宜用低盐饮食、螺内酯做准备以纠正高血压、低血钾；对于不能手术的患者，宜用螺内酯等药物行内科治疗。

预后 醛固酮腺瘤手术疗效良好，术后电解质紊乱多得以纠正，多尿、多饮症状消失，大部分患者血压可降至正常或接近正常。

（朱育春）

yuánfāxìng shènshàngxiàn pízhì zēngshēng

原发性肾上腺皮质增生 （primary adrenal cortical hyperplasia）

单侧肾上腺皮质弥漫性结节样增生，具有典型的原发性醛固酮增多症表现，内分泌生化测定结果类似醛固酮腺瘤的综合征。又称单侧肾上腺增生症（unilateral adrenal hyperplasia，UNAH）。以往认为较罕见，随着影像学发展，其在原发性醛固酮增多症中所占比例迅速提高。单侧肾上腺全切术后，高血压和低血钾可长期缓解（>5年）。

病因 病因不明，可能是醛固酮腺瘤的早期或特特发性醛固酮增多症发展到一定时期的变型。

发病机制 单侧肾上腺皮质

增生，引起醛固酮分泌增多，激活肾素-血管紧张素-醛固酮系统（renin-angiotensin-aldosterone system，RAAS），致使机体水钠潴留、低血钾、体液容量扩增，导致类似醛固酮腺瘤与特发性醛固酮增多症的临床表现。

病理 病理变化与特发性醛固酮增多症类似，但病变往往发生在单侧肾上腺。

临床表现 临床表现与醛固酮腺瘤、特发性醛固酮增多症类似，即以高血压和低血钾为主要的临床表现。

诊断 主要基于患者的临床表现和生化检查，此外还可通过影像学检查和术后组织病理学检查，肾上腺静脉取血（adrenal vein sampling，AVS）显示患侧醛固酮优势分泌等进一步明确诊断。

鉴别诊断 鉴别诊断与醛固酮腺瘤相似，值得注意的是，该病患者对肾素-血管紧张素系统兴奋试验（如体位试验）及抑制试验（如高盐饮食负荷试验）均无反应。

治疗 手术治疗为原发性肾上腺皮质增生的首选治疗方式，通常采用患侧肾上腺切除术或次全切除术。

预后 手术疗效佳，术后近乎100%的患者血钾正常、血压改善，35%～60%患者高血压治愈（血压＜140/90mmHg，无需服用降压药物），80%患者于1个月内血压正常或最大幅度下降并稳定，其余多不超过6个月。

（朱育春）

quángùtóng'ái
醛固酮癌（aldosterone-producing carcinoma）
分泌大量醛固酮，还分泌糖皮质激素、雄激素，导致相应的临床表现的肾上腺皮质癌。又称分泌醛固酮的肾上腺皮质癌（pure aldosterone-producing adrenocortical carcinoma）。非常罕见，占原发性醛固酮增多症病因的比例＜1%。肾上腺皮质癌可分为功能性和无功能性，功能性皮质癌中分泌皮质醇最为常见，其次为性激素，分泌醛固酮很少见，在肾上腺皮质癌中仅占2.5%。肾上腺皮质癌临床表现差异较大，儿童及中年人发病多见，涉及全身多个系统的内分泌异常，临床预后差，病死率高。

病因 与基因突变有关，亦可能是由醛固酮腺瘤发展而来。

发病机制 肾上腺皮质细胞异常增生，分泌大量醛固酮，同时分泌糖皮质激素、雄激素等，引起相应的临床症状。

病理 肿瘤体积大，直径常＞5cm，形态不规则，边缘与周围粘连严重，病灶密度不均匀，多有坏死、钙化灶。切面有坏死区，镜检可见组织结构大多呈髓样，细胞呈多形性，细胞核不规则，有核分裂象，染色质多，大多数胞质内缺少脂质，间质内可见灶状纤维化和钙化，肿瘤包膜常被浸润。

临床表现 除原发性醛固酮增多症的一般表现外，还会出现相应的糖皮质激素和性激素分泌过多的临床症状。

诊断 基于患者的临床表现和激素水平测定，并通过影像学检查和术后组织病理学检查，以明确诊断。

鉴别诊断 主要与肾上腺良性肿瘤，如醛固酮腺瘤相鉴别。肾上腺良性与恶性肿瘤鉴别仅根据病理细胞学检查有时比较困难，必须结合临床。

治疗 分为手术治疗与药物治疗。首选手术治疗，手术方式首选腹腔镜手术，若瘤体体积大（一般为＞6cm），或肿瘤已严重侵犯周围组织、肿瘤血管难以控制或分离困难，出血严重的患者可选择开放手术。药物治疗主要为化学治疗，常用药物米托坦、氨鲁米特、酮康唑等。

预后 醛固酮癌预后不良，病情发展快，对手术、放疗和药物治疗效果差。发现时往往已失去手术根治机会，术后复发率约70%，5年生存率52%。化疗药物如米托坦、氨鲁米特、酮康唑等可暂时减轻醛固酮分泌过多所致的临床症状，但对病程演变无明显改善。

（朱育春）

jiāzúxìng quángùtóng zēngduōzhèng
家族性醛固酮增多症（familial hyperaldosteronism，FH）
由染色体位点异常或基因突变引起的遗传相关的醛固酮增多症。常表现为家族聚集性。是原发性醛固酮增多症的罕见亚型，主要分为4型，Ⅰ型为常染色体显性遗传病，糖皮质激素可抑制，Ⅱ型病因尚不清楚，Ⅲ型及Ⅳ型为离子通道蛋白变异造成。

病因 家族性醛固酮增多症的病因为基因突变，根据突变方式及位点的不同形成4个亚型。①家族性醛固酮增多症Ⅰ型：由CYP11B1/CYP11B2嵌合基因突变导致的醛固酮分泌异常，为常染色体显性遗传病。②家族性醛固酮增多症Ⅱ型：致病基因位于染色体7p22，但其确切位点和突变方式尚未确定，也很可能为常染色体显性遗传病。③家族性醛固酮增多症Ⅲ型：钾离子通道亚单位KCNJ5基因种系突变。④家族性醛固酮增多症Ⅳ型：CACNA1H基因种系突变，导致L型电压门控钙通道的α亚单位改变。

发病机制 上述各种病因导

致异常的醛固酮分泌增加，导致体内钠-钾交换增加，进一步引起高血压、低血钾，以及相应的肾损害。

临床表现 该病的患者根据类型不同，临床表现也不同。①家族性醛固酮增多症Ⅰ型：通常有家族史，常在21岁前出现高血压，但超过一半的患者血钾浓度正常。②家族性醛固酮增多症Ⅱ型：此型患者的特征与原发性醛固酮增多症一致，表现为高血压、低血钾，通常存在高血压家族史。③家族性醛固酮增多症Ⅲ型：通常在家族里表现为常染色体显性遗传，儿童期出现或存在严重肾上腺皮质增生。④家族性醛固酮增多症Ⅳ型：此型表现也与原发性醛固酮增多症一致。

诊断 家族性醛固酮增多症的诊断通常建立在原发性醛固酮增多症的基础上。Ⅰ型、Ⅲ型、Ⅳ型患者目前均可进一步通过基因检测的方式确诊，但Ⅱ型目前尚无可用的基因检测技术，主要通过家族史进一步诊断。

鉴别诊断 家族性醛固酮增多症的鉴别诊断与原发性醛固酮增多症相同，主要与原发性低肾素性高血压、先天性肾上腺皮质增生、利德尔综合征等鉴别。原发性低肾素性高血压患者血浆醛固酮水平可通过卡托普利试验抑制；利德尔综合征为常染色体显性遗传病，但其醛固酮水平低，用螺内酯无效。

治疗 家族性醛固酮增多症的治疗与散发性原发性醛固酮增多症相似，但Ⅰ型患者可用糖皮质激素获得较好的疗效。

手术治疗 适用于Ⅱ型、Ⅲ型、Ⅳ型患者，治疗方法与散发性原发性醛固酮增多症相同，有时需切除双侧肾上腺。

药物治疗 家族性醛固酮增多症Ⅰ型患者首选生理剂量的糖皮质激素，如泼尼松、地塞米松、氢化可的松。其余三型患者与散发性原发性醛固酮增多症的治疗相同，首选螺内酯治疗。

并发症 家族性醛固酮增多症的并发症与散发性原发性醛固酮增多症一致，即导致心血管系统和肾损害，其中，家族性醛固酮增多症Ⅰ型患者的早期脑血管并发症（如出血性脑卒中）发生率更高。

预防 家族性醛固酮增多症难以通过日常生活进行预防，但可以通过早期筛查发现疾病，以开展早期治疗。对于原发性醛固酮增多症患者出现高血压的一级亲属，以及早发的原发性醛固酮增多症患者的一级亲属，都应进行筛查。

预后 家族性醛固酮增多症的预后与病史长度、药物依从性、家族史等众多因素有关。早期治疗的患者通常可取得良好预后。

（朱育春）

yìwèi quángùtóng zhǒngliú

异位醛固酮肿瘤 （ectopic aldosterone-producing atumor）

肾上腺以外的分泌醛固酮的肿瘤。是原发性醛固酮增多症的罕见亚型，通常发生于肾内的肾上腺残余或卵巢肿瘤。

病因 目前认为主要是遗传因素所致。

发病机制 与原发性醛固酮增多症一致，即由于存在肾上腺以外能分泌醛固酮的肿瘤，体内醛固酮过量，进而引起心血管系统及肾脏的一系列病理改变。

临床表现 与原发性醛固酮增多症一致，即出现高血压和低血钾，但并不一定同时存在。

诊断 通常是根据临床表现，

在原发性醛固酮增多症确诊的基础上进一步寻找异位的醛固酮肿瘤，结合影像学证据确诊。由于异位肿瘤的不确定性，诊断相对较困难。

鉴别诊断 与原发性醛固酮增多症相似。此外，应注意该病与原发性醛固酮增多症其他亚型的鉴别，根据分泌醛固酮肿瘤的位置即可鉴别。

治疗 主要包括手术治疗和药物治疗。

手术治疗 适用于位置明确的异位醛固酮肿瘤，根据肿瘤位置不同，采取不同的手术方式。

药物治疗 对于难以通过手术切除异位肿瘤或有手术禁忌证的患者，也可使用药物治疗，方式与原发性醛固酮增多症相同。

并发症 与其他亚型的原发性醛固酮增多症一致，主要为心血管系统及肾脏并发症。

预防 难以预防，有原发性醛固酮增多症家族史的人群应注意早期筛查，以便早期干预。

预后 与肿瘤种类、分期和分型有关，通常预后不良。

（朱育春）

jiǎxìng quángùtóng zēngduōzhèng

假性醛固酮增多症 （pseudohyperaldosteronism）

由于基因突变，肾集合管上皮钠通道过度激活，从而引起细胞外容量增加及相应症状的罕见常染色体显性遗传病。又称利德尔综合征（Liddle Syndrome）。由于集合管钠通道功能异常增强，引起类似盐皮质激素过多的症状，常体现为高血压、低钾血症和代谢性碱中毒，因症状与醛固酮增多症相似，但病因与醛固酮增多无关，被称为假性醛固酮增多症。

病因 编码集合管钠通道的基因发生突变。

发病机制 基因突变导致钠通道的数量异常增加，钠离子的反馈抑制系统也受到损害，从而使得水钠潴留，最终导致高血压，并抑制肾素和醛固酮水平。此外，钠离子的异常导致钾离子从尿液中排出增加，引起低钾血症。

临床表现 患者通常会出现早发性顽固性高血压，可表现为头痛、头晕、视网膜病变、慢性肾病、左心室肥厚。此外，低钾血症和代谢性碱中毒也是常见的表现，可体现为肌无力、多尿和烦渴。由于顽固性高血压、低钾血症、心室肥厚的存在，患者可能出现严重的心律失常，甚至猝死。

诊断 根据上述临床表现，加上较低的醛固酮水平和肾素水平，可以初步怀疑假性醛固酮增多症。如果患者服用醛固酮后无反应，可进一步通过基因检测确诊。

鉴别诊断 假性醛固酮增多症主要与醛固酮增多症进行鉴别。尽管两者临床表现相似，但假性醛固酮增多症的醛固酮水平和肾素水平较低，且螺内酯无效。

治疗 假性醛固酮增多症的病因为钠离子通道的改变，因此使用相应的药物进行治疗。推荐使用阿米洛利或氨苯蝶啶，可直接阻断集合管钠通道，并纠正高血压和低血钾。

并发症 顽固性高血压患者可发生终末器官损害，如心肌梗死、短暂性脑缺血发作或脑血管意外、肺水肿和心室肥大。

预防 由于该病为遗传性疾病，通常难以预防，但可以对早发性顽固性高血压的亲属进行早期筛查。

预后 假性醛固酮增多症患者对保钾利尿剂等药物治疗反应良好，但尚无确切数据对预后进行评估。

（朱育春）

jìfāxìng quángùtóng zēngduōzhèng

继发性醛固酮增多症（secondary hyperaldosteronism）

由各种肾上腺外因素引起患者体内的醛固酮分泌异常增多的疾病。该病的发病机制主要源于肾素异常增多，又称肾素依赖性醛固酮增多症。患者醛固酮的增多并非由肾上腺病变引起，通常包括分泌肾素的肿瘤、肾动脉狭窄等。

病因 病因很多，如肾动脉狭窄、肾素瘤、利尿剂使用等。

发病机制 主要是由于各种原因导致肾素增多，从而引起肾素-血管紧张素-醛固酮系统的激活，引发类似于原发性醛固酮增多症的高血压和低血钾。

临床表现 主要表现与原发性醛固酮增多症类似，包括顽固性高血压和低血钾。但继发性醛固酮增多症的肾素和醛固酮都会增加，且血浆醛固酮与肾素浓度比<10。

诊断 根据上述临床表现，可初步怀疑醛固酮增多症。实验室检查若发现血浆肾素、醛固酮增加，而血浆醛固酮与肾素浓度比<10，可以辅助诊断。通过腹部CT、CT血管造影等检查可帮助寻找病因，若发现肾素瘤或肾动脉狭窄等证据，可进一步确诊为继发性醛固酮增多症。

鉴别诊断 主要与原发性醛固酮增多症相鉴别。由于两者发病机制不同，继发性醛固酮增多症的肾素没有被抑制，因此患者的血浆醛固酮与肾素浓度比<10，是最主要的鉴别方式。

治疗 根据病因不同，可以分为手术治疗和药物治疗。

手术治疗 针对病因为肾素瘤的继发性醛固酮增多症，无禁忌证的患者可选择手术治疗，手术方式可以选择开放性或腹腔镜手术。

药物治疗 主要是对肾素-血管紧张素-醛固酮系统的阻断。常用药物包括肾素抑制剂（如阿利吉仑）、血管紧张素转换酶抑制剂（angiotensin converting enzyme inhibitor，ACEI）、血管紧张素Ⅱ受体阻滞剂（angiotensin ii receptor blocker，ARB）或醛固酮拮抗剂（螺内酯、依普利酮）。

并发症 主要体现为顽固性高血压引起的靶器官损害，尤其是肾血管狭窄引起的肾损害，以及心脏肥大等心血管并发症。

预防 继发性醛固酮增多症的常见病因通常与遗传相关，难以预防。但针对利尿剂使用引起的肾素系统激活，应对患者的激素水平进行监测。

预后 根据病因及就诊时机的差异有所不同。早期治疗的患者预后相对较好，可手术切除的肾素瘤通常预后也较好。但造成不可逆的靶器官损害以后，患者预后较差。

（朱育春）

xuèjiāng quángùtóng/shènsù nóngdùbǐ

血浆醛固酮/肾素浓度比（aldosterone to renin ratio，ARR）

高血压患者中原发性醛固酮增多症的首选筛查实验。1981年，平松（Hiramatsu）首先将其用于原发性醛固酮增多症的筛查，使得该症的检出率较前明显提高。血浆醛固酮/肾素浓度比受很多因素影响，故只能作为原发性醛固酮增多症的筛查指标，而非确诊指标。目前，由于缺乏统一的诊断流程和检测方法，使得血浆醛固酮/肾素浓度比的切点值变化范围非常大，通常认为，当该比值高于30［血浆醛固酮及肾素活性单位分别为 ng/L 和 ng/（ml·h）］表明肾上腺分泌醛固酮具有自主性的特点，提示原发性醛固酮增多症可能。

适应证 ①难治性高血压患者。②自发性低钾血症患者。③儿童或青少年高血压患者。④早发（<40 岁）脑血管病变家族史患者。⑤一级亲属患高血压者。

禁忌证 暂无绝对禁忌证。

检查前准备 ①检查前需立位 2 小时。②高钠饮食 3 天。③纠正低钾血症。④停用影响醛固酮分泌药物，如螺内酯、噻嗪类利尿剂、血管紧张素转换酶抑制剂。

检查方法 完善检查前准备后，采血，测定血浆肾素活性、血浆醛固酮浓度，计算血浆醛固酮浓度与血浆肾素活性的比值。

注意事项 该试验受很多因素影响，如患者年龄、性别、近期饮食情况、采血时间、体位因素、药物因素、采血方法、血钾水平、血肌酐水平等，故此指标只能作为原发性醛固酮增多症的筛查指标，而非确诊指标。

并发症 准备过程中由于高钠饮食、停用螺内酯等药物，患者有发生血压升高、心功能不全的可能，需在试验过程中严密监护。

（朱育春）

jìngmài shēnglǐ yánshuǐ dīzhù shìyàn

静脉生理盐水滴注试验（intravenous saline infusion test）利用评价钠盐负荷对醛固酮分泌的抑制作用，非自主分泌醛固酮者醛固酮分泌量降低，而原发性醛固酮增多症者则不会被抑制，从而确诊原发性醛固酮增多症的方法。在正常情况下，通过静脉注射 0.9% 氯化钠（NaCl）注射液可使血钠及血容量增加，大量钠盐进入肾单位远曲小管可抑制肾小球球旁细胞分泌肾素，从而抑制血管紧张素及醛固酮的分泌，使血中肾素、血管紧张素及醛固酮的水平降低，而在原发性醛固酮增多症患者中由于醛固酮为自主产生，进行该试验后醛固酮水平不会被明显抑制。静脉生理盐水滴注试验是目前临床上应用最为广泛的原发性醛固酮增多症确诊试验。如果生理盐水滴注后血浆皮质醇浓度低于滴注前，且血浆醛固酮的水平>100ng/L 则可确诊；如<50ng/L 可基本排除；若处于 50~100ng/L，其诊断需结合临床表现而定。该试验灵敏度和特异度好，分别达到 95.4% 及 93.9%。

适应证 疑似原发性醛固酮增多症者，或存在高醛固酮低肾素水平的高血压患者，可用该试验进行确诊。

禁忌证 ①血压难以控制。②心功能不全。③肾功能不全。④严重低钾血症。⑤严重心律失常。

检查前准备 ①与患者及其家属沟通静脉生理盐水滴注试验的过程及风险。②嘱咐患者停用影响醛固酮分泌的药物。③完善心血管、肾功能的相关检查。

检查方法 从早晨 8 时开始，以 500ml/h 的速度静脉滴注生理盐水 2000ml，滴注前后测定血浆醛固酮浓度、肾素活性及血钾、皮质醇浓度。

注意事项 该试验要求患者在试验前保持仰卧位或坐位 30~60 分钟，并在整个测试过程中保持仰卧位或坐位，保持生理盐水匀速注射。

并发症 由于血容量急剧增加，可能诱发高血压危象及心功能衰竭。

（朱育春）

fúqīngkědìsōng yìzhì shìyàn

氟氢可的松抑制试验（fludrocortisone suppression test，FST）利用肾上腺皮质激素对垂体分泌促肾上腺皮质激素的反馈抑制作用，通过口服氟氢可的松后测定血浆或尿中醛固酮含量的方法。原发性醛固酮增多症的确诊试验之一，该试验被认为是最符合生理表现、最准确的方法。试验对象按要求连续口服氟氢可的松 4 天，若第 4 天上午 10：00 测得醛固酮水平低于上午 7：00，且醛固酮>60ng/L，肾素活性<1ng/（ml·h），则确诊试验阳性。

适应证 血浆醛固酮/肾素浓度比筛查试验阳性者，疑似原发性醛固酮增多症者，可用该试验进行确诊。

禁忌证 ①难以控制的高血压患者。②心功能不全。③肾功能不全。④严重低钾血症。⑤严重心律失常。

检查前准备 ①与试验对象交代试验过程与风险。②完善心、肾功能等检查。③密切监护试验对象生命体征。

检查方法 口服氟氢可的松 0.1mg，每 6 小时 1 次，连续 4 天，同时保证血钾 >4.0mmol/L、尿钾 > 3mmol/kg。第 4 天上午 7：00、10：00 分别测定血浆醛固酮浓度、肾素活性、皮质醇水平。

注意事项 因低钾低钠影响醛固酮分泌，需同时口服足量缓释氯化钾和高钠饮食，保证血钾>4.0mmol/L，尿钾>3mmol/kg。

并发症 ①心功能衰竭。②严重心律失常。③低钾血症。

（朱育春）

gāonà yǐnshí fùhè shìyàn

高钠饮食负荷试验（oral sodium loading test）

通过增加患者钠盐负荷，检测患者体内醛固酮水平变化，从而帮助诊断原发性醛固酮增多症的方法。是原发性醛固酮增多症的确诊试验之一。高钠饮食负荷试验用于对怀疑原发性醛固酮增多症的患者进行确诊，若患者增加的钠盐负荷不能抑制体内醛固酮的分泌，则支持原发性醛固酮增多症的诊断。

适应证 高血压患者存在高醛固酮、低肾素水平的情况，通常可用该试验进行确诊。

禁忌证 ①严重的难以控制的高血压。②充血性心力衰竭。③肾功能不全。④严重心律失常。⑤严重的低血钾。

检查前准备 ①与患者及其家属沟通高钠饮食负荷试验的过程及风险。②嘱咐患者停用影响醛固酮分泌的药物。③完善心血管、肾功能的相关检查。

试验方法 患者连续 3 天保持高钠饮食（>200mmol/L），同时口服氯化钾缓释片维持血钾水平正常，测定第 3~4 天尿醛固酮水平。若尿醛固酮>12mg/24h，则支持原发性醛固酮增多症的诊断。

注意事项 ①试验过程中应注意监测患者的血压、心电图，防止钠盐负荷超出患者承受范围。②患者应注意停用影响醛固酮分泌的药物。

并发症 高钠饮食负荷试验可能导致患者钠盐负荷过重，有血压升高、心律失常、心力衰竭的可能，需在试验过程中严密监护。

（朱育春）

Kǎtuōpǔlì shìyàn

卡托普利试验（captopril challenge test）

通过服用卡托普利，测定患者体内醛固酮相关激素变化，从而诊断原发性醛固酮增多症的方法。原发性醛固酮增多症的确诊试验之一。卡托普利试验安全性好，对于心功能不全、严重低钾血症、难以控制的高血压患者而言是合适的选择。

适应证 ①难以控制的高血压患者。②心功能不全患者。③严重低钾血症患者。

禁忌证 暂无绝对禁忌证。

检查前准备 ①与患者及其家属沟通试验目的、试验过程及试验注意事项。②准备采血管、采血针，并做好标记。

试验方法 ①患者坐位或者站立位 1 小时。②采血测定血浆肾素活性、血浆醛固酮浓度及血浆皮质醇浓度。③口服 25~50mg卡托普利。④服药后 1 小时及2 小时再次采血测定血浆肾素活性、血浆醛固酮浓度及血浆皮质醇浓度，在此期间患者保持坐位。

注意事项 ①试验期间应注意监测患者的血压、心率。②试验期间禁食禁水。③患者应注意保持服药后坐位。

并发症 该试验安全性好，通常很少出现并发症，但仍需注意预防患者出现血压剧烈变化、心力衰竭等后果。

（朱育春）

shènshàngxiàn jìngmài qǔxuè

肾上腺静脉取血（adrenal vein sampling，AVS）

通过对患者两侧肾上腺静脉及下腔静脉采血，并测定两侧醛固酮相关激素差异，以区分原发性醛固酮增多症亚型的实验室检查。肾上腺静脉取血是分侧定位原发性醛固酮增多症的金标准，对判断优势侧比单纯的影像学检查更准确。

适应证 ①原发性醛固酮增多症确诊。②拟行手术治疗。③肾上腺计算机体层成像（com-puter tomography，CT）提示有单侧、双侧肾上腺形态异常或正常肾上腺的患者。

禁忌证 ①手术当天早晨血压≥180/110mmHg。②心功能不全（纽约心脏病学会分级 Ⅲ~Ⅳ级）。③慢性肾功能不全，肌酐≥200μmol/L。④血糖控制不佳的糖尿病患者。⑤6 个月内有不稳定心绞痛史、急性心肌梗死史、脑血管意外史。

检查前准备 ①与患者及其家属沟通操作目的及相关风险。②建议患者提前调整降压药物，完善肾上腺 CT，并在检查前卧床休息至少 15 分钟。

检查方法 ①经股静脉或右肘正中静脉入路进行插管，取右侧肾上腺静脉、左侧肾上腺静脉、下腔静脉 3 个部位血样。②对血样稀释后检测。

注意事项 ①间歇温和抽吸，降低抽吸负压。②左右侧各备3 管，下腔静脉备 2 管。③采血后样本置于-15℃~0℃环境中转运并尽快检测。

并发症 由于该操作为侵入性检查，可能会出现感染、操作中出血或血肿、造影剂过敏等并发症。

（朱育春）

pízhìchún zēngduōzhèng

皮质醇增多症（hypercortisolism）

由于肾上腺皮质长期过量分泌皮质醇引起的一系列代谢紊乱症状和体征。又称皮质醇症。如满月脸、向心性肥胖、皮肤紫纹、痤疮、高血压、骨质疏松等。由神经外科医师库欣（Harvey Cushing，1869~1939）首先描述，故又称为库欣综合征（Cushing syndrome，CS）。皮质醇增多症的年发病率为（2~5）/10^6，可发生于任何年龄，高发年龄为 20~40

岁，约 占 70%，男女比例为
1：（2~8）。

病因 病因复杂，可分为外
源性和内源性（表 1）。外源性又
称为医源性，最常见，是由长期
应用皮质激素或含皮质激素的药
物引起。内源性皮质醇增多症主
要分为两种类型，分别为促肾上
腺皮质激素（adrenocorticotropic
hormone，ACTH）依赖性和 ACTH
非依赖性。还有一类称为假性皮
质醇增多症。ACTH 依赖性皮质
醇增多症占 80%～85%，其中
70% 是垂体分泌过多的 ACTH 所
致，称为库欣病（Cushing dis-
ease）；10%～15% 是垂体以外的
肿瘤分泌 ACTH 所致，称为异
位 ACTH 综合征。ACTH 非依赖
性皮质醇增多症一般是由肾上腺
肿瘤造成的，多数为肾上腺皮质
腺瘤（10%），少数为肾上腺皮质
癌（5%）及肾上腺皮质增生
（<5%），主要包括原发性双侧大结
节样肾上腺皮质增生（PBMAH）
和原发性色素结节性肾上腺皮质
病（primary pigmented nodular ad-
renocortical disease，PPNAD）。此

外还有假性皮质醇增多症，包括
精神抑郁、酒精依赖性（<1%），
一些遗传性疾病也可以伴发皮质
醇增多症，如麦丘恩-奥尔布赖特
（McCune-Albright）综合征。

临床表现 皮质醇增多症的
临床表现是由于长期糖皮质激素
升高所引起的糖、蛋白质、脂肪
代谢紊乱，临床表现复杂（表
2），典型的临床表现对皮质醇增
多症的诊断有重要的意义。①皮
质醇增多症的常见症状和体征：
体重增加和脂肪组织沉积，特别
是在腹部、上背部、面部和肩膀
之间，表现为满月脸、水牛背等；
腹部、大腿、乳房和手臂皮肤出
现紫纹；皮肤变薄，易淤伤；伤
口愈合缓慢，易感染；痤疮。
②皮质醇增多症女性患者可能出
现的症状和体征：身体和面部多
毛；月经不调或停经。③皮质醇
增多症男性患者可能出现的症状
和体征：性欲减退；生育能力下
降；勃起功能障碍。④皮质醇增
多症其他症状和体征：严重疲劳；
肌肉无力；抑郁、焦虑和情绪失
控；认知功能障碍；高血压或高

表 2　皮质醇增多症的临床表现

表现	发生率（%）
向心性肥胖	90~100
满月脸	90
糖代谢紊乱	
糖耐量减低或糖尿病	60
蛋白质代谢紊乱	
皮肤紫纹	70~90
易出现瘀斑	65
伤口愈合不良	51~70
肌肉无力	50~70
多血质面容	90
儿童生长迟缓	70~80
高血压	75
骨量减少、骨质疏松或骨折	50
低钾性碱中毒	11~20
水肿	21~50
多毛及男性化	75
痤疮	0~20
脱发	11~20
性功能异常	90
心理异常（嗜睡和抑郁）	80
反复感染	21~50
肾结石	50

血压恶化；头痛；皮肤变黑；骨
质疏松，骨折；儿童肥胖、发育
迟缓等。

诊断 皮质醇增多症的诊断
包括定性和定位诊断。定性诊断
主要是明确患者是否是皮质醇增
多症。定位诊断主要是明确皮质
醇增多症的病因及解剖定位。如
果怀疑患者为皮质醇增多症，可
按以下步骤明确诊断。①皮质醇
增多症的筛查实验：同时做以下
至少 2 项试验作为初筛检查，24
小时尿游离皮质醇测定（至少 2
次）、午夜血浆或唾液皮质醇测定
（2 次）、血浆皮质醇昼夜节律检
查，如果结果正常，可基本排除
皮质醇增多症。②皮质醇增多症
确诊实验：当筛查试验阳性，可

表 1　皮质醇增多症的病因分类

病因	占比（%）	女性：男性
ACTH 依赖性		
库欣病	70	3.5：1
异位 ACTH 综合征	10	1：1
ACTH 来源不明	5	5：1
ACTH 非依赖性		
肾上腺皮质腺瘤	10	4：1
肾上腺皮质腺癌	5	1：1
原发性肾上腺皮质增生		
肾上腺大结节样增生	<2	1：1
原发性色素结节性肾上腺皮质病	<2	1：1
麦丘恩-奥尔布赖特（McCune-Albright）综合征	<2	1：1
假性皮质醇增多症		
精神抑郁	<1	
酒精依赖性		

进一步行皮质醇增多症确诊实验。主要包括过夜 1mg 地塞米松抑制试验、小剂量地塞米松抑制试验。如果结果异常，则确诊皮质醇增多症，可进一步行皮质醇增多症定位诊断。③皮质醇增多症定位诊断：了解下丘脑-垂体-肾上腺轴功能状态，明确皮质醇增多症病因，包括血浆 ACTH、大剂量地塞米松抑制试验、促肾上腺皮质激素释放激素刺激试验、岩下窦静脉插管分段取血测 ACTH。解剖定位主要依靠影像学检查，包括垂体磁共振成像（magnetic resonance imaging，MRI）、肾上腺增强计算机体层成像（computer tomography，CT）或 MRI、胸腹部增强 CT 或 MRI、奥曲肽显像。

鉴别诊断　首先与单纯性肥胖进行鉴别。此类患者经常被怀疑皮质醇增多症而就诊，通过血尿皮质醇测定及小剂量地塞米松抑制试验可鉴别。

治疗　病因不同，治疗方案不同，针对病因的手术治疗是一线治疗方案。高皮质醇血症的总体治疗目的：①去除高皮质醇血症的病因。②降低皮质醇水平，以消除临床症状和激素紊乱。③防止肾上腺或垂体功能减退，避免终身激素替代治疗。④去除任何有害身体健康的肿瘤。⑤治疗方法简易、安全，如果复发便于再次治疗。

ACTH 依赖性皮质醇增多症的治疗　①库欣病的治疗：首选显微镜下经鼻经蝶窦垂体瘤切除术，长期完全缓解率 50%~60%，复发率 20%，术后垂体激素缺乏率 50%。当垂体肿瘤手术无效或术后复发，且无法再次手术时，可行垂体放疗，缓解率 83%，主要不良反应为垂体功能减退。γ刀与传统放疗效果相同。②异位

ACTH 综合征的治疗：首选原发肿瘤切除，根治率 40%，完全缓解率 80%。对于无法找到病灶的患者，可采用药物治疗或靶腺切除。③靶腺切除：即肾上腺切除，是 ACTH 依赖性皮质醇增多症的最后治疗手段。目的在于快速降低人体皮质醇水平，缓解皮质醇增多症症状。适应证为对垂体手术或放疗效果不满意，无法找到异位 ACTH 综合征病灶的皮质醇增多症患者。术后需要终身服用皮质激素替代治疗。手术切除的范围目前仍有争议，包括双侧肾上腺全切术，一侧肾上腺全切、对侧次全切等方式。主要手术方式为腹腔镜肾上腺切除，可以一次行双侧手术或分次进行。④药物治疗：第一种是抑制肾上腺合成，主要包括美替拉酮、酮康唑、安吉格鲁米特、米托坦、依托咪酯等。第二种是阻断糖皮质激素受体，主要包括米非司酮等。第三种是抑制垂体合成 ACTH，主要包括溴隐亭、罗格列酮、奥曲肽、卡麦角林等。

ACTH 非依赖性皮质醇增多症的治疗　①肾上腺皮质腺瘤：首选腹腔镜肾上腺肿瘤切除术。②ACTH 非依赖性肾上腺大结节样增生和原发性色素结节性肾上腺皮质病：目前治疗方案仍存在争议。主要的治疗方案包括双侧肾上腺切除，术后终身服用皮质激素替代治疗；单侧肾上腺切除；一侧全切，对侧次全切。对于不能耐受手术的患者也可以考虑药物治疗。

围手术期处理　由于体内高皮质醇水平，反馈性抑制垂体分泌 ACTH，导致正常肾上腺皮质不同程度萎缩。在原发病灶切除后，体内皮质醇浓度骤降，若不及时补充皮质激素，可诱发急性肾上腺皮质功能减退。所以，术

前、术中、术后应注意皮质醇的补充，激素替代治疗目前尚无统一方案，可遵循以下基本原则：①术中、手术当天及术后静脉给予琥珀酸氢化可的松，后改为氢化可的松口服。②皮质激素逐渐减量至停药。③遇应激因素或出现肾上腺皮质功能减退时应及时增加剂量，症状明显者可静脉给药。

预后　皮质醇增多症导致代谢紊乱，心、脑血管疾病风险明显增加，并成为其主要死亡原因。腺瘤及年轻的肾上腺皮质增生患者经手术治疗后数天或数周症状和体征可消失，术后代谢紊乱引起的综合征及生化改变迅速好转，血压下降达完全正常者约占 2/3。重度皮质醇增多症者感染发生率可达 50%，严重者可致死。骨质疏松、病理性骨折、认知功能障碍等难以完全恢复正常。

皮质醇增多症患者经有效治疗皮质醇恢复正常后，标化死亡率可接近正常人群，但 5 年内仍有较高的心脑血管疾病发生率；而治疗后皮质醇症未纠正者，标化死亡率是正常人群的 3.8~5.0 倍。5 年生存率，肾上腺皮质腺瘤为 90%、异位 ACTH 综合征为 51%、肾上腺皮质癌为 10%~23%。异位 ACTH 分泌者，非肺部神经内分泌肿瘤或小细胞肺癌多预后不良，肺癌预后较好。儿童皮质醇增多症患者早期治疗可改善终身高，但最终矮于正常人群。

（赵　欣）

cùshènshàngxiàn pízhì jīsù yīlàixìng pízhìchún zēngduōzhèng

促肾上腺皮质激素依赖性皮质醇增多症（adrenocorticotropic hormone-dependent cortisol hypertrophy）　由于垂体或垂体以外的某些病变组织分泌过量的促肾

上腺皮质激素（adrenocorticotropic hormone，ACTH），刺激双侧肾上腺皮质增生并分泌过量皮质醇的疾病。

病因及发病机制 最常见的为垂体腺瘤分泌过量的 ACTH 引起的库欣病（Cushing disease，CD），占皮质醇增多症的 75%～80%。其次为垂体以外的病变组织分泌 ACTH 而引起的皮质醇增多症，称为异位 ACTH 综合征，占皮质醇增多症的 10%～20%，最常见的疾病为小细胞肺癌、胸腺类癌、胰岛细胞瘤、支气管类癌、甲状腺髓样癌等。

临床表现 主要表现为典型的皮质醇增多症及肾上腺皮质增生，并常可以发现导致 ACTH 升高的病变，包括垂体腺瘤、小细胞肺癌、胸腺类癌、胰岛细胞瘤、支气管类癌、甲状腺髓样癌等。

异位 ACTH 综合征临床表现与一般的库欣病基本相同，两者的共同特点均为 ACTH 依赖性，血 ACTH 和皮质醇浓度均升高，并伴皮肤色素沉着、双侧肾上腺增生；当异位肿瘤的恶性程度不高时，异位 ACTH 综合征和库欣病的临床表现更加相似。一般来说，异位 ACTH 综合征有如下特点：①病史较短，患者血皮质醇水平很高，却没有足够的时间形成典型的皮质醇增多症，临床表现不典型，而库欣病的病史较长，症状逐渐增多，约需数年才变得典型。②病情较重，高血压、低钾血症的发展快，难以用常规的治疗方法纠正。③很少伴向心性肥胖。④ACTH 的分泌一般具有自主性，不受促肾上腺皮质激素释放激素（corticotropin releasing hormone，CRH）兴奋，也不被糖皮质激素抑制，大剂量地塞米松试验一般不被抑制。

诊断 需明确是否存在高皮质醇血症及 ACTH 来源的定位，重点在于定位。通过典型的皮质醇增多症表现可考虑该病。实验室检查通常表现为血、尿游离皮质醇升高，皮质醇分泌昼夜节律消失，血浆 ACTH 升高。小剂量地塞米松试验不被抑制。大剂量地塞米松试验可以抑制80%～90%的库欣病患者，异位 ACTH 综合征的患者除支气管类癌有可能被抑制外，其余均不被抑制。影像学检查可以了解垂体、甲状腺、肺部、纵隔、腹部、肾上腺等形态学改变，发现原发病灶。

鉴别诊断 主要是库欣病与异位 ACTH 综合征的鉴别。见皮质醇增多症的鉴别诊断。

治疗 切除分泌 ACTH 的原发肿瘤，必要时双侧肾上腺切除以缓解症状。治疗方法的选择主要依赖于明确的肿瘤定位，无播散转移者切除原发肿瘤能达到治愈，对无法定位原发肿瘤时，有必要行双侧肾上腺靶腺切除，以缓解皮质醇增多症症状。术后应继续密切随访直到明确原发肿瘤。

（赵　欣）

Kùxīnbìng

库欣病（Cushing disease，CD）

由于下丘脑垂体功能紊乱，分泌过多促肾上腺皮质激素（adrenocorticotropic hormone，ACTH），刺激肾上腺皮质增生和分泌过多的皮质醇导致的皮质醇增多症。占皮质醇增多症的 70%。

病因及发病机制 库欣病最常见的病因是垂体微腺瘤，占80%～90%。少数是垂体 ACTH 细胞增殖，占 0～14%。垂体肿瘤平均直径 6mm，分泌过多的 ACTH，使得双侧肾上腺皮质增生，以束状带为主，从而分泌过多的皮质醇。60%～80% 双侧肾上腺皮质弥漫性增生，20%～40% 为结节样增生，双侧肾上腺一般重12～24g。

垂体腺瘤 直径<1cm 的微腺瘤占腺瘤总数的 85%～90%，主要病理类型为嗜碱性细胞瘤。少部分为直径>1cm 的大腺瘤，主要病理类型为嫌色细胞瘤。腺瘤自主或相对自主地分泌 ACTH，反馈抑制了下丘脑促肾上腺皮质激素释放激素（corticotropin releasing hormone，CRH）的释放，致使垂体腺瘤以外的 ACTH 细胞功能受到抑制，故切除垂体腺瘤后可出现一段时间的肾上腺皮质功能减退，但其功能可逐渐恢复。腺瘤分泌 ACTH 并非完全自主性，用大剂量地塞米松可将其抑制。此外，给予外源性促肾上腺皮质激素释放激素刺激后，ACTH 分泌也可被兴奋。

垂体 ACTH 细胞增殖 增殖可为弥漫性、局灶性或结节性，有时可在增殖的基础上形成腺瘤。部分是由于下丘脑或其他肿瘤分泌过量的促肾上腺皮质激素释放激素刺激垂体细胞增殖，部分原因不清楚。

其他病变 如 ACTH 细胞癌、鞍内神经节细胞瘤、异位垂体 ACTH 细胞瘤等，都较罕见。

临床表现 主要表现为垂体 ACTH 依赖性皮质醇增多症（见皮质醇增多症），病程 3～4 年，女性多于男性，多为 30～40 岁。垂体大腺瘤可有压迫症状。晚期皮质醇增多症患者多因心脑血管疾病、呼吸系统疾病及感染性疾病而死亡。

诊断 库欣病为皮质醇增多症病因中的一种，其诊断复杂，该病的诊断需经内分泌及影像学检查后才能初步确定，手术获取病理标本后方能确诊。通常诊断库欣病分为 3 步：①确定皮质醇增多症的诊断：根据典型临床表现，初步建立诊断。进一步行筛选检查，包括 24 小时尿游离皮质醇测定、小剂量地塞米松抑制实验、血皮质醇水平及昼夜节律测定等。②确定皮质醇增多症的病因：测定血浆中 ACTH 水平，明确是否为 ACTH 依赖性皮质醇增多症。进一步通过大剂量地塞米松试验、促肾上腺皮质激素释放激素刺激试验、岩下窦静脉插管分段取血等明确高 ACTH 水平是垂体来源还是非垂体来源。③对病灶进行定位：明确为垂体源性 ACTH 增高后，行影像学检查对病灶进行准确定位，以指导手术治疗，包括头颅磁共振成像（magnetic resonance imaging，MRI）、正电子发射体层成像（positron emission tomography，PET）等。新的影像学检查手段包括动态垂体 MRI 扫描、超高场强 MRI、稳态破坏性梯度回波序列 MRI 检查等，能提高垂体微腺瘤的检出率。

鉴别诊断 见皮质醇增多症的鉴别诊断。

治疗 治疗目的治疗原发病，降低皮质醇水平，缓解临床症状体征，治疗相关系统的并发症，保护垂体功能，提高生活质量。

手术治疗 库欣病为神经外科疾病，首选显微镜下经鼻经蝶窦垂体瘤切除术。相关并发症包括垂体前叶功能减退、尿崩症、脑脊液漏、脑膜炎、血栓等。

垂体放疗 为库欣病的二线治疗，推荐用于垂体肿瘤手术治疗无效或复发，且无法再次手术的患者。缓解率 83%，可能出现长期的垂体功能减退。γ 刀与传统放疗效果相同。

靶腺切除 即肾上腺切除，主要用于库欣病垂体瘤术后复发或放疗及药物治疗失败者。主要使用腹腔镜肾上腺切除术，根据患者病情行双侧一期切除或分期切除。

药物治疗 国内治疗库欣病的有效药物不多，仅为辅助治疗。主要用于术前准备、不适合手术/放疗的患者。药物主要包括 3 类：作用于垂体抑制 ACTH 分泌的药物，如帕瑞肽、卡麦角林、赛庚啶等；作用于肾上腺皮质抑制皮质醇合成的药物，如酮康唑、美替拉酮、米托坦、依托咪酯等；作用于靶器官拮抗糖皮质激素受体的药物，如米非司酮。

随访 术后 1 周检测血 ACTH 和皮质醇水平以评估手术效果。术后 1、3、6 个月及 1 年以及此后每年需要长期随访，密切观察皮质醇增多症相关症状的变化情况，检测血尿皮质醇，必要时行地塞米松抑制试验评估病情；垂体增强 MRI 随访监测肿瘤是否复发。监测高血压、高血糖、低钾血症和骨质疏松等相关并发症的改善和治疗情况。

预后 库欣病经蝶窦入路手术早期术后缓解率为 65%~98%，长期随访肿瘤复发率为 2%~35%。对于首次治疗未缓解的患者，再次手术能够使 37%~61% 患者达到缓解。患者随访 0.3~37 年后发现 7%~34% 出现肿瘤复发，复发部位常位于原发部位或相邻部位。术后 1 周内清晨血清皮质醇测定是目前公认的用于评估疗效的指标。目前多数学者认为，血清皮质醇水平<140nmol/L（5μg/dl）者为缓解。24 小时尿游离皮质醇可作为辅助评估工具，<28~55nmol/L（10~20μg/24h）提示缓解，>276nmol/L（100μg/24h）

则提示肿瘤残存。

（赵 欣）

yìwèi cùshènshàngxiàn pízhì jīsù zōnghézhēng

异位促肾上腺皮质激素综合征（ectopic adrenocorticotropic hormone syndrome，EAS）

由垂体及肾上腺以外的肿瘤组织分泌大量的促肾上腺皮质激素（adrenocorticotropic hormone，ACTH）引起皮质醇增多症的一种特殊类型。简称异位 ACTH 综合征。异位 ACTH 综合征占 ACTH 依赖性皮质醇增多症患者的 15%~20%，占皮质醇增多症的 5%~10%，以男性居多，男女比例为 3∶1。

病因及发病机制 很多肿瘤可以导致异位 ACTH 综合征，最常见的是胸腺类癌，其次是肺类癌，不明性质和/或不明来源的肿瘤占 20.8%。但对于肿瘤的发生机制、肿瘤如何产生 ACTH 等问题尚不清楚。

临床表现 根据肿瘤大小、恶性程度高低和病情发展的快慢，异位 ACTH 综合征分为显性肿瘤和隐性肿瘤两种。①显性肿瘤：恶性程度高，体积大，容易被各种影像学检查所发现。这些肿瘤分泌 ACTH 量多，双侧肾上腺增生明显，血皮质醇水平很高，但由于肿瘤的自然病程短，如小细胞肺癌自然病程只有数月，没有足够的时间表现出皮质醇增多症的各种典型表现，但高皮质醇血症引起的高血压、低钾血症、碱中毒、水肿、肌无力和肌萎缩可以很严重。低钾血症常是此类患者死亡的直接原因。②隐性肿瘤：恶性程度低，进展慢，病程长，往往存在典型的皮质醇增多症症状，因瘤体小而隐匿，不易被发现，部分在出现皮质醇增多症多年后才被发现，甚至少部分患者死亡后都未能发现肿瘤。这种异位 ACTH 综合征难以与垂体性皮质醇增多症相鉴别。

诊断 需明确是否存在高皮质醇血症及 ACTH 来源的定位，重点在于定位。实验室检查中，异位 ACTH 综合征诊断标准如下：血 ACTH 浓度高于 200ng/L（65%），同时血皮质醇水平及 24 小时尿游离皮质醇水平应分别高于 966nmol/L 和 2760nmol/L。如果血 ACTH 水平高于 300pg/ml，应高度怀疑异位 ACTH 综合征。

正确定位异位 ACTH 来源十分困难，目前尚无任何一种手段可以 100% 确诊。超过 45% 的异位 ACTH 综合征，其 ACTH 来源位于肺部肿瘤，其中 >25% 为支气管类癌。此外分泌 ACTH 的小细胞肺癌和胰腺、结肠的神经内分泌肿瘤与同部位不分泌 ACTH 的肿瘤有相似的放射学特征，因此影像学鉴别困难。MRI 在识别支气管类癌中的应用价值有限，但对于纵隔、胸腺和腹部肿瘤的诊断有优势。对于常规方法难以找到病灶的患者，可以行以 ^{68}Ga 标记的生长抑素受体显像配合 ^{18}氟-脱氧葡萄糖正电子发射体层显像（^{18}F-fluorodeoxyglucose positron emission tomography，^{18}F-FDG-PET）辅助诊断。

鉴别诊断 见皮质醇增多症的鉴别诊断。

治疗 切除原发肿瘤，必要时双侧肾上腺切除以缓解症状，治疗方法的选择主要依赖于明确肿瘤定位，无播散转移者切除原发肿瘤能达到治愈，无法定位原发肿瘤时有必要行双侧肾上腺靶腺切除，以缓解皮质醇增多症状。术后应继续密切随访直到明确原发肿瘤。

（赵　欣）

cùshènshàngxiàn pízhì jīsù fēiyīlàixìng pízhìchún zēngduōzhèng

促肾上腺皮质激素非依赖性皮质醇增多症（adrenocorticotropic hormone-independent cortisol hypertrophy）

皮质醇分泌为自主性，下丘脑促肾上腺皮质激素释放激素（corticotropin releasing hormone，CRH）及垂体前叶促肾上腺皮质激素（adrenocorticotropic hormone，ACTH）分泌均处于抑制状态，体内 ACTH 含量低下的皮质醇增多症。主要为肾上腺病变患者，包括肾上腺皮质腺瘤、腺癌以及原发性肾上腺皮质增生。

病因及发病机制 包括肾上腺皮质腺瘤、肾上腺皮质癌以及原发性肾上腺皮质增生（原发性肾上腺大结节样增生、原发性色素结节性肾上腺皮质病），其病因复杂，目前尚未明确。

临床表现 主要表现为典型的皮质醇增多症及影像学检查显示肾上腺肿瘤或皮质增生。

诊断 通过典型的皮质醇增多症表现可考虑该病。实验室检查通常表现为血、尿游离皮质醇升高，皮质醇激素分泌昼夜节律消失、血浆 ACTH 降低。大、小剂量地塞米松试验均不被抑制。影像学检查可以了解肾上腺形态学改变，发现原发病灶。

鉴别诊断 主要是肾上腺皮质腺瘤、肾上腺皮质癌、原发性色素结节性肾上腺皮质病和 ACTH 非依赖性肾上腺大结节样增生的鉴别。这 4 者均表现为 ACTH 非依赖性皮质醇增多症。原发性色素结节性肾上腺皮质病影像学以双侧肾上腺大小、形态基本正常，伴或不伴多发小结节为特点；ACTH 非依赖性肾上腺大结节样增生双侧肾上腺形态失

常，代之以独特的大小不等的多发结节，结节直径可达 5cm。肾上腺皮质癌：一般直径 >6cm，密度不均，有坏死、出血和钙化，静脉增强剂清除延迟或不完全，在磁共振成像（magnetic resonance imaging，MRI）的 T2 加权像上表现为高信号。小的肾上腺皮质癌与腺瘤的影像学表现相似，但是利用平扫、增强和增强剂清除 10 分钟时的 CT 值可以鉴别。另外，肾上腺皮质癌可以有邻近组织器官的直接浸润、区域淋巴结转移、静脉癌栓和远处转移（肺、骨、肝）。

治疗 分泌皮质醇的肾上腺皮质腺瘤可行肾上腺肿瘤切除术，一般可保留部分肾上腺。肾上腺皮质癌首选根治性切除术。原发性肾上腺皮质增生为良性疾病，治疗目的在于控制皮质醇增多症，因此，首先考虑保留肾上腺的手术方式。对于 24 小时尿游离皮质醇中等程度升高，两侧体积悬殊者，推荐行增生明显侧肾上腺全切术。皮质醇增多症症状明显，24 小时尿游离皮质醇显著升高者推荐一侧全切、对侧次全切，手术可双侧一期完成，也可分期，一般采用腹腔镜手术。对不耐受手术的患者也可考虑美替拉酮和基于受体学说的生长抑素制剂、β 受体阻滞剂和醋酸亮丙瑞林等治疗，国内尚无使用经验。注意术后给予患者规律补充糖皮质激素。术后患者需终身随访。

（赵　欣）

shènshàngxiàn pízhìxiànliú

肾上腺皮质腺瘤（adrenal cortisol adenoma）

发生在肾上腺皮质球状带并能自主分泌皮质醇的良性肿瘤。起源于肾上腺皮质束状带。肾上腺皮质腺瘤占皮质醇增多症的 10%，多为单侧，双

侧罕见。大多数直径 2.0～4.0cm（平均 3.5cm），重量一般<50g，大多数为 10～30g。肾上腺皮质腺瘤自主性分泌皮质醇，反馈性抑制促肾上腺皮质激素（adrenocorticotropic hormone，ACTH）分泌，使 ACTH 水平降低。

病因及发病机制 肾上腺皮质腺瘤为散发性，病因及发病机制尚不清楚。

临床表现 因 ACTH 水平下降，导致腺瘤以外同侧肾上腺及对侧肾上腺正常皮质萎缩。患者可表现为典型皮质醇增多症，见皮质醇增多症。

诊断 首先明确皮质醇增多症的诊断，然后确定激素分泌是否为 ACTH 非依赖性，最后通过影像学检查确诊为肾上腺皮质腺瘤。实验室检查通常表现为血、尿游离皮质醇升高，皮质醇激素分泌昼夜节律消失，血浆 ACTH 水平降低，且不被大、小剂量地塞米松抑制试验抑制。计算机体层成像（computer tomography，CT）表现为边缘清晰，包膜完整，均匀肿块；早期轻度强化后迅速减弱。由于腺瘤细胞内富含脂肪，磁共振成像（magnetic resonance imaging，MRI）脂肪抑制序列上信号减低。

鉴别诊断 主要与肾上腺皮质癌鉴别。皮质癌一般体积较大，直径可>5cm，肾上腺皮质腺瘤体积较小，直径一般 3cm 左右，但也有直径在 5cm 以上的皮质腺瘤，因此，体积较小的肿瘤也不能完全排除皮质癌。内分泌检查方面，肾上腺皮质腺瘤多表现为单一皮质醇水平增高，而皮质癌常呈混合性激素分泌异常，如皮质醇增多的同时伴有性激素分泌增多。

治疗 肾上腺皮质腺瘤主要治疗方法为腹腔镜肾上腺肿瘤切除术，一般保留肾上腺。为防止肾上腺危象，注意围手术期补充皮质激素，术后给予患者规律补充皮质激素。术后患者需终身随访。

（赵 欣）

shènshàngxiàn pízhì'ái

肾上腺皮质癌（adrenal cortisol carcinoma，ACC） 起源于肾上腺皮质细胞的上皮性恶性肿瘤。又称肾上腺皮质腺癌。

病因及发病机制 极少数患者与家族遗传性疾病相关。绝大部分肾上腺皮质癌为散发性，具体的分子机制不明。

临床表现 临床表现因肿瘤的功能状态和体积大小的不同而不同。无内分泌功能者占 30%～50%，有内分泌功能者占 50%～80%，其中分泌皮质醇的占 40%～60%，分泌雄激素的占 30%～44%，同时分泌皮质醇和雄激素的混合内分泌功能性者占 20%～24%，分泌雌激素者较为少见，占 6%～10%，分泌醛固酮者罕见。分泌皮质醇的肾上腺皮质癌表现为皮质醇增多症。分泌雄激素或雌激素的肾上腺皮质癌表现为性征异常。无内分泌功能的肾上腺皮质癌起病隐匿，其表现

与肿瘤局部进展相关。肾上腺皮质癌进展快，容易转移，预后差。远处器官转移以肺转移最为常见，其次是肝、骨、脑，可出现相应器官转移的症状，如咳嗽、咯血、腹胀、腹痛、骨痛、病理性骨折以及神经系统症状等。

诊断 皮质醇增多症或合并性激素异常的女性患者男性化、男性患者性早熟或女性化等需要高度怀疑肾上腺皮质癌的可能；肾上腺区偶发的巨大肿块也应考虑肾上腺皮质癌，需要进行相关的内分泌检查和影像学检查，确诊则需依靠病理学检查。目前，采用 2004 年国际抗癌联盟（Union for International Cancer Control，UICC）肾上腺皮质癌的 TNM 分期系统（表 1、表 2）。

肾上腺皮质癌有时在病理形态上与良性的皮质腺瘤区分困难，多种评分系统被提出用于二者之间的鉴别，其中 Weiss 评分系统是目前公认的最有效的，对肾上腺皮质癌的诊断灵敏度和特异度可达 90%以上，被《世界卫生组织内分泌器官肿瘤分类》（2004 版和 2017 版）所推荐，而其他评分系统对临界病例和组织学变异的诊断有帮助。

表 1 肾上腺皮质癌的 TNM 分期

分期	标准
T_1	肿瘤局限，直径≤5cm
T_2	肿瘤局限，直径>5cm
T_3	任何大小肿瘤，局部侵犯，但不累及邻近器官
T_4	任何大小肿瘤，累及邻近器官
区域淋巴结转移（N）	
N_0	无区域淋巴结转移
N_1	区域淋巴结转移
远处转移（M）	
M_0	无远处转移
M_1	远处转移

表 2　肾上腺皮质癌的临床分期

分期	T	N	M
Ⅰ	1	0	0
Ⅱ	2	0	0
Ⅲ			
Ⅲa	1~2	1	0
Ⅲb	3	0	0
Ⅳ			
Ⅳa	3	1	0
Ⅳb	4	0	0
	任意 T	任意 N	1

鉴别诊断　典型患者根据皮质醇增多症及性激素异常等临床表现，结合影像学检查特征，诊断并不困难，但不典型患者需要与以下几种疾病相鉴别。①肾上腺皮质腺瘤：是一种常见的肾上腺良性肿瘤，从临床表现上难以与肾上腺皮质癌鉴别。总的来说，肾上腺皮质癌一般体积较大，直径可>5cm，肾上腺皮质腺瘤体积较小，直径一般 3cm 左右。但也有皮质腺瘤直径达 6cm 以上的。并且肾上腺皮质癌的体积也是逐渐长大的，体积较小的肿瘤也不能完全排除肾上腺皮质癌的可能。内分泌功能方面，肾上腺皮质癌常呈混合性皮质功能异常，皮质醇增多的同时伴有性激素异常增多者需要高度怀疑肾上腺皮质癌的可能性。而功能性肾上腺皮质腺瘤多表现为单一激素分泌特征，如皮质醇、醛固酮、性激素等。根据上述特征有利于二者的鉴别，有时鉴别诊断比较困难，应该按照肾上腺皮质癌的原则进行手术，术后病理学检查多能够确诊，少数肾上腺皮质癌在病理学上也不能与肾上腺皮质腺瘤区别，需要密切随访，观察有无复发和转移。②肾上腺皮质转移癌：无功能肾上腺皮质癌需要与肾上腺皮质转移癌相鉴别。肾上腺转移癌最常见的原发病灶是肺癌，其次为乳腺癌、甲状腺癌、结肠癌、黑色素瘤、肝癌、胃癌、肾癌、淋巴瘤等。通过相关检查，发现原发病灶常是鉴别诊断的关键。临床症状多无特别，双侧肾上腺转移癌可表现为肾上腺皮质功能不全。影像学检查肿瘤边界不清，最终还需要术后病理学检查进行鉴别。③嗜铬细胞瘤：肿瘤巨大的功能静止型嗜铬细胞瘤有时难以与肾上腺皮质癌相鉴别，二者内分泌特点不同，如果出现混合性皮质激素的内分泌异常特点，有助于皮质癌的诊断；嗜铬细胞瘤在 CT 或 MRI 上强化更加明显，间碘苄胍（metaiodobenzylguanidine，MIBG）显像阳性有助于嗜铬细胞瘤的诊断。鉴别诊断的意义在于决定是否需要术前药物准备，难以鉴别时可按照嗜铬细胞瘤术前准备。④其他：当肿瘤体积巨大时往往难以鉴别肿瘤的来源，有时需与肝癌、胃肠间质瘤、胰腺肿瘤或腹膜后其他肿瘤相鉴别，结合临床表现、生化及肿瘤标志物、CT 或者 MRI 血管重建或者血管造影对鉴别有帮助。

治疗　包括以下几个方面。

手术治疗　外科手术仍然是肾上腺皮质癌首选的、最有效的治疗方法。肿瘤切除的完整性是影响肾上腺皮质癌患者生存预后的重要因素之一。适应证：临床分期Ⅰ~Ⅲ期肿瘤行完全切除（R0）以期达到根治目的；Ⅳ期肿瘤原发灶和转移灶能完全切除者；不能完整切除可行姑息减瘤术，以缓解皮质醇高分泌相关症状，并利于其他治疗发挥作用，但预后差；术后复发、转移者再次手术切除，可延长生存期。完全切除是获得长期生存的基础，切除范围包括完整的肿瘤及其周围脂肪组织和可疑肿瘤受累区域，如邻近组织脏器（淋巴结、肝、脾、胰腺、肾、肠管），肾静脉或下腔静脉瘤栓也应一并切除。局部淋巴结清扫术可显著延长患者无病生存时间和中位生存时间，至少清扫肾门部淋巴结、腹主动脉旁淋巴结。开放性肾上腺切除术被认为是标准的肾上腺皮质癌治疗方案，应作为首选。

药物治疗　①米托坦是唯一被美国食品药品监督管理局（Food and Drug Administration，FDA）批准治疗肾上腺皮质癌的药物。主要作用于肾上腺皮质束状带和网状带细胞线粒体，诱导其变性坏死。适用于晚期肿瘤或术后有残留病灶的患者。有效率低，仅为 10%~30%。多为短暂的部分缓解。使用时需要监测血药浓度。不良反应多，包括肾上腺皮质功能不全、甲状腺功能减退、消化道反应等。②化疗，一线方案为 EDP/M（顺铂、依托泊苷、阿霉素、米托坦），客观反应率 23%，中位无进展生存时间 5.1 个月；二线治疗方案为 Sz/M（链佐星、米托坦），客观反应率 9%，中位无进展生存时间 2 个月。

局部治疗 辅助和姑息放疗的有效性仍证据不足,但可缓解50%~90%肾上腺皮质癌骨转移患者的疼痛症状。

预后 肾上腺皮质癌预后差,30%~50%的肾上腺皮质癌患者诊断时已经有远处转移,通常大部分生存时间不足1年。手术切除的Ⅰ~Ⅲ期患者5年生存率约为30%,无手术机会或存在远处转移的患者,5年生存率小于15%。

随访 临床分期Ⅰ~Ⅲ期患者,如果肿瘤切除完整,术后2年内每3个月复查1次,2年后每半年复查1次,对于未能完整切除肿瘤的患者,术后2年内每2个月复查1次,随访时间不低于10年。2年后根据肿瘤进展情况决定继续随访时间。

(赵 欣)

cùshènshàngxiàn pízhì jīsù fēiyīlàixìng
shènshàngxiàn dà jiéjié yàng zēngshēng

促肾上腺皮质激素非依赖性肾上腺大结节样增生(ACTH independent macronodular adrenal hyperplasia, AIMAH)

双侧肾上腺大小不等的结节样增生。结节直径可达4cm,双侧肾上腺重量多>60g,可超200g,结节可自主分泌皮质醇。是皮质醇增多症的一种罕见病因,1964年基施纳(Kirschner)等首先报道了该病。

病因及发病机制 病因及发病机制不明。

临床表现 患者可表现为典型皮质醇增多症,见皮质醇增多症临床表现。该病为良性病变,尚未发现恶变或转移报道。

诊断 患者一般有典型的皮质醇增多症临床表现。内分泌检查可见24小时尿游离皮质醇升高,血皮质醇升高,血皮质醇昼夜分泌节律消失,血促肾上腺皮质激素(adrenocorticotropic hormone, ACTH)降低,大、小地塞米松抑制试验不被抑制。促肾上腺皮质激素非依赖性肾上腺大结节样增生影像学表现为双侧肾上腺形态失常,代之以大小不等的多发结节,结节直径可达5cm。结节间的肾上腺组织可以是正常的或弥漫性增生,增生的肾上腺组织可保持原有的轮廓,与大小不等的增生结节融合形成生姜样改变,为该病的特征性影像学表现。可参考皮质醇增多症的诊断。

鉴别诊断、治疗 见促肾上腺皮质激素非依赖性皮质醇增多症。

(赵 欣)

yuánfāxìng sèsù jiéjiéxìng
shènshàngxiàn pízhìbìng

原发性色素结节性肾上腺皮质病(primary pigmented nodular adrenocortical disease, PPNAD)

以双侧肾上腺多发性小结节样增生伴色素沉着为主要特点的促肾上腺皮质激素非依赖性皮质醇增多症。1978年阿克里(Acre)首次报道了该病,该病常见于20~30岁年轻人,偶见于儿童,可单独存在,也可伴随多发肿瘤综合征。

病因及发病机制 25%~60%的原发性色素结节性肾上腺皮质病患者与卡尼(Carney)综合征密切相关,约50%此类患者呈家族聚集性,为常染色体显性遗传病,而散发者则病因未明。易感性基因位点在2p16或17q22-24,与cAMP依赖性蛋白激酶(cAMP-dependent protein kinase, PKA)Ⅰα调节亚基(PRKAR1A)基因失活性突变,导致催化亚基过度活化、cAMP通路异常活跃有关。近年来研究发现原发性色素结节性肾上腺皮质病除与PRKAR1A基因(占70%~80%)突变相关外,还与2q31-35的磷酸二酯酶(phosphodiesterase, PDE)11A、5q13的PDE8B、3p21的β联蛋白(β-catenin)CTNNB1、胰岛素样生长因子(insulin-like growth factor, IGF)及其结合蛋白IGFBP和PKA催化亚基PRKACA等基因突变有关。

临床表现 该病为促肾上腺皮质激素非依赖性皮质醇增多症,激素分泌常呈周期性或间歇性,患者可缺乏典型的库欣外貌,临床以向心性肥胖最为常见,病程长者可以骨质疏松为主要表现(占39%)。除有皮质醇增多症表现外,原发性色素结节性肾上腺皮质病的临床表现具有以下特征:①起病隐匿,病程长,从症状出现到确诊一般需数年。②在散发性原发性色素结节性肾上腺皮质病患者中,男、女性发病无明显差别,但在卡尼综合征患者中,以女性多见(71%)。③病情轻,原发性色素结节性肾上腺皮质病患者大多数库欣症状较轻,某些患者则仅有生化异常表现。④与其他引起库欣综合征的原因相比,原发性色素结节性肾上腺皮质病患者的低钾血症更为常见。⑤原发性色素结节性肾上腺皮质病患者最具特征性的临床表现是具有明显的家族史。⑥患者可呈男性化特征,可能与结节细胞分泌大量睾酮相关。⑦幼年发病的原发性色素结节性肾上腺皮质病患者约有29%出现生长受限、身材矮小;儿童患者可因肾上腺皮质功能过度活跃而出现假性性早熟或多毛症,需与正常性腺发育所致的性早熟相鉴别。⑧原发性色素结节性肾上腺皮质病患者可能伴发卡尼综合征的临床表现,如面部或手臂色斑,心脏、乳房和皮肤等处黏液瘤，垂体、甲状腺、睾丸和卵巢等处内分泌肿瘤。

诊断 原发性色素结节性肾上腺皮质病首先须明确皮质醇增多症的诊断，然后再确定激素分泌是否为促肾上腺皮质激素非依赖性，最后确诊为原发性色素结节性肾上腺皮质病。原发性色素结节性肾上腺皮质病通常表现为血、尿游离皮质醇升高，激素分泌昼夜节律消失，血浆促肾上腺皮质激素降低，并且不能被大、小剂量地塞米松抑制试验抑制。当原发性色素结节性肾上腺皮质病诊断明确时，需询问家族史，排除卡尼综合征的可能。如明确是卡尼综合征，则首先需排除心房黏液瘤，因其具有诱发血栓栓塞导致猝死的风险。再明确患者是否伴有蓝痣、睾丸肿瘤和卵巢囊肿等临床表现或相关器官病变。如有条件，建议其家属行筛查，力求早发现、早诊断、早治疗。影像学方面，原发性色素结节性肾上腺皮质病以双侧肾上腺大小、形态基本正常或不伴多发小结节为特点。超声通常无法有效识别该病。在 CT 或 MRI 中，肾上腺体积一般正常或稍大，可发现 1cm 左右的肾上腺结节，呈圆形低密度影，但特异度差，易误诊为肾上腺肿瘤而行单侧肾上腺切除。增生、萎缩伴随导致的肾上腺形态不规则或呈典型的"串珠样"改变，对原发性色素结节性肾上腺皮质病的诊断具有一定的价值。

鉴别诊断 见促肾上腺皮质激素非依赖性皮质醇增多症的鉴别诊断。

治疗 原发性色素结节性肾上腺皮质病为良性疾病，治疗目的在于控制皮质醇增多症，因此，首先考虑保留肾上腺的手术方式。

对于 24 小时尿游离皮质醇中等程度升高，两侧肾上腺体积悬殊者，推荐行增生明显侧肾上腺全切术。皮质醇增多症症状明显，24 小时尿游离皮质醇显著升高者推荐一侧全切、对侧次全切，手术可双侧一期完成，也可分期，一般采用腹腔镜手术。对不耐受手术的患者也可考虑药物治疗，国内尚无药物使用经验。注意术后给予患者规律补充糖皮质激素。术后患者需终身随访。

（赵 欣）

shènshàngxiàn wēixiàng

肾上腺危象（adrenal crisis）

在原发或继发肾上腺皮质功能不全基础上，机体受到一定刺激，出现内源性皮质醇严重不足，不能够满足机体应激需要，出现一系列的临床急症。又称急性肾上腺皮质功能不全。表现为高热、胃肠功能紊乱、循环衰竭、神志淡漠、谵妄甚至昏迷等，处理不当将危及患者生命。

病因 泌尿外科中肾上腺危象常见于肾上腺手术后，如双侧肾上腺切除；肾上腺腺瘤切除，而正常肾上腺萎缩等。因下丘脑-垂体-肾上腺轴功能受体内高皮质醇的反馈抑制，导致促肾上腺皮质激素（adrenocorticotropic hormone，ACTH）分泌下降，正常肾上腺组织萎缩，其功能恢复需要 6~9 个月，如外源性激素补充不足时，机体出现应激反应，则可诱发该病。

临床表现 ①发热：多见，可高热（>40℃），也可出现体温低于正常。②消化系统症状：厌食、恶心、呕吐等为早期症状，可出现腹痛、腹泻等症状。③神经系统症状：乏力、萎靡、淡漠、嗜睡、极度衰弱，也可表现为烦躁不安、谵妄、神志模糊，甚至

昏迷。④循环系统症状：心率加快，可达 160 次/分，肢端湿冷，血压下降，甚至休克。多数患者神志改变与血压下降同时出现，少数患者神志改变在前，随之出现血压下降。⑤常存在不同程度的脱水征象。⑥实验室检查可见血白细胞计数升高，血红蛋白升高，出现不同程度的高血钾、低血钠、低血糖等。

诊断 根据病史、症状和体征，即可做出初步判断，不必等待实验室检查结果。常见于肾上腺皮质肿瘤切除或肾上腺全切除术后 24 小时内至 2 周，激素补充不足或在激素减量和停药过程中。此类患者一旦出现感染、外伤或手术等应激情况，出现明显的消化道症状、神志改变和循环衰竭表现即可诊断为肾上腺危象。

治疗 肾上腺危象是一种严重的并发症，当考虑该病时，不需要等待实验室检查结果，应尽快给予治疗，主要措施为补充糖皮质激素、补充生理盐水和葡萄糖。处理：①密切观察血压、脉搏、中心静脉压、血容量和 24 小时尿量的变化。②补液及血管活性药物以维持有效循环血容量，必要时补充胶体或血液制品。③补充大量的肾上腺皮质激素是关键，通常以 5% 葡萄糖生理盐水 100ml+琥珀酸氢化可的松 100mg，在 1~4 小时内静脉滴完，以后每 6 小时静脉滴注氢化可的松 100mg。为保持血中皮质激素的水平，同时肌内注射醋酸可的松 100mg。若病情缓解，第 2 天改为每 6 小时静脉滴注氢化可的松 50mg 维持 24 小时。若病情进一步稳定，可改为每 6 小时肌内注射可的松 25mg，逐步减少到每天 50mg 的维持量，以后则改为口服氢化可的松维持量。④纠正水、

电解质平衡紊乱。

预防 为避免危象发生，应教育慢性肾上腺皮质功能不全患者坚持服用激素，不得间断。当遇应激情况时，应将激素加倍。如遇手术、外伤等严重应激反应，应给予患者补充足够氢化可的松，后逐渐减量。

（赵　欣）

Nàěrxùn zōnghézhēng
纳尔逊综合征（Nelson syndrome）
皮质醇增多症患者行双侧肾上腺切除后，体内皮质醇含量下降，对垂体的负反馈降低，导致垂体腺瘤侵袭性生长，出现了激素分泌紊乱和压迫症状所致的综合征。多发于青壮年女性，男女比例约1:3。

发病机制 库欣病患者垂体微腺瘤伴双侧肾上腺弥漫性增生，导致患者库欣症状无法控制，因此行双侧肾上腺切除，术后因缺乏皮质醇的负反馈抑制，导致垂体腺瘤侵袭性生长，分泌大量促肾上腺皮质激素（adrenocorticotropic hormone，ACTH）、β促脂解素（βlipotropin，β-LPH）、阿黑皮素原氨基端肽（N-proopiomelanocortin，N-POMC），导致患者出现内分泌功能紊乱及垂体腺瘤增大压迫周围组织所致。

临床表现 纳尔逊综合征多发生在肾上腺手术后数月或数年，表现为皮肤黏膜色素沉着，呈进行性加重。垂体肿瘤逐渐增大，压迫周围组织，可出现头痛、视力障碍、视野缺损等症状，有的可引起垂体功能障碍。早期表现是皮肤黏膜色素沉着，常见部位为颜面、手背、乳晕、腋窝、甲床及手术瘢痕等处皮肤，嘴唇、牙龈、舌缘、口腔、外阴等处黏膜，有时在指甲上可见纵行的黑色条纹。色素沉着多呈缓慢的进

行性加重，且不会因补给皮质激素而消退。蝶鞍或鞍外组织压迫的表现为头痛、视神经受压所致视力减退、眼睑下垂、视野缩小、眼底视盘水肿、视神经萎缩等。

诊断 皮质醇增多症双侧肾上腺切除术后，出现进行性皮肤黑色素沉着。头颅X线检查示蝶鞍扩大、局部骨质疏松、骨质破坏和床突部位的双边现象。头颅磁共振成像（magnetic resonance imaging，MRI）或计算机体层成像（computer tomography，CT）扫描提示垂体窝内腺瘤。血浆ACTH水平显著升高，一般在100～2200pmol/L，促黑素明显升高。肿瘤局部压迫症状，头痛、乏力、恶心、呕吐、视物模糊、眼底视野改变。

鉴别诊断 ①与慢性原发性肾上腺皮质功能减退鉴别：纳尔逊综合征患者给足量的皮质激素后色素沉着不消退，且垂体瘤进行性增大。②与异位ACTH综合征鉴别：血浆ACTH值均升高，但异位ACTH综合征患者血皮质醇水平升高，而纳尔逊综合征患者血皮质醇水平降低。

治疗 ①手术治疗：患者必须在垂体瘤穿破鞍膈前及时行经鼻垂体瘤手术，如果肿瘤穿破鞍膈，则可能局部侵犯、很难治愈且有可能发展为垂体癌。因此，行双侧肾上腺切除术的患者必须监测垂体MRI，避免肿瘤发展。②放射治疗：^{60}Co垂体放射治疗照射量为45～60Gy。放疗后5～6个月能使皮肤色素沉着明显消退、视野恢复、血浆ACTH浓度明显降低甚至接近正常，使病情稳定，可预防和推迟纳尔逊综合征的发生；^{90}Y和^{198}Au垂体内植入行内照射治疗。③药物治疗：效果不佳。

（赵　欣）

jiǎxìng pízhìchún zēngduōzhèng
假性皮质醇增多症（pseudo hypercortisolism）
下丘脑－垂体－肾上腺轴在一些情况下，可出现功能过度活跃，导致生理性皮质醇升高。这些情况包括妊娠、神经性厌食、精神疾病、酒精依赖性、糖皮质激素抵抗、病态肥胖症、控制不良的糖尿病、生理应激等。

临床表现 可无临床表现或表现为轻度皮质醇增多症。实验室检查可仅仅表现为血尿皮质醇轻度升高，小剂量地塞米松抑制试验可被抑制。影像学检查无特殊异常所见。

治疗 去除原发病后，皮质醇增多症样临床表现也随之消失。

（赵　欣）

yàlínchuáng pízhìchún zēngduōzhèng
亚临床皮质醇增多症（subclinical hypercortisolism，SCS）
患者有下丘脑－垂体－肾上腺轴（hypothalamic-pituitary-adrenal axis，HPA）的激素分泌改变，皮质醇分泌轻度增加，但尚不足以引起皮质醇增多症的典型症状和体征，但肥胖、高血压和2型糖尿病常高发。比典型的皮质醇增多症发病率高，欧洲数据显示在整体人群中发病率约78/10万，中国尚缺乏流行病学数据。

病因 主要病因为垂体分泌促肾上腺皮质激素（adrenocorticotropic hormone，ACTH）的细胞轻度增殖或肾上腺自主分泌皮质醇，临床多见于偶然发现的肾上腺肿瘤（5%～20%）。具体机制尚不清楚。

临床表现 无典型皮质醇增多症临床表现，仅有内分泌检查异常。该病与代谢综合征相关，虽然皮质醇水平不足以引起皮质醇增多症，但长期轻度皮质醇过

多分泌，可以引起向心性肥胖、糖耐量减低、高血压、高脂血症和高凝状态等，肥胖症发生率30%～50%，高血压发生率40%～90%，高脂血症发生率50%，远高于正常人群。

诊断 目前推荐的亚临床皮质醇增多症诊断标准：无典型皮质醇增多症的临床症状，如向心性肥胖、满月脸、水牛背、皮肤紫纹等，两项以上实验室检查提示下丘脑-垂体-肾上腺轴功能紊乱，如24小时尿游离皮质醇升高、血皮质醇升高或昼夜节律紊乱、小剂量地塞米松抑制试验不能抑制。临床中，患者常因体检发现肾上腺肿瘤，而后行内分泌检查发现亚临床皮质醇增多症。24小时尿游离皮质醇对亚临床皮质醇增多症筛查不灵敏。亚临床皮质醇增多症患者的ACTH往往降低，通常低于5pg/ml。通过临床表现、生化检查和影像学检查三者结合可提高亚临床皮质醇增多症的确诊率。

鉴别诊断 与轻度皮质醇增多症鉴别要点如下：①亚临床皮质醇增多症多见于50岁以上男性；轻度皮质醇增多症多见于中青年女性。②亚临床皮质醇增多症一般因体检影像学检查意外发现肾上腺腺瘤，进一步行内分泌检查后明确；而轻度皮质醇增多症常因轻度的临床症状就诊，后行内分泌检查和影像学检查定性定位，以垂体腺瘤多见。③亚临床皮质醇增多症很少进展为临床皮质醇增多症；轻度皮质醇增多症多会进展至临床皮质醇增多症，术后出现肾上腺皮质功能减退的概率较高。

治疗 亚临床皮质醇增多症患者的手术适应证主要取决于是否有皮质醇高分泌的表现，但当肿瘤较大（直径>3cm）或增长较快（直径增长≥1cm/y）则均考虑手术治疗。对于年轻患者，ACTH水平下降和24小时尿游离皮质醇水平升高者，可考虑手术治疗。对于血浆ACTH浓度正常和年龄>75岁者，可继续观察。腹腔镜肾上腺肿瘤切除术为首选手术方法。部分患者由于糖皮质激素分泌过多，负反馈抑制下丘脑-垂体-肾上腺皮质轴，造成肾上腺皮质萎缩，术后可出现肾上腺皮质功能减退，注意行激素替代治疗。

预后和随访 对于行肾上腺偶发瘤手术治疗的患者，手术后应定期随访观察患者临床症状及代谢综合征表现、检测血浆ACTH和尿游离皮质醇水平，观察是否较术前有显著改善。对于未手术的患者，尤其是有药物控制不好的高血压、2型糖尿病、骨质疏松临床表现，更应进行严密随访。

（赵 欣）

dàjìliàng dìsāimǐsōng yìzhì shìyàn

大剂量地塞米松抑制试验

（high dose dexamethasonesuppression test, HDDST） 通过患者服用地塞米松抑制下丘脑-垂体-肾上腺轴功能，使皮质醇分泌减少的诊断皮质醇症的方法。主要用来鉴别CS的病因分型。库欣病患者的糖皮质激素分泌对ACTH的负反馈依然存在，只是其抑制阈值高于皮质醇正常反馈设定点，因此不能被低剂量地塞米松抑制，但能被大剂量地塞米松抑制。异位ACTH综合征和肾上腺肿瘤患者的皮质醇分泌呈自主性，故大剂量地塞米松不能抑制其ACTH分泌。

适应证 在LDDST基础上，发现血皮质醇、尿24h-UFC、ACTH不被抑制，可进一步行HDDST鉴别CS病因。

禁忌证 暂无绝对禁忌症。

检查前准备 试验前5日，停用肾上腺皮质激素、ACTH、口服避孕药。

操作 标准48小时大剂量地塞米松抑制试验（连续口服地塞米松每次2mg，每6小时1次，共8次）中，如24小时UFC在大剂量地塞米松抑制试验后下降50%以上，则支持库欣病诊断，灵敏度为69%～70%，特异度为60%～80%。但如将24小时UFC下降90%以上作为判断标准，灵敏度为69%～70%，特异度为100%。简化的过夜大剂量地塞米松抑制试验（11点口服地塞米松8mg），第二天清晨血浆皮质醇下降≥50%支持库欣病诊断，其诊断的灵敏度和特异度尚缺乏大规模的临床观察。

注意事项 同小剂量地塞米松抑制试验

并发症 该试验安全性良好，无明确并发症。

（赵 欣）

yídǎosù dīxuètáng cìjī shìyàn

胰岛素低血糖刺激试验

（insulin hypoglycemia stimulation test） 测定患者在静脉注射胰岛素前后的血浆皮质醇及血糖浓度的方法。应用低血糖人为刺激下丘脑-垂体-肾上腺轴兴奋，使皮质醇分泌增加。通过该试验可了解下丘脑-垂体-肾上腺轴的整体功能状态。

适应证 主要用于垂体功能测定，如怀疑为垂体病变，应同时测定血糖、生长激素、催乳素和促肾上腺皮质激素（adrenocorticotropic hormone, ACTH）。由于胰岛素低血糖刺激试验存在一定的危险性，且对确诊皮质醇增多症作用有限，一般不作首选，当其他试验都不能确定皮质醇增多症时才考虑该试验。

操作 晨起空腹抽静脉血测定血糖、ACTH 和皮质醇，作为基础对照。快速静脉注射普通胰岛素每千克体重 0.1~0.15U，肥胖者可增加到每千克体重 0.2U，适宜剂量是使血糖下降至 2.2mmol/L 或较基础值下降 50%。分别于注射后 30、45、60、90 和 120 分钟各抽血一次，测定血糖、ACTH 和皮质醇。注射胰岛素后血糖应明显下降，血糖最低值必须达到 2.2mmol/L 以下方为有效刺激，如血糖下降不满意，适当增加胰岛素剂量再次试验。在皮质醇增多症患者，不论是何种病因，有效的低血糖刺激并不能使血浆皮质醇水平显著上升。任何病因引起的皮质醇增多症患者，约 80% 对胰岛素诱发的低血糖不会有皮质醇升高的反应。

注意事项 该试验成功的关键是要产生症状性低血糖症，否则易出现假阳性结果。试验中有可能发生严重低血糖反应，一旦发生应立即终止试验，并静注葡萄糖。为防止低血糖昏迷与抽搐，应开放静脉滴注盐水，备好葡萄糖注射液。对症状严重者可在取血后静脉注射 50% 葡萄糖注射液 40ml，并提前终止试验。糖尿病和甲状腺功能减退的患者，低血糖后可为低反应或无反应。

（赵　欣）

cùshènshàngxiàn pízhì jīsù shìfàng jīsù xīngfèn shìyàn

促肾上腺皮质激素释放激素兴奋试验（corticotropin releasing hormone stimulation test）

外源性给予促肾上腺皮质激素释放激素（corticotropin releasing hormone，CRH）后监测促肾上腺皮质激素（adrenocorticotropic hormone，ACTH）和血浆皮质醇的反应来了解腺垂体功能的方法。在一定程度上尚可鉴别下丘脑性或是垂体本身原因引起的腺垂体功能异常。CRH 为下丘脑分泌的多肽激素，正常情况下，内源性或外源性 CRH 均刺激垂体及肾上腺皮质醇的分泌。

适应证 鉴别 ACTH 水平增高的原因，是垂体源性还是非垂体源性，区别库欣病还是异位 ACTH 综合征。鉴别肾上腺皮质功能减退的原因。监测皮质醇增多症术后垂体及肾上腺恢复情况。

检查前准备 应用 CRH 前需休息 2 小时，试验前 2 周停用肾上腺皮质激素或影响肾上腺、脑垂体分泌功能的药物。阿片类物质（如吗啡等）、抗血清素、抗组胺药物及其他安定类药物能抑制 CRH 兴奋试验；普萘洛尔可以增强 CRH 的反应性，故进行试验前必须停用这些药物。

操作 清晨空腹安静状态下抽血查 ACTH 和皮质醇，作为基础值。然后给予 CRH 每千克体重 1μg 稀释于 20ml 生理盐水中 1 分钟内完成静脉注射，分别在注射后 5、15、30、45 及 60 分钟采血测定皮质醇和 ACTH。应用 CRH 后，健康人 5 分钟可出现 ACTH 分泌增高，10~15 分钟达峰值。血浆皮质醇 10 分钟开始上升，30~60 分钟达峰。两者峰值较基础值至少升高 2 倍。库欣病患者 ACTH 峰值较基础值升高 35%，皮质醇峰值升高 20%。异位 ACTH 综合征和肾上腺皮质腺瘤无反应。

注意事项 试验必须在患者清醒时进行，因为 ACTH 和皮质醇对 CRH 的反应在睡眠时可下降。早晨和夜间内源性 ACTH 和皮质醇水平最低，对 CRH 反应最强烈，因此常规试验最好在夜间或傍晚进行。

不良反应 部分患者注射后出现颜面及上肢潮红、心率增快、血压下降、呼吸急促及潮气量增加等，极少数受试者有口腔和喉部冰凉感，但这些反应很快会消失。

（赵　欣）

měitìlātóng shìyàn

美替拉酮试验（metyrapone test）

通过让患者服用美替拉酮，阻断 11β-羟化酶作用，阻止 11-脱氧皮质醇转化为皮质醇，导致血浆皮质醇水平下降，ACTH 反馈性升高，尿 17-羟皮质类固醇（17-hydroxycorticosterol，17-OHCS）升高的方法。美替拉酮为皮质醇生物合成过程中最后一步 11β-羟化酶的抑制剂。主要用于在不能测定 ACTH 的情况下估计垂体储备功能，判断下丘脑-垂体-肾上腺轴功能的完整性。

适应证 对皮质醇增多症进行初步定位诊断。

禁忌证 暂无绝对禁忌证。

检查前准备 试验前停止服用肾上腺皮质激素、口服避孕药等至少 1 个月。

操作 试验当天口服美替拉酮，每次 750mg，每 4 小时 1 次，共服用 6 次。测定服药前 1 天、服药当天、服药后 1 天血皮质醇、血 ACTH、24 小时尿 17-羟皮质类固醇及 11-脱氧皮质醇的水平。

正常人，口服美替拉酮后，尿 17-羟皮质类固醇较对照增高 100%，而血浆皮质醇降至对照值 1/3 以下。垂体 ACTH 腺瘤引起的皮质醇增多症，血浆 ACTH、11-脱氧皮质醇、尿 17-羟皮质类固醇显著增加。原发性肾上腺疾病和异位 ACTH 综合征患者中，美替拉酮一般不引起这些变化。

注意事项 ①在行该试验之前，应先行 ACTH 刺激试验，如果肾上腺皮质储备功能正常，才考虑行该试验。②垂体肿瘤、皮质醇增多症行垂体放疗后，垂体仍有一定的储备能力，可呈不完全性或迟缓反应。

并发症 ①如美替拉酮吸收过快，可出现轻度呕吐、眩晕等不良反应。②肾上腺皮质功能衰竭者，该试验可诱发肾上腺危象，应特别注意。

(赵　欣)

qù'ān jiāyāsù shìyàn

去氨加压素试验（desmopressin test） 通过静脉给予 $10\mu g$ 去氨加压素，80%~90%的库欣病患者的促肾上腺皮质激素（adrenocorticotropic hormone，ACTH）和皮质醇的分泌可以提高，而正常个体和假性皮质醇增多症患者很少升高，从而来诊断和鉴别 ACTH 依赖性皮质醇增多症的方法。去氨加压素是一种血管升压素受体兴奋剂。

适应证 可用于 ACTH 依赖性皮质醇增多症的诊断与鉴别诊断，排除假性皮质醇增多症与非 ACTH 依赖性皮质醇增多症。

禁忌证 暂无绝对禁忌证。

检查前准备 禁食 8 小时，清晨 8 时，取平卧位。

操作 静脉注射 $5\sim10\mu g$ 去氨加压试验，于用药前（0 分钟）和用药后 15、30、45、60、120分钟分别取血测定 ACTH 和皮质醇水平。应用去氨加压素后，血 ACTH 升高达到或超过 35%，或血皮质醇升高达到或超过 20%则判断为阳性。绝大多数皮质醇增多症患者呈阳性反应，其灵敏度和特异度不如促肾上腺皮质激素释放激素兴奋试验，但在特定情况下有助于 ACTH 依赖性皮质醇增多症病因的鉴别。

注意事项 20%~50%的异位 ACTH 分泌肿瘤也对去氨加压素有反应，因此限制了该试验对鉴别 ACTH 来源的价值。去氨加压素试验可用于库欣病与假性皮质醇增多症的鉴别诊断，且可用于对库欣病患者手术疗效的评估。使用去氨加压素有低钠血症的风险，试验当天限制饮水（<2L/d），避免发生水潴留或水中毒现象。

并发症 推注去氨加压素后可出现面色潮红、轻度心率加速、恶心等症状，极少数患者可出现轻度的血压升高。

(赵　欣)

ércháfēn'àn zēngduōzhèng

儿茶酚胺增多症（hypercatecholaminemia） 过量的儿茶酚胺释放入血，引起高血压及代谢紊乱综合征。常见病因是嗜铬细胞瘤/副神经节瘤（pheochromocytoma/paraganglioma，PPGL）引起的儿茶酚胺过量释放。可引起阵发性或持续性高血压综合征、代谢紊乱综合征、消化道综合征等。

(樊　华)

shìgè xìbāoliú/fùshénjīngjiéliú

嗜铬细胞瘤/副神经节瘤（pheochromocytoma/paraganglioma，PPGL） 起源于嗜铬细胞的一类肿瘤。其中嗜铬细胞瘤来源于肾上腺髓质，副神经节瘤来源于肾上腺外的嗜铬细胞，包括源于交感神经（腹部、盆腔、胸部）和副交感神经（头颈部）者。嗜铬细胞瘤与副神经节瘤在临床表现、诊断、鉴别诊断、治疗等多方面具有共同点。嗜铬细胞瘤/副神经节瘤可阵发性或持续性地分泌大量儿茶酚胺，引起相应症状。嗜铬细胞瘤/副神经节瘤是一种较少见的疾病，患者可因高血压造成严重的心、脑、肾血管损害，或因高血压的突然发作而危及生命；但是如能早期、正确诊断并行手术切除肿瘤，它又是临床可治愈的一种继发性高血压。

第 1 例嗜铬细胞瘤是弗兰克尔（Frankel F）在 1886 年发现的，他在为一位猝死的 18 岁女性患者尸检时发现了双侧肾上腺肿瘤。1912 年，皮克（Pick L）为其命名为嗜铬细胞瘤（pheochromocytoma），因该肿瘤用铬酸盐染色呈阳性反应。

病因与发病机制 嗜铬细胞瘤/副神经节瘤是由嗜铬细胞产生的肿瘤，这些肿瘤合成、贮存和释放大量儿茶酚胺，表现为高儿茶酚胺血症。嗜铬细胞瘤来源于肾上腺，但由于神经嵴起源的嗜铬细胞可分布在颈动脉体、主动脉化学感受器、交感神经节、嗜铬体等肾上腺外部位，故肾上腺外的嗜铬细胞瘤统称为副神经节瘤。目前已知有 17 个致病基因与嗜铬细胞瘤相关，约 50%的嗜铬细胞瘤患者存在相关基因突变，其中 35%~40%表现为家族遗传性并作为某些遗传性综合征的表现之一，如遗传性副神经节瘤综合征、神经纤维瘤病 1 型、多发性内分泌腺瘤病Ⅱ型、脑视网膜血管瘤病等。

临床表现 临床表现个体差异甚大，突然发生恶性高血压、心力衰竭或脑出血等。嗜铬细胞瘤大约有 10%的患者发生在肾上腺外，10%为家族性，10%出现于儿童，10%瘤体在双侧，10%为多发性。临床症状及体征与儿茶酚胺分泌过量有关，表现有高血压、头痛、心悸、高代谢状态、高血糖、多汗。其常见症状和体征如下。

心血管系统 ①高血压：为该病的主要表现和特征性表现，可呈间歇性或持续性发作。典型的阵发性发作常表现为血压突然升高，可达 200～300/130～180mmHg，伴剧烈头痛，全身大汗淋漓、心悸、心动过速、心律失常，心前区和上腹部紧迫感、疼痛感，焦虑、恐惧或有濒死感，皮肤苍白、恶心、呕吐、腹痛或胸痛、视物模糊、复视，严重者可致急性左心衰竭或心脑血管意外。②低血压、休克：该病也可发生低血压或直立性低血压，甚至休克或高血压和低血压交替出现。③心脏病变：大量儿茶酚胺可致儿茶酚胺性心肌病，可出现心律失常，如期前收缩、阵发性心动过速、心室颤动。部分患者可致心肌退行性变、坏死、炎性改变等心肌损害，而发生心力衰竭。长期、持续的高血压可致左心室肥厚、心脏扩大和心力衰竭。

代谢紊乱 高浓度的肾上腺素作用于中枢神经系统，尤其是交感神经系统而使耗氧量增加、基础代谢率增高，可致发热、消瘦。肝糖原分解加速及胰岛素分泌受抑制而使糖耐量减退，肝糖异生增加。少数可出现低钾血症，也可因肿瘤分泌甲状旁腺激素相关肽而致高钙血症。

其他表现 过多的儿茶酚胺使肠蠕动及张力减弱，故可致便秘、肠扩张、胃肠壁内血管发生增殖性或闭塞性动脉内膜炎，致肠坏死、出血或穿孔；胆囊收缩减弱，奥狄（Odds）括约肌张力增强，可致胆汁潴留、胆结石。病情严重而病程长者可致肾衰竭。膀胱内副神经节瘤患者排尿时，可诱发血压升高。在大量肾上腺素作用下血细胞发生重新分布，使外周血中白细胞计数增多，有

时红细胞也可增多。此外，该病可为多发性内分泌腺瘤病Ⅱ型的一部分，可伴发甲状腺髓样癌、甲状旁腺腺瘤或增生、肾上腺腺瘤或增生。

诊断 包括以下几个方面。

定性诊断 嗜铬细胞瘤/副神经节瘤的诊断是建立在血、尿儿茶酚胺及其代谢物测定的基础上。

定位诊断 利用各种影像学检查可协助对嗜铬细胞瘤/副神经节瘤进行定位，来指导治疗。①B超：可以检出肾上腺内直径>2cm的肿瘤，一般瘤体有包膜，边缘回声增强，内部为均质低回声。如肿瘤较大，生长快时内部有出血、坏死或囊性变，超声表现为无回声区。但B超对于过小或是肾上腺外一些特殊部位的肿瘤（如颈部、胸腔内等）不能显示。②计算机体层成像（computer tomography，CT）：是目前首选的定位检查手段。嗜铬细胞瘤/副神经节瘤在CT上多表现为类圆形肿块，密度不均匀，出血区或钙化灶呈高密度，增强扫描时肿瘤实质明显强化，而坏死区无或略有强化。CT诊断肾上腺嗜铬细胞瘤的灵敏度达到93%～100%，但特异度不高，只有70%。对于副神经节瘤，腹腔内小而分散的肿瘤不易与肠腔的断面相区分，因此有可能漏诊。③磁共振成像（magnetic resonance imaging，MRI）：在MRI的T1加权像上，实性肿瘤强度类似肝实质，T2加权像信号较高。坏死、囊变区在T1像上呈低信号，在T2像上为高信号。MRI诊断嗜铬细胞瘤的灵敏度及特异度与CT相似，其优势在于三维成像，有利于观察肿瘤与周围器官、血管的解剖关系。④放射性核素[131]I标记间碘苄胍（metaiodobenzylguanidine，MIBG）扫

描：间碘苄胍是去甲肾上腺素的生理类似物，可被摄取和贮存于嗜铬细胞瘤/副神经节瘤内，经放射性核素[131]I标记后，能显示瘤体。

鉴别诊断 ①原发性高血压：某些原发性高血压患者呈现高交感神经兴奋性，表现为心悸、多汗、焦虑、心输出量增加。但患者的尿儿茶酚胺是正常的。尤其是在焦虑发作时留尿测定儿茶酚胺更有助于除外嗜铬细胞瘤。②颅内疾病：在颅内疾病合并高颅压时，可以出现类似嗜铬细胞瘤/副神经节瘤的剧烈头痛等症状。患者通常会有其他神经系统损害的体征来支持原发病诊断。但也应警惕嗜铬细胞瘤/副神经节瘤并发脑出血等情况。③神经精神障碍：在焦虑发作，尤其是伴有过度通气时易与嗜铬细胞瘤发作相混淆。但是焦虑发作时通常血压是正常的。如果血压亦有上升，则有必要测定血、尿儿茶酚胺以助鉴别。④癫痫：癫痫发作时也类似嗜铬细胞瘤/副神经节瘤，有时血儿茶酚胺也可升高，但尿儿茶酚胺是正常的。癫痫发作前有先兆，脑电图异常，抗癫痫药物治疗有效等以助除外嗜铬细胞瘤/副神经节瘤。⑤绝经综合征：处于绝经过渡期的女性会出现多种雌激素缺乏导致的症状，如潮热、出汗、急躁、情绪波动难以控制等，类似于嗜铬细胞瘤/副神经节瘤发作，通过了解月经史，进行性激素及儿茶酚胺的测定可有助于鉴别。⑥甲状腺功能亢进（简称甲亢）：呈现高代谢症状，伴有高血压。但是舒张压正常，且儿茶酚胺不会增高。⑦其他：冠心病心绞痛发作、急性心肌梗死等均需与嗜铬细胞瘤/副神经节相鉴别。一般根据发

作时心电图改变、改善心肌供血治疗有效等可以与之区别。最关键的还是尿儿茶酚胺的测定。

治疗及并发症 嗜铬细胞瘤/副神经节瘤一旦确诊并定位，应及时切除肿瘤，否则有肿瘤突然分泌大量儿茶酚胺、引起高血压危象的潜在危险。近年来，随着生化试验及显像技术的发展，嗜铬细胞瘤/副神经节瘤的定性和定位诊断技术大为提高，因此手术成功率得以提高。术前应采用α受体阻滞剂使血压下降，减轻心脏负荷，并使原来缩减的血管容量扩大，以保证手术的成功。

术前准备和药物治疗 ①嗜铬细胞瘤/副神经节瘤的定性及定位诊断一旦明确，应立即用药物控制，以防出现高血压危象。主要用药为长效α受体阻滞剂，包括酚苄明和哌唑嗪。②合并高血压危象时可静脉给予酚妥拉明。如疗效不好可静脉输注硝普钠。

α受体阻滞剂 ①酚妥拉明：用于高血压的鉴别诊断，治疗高血压危象或手术中控制血压。②酚苄明：常用于术前准备，术前口服，直至血压接近正常，服药过程中应严密监测卧、立位血压和心率的变化。③哌唑嗪、特拉唑嗪、多沙唑嗪：均为选择性突触后α$_1$受体阻滞剂。应用时易致严重的直立性低血压，故应在睡前服用，尽量卧床。④乌拉地尔（压宁定）：可阻断α$_1$、α$_2$受体，并可激活中枢5-羟色胺1A受体，降低延髓心血管调节中枢的交感反馈作用，故在降压的同时不增加心率。

β受体阻滞剂 因使用α受体阻滞剂后，β受体兴奋性增强而致心动过速、心肌收缩力增强、心肌耗氧量增加，应使用β受体阻滞剂改善症状。

钙通道阻滞剂（calcium channel blocker，CCB） 钙通道阻滞剂可用于术前联合治疗，尤适用于伴冠心病或儿茶酚胺心肌病患者，或与α与β受体阻滞剂合用进行长期降压治疗。常用硝苯地平。

血管紧张素转换酶抑制剂（angiotensin converting enzyme inhibitor，ACEI） 如卡托普利。

血管扩张剂 硝普钠是强有力的血管扩张剂，主要用于嗜铬细胞瘤患者的高血压危象发作或手术中血压持续升高者。严密监测血压，调整药物剂量，以防血压骤然下降，并监测氰化物的血药浓度。

儿茶酚胺合成抑制剂 α-甲基对位酪氨酸为酪氨酸羟化酶的竞争性抑制剂，阻断儿茶酚胺合成。根据血压及血、尿儿茶酚胺水平调整剂量，可逐渐增加。常见不良反应有嗜睡、抑郁、消化道症状、锥体外系症状（如帕金森病）等。减量或停药后上述症状可很快消失。

^{131}I-间碘苄胍治疗 主要用于多发转移、MIBG阳性者及手术不能切除的嗜铬细胞瘤。

嗜铬细胞瘤所致高血压危象的治疗 应首先抬高床头，立即静脉注射酚妥拉明。密切观察血压，当血压降至160/100mmHg左右时，停止注射。继之缓慢静脉滴注。

术后处理 在肿瘤切除后，患者血压很快下降。如术后仍存在持续性高血压，可能是肿瘤未切除干净或已伴有原发性高血压或肾性高血压。儿茶酚胺在手术后7～10天即可恢复正常水平。因此在术后1周时要测定儿茶酚胺或其代谢物水平，以明确肿瘤是否完全切除。

不能手术患者的治疗 对于不能手术的患者或者恶性肿瘤扩散的患者，可以长期药物治疗。多数的肿瘤生长很慢。应用肾上腺素能受体阻滞剂以及α-甲基对位酪氨酸长期治疗可有效抑制儿茶酚胺合成。

转移或复发嗜铬细胞瘤的治疗 恶性嗜铬细胞瘤可以在腹膜后复发或是转移到骨、肺、肝等处。复发有可能在第1次术后的数年或数十年后才发生，需要长期随诊观察。放疗虽效果不是很好，但对控制骨转移有好处。可以联合应用环磷酰胺、长春新碱、达卡巴嗪化疗。

家族性嗜铬细胞瘤的处理 家族性嗜铬细胞瘤通常是多发的或是累及双侧肾上腺，而且复发率高。可供选择的方案有对小的、无功能的肿瘤进行随诊观察，肿瘤侧肾上腺切除，预防性双侧肾上腺切除等。在双侧肾上腺全切术后应注意长期皮质激素替代治疗。

妊娠期嗜铬细胞瘤/副神经节瘤的处理 妊娠期嗜铬细胞瘤/副神经节瘤较难处理。在未经任何准备的情况下经阴道自行分娩往往会给产妇及婴儿带来很大危害。肿瘤的定位适宜行MRI检查。一旦诊断明确，就应服用α肾上腺素能受体阻滞剂控制症状。如果是在妊娠早期及中期，如术前准备充分后应立即手术。术后不需要终止妊娠，但手术有可能增加流产的概率。如果诊断时已处于妊娠晚期，在胎儿足月时可以随嗜铬细胞瘤手术而行剖宫产。如胎儿尚未成熟，应继续服用药物，并进行严密的监护，直到适宜手术。

预后 ①如能早期诊断则预后可明显改善。②术前准备充分的情况下手术的死亡率明显降低。③因为家族性嗜铬细胞瘤的复发率高，建议每年复查1次。若测定值异常，再进一步行影像学检查。恶性嗜铬细胞瘤/副神经节瘤的5年生存率低于50%。④完全切除肿瘤而治愈高血压的患者约70%，其余仍有持续性高血压或高血压复发，可能是原发性高血压或肾性高血压，通常降压药物可以良好控制血压。

（樊 华）

zhuǎnyíxìng shìgè xìbāoliú/fù shénjīngjiéliú

转移性嗜铬细胞瘤/副神经节瘤（metastatic pheochromocytoma/paraganglioma, metastatic PPGL）

根据2022年世界卫生组织（World Health Organization, WHO）第5版关于PPGL的分类解读中，将转移性PPGL定义为在没有嗜铬组织的区域出现的嗜铬细胞瘤/副神经节瘤转移灶。如当骨、淋巴结出现PPGL属于转移。2017年，世界卫生组织废除了2004年世界卫生组织分类中的"良性嗜铬细胞瘤/副神经节瘤"和"恶性嗜铬细胞瘤/副神经节瘤"的名词，统一称为嗜铬细胞瘤/副神经节瘤。用"转移性嗜铬细胞瘤/副神经节瘤"取代"恶性嗜铬细胞瘤/副神经节瘤"。

转移性嗜铬细胞瘤/副神经节瘤如可能手术切除，首先应选择手术治疗，但对手术未能完全切除，或手术后复发并有局部组织浸润或远处转移的转移性嗜铬细胞瘤/副神经节瘤患者，则需要长期药物治疗。可服用α受体阻滞剂或α-甲基对位酪氨酸，或其他降压药物，以控制血压。由于肿瘤对放射治疗不敏感，故主张进行联合化疗，如环磷酰胺、长春新碱、噻替哌、氮芥等抗肿瘤药物，也有单用链佐星取得满意疗效的。部分患者在化疗时由于肿瘤释放大量儿茶酚胺而出现严重的高血压、心动过速或心律失常，而需立即用α、β受体阻滞剂进行治疗。也有报道对肿瘤进行栓塞治疗以阻断血液供应而使其坏死，但操作插管时可刺激瘤组织释放大量儿茶酚胺，诱发嗜铬细胞瘤危象，因此也需同手术治疗前一样进行充分的药物准备。

近年来，^{131}I标记的间碘苄胍（metaiodobenzylguanidine, MIBG）不仅被用于定位诊断，而且嗜铬组织可大量摄取间碘苄胍并使其长期滞留在组织中，故可通过其含有的放射性碘释放而达到破坏肿瘤细胞的目的。治疗前先用^{131}I-间碘苄胍做定位诊断，以了解病灶摄取^{131}I-间碘苄胍的能力和范围，确定转移灶能浓聚^{131}I-间碘苄胍后再给予治疗量。患者治疗前1~2天开始口服复方碘溶液，持续到治疗后1个月，并停服利血平。治疗量要求对肿瘤的辐射剂量达到15 000~20 000rad。重复治疗应在前次治疗后3~5个月内进行。治疗后患者主观症状改善，顽固的高血压得到控制，肿瘤体积较治疗前缩小，尿中香草扁桃酸（vanillylmandelic acid, VMA）转阴。少数患者可出现暂时性白细胞减少、局限性脱发、带状疱疹等，均可恢复正常。

（樊 华）

shènshàngxiàn suǐzhì zēngshēngzhèng

肾上腺髓质增生症（adrenal medullary hyperplasia）

临床表现和内分泌检查结果均类似于嗜铬细胞瘤/副神经节瘤的临床罕见的肾上腺髓质增生性疾病。又称儿茶酚胺综合征（catecholamine syndrome）、散发性肾上腺髓质增生（sporadic adrenomedullary hy-perplasia, SAMH）、原发性肾上腺髓质增生（primary adrenomedullary hyperplasia, PAMH）。多见于中青年患者，老年人少见。

早在1933年朗特里（Rowntree）和鲍尔（Ball）就提出肾上腺髓质增生的存在，但未被人们接受。1961年，中国学者吴阶平发现临床上酷似嗜铬细胞瘤，术后病理学检查显示髓质增生的病例。1962年，蒙塔尔巴诺（Montalbano）等从患者的临床表现和术后病理学检查中证明了肾上腺髓质增生的存在，该病才被世人逐渐接受。1977年，吴阶平提出肾上腺髓质增生是一种独立疾病，并把它和嗜铬细胞瘤总称为儿茶酚胺症。目前认为该病为一种独立疾病，可原发、可与多发性内分泌腺瘤病Ⅱ型伴发，其临床特点类似于嗜铬细胞瘤。也有学者认为可能是嗜铬细胞瘤的前期或最初病理改变。

病因 目前从一些实验研究及疾病的病理改变和地理分布上认为有以下几种病因学。①环境因素：特别是饮食上过量摄食，或者过量摄取富含钙磷的食物，或者过量摄取维生素D或其他不易吸收的碳水化合物是导致肾上腺髓质增生的高危因素。②遗传因素：尚无定论。③交感神经系统介导的药物作用：药物所致的嗜铬细胞增殖可能直接或间接地通过下丘脑-垂体-肾上腺轴或交感神经系统来完成，增殖开始为一种适应性反应，长期刺激，就可能导致肾上腺髓质增生或肾上腺髓质肿瘤。④皮质因素：尚无定论。

病理 单侧或双侧肾上腺髓质弥漫性和/或结节样增生，髓质细胞增殖并伸入腺体尾部和两翼，细胞有或无多型性改变，肾上腺髓质重量增加，髓质与皮质之比增加。

临床表现 发作性或阵发性高血压（少数患者可有持续性高血压），常伴有心悸、头痛、焦虑、出汗、血糖升高，发作时血儿茶酚胺水平升高，24 小时尿香草扁桃酸（vanillylmandelic acid, VMA）和儿茶酚胺水平升高。腹部 CT 扫描可见双侧或单侧肾上腺边界平直，腺体呈弥漫性等密度增厚变宽，有时出现等密度小结，直径多在 0.5cm 左右，无肿瘤影像。单侧或双侧腹部^{123}I-间碘苄胍闪烁法可见肾上腺摄取增加。此病可散发或家族性发生，也可与多发性内分泌腺瘤病 II 型伴发。

诊断 ①阵发性高血压伴心悸、头痛、焦虑、出汗、血糖升高。②发作时血儿茶酚胺水平升高，24 小时尿儿茶酚胺及香草扁桃酸水平升高。③腹部 CT 肾上腺扫描无肿瘤影像。④腹部^{123}I-间碘苄胍闪烁法可见单侧或双侧肾上腺有间碘苄胍摄取增加。

鉴别诊断 ①原发性高血压。②颅内疾病。③神经精神障碍。④癫痫。⑤绝经综合征。⑥甲状腺功能亢进。⑦冠心病心绞痛发作、急性心肌梗死等。

治疗 目前大多数学者认为，对临床症状典型者，有效方法是手术切除，但手术方式不定。国内学者认为，单侧增生行单侧腺体全切；如对侧腺体增大、症状复发时，可再进行大部分切除。双侧增生，术前进行必要的扩容准备，切除增生显著侧肾上腺，对侧切除 70%，刮除剩余的髓质。

预后 诊断明确且手术治疗方式得当的肾上腺髓质增生症患者预后良好。

（樊 华）

ércháfēn'àn xīnjībìng

儿茶酚胺心肌病（catecholamine cardiomyopathy）

超生理剂量的儿茶酚胺释放入血后引起心肌收缩功能下降，从而导致心脏结构与功能异常的一类特殊心肌病。超生理剂量的儿茶酚胺可由来源于交感或副交感神经系统的嗜铬细胞瘤或副神经节瘤分泌。

门（Meune）等发现部分嗜铬细胞瘤/副神经节瘤患者虽然超声心动图正常，但亚临床左心室收缩功能异常却普遍存在，并与术中出现循环衰竭的风险有关。儿茶酚胺心肌病常见的心脏结构与功能异常是对称性左心室肥大和左心收缩功能下降，严重时引起急性左心衰竭。还可表现为扩张型、肥厚梗阻型、心室肥大、Tako-tsubo 型、反 Tako-tsubo 型、弥漫性或与冠状动脉分布不一致的节段性室壁运动障碍等。

病理 典型表现为局灶变性、心肌细胞收缩带坏死、炎症细胞浸润，后期以纤维化更为突出。

临床表现 该病可发生于任何年龄，以 20~50 岁多见。嗜铬细胞瘤/副神经节瘤患者 60% 以上有心血管病表现，儿茶酚胺心肌病发病率高于普遍认知，是导致患者死亡的主要原因。可出现以下症状：①高血压：为该病的主要和特征性表现，可呈间歇性或持续性发作，持续型也可有阵发性加重。②低血压、休克：该病也可发生低血压或直立性低血压，甚至休克或高血压和低血压交替出现。③心脏症状：可出现心律失常如室性期前收缩多见，并可出现阵发性心动过速、心室颤动等。长期、持续的高血压可致左心室肥厚、心脏扩大和心力衰竭。死于嗜铬细胞瘤的患者 50% 有心肌炎，出现心肌退行性变、坏死、

炎性改变等心肌损害，临床上称为儿茶酚胺心肌病，通常伴左心衰竭和肺水肿并可并发心律失常。④心电图、超声心动图：该病 75% 的患者有心电图异常改变，包括 T 波倒置、左心室肥厚、窦性心动过速、频发室上性期前收缩或阵发性室上性心动过速。血压显著升高者，可见短暂性 ST 段抬高或普遍性 T 波倒置和 ST 段压低，有时酷似心肌梗死。超声心动图提示左心室肥厚而收缩功能正常。

诊断 该病的临床表现个体差异甚大：从无症状和体征至突然发生恶性高血压、心力衰竭或脑出血等。临床症状及体征与儿茶酚胺分泌过量有关，即所谓"6H 表现"：hypertension（高血压）、headache（头痛）、heart consciousness（心悸）、hypermetabolism（高代谢状态）、hyperglycemia（高血糖）、hyperhidrosis（多汗）。

鉴别诊断 ①高血压心脏病：长期未控制的高血压造成心脏泵血时后负荷增加，导致心肌细胞肥厚、左心室肥厚，长此以往心腔扩大造成心力衰竭。②瓣膜性心脏病：瓣膜是心脏腔室的间隔，保证血液单向流动。当瓣膜出现狭窄、关闭不全时，造成血流不畅或反流，最终导致心腔扩大。③缺血性心脏病：心肌梗死发生后，坏死心肌由瘢痕组织取代，心脏失去正常的功能，心脏扩大。④酒精性心肌病：长期大量酗酒，酒精的代谢产物造成心肌细胞肿胀、坏死，导致心脏扩大。⑤先天性心脏病。⑥甲亢性心脏病。⑦肺源性心脏病。

治疗 ①病因治疗：手术切除嗜铬细胞瘤/副神经节瘤是根治该病的唯一途径。②治疗继发性

高血压。③缓解心力衰竭。

预后 儿茶酚胺心肌病是嗜铬细胞瘤/副神经节瘤引起的一类严重并发症，如诊断治疗不及时或误诊，可能导致患者死亡。手术切除嗜铬细胞瘤/副神经节瘤后，高儿茶酚胺血症缓解，儿茶酚胺心肌病可显著缓解或痊愈。

（樊 华）

shìgè xìbāoliú wēixiàng

嗜铬细胞瘤危象（pheochromocytoma hypertension crisis）

当嗜铬细胞瘤/副神经节瘤患者的血压时而急剧增高、时而骤然下降，出现大幅波动，即高、低血压反复交替发作，甚至出现低血压休克时，乃嗜铬细胞瘤危象。又称嗜铬细胞瘤高血压危象。

发病机制 嗜铬细胞瘤/副神经节瘤突然大量分泌、释放儿茶酚胺并作用于血管舒缩中枢，影响血管运动反射；特别是当肿瘤分泌大量肾上腺素，兴奋 β 肾上腺能受体时可产生较强的血管舒张效应；此外，由于血管收缩，加之大量出汗，造成血容量减少；长期高浓度儿茶酚胺损害心肌致儿茶酚胺心肌病、心力衰竭；肿瘤内坏死、出血或栓塞，以及与体内多种调节血压的激素水平发生动态变化等因素有关。

临床表现 患者可同时伴有全身大汗、四肢厥冷、肢体抽搐、神志不清及意识丧失，部分患者在嗜铬细胞瘤高血压危象时发生脑出血或急性心肌梗死。在骤发高血压或持续性高血压阵发性加剧的基础上，可同时伴有下列一项或多项症状。①发作时剧烈头痛、呕吐、视力下降且血压 >220/180mmHg。②短暂意识丧失、抽搐、脑出血等高血压脑病症状。③严重心律失常、心力衰竭等心脏损害。④剧烈腹痛、消

化道出血、急性溃疡穿孔等消化道急症。⑤高热（>39℃）。⑥休克或高、低血压反复交替出现。

诊断 ①生化检查：血、尿儿茶酚胺及其代谢物测定，如 24 小时或 8 小时尿儿茶酚胺及香草扁桃酸（vanillylmandelic acid，VMA）水平升高，血 3-甲氧基肾上腺素、3-甲氧基去甲肾上腺素水平升高。②影像学检查：腹盆部计算机体层成像（computer tomography，CT）可见占位性病变。③核医学检查：腹部[123]I 标记间碘苄胍闪烁法可见单侧或双侧肾上腺或胸腹盆腔其他区域有间碘苄胍摄取增加。

治疗 ①降压：静脉输注硝普钠，血压控制满意后逐步停药。②强心、利尿治疗。

预后 嗜铬细胞瘤危象病死率高，及早明确诊断及积极对症处理可有效降低病死率。

（樊 华）

duōfāxìng nèifēnmì xiànliúbìng Ⅱ xíng

多发性内分泌腺瘤病Ⅱ型（multiple endocrine neoplasia syndrome-Ⅱ，MEN-Ⅱ）

与 RET 基因突变有关，以甲状腺髓样癌、嗜铬细胞瘤和甲状旁腺功能亢进为特征的常染色体显性遗传疾病。多发性内分泌腺瘤病Ⅱ型可分为两种独立的综合征：MEN-Ⅱa 与 MEN-Ⅱb，MEN-Ⅱa 又称西普勒（Sipple）综合征。

西普勒（Sipple JH）在 1961 年报道了 1 例尸检示双侧肾上腺嗜铬细胞瘤、甲状腺髓样癌和 1 个增大的甲状旁腺的病例，并复习了其他文献报道的 5 例类似病例后，认为这组内分泌肿瘤也属于常染色体显性遗传性疾病，后来将此病定名为多发性内分泌腺瘤病Ⅱ型。多发性内分泌腺瘤病Ⅱ型不太常见，有学者报道截至

20 世纪 90 年代初期，在全世界范围内发现的多发性内分泌腺瘤病Ⅱ型患者不到 1 万人，报道的受影响的家族主要分布在南美、北美洲、澳大利亚、欧洲和南非洲，除日本以外只有少数病例报道在亚洲。

分型 多发性内分泌腺瘤病Ⅱ型又分为两个亚型，即Ⅱa 型及Ⅱb 型，也有的分类法将Ⅱa 型称多发性内分泌腺瘤病Ⅱ型，将Ⅱb 型称为多发性内分泌腺瘤病Ⅲ型型。在多发性内分泌腺瘤病Ⅱ型患者中，主要病变是甲状腺髓样癌（medullary thyroid carcinoma，MTC），占 80%～90%，肾上腺嗜铬细胞瘤占 70%～80%、甲状旁腺增生或腺瘤占 29%～64%；男女发病率相等，此病有明显的家族史，患病者的家族成员中发病率约为 50%。由于甲状腺髓样癌是多发性内分泌腺瘤病Ⅱ型中的最常见病变，在其病情的发展中，又常合并嗜铬细胞瘤和甲状旁腺肿瘤，因此有学者提出单一的甲状腺髓样癌也应属于多发性内分泌腺瘤病Ⅱ型中的一种变异。

病理 甲状腺髓样癌起源于甲状腺滤泡旁的 C 细胞，最早表现为 C 细胞增殖，继之发展为结节样增生和/或微小的甲状腺髓样癌病灶，病变为多中心，逐渐发展到一侧或双侧甲状腺，最后形成症状明显的甲状腺髓样癌，从增殖到髓样癌形成需要多长时间不清楚，但有学者认为此过程可能需要 10 年或 10 年以上，但具体在何时发生转移仍不清楚。当肿瘤增大至直径>1cm 时，局部淋巴结转移则比较常见，而仅有 C 细胞增殖时淋巴结转移较罕见。甲状腺髓样癌除局部淋巴结转移外，还可有远处转移到肝、肺门、肺间质、纵隔等处，其髓样癌的

组织学变化为淀粉样蛋白沉着，主要特征为双侧及多中心病变。肾上腺嗜铬细胞瘤多为良性，大多数为双侧病变，可为肾上腺髓质弥漫性或结节样增生及多发性嗜铬细胞瘤。多发性内分泌腺瘤病Ⅱ型患者的肾上腺嗜铬组织的组织学变化发展过程类似甲状腺髓样癌，也是首先为局灶性增生，继之发展为弥漫性增生及嗜铬细胞瘤。常见的病理改变为单个或多发性嗜铬细胞瘤伴有其余部分的髓质增生，嗜铬细胞瘤可为单侧或双侧，恶性嗜铬细胞可浸润肾上腺包膜，但转移很少见。

甲状旁腺的病变可为增生或多发性甲状旁腺瘤，其组织学发展过程与甲状腺髓样癌的 C 细胞增殖和嗜铬细胞瘤的肾上腺髓质增生相似，即在甲状旁腺细胞增殖的基础上形成腺瘤。

临床表现 ①甲状腺髓样癌：是多发性内分泌腺瘤病Ⅱ型的主要病变，一般出现在嗜铬细胞瘤或甲状旁腺功能亢进症（简称甲旁亢）之前，是最早的可诊断的表现。甲状腺髓样癌常为双侧和多中心病变，正常的甲状腺 C 细胞可分泌降钙素，但由 C 细胞演变成的甲状腺髓样癌细胞，除分泌降钙素外，还可产生多种激素及其他生物活性物质，如降钙素基因相关肽（calcitonin generelated peptide，CGRP）、生长抑素、前列腺素、促肾上腺皮质激素（adrenocorticotropic hormone，ACTH）或 ACTH 样物质、5-羟色胺、组胺酶、多巴脱羧酶、嗜铬粒蛋白等，故临床上可偶见到伴有库欣（Cushing）综合征、面部潮红、腹泻以及其他相应的生化改变和临床症状。不到 10% 的患者有甲状腺结节或颈淋巴结肿大的非特异性症状，50%～60% 患者的肿瘤

可经淋巴管转移至颈部及纵隔，也可经血行转移至肺、肝、脾、骨等脏器，成为多发性内分泌腺瘤病Ⅱ型患者死亡的主要原因。②肾上腺嗜铬细胞瘤：多发性内分泌腺瘤病Ⅱ型患者的嗜铬细胞瘤主要是在双侧肾上腺，常是多中心性，并在弥漫性肾上腺髓质增生的基础上形成，以分泌肾上腺素为主，其典型症状为发作性高血压，伴头痛、多汗、心悸、紧张、焦虑、面色苍白，以后可转为潮红、胸闷、憋气、腹痛等。约 45% 的患者无典型发作史而仅有阵发性或持续性高血压，10%的患者不产生常见的症状和体征，血压正常或偏低，肾上腺外如膀胱、胸腺、腹主动脉旁嗜铬组织等处的嗜铬细胞瘤较少见，转移性嗜铬细胞瘤在多发性内分泌腺瘤病Ⅱ型中很罕见，但包膜浸润却可见到。③甲状旁腺功能亢进症：临床表现与一般甲状旁腺功能亢进患者相似，但肾损害及骨病变较多发性内分泌腺瘤病Ⅰ型少见。

实验室检查 包括以下检查。

甲状腺髓样癌 ①五肽胃泌素刺激试验：由于瘤细胞合成和分泌大量降钙素使血浆降钙素水平明显增高，但血钙水平维持正常。静脉滴注钙或五肽胃泌素可强烈刺激降钙素分泌，故可用于早期诊断原发或复发性甲状腺髓样癌。测定血清降钙素水平是诊断甲状腺髓样癌的最好办法。五肽胃泌素刺激试验方法：于空腹时在 5～10 秒内静脉注射五肽胃泌素每千克体重 0.5μg，于注射前及注射后 2、5、10、15 分钟分别测定血清降钙素水平，如降钙素的基础值及刺激后均明显增高或基础值正常而刺激后增高，均为阳性。其标准为五肽胃泌素刺

激后降钙素在女性 >50pg/ml、男性 >125pg/ml。如注射五肽胃泌素前给予钙剂则可增加此试验的灵敏度。②组胺试验：半数患者血清组胺酶活性增高，转移性患者增高尤为明显，甲状腺切除术后则降为正常，如有转移或手术残留，则持续增高，故组胺酶可提示病程的演变过程，是组织病变的有效生化观察指标。多巴脱羧酶活性与甲状腺 C 细胞数目多少亦呈平行关系。组胺试验方法：正常人皮内注射组胺后局部出现水疱、周围红晕，而甲状腺髓样癌患者由于血清组胺酶活性增高，可迅速破坏注入皮内的组织胺，只出现皮肤水疱而无红晕，此试验可帮助进行诊断。③X 线检查：由于甲状腺髓样癌细胞组织易发生钙化，故 X 线检查在颈部可见到边缘不齐的密度均匀的团块状钙化灶，常呈多发性；当肿瘤转移到颈淋巴结时，也易发生钙化而被发现。甲状腺触诊或放射性核素扫描可发现甲状腺结节或颈淋巴结肿大。

肾上腺嗜铬细胞瘤 因肾上腺嗜铬细胞瘤分泌的激素是以肾上腺素（epinephrine，E）为主，故测定血浆或尿中肾上腺素的水平可见增高，24 小时尿中的肾上腺素与去甲肾上腺素（norepinephrine，NE）排泄量的比值（E/NE）增加则可以帮助诊断。但无高血压发作时，血或尿中肾上腺素的水平可正常；而当病程较长或肿瘤较大时，24 小时尿肾上腺素、去甲肾上腺素及代谢产物 3-甲氧基肾上腺素（metanephrine，MN）、3-甲氧基去甲肾上腺素（normetanephrine，NMN）排出量均可增多。在病变早期，尿香草扁桃酸（vanillylmandelic acid，VMA）排出量多为正常，

血浆儿茶酚胺水平的增高亦不明显。肿瘤分泌大量肾上腺素时可有头痛、心悸、紧张，但血压可正常。血压正常者，几种激发试验如组织胺、胰高血糖素、酪胺等可刺激儿茶酚胺大量释放，但有一定危险性，故试验时需准备α受体阻滞剂及抢救措施。几种定位检查如B型超声、计算机体层成像（computer tomography，CT）、磁共振成像（magnetic resonance imaging，MRI）、[131]I-间碘苄胍闪烁扫描，均被认为是有效的、非创伤性的定位诊断方法。

甲状旁腺功能亢进 有关甲状旁腺功能亢进的生化检查及定位诊断与多发性内分泌腺瘤病I型相同。

诊断 根据上述临床表现、实验室检查、各种功能试验及定位检查，并进行仔细查体及询问阳性家族史等，从临床上不难诊断多发性内分泌腺瘤病Ⅱ型。但对那些症状不典型或无症状的患者，则需要密切随诊，并做进一步检查，以便及早明确诊断。由于各个腺体病变发生的时间可以相距很远，如有的患者在甲状腺手术后5～30年才出现嗜铬细胞瘤，肿瘤的远处转移也较迟缓，因此对疑诊多发性内分泌腺瘤病Ⅱ型的患者，应定期检查各腺体的功能。

鉴别诊断 应注意将多发性内分泌腺瘤病Ⅱ型的各腺体病变与相应的散发性病变进行鉴别。

甲状腺髓样癌 甲状腺髓样癌在散发的甲状腺恶性病变中占6%～10%，但在多发性内分泌腺瘤病Ⅱ型中则占80%～90%，是其主要病变。常为双侧及多发，多有家族史，并与嗜铬细胞瘤和/或甲状旁腺功能亢进先后或同时发生；而散发性甲状腺髓样癌多为单侧，并无家族史及多腺体病变史，故二者不难鉴别。

嗜铬细胞瘤 多发性内分泌腺瘤病Ⅱ型的嗜铬细胞瘤中约50%以上为双侧及两个腺体，肾上腺外者少见；而散发性嗜铬细胞瘤90%左右为单侧及一个腺瘤。多发性内分泌腺瘤病Ⅱ型的嗜铬细胞瘤以分泌肾上腺素为主，其高血压多为阵发性发作，也有较多患者无高血压，当此类患者血压升高时，尿或血中肾上腺素水平增多，而血压正常时肾上腺素的水平也正常。大多数散发性嗜铬细胞瘤以分泌去甲肾上腺素为主，90%的患者有阵发性或持续性高血压，仅10%的患者血压正常。多发性内分泌腺瘤病Ⅱ型的嗜铬细胞瘤患者多有家族史，并常合并甲状腺髓样癌和/或甲状旁腺功能亢进，因此也不难区分。

甲状旁腺功能亢进 同样可从病变及受累腺体的多发性来鉴别多发性内分泌腺瘤病Ⅱ型或散发性甲状旁腺功能亢进。

治疗 多发性内分泌腺瘤病Ⅱ型确诊后，在其多发的病变中，首先应考虑手术切除肾上腺嗜铬细胞瘤，否则在其他外科手术的强烈应激状态下，可诱发致死性的严重高血压发作。术前准备同散发性嗜铬细胞瘤，应先服用α受体阻滞剂，手术时应仔细探查双侧肾上腺以发现多发病变，如需切除双侧肾上腺，则术中及术后应补充糖及盐皮质激素。

当嗜铬细胞瘤被切除后，应迅速处理甲状腺髓样癌及甲状旁腺病变。如有甲状腺髓样癌的家族史，应做甲状腺全切除术，因其病变为双侧及多发性，常有颈淋巴结转移，故术中应仔细探查颈部并切除肿大淋巴结，术后测血浆降钙素及做有关刺激试验，鉴别有无残留肿瘤，甲状腺全切除后应接受甲状腺激素的替代治疗。甲状腺手术时应检查甲状旁腺，如外观无明显异常或血钙不增高，可不做甲状旁腺切除。如有外观异常，手术中应做冷冻切片。当证实有主细胞增殖时，应切除3个半甲状旁腺或全部切除，然后进行自体甲状旁腺移植。多发性内分泌腺瘤病有高度复发的危险性，故治疗不很满意。

预防 多发性内分泌腺瘤病Ⅱ型患者的家族成员中，甲状腺髓样癌的发病可很早，甲状腺C细胞增殖可出现在20个月的婴儿，显微镜下见到的微小甲状腺髓样癌可发生在3岁儿童，而其转移病变可在6岁儿童发生，90%以上病变在25岁以前确诊。因此有人主张多发性内分泌腺瘤病Ⅱ型患者家族中甲状腺髓样癌的筛查试验应尽早进行，因为通过筛查试验而诊断的患者一般年龄为7～13岁。如能早期诊断，则甲状腺C细胞增殖的病变较轻，发生远处转移也较少。早期行甲状腺切除后，随诊1～10年，约90%的患者降钙素水平正常或低于可测值。

预后 嗜铬细胞瘤大多数手术可治愈，对未能切除的转移性嗜铬细胞瘤则需要长期药物治疗或用[131]I-间碘苄胍治疗。甲状旁腺增生的复发率较高，故对多发性内分泌腺瘤病Ⅱ型的患者及家族成员需进行严密随访，并定期复查有关检查以便能及时发现早期患者。

（樊 华）

nǎo shìwǎngmó xuèguǎnliúbìng

脑视网膜血管瘤病（cerebro-retinal angiomatosis） *VHL* 抑癌基因突变所致的常染色体显性遗传病。又称希佩尔－林道病（von

Hippel-Lindau disease）。

1895 年，希佩尔（von Hippel）报道了家族性视网膜血管瘤病，1926 年，林道（Lindau）又报道同时累及小脑的病例，故又称为希佩尔-林道病。

发病机制　已证实其致病基因位于第三对染色体短臂（3P25-P26），正常情况下 *VHL* 基因是一种抑癌基因，抑制肿瘤生长，当缺失或突变时易患肿瘤。

临床表现　文献报道，脑视网膜血管瘤病有 25 种病变，其中最常见的是视网膜、中枢神经系统和腹腔脏器多发肿瘤。脑视网膜血管瘤病各器官肿瘤的发生风险不同。患者最常见的临床表现是中枢神经系统血管母细胞瘤（60%～80%）、视网膜血管母细胞瘤（25%～60%）、肾细胞癌或肾囊肿（25%～60%）、胰腺肿瘤或胰腺囊肿（35%～70%）、嗜铬细胞瘤（10%～20%）、中耳内淋巴囊肿瘤（10%）和生殖系统囊肿等病变。

中枢神经系统血管母细胞瘤　脑视网膜血管瘤病最常见的临床表现（60%～80%），也是最常见的死亡原因（67.7%）。平均发病年龄为 33 岁。该病变好发部位依次是小脑（44%～72%）、脊髓（13%～50%）和脑干（10%～25%）等。临床表现取决于肿瘤位置和对周围神经组织压迫的程度，主要表现为头痛、麻木、眩晕、平衡失调、四肢疼痛或四肢无力等。

视网膜血管母细胞瘤　在脑视网膜血管瘤病患者中发病率为 25%～60%，平均发病年龄为 25 岁，多数表现为双侧多发。肿瘤较小时患者多无临床症状，此时视网膜血管瘤较难被发现。肿瘤继续增大，可能出现眼内出血、视力障碍甚至失明等症状。因此，早期发现、早期治疗对于保护患者视力至关重要。

肾细胞癌或肾囊肿　肾细胞癌是脑视网膜血管瘤病患者最重要的临床表现之一（25%～60%），也是患者死亡的第 2 位原因（27.8%）。肾主要表现为双侧多发囊肿或肿瘤。早期通常无特殊症状，多数通过影像学检查发现，晚期可出现血尿、疼痛、腹部包块等。与散发性肾细胞癌相比，脑视网膜血管瘤病相关肾细胞癌的发病年龄早（平均年龄 39 岁），病变累及双侧且为多发，病理类型几乎全部为透明细胞癌，肿瘤进展较慢，直径 3cm 以下极少发生转移。脑视网膜血管瘤病相关肾囊肿与普通肾囊肿不同，囊壁和囊液中可能有癌细胞，有转变为肾细胞癌的潜在风险，需严密随访。

胰腺肿瘤或囊肿　脑视网膜血管瘤病相关胰腺病变包括囊肿、浆液性囊腺瘤和胰腺神经内分泌肿瘤。胰腺肿瘤或囊肿在脑视网膜血管瘤病患者中的发病率为 35%～70%，平均发病年龄 36 岁。若胰腺囊肿或肿瘤堵塞胰管，患者可出现腹泻、便秘、脂肪泻或其他消化道并发症。若胰腺病变导致胰岛素输送受阻，患者可能出现血糖升高或糖尿病。

嗜铬细胞瘤　在脑视网膜血管瘤病患者中的发病率为 10%～20%，平均发病年龄为 34 岁，90% 以上发生在肾上腺，其余可发生在颈动脉窦、迷走神经和腹主动脉旁。发生在肾上腺的嗜铬细胞瘤，可表现为单侧多发，也可为双侧多发，累及双侧肾上腺的概率约为 44%。血压升高是患者最常见的临床表现，其他症状包括头痛、心律失常、心悸、焦虑、恐惧和濒死感等。

内淋巴囊肿瘤　在脑视网膜血管瘤病患者中发病率为 10%，常见病变部位是内淋巴囊或颞骨岩部，国外报道的平均发病年龄为 22～40 岁，目前尚无国内患者发病数据。患者常见临床表现有耳鸣、眩晕、听力减退、耳胀感或颞部感觉减退等。内淋巴囊肿瘤造成的听力下降一旦发生便很难恢复，因此早期发现有助于手术切除，对患者听力的保护十分重要。临床应与梅尼埃病（Ménière disease）相鉴别。

生殖系统病变　男性脑视网膜血管瘤病患者多表现为附睾囊腺瘤，可累及单侧或双侧，发病率为 25%～60%，平均发病年龄 24 岁，一般不影响患者的生育功能。女性脑视网膜血管瘤病患者也可发生生殖系统囊腺瘤，最常见的部位为子宫阔韧带，一般不引起症状，少数情况下可能引起腹痛。

诊断　诊断标准包括以下几方面。

临床诊断标准　脑视网膜血管瘤病临床诊断要点：血管母细胞瘤（中枢神经系统或视网膜）、肾细胞癌、嗜铬细胞瘤、胰腺多发囊肿或神经内分泌瘤及内淋巴囊肿瘤。若疑似患者符合以下条件可临床诊断为脑视网膜血管瘤病：有明确家族史，存在以上肿瘤之一即可诊断；无家族史，患者出现至少 2 个血管母细胞瘤或 1 个血管母细胞瘤，加上上述其他肿瘤之一即可诊断。

基因诊断标准　目前认为基因诊断是确诊脑视网膜血管瘤病的"金标准"，若患者存在 *VHL* 基因致病性突变时即可确诊。中国脑视网膜血管瘤病患者约 20% 为大片段缺失，且存在嵌合体现象，基因检测时应予考虑。

治疗 脑视网膜血管瘤病为遗传性疾病，目前尚无治愈的方法。各器官肿瘤的处理方式也不尽相同，治疗应综合考虑患者全身肿瘤发病情况。

中枢神经系统血管母细胞瘤 治疗策略应考虑肿瘤的位置、大小、有无临床症状、患者一般状态及既往治疗史。目前比较一致的观点是治疗引起临床症状的肿瘤，而对于无症状肿瘤尚存在争议。手术是肿瘤治疗的首选方案，其目的是切除肿瘤。

视网膜血管母细胞瘤 治疗方法包括电疗、氙气、激光和冷冻凝固，成功率取决于病变位置、大小和数量。激光光凝疗法或冷冻治疗是首选方案，适用于瘤体直径不超过 1.5mm 的血管母细胞瘤。

肾肿瘤 由于脑视网膜血管瘤病相关肾肿瘤具有双侧多发且不断新生的特点，治疗原则与散发性肾细胞癌有较大不同，应以最少的手术次数获得最大肾功能保护及肿瘤特异性生存时间。目前，脑视网膜血管瘤病相关肾细胞癌的治疗方式包括主动监测、保留肾单位治疗、根治性治疗和药物治疗。治疗关键取决于最佳干预时机：一方面需要及时干预，避免肿瘤转移；另一方面需要尽可能延长患者的治疗间隔。

胰腺肿瘤 不同类型的胰腺肿瘤临床处理方式不同。大量证据表明，胰腺囊肿和浆液性囊腺瘤无恶性倾向，一般不需要手术干预。胰腺神经内分泌肿瘤具有潜在的转移风险，应根据肿瘤大小、生长快慢和基因突变类型决定处理方式。

其他肿瘤 脑视网膜血管瘤病相关嗜铬细胞瘤可累及双侧，腹腔镜肾上腺部分切除术是首选治疗方式，术前需要充分内科准备。手术指征包括功能异常的肿瘤、影像学检查间碘苄胍摄取异常或肿瘤直径>3.5cm。

脑视网膜血管瘤病相关内淋巴囊肿瘤，手术对于保护患者听力具有一定效果，是可选的治疗方案。手术时机的把握需要考虑：肿瘤的生长速度、术前听力水平、前庭症状的严重程度、手术导致听力下降和面神经损伤的可能性及双侧肿瘤的可能。脑视网膜血管瘤病相关生殖系统病变，多采取期待治疗，可通过 B 超定期监测肿瘤大小。

预后 脑视网膜血管瘤病为预后较差的一种遗传性肿瘤综合征，国外报道男性中位生存期 67 岁、女性 60 岁。首发年龄早、明确的家族史及 *VHL* 基因非错义突变的患者预后更差。

（樊 华）

shénjīng xiānwéi liú bìng 1xíng
神经纤维瘤病 1 型（neurofibromatosis type 1，NF1） 以多发性神经纤维瘤、恶性外周神经鞘膜瘤、视神经胶质瘤和其他星形细胞瘤、多发性咖啡牛奶斑、腋下和腹股沟雀斑状色素沉着、虹膜错构瘤（Lisch 结节）和不同的骨病变为特点的常染色体显性遗传病。大多数人种神经纤维瘤病 1 型发病率约 1：3000，而阿拉伯-以色列人种发病率更高。约 50%患者有新的胚系突变。

神经纤维瘤病 1 型的诊断标准如下：患者存在下列 2 种或 2 种以上症状。1987 年美国 NIH 制定了诊断标准：

1）6 个或以上的牛奶咖啡斑，青春期前最大直径 5mm 以上，青春期后 15mm 以上；

2）2 个或以上任意类型神经纤维瘤或 1 个丛状神经纤维瘤；

3）腋窝或腹股沟褐色雀斑；

4）视神经胶质瘤；

5）2 个或以上 Lisch 结节，即虹膜错构瘤；

6）明显的骨骼病变；

7）一级亲属中有确诊 NF1 的患者。

上述标准符合 2 条或以上者可诊断 NF1。

（樊 华）

24 xiǎoshí niào'érchá fēn'àn cèdìng
24 小时尿儿茶酚胺测定（24 hours urinary catecholamine） 测定疑似嗜铬细胞瘤/副神经节瘤患者 24 小时尿中排出的儿茶酚胺水平的定性实验室检查。儿茶酚胺（catecholamine，CA）是含有 3，4-双羟基苯环（儿茶酚）的胺类总称，包括肾上腺素（epinephrine，E）、去甲肾上腺素（norepinephrine，NE）及多巴胺（dopamine，DA）。在人类，肾上腺素主要在肾上腺髓质中合成；去甲肾上腺素不仅存在于肾上腺髓质，也存在于中枢神经系统和外周交感神经中；多巴胺为去甲肾上腺素的前体，主要在肾上腺髓质及去甲肾上腺素能神经元中合成，它以高浓度存在于大脑、交感神经节特殊的中间神经元以及颈动脉体中，起着神经递质的作用。

适应证 继发性、难治性高血压患者；有嗜铬细胞瘤/副神经节瘤家族史者；嗜铬细胞瘤/副神经节瘤的手术效果评估及监测随访。

禁忌证 无明显禁忌证。

检查前准备 收集尿标本的容器中应加入 6mol/L 氯化氢（HCl）使尿标本 pH<3.0，并放置在低温下以保持儿茶酚胺的稳定性。每次留尿过程中细致测量尿量并记录。

检查方法 留尿时间应准确，由于尿儿茶酚胺的排量受尿量及肾功能的影响，特别是与肌酐清除率有关，因此在测定尿儿茶酚胺的同时最好测肌酐值来进行校对。24 小时尿儿茶酚胺的正常值因各实验室的测定方法不同而有差异，北京协和医院用高效液相色层析电化学检测法测定 24 小时尿儿茶酚胺的正常值：去甲肾上腺素 $28.67 \pm 11.98 \mu g/d$（$169.2 \pm 70.7 nmol/d$），肾上腺素 $4.08 \pm 2.34 \mu g/d$（$22.4 \pm 12.9 \, nmol/d$），多巴胺 $225.76 \pm 104.83 \mu g/d$（$1411.0 \pm 655.2 \, nmol/d$）。

注意事项 正常人尿儿茶酚胺排泄量呈昼夜周期性变化，即白昼排泄量高于夜间，并在活动时排泄量增多。尿儿茶酚胺（去甲肾上腺素+肾上腺素）正常排泄量为 [（$591 \sim 890$）$nmol/d$，（$100\sim150$）$\mu g/d$]，其中 80% 为去甲肾上腺素、20% 为肾上腺素。大多数嗜铬细胞瘤患者在发作或不发作时的尿儿茶酚胺排泄量均明显增高，往往大于 $1500 nmol/d$（$250 \mu g/d$），但少数阵发性高血压患者，在不发作时尿儿茶酚胺水平可正常，故对此类患者应收集高血压发作时的尿来进行测定。有时因发作时间很短，尿儿茶酚胺排泄量短暂增高，如仍留 24 小时尿则可被全天尿量所稀释而测定值正常，故应收集发作一段时间（如 $2\sim4$ 小时）的尿测定儿茶酚胺排泄量，并与次日不发作时的同样时间和同样条件下收集的尿所测定的儿茶酚胺值比较，如明显增高则应进一步检查以帮助诊断。有的患者需多次留尿进行测定，或在 24 小时动态血压监测下，分段留尿，观察儿茶酚胺排泄量与血压的关系。

（樊 华）

血浆 3-甲氧基肾上腺素和 3-甲氧基去甲肾上腺素测定

（metanephrine、normetanephrine，MN、NMN） 测定血浆中 3-甲氧基肾上腺素（metanephrine，MN）和 3-甲氧基去甲肾上腺素（normetanephrine，NMN）水平的实验室检查。血浆 3-甲氧基肾上腺素和 3-甲氧基去甲肾上腺素是儿茶酚胺激素的中间代谢产物，儿茶酚胺降解主要通过细胞内两种酶系统，即儿茶酚-O-甲基转移酶（catechol-O methyl transferase，COMT）和单胺氧化酶（monoamine oxidase，MAO）。在儿茶酚-O-甲基转移酶和甲基供体——S-腺苷甲硫氨酸的作用下，去甲肾上腺素和肾上腺素被降解为它们的甲氧基衍生物：3-甲氧基去甲肾上腺素（NMN）及 3-甲氧基肾上腺素（MN），再在单胺氧化酶的作用下，生成 3-甲氧基-4-羟苦杏仁酸，即香草扁桃酸（vanillylmandelic acid，VMA）。所以测定血浆 3-甲氧基肾上腺素和 3-甲氧基去甲肾上腺素可以辅助嗜铬细胞瘤/副神经节瘤的诊断。与其他儿茶酚胺激素如肾上腺素、去甲肾上腺素或香草扁桃酸的测定相比，3-甲氧基肾上腺素和 3-甲氧基去甲肾上腺素具有更大的诊断价值。与儿茶酚胺激素代谢有关的儿茶酚-O-甲基转移酶分为脂溶型和膜连结型两种，对体内正常情况下的儿茶酚胺代谢起主要作用的是膜连结型。膜连结型儿茶酚-O-甲基转移酶主要存在于肾上腺髓质和嗜铬细胞瘤内，肿瘤细胞中高浓度的膜连结型儿茶酚-O-甲基转移酶使肿瘤内形成大量的游离 3-甲氧基肾上腺素和 3-

甲氧基去甲肾上腺素，其浓度可达到血中浓度的 10 000 倍，可见循环中的游离 3-甲氧基肾上腺素和 3-甲氧基去甲肾上腺素主要来源于肿瘤细胞内的儿茶酚胺。3-甲氧基肾上腺素和 3-甲氧基去甲肾上腺素的浓度与长期儿茶酚胺水平升高有关，短期的儿茶酚胺分泌变化对其影响较小。常用的降压药物中仅血管紧张素转换酶抑制剂和利尿剂会导致少部分患者的 3-甲氧基肾上腺素和 3-甲氧基去甲肾上腺素水平轻度升高，且不影响诊断。血 3-甲氧基肾上腺素和 3-甲氧基去甲肾上腺素半衰期较儿茶酚胺更长，在体内存在时间更长。

适应证 继发性、难治性高血压患者；有嗜铬细胞瘤/副神经节瘤家族史者；嗜铬细胞瘤/副神经节瘤的手术效果评估及监测随访。

禁忌证 三环类抗抑郁药、酚苄明、单胺氧化酶抑制剂、拟交感神经药、兴奋剂等可能会导致血浆中 3-甲氧基肾上腺素类物质水平升高，如临床条件允许，样本采集前 1 周停止服用这些药物。

检查前准备 要求患者保持仰卧位休息 $20 \sim 30$ 分钟后进行采血，若条件允许，使用留置针采血。采样前 4 小时内不要食用任何含有咖啡因的食物（如巧克力、咖啡）、烟草、茶或含酒精的饮料。

检查方法 液相色谱-质谱法（liquid chromatography mass spectrometry，LC-MS）。

注意事项 采集的全血于 $2\sim8℃$ 条件下保存并于 8 小时内离心分离血浆。离心完成后将血浆转移至干净的采集管或保存管中。分离后的血浆样本在检测前应 $2\sim8℃$ 保存。

（樊 华）

niàoxiāngcǎo biǎntáosuān cèdìng

尿香草扁桃酸测定（vanilly-mandelic acid，VMA）

通过测定 24 小时尿中排出的香草扁桃酸量来诊断嗜铬细胞瘤/副神经节瘤的定性实验室检查。香草扁桃酸是肾上腺素和去甲肾上腺素在体内通过儿茶酚甲基转换酶和单胺氧化酶的作用，产生 3-甲氧基肾上腺素和 3-甲氧基去甲肾上腺素后的最终产物，是嗜铬细胞瘤/副神经节瘤的重要定性诊断检测物。

适应证 继发性、难治性高血压患者；有嗜铬细胞瘤/副神经节瘤家族史者；嗜铬细胞瘤/副神经节瘤的手术效果评估及监测随访。

禁忌证 无明显禁忌证。

检查前准备 留尿前 3 天限制饮食，排除水果（特别是香蕉）、茶、咖啡、可可等含色素或具有香草气味的水果。

检查方法 先将尿液样本酸化，用醋酸乙酯抽提香草扁桃酸，然后再抽回到碳酸钾中，用重氮化使硝基苯胺同香草扁桃酸偶联，再将此复合物抽提到氯仿中进行纯化，最后用氢氧化钠溶液抽提，显樱桃红色。

注意事项 为使结果准确，应在留尿前 3 天限制饮食，应排除水果（特别是香蕉）、茶、咖啡、可可等含色素或具有香草气味的水果。此外，已知影响儿茶酚胺代谢的药物有水杨酸盐、吗啡、戊硫代巴比妥、利血平等，检测 72 小时之前避免摄取这些药物。

（樊 华）

131I-jiāndiǎnbiànguā xiǎnxiàng

131I-间碘苄胍显像（131I-metaiodobenzylguanidine scintigraphy，131I-MIBG scintigraphy）

利用瘤组织的小囊泡摄取并储存间碘苄胍来定位诊断嗜铬细胞瘤的检查。间碘苄胍（metaiodobenzylguanidine，MIBG）是一种肾上腺素能神经阻滞药，因其结构与去甲肾上腺素类似，而能被瘤组织的小囊泡摄取并储存。

适应证 继发性、难治性高血压患者；有嗜铬细胞瘤/副神经节瘤家族史者；嗜铬细胞瘤/副神经节瘤的手术效果评估及监测随访。

禁忌证 哺乳期及妊娠期女性。

检查前准备 检查前 3~5 天口服复方碘溶液，每次 5~10 滴，每天 3 次，封闭甲状腺。检查前 1 周停用酚苄明、利血平、苯丙胺、可卡因、苯丙醇胺、生物碱、胰岛素、三环类抗抑郁药等药物。检查前一晚，服用缓泻药清洁肠道。

检查方法 用放射性131I 标记间碘苄胍后静脉注射，如为高功能性嗜铬细胞瘤，则131I-间碘苄胍显像阳性，故能对嗜铬细胞瘤进行定性和定位诊断，但对低功能性肿瘤显像较差，可出现假阴性。

注意事项 检查前使用复方碘溶液封闭甲状腺，否则易引起甲状腺功能减退。

（樊 华）

shēngzhǎng yìsù shòutǐ xiǎnxiàng

生长抑素受体显像（somatostatin receptor scintigraphy，SRS）

用适当的放射性核素标记生长抑素（somatostatin，SS）类似物，把放射性核素介导到肿瘤组织，进行肿瘤灶和转移灶的定位诊断检查。

生长抑素是 20 世纪 70 年代中期分离出的一种多肽，生理活性范围广泛，能抑制垂体及胃肠道分泌多种激素。生长抑素主要通过与细胞膜上的生长抑素受体（somatostatin receptor，SSR）结合而发挥作用。天然的生长抑素半衰期仅为 2~3 分钟，用放射性核素标记比较困难。1982 年，瑞士的鲍尔（Bauer）等合成了含 8 个氨基酸的生长抑素类似物奥曲肽（octreotide），不仅半衰期延长，而且作用增强，用放射性核素标记后，其分子结构、水化程度和所带电荷都使之易与生长抑素受体结合。受体和配体的结合具有高度的特异性和组织专一性，研究发现所有的神经内分泌肿瘤、肺癌和其他一些肿瘤都含有高密度与高亲和力的生长抑素受体，可以与生长抑素特异性结合。

适应证 确定有显像价值的疾病：功能性胰腺内分泌瘤（血管活性肠肽瘤、胃泌素瘤、生长抑素释放因子瘤、胰岛素瘤、胰高血糖素瘤、促肾上腺激素瘤），非功能性胰腺内分泌瘤（胰多肽瘤），类癌，副神经节瘤，中枢神经系统瘤（脑膜瘤、星形细胞瘤）等。生长抑素受体显像对这些瘤的原发或转移灶的诊断率均高。另有一些病种亦呈某种程度的显像，但不够一致，故价值尚未证实：垂体腺瘤，甲状腺髓样癌，淋巴瘤（霍奇金淋巴瘤、非霍奇金淋巴瘤），嗜铬细胞瘤，成神经细胞瘤，神经节母细胞瘤，类风湿关节炎，乳腺癌，突眼性甲状腺肿，甲状腺癌，前列腺癌等这些病种的诊断价值有待研究。生长抑素受体显像的假阳性率很低（2%）。用放射性核素标记的生长抑素类似物治疗转移瘤有理论根据，也有实践，但尚未证实其疗效。

禁忌证 哺乳期及妊娠期女性。

检查方法 根据放射性核素标记的生长抑素类似物与肿瘤的高密度生长抑素受体相结合的原理，为患者注射［^{111}ln-DTPA-D-Phe^1］-奥曲肽，于第 4 和 24 小时进行 γ 照相机扫描，能发现肿瘤的位置和范围，起到诊断作用。

注意事项 检查后 1～2 天避免近距离接触新生儿或生长发育期青少年。

(樊 华)

shènshàngxiàn'ǒufāliú

肾上腺偶发瘤 (adrenal incidentaloma, AI)

在体格检查或检查非肾上腺疾病时，影像学检查意外发现直径 ≥1cm 的肾上腺占位性病变。又称肾上腺意外瘤。随着年龄的增长患病率上升，60～70 岁的老年人群患病率高达 6%，男女性别无差异。影像学检出率为 4%～6%，尸检检出率 6%～37%，多为无功能腺瘤。

病因、发病机制 不明。

临床表现 ①亚临床皮质醇增多症：即无相关临床症状和体征的皮质醇增多症。常见不典型的临床症状有高血压、2 型糖尿病、高脂血症、骨质疏松等。发病年龄 20～40 岁，女性多于男性［(2～8)∶1］。单侧发病占 90%，60% 为肾上腺皮质腺瘤，40% 为肾上腺皮质癌。②醛固酮瘤：早期症状多为血压升高，发病年龄在 30～50 岁，女性多于男性。醛固酮的分泌不受肾素和血管紧张素 Ⅱ 的影响，多为非促肾上腺皮质激素 (adrenocorticotropic hormone, ACTH) 依赖性，单侧占 98%（左侧多见）。直径 <0.5cm 者，在病理上难与肾上腺结节样增生相鉴别；直径 >3cm 者，肾上腺醛固酮癌的可能性增大。③嗜铬细胞瘤/副神经节瘤：25% 为影像学偶然发现，占肾上腺偶发瘤

的 4%～5%。男女发病率无明显差别，可以发生于任何年龄，多见于 40～50 岁。大部分分泌儿茶酚胺，极少可分泌多巴胺。

诊断 主要是要判断其为良性还是恶性，影像学检查对明确肾上腺偶发瘤的性质有一定的指导作用，但是确定诊断应依据病理学结果。超声用于初筛，定位诊断主要依据 CT，妊娠期女性、儿童、造影剂过敏者首选 MRI；除有肾上腺恶性肿瘤病史者，其余不推荐活检。肾上腺相关内分泌激素水平功能评估包括皮质醇、儿茶酚胺及其代谢产物、醛固酮、性激素等。

治疗 肾上腺切除术是治疗临床上内分泌功能亢进的单侧肾上腺偶发瘤患者的标准疗法；直径 <4cm、无功能及具有良性特征的肾上腺偶发瘤患者，可定期观察；恶性肾上腺偶发瘤患者需要手术治疗。围手术期根据其功能性进行相应的术前准备和术后处理。

预后及随访 皮质腺瘤和非转移性嗜铬细胞瘤预后好。肾上腺皮质癌预后差。评估后未行手术的患者需要定期随访，根据大小变化及功能性决定是否手术；经影像学检查仍无法定性的肾上腺偶发瘤患者，6～12 个月后复查相关内分泌检测和 CT/MRI。

(张学斌)

shènshàngxiàn xìngzhēng zōnghézhēng

肾上腺性征综合征 (adrenogenital syndrome)

肾上腺皮质增生或肿瘤分泌过量性激素，致性征及代谢异常。据其病理基础可分为两大类：①先天性肾上腺皮质增生。②少数功能性肾上腺皮质腺瘤和肾上腺皮质癌，分泌过量性激素所致，其中皮质癌多见。

发病机制 肾上腺皮质癌的分子机制未明。可能与抑癌基因的失活 (*TP53*、*MEN-1*、*P57Kip2*、*H19*)、原癌基因 (Gas、Ras、ACTH 受体缺失) 以及胰岛素样生长因子 2 (insulin-like growth factor 2, IGF-2) 的过度表达有关。肾上腺皮质癌绝大多数为散发性，极少数与家族性遗传相关。先天性肾上腺皮质增生是由于某些肾上腺皮质激素合成酶先天性缺乏，使正常的皮质激素合成部分或完全障碍，刺激垂体代偿性分泌过量促肾上腺皮质激素 (adrenocorticotropic hormone, ACTH)，而致双侧肾上腺皮质增生的一组常染色体隐性遗传性疾病。先天性肾上腺皮质增生主要由 5 种肾上腺皮质激素合成酶 (21-羟化酶、11β-羟化酶、17α-羟化酶、20，22-碳链裂解酶和 3β- 类固醇脱氢酶) 缺乏所致，任何一种酶的缺乏均可造成相应的某种皮质激素合成减少或缺失，同时负反馈刺激下丘脑促肾上腺皮质激素释放激素 (corticotropin releasing hormone, CRH) 和垂体促肾上腺激素大量分泌致肾上腺皮质增生，造成该酶的前体底物积聚，雄性激素合成过量，诱发性分化异常和不同程度的肾上腺皮质功能减退。

病理 先天性肾上腺皮质增生镜下主要表现为肾上腺皮质弥漫性增生或者结节状增生。肾上腺皮质癌直径多 >5cm，伴有出血、坏死，肿瘤重量多在 250～1000g。约 40% 在诊断时已发生远处转移，最常见肺、肝、腹膜后淋巴结和骨，并可经肾静脉和下腔静脉形成瘤栓。

临床表现 各型先天性肾上腺皮质增生的临床表现既有类似，又因所缺乏酶的种类和程度的差

异而不同。21-羟化酶缺乏者以糖皮质激素、醛固酮合成下降，雄性激素分泌增加，肾上腺髓质发育和功能受损为特点。经典失盐型以水电解质紊乱为突出表现，伴有男性化。经典单纯男性化型醛固酮分泌量基本能够维持钠盐的平衡，而表现为出生前后女性假两性畸形和男性性早熟；女性青春期无第二性征发育，原发性闭经。11β-羟化酶缺乏表现为男性化伴高血压。17α-羟化酶缺乏不论男女均表现为幼稚女性外阴表型伴高血压。3β-类固醇脱氢酶和20，22碳链裂解酶缺乏罕见，以性征异常伴失盐表现为主。

肾上腺肿瘤的临床表现取决于肿瘤的功能状态和体积大小。多数肾上腺皮质癌具有内分泌功能，其中混合分泌皮质醇和雄激素的皮质醇增多症伴男性化最常见，也可表现为单纯皮质醇增多症、单纯男性化（痤疮、多毛、乳房萎缩、月经异常和声音低沉等）或女性化（睾丸萎缩、乳房增大等）。非功能性肾上腺皮质癌起病隐匿，临床表现多与肿瘤局部进展有关：腹部胀痛、食欲缺乏、恶心、低热、消瘦或腹部肿块等。

诊断　根据临床表现，对于两性器官异常或上述典型表现者应详细询问完整的病史（包括家族史）和进行仔细的体格检查，特别是外生殖器。可通过检测患者血中雌激素、孕激素、睾酮、促性腺激素及尿中雌激素水平明确肿瘤内分泌功能。核型分析或性染色体荧光原位杂交，确认染色体性别；检测血浆17-羟孕酮、血尿电解质、血浆醛固酮和肾素活性、儿茶酚胺、24小时尿皮质醇，进行基因突变分析等。CT或者MRI进行影像学定位。

鉴别诊断　①嗜铬细胞瘤：肾上腺肿瘤者需与之鉴别。嗜铬细胞瘤多有发作性头痛、心悸、大汗、高血压等症状，24小时尿儿茶酚胺升高，血或尿的3-甲氧基肾上腺素、3-甲氧基去甲肾上腺素水平升高。生长抑素受体显像或^{131}I-间碘苄胍（^{131}I-metaiodobenzylguanidine，^{131}I-MIBG）显像阳性。②雄激素不敏感综合征：是一种X连锁隐性遗传病，属于男性假两性畸形，染色体核型为46，XY。根据受体对雄激素不敏感的程度分为完全性睾丸女性化（女性表型）、部分性睾丸女性化（两性畸形）和不育男性三类。其睾酮、尿17-酮类固醇为男性正常值，体内性腺为睾丸。

治疗　肾上腺肿瘤以手术切除为主要治疗手段，对于晚期患者则需化疗或米托坦药物治疗。先天性肾上腺皮质增生以糖皮质激素替代治疗为主。两性畸形的处理应遵循下列原则：生育潜能的保护、良好的性功能、最简单的医学干预、恰如其分的性别外观、稳定的性别特征、社会-心理健康。处理方式包括重复社会性别、"矛盾"性腺的切除和外生殖器的重建，极少数人需要肾上腺切除。

预后　肾上腺皮质腺瘤预后良好。肾上腺皮质癌30%～85%的患者在诊断时已有远处转移，其中大部分患者生存时间不超过1年。手术切除的Ⅰ～Ⅲ期患者5年生存率大约是30%。21-羟化酶缺乏经典失盐型预后不良，非典型先天性肾上腺皮质增生预后良好，女性单纯男性化型治疗后生育率可达60%～80%。3β-类固醇脱氢酶缺乏多数患儿早期夭折，少数轻型患儿可存活。几乎所有碳链裂解酶缺乏者均死于婴儿期。

（张学斌）

shènshàngxiàn xìngsuǒ-jiānzhì zhǒngliú

肾上腺性索-间质肿瘤（adrenal sex cord-stromal tumor）　肾上腺的性索-间质分化的肿瘤。包括颗粒细胞瘤和间质细胞（Leydig细胞）瘤。临床罕见，仅有个案病例报道，均发生于绝经后女性，可单侧发病或者双侧发病。发生于肾上腺皮质。

病因　不明。从胚胎起源的角度，卵巢与肾上腺关系密切，起源于生殖嵴的卵巢下降过程中，常将肾上腺组织带入其中，形成异位肾上腺组织，但肾上腺内少见卵巢组织。

发病机制　颗粒细胞瘤可导致雌激素分泌过多，故可引起与卵巢颗粒细胞瘤类似症状。间质细胞瘤则分泌过量雄激素，导致女性男性化。

病理　肿瘤直径可达1.9～9cm，黄白色或棕色，常为实性，但颗粒细胞瘤偶呈囊性，可伴局灶性出血。组织病理学上肾上腺性索-间质肿瘤组织学分为颗粒细胞瘤和间质细胞瘤，与卵巢颗粒细胞瘤和间质细胞瘤的组织学和免疫组化相类似。

临床表现　肾上腺颗粒细胞瘤患者可能出现不规则子宫出血和/或腹部肿块。也有报道仅以难治性高血压为唯一临床表现者。肾上腺间质细胞瘤患者通常具有女性男性化表现，血清睾酮升高，尿17-酮类固醇正常或轻度升高。

诊断　根据临床表现，可通过检测患者血中雌激素、孕激素、睾酮、促性腺激素及尿中雌激素水平明确肿瘤内分泌功能。计算机体层成像（computer tomography，CT）或者磁共振成像（magnetic resonance imaging，MRI）进行影像学定位。

鉴别诊断 ①嗜铬细胞瘤：多有发作性头痛、心悸、大汗、高血压等症状，24 小时尿儿茶酚胺升高，血或尿的 3-甲氧基肾上腺素、3-甲氧基去甲肾上腺素水平升高。生长抑素受体显像或^{131}I-间位碘苄胍显像阳性。②肾上腺皮质腺瘤：多具有向心性肥胖、满月脸、水牛背等皮质醇增多症表现，血和尿皮质醇升高，促肾上腺皮质激素（adrenocorticotropic hormone，ACTH）<5pg/ml。③肾上腺皮质癌：表现为高皮质醇血症的库欣症状和内分泌异常，是主要鉴别要点，脱氢表雄酮水平升高，有男性化，醛固酮升高致乏力和低钾血症；生长抑素受体显像轻度表达。

治疗 以单纯肾上腺及肿瘤切除手术为主要治疗手段，对于晚期患者则需化疗。

预后 肾上腺性索-间质肿瘤手术治疗效果良好，无病生存率可达 90%。需要定期复查，长期随访。

（张学斌）

shènshàngxiàn xiànliúyàngliú

肾上腺腺瘤样瘤 （adenomatoid tumor） 发生于肾上腺的间皮来源的良性肿瘤。而肾上腺无间皮组织，因此肿瘤可能起源于残留的间皮细胞。临床罕见。男性多于女性，男女比例为 10：1。患病年龄为 22～73 岁，但以 30～50 岁居多。双侧肾上腺均可发生。

病因 尚不明确。关于肾上腺腺瘤样瘤的分子遗传学报道极少，可能与琥珀酸脱氢酶复合物亚基 D （succinate dehydrogenase complex subunit D，SDHD）突变有关。

发病机制 不明。

病理 直径 0.5～19cm，肿瘤界限清楚或欠清楚，包膜完整或无包膜，切面为质地坚韧的实性或囊实性肿块。镜下肿瘤形态多样，常由腺样、微囊、囊性区域组成，形成裂隙状、互相吻合的腔隙，乳头状结构可见。超微结构检查显示肿瘤细胞具有间皮细胞特征的长纤细微绒毛。

临床表现 多无特异性临床表现，大多数患者为影像学检查、手术或者尸检时偶然发现。部分患者可以产生肾上腺激素相关的症状，少数患者可伴有高血压。有报道患者 24 小时尿香草扁桃酸（vanillylmandelic acid，VMA）增高至正常值的 2 倍。

诊断 缺乏特异性影像学诊断。超声以肾上腺区低回声为主的混杂回声团块为特征。CT 仅表现为肾上腺实性病变，不均匀强化，其内可见囊变坏死。MRI 可见伴有囊性变的实性高信号肿块。

鉴别诊断 ①嗜铬细胞瘤：多有发作性头痛、心悸、大汗、高血压等症状，24 小时尿儿茶酚胺升高、血或尿的 3-甲氧基肾上腺素、3-甲氧基去甲肾上腺素水平升高。生长抑素受体显像或^{131}I-间碘苄胍显像阳性。②肾上腺皮质腺瘤：功能性肿瘤多有皮质醇或醛固酮增多表现和内分泌检测特点。③肾上腺皮质癌：表现为高皮质醇血症的库欣症状和内分泌异常是主要鉴别点，脱氢表雄酮升高，有男性化，醛固酮升高致乏力和低钾血症；生长抑素受体显像轻度表达。

治疗 均采取手术治疗，行肾上腺及肿瘤切除术，手术方式可以采用开放或腹腔镜手术。

预后 手术治疗预后良好。

（张学斌）

shènshàngxiàn suǐyàng zhīfángliú

肾上腺髓样脂肪瘤 （adrenal myelolipoma） 肾上腺皮质的无功能良性肿瘤。该肿瘤内含骨髓样成分和脂肪成分。临床罕见，发生率为 0.08%～0.2%，占同期肾上腺原发性肿瘤的 2.8%～5.8%。发病年龄 16 个月～84 岁，最常见于 50～60 岁，女性略多于男性。多数单侧发病，左右侧无差异，双侧发病者极少见。

病因 不明。可能是由于坏死、感染、烧伤、肿瘤、贫血或压迫等多种刺激因素，使肾上腺毛细血管网状内皮细胞化生引起的。近来有研究表明，在肾上腺髓样脂肪瘤中存在染色体畸变现象。

发病机制 可能由于肾上腺内残留的胚胎活性骨髓组织或造血干细胞的栓塞停留所致，也可能是网状细胞的间变。

病理 是一种界限清楚的皮质肿瘤，但常无包膜，因脂肪和造血成分的比例不同而呈现从黄色到红色不同颜色改变。肿瘤直径一般为 4～6cm，最大直径可达 38cm。组织病理学上由成熟脂肪细胞和造血组织组成。

临床表现 与肿瘤大小、是否合并出血或坏死有关。单纯性肾上腺髓样脂肪瘤为无功能肿瘤，多为体检偶然发现。肿瘤体积增大时可出现腹部疼痛或腰背部疼痛，症状随肿瘤的增大而加重，还可表现为腹部肿块、血尿等。当肿瘤自发破裂出血可引起突发腹痛等症状，大量出血可导致休克。

诊断 主要依据影像学检查。超声声像图呈现肾上腺部位高回声光团，与脂肪组织有关，若出现低回声则与骨髓组织有关。如瘤体内合并出血、坏死或钙化，则表现为混合回声。计算机体层成像（computer tomography，CT）平扫多表现为肾上腺区类圆形肿块，肿瘤边界清晰，具有包膜。肿物以脂肪成分为主，CT值一般低于－30Hu，常可低于－100Hu；增强扫描可见肿瘤内部脂肪部分不强化，其余软组织部分可呈轻、中度强化。高脂肪信号特征及增强后无强化是MRI诊断的关键。

鉴别诊断 需要与嗜铬细胞瘤、肾上腺皮质腺瘤和肾上腺皮质癌等鉴别。肾上腺髓样脂肪瘤一般无内分泌功能，影像学上超声呈现高回声，CT和MRI可见脂肪成分可以鉴别。

治疗 肿瘤直径<4cm者可定期随访，>4cm者建议行外科手术。体积大的髓样脂肪瘤可能会发生肿瘤出血而导致突发的腹痛，甚至休克。

预后 肾上腺髓样脂肪瘤预后良好，无恶变报道，亦无术后复发报道。

（张学斌）

shènshàngxiàn shénjīngqiàoliú

肾上腺神经鞘瘤（schwannoma）

位于肾上腺、具有神经鞘分化特点的腹膜后神经鞘瘤。临床非常少见，多为良性，恶性神经鞘瘤极为罕见，但恶性程度高。平均发病年龄50岁。女性发病率略高，男女发病率比为1：1.8。左右侧发病率没有差别。

病因 可能来源于肾上腺髓质的交感神经纤维，为无功能性肿瘤；也可能起自腹膜后神经组织的肾上腺髓质支配神经，与肾上腺组织并无关联，为肾上腺旁神经鞘瘤。

发病机制 不明。

病理 肿瘤包膜完整，呈圆形或分叶状实性肿块，剖面浅黄色到灰白色。可伴有囊性变。肿瘤直径0.6~25cm。组织病理学肾上腺神经鞘瘤是起源于神经鞘膜的肿瘤。镜下肿瘤细胞呈长梭形，富于细胞的丹东尼（Antoni）A区和细胞疏松、排列无序的丹东尼（Antoni）B区交替相间，两种区域的比例变化不定。肿瘤若以致密区为主则称为丹东尼A型，相反则称为丹东尼B型。免疫组化检查S100蛋白或SOX10蛋白弥漫性阳性表达。

临床表现 大多数患者无症状，少数患者可能有轻微腹部疼痛或不适。肾上腺神经鞘瘤多无内分泌功能，相关激素检测无异常。

诊断 根据临床表现，超声、CT或者CT进行影像学定位诊断，常规行肾上腺激素功能检测有利于鉴别诊断。神经鞘瘤易于黏液变、囊变、坏死、出血，超声、CT或MRI检查见囊变是腹膜后神经鞘瘤的特征性表现。肿瘤内钙化也是其重要特征，有无纤维包膜可以作为鉴别神经鞘瘤与腹膜后恶性肿瘤的重要征象。

鉴别诊断 行肾上腺激素功能检测可与嗜铬细胞瘤、肾上腺皮质腺瘤、肾上腺皮质癌以及其他肾上腺肿瘤鉴别。嗜铬细胞瘤也具有囊性变特点，生长抑素受体显像或^{131}I-间位碘苄胍显像阳性可以鉴别。其他类型肿瘤需要病理学诊断。

治疗 手术切除是最有效的治疗方法。恶性神经鞘瘤恶性程度高，需行根治性切除。

预后 肾上腺神经鞘瘤预后较好，但切除后仍有局部复发的可能，恶性神经鞘瘤恶性程度高，术后复发风险高，必须进行长期随访。

（张学斌）

yuánfāxìng shènshàngxiàn línbāliú

原发性肾上腺淋巴瘤（primary lymphoma of the adrenal gland）

局限于肾上腺而无其他部位病灶，外周血或骨髓无同型细胞的白血病表现，代谢极度活跃、高度侵袭性的恶性肿瘤。中位发病年龄为68岁。男性患者多见，男女比例为2：1。单侧和双侧均可发生，双侧约占75%。

病因 不明。可能与机体免疫系统功能紊乱，EB病毒感染，p53和c-kit基因的缺失等情况有关。EB病毒明确与B细胞淋巴瘤和T细胞淋巴瘤相关。

发病机制 肾上腺内并无淋巴组织，发病机制不明。

病理 圆形、类圆形实性肿物，体积较大时形态不规则，多无包膜，与肾上腺和周围组织界限不清。剖面呈灰白或暗红色，鱼肉样，质软易碎。镜下可见B细胞或者T细胞淋巴瘤，以B细胞淋巴瘤为主。弥漫性大B细胞淋巴瘤是最常见的非霍奇金淋巴瘤。T细胞淋巴瘤包括外周T细胞淋巴瘤和结外鼻型NK/T细胞淋巴瘤等。

临床表现 多数患者表现为双侧或单侧的单发肿块。多有B细胞淋巴瘤症状，无诱因的较长病程的发热、盗汗、腰背部局部疼痛、疲劳、体重下降等。可有皮肤黏膜过度色素沉着、肝脾大、浅表淋巴结肿大等。大约2/3的患者，尤其是双侧肿瘤患者，因肾上腺皮质被破坏而常伴有肾上腺功能不全的症状。88%的患者血浆乳酸脱氢酶水平增高。原发性肾上腺淋巴瘤多无内分泌功能，相关激素检测无异常。

诊断 根据临床表现，结合超声、CT或者MRI及正电子发射计算机体层显像（positron emission tomography and computed tomography，PET-CT）等进行诊断。超声为肾上腺区实性均质低或等回声团块。CT 平扫时多呈不规则软组织密度肿块、密度均匀。CT 值 30～40Hu，高于一般的肾上腺皮质腺瘤。可伴有腹膜后淋巴结肿大。MRI 的 T1 加权像呈稍低信号，低于大多数肾上腺皮质腺瘤，T2 加权像表现为稍高不均匀信号，弥散加权成像（diffusion-weighted imaging，DWI）为明显高信号。^{18}氟-脱氧葡萄糖正电子发射体层显像（^{18}F-fluorodeoxyglucose positron emission tomography，^{18}F-FDG-PET）对于诊断和评估累及情况有帮助。

鉴别诊断 原发性肾上腺淋巴瘤需与嗜铬细胞瘤、肾上腺皮质腺瘤及肾上腺皮质癌鉴别，根据临床表现、体征以及肾上腺相关的内分泌检查，生长抑素受体显像或^{131}I-间碘苄胍等可鉴别。肿瘤呈浸润性生长，粘连或包绕区域血管、肾、肝、胰腺、脾等器官而不造成其形态改变，比较有特征性，与肾上腺其他多数肿瘤明显占位征象及推移邻近脏器不同，可以作为一个影像学鉴别点。

治疗 治疗方案包括手术治疗、联合化疗、手术后化疗或者放疗、自体骨髓移植等。单纯手术常难以完全切除或达到根治，手术多为探查性质，可明确病理学诊断。对于疑诊原发性肾上腺淋巴瘤者，应考虑行超声或 CT 引导下细针穿刺活检，可为早期诊断以及制定治疗方案提供可靠依据。存在肾上腺皮质功能不全者，应及时补充皮质激素。

预后 取决于血液淋巴肿瘤的恶性程度。预后较差，患者一般于诊断后 10 个月内死亡，也有

行姑息切除术后辅助放疗生存期达 8 年的报道。

（张学斌）

shènshàngxiàn jiāngxìbāoliú

肾上腺浆细胞瘤（adrenal plasmacytoma）

髓外浆细胞瘤是一种罕见的恶性浆细胞肿瘤，约占所有浆细胞恶性肿瘤的 3%。80% 的髓外浆细胞瘤位于头颈部，尤其是上呼吸道，其次为消化道，其他部位包括膀胱、中枢神经系统、甲状腺、乳腺等，肾上腺浆细胞瘤是髓外浆细胞瘤的一种，极其罕见，均为个案报道。发病年龄 26～77 岁，以 50～60 岁常见，男女比例为 3∶1，双侧发病者占 1/3。

病因 不明。可能与反复创伤诱发的浆细胞增殖乃至克隆浸润有关。

发病机制 不明。

病理 肿瘤直径 3.5～10cm，表面粗糙呈黑黄色。镜下可见典型的浆细胞，胞核呈轮辐状，核仁呈偏心性，可见血管浸润。免疫组织化学染色 CD45 阳性，表达 κ 光带。

临床表现 临床症状缺乏特异性，可表现为无症状，或呈间歇性或持续性腹痛、背痛等。血浆免疫球蛋白水平升高，IgM 及 IgA 正常，尿本周蛋白阴性。

诊断 影像学检查无特异性表现，因而无法通过影像学检查确诊。最终确诊须病理学检查。

鉴别诊断 需与嗜铬细胞瘤、肾上腺皮质腺瘤、肾上腺皮质癌及其他少见类型肿瘤进行鉴别，根据相关疾病的症状、内分泌检查和功能影像学检查可鉴别，特别是嗜铬细胞瘤，以决定是否需要术前药物准备。

治疗 尚无统一治疗方案，病变局限者可完整切除，术后可

辅助放疗，化疗不如手术及放疗有效，但可以作为二线治疗手段。

预后 目前报道最长随访时间 6 年仍健在。

（张学斌）

shènshàngxiàn jìfāxìng zhǒngliú

肾上腺继发性肿瘤（adrenal secondary tumor）

肾上腺外的肿瘤转移或直接浸润、播散至肾上腺的肿瘤。肾上腺是继肺、肝和骨之后的第四个最常发生肿瘤播散的部位。

病因与发病机制 原发癌引发肾上腺转移癌的机制尚不清楚，其途径主要为血行播散，也可经淋巴转移或直接蔓延。肿瘤转移至肾上腺者多为单侧，左右侧无明显差异，但在肾癌转移至肾上腺者，左侧多于右侧，可能与癌栓由左侧肾静脉逆向进入左侧肾上腺静脉有关。肾上腺继发性肿瘤占肾上腺肿瘤的 2.6%，其发生率随年龄的增长而增加，最常见的年龄为 60～80 岁。

在尸检资料中，因癌死亡的患者中 27% 发生肾上腺转移，最常见的原发部位为乳腺、肺、肾、胃、胰腺、卵巢和结肠。25% 的肺癌和黑色素瘤患者发生肾上腺转移。肾癌、乳腺癌、甲状腺髓样癌、胃肠道恶性肿瘤、前列腺癌、宫颈癌、基底细胞癌、胰腺癌、胆管癌、尿路上皮癌、鳞状细胞癌、精原细胞瘤、胸腺瘤、慢性髓系白血病和其他恶性肿瘤均可发生肾上腺转移。转移灶是否应平均直径为 2cm。双侧转移者约占 50%。霍奇金或非霍奇金淋巴瘤双侧累及者占 10%～12%。其他转移至肾上腺的恶性病变包括肉瘤，如血管肉瘤和卡波西（Kaposi）肉瘤，常发生于获得性免疫缺陷综合征的基础上。罕见的平滑肌肉瘤和恶性外周神经鞘

肿瘤也可转移至肾上腺。

临床表现 肾上腺继发性肿瘤除少数因双侧转移导致肾上腺功能减退外，大多数肾上腺继发性肿瘤并无症状，多为体检时偶然发现或影像学评价恶性肿瘤是否扩散以及术后随访中发现。因此，在发现无功能性肾上腺占位尤其是双侧肾上腺占位时，应积极了解有无其他部位肿瘤存在，以排除肾上腺继发性肿瘤的可能。晚期恶性肿瘤患者在缺乏肾上腺功能不全的生化证据的情况下，可能表现出原发性慢性肾上腺皮质功能减退症［艾迪生（Addison）病］的症状（恶心、呕吐、疲劳、体重减轻等）。最常引起肾上腺皮质功能不全的肿瘤为转移性肺癌和乳腺癌。肾细胞癌、胃癌、结肠癌、胰腺癌和移行细胞癌很少引起上述变化。产生促肾上腺皮质激素（adrenocorticotropic hormone，ACTH）的神经内分泌癌转移可导致邻近肾上腺皮质增生和皮质醇过度生成的表现。

诊断 病理上与原发性肾上腺皮质肿瘤呈细腻黄色或黄褐色组织不同，继发性肿瘤的大体观取决于原发病变的肿瘤类型。通常伴有灰白色的坏死区。假若病变为深棕色至黑色，应考虑恶性黑色素瘤或出血。首选的影像学检查方法为计算机体层成像（computer tomography，CT），显示受累腺体常为圆形至卵圆形肿块，可为光滑和分叶状，界限清楚、密度较均匀，并且通常不伴有大的坏死区域。转移性疾病缺乏大量的脂质，可以与典型的肾上腺皮质腺瘤相区分。来自淋巴瘤、白血病和间叶性肿瘤如平滑肌肉瘤和血管肉瘤的继发病灶，可能出现与原发性肿瘤相关的特征性表现。有报道[18]氟-脱氧葡萄糖正电子发射体层显像（[18]F-fluorodeoxyglucose positron emission tomography，[18]F-FDG-PET）具有较高的诊断价值。[18]F-FDG PET/CT对非小细胞肺癌肾上腺转移具有较高的灵敏度和特异度。细针穿刺细胞学检查有助于诊断。

鉴别诊断 需与肾上腺皮质肿瘤鉴别。根据临床表现和肾上腺相关内分泌激素水平以及影像学检查与原发肾上腺皮质肿瘤和嗜铬细胞瘤鉴别。计算机体层成像（computer tomography，CT）是鉴别良性病变（腺瘤）和恶性肿瘤转移灶的首要选择，也可应用MRI和放射性核素成像检查。若影像学检查不能确诊，可进行肾上腺活检。最终依据病理学检查诊断。

治疗 基于原发肿瘤类型的全身治疗一直是治疗的首选。需要多学科联合治疗。原发性肿瘤出现肾上腺转移性病变即标志肿瘤进入晚期。对于肾上腺转移灶是否应切除缺乏前瞻性研究。手术适应证为患者一般状况好、能耐受手术、原发肿瘤得到控制、肾上腺单一部位转移。手术方式多采用单纯肾上腺及肿瘤切除。

预后 肾上腺继发性肿瘤的预后与原发肿瘤的类型、转移的范围和时间等有关。肺癌、肾细胞癌和恶性黑色素瘤的肾上腺转移灶切除后5年或超过5年的存活比较常见。然而，大多数最近的资料显示肾上腺转移灶，切除后平均存活8个月，有症状的肾上腺继发性肿瘤患者5年存活率仅有5%。

（张学斌）

shènshàngxiàn chéngshénjīng xìbāoliú

肾上腺成神经细胞瘤（adrenal neuroblastoma，ANB）

发生于肾上腺髓质的成神经细胞肿瘤。又称肾上腺神经母细胞瘤。常见于儿童，成年人极其罕见，为高度恶性肿瘤。

病因 肾上腺成神经细胞瘤源自肾上腺髓质，多为散发，极少为家族性或与遗传性综合征相关。多为单侧发病，双侧者极其罕见。成人肾上腺成神经细胞瘤的生物学行为迥异于婴儿和儿童，具有特殊的临床特征。病因可能与染色体缺失、染色体增加、*MYCN*扩增、*ALK*突变和扩增、*ATRX*突变等有关。

发病机制 不明。肾上腺成神经细胞瘤的常见转移途径为血行转移，常见转移部位为骨、骨髓、肺、胸膜、脑、乳腺和肝，也可发生淋巴结转移。肾上腺成神经细胞瘤相关综合征主要包括：①弗纳-莫里森（Verner-Morrison）综合征。由肿瘤分泌血管活性肠肽引起的水样腹泻、低钾血症、胃酸缺乏症。②霍纳（Horner）综合征。瞳孔缩小、眼睑下垂以及与颈部和胸部肿瘤相关的无汗症。③眼阵挛-肌阵挛-共济失调综合征。可能通过自身免疫机制引起舞蹈症眼征和急性小脑共济失调。④由于肿瘤分泌儿茶酚胺或者压迫肾动脉引起的高血压。

病理 肿瘤通常较大，质较软，呈灰色，界限相对清楚，出血、坏死和钙化常见。结节状，切面呈灰白色髓样组织，有假包膜覆盖。成神经细胞瘤（施万少基质型）是由成神经细胞构成的肿瘤，较薄的纤维血管基质隔膜将成神经细胞划分为组或巢，隔膜不限制施万细胞的扩散。成神经细胞瘤可分为3种亚型：未分化型、低分化型和分化型。

临床表现 临床表现缺乏特异性，由原发肿瘤引起的临床症状可表现为腹部肿块，伴腹痛、腹胀或腹部不适,由纵隔肿块引起的呼吸困难以及由椎旁肿瘤延伸到椎管内引起的神经症状。转移可引起淋巴结肿大、肝大、骨痛和"浣熊眼"(与眼睛周围瘀伤和肿胀相关的眼球突出症),罕见转移至肺和脑。当中枢神经系统受累时,通常表现出沿着脑神经的弥漫性扩散。肿瘤转移还可引起相应症状,如全身骨关节痛、四肢痛以及发现转移性痛性包块,以上症状可单独出现或与其他症状伴随出现。全身性症状表现为消瘦、食欲缺乏、乏力、面色苍白等。因肿瘤分泌儿茶酚胺可出现高血压、多汗、面色潮红以及心动过速等。骨髓转移可误诊为白血病。若肿瘤分泌血管活性肠肽则可诱发慢性腹泻。

诊断　主要根据临床表现、影像学检查和生化检测结果。超声可见肾上腺区实质性肿物,直径可达8~10cm,多分叶状,回声不均匀。肿瘤周边和内部血流信号丰富。CT平扫:可见肾上腺区分叶状、不规则低密度肿物,直径通常较大,肿瘤不规则、界限不清楚、低密度合并钙化、渐进性强化为其特征。MRI:平扫信号不均匀,T1加权为低信号,与肝实质信号相近,MRI的特征是T2高信号的肿瘤中可见到低信号的网格状影。增强扫描后病变明显不均匀强化。肿块常包绕腹主动脉、下腔静脉或肾静脉。可见跨越中线的淋巴结增大。^{123}I-间碘苄胍显像能够检测对儿茶酚胺的摄取,是诊断肾上腺成神经细胞瘤功能状态的首选检查。^{99m}锝-亚甲基双磷酸盐(methylene diphos-phonate,MDP)骨显像是非特异性检查,但可用于评估肾上腺成神经细胞瘤是否合并骨转移。

术前常规应行腹部增强CT、血常规、24小时尿儿茶酚胺及其代谢产物测定、血乳酸脱氢酶(lactate dehydrogenase,LDH)等检查做定位、定性诊断,最终确诊仍需靠肿瘤切除标本或远处转移的活组织(如骨髓、淋巴结等)的病理学检查。

鉴别诊断　需要与嗜铬细胞瘤、肾上腺皮质癌等鉴别。与嗜铬细胞瘤有时难以鉴别,需病理学诊断。促肾上腺皮质激素、血皮质醇水平及小剂量地塞米松抑制试验可与肾上腺皮质癌相鉴别。

治疗　虽然成年人肾上腺成神经细胞瘤一般呈惰性过程,但其恶性程度高,最终预后差,因此成人肾上腺成神经细胞瘤患者需采用综合治疗,包括术前化疗、手术治疗、术后免疫治疗、术后化疗、术后放疗等。国际成神经细胞瘤危险度分级协作组共识推荐在肿瘤分期、诊断时年龄、病理以及基因表达异常的基础上评估预后和制定治疗方案。

预后　目前主要的预后评价指标包括临床分期、发病年龄、病理学分类、生物化学指标、DNA指数、*MYCN*状态、MYC家族蛋白的增强表达和染色体缺失与获得等。肾上腺成神经细胞瘤的*MYCN*原癌基因扩增率下降,与预后不良相关。神经元特异性烯醇化酶(neuron specific eno-lase,NSE)表达升高见于进展期病变,预后较差。联合应用上述预后评价指标可能对预测患者转归具有指导意义。

(张学斌)

shènshàngxiàn shénjīngjié chéng shénjīng xìbāoliú

肾上腺神经节成神经细胞瘤

(ganglioneuroblastoma,GNB)

属于肾上腺髓质成神经细胞肿瘤的一个亚型。罕见于成年人。最常见的发病部位为肾上腺(35%),也可见于腹膜后(30%~35%)、后纵隔(20%)以及头颈部(1%~5%)和盆腔(2%~3%)。文献报道成年人肾上腺神经节成神经细胞瘤仅15例,一项包括1111例肾上腺偶发瘤患者的研究中,神经节成神经细胞瘤仅占1例。大多数为男性,平均发病年龄39岁(21~67岁)。左侧多于右侧,亦可双侧发病。

病因　不明,大多数为散发,有1%~2%的患者有家族史,可能与遗传有关。

发病机制　不明。

病理　神经节成神经细胞瘤生长隐匿,故发病时大多体积较大,平均在10.4cm。肾上腺神经节成神经细胞瘤是一种恶性肿瘤,但恶性程度低于成神经细胞瘤。肿瘤灰白色,分叶状,不规则,可伴有出血、坏死。神经节成神经细胞瘤可以分为混合性神经节成神经细胞瘤(施万基质丰富型)和节性神经节成神经细胞瘤(施万少基质型和基质丰富型混合存在)两种类型。混合性神经节成神经细胞瘤是在神经纤维网的背景中,由成神经细胞微小巢组成的肿瘤,神经纤维网在神经节细胞瘤组织中混合或者随机分布。节性神经节成神经细胞瘤(施万少基质型和基质丰富型混合存在)的特征是存在一个或者多个明显的出血和/或坏死的成神经细胞结节(匮乏基质)与混合性神经节成神经细胞瘤亚型(富含基质)或者神经节细胞瘤(基质占主要部分)共存。

临床表现　缺乏特异性临床症状,由于肿瘤增大或转移可产生压迫症状,如腹痛、腹胀等。少部分患者可检测出儿茶酚胺水平升高。

诊断 超声表现为肾上腺区实性或囊实性肿物，直径可达10cm以上，回声均匀或不均。CT表现差异较大，可以为密度均匀或不均实性肿物，也可表现为囊性肿物伴细的条带，与神经节细胞的数量、分化程度及与未成熟成分之间的构成有关。增强后可见肿物随时间进行性强化，至静脉期达到中等强化。肿物可包绕肾、肾门、主动脉或腔静脉等大血管。MRI的T1加权信号不均，相对低信号；T2加权信号不均，相对高信号。肾上腺神经节成神经细胞瘤的信号强度与成神经细胞瘤类似，动态MRI扫描可见明显的早期强化，而肾上腺神经节细胞瘤则出现较迟，可以作为鉴别点。

鉴别诊断 需与肾上腺嗜铬细胞瘤和肾上腺皮质癌鉴别，根据血和尿皮质醇、促肾上腺皮质激素、小剂量地塞米松抑制试验等与皮质癌鉴别。测血3-甲氧基肾上腺素、3-甲氧基去甲肾上腺素及间碘苄胍显像等可与嗜铬细胞瘤鉴别。

治疗 肾上腺神经节成神经细胞瘤可视为恶性肿瘤，其治疗可参考肾上腺成神经细胞瘤。对于风险非常低的神经节成神经细胞瘤患者可仅行根治性手术治疗，术后定期复查。对于局部进展、手术风险较大者，应给予术前新辅助化疗以缩小肿瘤，有利于肿瘤的完整切除，避免术中损伤其他腹腔脏器，减少术中并发症的发生风险。对于病理学诊断明确为神经节成神经细胞瘤者，术后仍应进一步行辅助化疗或放疗。

预后 约半数肾上腺神经节成神经细胞瘤患者可出现淋巴结、肝和骨髓转移，但转移与肿瘤大小和组织学亚型并无相关性。有

报道大多数肾上腺神经节成神经细胞瘤在单纯手术切除肿瘤后，在长达20.9个月的随访中并未发生复发。积极的随访策略包括术后每3个月复查胸腹部CT。

（张学斌）

shènshàngxiàn shénjīngjié xìbāoliú

肾上腺神经节细胞瘤（adrenal ganglioneuroma，AGN） 临床较少见的肾上腺髓质的无功能性良性肿瘤。占后腹膜神经节细胞瘤的20%~30%。可发生在儿童至成人的任何年龄，多见于60岁以前，男女比例无差异。文献报道右侧发病多于左侧。

病因、发病机制 不明。

病理 肿瘤具有完整的纤维包膜，表面光滑，呈圆形或类圆形，较大病灶可呈分叶状，切面呈灰黄半透明状或胶冻状，或灰白鱼肉样，质地均匀，质韧。肾上腺神经节细胞瘤由成熟的神经节细胞、施万细胞和神经纤维细胞构成。包括正在成熟和已成熟的两种亚型。免疫组化波形蛋白、S100表达阳性，Bcl-2、CD9散在阳性，Ki-67表达呈低增殖指数。

临床表现 肾上腺神经节细胞瘤多为无功能肿瘤，一般不分泌肾上腺激素，无皮质醇增多症及醛固酮分泌过多导致电解质紊乱等症状。部分肿瘤神经节细胞或存在神经内分泌功能，可分泌少量儿茶酚胺、血管活性肠肽等激素。神经节细胞瘤和成神经细胞瘤均发生于交感神经链，不同的是成神经细胞瘤肿块大而密度不均，多有不规则钙化或跨中线淋巴结转移。肾上腺神经节细胞瘤生长缓慢，多无明显临床症状。若肿瘤巨大可产生相应压迫症状，如腹部不适等。少数患者偶尔存在腹泻、多汗、高血压等症状，

但多不典型。

诊断 超声提示肾上腺低回声或中等回声肿块，回声均匀，合并钙化可有斑点状强回声伴声影，彩色多普勒显示肿瘤内无彩色血流信号。CT表现为肾上腺圆形或类圆形肿物，亦可呈分叶改变，边界清楚，有或无包膜，密度均匀，平扫CT值25Hu左右。增强后肿瘤呈轻度到中度均匀或不均匀强化，CT值常小于40Hu。肾上腺神经节细胞瘤钙化可位于病灶中心和周边，散在点状、沙粒状或针尖样为良性特征，而粗大条状或不定形倾向恶性。动态增强扫描病灶呈轻度至中度渐进式延迟强化，动脉期强化较低，类似囊性肿瘤，表现出"假囊性征"，可作为该肿瘤的重要影像学特征。由于肿瘤质软，沿血管间隙钻孔样、嵌入式生长，因此CT可表现出"伪足征"，也可作为神经节细胞瘤的特征性表现。肾上腺神经节细胞瘤MRI平扫T1加权呈均匀或欠均匀低信号，T2加权表现随肿瘤内部成分不同而有较大差异，以细胞和纤维成分为主者表现为中高信号，以黏液成分为主者呈明显高信号。MRI扫描可见旋涡状征象，可视为神经节细胞瘤的特征性表现，与肿瘤内交错的施万细胞与胶原纤维束所形成的结构有关。

鉴别诊断 需与肾上腺囊肿、肾上腺畸胎瘤鉴别，上述影像学特点有一定价值，超声肾上腺囊肿多为无回声可与之鉴别。其他需病理学诊断鉴别。

治疗 手术切除是该病的唯一治疗方法。肿瘤完整切除可以治愈或减少肿瘤局部复发机会。一般认为肿瘤直径<4cm、无症状者可考虑暂行观察，但有恶变报道，故需密切随访和定期复查；

而>4cm者、有症状或内分泌检查异常者则需要手术治疗。对于影像学表现出有恶性倾向时，无论大小均应手术治疗。

预后 肾上腺神经节细胞瘤细胞分化成熟，预后较好。

（张学斌）

shènshàngxiàn línbāguǎnliú

肾上腺淋巴管瘤（adrenal lymphangioma） 极为罕见的肾上腺淋巴管良性病变，属于肾上腺内皮性囊肿的一个亚型。所有年龄段均可发病，高峰年龄30~60岁，多为单侧发病，左右侧无差异，男女比例为1:2。

病因 有人认为是肿瘤和畸形之间的一种交界性病变，发生率约0.06%，占肾上腺囊肿的16%。具体发生原因不明。

发病机制 ①原始淋巴管的良性增生形成的先天性发育畸形，即肾上腺淋巴管瘤是由扩张的淋巴管形成的病灶。②炎症反应后淋巴组织增生。③外伤。

病理 肾上腺淋巴管瘤分为毛细淋巴管瘤、海绵状淋巴管瘤和囊性淋巴管瘤，具有特征性的内皮细胞覆盖囊壁内层。表现为单房或多房的薄壁囊肿，囊液为淡黄色浆液性或白色乳糜样。镜下表现为被覆单层内皮细胞的纤维囊壁，管腔形状常不规则。免疫组织化学染色Ⅷ因子相关抗原、CD31和CD34表达阳性。

临床表现 肾上腺淋巴管瘤无任何特异性临床表现，通常为体检时偶然发现，部分患者可因囊肿体积增大压迫周围组织或脏器而引起疼痛、消化道症状或包块，如囊肿合并出血、破裂或感染时可表现为急腹症。肾上腺淋巴管瘤无内分泌功能，肾上腺激素功能检测为阴性。

诊断 超声表现为肾上腺区大小不等的无回声区，回声均匀，界限清楚，壁薄，无血流显示。CT可见肾上腺区界限清晰、均匀一致的大小不等水样密度团块，CT值为20~25Hu，高于单纯性囊肿，增强CT提示无强化效应，部分患者可有分隔。囊壁菲薄，可伴有钙化，囊壁钙化被认为是其典型表现。MRI表现为均匀的T1加权像上短信号，T2加权像上长信号，能显示肿物的内部结构及病理变化。

鉴别诊断 需与肾上腺囊肿和嗜铬细胞瘤囊性变鉴别。前者术前难以鉴别，后者根据临床表现、内分泌相关检查以及间碘苄胍显像或生长抑素受体显像异常可鉴别，最终需病理学检查进行确诊。

治疗 体积较小的肾上腺淋巴管瘤可随诊观察。对于肿物较大、进行性增大或有明显压迫症状者可行手术治疗，手术可采用开放或腹腔镜等方式行肾上腺淋巴管瘤切除术。

预后 对于未手术者，需定期复查，观察肾上腺淋巴管瘤大小、囊液性质及囊壁变化。手术切除效果极好，没有复发报道。

（张学斌）

shènshàngxiàn xuèguǎnliú

肾上腺血管瘤（adrenal hemangioma） 罕见的无功能良性肾上腺肿瘤。多为个案报道。男女比例约为1:2，发病高峰为50~70岁，多为单侧发病。就诊时肿瘤直径平均为11cm，最大可达42cm。

病因 血管瘤在皮肤、大脑或肝中通常为先天性，但肾上腺血管瘤的病因不明。

发病机制 尚不清楚，可能与胚胎时期先天性血管发育不良、雌激素和创伤等有关。

病理 肾上腺血管瘤由成血管细胞组成，组织学上可以分为4个类型：海绵状血管瘤、静脉性血管瘤、毛细血管瘤和蔓状血管瘤。以海绵状血管瘤和毛细血管瘤为主，前者更常见。海绵状血管瘤光镜下可见密集、扩张的血管排列紊乱，部分血管扩张充血呈海绵状；而毛细血管瘤镜下表现为放射状分布的环形或小叶形簇状黏膜下毛细血管；蔓状血管瘤镜下表现为肾上腺组织被扩张的动脉与静脉替代。

临床表现 大多数肾上腺血管瘤为体检时偶然发现，并无特异性临床症状。有报道肾上腺血管瘤可因肿瘤破裂出血而出现血压下降、心率增快等休克症状和腹痛症状。肾上腺血管瘤绝大多数为无功能肿瘤，但也有报道具有内分泌功能者。

诊断 肾上腺血管瘤术前诊断多依靠影像学检查。超声：可见肾上腺区低回声团块，边界清晰，形态不规则。CT：平扫可见肿瘤呈边界清楚的低密度均质肿块，肿瘤较大时可表现为囊性或囊实性肿物，增强CT可见肿瘤边缘呈结节状强化，内部强化不明显，在静脉期和延迟期进行性向心性强化，表现为向心性强化特征。

鉴别诊断 ①肾上腺囊肿：多无临床症状，为体检偶然发现，超声表现为肾上腺边界清楚的无回声病变，增强CT无明显强化。②肾上腺无功能腺瘤：肿瘤体积一般较小，增强CT提示肾上腺轻度强化结节。

治疗 肾上腺血管瘤的治疗主要取决于肿瘤大小及是否具有内分泌功能。目前研究以直径3.5cm作为界值，直径>3.5cm者发生自发性破裂出血危险性增大，应积极采取手术治疗；直径≤3.5cm者可密切观察，若肿瘤进行性增大，则可手术治疗。不能排除功能性肿瘤或恶性肿瘤者也应采取手术治疗。

预后 肾上腺血管瘤为良性病变，手术切除后预后良好。

（张学斌）

shènshàngxiàn jītāiliú

肾上腺畸胎瘤（adrenal terato-ma）

发生在肾上腺的畸胎瘤。畸胎瘤是一种生殖细胞肿瘤，常见部位包括女性卵巢和男性睾丸，性腺外畸胎瘤仅占15%。肾上腺畸胎瘤临床极罕见，国内报道占肾上腺肿瘤的0.13%，占所有原发畸胎瘤的4%。在大多数情况下成熟肾上腺畸胎瘤是良性的，但也具有潜在恶性可能或交界性。成年人的恶变风险高于儿童。国内外多为个案报道。常见于青少年，多见于女性，男性少见，右侧多于左侧。

病因 畸胎瘤是生殖细胞肿瘤的一种类型，起源于具有多向分化潜能的全能细胞，肾上腺畸胎瘤病因不清。

发病机制 不明。

病理 典型的成熟肾上腺畸胎瘤多为囊性，表面可见光滑而完整的被膜，多数体积较大，直径多达6.0~9.0cm，切面为多房性，其内可见毛发、骨骼、脂肪、牙齿、软骨肌肉、神经组织和奶酪样物质。未成熟畸胎瘤多数为实性，包含各种不成熟的神经及软骨等成分。

临床表现 大多数肾上腺畸胎瘤为体检时偶然发现，并无特异性临床症状，如果肿瘤体积增大压迫周围器官，或者继发感染，可以出现腰背痛及腹胀、腹痛，甚至出现肠梗阻等症状。

诊断 典型的成熟囊性畸胎瘤通常具有特征性的影像学改变。超声：表现为混合回声肿块，其中包括富含脂肪成分的高回声和囊性低回声区域。CT：平扫表现为混杂密度的界限清楚的肿块，其内含有低密度的囊性和脂肪成分，以及高密度的骨骼，伴分隔和钙化，肿物内出现蛋壳状钙化是畸胎瘤的特征性CT表现，增强后软组织成分和囊壁可有轻度强化效应。

鉴别诊断 肾上腺畸胎瘤需要与其他脂肪性肿瘤相鉴别，如肾上腺髓样脂肪瘤、血管平滑肌脂肪瘤、腹膜后脂肪瘤以及脂肪肉瘤等。与包含大量坏死组织的嗜铬细胞瘤和肾上腺皮质癌等鉴别也很困难。部分患者并不含有典型的多胚层来源组织，而是以某一类型组织为主，只有在术后病理学检查时才能发现其他组织成分，故在术前常难以明确诊断。

治疗 肾上腺畸胎瘤主要采用手术治疗，行肾上腺及畸胎瘤切除术。手术方式可以采用开放手术或腹腔镜手术。未成熟的畸胎瘤则应在完整切除的基础上辅以化疗，但目前尚无标准的化疗方案。

预后 有报道称1.46%的成熟畸胎瘤可出现恶变，但成熟的囊性肾上腺畸胎瘤经过4~80个月的术后随访未见复发，因此有研究认为只要术中完整切除肿瘤，成熟肾上腺畸胎瘤的预后良好。无论成熟或未成熟畸胎瘤，术后都应该终身随诊，以便早期发现肿瘤复发或转移并及时治疗。

（张学斌）

shènshàngxiàn yuánshǐ shénjīng wàipēiyè zhǒngliú

肾上腺原始神经外胚叶肿瘤（primitive neuroectodermal tumor, PNET）

发生在肾上腺的具有原始神经外胚层分化特征的高度恶性小细胞肿瘤。原始神经外胚叶肿瘤临床罕见，多见于青少年。

病因 原始神经外胚叶肿瘤可分中枢性和外周性两大类。肾上腺原始神经外胚叶肿瘤因起源于中枢神经系统以外，故为外周性原始神经外胚叶肿瘤（pP-NET）。

发病机制 不明。

病理 光镜下原始神经外胚叶肿瘤为大量形态一致的、弥漫分布或呈分叶状结构的原始小圆细胞，胞质少，核深染，部分肿瘤可见小灶状或片状坏死，光镜下的典型表现为肿瘤细胞呈Homer-Wright菊形团。CD99抗原是免疫组织化学检查最主要的标志物，特异度和灵敏度高，原始神经外胚叶肿瘤中阳性率可达100%。

临床表现 主要为短时间内显著增大的肿块，伴有疼痛及肿块引起的压迫症状。

诊断 实验室检查以及肾上腺相关激素功能检测无特征性改变，影像学检查并不能作为确诊依据，需通过病理学检查确诊。CT表现为肾上腺区实质性或囊实性肿块，形态欠规则，边界欠清楚，与邻近结构分界不清，呈浸润性生长，可伴液化坏死或出血而呈囊实性改变，增强后不均匀轻度强化。

鉴别诊断 ①肾上腺皮质癌。如为功能性肾上腺皮质癌，内分泌检查提示促肾上腺皮质激素非依赖性皮质醇增多症，可帮助鉴别诊断，如为无功能皮质癌，主要依靠影像学检查，CT表现为类圆形肿物，直径多>5cm，早期界限一般清楚。②肾上腺转移瘤。原发肿瘤多为肺癌、乳腺癌，应详细追问病史，影像学表现为单侧或双侧肾上腺不规则结节，边界不清，增强 CT 可见明显强化。

治疗 肾上腺原始神经外胚叶肿瘤临床罕见，目前尚缺乏标准的、有效的治疗方案。大多数患者就诊时已发生转移，手术难以彻底切除，肿瘤易复发或转移，而放、化疗疗效也非常有限，死亡率高。肾上腺原始神经外胚叶肿瘤化疗方案多参考尤因肉瘤，即 CAV 方案［环磷酰胺（cyclo-phosphamide，CTX）、阿霉素（adriamycin，ADM）及长春新碱（vincristine，VCR）］和 IE 方案［异环磷酰胺（ifosfamide，IFO）和依托泊苷（etoposide，ETO）］交替进行，初期能够控制肿瘤生长，但远期效果不理想。

预后 肾上腺原始神经外胚叶肿瘤具有广泛播散及转移的生物学特性，手术切除不易彻底，肿瘤易复发和转移，死亡率高，预后不良。

（张学斌）

shènshàngxiàn nángzhǒng

肾上腺囊肿（adrenal cysts）

肾上腺的囊性病变。病理上分 4 种类型。占肾上腺偶发瘤的 1%～22%，发病率 0.064%～0.18%。多见于女性，男女比例为 1∶3，任何年龄段均可发病，发病高峰在 30～60 岁。大多数肾上腺囊肿为单侧发病，双侧者占 8%～10%。

病因 确切病因不明，可能因肾上腺出血、淋巴管梗阻、肿瘤囊性退变所致，也可能与感染相关。

发病机制 尚不清楚。

病理 从组织学上可以分为 4 类：内皮性囊肿（单纯性）、假性囊肿、上皮性囊肿、寄生虫性囊肿，以内皮性囊肿最为常见（约占 45%），假性囊肿次之（约占 39%）。内皮性囊肿缺乏增殖性上皮，可以分为淋巴管内皮源性（约占 42%）和血管内皮源性（约占 3%）两个亚型；肾上腺假性囊肿并无上皮或内皮覆盖，囊壁由纤维组织构成，大多数由既往肾上腺内出血或梗死继发而来。

临床表现 肾上腺囊肿多为体检时偶然发现，并无特异性临床症状，仅有少部分可因囊肿体积增大出现占位效应、压迫周围器官而出现腰腹部不适、腹部包块等症状，或因具备内分泌功能，导致相应的临床表现如高血压等。

诊断 大多数肾上腺囊肿都是良性和无功能的，术前诊断多依靠影像学检查。超声：肾上腺区界限清楚，边缘光滑的圆形无回声区，回声均匀，无血流显示。计算机体层成像（computer tomo-graphy，CT）：肾上腺囊肿的影像学诊断主要依靠增强 CT，其诊断标准为肾上腺区界限清楚、边缘光滑的圆形液性密度病灶，CT 值＜20Hu，增强后无强化效应。囊壁薄，可有分隔，厚度＜3mm，可有强化效应。磁共振成像（magnetic resonance imaging，MRI）：对于 CT 诊断困难的患者可以辅助 MRI 检查，能够进一步明确囊肿与周围脏器的解剖关系。肾上腺囊肿的 MRI 表现为均匀的 T1 加权低信号，T2 加权高信号，增强后无强化。

鉴别诊断 肾上腺囊肿需要与其他脏器囊肿相鉴别，如肾囊肿、胰腺囊肿、脾囊肿以及肝囊肿等。肾上腺囊肿与恶性肿瘤来源的囊性肾上腺病变鉴别非常困难，尤其当肾上腺肿瘤合并出血或囊性变时，影像学表现类似于肾上腺假性囊肿。与良性肾上腺囊肿相比，囊性肾上腺肿瘤更大（＞7cm），囊壁更厚。

治疗 囊肿较小、无症状、囊壁菲薄、囊液均匀呈水样密度的病变可以密切观察而无需手术，但需定期复查。对于囊肿内部不均质、直径＞5cm、囊壁厚以及有症状者，应进一步评估或手术切除。考虑到囊肿有恶性可能，不建议单纯开窗减压。在对侧肾上腺正常的情况下，手术切除是标准的治疗方法。

预后 术后如病理学检查证实为肾上腺囊肿，预后良好。

（张学斌）

shènshàngxiàn jiéhé

肾上腺结核（adrenal tuberculosis）

肾上腺的结核分枝杆菌特异性感染性疾病。临床少见，多继发或伴发于肾上腺外结核，如肺结核、肠道结核、骨结核等。发展中国家发病率高于发达国家，90% 以上累及双侧肾上腺。

病因 肾上腺结核多合并其他部位的结核，是全身结核播散的结果。

发病机制 肾上腺结核为结核分枝杆菌血行感染所致。

病理 早期肾上腺结核的病理学基础为结节样肉芽肿和干酪样坏死，抗酸染色可查见阳性杆菌。

临床表现 由于皮质破坏，糖皮质激素不足，当出现原发性慢性肾上腺皮质功能减退症（艾迪生病）时，临床表现为乏力、虚弱、易累、恶心、呕吐、厌食、体重下降、皮肤黏膜色素沉着和低血压等。

诊断 结核相关定性检查有助于肾上腺结核诊断。此外，当肾上腺结核导致肾上腺皮质功能减退时，实验室检查提示皮质醇降低，促肾上腺皮质激素刺激试验阳性，但直到目前仍缺少一致的肾上腺皮质功能减退的定义。早、中期肾上腺结核的典型 CT 表现为双侧肾上腺增大伴周边强化及中央区坏死，伴或不伴钙化。肾上腺萎缩及钙化是结核晚期的表现，CT 检查可见 50%~59% 的肾上腺结核表现有钙化。肾上腺结核的 MRI 特点为 T1 加权像为低信号或等信号，T2 加权像为高信号。

鉴别诊断 肾上腺结核出现皮质激素不足结合典型影像学（双侧肾上腺弥漫增粗伴钙化）的特点不难诊断；但早期肾上腺破坏较轻，对激素影响不明显，影像学检查仅提示双侧肾上腺增粗，需与肾上腺大结节样增生等双侧肾上腺疾病鉴别，完善内分泌检查多可明确。

治疗 由肾上腺结核导致的肾上腺皮质功能减退使用糖皮质激素尚存争议，因激素可导致结核灶活动甚至播散，临床应用时应慎重。但研究显示在积极抗结核的情况下适当使用糖皮质激素以补充生理需要量，常能改善病情，遇到感染、应激等状况加大用量能有效避免肾上腺危象发生，减少因此而导致的死亡。肾上腺结核导致肾上腺皮质功能减退时，抗结核治疗后不能恢复肾上腺功能。

即便抗结核和激素治疗后影像学有好转的患者，肾上腺肿物可缩小，但肾上腺功能不能恢复，在停用激素后患者的临床症状可出现反复，因此建议长期口服糖皮质激素治疗，每 6 个月复查相关指标。

预后 肾上腺结核预后取决于抗结核治疗效果，如能积极控制结核感染，预后较好，但病情容易反复。

（张学斌）

shènshàngxiàn kǎsī'ěrmàn bìng

肾上腺卡斯尔曼病 （adrenal Castleman disease）

肾上腺的卡斯尔曼（Castleman）病。该病特点是多克隆淋巴组织增生，是一种介于良、恶性之间的不典型淋巴结增生症，又称巨大淋巴结增生症。肾上腺卡斯尔曼病非常罕见，仅占该病的 2%，病例报道很少。

病因 不明。

发病机制 尚不清楚。大多数研究认为白介素-6（interleukin 6，IL-6）、人疱疹病毒 8 型感染以及滤泡树突状细胞（follicular dendritic cell，FDC）的功能异常与卡斯尔曼病的发生和发展有关。

病理 根据其病理可分为三种类型：透明血管型、浆细胞型和混合型。透明血管型表现为增生的淋巴结内有大小相近的滤泡，穿入的小血管透明变性，可见特征性的"洋葱皮"样结构；浆细胞型表现为滤泡间区弥漫性浆细胞增生，有时伴有拉塞尔（Russell）小体，淋巴结内滤泡增生不明显；混合型为介于透明血管型和浆细胞型之间的过渡类型。

临床表现 无明显症状和体征，可伴有发热、高血压、副肿瘤性天疱疮、血常规异常（白细胞计数降低）等。肾上腺激素功能测定基本正常。

诊断 术前诊断较难，影像学检查可提供一定诊断依据。CT：平扫可见肾上腺肿物密度均匀或不均匀，形态不规则，增强后明显强化，静脉期持续强化。MRI：典型 MRI 表现为 T1 加权肿瘤低信号（低于肝）；T2 加权呈现均匀的高信号。质地均匀，坏死少见，增强特征与 CT 相似。

鉴别诊断 肾上腺卡斯尔曼病主要与肾上腺其他实性肿瘤相鉴别，特别是体积较大的嗜铬细胞瘤和皮质腺瘤，肾上腺卡斯尔曼病内分泌检查无明显异常，因此术前与无功能大腺瘤鉴别较困难，需最终病理学检查确诊。

治疗 手术切除病灶是治疗的首选。对只能部分切除的患者，加用放射治疗也能使症状消失。此外，也可用干扰素等药物，有助于控制病情，阻止其向恶性病变发展。切除肿大淋巴结能够消除局部压迫症状，亦有可能消除全身症状。

局限性卡斯尔曼病的生物学行为通常呈现良性进程，术后恢复良好，如能完整切除肿物可达到治愈效果，极少复发，能够长期存活。多中心性卡斯尔曼病则存在潜在恶性可能，需要综合治疗，目前的治疗方案包括化疗、激素治疗、靶向治疗和生物疗法。

预后 单发肾上腺卡斯尔曼病预后良好。多中心性卡斯尔曼病预后差，术后需定期复查。

（张学斌）

shènshàngxiàn sǔnshāng

肾上腺损伤（adrenal trauma）

外力作用导致肾上腺的完整性被破坏的状态。肾上腺形成血肿性改变。肾上腺损伤通常为创伤性，临床非常少见，占钝性腹部损伤的 0.15%~4%，其中 75%~90% 为单侧发病，且右侧多见。

病因 多由于外部剧烈冲击、腹压升高等原因导致肾上腺腺体挫裂或肾上腺血管损伤。

发病机制 目前认为肾上腺损伤的发病机制包括：①由于腹部遭受剧烈冲击导致下腔静脉压力急剧增高并传至肾上腺静脉引起的肾上腺损伤，右侧肾上腺静脉短粗且直接注入下腔静脉主干，压力传导迅速，容易导致血管破裂。②腹压急剧增高致使肾上腺被肝或脾等实质性器官挤压在脊柱椎体上，造成暴力性损伤，故肾上腺损伤常合并肝或脾损伤。③坠落伤时突然减速产生剪切应力，致使肾上腺内小血管破裂出血。应激后升高的血儿茶酚胺会导致肾上腺的静脉强烈收缩，导致皮髓质结合部的毛细血管破裂出血也是可能的机制之一。肾上腺损伤按照严重程度可分为挫伤和裂伤（血肿）。

病理 肾上腺裂伤（血肿）主要发生于髓质及髓质旁，镜下可见多发小动脉、血窦及小静脉破裂，与肾上腺静脉压急剧增高而导致血管破裂有关。

临床表现 肾上腺损伤常见于严重的外伤患者，缺乏特异的临床症状和体征。肾上腺损伤出血可以诱发感染，双侧肾上腺损伤可以导致肾上腺功能减退，危及生命。

诊断 由于肾上腺损伤多合并严重的其他脏器损伤，病情容易被掩盖和忽视，临床诊断困难。而在胸腹部损伤等严重创伤患者行 CT 等影像学检查时应进行肾上腺的影像学评估。超声：对肾上腺损伤的诊断准确率不如 CT 和 MRI，可表现为肾上腺体积增大或形态失常，可为等回声或无回声的类圆形或不规则形团块所取代。肾上腺挫伤的 CT 表现为肾上腺局限性或弥漫性肿大、增粗，密度不均，可见高密度灶性出血，增强扫描时损伤区域肾上腺强化程度低于正常肾上腺实质。

鉴别诊断 严重外伤患者评估，CT 提示肾上腺弥漫性肿大、增粗，肾上腺损伤诊断较明确，如非创伤急性期，影像学提示肾上腺区肿块影，需与肾上腺其他来源肿瘤相鉴别，但肾上腺血肿

CT 表现为平扫稍高密度影，增强扫描强化不明显，且随着时间延长，血肿体积进行性减小。

治疗 根据肾上腺损伤的程度，可采用保守治疗和手术治疗。肾上腺损伤的手术治疗包括手术结扎肾上腺血管或对腺体进行切除，以及通过介入进行肾上腺血管的栓塞治疗。仅 2.5%~3.1% 的患者需要手术切除肾上腺。国内报道 17 例肾上腺损伤患者采用保守治疗而无死亡发生，也无需激素替代治疗。

预后 轻度肾上腺挫伤多可自行吸收好转，严重肾上腺损伤根据其他合并创伤决定预后。

（张学斌）

yìwèi shènshàngxiàn pízhì zhǒngliú
异位肾上腺皮质肿瘤（ectopic adrenal cortical tumor） 肾上腺以外部位发生的肾上腺皮质肿瘤。较为罕见。大多数异位肿瘤位于生殖管道的胚胎迁移途径上，如后腹膜邻近肾上腺的脂肪组织内、腹腔干、阔韧带、睾丸附件以及精索等。此外，还有报道肾上腺皮质肿瘤异位于肺、颅内、脊髓和胃壁等。

病因、发病机制 肾上腺皮质和髓质在迁移融合过程中，部分肾上腺组织与主体分离形成副肾上腺。随着机体成熟，绝大多数副肾上腺萎缩，因此婴幼儿常见而成年人少见。保留的副肾上腺多位于肾上腺附近，也有紧邻性器官和其他部位者，即为异位肾上腺。异位肾上腺仅见皮质组织。异位肾上腺皮质肿瘤可出现功能性改变，因此，临床疑诊者应进行肾上腺相关激素功能检测。

病理 圆形实性肿物，边界清楚，剖面呈黄褐色，质地中等，无坏死及出血。光镜下可见肿瘤细胞呈小泡状或腺泡状瘤巢，周

边为开放的血管窦样毛细血管网。肿瘤细胞具有丰富的嗜酸性胞质。胞核内可见嗜酸性假包涵体以及脂褐质沉着。免疫组织化学染色：肿瘤细胞波形蛋白、α-抑制素、黑色素 A、突触素、神经元特异性烯醇化酶（neuron specific enolase，NSE）和 CD56 弥散性强阳性表达，PAX8、S100HE、嗜铬粒蛋白阴性。

临床表现 异位肾上腺皮质肿瘤按照功能状态可分为功能性腺瘤和无功能腺瘤。功能性腺瘤可表现为皮质醇增多症，也有表现为原发性醛固酮增多症的报道。无功能腺瘤并不代表不导致临床症状，与其异位的部位及其大小等有关。异位于神经系统者可引起相应的神经症状，如头痛、四肢乏力等。较大的肿瘤也可引起占位效应，如局部不适、隐痛等。

诊断 超声可见相应组织器官内低密度团块影，界限清楚，回声均匀。CT 的定位诊断取决于异位肾上腺皮质肿瘤所在部位。平扫 CT 提示边界清楚的圆形或卵圆形软组织密度影，平扫 CT 值 30~35Hu，增强 CT 可见肿瘤明显强化。

鉴别诊断 异位肾上腺皮质肿瘤常与所在器官的肿瘤产生混淆，且多具有强化效应，故应与恶性肿瘤相鉴别。

治疗 治疗方式取决于肿瘤的功能、异位位置和临床症状。有功能的肿瘤、异位于重要脏器、导致显著临床症状以及不能除外恶性肿瘤者均应手术治疗。反之，无功能者、居于腹膜后等部位不产生临床症状者可密切随诊。

预后 虽然异位肾上腺皮质肿瘤大多数为良性，手术治疗效果良好，但文献报道无论是否为功能性腺瘤，术后均可复发，因

此即使病理学检查为良性者也应定期复查。对于复发者可再次手术治疗。

（张学斌）

yuánfāxìng shuāngcè shènshàngxiàn dàjiéjié zēngshēng

原发性双侧肾上腺大结节增生（primary bilateral macronodular adrenal hyperplasia，PBMAH）

CS 的一种罕见病因，表现为双侧肾上腺大小不等的结节样增生，结节直径可达 4cm，双侧肾上腺重量多>60g，可超 200g，结节可自主分泌皮质醇。

病因、发病机制 不明。

临床表现 患者可表现为典型 CS，参见 CS 临床表现。PBMAH 为良性病变，尚未发现恶变或转移报道。

诊断 患者一般有典型的 CS 临床表现。内分泌检查可见 24h-UFC 升高，血皮质醇升高，血皮质醇节律消失，血 ACTH 降低，大小地塞米松抑制试验不被抑制。PBMAH 影像学表现为双侧肾上腺形态失常，代之以大小不等的多发结节，结节直径可达 5cm。结节间的肾上腺组织可以是正常的或弥漫性增生，增生的肾上腺组织可保持原有的轮廓，与大小不等的增生结节融合形成生姜样改变，为该病的特征性影像表现。可参考 CS 的诊断。

鉴别诊断 参考 CS 的鉴别诊断。

治疗 PBMAH 为良性疾病，治疗目的在于控制 CS，因此首先考虑保留肾上腺的手术方式。对于 24h-UFC 中等程度升高，两侧体积悬殊者，推荐行增生明显侧肾上腺全切术。CS 症状明显，24h-UFC 显著升高者推荐一次全切，对侧次全切，手术可双侧一期完成，也可分期，一般采用腹腔镜手术。对不耐受手术的 PBMAH 患者也可考虑甲吡酮和基于受体学说的生长抑素制剂、β 受体阻滞剂和醋酸亮丙瑞林等治疗，国内尚无使用经验。注意术后给予患者规律补充糖皮质激素。术后患者需终身随访。

（赵 欣）

shènshàngxiàn wàikē shǒushù

肾上腺外科手术（adrenal surgery） 运用手术处理各种肾上腺良恶性疾病的治疗手段。

分类 ①根据手术方式可分为：开腹手术、腹腔镜手术以及机器人手术；②根据手术入路可分为：经腹腔入路、腹膜后入路；③根据切除方式可分为：肾上腺全切除术、肾上腺部分切除术、肾上腺肿瘤切除术。

适应证 ①所有的功能性肿瘤；②直径大于等于 3cm 的无功能性肿瘤；③可手术切除术的原发性或继发性恶性肿瘤；④非肿瘤性肾上腺增生性疾病。

应用解剖 肾上腺位于腹膜后，双侧肾脏的内上方，平第 1 腰椎椎体，相当于第 11 肋水平。右侧扁平，呈三角形或圆锥形；左侧呈半月形或椭圆形。正常肾上腺质量为 4~6g，长 4~6cm，宽 2~3cm。右侧肾上腺上邻膈角，下外侧与肾上极相接，前外侧为为肝右叶，内侧为下腔静脉及十二指肠。左侧肾上腺靠近中线，后方靠横隔，底面缘于肾上极内侧，内面为腹主动脉，前上 1/3 与小网膜腔的腹膜相毗邻，下 1/3 与胰体和脾血管相接。

肾上腺血供极为丰富，主要动脉来源有：肾上腺上动脉是膈下动脉分支，多为 3~4 支；肾上腺中动脉，多由腹主动脉直接发出；肾上腺下动脉，多为肾动脉分支。肾上腺静脉不与动脉伴行，髓质毛细血管汇成小静脉，引流入中央静脉。中央静脉穿出皮质，即为中心静脉，右侧多注入下腔静脉，而左侧多注入左肾静脉。右侧肾上腺中心静脉靠近下腔静脉，比左侧肾上腺中心静脉短而粗，且较脆弱，因此右侧肾上腺切除术后易出血，止血较为困难。左侧膈下静脉与肾上腺静脉相连，手术分离左侧肾上腺时容易受到损伤而出血。

手术过程 包括以下方面。

经腹腹腔镜手术 全身麻醉气管插管，常规行动静脉穿刺监测中心静脉压和动脉压，留置胃管尿管。患者取健侧 70°斜卧位，Trocar 位置，右侧病例剑突下加置 5mm Trocar 挑起肝脏。打开结肠旁沟将结肠游离并推向对侧，打开肾前筋膜，在肾前筋膜与肾周脂肪囊之间隙游离显露肿瘤。右侧肿瘤中央静脉回流入下腔静脉，左侧肿瘤中央静脉回流入左肾静脉，以 Hem-o-lock 双重夹闭并离断。完整切除肿瘤后以标本袋取出，术野留置引流管。

经腹膜后腹腔镜手术（半侧卧位） 气管插管全麻，常规行动静脉穿刺检测中心静脉压和动脉压，健侧 50°~70° 半侧卧位（侧位向背侧倾斜 20°~40°），稍抬高腰桥，Trocar 位置。沿肾前面于腹膜外向上分离至肾上极内侧，于肾上极内侧找到肾上腺，沿其包膜表面分离腺体及肿瘤，肥胖者可去除部分肾上腺区脂肪，因肾上腺肿瘤的质地较脆，分离时少用"抓"的动作，尽量减少对瘤体的刺激，避免钳碎瘤体造成不易控制的出血。术中使用超声刀钝性加锐性分离，可安全处理肾上腺动脉分支。继续解剖肾上极的内下方，找到肾上腺中央静脉，上双重 Hem-o-lock 夹后切断，依次处理肾上腺其余动静脉，沿肾上腺包膜游离肾上腺，再作肿瘤切除。仔细检查无活动性出血后，标本袋取出标本，常规放置引流管。

手术并发症 ①出血：包括中心静脉的出血，下腔静脉出血，肾上腺动脉出血以及肋间血管的出血。②邻近脏器的损伤：胸膜损失，脾、胰损伤，肝十二指肠的损伤。③切口感染。④肾上腺危象：又称急性肾上腺皮质功能减退症，术中及术后处理不当可成为患者术后死亡的主要原因。处理措施主要包括：快速补充糖皮质激素及血容量，纠正水电解质紊乱，预防和治疗低血糖。

(张玉石)

shènshàngxiàn zhǒngliú qiēchúshù

肾上腺肿瘤切除术（adrenalectomy） 切除肾上腺肿瘤的手术。

适应证 ①孤立的肾上腺良性功能性肿瘤：包括肾上腺皮脂腺瘤，嗜铬细胞瘤瘤，醛固酮瘤。②孤立的无功能肾上腺良性肿瘤：肾上腺囊肿，肾上腺淋巴管瘤，纤维瘤，血管瘤，神经节细胞瘤等。

手术方法 以腹膜后腹腔镜肾上腺皮质腺瘤切除术为例：①患者取健侧卧位，腰部垫高。②腋中线髂嵴上 2 横指（约 3cm）作一个 2cm 的切口，以手指推开腹膜并分离腹膜后腔。③于腋前线、腋后线肋缘下分别置 5mm 及 10mm 穿刺套管，髂嵴上置 10mm 穿刺套管，放置观察镜。④自上而下弧形分离腹膜外脂肪，将其翻向髂窝。在腹膜反折线下方用超声刀打开肾周筋膜，范围为：上至膈脚，下至肾脏下极。⑤紧贴肾周脂肪囊，游离肾脏中上极，

于肾上方肾上腺周围脂肪囊与前层肾周筋膜之间的相对无血管间隙进行游离，以钝性游离为主，遇到血管时以超声刀离断，向内侧深面游离，直至显露肾上腺腹侧面，右侧深面注意显露出下腔静脉。⑥于肾上极上方游离显露肾上腺背侧面，并游离至上方与腹侧面汇合，向下游离至肾上极内侧，肾上腺背侧面为相对无血管层面。最后，于肾上极内侧，游离肾上腺底部。⑦肾上腺显露后，一般即可发现腺瘤部位。腺瘤可在肾上腺边缘、外侧面、内侧面。⑧位于边缘者，适当游离后肽夹处理后切下；位于一侧面者，可用电凝钩和分离钳小心游离，至近中央处钩起后电切，重复几次即可切下腺体；位于腺体中央者，分离容易出血，常行一侧肾上腺切除。⑨将腺体取出，置入 10mm 引流管 1 根，关闭切口。

并发症 ①穿刺过程及气腹相关并发症：皮下气肿，腹膜外气肿，胸膜损伤，腹腔内脏器损伤，系膜血肿等。②手术区域的损伤：包括周围组织的烧灼伤，血管损伤，淋巴管损伤，肠管损伤，胰腺损伤等。③术后相关并发症：包括肿瘤复发，酸中毒，继发性出血，胃潴留，肠粘连、切口疝，腹腔感染，肩痛等。

(张玉石)

shèn yízhí

肾移植（kidney transplantation） 将某一个体的肾用外科手术移植到另一个体内的方法。主要分为以下几类。

根据供者和受者遗传基因的差异程度分类。①同质肾移植：供者和受者虽非同一个体，但两者遗传基因型完全相同，受者接受来自同系（同基因）供者移植

肾，术后不发生免疫排斥，如临床应用中的同卵双胞胎之间的肾移植。②同种肾移植：供者和受者虽属同一种属但遗传基因不相同的个体间的移植，如不同个体人与人之间的肾移植，因此常称同种异体肾移植。同种异体肾移植为临床最常见的肾移植类型。因供、受者遗传学上的差异，术后如不采用合适的免疫抑制措施，受者对移植肾不可避免地会发生排斥反应。③自体肾移植：移植肾取自受者自身。④异种肾移植：移植肾取自与受者不同种属的动物，如人与猪之间的肾移植。术后如不采用合适的免疫抑制措施，受者对异种移植肾不可避免地会发生强烈的异种排斥反应。

根据移植肾植入部位分类。①原位肾移植：将移植肾移植到受者肾原来的解剖位置，移植前需将受者原来的病变肾切除。②异位肾移植：将移植肾移植到肾以外的其他解剖位置，如绝大多数常规肾移植等。一般情况下，异位肾移植不必将受者原来的肾切除。

根据移植肾供者来源分类。①尸体供者：分为脑死亡供者和心脏死亡供者；术前准备不具备活体供肾者这样好的条件，无法术前检查，需取肾后再行相关检查。②活体供者：分为活体亲属供者和活体非亲属供者。活体供者需要严格按照相同的组织配型进行选择。否则不但难以取得术后长期存活的效果，而且也使供者失去一只正常肾。③胚胎供者：移植的肾取自于引产胎儿。通常根据胎儿肾发育的胎龄进行选择，胎龄过小则肾发育不全，肾功能尚不健全，往往不能满足受者的需要。④扩大标准供者：年龄 ≥60 岁；年龄 50~59 岁，且具有

以下 3 条中的 2 条：血清肌酐>1.5mg/L，死亡原因为脑血管意外，有高血压病史。⑤边缘性供者：由于可供移植的肾严重短缺，为了开拓供移植肾的来源，适当放宽了选用指标，对于以往认为其肾不适合作为供移植肾的供者，而现今作为一个新的供移植肾来源。

肾移植供者和受者的合理选择、供肾的获取与保存、肾移植手术、肾移植术后处理、术后免疫抑制治疗和肾移植并发症处理等均是与肾移植相关的关键问题。

（叶子兴）

gòng shèn huòqǔ

供肾获取（donor kidney acquisition）

从活体或尸体供者体内获取供肾的过程。包括尸体供肾获取和活体供肾获取。

尸体供肾获取：包括从脑死亡者或从无心搏尸体供者获取两类，从脑死亡者取肾是在供体维持呼吸和循环的条件下取肾；从无心搏尸体供者取肾是在心搏刚停止而死亡的情况下取肾。按照获取肾的方法进行分类，可分为分侧取肾法、整块取肾法、原位灌洗整块取肾法和原位灌洗肝肾（胰腺）联合切取术。

活体供肾获取：主要方法包括经腰部开放切取术和后腹腔镜活体供肾切取术两类。

无论是尸体供肾获取还是活体供肾获取，供肾获取的关键均是减少热缺血时间、保护肾血管及保护输尿管血液供应。

（文 进）

qìguān juānxiàn

器官捐献（organ donation）

患者在脑死亡后，相关细胞、组织或器官被捐献给有治疗需求的患者，以维系其器官功能和生命，如肾移植、肝移植等。另外，未

脑死亡的捐献者，也可以捐献完整或一部分器官，以挽救或维持其他患者的器官功能和生命，如亲体肾移植、部分肝移植等。器官捐献是器官移植的重要部分，长期以来，各种原因导致器官捐献受限，严重限制了器官移植的进步和发展。

分类 从捐献成分来讲，器官捐献可以分为细胞捐献、组织捐献和器官捐献。细胞捐献是指从捐献者体内提取一部分具有活力的细胞，输入被捐献者体内，以治疗相关疾病，最经典的细胞捐献是捐赠骨髓以进行骨髓移植，以治疗白血病等血液系统疾病。组织捐献是指捐献一部分健康者的具有活力的组织给被捐献者，如捐献肌肉、神经、皮肤、眼角膜等，其中眼角膜移植较为成熟和常见。器官捐献主要捐献的是具有活性的完整或部分器官，如肾、肝和心脏等。

从捐献者是否死亡来讲，器官捐献又可以分为尸体器官捐献和活体器官捐献。尸体器官捐献是在患者脑死亡后，捐献部分细胞、组织和器官给被捐献者。活体器官捐献是指活着的健康捐献者捐献部分细胞、组织和器官给被捐献者，捐献者并不会因为器官捐献而导致严重的器官功能受损或丧失生命。

流程 器官捐献的基本流程主要包括以下 4 个步骤。首先，申请者可以主动咨询器官捐献主管机构，如当地红十字会。其次，红十字会等主管机构向申请者提供以下资料：《致遗体捐献志愿者的一封信》《遗体捐献登记表》《志愿者基本情况登记表》等。由申请者填写相关登记表。再次，红十字会等主管机构正式受理申请者填写的登记表，进行审核和

校对，告知其有误或不完整的地方并进行修改；最后，为填写合格的申请者办理相关手续，发放以下资料：《致遗体捐献者的一封信》《遗体捐献登记表》《荣誉证书》和《捐献卡》。

意义 器官捐献是器官移植的重要组成部分。尽管器官捐献近些年来逐渐被大众所认识和接受，但捐献比例仍较低，严重限制了器官移植的发展，不能满足全社会对器官移植的需求。一方面，这与中国传统的"生死"观念有关，传统的"入土为安"观念，限制了社会大众对器官捐献的接受程度；另一方面，从世界各国的经验来看，器官买卖等违法犯罪行为严重违背医学伦理，扰乱社会公共秩序，造成恶劣的社会影响。因此，包括中国在内，世界各国的器官捐献都坚持公益原则，拒绝经济利益的参与。失去了相关利益刺激，在社会大众对器官捐献的认识不充分的情况下，器官捐献难免无法满足全社会的需求。

（乔 逸）

qìguān bǎocún

器官保存（organ preservation）

保存离体器官的组织形态和生理功能的方法。离体器官在缺少血液供应的情况下，很难保持活力。但是，对于器官移植技术来说，要求移植的细胞、组织和器官拥有良好的活力，以保证移植后的功能。因此，在器官移植过程中，器官离体后，接通其和受者主要血管之前，保证器官的结构和功能完整性，是移植成败的关键。事实上，离体器官在常温下保存功能的时间多以分钟计，肾保存时间较长，但也不得超过 60 分钟。科学家一般从两个方面出发来延长保存功能的时间。一

方面，可以考虑降低组织和细胞的代谢需求，主要通过低温实现；另一方面，可以考虑设法持续供给组织和细胞所需要的养分，主要通过持续灌注实现。

适应证 对于切断主要血管以造成器官离体的各种技术，如同种异体移植、自体移植等，均需要使用器官保存的方法。

操作方法 目前，器官保存的操作主要结合了低温和持续灌注两种方法。研究证明，在 0～4℃的低温下，离体器官耐受缺血的时间可延长 10 倍以上。最初，器官保存多采用单纯表面冷却法，即将离体器官放置于低温液中，但这种方法很难均匀降低器官温度，器官的核心温度难以降低到满意的水平。因此，之后出现了持续低温灌注保存方法，即利用低温灌注液，对离体器官进行持续灌注并保存于低温溶液中。这种方法的优点在于，能够均匀地降低器官温度，特别是器官的核心温度。持续灌注的动力可以来源于重力，也可以借助于脉冲泵等机械设备进行。

1969 年，美国柯林斯（Collins GM）发明了器官保存液，采用与细胞内液组成相仿的成分，显著延长了器官保存的时间，这是器官移植发展史上的里程碑式发明。以肾为例，此种器官保存液可以延长肾保存时间至 20～24 小时。目前，此类保存液主要有柯林斯 C2 液、欧洲柯林斯（Euro-Collins）液、萨克斯（Sacks）Ⅱ液、罗斯（Ross）液等。中国临床常用的此类溶液，主要是上海产改良罗斯（Ross）液和华中科技大学同济医学院器官移植研究所研制的 WMO-I 号液。1988 年，美国贝尔泽（Belzer FO）创制了 UW 液（the University of Wisconsin solution），该溶液在器官保存方面取得突破性进展。它相对于柯林斯液的优势在于，一方面不含葡萄糖和甘露醇，降低了肝细胞酸中毒的风险；另一方面，其所含的别嘌醇和谷胱甘肽可以有效对抗氧自由基。

0℃以下的冷冻保存方法目前在临床上除了保存精子外，并没有取得其他良好的应用。另外，器官保存技术目前也主要应用于短期保存，中长期保存仍是尚未解决的难题。

注意事项及并发症 在器官保存的过程中，器官形态和功能的损失是难以避免的。其中，最大的问题是器官的缺血再灌注损伤。尽管采用了低温、持续灌注等方法，尽量减少了组织和细胞对代谢的需求，并在保存液中加入了可以对抗氧自由基的成分等，缺血再灌注损伤仍然是必然的，只是程度上的差异。因此，在器官移植过程中，即使采用了一系列的保存方法，仍然需要强调尽量减少器官离体的时间，以最大限度保存器官的形态和功能。

（文 进）

gòngshòuzhě zǔzhī pèixíng

供受者组织配型（donor and recipient tissue matching） 针对器官移植的受者，选择与其组织相容性抗原错配最少的供者作为配体，进行器官移植。在器官移植过程中，除了要考虑供者和受者的年龄、性别、解剖、生理，乃至社会背景等因素，我们还需要充分考虑免疫学因素，即进行供受者组织配型。

适应证 在各种类型同种异体器官移植（如肾移植、肝移植、骨髓移植等）前，均需进行严格的供受者组织配型。

操作方法 供受者组织配型需要满足一定的免疫学条件。首先，必须满足"ABO 血型相容，Rh 血型相符"原则，即 O 型供者可移植给 A、B 或 AB 型受者，AB 型受者可接受 A、B、AB 及 O 型供者器官。其次，还需要分析受者血清中抗供者特异性预存抗体的反应性，主要依赖于淋巴细胞毒试验。如淋巴细胞毒试验阳性（大于 10% 为阳性），则提示具有发生超急性排斥反应及加速性排斥反应的风险，因此淋巴细胞毒试验阳性是器官移植的禁忌证。再次，应利用血清筛查试验测定群体反应性抗体（panel reactive antibody，PRA）百分率，群体反应性抗体阳性（大于 10%）说明受者被致敏的程度较重，因此群体反应性抗体阳性者移植存活率较阴性者低。最后，配型还应当尽量满足人类白细胞抗原（human leukocyte antigen，HLA）尽量少错配的原则，尽管无法做到完全匹配，但较少的错配能够为器官移植提供更高的成功率。

（乔 逸）

yuánwèi shèn yízhí

原位肾移植（orthotopic renal transplantation） 将移植肾移植到受者肾原来的解剖位置的手术。移植前需将受者原来的病变肾切除。多采用左侧肾窝原位肾移植，首先要切除患肾，保留的肾动脉和静脉分别与供肾动脉、静脉吻合；如有困难，也可将供肾动脉与脾动脉（或腹主动脉）吻合，供肾静脉与下腔静脉吻合，供肾输尿管与患者的输尿管残端对端吻合。原位肾移植的优点：在同一个手术切口内，既切除了患肾，移植肾又安放在正常的解剖位置，满足了患者心理上、生理上的要求。缺点：种植供肾前必须先做自体肾切除，增加麻醉和手术的时间；肾窝的位置深在，手术有一定困难；最重要的是术后发生排斥反应时不易观察，出现并发症时难以探查和手术，目前已极少应用。

（张寅生）

yìwèi shèn yízhí

异位肾移植（ectopic kidney transplant）

将移植肾植入受者体内非原肾的正常解剖位置的移植手术。又称辅助肾移植。异位肾移植时，可以切除或不切除原来的患肾。常见的异位肾移植部位有髂窝部肾移植和下腰部肾移植，前者更常见。

髂窝部肾移植：利用髂血管与供肾血管进行吻合，是目前肾移植最普遍使用的手术方式。术中将供肾的动脉与受者的髂内动脉做端-端或髂外动脉做端-侧吻合，供肾的静脉与受者的髂外静脉做端-侧吻合，供肾的输尿管与受者的膀胱直接吻合，使供肾可得到比较正常的血流量。该方法的优点是部位浅在，切口暴露比较容易，局部解剖关系比较清楚，手术操作比较简便易行；由于供肾位于腹膜外，对患者干扰较少，基本不影响患者的自由活动；更重要的是术后可在下腹部清楚地摸到肾的大小、硬度及其变化，也便于进行超声及肾组织穿刺检查，一旦供肾发生自发破裂、出血、尿瘘、尿路梗阻以及感染等并发症时，也便于处理。缺点是供肾位置表浅，易受外伤，另外髂动脉硬化闭塞或有动脉炎时无法移植。

下腰部肾移植：成人供肾移植于儿童或成年人第3次移植时可选用的部位。手术切口采用下腹弧形切口或腹直肌旁切口。进入腹腔后，切开后腹膜，将供肾动脉与受者髂总动脉或腹主动脉端-侧吻合，供肾静脉与受者髂总

静脉或下腔静脉端-侧吻合，供肾输尿管与受者膀胱直接吻合，移植肾放置于腹膜后，其前面可有肠管覆盖。

（张寅生）

zìtǐ shèn yízhí

自体肾移植（autologous kidney transplantation）

将自身肾取下后重新放回体内的手术。自体肾移植在临床上比较少见，通常把移植肾下移到髂窝里，肾动脉与髂动脉吻合、肾静脉也与髂静脉吻合、输尿管与膀胱吻合。1963年，哈迪（Hardy）报道了人类历史上第1例应用自体肾移植术治疗输尿管损伤的病例，保留了肾，从此自体肾移植术开始不断在泌尿外科疾病的治疗中得到应用。

适应证 20世纪70年代开始，自体肾移植术主要用于肾血管性高血压、复杂肾结石等的治疗，随着移植技术的日益成熟及腹腔镜技术的快速发展，自体肾移植术应用的适应证在不断地扩大。目前主要包括：肾动脉疾病、体外肿瘤切除、肾损伤修复、输尿管损伤修复、腰痛血尿综合征、腹内纤维瘤病、肾包虫病、肾静脉受压综合征（又称胡桃夹综合征）等的治疗，成为治疗难治性泌尿外科疾病的有效方法。

优点 ①避免使用人工血管或自体血管，故在吻合口处异物反应或萎缩性改变较轻。②大动脉炎一般不会影响髂内动脉，因此，移植肾可得到充分的血液供应。③手术野显露良好，易于操作。④适用于双侧病变。

并发症 应用自体肾移植术治疗泌尿外科疾病，术后并发症的发生率为4%，失肾率为3.6%，较同种异体肾移植术后各种并发症的总发生率3.6%~12.5%为低。

血栓形成是自体肾移植术后最为常见的并发症，其他少见的并发症有急性化脓性肾盂肾炎、输尿管坏死、肾动脉瘤破裂等。

预后 因术后无移植物免疫排斥反应发生，无需服用免疫抑制剂，故能有效地保存肾或最大限度地保留肾单位。

（张寅生）

tóngzhǒng yìtǐ shèn yízhí

同种异体肾移植（allogeneic kidney transplantation）

将同种不同基因型健康个体的肾移植给有肾病变并丧失肾功能的个体的手术。1954年，默里（Murray）施行同卵双胞胎兄弟间的肾移植取得成功，这是移植医学史上首次获得长期有功能存活移植肾的病例。1959年，默里和汉堡（Hamburger）各自第一次为异卵双胞胎间施行了肾移植，此两例受者均接受全身照射作为免疫抑制，移植肾获得了长期有功能存活。1962年，默里施行同种尸体肾移植，改用硫唑嘌呤作为免疫抑制药物，终于首次获得长期存活。这3次不同类型的肾移植相继获得成功，标志着现代器官移植时代的开始。目前，同种异体肾移植已成为治疗终末期肾病的主要方法之一。

分类 根据供肾的来源不同可以分为尸体供肾、活体供肾和尸体无心搏供肾肾移植。其中活体供肾来源又包括有血缘关系亲属（亲体肾移植）和无血缘关系供者两类。

适应证 主要适用于以下原因导致的尿毒症患者：肾小球肾炎、慢性肾盂肾炎（反流性肾病）、遗传性疾病、代谢性疾病、尿路梗阻性疾病、中毒性疾病、系统性疾病、溶血性尿毒症综合征、肿瘤、先天性畸形、急性不

可逆性肾衰竭和肾外伤等。

禁忌证　肾移植受者术前应接受全面、细致的术前检查，除外相关禁忌证方可接受移植治疗。一般认为存在以下情况者不适合接受肾移植治疗：①存在手术、麻醉及术后使用免疫抑制剂可能带来危险性的指征。②有明确的转移性癌症的患者。③顽固性心力衰竭、慢性呼吸衰竭，严重血管病变，严重泌尿系先天畸形，慢性感染，凝血功能紊乱和精神疾病等。

术后处理　同种异体肾移植术后一般需接受终身免疫移植治疗。

（张寅生）

qīntǐ shèn yízhí

亲体肾移植（parental kidney transplantation）　供者和受者之间有血缘关系，从健康供者体内切取肾作为供肾移植给受者。亲体肾移植是补充肾源不足、提高肾移植质量的一个极好方法。亲体供肾主要来自父母或同胞手足。

优点　包括以下几个方面。

组织配型符合程度高　人类组织相容性抗原的不同是导致排斥反应的免疫学基础。组织配型的符合程度明显影响移植肾的长期存活。由于遗传学的规律，人群中无血缘关系的组织配型相配者极少，而亲属中就多得多，如父母与子女间的人类白细胞抗原（human leucocyte antigen，HLA）相配率为50%，而同胞手足间的人类白细胞抗原相配率为25%～100%。因此，亲体肾移植供者最好是从与受者有极为密切血缘关系的亲属中选择。一般来说，亲体肾移植以同卵孪生的兄弟姐妹最好，因为其有着全部相同的遗传基因，移植术后不会有排斥反应发生，完全可以不使用

免疫抑制剂，可相当于自体肾移植的效果。其次是选择有两条单倍型相同的同胞兄弟姐妹，但这种移植必须使用免疫抑制剂治疗，如果免疫抑制剂使用得当，其移植的效果可接近同卵孪生移植。再次是选择父母及只有一条单倍型相同者，在现今人口生育减少的情况下，这是临床上能够找到的最常见的配型，其移植术后10年生存率可接近85%。

供肾质量好　供肾质量直接影响移植效果，而供肾质量取决于供肾切取前供者有无休克、供肾热缺血和总缺血时间、供肾的完整性、供肾灌注情况等，亲体肾移植术前可对供者进行全面体检，了解供肾动脉、静脉、肾盂及输尿管有无解剖变异，从而保证所取供肾的完整性，供受者同时手术可缩短总缺血时间，热缺血时间控制在1分钟之内，灌注时间和灌注容量也可准确控制。

免疫抑制剂用量减少　由于术前能充分了解供受者的免疫状况，选择合适的组织配型，术前适时地对供受者进行特异性供者输血或特异性的骨髓输注等免疫学处理，使其术后排斥反应发生率明显下降，免疫抑制剂用量减少，从而降低药物的不良反应。

手术时间灵活　亲体肾移植可立即安排手术，不需长期等待而丧失移植时机，术前有充足的时间完成血型检测等免疫学检查，可防止超急性排斥反应发生。

供者应除外情况　①心血管系统疾病：诸如各种器质性心脏病、高血压、动脉硬化等。②泌尿系统疾病：如肾小球肾炎、肾盂肾炎、尿道结石未被治愈、膀胱以上的先天性畸形等。③传染性疾病：如各型肝炎、艾滋病、巨细胞病毒感染、全身各处的结

核感染等。④恶性肿瘤：全身各器官系统的恶性肿瘤。⑤精神性疾病：精神性疾病未得到控制，或虽然得到控制但会经常发作者。精神发育迟缓或有痴呆者应由其法定监护人提出申请，并得到法律公证后才能作为供者。

（张寅生）

zàicì shèn yízhí

再次肾移植（kidney transplant again）　第一次肾移植术失败以后，再进行第二次、第三次或更多次的肾移植手术。一般来说，第二次肾移植与第一次肾移植术方法无多大区别，但随着移植次数的增加，手术的难度明显增加，并会比第一次或前一次带来更多的问题。除了手术技术方面的原因，免疫反应更为人们所重视。如果第一次移植失败是由于技术或肾质量问题造成的，则第二次移植的效果基本上与第一次相同；如果第一次移植失败是由于排斥引起，特别是超急性排斥和加速性排斥，则第二次移植的成功率要低于第一次。

适应证　再次肾移植的适应证基本上与首次肾移植相同，即各种慢性肾疾患发展到尿毒症阶段，患者无不能耐受手术的条件和不能进行手术的情况，如严重感染，特别是活动性肝炎和结核等、消化道出血、恶性肿瘤及有精神症状等。

上一次移植肾的处理　应根据具体情况决定，凡是第一次移植肾有感染、肿大、积水、局部疼痛或肾炎复发，引起高血压或反复出现排斥症状时，必须先予以切除。一般等到切口完全愈合，经过准备后再行移植为好。如上一次移植肾在体内无不良反应，可以直接在对侧做再次移植，以后根据情况决定是否切除上一次

移植肾。

再次肾移植的时机 主要取决于前一次移植失败的原因。对于技术原因及肾质量引起的首次移植失败，一般认为在摘除前一次移植肾，40 天后进行再移植，因为此时切口彻底愈合，血液透析治疗正常，能让患者顺利渡过围手术期，减少手术给患者带来的影响。对于排斥造成的首次肾移植失败，再次肾移植的间隔时间应长一点，最好 1 年以上，以减少再次移植带来的免疫反应问题。有条件者最好做人类白细胞抗原（human leucocyte antigen，HLA）配型，测定体内抗人类白细胞抗原抗体，多次测定体内淋巴细胞毒抗体，测定结果阴性者可做二次手术，阳性者应该等待测定结果转阴后再进行。

再次肾移植的部位 第二次肾移植术部位通常是第一次移植的对侧髂窝，一般第一次选择右侧，则第二次选择左侧。如果第二次移植距第一次移植不超过 1 周，可选择同侧髂窝，留下对侧，以备下一次移植使用。而当进行第三次、第四次手术时，两侧髂窝均已手术过，则可将供肾放在右侧或左侧髂窝内，根据患者腹膜后粘连的情况，放在腹膜后或腹腔里，但最好放在腹膜后。第五次手术则更为复杂，通常只能安放在腹腔内。

（文 进）

lián hé shèn yí zhí
联合肾移植（combined kidney transplantation）
肾与其他腹部器官同时进行移植。可以同时解决两个或多个器官功能不全的状况。目前较为成熟的有肝肾联合移植、胰肾联合移植和心肾联合移植等。

（董德鑫）

gān shèn lián hé yí zhí
肝肾联合移植（liver-kidney combined transplantation）
对严重肝功能受损合并肾衰竭患者所实施的将供者肝脏与肾脏同时移植入体的手术。肝和肾两个脏器出现不可逆的功能不全或衰竭时，可以同时移植肝、肾两个器官。肝肾联合移植是临床上实施数量仅次于胰肾联合移植的一种腹部器官联合移植。世界上第一例肝肾联合移植是于 1983 年 12 月 28 日由奥地利的马格利特（Margreiter）等在因斯布鲁克大学（Medizinische Universität Innsbruck）开展的。中国于 1996 年 7 月在亚洲率先开展了同种异体肝肾联合移植。

适应证 当肝与肾同时有器质性病变，导致功能衰竭，如遗传性疾病同时累及肝肾两个脏器、不同的病因同时累及肝肾两个脏器、肝肾综合征等；或者需肾移植的患者同时有肝功能不全，预计在肾移植后，肝不能耐受免疫抑制剂的毒性时。具体包括：①先天性或遗传性疾病同时累及肝肾两个脏器。先天性多囊肝和先天性多囊肾，当患者因囊肿增大破坏肝细胞和肾单位而导致肝、肾功能不全时，肝肾联合移植是一种理想治疗手段。②遗传性代谢性疾病伴有肾损害。Ⅰ型原发性高草酸尿症（primary hyperoxaluria type Ⅰ，PH Ⅰ）、糖原贮积病Ⅰa 型［冯·基尔克病（von Gierke disease）］、卵磷脂胆固醇酰基转移酶缺乏症、α-半乳糖苷酶 A 缺乏症等。③终末期肝病合并肾损害或终末期肾病合并肝损害。此类患者占肝肾联合移植的大多数，最常见的情况是终末期肾病的患者同时合并有慢性活动性肝病，如乙型或丙型肝炎等。

④肝肾综合征（hepatorenal syndrome，HRS）。门静脉高压和肝衰竭所致的一过性的肾功能损害。对肝肾综合征患者只行肝移植，若肾功能不能恢复，再行二期肾移植。

手术方法 与单纯的肝移植和肾移植相同。手术顺序上应先做肝移植后做肾移植，移植肾仍置于髂窝部。这样做的原因在于肝的冷缺血时间不能过长，并且移植肝对移植肾有免疫保护作用。

免疫抑制剂的使用 与单纯的肝移植或肾移植相同，术前及术后近期使用抗 CD25 单克隆抗体，以大剂量激素冲击，常规使用以环孢素 A（cyclosporin A，CsA）或 FK506 为主的联合用药。

移植肝对移植肾的免疫保护作用 在肝肾联合移植中，移植肝对同期移植的肾具有免疫保护作用。动物试验已经证实，临床上也发现肝肾联合移植的移植肾很少发生急性排斥反应。即使发生急性排斥反应，也表现较轻，且激素冲击治疗容易奏效，临床上也发现联合移植时虽然有时供者与受者免疫配型不一致，但仍能成功。

（董德鑫）

yí shèn lián hé yí zhí
胰肾联合移植（pancreas-kidney combined transplantation）
同时或先后进行胰腺和肾移植的手术。胰肾联合移植能同时治疗 1 型糖尿病以及并发的终末期肾病。成功的胰肾联合移植除可提高长期存活率外，还能提高患者的生活质量，预防移植肾发生的糖尿病肾病。随着新型强效免疫抑制剂的临床应用、器官保存技术的改进和移植手术方式的逐步成熟，胰肾联合移植成功率显著提高，已成为治疗 1 型糖尿病、部分 2

型糖尿病合并尿毒症患者的有效方法。

适应证 1 型糖尿病伴终末期肾衰竭；2 型糖尿病伴终末期肾衰竭。

移植胰腺外分泌处理方式 移植胰腺外分泌的处理是胰腺移植的关键。1966 年，凯利（Kelly）施行的全球首例临床胰肾联合移植，即为胰液空肠引流。20 世纪 80 年代中期，膀胱引流术问世，大大降低了移植胰腺排斥反应发生率和与胰液空肠引流术相关的外科并发症发生率，显著提高移植胰腺的存活率。随着强效免疫抑制剂的应用，胰液空肠引流和膀胱引流两种术式的排斥反应发生率和技术失败率也非常接近。而更符合生理的胰液空肠引流术所占比例已超过 80%，逐渐成为首选术式。

移植胰腺内分泌回流方式 包括体循环静脉回流与门静脉回流两种。理论上，胰腺外分泌肠引流加胰腺内分泌门静脉回流是最理想的术式。优点在于：①可以避免胰岛素直接进入体循环导致的脂质代谢紊乱及由此引起的动脉硬化。②胰岛素直接进入肝，也更有利于胰岛素发挥作用，促进糖代谢，以免引起胰岛素抵抗。③移植胰腺抗原或抗原-抗体复合物等在肝内得到处理，有利于减少排斥反应的发生。

（董德鑫）

xīnshèn liánhé yízhí

心肾联合移植（heart-kidney combined transplantation） 对严重心功能受损合并肾衰竭患者所实施的将供者心脏与肾脏同时移植入体内的手术。心脏和肾脏联合移植是治疗终末期心、肾衰竭的有效方法。心肾联合移植治疗终末期心脏病合并肾功能不全，其

临床效果优于单纯心脏移植。诺曼（Norman）等于 1978 年实施了世界上首例心肾联合移植，开创心肾联合移植的先河。

适应证 终末期心脏疾病患者合并肾功能不全或肾衰竭；肾移植受者合并终末期心脏疾病。

手术方式 劳弗（Laufer）等主张心脏移植后立即进行肾移植，一期手术完成。这样可最大程度地缩短肾缺血时间，避免再次麻醉，简化手术操作。但联合移植必须在血流动力学稳定、灌注压良好的情况下才能进行，否则可引起移植肾功能延迟恢复与损伤。

心肾联合移植应遵循先保心脏后保肾的原则。心肾联合移植早期心功能尚未恢复，为减轻心脏负荷，需要维持较低的血压和中心静脉压，并使用较大剂量的血管活性药物，致使移植肾得不到充分灌注。当出现少尿时，及时进行连续性肾替代治疗（continuous renal replacement therapy，CRRT），当移植心功能基本稳定后，立即加大补液量，使用利尿剂，使移植肾功能也得以顺利恢复。

免疫抑制剂的使用 心肾联合移植术后的免疫抑制治疗参照心脏移植的免疫治疗方案。早期免疫抑制治疗一般采用三联免疫抑制疗法（环孢素 A+硫唑嘌呤+类固醇）。近年来，新型免疫抑制剂的使用有效减轻了药物的毒副作用。研究表明，心肾联合移植后心脏急性排斥反应和肾急性排斥反应减少。

（文进）

shèn yízhí shǒushù bìngfāzhèng

肾移植手术并发症（complications of kidney transplantation） 肾移植手术后，因为肾来源于同种异体，由于免疫源性关

系，手术后会存在免疫反应。随着移植手术不断成熟，术后并发症的发生率逐年降低，但由于这些并发症可直接影响移植肾功能，因此仍应受到重视。

供者手术并发症 供者死亡是最严重的活体供肾并发症，据报道其发生率为 0.01%～0.03%，死亡原因包括肺栓塞、心肌梗死等心血管事件以及血管夹脱落导致的大出血等。2016 年的一项 Meta 分析显示，术中并发症发生率 2.2%，其中出血约 1.5%，其他脏器损伤 1%；术后并发症发生率约 7%，其中感染约 2.6%，术后出血 1%。供者终末期肾病的发生率为 0.4%～1.1%，与一般人群无明显差异。

受者手术并发症 受者外科手术相关并发症包括血管并发症、泌尿系统并发症、切口并发症等。

血管并发症 血管并发症可发生在供体血管（移植肾动静脉血栓形成等）和受体血管（髂动脉血栓形成、假性动脉瘤、深静脉血栓形成等），严重时可造成移植物丢失。肾移植发展的早期阶段，血管并发症的发生率可达 30%，随着技术的不断成熟，发生率逐渐下降。

移植肾动脉血栓形成 据报道，移植肾动脉血栓形成的发生率为 0.5%～3.5%，多发生于移植后早期，是早期移植肾丢失的主要原因。其主要临床表现为移植肾缺乏灌注和高血压恶化导致瞬时无尿。常见原因包括术中动脉内膜闭合不全而继发血管腔内纤维化，供肾切取/灌注过程发生内皮损伤，吻合的肾动脉过长致扭曲或打结，术后低血压、高凝状态、血管动脉粥样硬化、急性肾小管坏死、肾积水、急性排斥反应等。动脉血栓形成需立即手术

探查、恢复肾血流，挽救移植肾。

移植肾动脉狭窄　也是术后常见的血管并发症，发生率为5%～25%，常在术后3个月至2年内发生率最高。肾动脉段吻合口处狭窄约占50%，也可见于吻合口前/后，端－端吻合风险为端－侧吻合的3倍。吻合口狭窄常发生于早期，与术中肾动脉夹闭或缝合过程中血管损伤有关，其他原因包括患者年龄较大、扩大供肾标准、移植肾功能延迟恢复、缺血性心脏病、免疫抑制等。肾动脉狭窄表现为顽固或恶性高血压，可通过药物改善，但血压难以控制、肌酐不断升高导致移植肾功能障碍时，可行介入或手术重建肾动脉。

肾静脉血栓形成　发生率为0.5%～4%，常见于术后第1周。原因包括手术操作、高凝状态、右侧肾移植因肾静脉短而发生扭曲、左侧髂窝移植髂外静脉发生扭曲、脱水、同侧髂股静脉血栓性静脉炎、股静脉血栓形成、血肿或淋巴囊肿致血管压迫等。主要表现为突发少尿或无尿，伴肾周疼痛、血尿及移植肾破裂出血。如影像学检查提示血栓形成原因为肾周血肿或淋巴囊肿压迫所致，可行引流解除压迫；急诊探查手术、肾静脉取栓可帮助恢复肾血流。

髂外动脉夹层（external iliac artery dissection，EIAD）　相对少见，但由于其影响移植肾和下肢循环血供，常需立即处理。受者患糖尿病及相关并发症、动脉粥样硬化和心肌病变可能是髂外动脉夹层的危险因素。其他，如年龄较大、高血压、血脂异常、吸烟等因素也可能与终末期肾病患者发生髂外动脉夹层有关。术后髂外动脉夹层可表现为高血压、下肢缺血、移植肾/股动脉血流无法探及等，可通过经皮血管成形术或手术重建进行处理。

术后动脉瘤　多是假性动脉瘤，一般由吻合口动脉破裂造成。当动脉瘤破裂时，可表现为血压降低、腹痛等，需急诊手术修补挽救肾功能，如存在感染、大出血等情况，移植肾保留可能性不大，需行切除。假性动脉瘤及动静脉瘘亦可发生于肾穿刺活检后，是穿刺损伤相邻肾内单纯小动脉或小动静脉造成，多数可自愈，如造成显著症状可行选择性动脉栓塞。

泌尿系统并发症　泌尿系统并发症包括尿漏、输尿管狭窄、淋巴囊肿等，总体发生率为2.8%～15.5%，同样可以引起移植肾丢失，危险因素包括男性、肥胖、供者年龄≥65岁、膀胱挛缩、移植肾功能延迟恢复、移植前排泄性膀胱尿道造影异常、多次移植、多条供肾动脉以及供肾输尿管脂肪剥离过多等。

尿漏　在肾移植术后发生率为0～9%，可发生于肾盂、输尿管和输尿管－膀胱吻合口，其中最易见于输尿管－膀胱吻合口，多见于移植术后1个月内。原因主要是输尿管缺血性坏死，其他可由于肾缺血时间长、输尿管－膀胱吻合类型、存在副动脉、支架管置入时损伤输尿管壁等因素造成。发生尿漏时患者可出现移植肾周围饱满、压痛、少尿，引流增加，同侧小腿肿胀，阴囊或阴唇水肿等，肾周引流液肌酐水平与尿接近。术中留置输尿管支架管、采用经膀胱外输尿管移植术（Lich-Gregoir法），做输尿管－膀胱吻合可减少尿漏发生。治疗上可保留导尿管、行经皮移植肾穿刺造口术、放置输尿管支架管；严重时需手术修补，切除坏死的近端输尿管并重新植入。

输尿管狭窄　见于0.6%～10.5%的患者，可发生于术后数周至1年内。输尿管缺血是最常见原因，约占90%，多见于早期；晚期狭窄可见于感染、排斥反应、瘢痕纤维化等。术中保留供肾下极副动脉和输尿管周围脂肪组织可避免输尿管缺血性损伤坏死。治疗方法包括球囊扩张、手术等。

淋巴囊肿　发生率1%～26%，主要是由于分离髂血管损伤淋巴管、供肾肾门淋巴结漏扎等造成。当囊肿较大时可压迫肾，影响肾功能恢复、促使深静脉血栓形成。早期可表现为引流液增多或切口渗液，晚期为血肌酐升高、移植区/盆腔肿胀，并出现局部压迫表现。部分较小的淋巴囊肿可能自行消退，较大时可通过引流、硬化剂注射、手术开窗等方式处理。

切口并发症　发生率为5%～10%。切口感染一般见于术后5天左右，通常由切口内的血肿、尿漏、淋巴囊肿所致。肾移植受者长期贫血、低蛋白等状态以及糖皮质激素和免疫抑制剂的应用等可导致切口愈合不良、切口裂开等问题。切口疝也是切口常见并发症，发生率约4%，危险因素包括年龄、肥胖、糖尿病、血肿、排斥反应、原切口二次手术、应用哺乳动物雷帕霉素靶蛋白（mammalian target of rapamycin，mTOR）抑制剂等。

（王文达）

shèn yízhí yuǎnqī bìngfāzhèng

肾移植远期并发症（long-term complications of kidney transplantation）　肾移植是终末期肾病的重要治疗方式，但接受肾移植后仍存在较多的远期并发症，一是因为终末期肾病患者在接受移植前肾小球滤过率很低并长期接受替代治疗，部分并发症风险高且无法通过肾移植进行逆转；二是由于肾移植术后需糖皮质激素、免疫抑制治疗等，可能会增加新的并发症高危因素。肾移植后远期并发症涉及范围较广，可包括心血管、代谢、肿瘤、感染、免疫、骨性、血液等方面，尤其是前四类并发症，其发生率及相关死亡率较高。

心血管并发症 慢性肾病本身即是冠状动脉粥样硬化性心脏病（coronary atherosclerotic heart disease，CHD）的独立危险因素，在达到终末期肾病阶段时，无症状患者中冠脉狭窄发生率可达37%~58%。尽管肾移植能够有效减少心血管事件发生，但仍可占移植术后患者死亡原因的30%。终末期肾病患者存在的糖尿病、既往心血管疾病、透析时间1年以上、左心室肥大、年龄>60岁、吸烟、高血压以及血脂异常等是重要的心血管疾病危险因素，而这些危险因素在移植术后仍然存在，并且会出现移植后糖尿病、药物诱导性高血压及新发血脂异常、尿蛋白、慢性炎症等新的危险因素。对于这些危险因素的识别及调整是预防移植后心血管事件的重要举措。需要注意的是，相较于其他非心脏手术，肾移植手术的目标不仅是减少围手术期心血管事件及死亡率，同时也应着眼于降低远期发生率。

移植术后糖尿病 既往大剂量的糖皮质激素作为移植术后免疫抑制药物时，肾移植术后糖尿病（diabetes mellitus after renal transplantation）的发生率可达50%，起初认为可能与糖皮质激素用量较大有关；但当免疫抑制治疗更多依赖于钙调磷酸酶抑制剂（calcineur inhibitor，CNI）时，肾移植术后糖尿病的发生率并没有显著降低，因此人们发现钙调磷酸酶抑制剂也有致糖尿病倾向。自2000年以来，肾移植术后糖尿病的发生率有所下降，可能是由于排斥反应发生率下降以及糖皮质激素和钙调磷酸酶抑制剂用量减少所致。2016年，美国移植受者科学注册系统（Scientific Registry of Transplant Recipients，SRTR）报道的肾移植术后糖尿病5年发生率为12%。肾移植术后糖尿病会增加心血管事件、移植失败、死亡等风险，因此早期诊断及治疗非常重要。移植术后高血糖是动态的，特别是术后早期以及排斥反应时期的暂时高血糖状态，与这两个阶段应用较大量的糖皮质激素有关；因此，肾移植术后糖尿病的筛查和诊断最好在患者处于肾功能稳定、无急性感染的抑制期进行。肾移植术后糖尿病的治疗包括生活方式的调整、体重维持、药物治疗等。

肿瘤 移植受者实体肿瘤的发生率为一般人群的2~10倍，最常见的包括皮肤癌、淋巴增殖性疾病、泌尿系统肿瘤等。感染相关肿瘤的标准化的发病率比（standardized incidence ratio，SIR），如EB病毒相关淋巴瘤、卡波西肉瘤、肝细胞性肝癌、生殖器和胃癌等，在移植受者当中明显升高；其他一些非感染相关的肿瘤在肾移植受者中也更为普遍，标准化的发病率比最高的几种肿瘤是皮肤/唇鳞状细胞癌、肾细胞癌、胆管癌、唾液腺癌等，另外肺癌及结直肠癌也更为常见。相对应的，前列腺癌、乳腺癌等肿瘤的标准化的发病率比并未明显升高。吸烟是肿瘤发生的重要因素之一，部分研究显示移植前戒烟或能减少某些癌症的发生；而免疫抑制也是肿瘤发生的重要危险因素。移植受者人群肿瘤相关死亡率为一般人群的2~3倍，所有的移植受者及候选者均应接受肿瘤筛查和预防，做到早发现、早治疗。

感染 移植术后的感染并发症较为常见，可导致肾移植受者约13%的整体死亡率。免疫抑制程度以及流行病学暴露是感染的主要决定性因素。通常移植后感染可分为以下3种：①术后1个月左右，供者/受者因手术或住院导致的感染，或之前即存在的感染。②移植术后1~6个月，通常免疫抑制最强，机会性感染增加（卡氏肺孢子菌肺炎、巨细胞病毒或其他疱疹病毒感染、分枝杆菌感染等）。③术后6~12个月，免疫抑制逐渐稳定，感染类型主要取决于移植物功能和免疫抑制方案。大部分感染为肺部感染和一般慢性病毒感染、机会性感染。病原体可包括病毒、细菌、真菌、寄生虫等，尿路感染在肾移植术后最为常见。

其他代谢并发症 包括高脂血症、高尿酸血症、甲状旁腺功能亢进症等。高脂血症发生率可达60%~70%，也是心脑血管疾病的主要危险因素之一，与年龄、肥胖、蛋白尿、降压治疗、糖皮质激素用量、移植前高脂血症、免疫抑制剂、肾功能不全、糖尿病等有关。高尿酸血症也是常见并发症，发生率可达40%~60%。患者肾移植术后肾功能不全，应用利尿剂、环孢素A、他克莫司等药物均可导致尿酸排泄减少。甲状旁腺功能亢进症发生率为33%，是肾衰竭甲状旁腺肥大引起的后遗症，常见于移植术后1

周,也可见于术后半年甚至更长时间。部分患者术后肾功能恢复,甲状旁腺开始缩小,短暂高钙血症通常在 1 年内缓解;但若腺体过大、缩小时间过长,相应高钙血症持续时间会延长。当患者血钙无法下降,出现骨质脱钙、骨痛和移植肾功能丧失时,可行甲状旁腺切除。

消化系统并发症 发生率为 5%~20%,主要为消化性溃疡、上消化道出血,与终末期肾病患者体内毒素所致的胃肠道应激、既往溃疡史、大剂量糖皮质激素使用等因素有关。有溃疡病史的患者应于溃疡稳定后再行移植,同时避免使用大剂量糖皮质激素、合理应用免疫抑制剂。

血液系统并发症 如贫血、肾移植术后红细胞增多症和白细胞减少症,较为常见。贫血可见于移植术后 12%~20% 的患者,可能与铁缺乏、溶血、促红细胞生成素不足、免疫抑制剂或感染对骨髓抑制等因素有关。肾移植术后红细胞增多症发生率为 10%~15%,多见于术后 1~2 年,可能与性别、移植前高血压、免疫抑制相关,30%~40%患者可于 1.5~2 年内缓解。而白细胞减少症可能与应用细胞毒性药物导致的骨髓抑制有关。

骨骼相关并发症 包括骨软化、骨质疏松、骨坏死等。慢性肾病可导致 1,25-二羟基维生素 D_3 合成下降,同时慢性酸中毒有去矿物质作用,均可引起骨软化。移植后如肾功能好转可改善维生素 D_3 代谢、纠正酸中毒,从而减轻骨软化。激素应用可引起骨质疏松,移植时/后可监测骨密度变化,采取必要的预防、治疗措施。骨坏死是肾移植术后严重的并发症之一,糖皮质激素使用是重要

致病因素,另外如甲状旁腺功能亢进、肾性骨营养不良也可能引起骨坏死。一般表现为髋部疼痛和活动受限,疼痛可涉及膝部,骨坏死可单独影响膝和肩关节。当髋臼软骨明显破坏和股骨头萎陷时,需行髋关节成形或置换术恢复功能。

(文 进)

pénqiāng zhīfáng zēngduōzhèng

盆腔脂肪增多症(pelvic lipomatosis) 乙状结肠和膀胱周围脂肪过度生长,导致直肠周围空间不足,引起乙状结肠、膀胱变形的罕见良性疾病。最早由恩格斯(Engels)于 1959 年报道,1965 年福格(Fogg)等将"盆腔内膀胱、乙状结肠周围正常脂肪组织增生"命名为盆腔脂肪增多症。发病年龄多在 30~60 岁,男女比例约为 18:1。

病因 仍存在争议。目前有以下几种观点:①可能与慢性尿路感染导致的慢性盆腔炎症有关。②肥胖症可能是导致盆腔脂肪增多的原因,部分患者通过减肥可以缓解症状。然而国内外散发病例报道中,非肥胖患者也较常见。③内分泌疾病,如皮质醇增多症、甲状腺功能减退症、胰岛素分泌肿瘤,以及涉及下丘脑的肿瘤性疾病可能是导致盆腔脂肪增多症的原因。④其他:代谢紊乱、淋巴管阻塞、先天性静脉异常等。

发病机制 可能的分子机制:有动物实验表明带有截短的 *HMGI-C* 基因的转基因大鼠表现为一种以腹部或盆腔脂肪增多症占优势的巨大表型,该病遗传及发病机制可能与 *HMGI-C* 基因突变有关。男性发病率高,可能与男性骨盆较窄有关。

临床表现 主要由乙状结肠、膀胱等变形引起,病变的程度、

部位、范围不同,临床表现也不同。

50%的盆腔脂肪增多症患者有下尿路症状:早期无明显症状,随病情进展,其中约 50%的患者出现血尿、膀胱刺激征(尿频、尿急、尿痛)、排尿不畅、尿不尽感、肉眼脓尿、急性尿潴留和乳糜尿等,最常见为尿频、排尿困难和夜尿增多。下尿路症状与脂肪组织在膀胱周围增生导致的膀胱出口梗阻合并增生性膀胱炎相关。随着时间推移可出现肾盂、输尿管积液扩张,进而导致肾衰竭,甚至尿毒症。

25%的患者出现以便秘为主的肠道症状,其他消化道表现如恶心、呕吐、便血等。约 30%的患者合并高血压。

除此之外,还会出现腰背部疼痛、肋部疼痛、下肢水肿、上腹饱胀等。耻骨上可触及肿块,排尿后肿物消失。直肠指诊时可触及盆腔肿物,质地硬、有结节、固定、增厚等,前列腺位置高,不易触及或仅指尖能触及尖部,该体征具有特征性,但有时肛门指诊容易将增厚的脂肪组织误诊为肥大的前列腺组织。

诊断 根据上述特征性泌尿系、消化道症状以及专科查体可进行初步定位诊断。但由于临床表现特异性较差,盆腔脂肪增多症影像学特征性表现为该病确诊的主要依据。盆腔脂肪增多症目前没有统一诊断标准,目前比较公认的标准如下:① 计算机体层成像(computer tomography,CT)、磁共振成像(magnetic resonance imaging,MRI)发现盆腔脂肪异常增多。②膀胱受压变形,呈梨形、泪滴状或香蕉状。③腺性膀胱炎表现。④直肠-乙状结肠明显受压拉直,结肠袋消失。

⑤合并肾积水。满足以上①和②~⑤任意一条即可诊断。

B超 可对该病做初步筛查。B超多显现膀胱周围大量中高回声，膀胱位置增高，直肠膀胱陷凹充满高回声并伴有不同程度的尿残留。部分患者由于盆部肠道气体较多，对超声检查影响较大，而且B超探查膀胱直肠周围脂肪不如CT和MRI显示清晰。

X线表现 主要包括膀胱造影和静脉尿路造影（intravenous urography，IVP）。在膀胱造影图像上可见膀胱颈部变细拉长，膀胱底部上移，整个膀胱形状呈"倒葫芦"状。膀胱造影后，可让患者进行静脉尿路造影，此时侧位片可见后尿道延长及膀胱颈部拉长。因骨盆内有大量脂肪，所以在静脉尿路造影上平片可见骨盆区有"骨盆透明征"。注射造影剂后可见双侧输尿管靠近膀胱处受压变窄，而在此狭窄以上的输尿管则扩张积水并向正中移位；晚期患者可见双侧肾盂积水、肾显影不良或延迟。由于直肠亦受脂肪包绕压迫，钡剂灌肠可见直肠伸直、远端乙状结肠伸直抬高管腔变细，呈特征性的"塔形直肠"影像。莫斯（Moss）等将以上X线表现归纳为三联征：膀胱变形伸长，位置抬高；乙状结肠受压伸直；输尿管向正中移位。

CT 易区分脂肪与其他组织，能做出定性诊断。CT下可有特征性改变"骨盆透明征"，是骨盆内大量脂肪的CT显像，可见盆腔内膀胱、直肠周围大量均匀低密度影，CT值在－100Hu左右，为该病特征性表现。另外，CT还可显示盆腔内脏器受压情况，如膀胱变形抬高，在平腰骶关节的横切面上仍可见膀胱影；有时还可见到前列腺、精囊位置抬高，

精囊和膀胱后壁之间的间隙增宽。

MRI 对该病的定量诊断最有价值，MRI下可见膀胱周围充满短T1、长T2的脂肪信号，为该病的直接征象，具有特征性；另外MRI也可见膀胱受压、膀胱精囊角增大、膀胱颈部延长等间接征象。在磁共振尿路造影（magnetic resonance urography，MRU）上可见双侧输尿管、肾盂扩张积水，适合于对碘剂过敏或肾功能差不适合行静脉尿路造影和CT的患者。

尿流动力学检查 也有研究认为尿流动力学检查在症状不典型患者的早期诊断中有一定作用，尤其对于尿流动力学检查结果提示膀胱出口梗阻的中青年患者、峰值尿流率时膀胱逼尿肌压力及开放压升高的患者或膀胱顺应性、膀胱压以及残余尿量无法解释上尿路积水原因的患者有重要作用。

膀胱镜检查 盆腔脂肪增多症患者膀胱黏膜多表现为腺性膀胱炎，腺性膀胱炎可发展为膀胱癌，因此对于合并腺性膀胱炎的患者应该定期进行膀胱镜检查。由于脂肪堆积造成前列腺尿道延长、膀胱颈抬高、盆腔固定，约24%的患者膀胱镜插入困难；18%的患者膀胱镜无法插入。另外，当腺性膀胱炎患者行膀胱镜检查时，若膀胱颈部抬高明显，后尿道明显延长时应怀疑盆腔脂肪增多症的可能。

病理学检查 75%的盆腔脂肪增多症患者膀胱黏膜病理学改变为增生性改变（腺性膀胱炎、囊性膀胱炎或滤泡性膀胱炎、慢性炎性息肉状膀胱炎），其中40%为腺性膀胱炎。此改变可能与盆腔脂肪增多造成不同程度的淋巴回流受阻、血运不良有关。盆腔中脂肪组织规则增多、无浸润，

虽将周围结构包绕，但与周围结构边界清楚，肉眼观察为致密的多血管脂肪组织，脂肪组织并非起于某一病灶，无包膜。镜下仅见成熟的脂肪细胞，伴或不伴炎症反应，伴随的炎症为慢性和非特异炎症，常有不同程度纤维化，无不典型增生细胞。

鉴别诊断 ①腹膜后纤维化：系腹膜后的筋膜与脂肪组织的慢性非特异性炎症逐渐演变为纤维增生性疾病，病变可发展至腹腔、盆腔等组织。可使腹膜后的空腔脏器受压而发生梗阻。引起输尿管狭窄时可致近端感染或扩张，能产生腰部或肋脊角痛、尿频及夜尿增多；双侧输尿管受压则突然发生无尿；常有肾盂积水或肾感染，腰部触痛常见。CT上广泛的无脂肪特征的腹膜后病变是腹膜后纤维化和盆腔脂肪增多症鉴别诊断的要点；进行影像学检查明确病变部位可鉴别。②其他脂肪增生性疾病（痛性肥胖病、脂肪瘤、脂肪肉瘤、硬化性脂肪肉芽肿等）：脂肪肉瘤系恶性肿瘤，进展较快，多数呈血行转移，CT示无脂肪密度，且侵及周围组织。肿块边缘清晰并无膀胱形态改变，活组织检查可以鉴别。③其他导致泌尿系梗阻的疾病：如前列腺增生、膀胱颈挛缩、神经源性膀胱等和其他使膀胱呈梨形改变的病变（髂腰肌肥大、盆腔血肿或脓肿、淋巴囊肿、髂血管瘤等），均可通过病史、体检及放射学检查鉴别。

治疗 ①随访观察：患者早期如无明显的临床症状，且检查未证实输尿管梗阻、肾功能不全等进展性表现，可定期随访观察。②保守治疗：患者出现相应的临床症状，但症状较轻或患者不耐受手术治疗，可给予保守治疗，

包括减轻体重、口服抗微生物药物、饮食控制、性激素治疗等方法，此类方法的治疗效果不尽相同，没有公认的临床试验证据，可视患者情况考虑使用。③手术治疗：目的是解除梗阻症状、改善患者生活质量，主要是针对盆腔增生脂肪对膀胱、输尿管及乙状结肠直肠的压迫，解除尿路梗阻造成的严重肾积水或乙状结肠、直肠梗阻。常用术式：理想术式为盆腔脂肪清除术，但一般认为脂肪增生量大，与周围重要结构如输尿管等粘连较紧密，无明显分界面，术中分离困难，且脂肪组织中血管丰富，手术时间长，容易导致大出血，完全切除增生脂肪的手术存在极大风险，手术困难且并发症多，目前存在争议。④肾造口、输尿管-皮肤造口、输尿管-膀胱再吻合等其他膀胱尿流改道术，作为对症手术治疗，患者耐受好、效果好，生活质量也得到明显改善。⑤间歇性留置双J管：对于年龄较大、身体条件不能耐受手术的患者，改善症状也有不错的效果。

预后 盆腔脂肪增多症是一种缓慢的进展性疾病，最终会导致肾衰竭，危及生命。国外巴里（Barry）等人报道1例患者在5个月内病情快速进展。选择适当的手术方式治疗可以防止肾功能进一步恶化，改善生活质量。尽管切除的脂肪组织不会再生，仍建议定期复查泌尿系造影、CT等影像学检查。

盆腔脂肪增多症患者约40%合并有腺性膀胱炎，腺性膀胱炎可发展为膀胱腺癌。国内尚未有盆腔脂肪增多症患者腺性膀胱炎最后恶变的报道。国外海恩斯（Heyns）等报道了1例盆腔脂肪增多症患者6年的随访，最初是腺性膀胱炎，6年后活检发现膀胱腺癌。Sozan等曾报道1例盆腔脂肪增多症患者行全膀胱切除术，在手术标本中发现了分化较好的膀胱腺癌。因此，膀胱病灶活检或电切术后病理学检查诊断腺性膀胱炎的患者都应定期随访，随访内容包括膀胱镜检查及活组织病理学检查。

（徐啊白）

shèn xiàchuí

肾下垂（nephroptosis） 肾的活动范围超过因呼吸活动影响的正常活动范围，并由此引起泌尿系统及其他方面症状。若同时伴有肾蒂过长、肾能在腹膜后间隙内较大范围地移动，可移动到盆腔甚至对侧的腹膜后间隙，又称为游走肾（floating kidney）。

病因 正常肾位于腹膜后肾脂肪囊中、胸腹之间的肾窝内，肾窝的后方是腹部肌群，前方是腹腔脏器，上方是肾上腺、肝（右肾）、脾（左肾）及膈肌，周围由肾周脂肪囊及肾周筋膜（gerota fascia）包裹，因此肾的位置一般相对固定，虽然肾会随着呼吸时膈肌的抬高、下降而有一定幅度的上下活动，但一般不超过3cm（或一个腰椎椎体）。肾周脂肪囊的尾端（下方）是不封闭的潜在间隙，当肾周围的筋膜、脂肪及疏松结缔组织支撑力不足时，肾会随着重力作用向下移位超过正常范围，并可引起相应的症状。

发病机制 肾为成对的蚕豆状器官，位于腹膜后脊柱两旁浅窝中，长10~12cm、宽5~6cm、厚3~4cm、重120~150g；左侧肾较右侧肾稍大，肾纵轴上端向内、下端向外，与脊柱所成角度为30°左右。肾周围为筋膜和脂肪组织包绕，肾前筋膜经过肾、肾蒂血管、腹主动脉及下腔静脉的前方，与对侧肾的肾前筋膜融合；肾后筋膜与腰大肌筋膜和椎体侧面融合；肾前筋膜和肾后筋膜横向融合形成侧椎筋膜，与横筋膜融合；肾前筋膜和肾后筋膜向上在肾的上极融合，继续往上又再分开以包绕肾上腺，在肾上腺的上部，它们再次融合形成肾上腺的悬韧带并与膈筋膜融合；而肾的下方各层筋膜不互相融合，肾后筋膜向下下降并与髂筋膜融合，肾前筋膜向下与髂窝的结缔组织融合；各筋膜层与肾包膜间的空隙被肾周脂肪囊填充，在肾尾端形成一个没有被筋膜封闭的潜在间隙。肾下垂多见于瘦长体型女性，肾周组织缺乏脂肪，腹壁肌肉薄弱松弛，当肾周的各层筋膜及肾周脂肪囊对肾缺乏支撑，肾可因重力作用，于站立时向下过度移位。迅速消瘦使肾周脂肪囊突然减少，或妊娠分娩后腹压突然降低，也容易引起肾下垂。其他如便秘、慢性咳嗽可促进肾下垂的发生。若同时合并肾蒂血管过长，肾甚至可移位到盆腔或对侧腹膜后间隙（游走肾）。因解剖上右侧肾位置较低，肾窝较浅，右侧肾下垂较左侧常见，占70%，左侧肾下垂仅占10%，左右两侧同时下垂占20%。

临床表现 包括以下几个方面。

症状 肾下垂好发于青年女性及体型瘦长者。大多数肾下垂患者并无自觉症状，部分患者因腰酸痛、反复尿路感染、反复血尿的症状就医，通过进一步检查而被诊断。肾下垂典型的症状是腰痛及腰腹部坠胀不适，行走或久站后加重，平卧后减轻或缓解；肾下垂时可牵拉肾血管，引起血管的扭曲，肾血液供应障碍，导

致肾充血、肿胀，以致蛋白尿、血尿等；肾下垂后引起输尿管扭曲、成角，导致肾积水，并可继发感染和结石，患者会出现活动后血尿，并伴有尿频、尿急等膀胱刺激征；肾位置突然下降可牵拉刺激腹膜后神经丛，反射性引起消化道症状并伴有肾区的牵扯痛，多为腹胀、恶心、呕吐、食欲缺乏等。

肾下垂肾蒂血管或输尿管突然扭转时，患者会突发肾绞痛、恶心、呕吐、苍白、虚脱、脉快、血尿等，称为游走肾危象〔又称迪特尔（Dietl）危象〕。

体征 因肾下垂患者多为体型瘦长者，体格检查时多能扪及肾，肾区双合诊能扪及光滑肾下极，下移的肾更易触及，比较平卧、侧卧及直立时肾的位置和活动度，可了解有无肾下垂；当触诊不明确时，可嘱患者步行或上下几层楼梯后立位触诊，有助于触诊肾；若患肾坠入盆腔，因骨盆的遮挡，也可能无法触及患肾。

诊断 具体如下。

症状与体征 对于具有典型症状和体征的患者，再结合影像学检查，多可以诊断；对于症状不典型的患者，需通过影像学检查以进一步明确。

影像学检查 ①卧立位静脉肾盂造影：常规行静脉肾盂造影后即刻加拍立位片，了解患者卧位和立位时肾位置的差异，若在立位时，肾位置较卧位时降低超过一个腰椎椎体的幅度，可以诊断为肾下垂。此检查方法亦有假阴性，如患者加拍立位片时肾尚未下移，可能在静脉肾盂造影中未能显示下垂的肾；或延迟立位片，肾内造影剂已排空，未能显示肾的位置。②超声检查：通过超声检查可以了解肾的位置，以

肾下极为定点，分别定位卧位和立位时肾的位置，两者之间的距离差异，就是肾的活动度，当活动度超过3cm，可诊断肾下垂。

肾下垂的分度 ①轻度：有典型的腰酸痛症状，未扪及或仅触及肾下极。有的患者肾区有叩痛，静脉肾盂造影中肾活动度为1个腰椎椎体，超声检查中肾活动度为3cm，有时有血尿，但多数是镜下血尿。②中度：有明确的腰酸痛症状伴消化系统和神经官能方面的症状。可扪及肾。静脉肾盂造影中肾活动度在2个椎体之内，超声检查有3~6cm的活动度。大多伴有血尿或尿路感染的并发症。③重度：有明确的症状与体征。静脉肾盂造影中见肾活动度超过2个椎体以上，或虽未超过2个椎体，但有明显输尿管扭曲、肾盂积水，合并结石或肾功能减退。超声检查肾活动度在6cm以上。

鉴别诊断 肾下垂需要和异位肾、肾下极肿瘤、肾积水、腹膜后肿瘤、消化系统疾病、神经症等相鉴别。通过影像学检查可与其他疾病进行鉴别。

异位肾是指发育完好的肾不能够到达腹膜后肾窝的正常位置；而游走肾往往是由于固定肾的结构发育不良，肾蒂过长，导致肾在腹膜后出现摆动游走的情况。游走肾平卧时可回纳到正常位置；异位肾位置固定，不随体位改变。

治疗 大多数肾下垂患者症状轻微或无特殊症状，无需治疗，定期复查即可；若症状较重，有明显的腰痛、血尿等症状或有并发症时，可考虑进行治疗干预，分为非手术治疗与手术治疗。

非手术治疗 诊断肾下垂后，不论程度如何，均宜先行非手术

治疗，尤其是仅有临床症状而无并发症时。非手术治疗方式：高热量饮食，增加肾周脂肪囊；多卧床休息，卧床时抬高下肢；加强锻炼，增加腰腹部肌肉力量；消除感染病灶；调理神经衰弱；使用各种类型的腹带及肾托。

硬化剂注射 适应证是症状严重，影响工作和生活者。若合并患侧肾盂-输尿管交界处狭窄、迷走血管压迫输尿管等机械性梗阻为其禁忌证。肾周脂肪囊内注射硬化剂后，产生化学性、无菌性炎症，肾与周围组织发生粘连固定。常用药物有奎宁明胶、醋酸酚、自体血液等，注射后需头低足高卧位1周。治疗失败者可重复注射1次。

手术治疗 具体如下。

适应证 ①肾下垂合并结石、感染、肾积水，引起严重症状者。②症状严重影响工作，而平卧后症状迅速缓解者。

禁忌证 神经衰弱或全内脏下垂，症状与体位关系不大，即平卧症状不缓解者。

手术方式（肾固定术） 目的是松解肾和输尿管上端周围的粘连，矫治引起尿路梗阻的病变，将肾固定在正常的位置，以保证尿路通常；对于伴有明显肾神经痛的患者，需要同时切除肾蒂周围的神经丛。无论是采用开放手术还是腹腔镜手术，都是将肾包膜或肾周筋膜固定缝合于腰肌或第12肋骨上，并将肾下方的脂肪囊缝合关闭，利用缝合封闭的肾周筋膜和脂肪囊托起肾，维持肾正常的解剖位置。术后卧床1周，以利于肾固定于肾窝内。

并发症 肾下垂时可牵拉肾血管，引起血管的扭曲，肾血液供应障碍，导致肾充血、肿胀，以致出现蛋白尿、血尿等。肾下

垂后引起输尿管扭曲、成角，导致肾积水，并可继发感染和结石。

预后 肾下垂是良性疾病，一般预后良好。

（吴荣佩）

rǔmí niào

乳糜尿（chyluria） 乳糜或淋巴液进入尿液中，使尿液呈乳白色或米汤样的病症。引流乳糜的淋巴管与肾集合系统之间存在异常的交通，乳糜渗漏进入尿液中，使尿液呈不同程度的乳白色。肠淋巴管吸收肠道内消化的脂肪颗粒后，淋巴液为乳白色称为乳糜，乳糜经乳糜管、肠系膜淋巴结、肠淋巴干汇入位于第 1 腰椎椎体前的乳糜池，然后再经过胸导管汇入左侧锁骨下静脉从而进入血液循环。正常情况下，引流乳糜的淋巴管与肾集合系统并不相通。渗漏点可能发生在整个泌尿道，包括肾、输尿管或膀胱水平。

病因与发病机制 乳糜尿按其发病原因分为两类，寄生虫性和非寄生虫性。引起乳糜尿的寄生虫以丝虫最为常见。乳糜尿发病的确切机制尚未完全确定，但公认的是由于梗阻或反流所致。正常情况下，腹膜后淋巴管引流包括肠道、胰腺和脾以及肾的淋巴，这些淋巴管最终都会汇入乳糜池，然后经过胸导管进入血液循环。当以上这些淋巴管阻塞或淋巴管瓣膜功能不全时，淋巴回流障碍，引起侧支开放或者反流，含有乳糜的淋巴液反流进入肾淋巴管，继而破裂进入肾集合系统，引发乳糜尿。

分级 根据病情的严重程度分级：①轻度：乳糜尿多为间歇性发作，以乳白色尿液为主要症状，不存在排尿困难、体重减轻等表现。②中度：乳糜尿间歇性或持续性发作，尿中出现凝块状

乳糜，伴有明显的临床症状，如乳糜块阻塞上尿路引发的绞痛，但不存在排尿困难及体重减轻等表现。③重度：乳糜尿呈持续性，伴有明显的临床症状，并且出现尿潴留、体重减轻等全身性表现。根据逆行肾盂造影结果分级：①轻度：仅有 1 个肾盏受到累及。②中度：累及 2 个以上肾盏。③重度：累及全部肾盏。

临床症状 乳糜尿常见于年轻人，以排出乳白色或混浊的尿液为主要的临床特征，可呈间歇性或者持续性，该病发作较为突然，多无前兆，部分患者发作前有腰痛、酸胀等感觉，可因体位变化、剧烈运动、劳累、受凉感冒、大量摄入脂肪或妊娠诱发或加重。部分患者同时伴有血尿，血尿严重时，甚至可掩盖乳糜尿症状。当乳糜尿中的凝块经过输尿管，可引发腰痛或者肾绞痛。当膀胱中的乳糜凝块堵塞膀胱出口，可引起尿潴留，但是非常罕见。长期、反复发作的乳糜尿患者，因丢失大量体液、血浆、脂类以及免疫淋巴细胞，可出现营养不良、低蛋白血症、免疫功能紊乱和高凝状态。如果是由丝虫病引起的乳糜尿，在急性发作期发生乳糜尿时，患者可伴有肢体关节酸痛、疲劳、倦怠、荨麻疹以及寒战、发热等症状。如果是丝虫病晚期患者，除乳糜尿外，可伴有乳糜腹水、乳糜胸腔积液以及下肢或者阴囊处的象皮肿。

诊断与鉴别诊断 乳糜尿常需要和晶体尿、蛋白尿和脓尿相鉴别。对于脓尿，需注意由于泌尿系统结核引起脓尿的可能性。乳糜尿可用乙醚溶解尿液中的脂肪颗粒，或者用苏丹红Ⅲ检测尿液中的脂肪颗粒来明确诊断。病原学检查方面，主要是检查血液

中或者乳糜尿中的微丝蚴，由于丝虫具有夜周期性，采样时间宜安排在晚 10 时至次日凌晨 2 时，但是总体灵敏度仍然偏低。丝虫病患者血细胞计数可显示嗜酸性粒细胞计数增高。丝虫特异性循环抗原检测灵敏高，被世界卫生组织认为是诊断丝虫病的"金标准"。近年来，有学者采用酶联免疫吸附试验检测丝虫特异 IgG4 抗体，显示出更高的灵敏度。

淋巴管造影可以显示淋巴管与泌尿系统间出现病理性交通的部位、数目和程度，但目前较少使用，因为它具有侵入性、耗时和技术要求高等特点。淋巴系闪烁显像通过注射放射性元素 ^{99m} 锝 - 右旋糖酐（^{99m}Tc-DX105），采用单光子发射计算机体层摄影（singlephoton emission computed tomography，SPECT）进行显像，稳定性好，可定位诊断乳糜尿，也可用于监测疗效或预后。磁共振尿路成像及 CT 尿路造影可以显示腹膜后迂曲扩张的淋巴管，对诊断具有一定的帮助。膀胱镜检查可发现受累侧输尿管口喷出乳白色的尿液，可定位乳糜来自单侧或双侧，检查时如未见乳糜尿排出，可留置输尿管导管并继续进食高脂饮食，增加活动量，多可定位成功。逆行肾盂造影可以观察到造影剂反流至淋巴管内，但是特异度不够强，因为正常人也可以观察到造影剂渗漏。

治疗 包括以下几个方面。

病因治疗 对于丝虫病引起的乳糜尿患者，可采用乙胺嗪、呋喃嘧酮、阿苯达唑、伊维菌素等药物进行病原学治疗，其中以乙胺嗪最为常用。但是，乳糜尿可能是丝虫病慢性期主要表现，药物治疗可能对患者病情并无明显改善作用。在其他可确定病因

的乳糜尿患者中，纠正潜在的病因将有助于解决乳糜尿。例如，继发于肾部分切除术的乳糜尿会随着时间的推移而缓解，通过饮食干预，可以减轻发作时的症状。

保守治疗 对早期或症状较轻的乳糜尿患者，可采用保守治疗。主要措施：休息、减少活动、多饮水、低脂饮食、采用中链脂肪酸代替饮食中的长链脂肪酸等。对于严重顽固性乳糜尿患者，甚至可考虑使用全肠外营养。保守治疗一定程度上可缓解病情，但并未去除乳糜尿的根该病因，病情易出现反复。

内镜下硬化剂治疗 对于保守治疗效果不佳的患者，可行内镜下硬化剂治疗。大多数乳糜尿患者中，异常的淋巴-尿路交通位于肾集合系统。通过输尿管导管将硬化剂注入肾集合系统，硬化剂渗入淋巴管内，产生无菌性炎症，促进组织增生并纤维化，从而使瘘管闭合。

手术治疗 乳糜尿的手术治疗包括肾蒂淋巴管结扎术（断流术）和淋巴管-静脉吻合术（分流术）。对于保守治疗和内镜下硬化剂治疗效果欠佳，或者症状严重、反复发作，或者伴有全身症状的乳糜尿患者，可行手术治疗。

预后 大多数乳糜尿患者对治疗有反应，预后良好。

（罗　云）

jìshēngchóngxìng rǔmíniào

寄生虫性乳糜尿（parasitic chyluria）

寄生虫引起的乳糜尿。寄生虫性原因包括丝虫病、囊虫病、棘球蚴病、疟疾和蛔虫病等，以斑氏丝虫病最为常见。斑氏丝虫以淡色库蚊和致倦库蚊为中间宿主，幼虫在感染期随蚊虫叮咬进入人体，定居于淋巴系统并发育为成虫。乳糜尿可发生在丝虫

急性感染期，但是多见于感染斑氏丝虫数年后。丝虫长期寄生于淋巴管内并分泌代谢产物，引起机械性损伤和变应性炎症，破坏胸导管、乳糜池、腰淋巴干等淋巴管管壁及瓣膜结构，淋巴液回流障碍，内压增高，使从肠道吸收来的乳糜回流受阻，而经侧支向远端淋巴管及肾蒂淋巴管内反流，在肾集合系统薄弱处破溃进入肾集合系统，导致乳糜尿的发生。

（罗　云）

fēi jìshēngchóngxìng rǔmíniào

非寄生虫性乳糜尿（non-parasitic chyluria）

由于损伤、手术、淋巴管畸形、感染、肿瘤、放射治疗、妊娠、肾/膀胱淋巴管瘤、胸导管狭窄等非寄生虫原因引起的乳糜尿。

（罗　云）

rǔmí xuèniào

乳糜血尿（hematochyluria）

含有乳糜的淋巴向肾集合系统破溃时常伴有毛细血管的破裂出血，尿液中含有红细胞，严重时血尿的症状可掩盖乳糜尿的症状。

（罗　云）

sīchóng kàngyuán jiǎncè

丝虫抗原检测（filarial antigen test）

检测血清中丝虫特异性抗原的方法。对于丝虫病感染的患者，检查血液、尿液或者其他体液发现微丝蚴的总体灵敏度偏低，因此临床上采用检测血清中丝虫特异性抗原来帮助诊断。

适应证 怀疑丝虫感染的患者。

禁忌证 暂无绝对禁忌证。

检查前准备 检查前不需要特殊准备。

检测原理 丝虫抗原检测是采用快速免疫色谱试验检测患者血清中的丝虫特异性抗原，具有

简单、实用、快速等特点，灵敏度高，被世界卫生组织（World Health Organization，WHO）认为是诊断丝虫病的"金标准"。

并发症、注意事项 无。

（罗　云）

yǐmí shìyàn

乙醚试验（ether test）

利用乙醚溶解乳糜尿中的脂肪颗粒，使尿液变清的实验室检查。常用于诊断乳糜尿。

适应证 需要确定尿液中是否含有乳糜的患者。

禁忌证 暂无绝对禁忌证。

检查前准备 检查前不需要特殊准备。

检测方法 乳糜尿患者的尿液中含有乳糜，呈现为乳白色或混浊的尿液。在尿液标本中加入乙醚，乙醚溶解尿液标本中的脂肪颗粒，使尿色变清，称为乙醚试验阳性。

注意事项 在检测前进食油腻食物可增加结果的准确度。

并发症 此项检查无并发症。

（罗　云）

sūdānhóng III shìyàn

苏丹红III试验（sudan red III test）

利用苏丹红III来染色乳糜尿中的脂肪颗粒。其为目前诊断乳糜尿的"金标准"。

适应证 需要确定尿液中是否含有乳糜的患者。

禁忌证 暂无绝对禁忌证。

检查前准备 检查前不需要特殊准备。

检测方法 在患者的尿液标本中加入苏丹红III，苏丹红III可将脂肪滴染成橘红色，镜下可见大量黄色脂肪颗粒，为乳糜尿定性试验阳性；口服含有苏丹红III的脂肪（10g 油脂+100mg 苏丹红III），会在2~6小时内导致乳糜尿患者的尿液呈橙红色，可得到

与乳糜尿定性试验相似的结果。

并发症、注意事项 无。

（罗 云）

línbāguǎn zàoyǐng

淋巴管造影（lymphangiography）

通过在淋巴管内注射造影剂，利用影像学技术显示淋巴系统内部结构的技术。淋巴管造影是确定乳糜尿患者淋巴管与肾集合系统病理性交通的首选方法，可显示瘘管的位置、直径和数目。

适应证 怀疑淋巴系统病变需要行淋巴管显像的患者，如乳糜尿患者。

禁忌证 对造影剂过敏的患者、妊娠期女性。

检查前准备 检查前需行肠道准备。

检测方法 通常采用经足背淋巴管造影，在单侧第1、2趾间皮下注射亚甲蓝与2%利多卡因混合液2ml，足背中部横切口，显微镜下寻找蓝染皮下淋巴管并穿刺，以4~8ml/h速度注入碘油6~20ml，在数字减影血管造影（digital subtraction angiography，DSA）系统下，分时段动态连续采集图像，观察造影剂经下肢、髂、腰干，直至胸导管进入颈静脉角入血后结束，这种方法称直接淋巴管造影。直接淋巴管造影对引流路径的淋巴结形态、淋巴管结构、有无扩张以及有无异常反流、漏出等均有良好的显示，可以对胸导管以下的淋巴管状态进行全面的掌握；但劣势在于，对淋巴管周围脏器状况的评估难度较大，且易受重叠因素的干扰。直接淋巴管造影后，行计算机体层成像（computer tomography，CT）胸腹联合扫描并三维重建，可以显示淋巴管周围脏器、组织的情况及腹部淋巴管病变，空间分辨率较高，可提高检查的灵敏度。正常

情况下行淋巴造影时，肾区无造影剂显示；乳糜尿患者可显示淋巴瘘管的位置，肾蒂淋巴管迂曲扩张，可见肾盂肾盏轮廓。

注意事项 无

并发症 淋巴管造影具有侵袭性，并且可能发生并发症，包括局部组织坏死、脂肪栓塞、超敏反应和淋巴水肿加重等，目前临床上应用并不多。

（罗 云）

línbāxì shǎnshuò zàoyǐng hésù línbā xiǎnxiàng

淋巴系闪烁造影核素淋巴显像（lymphoscintigraphy）

利用淋巴系统对大分子化合物颗粒的吸收及随淋巴液回流的机制，显示淋巴通路的结构、形态与引流功能的方法。

适应证 怀疑淋巴系统病变需要行淋巴显像的患者，如乳糜尿患者。

禁忌证 暂无绝对禁忌证。

检查前准备 不需要特殊准备。

检测方法 于双侧足背1、2趾根皮下注射放射性元素^{99m}锝-右旋糖酐（^{99m}Tc-DX105）胶体后，单光子发射计算机体层摄影（single-photon emission computed tomography，SPECT）显像，采集肾区淋巴影像和反流图像，发现梗阻、瘘口及结构异常部位，可定位诊断乳糜尿，也可用于监测疗效或判断预后。安全无创，简便易行，稳定性较好。

注意事项、并发症 无。

（罗 云）

nèijìng yìnghuà zhìliáo

内镜硬化治疗（endoscopic sclerotherapy）

将硬化剂注入肾集合系统，硬化剂渗入淋巴管内，早期产生无菌性炎症和淋巴水肿，后期发生组织增生并纤维化，从

而使瘘管闭合的微创疗法。

适应证 乳糜尿患者，保守治疗效果不佳者。

禁忌证 对于硬化剂过敏者，不能耐受手术者。

检查前准备 患者可在局部麻醉下、腰-硬联合麻醉下或者全身麻醉下进行操作。如果患者需要在腰-硬联合麻醉下或者全身麻醉下进行操作，则需要按照麻醉要求禁食水以及肠道准备。

检测方法 首先膀胱镜下在患者的输尿管中置入F5~6的输尿管导管，输尿管导管固定于尿管，将5~8ml硬化剂通过输尿管导管注入患侧肾盂，可以多次治疗以提高成功率。如果双侧均累及，建议两侧治疗至少间隔2个月。常用的硬化剂：1%~3%硝酸银、76%泛影葡胺、1%~25%碘化钠、10%~25%溴化钾等。

注意事项 灌注硬化剂时，可使患者头低15°，方便硬化剂浸润至肾上盏。内镜下硬化治疗可以反复进行，但是2次之间需要间隔多久目前并未达成共识。如果有两侧累及，建议两侧治疗之间至少间隔2个月。

并发症 除膀胱镜置管可能引起腰痛、血尿、尿路感染的风险外，注射硬化剂还可能引起腰痛、恶心、呕吐、间质性肾炎、化学性膀胱炎、血尿、输尿管狭窄等并发症，严重者可导致急性肾衰竭甚至死亡。

（罗 云）

shèndì línbāguǎn jiézā shù

肾蒂淋巴管结扎术（renal pedicle lymphatic disconnection）

充分结扎肾周、肾动脉、肾静脉及输尿管上段的淋巴管，封闭肾与淋巴系统之间的联系，阻止乳糜反流入肾集合系统，达到治疗目的的手术。又名肾蒂淋巴管

断流术。肾蒂淋巴管结扎术是目前公认的治疗乳糜尿的有效术式。

适应证 ①保守治疗和内镜下硬化剂治疗效果欠佳的乳糜尿患者。②症状严重、反复发作的乳糜尿患者。③伴有全身并发症的乳糜尿患者，如体重减轻、低蛋白血症和水肿、反复乳糜块滞留和免疫缺陷等。

禁忌证 不能耐受手术患者。

手术方法 肾蒂淋巴管结扎术可采用开放手术、腹腔镜手术以及机器人辅助腹腔镜手术来完成。腹腔镜手术具有视野大、并发症少、住院时间短、美容美观等优点。机器人辅助手术操作更为精准，对于结扎难度和风险较大的肾动静脉间淋巴管可以做到游刃有余。

手术将肾从肾周脂肪囊游离；肾蒂血管骨骼化及周围淋巴管结扎及离断；肾盂及输尿管上段周围淋巴管结扎和离断；肾固定术。传统的手术还包括筋膜切除术，即切除肾周分离的脂肪和组织。肾固定术中，上述措施将肾完全游离，需要将肾固定在腰大肌上，避免扭转。手术入路可采用经腹腔入路和经腹膜后入路。经腹膜后入路是一种安全、有效的手术方法，具有创伤小、出血少、住院时间短和恢复快的特点。

注意事项 手术需要在肾蒂血管周围进行，操作时注意保护肾蒂血管，以免出现严重的并发症。目前有学者保留肾上极与腹壁及膈肌相连的组织，在不影响手术效果的同时，避免术中将肾固定在腰大肌这个步骤。

并发症 出血、感染，损伤周围器官、肾蒂血管、输尿管、肾盂等；淋巴瘘、淋巴囊肿形成；乳糜尿复发。

（罗 云）

línbāguǎn jìngmài wěnhé shù

淋巴管-静脉吻合术（lympho-venous anastomosis）

通过手术使淋巴管与静脉系统连通，降低淋巴管内部压力，促进淋巴管瘘口逐渐闭合，达到治疗目的的手术。又称淋巴管-静脉分流术。作为显微外科的经典术式，早期应用于乳糜尿的治疗，并得到了广泛开展，与同时期的开放手术肾蒂淋巴管结扎术相比，可减少患者创伤。但是，随着腔镜下肾蒂淋巴管结扎术的出现，逐渐退出历史舞台。

适应证 ①保守治疗和内镜下硬化剂治疗效果欠佳的乳糜尿患者。②症状严重、反复发作的乳糜尿患者。③伴有全身并发症的乳糜尿患者，如体重减轻、低蛋白血症和水肿、反复乳糜块滞留和免疫缺陷等。

禁忌证 不能耐受手术者。

手术方法 在腹膜后水平，将腰干淋巴管或者肾门水平淋巴管与性腺静脉吻合，但由于腹膜后位置深，操作困难，目前临床应用较少。技术要求较低的替代方案是将腹股沟淋巴管与相邻大隐静脉的分支吻合。手术以患侧卵圆窝为中点，在于腹股沟韧带平行处做一切口，以完全暴露1~2枚浅表淋巴结为宜。然后对淋巴结进行处理，切除约1/5的淋巴组织，同时剜除淋巴结髓核，直至观察到淋巴液流出；对淋巴结周围大隐静脉属支进行处理，将分离好的大隐静脉属支远心端结扎，近心端与淋巴结断面做端-端吻合。如大隐静脉属支条件较差，也可将腹壁下静脉与淋巴结进行吻合。

注意事项 改良的淋巴管-静脉吻合术不论乳糜尿来自何侧肾，均采用双侧腹股沟淋巴结与大隐静脉属支吻合，对操作技术的要求更为宽松，增加了分流通道，降低了复发率。

并发症 出血、感染，损伤周围的器官和组织；淋巴瘘、淋巴囊肿；淋巴-静脉吻合口狭窄；乳糜尿复发。

（罗 云）

shèndòngmài xiázhǎi

肾动脉狭窄（renal artery stenosis）

各种病因造成的肾动脉管腔狭窄或阻塞。

病因 常见病因包括动脉粥样硬化、纤维肌发育不良、多发性大动脉炎、创伤、肿瘤等。

发病机制 肾动脉狭窄是引起肾血管性高血压的重要原因。肾动脉狭窄引起的高血压与肾动脉狭窄程度成正比，肾动脉狭窄时肾血流量减少，激活肾素-血管紧张素系统，外周血管阻力增高，水、钠潴留致血压升高。

病理 其是由多种病因引起的肾血管疾病，病理解剖表现为肾动脉的狭窄（管腔缩小）。

临床表现 分为肾血管性高血压及缺血性肾病，二者临床表现不同。其中，肾动脉狭窄所致的高血压的特点是病程短、舒张压升高明显（>110mmHg）。对于合并其他器官动脉粥样硬化者，应考虑动脉粥样硬化所致的肾血管性高血压。而缺血性肾病所致的高血压的特点是常合并进行性肾功能损害，尤其伴周围血管病变时，应高度怀疑该病的可能。

诊断 有下列情况者需注意肾动脉狭窄的可能：严重高血压（舒张压>110mmHg）合并进行性肾功能损害，尤其是有吸烟或血管栓塞史者；高血压患者伴不明原因的血肌酐升高或由血管紧张素转换酶抑制药/血管紧张素Ⅱ受体阻滞药诱导的可逆性血肌酐上升。腹部超声检查是一项简便无创的筛选方法。如果能够结合血管超声检查肾动脉狭窄处血流改变，则诊断价值更大。约75%的肾血管性高血压患者存在血浆肾素活性增高。肾动脉造影是诊断肾动脉狭窄的"金标准"，可准确显示肾动脉狭窄的部位、病变范围及狭窄程度，并可间接提示肾动脉狭窄的病因。

治疗 肾动脉狭窄的治疗方法主要有药物、血管成形术和外科手术。药物治疗适用于单侧肾动脉狭窄伴血浆肾素水平增高的患者。常选用血管紧张素转换酶抑制药或血管紧张素Ⅱ受体阻滞药；血管成形术包括经皮肾动脉球囊扩张和放置血管支架；外科手术适用于肾动脉狭窄介入治疗无效、多分支狭窄或狭窄远端有动脉瘤形成等，手术方式包括血管重建、动脉内膜切除、自体肾移植等。如上述治疗无效，可行患肾切除术。

预后 影响预后的因素：①降血压治疗：对单侧肾动脉狭窄、肾功能稳定者，或有介入治疗、手术治疗禁忌证者，可单独给予药物治疗。但降压治疗对肾动脉狭窄的进展影响甚微，而且20%~50%患者在血管紧张素转换酶抑制药治疗后血清肌酐水平升高。②肾动脉的纤维肌性病变可选择经皮血管内成形术和肾动脉支架置入术，或肾动脉内膜切除术和自体肾移植术，手术成功率90%。

（林天歆 李奎庆）

shènxuèguǎnxìng gāoxuèyā

肾血管性高血压（renal vascular hypertension） 继发性高血压的一种类型，一侧或两侧的肾动脉狭窄引起血压升高的状态。

病因 动脉粥样硬化约占90%；纤维肌发育不良，动脉损害主要发生在中、远1/3端，常延及分支，血管呈多发性和串珠样改变；大动脉炎，该病主要侵犯主动脉及其大分支，造成血管狭窄或闭塞，少见扩张。多见于青年女性，近90%患者在30岁以下。

发病机制 由于肾动脉狭窄引起肾的血流减少，激活肾素-血管紧张素系统，导致血压升高及心功能不全；而进行性的管腔狭窄可能导致肾缺血，引起进行性肾实质破坏和肾功能降低等肾结构和功能的改变，导致肾衰竭。

临床表现 肾血管性高血压所致的高血压特点是病程短、舒张压升高明显（>110mmHg）。对于合并其他器官动脉粥样硬化者，应考虑动脉粥样硬化所致的肾血管性高血压。

诊断及鉴别诊断 见肾动脉狭窄的诊断。

治疗及预后 见肾动脉狭窄。

（林天歆 李奎庆）

quēxuèxìng shènbìng

缺血性肾病（ischemic renal disease） 由多种病因引起的肾血管疾病，肾动脉主干或其分支严重狭窄或阻塞引起肾严重缺血，最终导致肾功能缓慢进行性减退的慢性肾血管性疾病。

病因 主要病因有动脉粥样硬化、纤维肌发育不良和大动脉炎等。

发病机制 肾动脉粥样硬化引起的肾动脉狭窄过程中，血管活性物质、氧化应激反应、炎症介质及促纤维化因子等因素都可参与肾组织缺血损伤，最后导致肾结构的不可逆性损害。

临床表现 主要表现为肾功能缓慢进行性减退；肾体积逐渐缩小，若两侧肾动脉粥样硬化病变进展不一致，可导致两侧肾大小不对称；部分患者可在腹部或腰部闻及血管杂音；肾性贫血一般出现晚且轻。

诊断及鉴别诊断 有下列情况者需注意缺血性肾病的可能：肾功能损害进展慢，肾体积缩小，两侧肾大小不对称，腹部可闻及血管杂音等。肾动脉造影是诊断肾动脉狭窄的"金标准"，可准确显示肾动脉狭窄的部位、病变范围及狭窄程度，并可间接提示肾动脉狭窄的病因。不宜做肾动脉造影者可选用肾动脉彩色多普勒超声筛查。

治疗 肾动脉狭窄的治疗方法主要有药物、血管成形术和外科手术。药物治疗主要针对肾的基础疾病和伴随疾病（如肾血管性高血压）进行治疗，可减少并发症的发生；血管成形术包括经皮肾动脉球囊扩张和放置血管支架；外科手术适用于肾动脉狭窄介入治疗无效、多分支狭窄或狭窄远端有动脉瘤形成等，手术方式包括血管重建、动脉内膜切除、自体肾移植等。如上述治疗无效，可行患肾切除术。

预后 该病进展缓慢，仅少数患者最终进展到肾动脉完全闭塞。

（林天歆 李奎庆）

liángxìng xiǎodòngmàixìng shènyìnghuà

良性小动脉性肾硬化（benign arteriolar nephrosclerosis） 弓形动脉、小叶间动脉、入球小动脉硬化的疾病。

病因 由长期良性高血压未能良好控制或老年人血管老化引起。高血压持续5~10年即可能出现良性小动脉性肾硬化、肾供血不足所致的缺血性肾病。

发病机制 由于肾小动脉如

入球小动脉、小叶间动脉、弓形动脉内膜增厚、管腔狭窄，肾供血不足，继而发生缺血性肾病，晚期则出现肾小球硬化、肾小管萎缩和间质纤维化。

临床表现 该病多见于 50 岁以上的中老年人，有长期缓慢进展的高血压病史。因肾小管较肾小球对缺血敏感，故早期以夜尿增多、低比重尿及低渗尿等远端肾小管浓缩功能受损为主要临床表现。合并缺血性肾小球病变时，尿常规可有少量蛋白尿、红细胞及管型。晚期可出现肾小球功能损害、内生肌酐清除率下降，并逐渐进展至终末期肾衰竭，同时伴高血压其他靶器官（心、脑等）损害及眼底病变。

诊断及鉴别诊断 有下列情况者需注意肾动脉狭窄的可能：尿素氮和血浆肌酐浓度缓慢进行性升高；尿液分析典型表现为少量细胞或管型，蛋白排泄量通常<1g/d。

治疗 积极稳妥地控制高血压（应<140/90mmHg，若能耐受应降得更低）是治疗小动脉性肾硬化的关键。高血压的良好控制可有效地降低老年患者发生良性小动脉性肾硬化所致的终末期肾衰竭的发生率。同时改变一些不良生活习惯，如吸烟、酗酒等。肾衰竭时则按慢性肾衰竭处理。

预后 该病进展缓慢，进行性肾衰竭与高血压的严重性和控制的密切相关。

（林天歆 李奎庆）

èxìng xiǎodòngmàixìng shènyìnghuà

恶性小动脉性肾硬化（malignant arteriolar nephrosclerosis）

恶性高血压引起肾小动脉弥漫性病变，肾功能急剧恶化发展而来。原发病中 40% 为高血压，15% 为慢性肾小球肾炎。

发病机制 当血压显著升高时血管壁张力增大，使得血管内皮细胞损伤，通透性增强，血液中纤维素等成分渗入血管壁，产生小动脉的病理改变；高血压引起肾血管损伤时，激活肾素-血管紧张素系统，加剧了血压升高和肾血管的病变，加重肾缺血，从而构成恶性循环；高血压时血管壁的直接损伤作用，激活了凝血系统，使管壁发生血小板凝聚和纤维蛋白沉积，引起微血管内凝血和局部血管内溶血，加重肾小血管的损伤。

病理 该病除有良性小动脉性肾硬化（缺血性肾病）的病变外，其特征性病理改变为入球小动脉、小叶间动脉和弓状动脉纤维素样坏死，小叶间动脉和弓状动脉内膜和表层平滑肌细胞增生（旱"洋葱皮"样改变），小动脉腔高度狭窄，甚至闭塞。

临床表现 除恶性高血压的心、脑病变外，患者出现蛋白尿或原有蛋白尿迅速加重、肉眼血尿（20%～25%）或镜下血尿。可伴红细胞管型、颗粒管型和少量蛋白管型。肾功能急剧恶化。血肌酐、尿素氮迅速升高，常于发病数周至数月进入终末期肾衰竭。

诊断 有下列情况者需注意肾动脉狭窄的可能：尿素氮和血浆肌酐浓度缓慢进行性升高；尿液分析典型表现为少量细胞或管型，蛋白排泄量通常<1g/d。

治疗 恶性高血压是内科危急重症之一。迅速有效地降低血压是保护靶器官功能的关键。一般首选静脉用药迅速控制血压，然后口服降压药维持。治疗过程中应避免血压下降过快，以免心、脑、肾等重要器官供血不足。血压不能控制的恶性高血压患者，

预后极差。已发生肾衰竭的患者应及时透析治疗。

预后 该病进展迅速，进行性肾功能不全与高血压的严重性和降压效果密切相关。

（林天歆 李奎庆）

shèn dòngmàiliú

肾动脉瘤（aneurysm of renal artery）

肾动脉壁局部薄弱或结构破坏之后所形成永久性异常扩张的疾病。

病因 ①动脉壁结构损伤：严重动脉粥样硬化、先天性纤维肌发育不良、埃勒斯-当洛斯综合征（Ehlers-Danlos syndrome, EDS）相关的弹力层薄弱、血管脆性增加等均可造成动脉瘤形成。②损伤：腰部的钝击伤、贯通伤，以及穿刺活检、插管等医源性损伤。③自身免疫性疾病：如胶原血管病、多发动脉炎，与结核、梅毒相关的免疫反应等。

发病机制 严重动脉粥样硬化导致肾动脉内膜溃疡、中层退行性变、弹性纤维断裂及动脉狭窄后扩张；腰部的钝击伤、贯通伤，以及医源性损伤，导致肾动脉管壁完整性受损，导致动脉瘤形成。以夹层和假性动脉瘤多见；自身免疫性疾病常见于肾内型，大多为多发或双侧发病。

临床表现 高血压是肾动脉瘤最常见的症状，临床特点为血压持续性升高，以舒张压升高更为明显，一般药物难以控制，常有头晕头痛、胸闷心悸、恶心呕吐等症状。原因与动脉狭窄、微小肾梗死、分支受压导致肾血流灌注减少有关。部分患者可出现肉眼或镜下血尿，与高血压、动脉瘤压迫肾盂、血栓脱落、肾动-静脉瘘形成导致回流障碍有关。肾动脉瘤扩张压迫周围脏器或肾梗死可导致持续性疼痛，突

然出现剧烈腹痛应警惕破裂或先兆破裂可能。此时患者往往出现失血性休克的症状。相当一部分患者无明显自觉症状，当瘤体较大时可触及搏动性包块，上腹部可闻及收缩期杂音。

诊断 患者多无特异性症状，对于体检发现腹部搏动性肿块或血管杂音、平片提示肾门区环状钙化、不明原因血尿、继发性高血压且除外其他疾病，要考虑该病可能，辅助检查可明确诊断。选择性肾动脉造影、数字减影血管造影、彩色多普勒超声以及磁共振成像等检查均可确诊。

治疗 肾动脉瘤传统的治疗方法是外科手术。传统手术治疗原则为切除动脉瘤、维持正常的肾功能。方法包括肾动脉瘤切除结合原位修补、自体静脉或人工血管间位移植或转流；离体低温灌注、肾动脉瘤切除并修补、自体肾移植等。近年来，介入治疗因其创伤小、效果显著、简单安全的特点，已经部分替代手术方法，成为肾动脉瘤首选。方法包括动脉瘤栓塞、覆膜支架腔内隔绝等。

预后 肾动脉瘤预后与多种因素有关，如动脉瘤的严重程度、是否破裂、手术是否及时等。

（林天歆　李奎庆）

shèndòngmài shuānsài hé xuèshuān xíngchéng

肾动脉栓塞和血栓形成（renal arterial thrombosis and embolism）

肾动脉主干或较大分支由于血管壁或血液因素导致肾动脉腔内发生的完全闭塞，引起肾功能损害、一过性高血压、肾区疼痛及肾组织缺血性坏死等临床症状。

病因 肾动脉血栓形成的病因有血管和血液两种因素。这两种因素可以单独存在或共同存在，并互相作用于血栓形成的不同阶段。栓塞的栓子有心源性栓子和心外栓子两大类。肾动脉血栓形成常有不同程度的肾动脉壁病变存在，而肾动脉栓塞时栓塞部位多无器质性病变存在。肾动脉闭塞可由于血栓形成或栓塞而引起。

发病机制 肾动脉栓塞的栓子主要来源于心脏，如风湿性心脏病合并心房纤颤、心肌梗死时的附壁血栓、感染性心内膜炎等；此外，尚有心脏外的栓子如肿瘤栓子、脂肪栓子等。肾动脉血栓形成主要在肾动脉创伤性检查或治疗（如经皮肾动脉造影、肾动脉内球囊扩张）、肾动脉病变（如肾动脉粥样硬化、动脉炎或动脉瘤等）的基础上形成。此外，血液高凝状态（肾病综合征尤其是膜性肾病）等也可有肾动脉血栓形成。

临床表现 肾动脉栓塞和血栓形成的临床症状及轻重程度取决于肾动脉阻塞的程度、部位及范围。局部细小血管的栓塞在临床上常无症状，肾动脉或较大分支的栓塞常可导致肾梗死，表现为突发剧烈的腹痛或患侧腰痛，可伴恶心、呕吐、发热、寒战、轻度蛋白尿和血尿。广泛双侧肾动脉栓塞或孤立肾肾动脉栓塞可出现急性肾衰竭。

诊断 存在肾梗死高危因素的患者突发持续性腰痛应注意该病的可能，应尽快完善相关检查。若放射性核素肾显像或静脉肾盂造影发现肾节段性低灌注（分支阻塞）或肾无灌注（肾动脉主干完全阻塞），常提示该病的可能。计算机体层成像（computer tomography，CT）和磁共振成像（magnetic resonance imaging，MRI）增强扫描可显示增强减低的梗死区。肾动脉栓塞的确诊有赖于选择性肾动脉造影。一般典型患者无需做肾动脉造影，仅限于需行手术治疗的患者。

治疗 肾动脉栓塞或血栓形成诊断确立后应尽早治疗，以恢复肾血流灌注。具体措施：肾动脉内灌注纤溶酶原激活剂溶栓；全身抗凝；外科手术取栓；原发病的治疗等。

预后 该病进展迅速，需积极预防和治疗引起该病的原发疾病。

（林天歆　李奎庆）

shèndòng jìngmàilòu

肾动静脉瘘（renal arteriovenous fistula）

肾动脉主干和静脉主干之间，或者肾段动脉和静脉之间出现交通支，动脉血不经肾实质直接回流入肾静脉。

病因 肾动静脉瘘分为两种，即先天性和后天性。前者是肾动静脉之间形成细小的蔓状交通支，多见于肾实质内。后者常因创伤（如枪弹伤、刺伤、经皮穿刺肾活检术等）、恶性肿瘤、炎症、动脉硬化、肾动脉瘤破入静脉或肾切除时肾蒂大块结扎所引起。

发病机制 邻近动静脉同时受伤时，创缘彼此直接对合，在数天之内就可直接交通，称为直接动静脉瘘。如动脉、静脉的创口不能直接对合，而在二者之间有血肿存在，之后血肿机化，形成贯通于动脉和静脉之间的囊或管，称间接动静脉瘘。

临床表现 ①高血压。肾实质的血流灌注相对减少引起远端局部缺血及肾素依赖性高血压。②血尿、蛋白尿。动静脉瘘常位于肾集合系统附近，故大部分患者可出现肉眼血尿。③心力衰竭。静脉回流增加，外周阻力减小，心输出量随之增加引起左室增生肥厚，最终导致心力衰竭。④临床上多可闻及腹部血管杂音。

诊断 临床上根据血尿、蛋白尿、高血压及上腹部或肾区血管杂音，结合影像学检查可明确诊断。

治疗 如果没有症状，不需治疗。对于有症状的肾动静脉瘘患者，先天性肾动静脉瘘因病变广泛，常需做肾切除。后天性肾动静脉瘘如病变局限，可做动静脉瘘切除，病变广泛需做肾切除。栓塞治疗肾动静脉瘘已有20多年历史，近年来随着介入技术不断发展，栓塞治疗肾动静脉瘘可以使80%的患者痊愈。

(林天歆 李奎庆)

shènjìngmài xuèshuānxíngchéng

肾静脉血栓形成 （renal vein thrombosis） 肾静脉主干和/或分支内血栓形成，导致肾静脉部分或全部阻塞而引起一系列病理改变和临床表现。

病因 全身高凝状态（如肾病综合征，尤其是膜性肾病）、肾静脉受压（如腹膜后纤维化、肿瘤或脓肿等）、血管壁受损（如肾癌侵袭肾静脉、外伤等）、妊娠或服用避孕药等情况。此外。其他因素也可促进肾静脉血栓形成，如严重水肿致有效循环血容量不足、过量应用利尿剂及使用激素治疗等。

发病机制 主要是由血液高凝状态，肾静脉或下腔静脉受压、梗阻或损伤所致。

临床表现 急性肾静脉血栓形成的典型临床表现：①急性持续性患侧腰胁痛或腹痛。②尿检异常。常有血尿（镜下血尿或肉眼血尿）和蛋白尿或原有蛋白尿增多。③患侧肾增大。④肾功能损害。尤其是双侧肾静脉血栓形成时，可出现少尿和急性肾衰竭。慢性肾静脉血栓形成多有持续性的腰背痛及肾小管功能的异常，如肾小管性酸中毒、肾性糖尿等。此外，肾静脉血栓脱落常可并发肺栓塞。

诊断 该病的确诊有赖于选择性肾静脉造影。肾静脉内充盈缺损或静脉不显影等都有助于肾静脉血栓形成的诊断。其他非侵入性检查，如计算机体层成像（computer tomography，CT）、磁共振成像（magnetic resonance imaging，MRI）、B超及血管彩色多普勒检查等由于灵敏度欠佳，临床实际应用价值有限，仅对诊断肾静脉主干大血栓形成有一定帮助。

治疗 肾静脉血栓形成确诊后应尽早给予局部溶栓或全身抗凝治疗，包括链激酶或尿激酶、肝素等。外科手术主要用于肾静脉主干大血栓形成、抗凝溶栓治疗无效、反复发生肺栓塞的患者。

预后 肾静脉血栓形成的预后与血栓形成的时间、治疗开始的时间有密切关系，及早的溶栓和抗凝治疗可减少并发症，减轻肾功能损害。

(林天歆 李奎庆)

yīnjīng xuèguǎn liú

阴茎血管瘤 （penile hemangioma） 分布在阴茎上的血管瘤。先天性阴茎血管瘤很少见，约占所有血管瘤的1%。这些病变的起源以及它们的生长和退化的调节机制是有争议的。

草莓状血管瘤 （strawberry hemangioma） 是最常见的类型，由不成熟毛细血管增生引起。因为它们发生在皮肤上，也被归类为皮肤血管瘤。虽然病变可能经历一段持续3~6个月的快速生长期，但逐渐消退是常见的，大多数病变无需治疗。如果出现溃疡，就必须进行干预以防止出血的并发症。最流行的治疗方式是短期口服皮质类固醇疗法。激光治疗可选择性光热分解和破坏浅表血管。在某些情况下，手术切除是必要的。

海绵状血管瘤 （cavernous hemangioma） 又称皮下血管瘤，比皮肤血管瘤少见得多，可能归类为血管畸形更为合适，出生时或生后即被发现。与常可逐渐消退的皮肤血管瘤相比，海绵状血管瘤往往是逐渐扩大，应谨慎治疗。临床表现为局部隆起或不隆起的青紫色肿块，质地松软，呈海绵状，无搏动感。体检时可触及类似于精索静脉曲张的"蠕虫袋"状包块，当患者平卧时，病变往往也较硬且不会减少。推荐行彩色多普勒超声成像、计算机体层扫描（computer tomography，CT）或磁共振成像（magnetic resonance imaging，MRI），以描述血管瘤的大小。治疗上以手术切除为主，术前血管栓塞可以减少肿块的大小和出血的风险，其他治疗方式如各种硬化剂注射、激光治疗。

蔓状血管瘤 （racemose hemangioma） 常由小动脉和小静脉相互吻合，成为迂曲、有搏动性的一种阴茎血管瘤，也可以说是动静脉瘤和海绵状血管瘤的混合性肿瘤。多见于皮下组织，开始为局限性，以后可增长到很大，累及阴茎、会阴部及大腿内侧。处理起来甚为棘手，手术切除常较为困难，目前多采用介入治疗、放射治疗来控制病情的发展，严重者因出现剧烈疼痛无法缓解，需要截肢。

混合性血管瘤 （mixed hemangioma） 即同时存在上述2种或3种血管瘤组织结构，但绝大多数是草莓状血管瘤和海绵状血管瘤混合，因为蔓状血管瘤与前述二种是不同的脉管畸形。根据病情轻重治疗。

（唐达星 诸林峰）

yīnjīng zhì

阴茎痣（penile nevus）

在阴茎头和阴茎体皮肤表面形成的色素性病变。

分型 痣可以根据黑色素细胞的位置进行分类：真皮型（只涉及真皮）、交界型（只涉及真皮-表皮交界部）和复合型（涉及真皮和真皮-表皮交界部）。

治疗 阴茎痣多为浅表的良性病变，但可能随着生长发育进一步长大，成年后因为处于摩擦部位，有可能发展成黑色素瘤，所以发现后应尽早进行治疗。治疗上可根据痣的大小选择不同的方式，对于较小的阴茎痣可以采用激光、冷冻的方式进行治疗。对于较大的阴茎痣则需要手术切除。阴茎痣表面积越大，手术切除后造成的阴茎、阴茎头形变越严重。一般在伤口愈合后，阴茎、阴茎头会自然塑形，形变会有一定程度缓解。手术时应注意完整切除病变部位，否则会有复发的风险。

预后 儿童时期阴茎痣多为良性病变，一般完整切除后不会有复发风险，预后良好。

（唐达星 宋泽南）

yīnjīng nángzhǒng

阴茎囊肿（penile cyst）

分布于阴茎上的囊性病变。可以是先天性或后天性的，是儿童最常见的阴茎包块。病史、手术史，以及外观或大小的变化是评估这类疾病的重要因素。

包皮囊肿（preputial cyst） 多位于包皮系带处，也有位于冠状沟和阴囊中线。肿物呈小囊泡，内含胶冻样或水样液体。发病原因尚不清楚，可能和尿道周围的腺体腺管阻塞，分泌物排出受阻或先天性发育异常有关。早期的包皮囊肿一般无特殊不适，囊肿可能随着年龄增长，并影响排尿，如继发感染可诱发包皮红肿、疼痛，严重者形成脓肿或瘘孔。大的包皮囊肿建议手术切除，一般预后良好。

中缝囊肿（median raphe cyst） 发生于阴茎头或阴茎体、阴囊或会阴的中缝，发生于尿道口与肛门之间的任何部位。其病因可能是尿道向内折叠过程中，残余的上皮被包埋引起，或者代表了一种单皮层畸胎瘤，也有认为与异位性尿道周围腺的不规则发育有关。有罕见的囊肿扩大并延伸向盆腔的病例报道。常发生于青年，幼儿发病少见，位于阴茎腹侧，最常见于阴茎头，损害为单个，直径为数毫米，有时呈线状，可长达数厘米，外观似水疱样，表面光滑，呈灰白或黄色半透明状，触之较软，富有弹性。一般无明显不适，偶有排尿或性交时疼痛，除了囊肿很小且无症状的患者，建议麻醉下切除囊肿。一般预后良好。

尿道口囊肿（parameatal cyst） 是一种罕见的疾病，表现为尿道口旁小水疱状肿物。白木（Shiraki）认为，这些囊肿可能是由于尿道膀胱导管阻塞所致，或由于沿冠状沟包皮与阴茎头分离错误所致。囊壁可由移行上皮、鳞状上皮或柱状上皮组成。治疗方法是在麻醉下完全切除囊肿，注意避免引起尿道口狭窄。一般预后良好。

黏液样囊肿（mucoid cyst） 是发生于皮肤或黏膜的一组内含黏液样物质的囊性肿物，多单发于阴茎腹侧系带处。囊肿多为表面光滑或轻度角质化的囊性结节，半透明状，质柔软，穿刺后有黏液样物质流出。一般无明显症状，囊肿较大可影响排尿。多采用手术或激光治疗，注意避免引起尿道口狭窄，但由于囊壁去除不彻底，多容易复发或留有不同程度的瘢痕。

包皮垢囊肿（smegma cyst） 是阴茎最常见的获得性的囊性病变，是在包皮不能回缩时由于上皮残骸或包皮垢长期累积形成。肿块可能会因为包皮垢而呈黄色。包皮通常不需要上翻，因为随着时间的推移包皮会逐渐变得可以翻开。阴茎手术后，包括包皮环切术和尿道下裂修补术，可能由于皮下组织中夹杂了上皮岛状结构而形成表皮包皮垢囊肿。建议手术切除。一般预后良好。

表皮样囊肿（dermoid cyst） 极为罕见，为良性病变，尚无恶性报道。可分为先天性和后天性，不同年龄段均可发生，其病因学尚不清楚，可为先天性组织异常发生所致，是与畸胎瘤密切相关的肿瘤；可为后天性的外伤、感染等导致的表皮细胞植入皮下形成。病变多位于阴茎冠状沟及包皮等处，以阴茎头腹侧系带处最常见。B超可见囊性肿物，边界清楚，内部低回声或回声不均匀，伴有钙化时可有强回声团，内部血流信号不丰富。临床症状不典型，确诊需病理学检查，肉眼观囊内为糊状物或膏状物，镜下见囊壁为纤维结缔组织，内衬复层鳞状上皮和角质，若合并感染可有淋巴细胞、中性粒细胞等细胞浸润。病变较小且无明显症状可随访观察，治疗上有部分选择抽吸术或单纯引流，但有复发的风险。最好的治疗方法为囊肿完全切除，预后良好，尚无术后复发及恶变报道。手术指征：肿、痛、出血等明显症状，并发感染，有尿路梗阻症状，影响勃起或性交，影响美观等。手术时尽量完整剥离肿物，保留包皮系带和足够多的皮肤，避免术后影响勃起功能。

(唐达星 赵冬艳)

bāojīng

包茎（phimosis） 包皮口狭窄，使包皮不能上翻外露阴茎头的状况。

病因及发病机制 包茎分为生理性及病理性两种。生理性包茎亦称先天性包茎，几乎见于每一个正常男性新生儿及婴幼儿。新生儿出生时包皮口细小狭窄且包皮内板与阴茎头表面有轻度上皮粘连，之后包皮外口随小儿发育逐渐宽大，粘连逐渐吸收，包皮内板与阴茎头分离。病理性包茎亦称继发性包茎，多由于阴茎头或包皮感染或损伤引起，包皮口有瘢痕性挛缩形成，失去弹性和扩张能力，包皮不能向上退缩外露阴茎头，这种包茎多需要外科处理。病理影响：①影响阴茎发育。由于阴茎头被包皮紧紧包住，阴茎发育受到束缚，致使阴茎的长度和直径小于同龄儿童。成年后还容易发生包皮嵌顿，严重者导致阴茎头缺血性坏死。②诱发泌尿系统炎症。包茎包皮间隙容易滋生大量病原微生物，从而诱发阴茎头包皮炎、尿路感染，如果病原微生物逆行感染肾，也会损害肾功能。③尿道口狭窄。导致排尿困难、尿滴沥不尽、小儿尿频症。由于排尿时尿液仅能从细小的包皮口滴沥溢出，包茎可致排尿困难产生逆行压力，造成囊内积聚包皮垢后形成结石，继发反复发作的包皮阴茎头炎。④长期炎症刺激与小儿遗尿及成年人阴茎癌的形成有一定的关系。

包皮垢慢性刺激可以诱发自慰，也是导致小儿睡眠不安的一个重要原因。

临床表现 在包茎状态下，由皮脂腺分泌物和上皮碎屑组成的包皮垢，呈乳白色豆腐渣样，易在包皮下积聚，可诱发阴茎头包皮炎。急性发炎时，阴茎头及包皮口红肿，可产生脓性分泌物，后期炎症性粘连可影响包皮口弹性，形成继发性包茎。包皮口狭小可表现为排尿困难、尿线细、排尿时间延长、尿线分叉、尿终滴沥、排尿时包皮膨胀。长期尿流梗阻可引起上尿路扩张、膀胱-输尿管反流、反复泌尿系统感染和脱肛等并发症。检查时需注意包皮口皮肤弹性、有无瘢痕，以区分生理性和病理性包茎。

诊断 ①包皮不能翻转，阴茎头不能外露。②包皮口狭小引起的排尿迟缓，尿线变细。排尿时包皮囊被尿液充盈，呈球状。③阴茎短小，阴茎头呈挛缩变硬，勃起时不适或疼痛。④常发生阴茎头包皮炎，出现包皮水肿和疼痛，包皮囊内脓性分泌物外溢。⑤长期的局部炎症刺激可引起夜尿、阴茎头及包皮的白斑病，成年后可致乳头状瘤或癌等。⑥因包皮口狭窄、排尿困难，可引起下尿路梗阻、上尿路积水、肾功能损害、腹股沟疝、脱肛等并发症。

鉴别诊断 ①包皮嵌顿：指对包皮口较紧者，当包皮被翻至阴茎头上方后，包皮口紧勒冠状沟部，引起包皮和阴茎头血液和淋巴液回流障碍，发生淤血、水肿和疼痛，包皮不能自然复位。②蹼状阴茎：又称阴茎阴囊融合，指阴囊中缝皮肤与阴茎腹侧皮肤相融合，使阴茎与阴囊未完全分离。③隐匿阴茎：指阴茎隐匿于皮下，外观阴茎短小，包皮口与

阴茎根距离短。④小阴茎：指外观正常的阴茎，长度小于正常阴茎长度平均值 2.5 个标准差以上。

治疗与预后 新生儿的包皮内板和阴茎头是粘连的，一般无需分开这些粘连。若无阴茎头包皮炎或泌尿系统感染，可待其自行分离，对于有症状者也可先反复试行上翻包皮，露出尿道口即可。如能上翻包皮露出阴茎头，也应该在在上翻包皮后将包皮复原，否则会造成包皮嵌顿。大部分患儿经此方法治疗，随年龄增长均可治愈。对于包皮阴茎头炎患儿，在急性期局部使用温牛理盐水或 4% 硼酸溶液浸泡治疗，待炎症消退后试行手法分离，局部清洁治疗无效时考虑做包皮环切术。绝大多数先天性包茎患者不必手术，反复发生包皮炎、继发性包茎患者由于包皮口纤维性狭窄环，需做包皮环切术。而包茎伴有上尿路结构功能异常，如膀胱-输尿管反流等情况下，也建议行包皮环切术，能有效降低尿路感染的概率。

(唐达星 徐哲明)

bāopí huánqiēshù

包皮环切术（circumcision） 从阴茎上切除包皮的手术。包皮环切术是世界上实施最广泛的手术之一，全世界约有 1/3 的男性接受过包皮环切术，大多是出于宗教或文化原因。在其他情况下，包皮环切术是为了治疗或预防并发症，包括病理性包茎、难治性或复发性包皮阴茎头炎、慢性尿路感染等，可降低人乳头瘤病毒（human papilloma virus，HPV）相关癌症以及阴茎癌风险。包皮环切术可以降低异性恋男性感染艾滋病病毒的风险，也能降低梅毒、软下疳、生殖器疱疹等性传播疾病的感染风险。

解剖 包皮是阴茎皮肤在阴茎头冠状沟处自身折叠的结果，折叠的包皮覆盖阴茎头。覆盖阴茎头的包皮由两层组成：外侧角质层包皮及内侧黏膜层包皮。内侧黏膜层包皮和阴茎头之间形成了一个空间，积聚脱落的上皮细胞，形成包皮垢。这些包皮垢是正常的生理现象，而非感染物，它可保护阴茎头，防止阴茎头干燥和角化。

手术指征、禁忌证 包皮环切术通常是出于文化、宗教或医疗卫生的原因。医疗原因的手术指征：原发性持续性包茎、病理性包茎、包皮嵌顿、复发性阴茎头炎、干燥性闭塞性阴茎头炎、复发性尿路感染以及需要清洁间歇性导尿的儿童。手术禁忌证：阴茎下弯、尿道下裂、尿道上裂、隐匿阴茎或掩埋阴茎、小阴茎、模棱两可的外生殖器、未经治疗的出血性疾病等。

手术方法 目前国内主要包皮环切手术方法有3种。开放性包皮环切术（手工缝合）可适用于各个年龄段，并适用于伴有局部病理改变（如包皮嵌顿、干燥性闭塞性阴茎头炎等）或伴有阴茎畸形（如蹼状阴茎、阴茎下弯等）且同期矫正的患者。但开放性包皮环切术手术时间相对较长。利用塑料包皮环切器及包皮切割吻合器可大大缩短手术时间，同样具有较为美观的效果。塑料包皮环切器一般适用于小龄儿童，而包皮切割吻合器更适用于大龄儿童或成年人。

手术并发症 术后常见的并发症包括出血、感染、疼痛、包皮嵌顿，以及切除过多或过少的包皮。其他并发症包括瘢痕引起的复发性包茎、隐匿阴茎、伤口裂开、阴茎扭转、皮肤桥、皮样

囊肿、尿瘘、阴茎头坏死等。包皮环切术后还可能出现尿道口狭窄，但往往与干燥性闭塞性阴茎头炎有关。包皮环切术并不会损害性功能或降低性满意度。

预后 一般预后良好。

（唐达星 茹伟）

bāopíyán

包皮炎（posthitis） 包皮及其黏膜的炎症。是一种临床常见病。

病因及发病机制 包茎、包皮过长，包皮下皮脂腺分泌物和脱落的上皮屑堆积，形成包皮垢或包皮结石，容易引起细菌感染，是发生包皮炎的主要原因。外伤和包皮血管神经性水肿等继发感染也是一个重要原因。

临床表现 轻者仅有包皮瘙痒、不适，中度者包皮红肿伴有疼痛，重度者包皮口溢脓或覆盖脓性分泌物，包皮口小，出现排尿痛或排尿困难。

诊断 根据包皮红肿、疼痛、包皮口脓性分泌物等症状，诊断包皮炎。

鉴别诊断 与包皮阴茎头炎相鉴别，主要根据阴茎头表面出现红肿、溃疡等症状判断。

治疗 以预防为主，包茎患者可每天手法翻洗包皮，每次小便后将残余尿液擦净，清洗包皮。包皮粘连者可行粘连松解术，清除包皮垢和结石。若出现包皮炎，可局部用聚维酮碘1∶10稀释后浸泡清洗包皮，严重者可外用抗生素防治感染。对于反复包皮炎、瘢痕性包皮粘连和包皮口瘢痕形成者，建议手术治疗。

预后 一般预后良好。

（唐达星 孙珑）

bāopí yīnjīngtóuyán

包皮阴茎头炎（balanoposthitis） 包皮及阴茎头炎症同时存在。是一种临床常见病，包括干

燥性闭塞性阴茎头炎。

病因及发病机制 各种病原体的感染、外界刺激和自身免疫系统反应过度，形成的各种慢性皮肤病。

临床表现 轻者仅有包皮及阴茎头的瘙痒及皮疹，中度者出现溃疡、红肿伴有疼痛，并出现脓性分泌物，严重者出现组织肿胀压迫尿道，出现排尿痛或排尿困难。反复感染者可形成瘢痕增生，引起包皮口狭窄，继发阴茎头及尿道瘢痕，形成瘢痕包茎。干燥性闭塞性阴茎头炎表现为包皮外口瘢痕样改变，无法上翻包皮，手术时可见阴茎头尚有大片假膜，排尿时可出现疼痛，病情严重时可出现尿线变细，排尿困难，排尿时包皮呈气球样改变，一般儿童干燥性闭塞性阴茎头炎病变先累及包皮，后累及阴茎头、尿道。

诊断 当阴茎头表面出现红肿、脓性分泌物或溃疡面等炎症表现时，即可诊断为阴茎头炎。当阴茎头炎症累及包皮，伴有包皮红肿、疼痛、包皮口脓性分泌物等症状时，称为包皮阴茎头炎。

鉴别诊断 阴茎头炎及包皮阴茎头炎多由不注意个人卫生导致的非特异性细菌感染而引起，但对于难治性感染，需结合病原学或病理学检查以明确病因。特殊病原体感染可有特异性表现，如硬下疳，由梅毒螺旋体感染引起，表现为无痛性硬性溃疡，边缘整齐。

治疗 以预防为主，包茎患者可每天手法翻洗包皮，每次小便后将残余尿液擦净，清洗包皮。包皮粘连者可行粘连松解术，清除包皮垢和结石。若出现包皮阴茎头炎，可局部用聚维酮碘1∶10稀释后浸泡、清洗包皮，严重者

可外用抗生素防治感染。对于变应性或自身免疫性皮肤病所致的阴茎头炎，需使用糖皮质激素乳膏。对于反复包皮阴茎头炎，瘢痕形成者，建议手术治疗。特别对于干燥性闭塞性阴茎头炎患者，首选包皮环切术，并建议留取相对更少的包皮内板以防止复发，并加用糖皮质激素乳膏进行治疗。

预后 一般预后良好。

（唐达星 孙珑）

gānzào xìng bìsè xìng yīnjīng tóuyán
干燥性闭塞性阴茎头炎 （balanitis xerotica obliterans，BXO）

慢性萎缩性黏膜皮肤病，影响表皮和真皮结缔组织。常累及男性的外生殖器皮肤、阴茎头，严重时可累及尿道口及尿道，罕见于女性的会阴部皮肤。干燥性闭塞性阴茎头炎在 5 岁以下的儿童中较为少见，9~11 岁的男孩发病率最高，约有 0.6% 的男孩在 15 岁前发病，成年男性 40~50 岁也是发病高峰期。

病因与发病机制 病因尚不清楚，无家族易感性，与青春期无关，尚未发现相关的细菌或病毒病原体，也非由复发性包皮阴茎头炎所致。有研究发现，干燥性闭塞性阴茎头炎患者中人类白细胞抗原 DQ7、DQ8 和 DQ9 较正常人群更为常见。

病理 表现为上皮细胞角化过度伴滤泡堵塞，棘层及马氏（Malpighian）层萎缩，伴基底细胞水肿，淋巴水肿，透明变性，真皮胶原均匀化，以及相关的带状慢性炎症细胞浸润。49% 的患者累及阴茎头，少部分累及尿道口。

临床表现 通常表现为局部刺激、感染、出血、包皮无法上翻、尿线变细及排尿困难。在个别流出道梗阻的患者中，可进一步表现为急性尿潴留、尿失禁或夜间遗尿。干燥性闭塞性阴茎头炎可能使尿道下裂修复复杂化，包括尿道口狭窄、阴茎头瘢痕和鳞片化。认识干燥性闭塞性阴茎头炎的重要性在于，修复需要切除所有相关组织，并用非皮肤组织（通常是颊黏膜）替代，因为使用皮肤替代的再手术会导致高复发率。

诊断 诊断主要是根据临床表现，对可疑患者往往需要手术处理，最终通过术后组织病理学检查确诊。

鉴别诊断 干燥性闭塞性阴茎头炎应与细菌性、真菌性及浆细胞性阴茎头炎等罕见慢性炎症相鉴别，诊断时必须进行组织病理学检查。

治疗 对于轻度干燥性闭塞性阴茎头炎的男性患儿，应用强效外用类固醇（0.05% 糠酸莫米松、0.05% 丙酸氯倍他索或 0.05% 倍他米松乳膏等）可缓解包皮局部症状，改善包皮外观。但是，外用类固醇只能减轻症状而无法治愈，故不能避免后续行包皮环切术。干燥性闭塞性阴茎头炎男性患者往往需要行包皮环切术，当累及尿道口时还可能需要行尿道口成形甚至尿道成形术。术后可以应用强效外用类固醇。

预后 包皮环切术及外用类固醇可以缓解受累包皮及阴茎头的病变。当病变累及尿道口及尿道时，应告知家长进行性尿道口及尿道狭窄的风险，因此也建议进行随访。在成人中，干燥性闭塞性阴茎头炎和阴茎癌之间存在关联（28% 的阴茎恶性肿瘤患者存在干燥性闭塞性阴茎头炎），但具体的因果关系尚不明确。

（茹伟 唐达星）

bāopí gòu
包皮垢 （smegma）

包皮腺的分泌物及脱落的上皮构成，有异臭的男性外生殖器的阴茎头与包皮内板之间包皮腔内的积聚物。较为常见。一般 3 岁以后阴茎头和包皮之间的轻度粘连可自行消失，可上翻。但严重包茎，包皮口极小，排尿受阻，或包皮过长，长期排尿受阻可发生包皮阴茎头炎，更加容易形成包皮垢。包茎包皮囊内积有包皮垢，有形成结石的可能，也有慢性炎症存在。因长期刺激与阴茎癌、乳头状瘤形成有一定关系，因此发现此病应及早治疗。

病因 包皮垢形成是由于包茎包皮口狭窄或遮盖阴茎头的包皮不能上翻露出尿道口或阴茎头，或包皮过长，不注意将阴茎头包皮上翻清洗。

发病机制 在阴茎包皮内面和阴茎头交接处的皮下，分布着一定的皮脂腺，这些腺体不断分泌一些淡黄色的油性物质，与皮肤脱落下来的一些污垢和沾染上的尿液混合，时间长了越积越厚，就可成为片状或小块状，紧紧地粘附在这个部位的皮肤上。

临床表现 如患儿合并有包茎，主要表现为包茎包皮囊内存在淡黄色类似豆腐渣样的块状组织，数量不一、大小不等。如患儿不伴有包茎，能上翻包皮，翻开包皮后，包皮上存在少量的白色污垢，为星点状。

诊断 根据包皮垢的典型临床表现，可明确诊断。

鉴别诊断 包皮垢无需鉴别。

治疗 轻度包皮垢，无合并包茎患者，可自行上翻包皮清洗包皮垢，清洗时要注意手法轻柔，避免损伤包皮。重度包皮垢合并包茎患儿，需至医院行包皮扩张粘连分离术。手术无需麻醉，消毒阴茎及阴茎周围皮肤。术者左手捏住阴茎，特别是阴茎头部，右手拿小弯钳轻轻撑开包皮口，并沿包皮口内板插入小弯钳，适当用力扩大包皮口，左手将阴茎头包皮上翻。如有粘连用小弯钳或纱布钝性慢慢分离，直至将包皮上翻至冠状沟。清除阴茎头及冠状沟之间包皮垢，反复将包皮上下活动，使包皮充分松弛。

预后 行包皮扩张粘连分离术后，需要家长坚持上翻包皮至冠状沟并保持清洁，如家长无法长期坚持为患儿清洗包皮或清洗不彻底，容易再次发生包皮粘连甚至包茎，并再次形成包皮垢。

（唐达星 杨 帆）

bāopí qiàndùn

包皮嵌顿（paraphimosis）

包皮被翻至阴茎头上方后，如未能及时复位，包皮环阻塞静脉及淋巴循环引起水肿，致使包皮不能复位的症状。

病因及发病机制 包皮口狭窄或包皮过长时，强行上翻包皮，未能及时复位，造成嵌顿以下部位血液循环和淋巴回流受阻，造成局部水肿，包皮狭窄环越来越紧，形成恶性循环。

临床表现 水肿的包皮翻在阴茎头冠状沟的上方，在水肿的包皮上缘可见到狭窄环，阴茎头呈暗紫色肿大。患儿剧烈疼痛，哭闹不止，可有排尿困难。时间过长，嵌顿包皮及阴茎头可发生坏死脱落。

诊断 结合临床表现即可诊断。

鉴别诊断 主要和手术后包皮水肿、包皮阴茎头炎、包皮过敏水肿等鉴别，后者未见明显狭窄环，无阴茎头发绀、肿大表现。

治疗 大部分患儿可手法复位。方法：①阴茎头冠状沟处涂液状石蜡后，紧握阴茎头并逐渐加压，用两个拇指压挤阴茎头，两手的示指和中指把包皮褪下来，使之复位。②左手握住阴茎体，右手拇指压迫阴茎头，左手把包皮从阴茎体上褪下来，同时右手把阴茎头推入包皮囊中。有时可用针头多处穿刺包皮，挤出积液，也有助于复位。如手法复位失败，应做包皮背侧切开术，手术方法：先将有槽探子插入狭窄环内，把环切断，以保证不损伤阴茎体。手术要点是切断狭窄环，否则不会奏效。待组织水肿消散后，做包皮环切术。如嵌顿包皮已破溃或情况允许，可急诊做包皮环切术。

预后 经手法复位或包皮手术后，患儿恢复良好。

（唐达星 刘华章）

yīnnáng shīzhěn

阴囊湿疹（scrotal eczema）

由多种内外因素引起的阴囊表皮及真皮浅层的炎症反应性皮肤病。阴囊湿疹是成年男性的常见病、多发病，临床上有急性、慢性之分，而以慢性者更常见，临床上极为常见，且较难治愈。

病因 病因较复杂，一般认为是各种内外因素相互作用引起的迟发型变态反应。该病与职业、居住环境等关系密切，如久居潮湿、矿中作业的工人常见。另外，个体素质与该病的发生也有关系，主要与下列因素有关。①外在因素：常见的有食物，如鱼、虾、蟹、蛋、牛羊肉等异种蛋白；吸入性变应原，如花粉、尘螨、动物毛皮等；生活环境，如日光、冷、热、摩擦，以及植物、丝织品、毛织品、肥皂、燃料、清洁剂等。②内在因素：慢性病灶感染等。③神经精神因素：精神紧张、过度疲劳、失眠、忧虑等与该病的发生有密切的关系。

病理 病理学上基本为炎症反应性改变，但各期略有不同。①急性期：表皮细胞间水肿（海绵体形成）、细胞内水肿、细胞腔变性、小水疱的形成。疱疹一般皆位于表皮内，水疱内含有少量淋巴细胞或中性粒细胞浸润（依感染的程度而定），真皮上部血管扩张及水肿，血管周围有淋巴细胞浸润及少量中性或嗜酸性粒细胞浸润。②亚急性期：表皮可有海绵体形成，细胞内水肿，疱疹形成但较小，轻度表皮肥厚及角化不全。真皮内血管周围炎症细胞浸润不明显。③慢性期：表皮增厚明显，表皮突延长，且有角化过度及角化不全征象，棘层轻度水肿。真皮内血管周围以淋巴细胞浸润反应为主。

临床表现 临床特点为极度瘙痒，极为顽固，易于复发。皮损为多形性、有渗出倾向。慢性病程，易反复发作。①一般情况：发病率较高，成年与老年男性更多见，夏季多见急性期，冬季多见慢性期。②好发部位：主要发生于阴囊两侧，常呈对称分布，随时间的推移，可延伸至整个阴囊、阴茎、股内或会阴部。③皮损特点：急性期有两种形态，一为红斑、丘疹，二为水疱、糜烂或渗液。亚急性期可发生痂皮、鳞屑，仅有少数的丘疱疹或小水疱。慢性期表现为皮肤干燥、抓痕、血痂、肥厚、苔藓化和色素沉着。④自觉症状：一般均有瘙痒，但瘙痒程度因人而异，可为轻痒、巨痒、阵痒或久痒。⑤因搔破而继发感染，发生脓皮病及腹股沟淋巴结肿大等。⑥血中嗜酸性粒细胞计数可能增高，必要时做细菌及真菌检查，以排除脓皮病、念珠菌病等。

诊断 根据病史、发病过程及皮损特点，一般临床诊断不难，必要时可做细菌或真菌检查，以排除其他疾患。

鉴别诊断 需与以下疾病相鉴别。①维生素 B_2 缺乏性阴囊炎。主要为维生素 B_2 缺乏所致，常有口角炎、唇炎、舌炎、阴囊炎同时存在，阴囊两侧为局限性斑片状皮损，有红斑及鳞屑，轻度瘙痒。②念珠菌性阴囊炎。常先有股癣，后延至阴茎或阴囊，基底潮红，丘疹或丘疱疹呈环形损害或斑片状损害，伴瘙痒。真菌检查多呈阳性。③阴囊固定性药疹。常有服药史，多次重复发生，常在口唇、阴囊、冠状沟内同时发生，为紫红色斑、水疱、糜烂、灼热及痒痛等。

治疗 ①该病不是股癣。不应按癣病来治疗。最忌搔抓、揉搓、摩擦、烫洗等。凡热水、肥皂、盐水、碱水等皆不宜应用，也不宜外用碘酒、癣药水、大蒜等刺激性物品。只要能保证做到不搔抓、不刺激皮肤，很多患者可迅速好转。②急性期。治疗类似接触性皮炎，以冷湿敷为主，对阴囊的奇痒和渗出效果最好。待渗出停止后治疗同慢性湿疹。③亚急性期。可用氧化锌糊剂、黑豆馏油糊剂、5%糠馏油糊剂等外用。④慢性期。以泼尼松类软膏为主，需坚持外用药至少 1~2 个月。每天早、晚各 1 次，用手指涂于患处，越薄越好，不需包扎，在下一次涂药前不必清除前一次的药物。对于有感染的湿疹可同时使用抗生素药膏。⑤全身治疗。一般较少使用，必要时可应用抗组胺药物，如氯苯那敏、赛庚啶等。⑥应忌食辛辣等刺激性食物。该病还与情绪有关，如

能保持心情舒畅、睡眠充足、安心治疗、坚持用药，则能大大提高疗效。⑦患者常处于焦虑状态，医师应耐心取得患者的合作，建立其对治疗的信心。

预后 为良性疾病，预后良好。

(史振峰)

qiàomó jīyè

鞘膜积液（hydrocele） 围绕睾丸的鞘膜腔内液体积聚超过正常量而形成的囊肿性病变。按部位可分为睾丸鞘膜积液、精索鞘膜积液、睾丸精索鞘膜积液、交通性鞘膜积液及混合型鞘膜积液 5 种类型。

病因 睾丸在胚胎形成时位于腹膜后，胎儿第 7~9 个月时经腹股沟管下降进入阴囊，附着于睾丸的腹膜分两层也随之下降形成腹膜鞘突。出生后，从内环至睾丸段精索部分的鞘突逐渐萎缩，并闭合成一条纤维带，睾丸部分的鞘突形成囊状睾丸固有鞘膜，与腹腔不相通。正常的鞘膜腔内仅有少量浆液，在阴囊肌肉舒缩时，利于睾丸的活动。

发病机制 当鞘膜的分泌和吸收功能失去平衡时，可引起鞘膜积液。鞘突在不同部位闭合不全，又可形成以下几种类型鞘膜积液。①睾丸鞘膜积液。鞘突闭合正常，积液在睾丸鞘膜囊内。由于睾丸、附睾被积液包裹，体检时不易触及。若睾丸下降不全，积液则在移位的睾丸部位，表现为腹股沟或耻骨旁的囊肿。这是成人中最常见的一种类型。②睾丸精索鞘膜积液。精索部鞘突在内环处闭合，闭合处以下鞘突形成一个梨形囊，但不与腹腔相通。1.75%在出生时出现鞘膜积液，其中25%为双侧性，大多能随患儿生长而逐渐消退，一般在 1 岁

内吸收，少部分消退缓慢或囊压较高者，可影响睾丸血液循环及发育，此型也称婴儿型鞘膜积液，多见于婴儿期。③交通性鞘膜积液。又称先天性鞘膜积液，鞘突完全未闭合，鞘膜囊与腹腔相通，囊内积液实际为腹腔内液体，积液量随体位而变化，如平卧时鞘膜囊内液体可流入腹腔，站立时腹腔内液体又可流入鞘膜囊内，鞘膜囊时大时小。当鞘突与腹腔的通道较大时，可因肠管或大网膜进入鞘膜腔而发生腹股沟斜疝。是幼儿中最常见的一种类型。④精索鞘膜积液。精索部鞘突在腹股沟内环处和睾丸上方均闭合，但精索部鞘突本身并未闭合而形成囊性积液，位于阴囊上方或腹股沟管内，呈椭圆形或梭形，多囊时呈哑铃形，不与腹腔及睾丸鞘膜囊相通，可随精索移动，又称精索囊肿。⑤混合型鞘膜积液。即睾丸和精索鞘膜积液同时存在，两者之间无交通，鞘膜积液常与腹股沟疝同时发生。

睾丸鞘膜积液最为常见，依其发生原因可分为：①原发性鞘膜积液。多原因不明，一部分可由腹膜鞘突未闭合，腹腔内液体流入腹膜鞘突内形成先天性鞘膜积液。②继发性鞘膜积液。睾丸、附睾、精索炎症及结核，阴囊内丝虫病、血吸虫病，睾丸肿瘤，阴囊手术、创伤均可引起继发性鞘膜积液，也可与全身性疾病如伤寒、腮腺炎、心血管及肝肾功能不全等引起的高热、心力衰竭、腹水有关。成人的鞘膜积液依其病情进展可分为急性和慢性两种，急性多为睾丸、附睾疾病的并发症，如外伤、急性炎症等，也可继发于上述的全身性疾病；慢性多继发于睾丸、附睾及精索的慢性病变，如特异性炎症、寄生虫

病或肿瘤，尤其是睾丸的胚胎性肿瘤，也可由急性鞘膜积液迁延而成。

鞘膜积液量少则 10ml 以下，多可达 300ml 以上，通常在 50ml 左右。原发性鞘膜积液，液体颜色如血清，为渗出液，比重 1.010~1.025，含蛋白、电解质、因子 I、胆固醇、上皮及淋巴细胞。急性表现的继发性鞘膜积液，液体混浊、呈乳糜状，有出血时为淡红或棕色，含大量白细胞、红细胞，炎症重时可为脓性。慢性表现的继发性鞘膜积液，因增厚的鞘膜及鞘膜压力增高可阻碍血液循环，或局部温度调节机制受到影响致使睾丸萎缩，双侧积液时可影响生育能力。由寄生虫病引起的继发性鞘膜积液，液体内可见虫卵及微丝蚴，并有炎症细胞，鞘膜壁上有纤维斑块。

临床症状　具体如下。

症状　发病缓慢，多为单侧发病，可发生于各年龄组。鞘膜积液较小时可无明显症状。当鞘膜积液量达到一定程度时，患者可感到阴囊下坠、发胀、牵引痛。巨大型睾丸鞘膜积液时，可使阴茎头缩入包皮内，影响排尿及性功能，步行时感觉不便。如为继发于急性附睾炎或睾丸炎的睾丸鞘膜积液，局部可有明显疼痛。

体征　阴囊肿块多呈梨形、球形或葫芦形，表面光滑，富有弹性。如为睾丸鞘膜积液或睾丸精索鞘膜积液，则睾丸多无法触及；如为交通性鞘膜积液，平卧后或挤压包块，肿块可逐渐缩小或完全消失，此时可扪及睾丸，位于肿块后下方。阴囊肿块透光试验阳性，但囊壁增厚或囊内积液混浊时，透光试验可为阴性，必要时需行诊断性囊肿穿刺术以确诊。

诊断　阴囊 B 超检查，在正常情况下，B 超声像图中显示睾丸鞘膜的脏壁两层重合不分离。发生鞘膜积液时，阴囊内显示有液性暗区。

鉴别诊断　①腹股沟疝。如果能在肿块上方摸到精索，并可摸到外环，则不是疝。疝囊不透光，咳嗽时有冲击感，叩诊呈鼓音，可听到肠鸣音。睾丸正常，位于疝囊下方，外环松弛，有咳嗽冲击感。除非发生绞窄，一般能够还纳。②睾丸肿瘤。睾丸弥漫性增大，形态可异常，触之实性感、沉重感，与体位无关。阴囊肿块透光试验阴性。查血清甲胎蛋白（α-fetoprotein，AFP）、人绒毛膜促性腺激素（human chorionic gonadotropin，hCG）常增高。③阴囊血肿。多有外伤史，肿块可在短时间内形成，全阴囊增大，阴囊皮肤有瘀斑，张力大时压痛明显，与体位无关。做阴囊穿刺可抽出血性液体。阴囊肿块透光试验为阴性。

治疗　①新生儿和婴儿的鞘膜积液有自愈的可能性，可观察到 1 岁以后再做处理。②年老体弱及不能手术者，可行鞘膜积液穿刺抽液术，但术后易复发，常需反复治疗。③一般情况下采取手术治疗。常用术式有鞘膜开窗术、鞘膜翻转术、鞘膜切除术等。④对于交通性鞘膜积液，在采用鞘膜切除翻转术的同时，需做鞘突高位切断结扎术。

预后　该病为先天性良性病变，预后好。

（史振峰）

gāowán wēishízhèng

睾丸微石症（testicular microthias，TM）　以睾丸曲细精管内钙沉积为特征的疾病。睾丸内弥散分布直径小于 3mm 的众多钙化灶，拉曼光谱表明睾丸微石由纯羟基磷灰石组成，B 超检查可见睾丸实质内多发点状强回声。由温伯格（Weinberg）等在 1973 年首次报道。

病因　尚不完全明确，与激素或性腺发育有关的基因缺陷或表达异常可能与睾丸微石症的发生有关，先天及环境因素单独均不能良好解释睾丸微石症的可能病因，也许睾丸微石症的发生是多种致病因素综合作用的结果。

发病机制　目前仍无统一定论，大多认为睾丸内存在一种具有吞噬功能的足细胞，由于某种原因导致足细胞功能障碍，无法吞噬生精小管管壁变性坏死、脱落的细胞碎屑，使其堆积于生精小管内，继而钙盐沉积于细胞碎屑上形成微小结石的钙化灶。也有学者认为睾丸微石症的发生与遗传代谢异常基础、饮食习惯、局部损伤、感染及环境因素均有相关性。

临床表现　睾丸微石症常常无临床症状，容易被忽视，往往在偶然体检或诊治其他疾病时发现，多数患者因生育障碍等被发现。少数因阴囊疼痛或不适就诊，疼痛呈钝痛。

诊断　常无特异性表现，超声检查可明确检出睾丸微结石的数量、大小及分布情况，故可作为睾丸微石症诊断的"金标准"。

按照睾丸钙化的程度分为局限型和经典型：局限型，每个切面相互独立的直径<3mm 的点状强回声<5 个；经典型，每个切面相互独立的直径<3mm 的点状强回声≥5 个。经典型按照严重程度分为轻、中、重度。轻度：每个切面相互独立的直径<3mm 的点状强回声 5~10 个；中度：每

个切面相互独立的直径<3mm的点状强回声10~20个；重度：每个切面相互独立的直径<3mm的点状强回声>20个。

鉴别诊断 与睾丸炎相鉴别，通过B超可排除。

治疗 目前国内外对睾丸微石症尚无治疗方案，临床的治疗措施往往集中在对其并发疾病如不育症、精索静脉曲张等疾病的治疗上，而且对其他并发疾病的治疗方案并没有因为合并睾丸微石症而有所改变。因为其与睾丸肿瘤及不育症发生相关，因此目前主要提倡超声作为主流的随访方式。

并发症 少数患者出现睾丸癌变及精子凋亡增加、质量下降。

(刘国昌)

gāowán niǔzhuǎn

睾丸扭转 (testicular torsion)

睾丸（精索）沿纵轴扭转的症状。是睾丸血液供应受阻而引起的睾丸缺血性改变。主要分为鞘膜内睾丸扭转和鞘膜外睾丸扭转。大多表现为睾丸不同程度的缺血及坏死，是否发生坏死与发病时间及扭转程度密切相关，如扭转180°，3~4天发生坏死；而扭转720°，2小时即可发生坏死。

病因 具体如下。

鞘膜内睾丸扭转 可发生于任何年龄段，以12~16岁高发，左侧常见，具体原因尚不清楚，可能与鞘膜异常固定于精索，导致睾丸相对游离和过度活动有关。诱因主要包括：①温度变化引起提睾反射。②青春期睾丸的快速发育。③外伤等物理因素。④部分睾丸扭转可在静息状态时发生。而隐睾患儿本身发生睾丸扭转的风险较正常儿童上升，并且容易出现误诊、漏诊。

鞘膜外睾丸扭转 又称精索扭转，常见于新生儿，是整个精索在阴囊肉膜内、鞘膜外的扭转。发病原因尚不明确，但不同于鞘膜内睾丸扭转，因其可能不存在附着异常。高出生体重及难产可能为诱发因素。

发病机制 发病机制尚不十分清楚，可能为数种因素同时致病。睾丸鞘膜和精索的发育异常是睾丸扭转的主要原因，卡斯于1982年观察到，几乎所有的患者均存在易致睾丸扭转的解剖变异。提睾肌痉挛是睾丸扭转的始发原因。从解剖上看，提睾肌呈斜行或螺旋形分布于精索，当提睾肌收缩时，使睾丸由外侧向内侧旋转，故发生睾丸扭转时，左侧为逆时针旋转，右侧为顺时针旋转。此外，也与遗传及外伤因素有关。

临床表现 包括以下几个方面。

症状 鞘膜内睾丸扭转主要表现为突发的剧烈阴囊疼痛，部分患者可表现为轻微阴囊疼痛或甚至没有明显疼痛。如果同时伴有隐睾，可出现腹股沟区疼痛或下腹疼痛。鞘膜外睾丸扭转常见于新生儿，因此往往无疼痛表现。部分患者可出现恶心、呕吐；极少数患者有排尿困难甚至发热等表现。

体征 睾丸触痛、睾丸方向异常和提睾反射消失为常见体征。检查时可发现高位或横位睾丸。需要强调的是，少数患者可存在提睾反射，因此提睾反射存在不能够排除睾丸扭转。其他表现还包括阴囊红肿、睾丸硬结、精索增粗等，但这些表现随扭转时间延长而逐渐模糊。新生儿的鞘膜外扭转主要表现为睾丸坚硬而无触痛，阴囊皮肤水肿、肤色变暗或出现红斑，如伴有鞘膜积液可

能会掩盖上述体征。

实验室检查 尿液分析可用于鉴别附睾炎或尿路结石。目前超声检查是一种快速、有效且安全的检查手段，可用于评估睾丸结构、血流情况和其他解剖细节。主要表现为多普勒颜色或波形减少或消失，睾丸实质回声不均匀。研究者发现所有不均匀回声睾丸均已发生坏死，而均匀回声预示保留睾丸的可能性大大增加。

诊断 通常情况下，急性阴囊疼痛患者如同时存在睾丸肿胀而不伴发热及血尿常规异常，则需要怀疑睾丸扭转可能，建议立即行阴囊超声明确诊断。

鉴别诊断 需与急性睾丸炎、急性附睾炎、睾丸附件扭转及腹股沟疝等疾病相鉴别，行B超检查往往可予以鉴别。

治疗 研究显示，阴囊疼痛开始后0~6小时，睾丸切除风险约为5%，7~12小时约为20%，13~18小时约为40%，19~24小时约为60%，24小时以上约为80%，48小时以上约为90%。当临床及检查支持或怀疑存在睾丸扭转时，应立即手术探查。手术探查应先通过阴囊横切口打开鞘膜提出睾丸，观察睾丸颜色及扭转度数。在解除扭转后可用热湿纱布外敷，观察睾丸颜色是否有改善，若有改善可行睾丸固定，固定前应切除壁层鞘膜并行双排固定；若仍无改善则行睾丸切除。需要强调的是，要行对侧睾丸固定，以避免发生异时性睾丸扭转。

对于出生后即存在的睾丸扭转目前尚无共识，有学者认为不必急诊手术，因为大多数新生儿期的睾丸扭转在产前已经发生，睾丸已经严重坏死，同时新生儿期手术风险高；而部分学者认为

仍有挽救睾丸的可能性，因此应该立即手术探查。对于出生后睾丸正常而之后怀疑有睾丸扭转的新生儿建议立即手术。

并发症 长时间缺血可能导致睾丸缺血坏死，若是处理不及时，就会造成睾丸坏死或术后萎缩。这种情况就需要手术切除睾丸，而睾丸切除会影响生精能力，对男性生育功能有一定影响。

预后 睾丸扭转患者的长期随访较难，目前关于睾丸扭转对生育影响的研究较少。有研究表明，精液质量与扭转持续时间呈负相关，并且通过对对侧睾丸进行活检发现，睾丸扭转术后可能影响对侧睾丸功能。但仍需要更多的临床资料来明确睾丸扭转术后的远期疗效。

（刘国昌）

gāowán fùjiàn niǔzhuǎn

睾丸附件扭转（torsion of testicular adnexa）

米勒管残余件绕其细小脉管蒂发生扭转的疾病。青春期前儿童最常见的阴囊急症。其占 60%～70%，可在任何年龄段发病，好发于学龄期。睾丸附件是来源于胚胎期中肾管或副中肾管的残留结构，主要包括睾丸附件、附睾附件、精索附件和输精管附件，临床上统称为睾丸附件。

病因 虽然无蒂型的睾丸附件更为常见，但有蒂型更易发生扭转。扭转的原因尚不明确，可能与解剖、外力作用或青春期前的快速发育有关。

发病机制 常因剧烈运动及外界暴力导致，并无研究发现确切发病机制。

临床表现 具体如下。

症状 突然或隐匿发作的阴囊疼痛，呈间歇性发作，疼痛程度不一。

体征 发病早期可在睾丸上极扪及触痛小结节或见到深蓝色斑点，称为"蓝点征"，是睾丸附件扭转的特征性表现，提睾反射通常可以引出。随着病情迁延，阴囊肿胀和疼痛可较前加重，使得睾丸与附睾间隙模糊，需与睾丸扭转鉴别。

诊断 主要根据临床表现进行诊断，超声检查虽然很难发现附件异常，但往往附睾肿大提示附件扭转可能，因此可用于与睾丸扭转相鉴别。

鉴别诊断 需要与睾丸扭转、急性附睾炎、阴囊外伤相鉴别，通过阴囊 B 超检查，并结合相关全身症状一般不难鉴别。

治疗 睾丸附件扭转属于自限性疾病，当诊断明确时，可保守治疗。主要包括限制活动、冰敷及口服消炎药。当临床上不能排除睾丸扭转时，应当积极手术探查，一方面可以有效降低睾丸扭转的漏诊率，另一方面即使术中诊断为睾丸附件扭转，也能够通过切除坏死附件而缩短病程。

预后 单纯睾丸附件扭转一般预后较好，不影响男性生殖能力。

（刘国昌）

fùgāo nángzhǒng

附睾囊肿（epididymal cyst）

多发于附睾头部，由柱状上皮细胞形成的囊性病变。见于 5%～15% 接受阴囊超声检查的男孩中，其发生率随年龄的增长而增加，多发于 20～40 岁，并可发生于各年龄男性。

病因 尚不明确，目前认为可能与胚胎时期激素环境的改变，以及部分激素如己烯雌酚的接触相关。

发病机制 不明。

临床表现 临床可表现为阴囊疼痛不适，或因查体及超声检查而发现阴囊肿物。

诊断 诊断主要依据查体及超声诊断。

鉴别诊断 当合并阴囊肿痛症状时，可通过超声同睾丸、附睾扭转等阴囊急症相鉴别，同精液囊肿通常难以鉴别，必要时须手术探查以明确诊断。

治疗 一般认为附睾囊肿多可自愈，较少需要干预治疗，不过近年亦有附睾囊肿合并附睾扭转的报道，因而建议当囊肿最大径达到 3cm 时需密切警惕此类急症的发生，当合并上述情况或与其他阴囊肿物，如精液囊肿难以鉴别时可考虑早期手术干预。目前，手术方式包括开放及阴囊镜微创手术。

（刘国昌）

jīngyè nángzhǒng

精液囊肿（seminal cyst）

睾丸或附睾部位含有精子成分的囊性病变。多发生于中年人，临床表现轻微。精液囊肿常位于附睾头部，特别是睾丸输出管和睾丸网。附睾内孤立性精液囊肿常见，多见于青年和成年人。

病因 精液囊肿形成的确切原因现在还不是很清楚，一般认为与输精管道系统的部分梗阻有关。常见病因有长期抑制射精、性活动的刺激、附睾的慢性炎症、患有淋病、性功能紊乱（如性欲亢进、射精困难等）等。

临床表现 患者一般无特异性症状，多为自行发现阴囊内肿块就诊。体检可发现位于附睾的质软有弹性的圆形包块，体积一般较小，但直径有时可达几厘米，与睾丸和周围组织界限清楚，挤压可有酸痛不适。

诊断 ①典型症状：多见于青壮年或老年，年龄多在 30～60

岁，以 30~40 岁最多。大多数患者无明显症状，少数患者可有轻度疼痛或坠胀不适感。②重要体征：可在睾丸或附睾部触及边缘光滑、质地柔软、带有囊性感的实性肿块，界限清楚，如同同侧多长出了一个睾丸。肿块透光试验阳性。③辅助检查：行囊肿穿刺术，囊肿液体呈乳白色，穿刺液镜检可发现不活动的精子。超声检查附睾内见单个或多个类圆形液性暗区，壁薄、光整，后方回声增强，多发性囊肿可呈"蜂窝状"表现，偶有相互融合而出现体积较大的囊肿。彩色多普勒血流图（color Doppler flow imaging，CDFI）示液性暗区内无血流信号。

鉴别诊断 ①睾丸鞘膜积液：肿块多呈圆形，不易扪及睾丸，肿块表面多光滑，柔软有波动感、无压痛。肿块穿刺液中不含精子，多为透明无色液体。②附睾结核：肿物呈结节状，可与皮肤粘连，甚至破溃形成慢性窦道，输精管常呈串珠状，透光试验阴性，结核菌素试验阳性，血沉常增快。肿物多位于附睾尾部，而精液囊肿多在附睾头部。

治疗 较小的囊肿无需治疗。如囊肿较大引起睾丸或附睾压迫及疼痛，应治疗。可进行手术治疗，但对于年轻人和未生育者要慎重，因为手术后可能会出现附睾阻塞、患者抗精子抗体形成而影响生育能力。①穿刺注入法：经穿刺抽出积液，注入硬化剂。可用于较小的囊肿，但复发率较高，且有引起感染之弊。②手术疗法：囊肿切除术是治疗的有效方法，即经阴囊切口显露、游离囊肿，钳夹狭细的颈部，将其完整切除，颈部残端用肠线结扎。最好同时施行睾丸鞘膜翻转术，以防止鞘膜积液的发生。

预后 为先天性良性病变，预后好。

（史振峰）

jīngzǐ ròuyázhǒng

精子肉芽肿（sperm granuloma）

精子自睾丸生精小管、附睾管或输精管溢出至周围间质，精子或其所含的耐酸性类脂质引起异物反应而引起的炎性肉芽肿。发病年龄在男性精子活动力强的 20~40 岁，左右侧发病率大致相同，附睾头尾部均可发生。

病因和发病机制 精子外溢的原因普遍认为与生精小管或附睾管的损伤有关，而引起管壁损伤的原因主要是各种感染、外伤、精液囊肿、邻近部位的手术、长期使用疝托、输精管切断、结扎术后等。精子外溢的机制大概有 3 个可能：①必要条件是生精小管管壁损伤，包括破裂、溃疡、变性等。②精子在某种情况下获得了活动性。③生精小管内压力增高和精子淤滞。

病理 典型组织病理学变化是附睾间质中有多数精子，在其周围形成肉芽组织。有些精子被组织球等吞噬。病变初期，在精子周围仅有少数类上皮细胞、白细胞和淋巴细胞；随病变进展，可见嗜酸性粒细胞和浆细胞；病程越久，则组织球、巨噬细胞越多，纤维细胞也逐渐增加，以致形成瘢痕。

临床表现 主要是附睾或精索出现微痛或无痛的较硬肿物，直径 0.3~30cm，平均为 0.9cm，结节与周围无粘连，同样的病变也可发生在睾丸或输精管的切断端。

诊断 综合病史、体征、临床表现及实验室检查，最终依靠手术后病理学检查确诊。B 超检查可见结节为比较均匀的低回声，边缘光滑整齐，与睾丸分界清晰。彩色多普勒血流图（color Doppler flow imaging，CDFI）显示肉芽肿内很少见血流信号，正常附睾可见少量点状血流分布。

鉴别诊断 该病在临床上常与附睾结核、慢性炎症和肿瘤等病混淆，由于临床表现无突出特点，通常需靠组织病理学检查才能确诊。该病病史较长，逐渐形成瘢痕，病变广泛，如双侧病变可阻塞附睾管而造成不育。另外，该病难以与结核等疾病鉴别，为了消除症状或明确诊断，避免长期不合理应用抗结核药物。

治疗 一般多需行附睾或肿物切除术，但手术前应慎重考虑患者年龄、婚姻、生育等状况。

预后 该病病史较长，逐渐形成瘢痕，病变广泛，如双侧病变可阻塞附睾管而造成不育。

（史振峰）

fùgāo ruǎnbānbìng

附睾软斑病（epidymal malacoplakia）

发生于附睾的非特异性肉芽肿性疾病。主要见于 40~70 岁中老年男性，平均发病年龄为 50 岁。

病因 病因不明，可能与大肠埃希菌感染有关，80% 以上的患者尿、前列腺液培养有大肠埃希菌生长，约 40% 的患者有免疫缺陷性疾病。

发病机制 其形成原因是组织细胞吞噬革兰阴性杆菌后，因其消化功能障碍，溶酶体包裹细菌，而后磷酸钙和含铁血黄素沉淀、融合而形成肉芽肿。

临床表现 附睾进行性肿大、疼痛，可触及结节。

诊断 易与肿瘤性病变混淆，只有通过病理学检查才能确诊。病理学检查为单发或多发的黄褐色圆形或椭圆形肿物，镜下可见由大量泡沫状嗜酸性组织细胞冯·汉森曼（von Hansemann）组织细胞、淋巴细胞、浆细胞及成纤维细胞等形成肉芽肿性炎症改变，组织细胞内外均可见软斑小体。

鉴别诊断　软斑小体是软斑病与其他性质肉芽肿相鉴别的依据。

治疗　因附睾软斑病难以与附睾肿瘤性病变鉴别，常需外科手术治疗，如肿块切除术或附睾切除术等。药物治疗是针对慢性细菌感染，在术前及术后要应用抗生素，疗程要长。另外，维生素 C 和氨甲酰甲胆碱可刺激组织细胞的杀菌能力，也可使用，以增强治疗效果。

预后　预后良好。

（史振峰）

fùgāo yūjī zhèng

附睾淤积症（epididymal stasis syndrome）

各种原因导致输精管阻断后，睾丸中生精小管仍然连续产生精子，精子因阻塞而不能及时排出，呈淤滞状态，淤积在附睾内，由此引起附睾的阻塞症状。是男性输精管结扎术后常见的并发症。阴囊附睾坠胀疼痛，或结扎处疼痛或硬节常见，疼痛可放射到腹股沟、小腹或腰骶部等处，常可伴有感染、阳痿、性功能障碍等。该病临床较为少见，发病率 0.28% ~ 1.02%。

病因　附睾淤积症是输精管结扎术后的较难处理并发症之一。

发病机制　在正常情况下，附睾有较强的吸收和吞噬功能，输精管被阻断后，附睾及附睾近端输精管可产生不同程度的扩张和淤滞，但 3 ~ 6 个月后，随着附睾的吸收功能增强，淤积应随之减轻或消失。但如果术后并发感

染或附睾血液供应发生障碍，将影响附睾的吸收平衡功能，则可能并发附睾淤积症。

临床表现　主要症状是不定期发作的阴囊坠胀、疼痛，性交、劳动、外伤和天气变化后症状明显加重，往往不能忍受，常放射至下腹部、腹股沟和腰背等处。由于局部胀痛长期、反复发作，可导致患者出现程度不等的神经症，部分患者可因此丧失劳动力。体检可发现患侧附睾头、体、尾增宽、增厚、饱满、质地变硬，有明显压痛，附睾近端输精管明显增粗，有时有高低不平的结节。

诊断　根据患者输精管结扎手术史、症状和体征，该病诊断不难。

鉴别诊断　与精索静脉曲张、附睾炎、前列腺炎等疾病相鉴别。

治疗　首先应消除患者的心理障碍，若心理障碍未去除，任何药物及其他疗法都不能奏效。对于久治无效或附睾已形成明显结节者，可考虑行附睾切除术，但应慎重。病情重、经综合治疗又未能奏效者，如无明显感染存在，可考虑行输精管吻合术，特别是对于那些神经症严重者，输精管吻合术可以起到双重（身体和心理）治疗作用，疗效较好。但手术适应证应严格掌握。防止术后感染、术中轻巧操作、减少血管的损伤等措施是预防附睾淤积症发生的重要措施。

预后　良性疾病，预后好。

（史振峰）

jīngsuǒ jìngmài qūzhāng

精索静脉曲张（varicocele）

精索内蔓状静脉丛的异常伸长、扩张和迂曲的病症。多见于青壮年男性。多数发生于左侧，两侧发病者少见，单发于右侧者较少。

病因与病理　精索内静脉走

行较长，如静脉瓣发育不良、受损或闭锁不全及静脉壁的平滑肌或弹性纤维薄弱等原因，可造成其内压力增加，血液回流受阻，易发生精索静脉曲张。所谓精索静脉曲张实际上主要为精索内静脉曲张。左侧精索静脉曲张发病率高的原因：①左侧精索静脉比右侧长 8 ~ 10cm，压力大于右侧。②左侧精索静脉呈直角注入左侧肾静脉，人类直立性体位使该静脉回流阻力加大，易反流。③尸体解剖资料表明，人类左侧精索静脉瓣缺乏率高达 40%，而右侧仅 3%。④近端胡桃夹现象（proximal nutcracker phenomenon）：由于左侧肾静脉位于腹主动脉与肠系膜上动脉之间，静脉压升高可致左侧精索静脉压亦升高。⑤远端胡桃夹现象（distal nutcracker phenomenon）：右侧髂总动脉可压迫左侧髂总静脉，使左侧精索静脉部分回流受阻。⑥左侧精索静脉可受到胀满的乙状结肠压迫。⑦精索静脉本身疾病：提睾肌发育不良、精索筋膜松弛等。这种因解剖学因素和发育不良所致的精索静脉曲张称为原发性精索静脉曲张。原发性精索静脉曲张的病因通常应考虑为多因素综合作用的结果。

腹腔内或腹膜后肿瘤、肾积水或异位血管压迫上行的精索静脉亦可引起血液回流不畅，可导致精索静脉曲张。尤其是肾肿瘤，除本身机械性压迫外，还可发生肾静脉或下腔静脉癌栓，导致单侧或双侧精索静脉曲张，称为继发性精索静脉曲张。

临床表现　具体如下。

典型症状　多数患者无自觉症状。

一般症状　患侧阴囊沉重，有坠胀感，或阴囊坠痛，有时可

向同侧腹股沟或会阴部放射。多在行走或劳动时加重,平卧时减轻。少数患者出现神经症状。

体征 站立时患侧阴囊增大、松弛,睾丸下垂,可看到或摸到蚯蚓状曲张静脉团。嘱患者做瓦尔萨尔瓦动作(Valsalva maneuver,深吸气后屏气并增加腹压)时更加明显;平卧时曲张的静脉可完全消失。

分级 按程度可将精索静脉曲张分为3级。Ⅰ级(轻度):站立时外观正常,看不到曲张的静脉。触诊不明显、仅有精索周围曲张的静脉可扪及。瓦尔萨尔瓦动作示精索静脉曲张程度加重,附睾旁静脉正常,或精索内静脉造影显示造影剂在精索静脉内逆流长度达5cm。平卧时曲张静脉随即消失。Ⅱ级(中度):站立时可看到精索周围及附睾旁的曲张静脉,触诊时可摸到曲张的静脉,或造影剂可反流到第4~5腰椎水平。平卧时曲张的静脉逐渐消失。Ⅲ级(重度):视诊和触诊显示精索周围、附睾、阴囊均有十分明显的曲张静脉,阴囊外侧皮肤可见曲张的静脉与大腿内侧静脉相交通,或造影剂可反流至阴囊。平卧后曲张的静脉消失较慢,有时需加压后方可大部分或全部消失。

诊断 根据临床表现和瓦尔萨尔瓦动作试验可基本确诊。常用以下辅助检查。①精液常规检查:精索静脉曲张造成不育者,精液常规示精子数目减少、活动度下降,未成熟精子和畸形精子数量增多,病情严重者可无精子。②精索内静脉造影:是一种可靠的诊断方法,并有助于减少高位结扎手术的失败率。

鉴别诊断 应与症状性精索静脉曲张相鉴别:症状性精索静脉曲张常继发于腹腔内或腹膜后肿瘤的压迫,特别是肾肿瘤,应行尿路造影以做鉴别。症状性精索静脉曲张的患者在平卧时曲张的静脉并不消失,可资鉴别。

治疗 ①无症状者及生育能力正常者:不必治疗。②一般治疗:用阴囊托带托起患侧阴囊,避免性生活过度,减少盆腔充血。③手术治疗:当有以下几种情况时,应选择手术治疗。精索静脉曲张伴有不育或精液液化异常时,不论症状轻重;青春期Ⅱ、Ⅲ度精索静脉曲张或合并睾丸体积和张力下降者;症状严重或经保守治疗症状不缓解者。手术治疗的常用方法为腹膜后或经腹股沟精索静脉高位结扎术。

预后 为先天性良性病变,预后好。

(史振峰)

nánxìng búyùzhèng

男性不育症(male infertility)

夫妇未采用任何避孕措施同居生活1年以上,由于男方因素造成女方不孕者的疾病。这是对于男性不育症的定义。男性不育症不是一种独立疾病,而是由某一种或很多种疾病和/或因素造成的结果。

病因 男性不育症是由多种疾病和/或因素造成的结果,通常根据影响生殖环节的不同,分为睾丸前、睾丸和睾丸后3类因素,但仍有高达60%~75%的患者找不到病因(临床称为特发性男性不育症)。

睾丸前因素 通常为内分泌性病因,患者的生育力损害继发于体内激素失衡,包括以下几类。

丘脑疾病 ①促性腺激素缺乏:卡尔曼(Kallmann)综合征是低促性腺激素型性腺功能减退的一种综合征。病变部位在下丘脑,伴嗅觉障碍或减退。由于下丘脑促性腺激素释放激素(gonadotropin-releasing hormone, GnRH)分泌障碍,导致促性腺激素分泌减少而继发性腺功能减退。②选择性黄体生成素(luteinizing hormone, LH)缺乏症:又称生殖性无睾症,罕见。临床表现为不同程度的雄性化和男性乳房发育的类无睾症体征。患者睾丸容积正常或略大,精液量少,偶见精子。镜下可见成熟生精上皮,但间质细胞(Leydig cell)少见,血清激素检查黄体生成素缺乏。③选择性卵泡刺激素(follicle stimulating hormone, FSH)缺乏症:极为罕见,垂体卵泡刺激素分泌不足,而黄体生成素正常,患者临床表现为有正常男性第二性征和睾丸容积,无精子症或极度少精子症。④先天性低促性腺激素综合征:继发于数种综合征的性腺功能减退,如普拉德-威利(Prader-Willi)综合征和劳伦斯-穆恩-比德尔(Laurence-Moon-Biedl)综合征。

垂体疾病 ①垂体功能障碍:由于肿瘤、感染、梗死、手术、放疗和肉芽肿性病变等影响垂体功能所致。血清性激素检测,睾酮水平低下伴促性腺激素水平低下或正常偏低。全垂体功能障碍者,血清皮质激素水平低下,卵泡刺激素和生长激素水平也低下。②高催乳素血症:原发性高催乳素血症常见于垂体腺瘤。催乳素水平过高会引起卵泡刺激素、黄体生成素和睾酮水平降低,导致性欲丧失、勃起功能障碍、男性乳腺增生和生精障碍等。

内源性或外源性激素异常 ①雌激素和/或雄激素过多:外源性雄激素增多常见于口服激素、先天性肾上腺增生、有激素活性的肾上腺肿瘤或睾丸间质细胞肿瘤。过度肥胖、肝功能不全是雌激素增多的常见原因，还与一些能分泌雌激素的肿瘤，如肾上腺皮质瘤、睾丸支持细胞（Sertoli cell）瘤或间质细胞瘤有关。②糖皮质激素过多：能抑制黄体生成素分泌，导致精子发生、成熟障碍。多见于库欣（Cushing）综合征或医源性摄入增加。③甲状腺功能亢进或减退：甲状腺通过垂体和睾丸两个层面来影响生精，甲状腺功能亢进（简称甲亢）或甲状腺功能减退（简称甲减）可改变下丘脑激素的分泌和雌/雄激素比值，甲状腺功能异常约占男性不育症病因的 0.5%。

睾丸性因素 包括以下几个方面。

先天性异常 ①染色体或基因异常：男性不育症患者约 6% 存在遗传物质异常，随着精子总数降低，该比例逐渐增高，精子总数正常者染色体或基因异常为 1%，少精子症患者中为 4%~5%，无精子症患者中比例最高，达 10% ~ 15%。② 克兰费尔特（Klinefelter）综合征：又称先天性睾丸发育不全、生精小管发育障碍、XXY 综合征，外周血染色体核型为性染色体非整倍体异常，90% 为 47, XXY，10% 为 47, XXY/46, XY 嵌合型。其特点是睾丸小、无精子及血清促性腺激素水平增高等。③XX 男性（XX male）综合征：又称性倒错综合征，是由于 Y 染色体上性别决定基因（sexdetermining region Y，SRY）在减数分裂时易位到 X 染色体，但控制生精的基因无精子症因子（azoospermia factor，AZF）仍在 Y 染色体，导致无精子症。④XYY（XYY）综合征：又称超雄综合征，由于父亲精子形成的第二次

减数分裂过程中 Y 染色体没有分离而受精。⑤努南（Noonan）综合征：曾称男性特纳（Turner）综合征，染色体核型大部分为正常 46, XY，少数为 45, X0 或嵌合型（45, X0/46, XY）。⑥Y 染色体微缺失：约 15% 无精子症或重度少精子症患者存在 Y 染色体微缺失。常见的微缺失有 AZFa、AZFb、AZFc。⑦隐睾：是小儿极为常见的泌尿生殖系统先天畸形，早产儿发病率约 30%，新生儿 3.4% ~ 5.8%，1 岁时约 0.66%，成年人为 0.3%。⑧雄激素功能障碍：主要为雄激素不敏感综合征和外周雄激素抵抗。前者主要为雄激素信号传导过程中某一环节出现异常，后者包括 5α-还原酶缺乏症和雄激素受体异常。⑨其他较少见的综合征：强直性肌营养不良（myotonic dystrophy，MD）、睾丸缺如（absent testis）综合征、纯睾丸支持细胞综合征（sertoli cell only syndrome，SCOS）等。

生殖腺毒素 常见有射线、药物、食物、生活和工作环境因素等。

全身性疾病 常见的有肾衰竭、肝硬化与肝功能不全、镰状细胞贫血等。

感染（睾丸炎） 青春期后的流行性腮腺炎 30% 合并睾丸炎，常为单侧，双侧发病率为 10%~30%，睾丸萎缩是最常见的严重后果。

睾丸创伤和医源性睾丸创伤 除导致睾丸萎缩外，还可激发异常免疫反应，两者均可导致男性不育症。睾丸血管、输精管道的医源性损伤也会导致男性不育症。

血管因素 精索静脉曲张在男性不育症患者中的发病率近 40%。

睾丸扭转 可引起睾丸缺血性损伤，损伤程度与缺血程度和持续时间有关，一侧扭转可引起对侧睾丸发生组织学变化。

免疫因素 由于自身抗精子抗体阳性导致男性不育症。

睾丸后因素 包括以下几个方面。

输精管道梗阻 是男性不育症的重要病因之一，梗阻性无精子症在男性不育症患者中为 7%~10%。①先天性梗阻：梗阻可发生于输精管道的任何部位，从睾丸网、附睾、输精管直到射精管开口。②囊性纤维化（cystic fibrosis，CF）：属常染色体隐性遗传病，几乎所有囊性纤维化男性患者都伴有先天性双侧输精管缺如（congenital bilateral absence of vas deferens，CBAVD）。③杨氏（Young）综合征：主要表现为三联征，即慢性鼻窦炎、支气管扩张和梗阻性无精子症。生精功能正常，但由于浓缩物质阻塞附睾管而表现为无精子症，手术重建成功率较低。④特发性附睾梗阻：罕见，1/3 患者存在囊性纤维变性基因突变，可能与囊性纤维化有关。⑤常染色体显性遗传多囊肾病（autosomal dominant polycystic kidney disease，ADPKD）：属常染色体显性遗传病，患者体内脏器多发性囊肿，当附睾或精囊腺有梗阻性囊肿时可导致不育症。⑥获得性梗阻：主要为生殖系统感染、输精管结扎切除术、医源性输精管损伤及感染所致射精管口梗阻等。而疝修补术应用补片后可出现输精管周围炎症反应导致输精管梗阻。⑦功能性梗阻：干扰输精管和膀胱颈部神经传导的任何因素都可导致不射精或逆向射精，常见原因有神经损伤和服用某些药物等。

精子功能或运动障碍　①纤毛不动（immotile cilia）综合征：是由于精子运动器或轴突异常导致精子运动能力降低或丧失。②精子成熟障碍：常见于输精管结扎再通术后。由于结扎后附睾管内长期高压损伤附睾功能，再通术后精子通过附睾时未获得正常的成熟和运动能力，导致精子总数正常，但精子活力低下。

免疫性不育　2%~10%的不育症与免疫因素有关，抗精子抗体（antisperm antibody，AsAb）是免疫性不育的重要原因。常见原因有睾丸外伤、扭转、活检、感染或输精管梗阻、吻合手术后等。

感染　8%~35%的不育症与男性生殖道感染有关，主要为感染导致输精管道梗阻、抗精子抗体形成、菌精症、精液白细胞增多症以及精浆异常。

性交或射精功能障碍　性欲减退、勃起功能障碍和射精功能障碍是男性不育症的常见原因；尿道下裂等解剖异常由于射出精液距宫颈过远而导致不育；糖尿病、膀胱尿道炎症、膀胱颈部肌肉异常、手术或外伤损伤神经均可导致不射精或逆向射精；不良的性习惯如性交过频、使用润滑剂等也会影响生育。

特发性病因　特发性不育是指男性不育症找不到明确病因者，其影响生殖的环节可能涉及睾丸前、睾丸、睾丸后的一个或多个环节。目前倾向与遗传或环境因素等相关。

诊断　包括以下方面。

病史　采集男性不育症病史要全面了解家族史、婚育史、性生活史和其他对生育可能造成影响的因素，还要简要了解女方病史，记录患者个人信息。①主诉：多为结婚后（同居）×年，未避孕××年（月）未育。②婚育史：需了解结婚（同居）时间及尝试怀孕的时间；应详细了解既往生育史，包括既往使其他异性受孕情况。注意在私密场合探询，以获得可靠病史。还应了解女方基本生育能力情况，如年龄、月经是否规律、常规检查情况，特别要了解女方输卵管通畅情况。③性生活史：需了解性生活频率、质量及能否在阴道内射精。④生育能力检测及治疗史：要详细询问并记录既往生育能力检测和治疗情况，尤其是精液分析结果。注明既往治疗方案、是否正确实施及治疗结果等细节。⑤既往史：主要包括生长发育史、过去疾病史、传染病史、用药史等。要重点询问与生育相关的疾病和因素，包括炎症、发热史，对生育有影响的不良生活习惯、环境与职业因素等。高温环境作业者、有电磁辐射与放射线接触史者、长途驾驶员等对生育能力有一定影响。⑥家族史、遗传性疾病史：父母身体状况、有无近亲结婚，有无遗传性疾病史，母亲生育情况及兄妹生育情况等。⑦过敏史、手术外伤史：有药物、试剂等过敏史者，选择进一步治疗方案时要考虑。了解泌尿生殖系统手术外伤史，还要注意有无骨盆外伤史等。⑧配偶病史：主要了解月经史、生育史、避孕史（女方是否曾使用宫内节育器）、妇科疾病和其他可能影响生育的疾病史和生活工作因素等。

体格检查　体检应在温暖的房间内进行，暴露良好并注意保护患者隐私。①全身检查：重点应注意体型及第二性征。测量身高、体重及血压，注意体态和外形（躯干肢体比例、第二性征、体毛分布），有无男性乳房发育等。②生殖系统检查：应注意有无外生殖器畸形，还要检查附睾和输精管有无结节、疼痛或缺如等。嘱患者做瓦尔萨尔瓦（Valsalva）动作以判断是否存在精索静脉曲张并予分度。③直肠指诊：主要检查前列腺情况。精囊一般不易触及，如有明显触痛或其他异常发现，需进行经直肠超声检查。

辅助检查　①精液分析：包括分析精子和精浆特征与参数，结果会受许多因素干扰，只能提供判断男性生育能力的可能性。仅通过一份精液标本的评估无法确定一位男性精液质量的特征。进行2~3次精液分析有助于获取基线数据。②性激素检测：主要针对可疑生精功能受损、性腺功能减退及性功能（性欲）异常的患者进行。③生殖系统超声：根据患者体检及精液分析情况，考虑合并隐睾、精索静脉曲张、肿瘤、鞘膜积液、输精管道梗阻等情况时，可进行超声检测，包括阴囊超声及经直肠超声。④其他项目：除了常规项目，还可选择下列有关检查，抗精子抗体（AsAb）检测，外周血染色体核型等遗传学检测，支原体、衣原体检测，精子存活率检测，射精后尿离心检测，精子-宫颈黏液体内试验，精子-宫颈黏液体外试验等。⑤诊断性睾丸/附睾取精术：无精子症患者因诊断和治疗需要，可考虑实施诊断性睾丸/附睾取精术。常用的几种手术方法：开放手术活检，剪切下的睾丸组织应放入布安（Bouin）固定液中而不能使用甲醛。应同时做涂片细胞学检查以了解精子存在情况。经皮睾丸穿刺活检术：比睾丸开放手术活检更为简便，但获取的标本量少，可能无法进行组织病理学检查。睾丸细针精子抽吸术（testicular sperm aspiration，TESA）：有研究认为使用睾丸细针抽吸术损伤小，且可以进行多点抽吸，而另一些研究则认为该技术不像开放手术活检那样能得到有效的病理学诊断。其他方法包括经皮附睾穿刺取精术（percutaneous epididymal sperm aspiration，PESA）、显微外科附睾穿刺取精术（microscopic epididymal sperm aspiration，MESA）、显微外科睾丸切开取精术。任何一种手术方法获得的精子都可考虑超低温冷冻保存以备单精子卵细胞质内注射（intracytoplasmic sperm injection，ICSI）使用。

诊断流程　见图1。

治疗　不同类型男性不育症

采取的治疗方案详见后续词条分述。

（赵晶鹏　李　朋　赵福军　李　铮　夏术阶）

tèfāxìng dīcùxìng xiànjīsùxìng
xìngxiàn gōngnéng jiǎntuìzhèng

特发性低促性腺激素性性腺功能减退症（isolated hypogonadotropic hypogonadism，IHH）

原因不明的低促性腺激素性性腺功能减退。是一种异质性综合征，不是一种单一病因的疾病。促性腺激素缺乏的程度也具有不均一性，由一个极端的完全无青春期性成熟到另一个极端的只有青春期延迟。家系分析资料提示，特发性低促性腺激素性性腺功能减退症至少有3种遗传方式。黄体生成素（luteinizing hormone，LH）脉冲分析发现特发性低促性腺激素性性腺功能减退症患者有

多种黄体生成素分泌脉冲异常。特发性低促性腺激素性性腺功能减退症患者的临床表现也各不相同，伴有嗅觉减退或缺失的患者又称卡尔曼（Kallmann）综合征。该病的发病率在男子中约为1/1万，在女性中约为1/5万。

病因　低促性腺激素性性腺功能减退症的原发病变是在下丘脑或垂体，下丘脑促性腺激素释放激素（gonadotropin-releasing hormone，GnRH）缺乏，导致了青春期年龄仍无促性腺激素释放激素分泌脉冲出现或脉冲频率和/或脉冲幅度过低，不足以刺激垂体促性腺激素的脉冲式分泌，或垂体因为肿瘤、肉芽肿、囊肿或炎症等引起破坏，垂体促性腺激素缺乏，不能兴奋性腺的发育。低促性腺激素性性腺功能减退症患者的性腺功能是正常，只是由于长期缺乏促性腺激素的兴奋而处于幼稚状态。

发病机制　目前研究发现的特发性低促性腺激素性性腺功能减退症致病基因约20余种，包括*KAL1*、*FGFR1*、*PROKR2*、*PROK2*、*CHD7*、*FGF8*、*GNRHR*、*KISS1*、*KISS1R*、*TAC3*、*TACR3*、*GNRH1*、*WDR11*、*HS6ST1*、*SEMA3A*、*OL14RD*、*HESX1*、*FEZF1*、*FGF17*、*SEMA7A*、*NSMF*、*AXL*、*LEP*、*LEPR*、*PCSK1*、*DMXL2*、*RNF216*、*OTUD4*、*PNPLA6*、*NR0B1*等，遗传方式包括常染色体显性遗传、常染色体隐性遗传、X染色体隐性遗传。对特发性低促性腺激素性性腺功能减退症患者及其家系进行相关基因检测是必不可少的，有助于明确诊断并指导临床治疗。特发性低促性腺激素性性腺功能减退症患者遗传不均一性不仅表现在遗传方式上，即使是同一遗传方式也存在表达的不均一性，同一家系发病的成

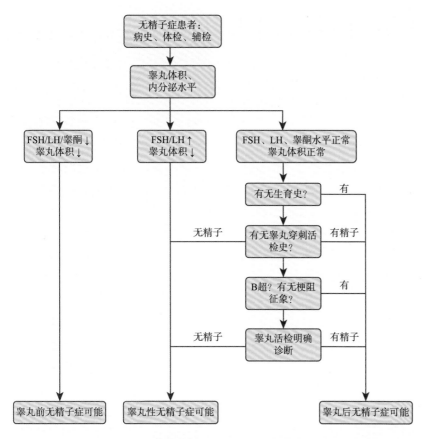

图1　无精子症"三分法"诊断流程

FSH：follicle stimulating hormone，卵泡刺激素；LH：luteinizing hormone，黄体生成素。

员中，可有单纯性腺功能减退而无嗅觉缺失，或只有嗅觉缺失而无性腺功能减退；嗅觉缺失的程度也存在差异，一些受累家庭成员的嗅觉缺失是不完全的，仅表现为嗅觉减退。

临床表现 青春期前如无小阴茎、隐睾或其他器官或躯体异常，一般不易发现。大多数患者是因为到了青春期年龄无性发育而求医，少数患者有过青春期启动，但是中途发生停滞，性成熟过程未能如期完成，这些患者的睾丸容积较大，可达到青春期Ⅱ期或Ⅲ期的水平。约90%的患者喉结小、阴毛和腋毛缺如，少数患者可有少量阴毛生长（Tanner阴毛Ⅱ期）。80%的患者骨龄落后于实际年龄。40%有嗅觉缺失或嗅觉减退。20%有男性乳腺增生。可有小阴茎、隐睾和输精管缺如。还可伴发其他躯体或器官异常，如面颅中线畸形：唇裂、腭裂、腭弓高尖和舌系带短。神经系统异常：神经性聋、眼球运动或视力异常、红绿色盲、小脑共济失调、手足联带运动和癫痫。肌肉骨骼系统异常：骨质疏松、肋骨融合、第4掌骨短、指骨过长和弓形足。其他系统异常：皮肤牛奶咖啡斑。肾发育不全或畸形、先天性心血管病（主动脉弓右位、锁骨下动脉狭窄、房室传导阻滞和右心肥大等）。身高一般正常，少数患者身材矮，肥胖，智力一般正常。

血清性激素水平低于正常，黄体生成素和卵泡刺激素水平正常低限或低于正常，促性腺激素释放激素兴奋试验无论是男性或女性患者，黄体生成素的分泌反应一般是减低的，少数患者完全无反应或反应正常。同一患者的黄体生成素反应可以和卵泡刺激素反应不一致。血清催乳素（prolactin，PRL）基础水平正常，催乳素对促甲状腺激素释放激素（thyrotropin-releasing hormone，TRH）和氯丙嗪兴奋试验的反应一般正常，少数反应减低，个别反应过强。患者的甲状腺功能正常，促甲状腺激素释放激素兴奋试验一般反应正常，促肾上腺皮质激素（adrenocorticotropic hormone，ACTH）和皮质醇的昼夜节律正常，皮质醇对促肾上腺皮质激素兴奋的反应正常。尿浓缩功能正常。除下丘脑-垂体-性腺轴外，腺垂体的催乳素、生长激素（growth hormone，GH）、促肾上腺皮质激素和促甲状腺激素（thyroid-stimulating hormone，TSH）分泌功能正常，神经垂体功能也正常。

特发性低促性腺激素性性腺功能减退症的临床表现与下丘脑促性腺激素释放激素脉冲分泌异常的类型有关，将男性特发性低促性腺激素性性腺功能减退症患者的临床表现和黄体生成素脉冲分析结果进行对比观察可以发现，无脉冲分泌型患者可分为两类：第一类患者例数最多，病情较重，从未有过自发的青春期发育，睾丸小，平均容积约为3ml，睾丸活检组织学所见与青春期前儿童相同，常伴有嗅觉缺失或嗅觉减退。平均血清黄体生成素水平为1.7±0.3U/L，平均卵泡刺激素水平为2.1±0.2U/L。少数患者的黄体生成素和卵泡刺激素减低到可检出范围以下。可有隐睾和小阴茎。第二类患者例数较少，约占本类型患者的23%。病情较轻，有过不完全的自发性青春期发育，中间发生了停滞。睾丸较大，容积可达3~8ml，睾丸活检显示无精子发生、成熟停滞或甚至有正常的精子发生。嗅觉一般正常，无隐睾和小阴茎。但是，血清黄体生成素和卵泡刺激素的平均水平与第一类患者无明显差别。青春期停滞型患者夜间有黄体生成素脉冲分泌，在14~15岁时有过青春期启动，有一定程度的性成熟表现，睾丸容积可达8~12ml，可有自发的阴茎勃起和性冲动，但是性发育未能继续进行下去，停留在青春期早期阶段。无嗅觉缺失或减退，血清黄体生成素和卵泡刺激素水平可达正常范围低限。脉冲幅度减低型患者睾丸容积3~6ml，血清睾酮水平1.1~3.5mmol/L，黄体生成素和卵泡刺激素水平低于正常。脉冲频率减慢型患者由于在脉冲出现时有睾酮分泌血清，睾酮水平波动在3.8~21.0mmol/L，有一定程度的性发育，睾丸容积可达10~15ml，无嗅觉缺失，可有男性乳腺增生，是特发性低促性腺激素性性腺功能减退症中病情最轻的一种类型。

诊断 包括以下方面。

病史及体格检查 特发性低促性腺激素性性腺功能减退症的诊断有相当大的难度，对可疑的特发性低促性腺激素性性腺功能减退症患者要详细采集病史，了解宫内和幼年生长发育的情况，是否存在生长停滞。一般地说，特发性低促性腺激素性性腺功能减退症的生长停滞相对较轻，身高基本上在同龄儿童正常身高范围以内，但是，由于性激素长期处于低水平，过了青春期年龄的患者四肢生长过度，形成类无睾症体型（下部量>上部量，臂距>身高）。有阳性家族史的患者应尽可能进行家系分析，目前已证实的遗传方式有3种：X连锁、常染色隐性和常染色体显性，存在其他遗传方式的可能性不能排除。体格检查要特别注意检查嗅觉，有嗅觉缺失或嗅觉减退是卡尔曼（Kallmann）综合征的特征。一部分患者可能有红绿色盲、腭裂和/或唇裂等中线发育畸形，其他发育异常包括中枢神经系统、骨骼和肾等，智力一般正常。儿童期阴茎小，睾丸可能下降不全。青春期年龄后没有性发育的征象。骨龄落后于实际年龄。肾上腺皮质功能在6~8岁如期启动。血清促性腺激素和性激素仍处于青春期前的低水平，生长激素水平正常。当根据临床表现和实验室检查仍不足以确定诊断时，则需要长期的随访观察，一般把18岁作为一个界限，超过18岁仍无青春期启动者可诊断为特发性低促性腺激素性性腺功能减退症。

辅助检查 ①一般检查：肝肾功能、血尿常规等实验室检查，以除外慢性系统性疾病或营养不良所致的青春期发育延迟。②性激素：卵泡刺激素、黄体生成素、睾酮、雌二醇（E_2）、孕酮；重视基础黄体生成素水平：黄体生成素在0~0.7IU/L，提示特发性低促性腺激素性性腺功能减退症；黄体生成素≥0.7IU/L，提示青春期发育延迟或部分性特发性低促性腺激素性性腺功能减退症。③其他相关激素：生长激素（GH）/胰岛素样生长因子-1（insulin-like growth factor 1，IGF-1）、催乳素（PRL）、促肾上腺皮质激素（ACTH）/皮质醇（8：00）/24小时尿游离皮质醇、游离甲状腺素（free thyroxine，FT4）/促甲状腺激素（TSH）。④影像学检查：鞍区磁共振成像（magnetic resonance imaging，MRI），以除外各种垂体和下丘脑病变；骨密度、双侧肾超声检查和骨龄测定。骨龄是衡量生长发育的重要标尺，

对疾病鉴别诊断有重要价值。骨龄测定有多种方法，目前常用G-P图谱法：根据手掌和腕关节的骨骼形态来评定年龄，必要时加拍肘、踝、足跟和髂骨翼的X线片，帮助更准确地判定骨龄。正常男性骨龄达到12岁时，青春期发育自然启动。特发性低促性腺激素性性腺功能减退症患者或暂时性青春期发育延迟者，骨龄一般落后于生物学年龄2~3年。暂时性青春期发育延迟者，骨龄进展到12岁时就会自发启动青春期发育；如骨龄>12岁仍无青春期发育迹象，且黄体生成素、卵泡刺激素和睾酮水平低下，可确诊特发性低促性腺激素性性腺功能减退症而非暂时性青春期发育延迟。⑤戈那瑞林（Goserelin）兴奋试验：静脉注射戈那瑞林100μg，0分钟和60分钟时测定黄体生成素水平。在男性，60分钟黄体生成素≥8IU/L，提示下丘脑-垂体-性腺轴启动或青春期发育延迟。也可行曲普瑞林兴奋试验：肌内注射曲普瑞林100μg，0分钟和60分钟时测定黄体生成素水平。对男性，60分钟黄体生成素≥12 IU/L提示下丘脑-垂体-性腺轴完全启动或青春期发育延迟；60分钟黄体生成素≤4IU/L提示性腺轴未启动，可诊断特发性低促性腺激素性性腺功能减退症。60分钟黄体生成素在4~12IU/L，提示性腺轴功能部分受损，需随访其变化；对女性，60分钟黄体生成素≥18IU/L，提示性腺轴功能完全启动；60分钟黄体生成素≤6IU/L，提示性腺轴未启动，可诊断特发性低促性腺激素性性腺功能减退症；60分钟黄体生成素在6~18IU/L，提示性腺轴功能部分受损。⑥人绒毛膜促性腺激素（human chorionic gonadotropin，

hCG）兴奋试验（可选）：用来评价睾丸间质细胞功能，主要有两种方法。单次肌内注射人绒毛膜促性腺激素2000~5000IU，测定0小时、24小时、48小时和72小时血睾酮水平。或肌内注射人绒毛膜促性腺激素2000IU，每周2次，连续2周，测定注射前、注射后第4、第7、第10、第14天睾酮水平。睾酮≥3.47nmol/L（100ng/dl）提示存在睾丸间质细胞，睾酮≥10.41nmol/L（300ng/dl）提示间质细胞功能良好。该试验可能存在假阴性，应慎重评估试验结果，必要时重复试验或试验性促性腺激素治疗3个月，观察睾酮水平变化。⑦嗅觉测试：若不能鉴别乙醇、白醋、水和香波等的气味，可拟诊卡尔曼综合征。嗅觉诱发电位和嗅球嗅束薄层MRI（可选）可客观评价嗅觉损伤程度和嗅球嗅束的发育状态。

鉴别诊断 ①多种腺垂体激素分泌障碍：除下丘脑-垂体-性腺轴功能受损外，可同时存在一种或多种其他腺垂体激素分泌缺陷。因此需筛查催乳素、生长激素-胰岛素样生长因子-1轴、促甲状腺激素-游离甲状腺素轴、促肾上腺皮质激素-皮质醇轴功能。腺垂体发育不良、垂体柄中断综合征、垂体和下丘脑肿瘤以及其他鞍区病变均可导致腺垂体多种激素分泌不足。②体质性青春期发育延迟：为暂时性青春期发育延迟。绝大多数男孩在14岁之前出现青春期发育表现。少数男孩青春期发育时间会延迟到14~18岁，甚至更晚。虽然青春期发育较晚，但他们成年后身高、性腺轴功能和骨密度均正常。体质性青春期发育延迟可能和体形偏瘦或存在青春期发育延迟家族史的遗传因素有关。如患者在骨龄达到12岁

时，戈那瑞林兴奋试验中 60 分钟黄体生成素 ≥8 IU/L，或曲普瑞林兴奋试验中 60 分钟黄体生成素 ≥12 IU/L，提示体质性青春期发育延迟的诊断。随访观察或小剂量睾酮补充，均为可选治疗方案。女性体质性青春期发育延迟少见。③营养状态对青春发育的影响：过度节食、长期腹泻等病因造成营养不良，会引起两性青春期发育延迟或特发性低促性腺激素性性腺功能减退症。神经性厌食是女性闭经常见原因。肥胖可致男性隐匿性阴茎和睾酮水平降低，易被误诊为特发性低促性腺激素性性腺功能减退症。在肥胖患者，睾酮水平随着体重增加而降低，他们的促性腺激素水平和睾丸体积一般接近正常。饮食控制或胃肠道手术减轻体重后，睾酮水平可明显提高。④慢性系统性疾病对青春期发育的影响：肾病综合征、严重甲状腺功能减退症、肝硬化、炎性肠病等可致青春期发育延迟，称为功能性青春期发育延迟。处理或去除原发疾病后，青春期发育可恢复正常。⑤合并有性腺轴功能减退的各种遗传性疾病或综合征：常见的有普拉德-威利（Prader-Willi）综合征，表现为极度肥胖和特发性低促性腺激素性性腺功能减退；*DAX*-1 基因突变，表现为先天性肾上腺发育不全和特发性低促性腺激素性性腺功能减退症；劳伦斯-穆恩-比德尔（Laurence-Moon-Biedl）综合征，表现为极度肥胖、糖尿病和特发性低促性腺激素性性腺功能减退症。⑥部分性特发性低促性腺激素性性腺功能减退症：下丘脑-垂体-性腺轴受损程度存在个体差异。有些患者可有自主性部分性第二性征发育，睾丸体积增大到 4~10 ml，有勃起

和遗精，促性腺激素和睾酮水平低于正常值。这类患者的性腺轴功能将来可能会恢复到正常；对他们进行生精治疗，疗效优于完全性特发性低促性腺激素性性腺功能减退症患者。⑦儿童期特发性低促性腺激素性性腺功能减退症：男性儿童往往在 18 岁后才能确诊特发性低促性腺激素性性腺功能减退症。但一些儿童在幼年就呈现特发性低促性腺激素性性腺功能减退症特征性临床表现，如缺乏微小青春期（新生儿 0~12 个月促性腺激素水平异常降低）、小睾丸（或隐睾）、小阴茎和嗅觉缺失。对这些儿童，可间断短期小剂量雄激素或人绒毛膜促性腺激素治疗，使阴茎发育始终接近同龄人，以减轻患儿和家长的心理负担，同时应监测骨龄变化。⑧高促性腺激素性性腺功能减退症：各种原因导致的原发性性腺发育不全或功能衰竭，辅助检查提示性激素水平降低和促性腺激素水平明显升高。例如，女性特纳（Turner）综合征（典型核型 45, XO），以矮小、多痣、肘外翻等多种畸形和青春期不发育为特征；男性克兰费尔特（Klinefelter）综合征（典型核型 47, XXY），以青春部分发育、男性乳腺发育和精子生成障碍为特征。

治疗 目前治疗方案主要有 3 种，包括睾酮替代治疗、促性腺激素生精治疗和脉冲式促性腺激素释放激素生精治疗。3 种方案可根据患者下丘脑-垂体-性腺轴的功能状态以及患者的年龄、生活状态和需求进行选择，并可互相切换。睾酮替代治疗可促进男性化，使患者能够完成正常性生活和射精，但不能产生精子；促性腺激素生精治疗可促进自身睾

丸产生睾酮和精子；脉冲式促性腺激素释放激素生精治疗通过促进垂体分泌促性腺激素而促进睾丸发育。

睾酮替代治疗 ①特发性低促性腺激素性性腺功能减退症确诊后若患者暂无生育需求，睾酮替代治疗可促进男性化表现。初始口服十一酸睾酮胶丸每次 40mg，1~3 次/天，或十一酸睾酮注射剂 125mg 肌内注射，每月 1 次。6 个月后增加到成人剂量：十一酸睾酮胶丸，每次 80mg，2~3 次/天，或十一酸睾酮注射剂 250mg 肌内注射，每月 1 次；此方案逐渐增加睾酮剂量，模拟正常青春期发育过程，让患者逐渐出现男性化表现，避免睾酮水平升高过快导致痛性勃起。②<18 岁而因小阴茎就诊患者：短期小剂量睾酮治疗，十一酸睾酮胶丸，每次 40mg，1~2 次/天，3 个月，有助于阴茎增大至接近同龄人，一般不影响骨龄和成年终身高。③口服十一酸睾酮胶丸，以乳糜微粒形式通过肠道淋巴管吸收，因此宜在餐中或餐后即刻服用。进食含有一定量脂肪的食物，有助于药物吸收。④十一酸睾酮注射剂为油性制剂，深部肌内注射后，油滴内的十一酸睾酮被逐渐吸收入血，因此一次注射可维持较高睾酮水平达 1 个月。⑤疗效：用药 6 个月后可有明显男性化表现，2~3 年后可接近正常成年男性水平。⑥随访：起始 2 年内，2~3 个月随访 1 次，监测第二性征、睾丸体积、促性腺激素和睾酮变化。此后可每年随访 1 次，常规体检，包括身高、体重、睾丸体积、促性腺激素、睾酮、前列腺超声检查和前列腺特异性抗原（prostate specific antigen，PSA）、血红蛋白和骨密度；如睾丸体积

有进行性增大，应停药观察，警惕下丘脑-垂体-性腺轴功能逆转为正常的可能性。

促性腺激素生精治疗 ①适用人群：有生育需求的特发性低促性腺激素性性腺功能减退症患者。②原理：人绒毛膜促性腺激素和黄体生成素的α亚单位相同，而β亚单位相似，可模拟黄体生成素对睾丸间质细胞产生刺激作用，促进睾酮产生。人绝经促性腺素（human menopausal gonadotropin，hMG）含有卵泡刺激素和黄体生成素成分。因此，人绒毛膜促性腺激素+人绝经促性腺素联合肌内注射，可促进睾丸产生精子。③剂量和方案：先肌内注射人绒毛膜促性腺激素 2000～3000IU，每周 2 次，共 3 个月，期间调整人绒毛膜促性腺激素剂量，尽量使血睾酮维持在［（10.41～17.35）nmol/L（300～500）ng/dl］；然后添加肌内注射人绝经促性腺素 75～150 IU，每周 2～3 次，进行生精治疗。为提高依从性，可将人绒毛膜促性腺激素和人绝经促性腺素混溶于生理盐水（或注射用水）中肌内注射，每周 2 次。④随访：间隔 2～3 个月随访 1 次，需监测血睾酮和β-人绒毛膜促性腺激素水平、睾丸体积和精液常规；70%～85% 患者在联合用药 0.5～2.0 年内产生精子。基因重组工程合成的黄体生成素和卵泡刺激素纯度更高，患者可自行皮下注射，但价格昂贵，疗效和人绒毛膜促性腺激素+人绝经促性腺素联合治疗类似。⑤疗效预测因素：初始睾丸体积和治疗过程中睾丸体积增大的幅度是预测精子生成的最重要指标。睾丸初始体积>4ml 是生精治疗成功的有利因素，而隐睾（史）却正相关；既往雄激素治疗史不影响生精疗效。⑥疗效不佳的处理：如治疗过程中睾酮水平均低于 3.47nmol/L（100 ng/dl）或治疗 2 年期间睾丸体积无进行性增大且精液中不能检测到精子，可考虑停药或试用脉冲式促性腺激素释放激素生精治疗。⑦其他：有文献提示，在大量精子生成后，单用人绒毛膜促性腺激素可维持生精功能；当有大量精子生成时，如患者暂无生育需求，可行精子冻存；如长期治疗仅少量精子生成，且长时间妻子不能自然妊娠者，需借助辅助生育技术提高妊娠概率；如精液中未检测到精子，可尝试附睾或睾丸穿刺取精；成功生育后，如患者无再次生育计划，可切换到睾酮替代治疗方案。

脉冲式促性腺激素释放激素生精治疗 ①适用人群：有生育需求的特发性低促性腺激素性性腺功能减退症患者，并且腺垂体存在足够数量的功能完整的促性腺激素细胞。②原理：通过微小泵脉冲式皮下注射促性腺激素释放激素，模拟下丘脑生理性促性腺激素释放激素释放，促进垂体分泌促性腺激素，进而促进睾丸发育和精子生成。因此，腺垂体存在足够数量功能完好的促性腺激素细胞是治疗成功的前提。③起始剂量和随访：促性腺激素释放激素（戈那瑞林）10μg/90min。带泵 3 天后，如血黄体生成素≥1IU/L，提示初步治疗有效；如黄体生成素无升高，提示腺垂体促性腺激素细胞缺乏或功能严重受损，治疗预后不佳。此后，每月随访 1 次，监测卵泡刺激素、黄体生成素、睾酮和精液常规，调整戈那瑞林的剂量和频率，尽可能将睾酮维持在正常中值水平，稳定后可 3 个月随访 1 次，依据患者的具体情况调整药物剂量。

④生精疗效：治疗 3 个月后就可能有精子生成。非隐睾患者 2 年精子生成率 100%。治疗过程中，睾丸体积逐渐增大提示预后良好。尽管文献报道脉冲式促性腺激素释放激素和人绒毛膜促性腺激素+人绝经促性腺素联合治疗生精效果相似，但国内的治疗经验提示，脉冲式促性腺激素释放激素生精疗效优于人绒毛膜促性腺激素+人绝经促性腺素联合治疗。

（刘纳川 石臣坤 李 朋 赵福军）

Kǎ'ěrmàn zōnghézhēng

卡尔曼综合征（Kallmann syndrome，KS）

具有低促性腺激素性性腺功能减退与嗅觉丧失或减退两大特征的基因异质性疾病。又称性幼稚嗅觉丧失综合征。卡尔曼综合征是特发性低促性腺激素性性腺功能减退症（idiopathic hypogonadotropic hypogonadism，IHH）中最常见的类型，在性腺发育不全中，其发病率仅次于克兰费尔特（Klinefelter）综合征。

该病由西班牙病理学家马埃斯特雷（Maestre de San Juan）于 1856 年首次描述，1944 年因美国解剖学家卡尔曼（Kallmann）报道性腺发育不全合并无嗅球的 3 个家系而冠名为卡尔曼（Kallmann）综合征。其多见于男性，男性患病率为 1/8000，女性患病率为 1/40 000。卡尔曼综合征的主要临床症状即性腺发育不全和先天性嗅觉缺失或减退。

病因与发病机制 卡尔曼综合征具有低性腺激素性性腺功能减退和嗅觉丧失的特征。嗅觉丧失与嗅球的传导束缺乏或发育不全有关。性腺功能减退与促性腺激素释放激素（gonadotropin-releasing hormone，GnRH）缺乏有关，而促性腺激素释放激素缺乏可能是胚胎时期神经内分泌促性腺激素释放激素细胞由嗅上皮细胞向下丘脑迁移失败造成的。这种结果可能是由早期嗅神经和终端神经纤维变性导致的，因为后者通常能自动导向促性腺激素释放激素细胞的迁移。当然促性腺激素释放激素缺乏在有些患者中也可能与促性腺激素释放激素细胞分化、轴突的延伸或轴突对下丘脑正中隆起的靶向作用定位异常有关。

该病可呈家族性发病，也可散发。通过对典型患者的遗传系谱分析发现，卡尔曼综合征的遗传方式有常染色体显性、常染色体隐性、X 连锁隐性遗传 3 种。迄今为止，卡尔曼综合征有 5 个基因已经确定，即成纤维细胞生长因子受体 1（fibroblast growth factor receptor 1，FGFR1）、成纤维细胞生长因子 8（fibroblast growth factor 8，FGF8）、前动力蛋白受体-2（prokineticin receptor 2，PROKR2）、前动力蛋白-2（prokineticin 2，PROK2）和卡尔曼综合征 1 基因（Kallmann syndrome 1 gene，KAL1）。但是，这些突变基因仅能够解释 30% 的卡尔曼综合征患者。FGFR1 编码成纤维细胞生长因子受体-1，FGFR1 基因突变时，表现为常染色体显性遗传疾病。PROKR2 和 PROK2 分别编码前动力蛋白受体-2（prokineticin receptor-2）和前动力蛋白-2（prokineticin-2），这两个基因可能参与单基因隐性遗传和二基因或寡基因的卡尔曼综合征遗传方式。而 KAL1 编码胞外糖蛋白 anosmin-1，突变时表现为 X 连锁隐性遗传。

临床表现 临床表现为阴茎短小、幼稚睾丸、嗅觉缺失及青春期发育延迟，以上常为就诊的主要原因，表现为男性睾丸直径常<3cm，第二性征发育差，阴毛、腋毛及胡须稀少或无，可合并隐睾、无精子症或无精液症。有一部分卡尔曼综合征合并上肢镜像运动（双手联带运动）、眼球运动异常、先天性上睑下垂、听力障碍、肾发育不全、唇裂或腭裂、空间运动异常、先天性心脏病、红绿色盲、精神发育迟缓、干皮病、一个或数个牙发育不全（缺牙）、肥胖等。

诊断 大多数患者因青春期性发育迟缓就诊，主要症状包括睾丸小和缺乏男性化特征。卡尔曼综合征诊断要点为血清促性腺激素和性腺激素浓度低和嗅觉缺失。诊断时应当详细询问家族史，并进行嗅觉筛检，因为患者很少自发叙述。

临床上存在隐睾或小阴茎且低黄体生成素和卵泡刺激素的青春期男性，可考虑是否为卡尔曼综合征，临床医师应注意可能合并嗅觉异常。在诊断年轻住院患者时，联合下丘脑磁共振成像（magnetic resonance imaging，MRI）和嗅觉检查是必要的，内分泌检查可以排除下丘脑或垂体病变原因引起的继发性低促性腺激素性性腺功能减退。磁共振成像综合征患者的其他内分泌腺如甲状腺和肾上腺等的功能是正常的。随着分子生物学进展，采用聚合酶链反应（polymerase chain reaction，PCR）检测卡尔曼基因有利于该病的早期诊断。

鉴别诊断 具备嗅觉异常和性激素水平低下等特征时，卡尔曼综合征不难诊断，但应注意与克兰费尔特综合征和选择性黄体生成素缺乏症等鉴别，后两者从发病机制、性激素水平以及染色体核型等方面可以鉴别。最主要是与嗅觉正常的特发性低促性腺激素性性腺功能减退（normosmic isolated hypogonadotropic hypogonadism，nIHH）和 CHARGE 综合征进行鉴别诊断。由于卡尔曼综合征嗅觉减退程度差异很大，因此不能很清楚区分卡尔曼综合征和嗅觉正常的特发性低促性腺激素性性腺功能减退，特别是特发性低促性腺激素性性腺功能减退患者并非总是进行详细的嗅觉测试。然而，遗传学表明嗅觉正常的特发性低促性腺激素性性腺功能减退和卡尔曼综合征是两类不同的疾病。

CHARGE 综合征的特征包括眼缺损、心脏异常、后鼻孔闭锁、生长或发育迟缓、生殖器和耳异常。最近的一项临床研究表明，几乎全部的 CHARGE 综合征患者均有嗅球丧失和低促性腺激素性性腺功能减退，而这两个也是卡尔曼综合征的主要特征。大多数 CHARGE 综合征患者为杂合子的色素域解旋酶 DNA 结合蛋白 7（codes for chromodomain helicase DNA binding 7，CHD7）功能缺失突变，由于 CHARGE 和 KAL2 表型之间的相似性，故推测 CHD7 单倍剂量不足可以导致 FGFR1 基因或其他参与成纤维细胞生长因子受体 1（fibroblast growth factor receptor 1，FGFR1）信号通路的基因的转录下降。

治疗 基因检测是早期诊断的基础，早期诊断是治疗卡尔曼综合征的关键，治疗目的首先是促使男性化或乳腺发育，其次是恢复性腺功能甚至恢复生育能力。男性采用睾酮激素替代疗法可以促进第二性征发育。对于那些渴望生育的患者，采用促性腺激素或脉冲促性腺激素释放激素促使男性睾丸增长和产生精子。利布利希（Lieblich）等发现用激素替代治疗后，大多数男性患者的睾丸生精细胞和间质细胞增多，血清黄体生成素、卵泡刺激素、睾酮水平升高，精子生成增多，部分患者可使其性伴侣受孕；也有学者应用激素替代治疗使该病女性患者妊娠。布赫特（Buchter）等认为，以上治疗方法恢复生育情况绝大多数受个人因素影响。在男性婴儿患者中，无论短期激素替代疗法还是模拟生理情况的促性腺激素治疗，对患者性生活和生殖预后的影响仍然不清楚。对于成年患者，当患者经检查或治疗后精液常规检查存在精子时，应进行精子或睾丸组织冷冻保存，以保存患者生育能力。

（许俊伟 刘纳川 李朋 赵福军）

xìngfēnhuà yìcháng

性分化异常（disorders of sex differentiation，DSD）

性腺和表观性别的发育异常或不匹配的先天性染色体疾病。曾称两性畸形。性分化异常是一种非常复杂的疾病，包含一系列先天的代谢异常和畸形，主要表现为外生殖器的异常。

病因 性分化包括性染色体的确定、性腺的发育和其他内外生殖器的发育。任何干扰这一过程的因素都可导致性分化异常，包括内源性和外源性因素。内源性因素包括性腺发育相关基因的异常、类固醇和性激素合成路径中一些重要酶和各类激素受体异常等；外源性因素包括环境污染、药物、母体因素等。克兰费尔特综合征是最常见的非整倍性染色体疾病，发病率为1/600。特纳（Turner）综合征为第二常见非整倍性染色体疾病，发病率为1/2500。先天性肾上腺皮质增生症（congenital adrenal hyperplasia，CAH）是新生儿阶段导致外阴性别模糊最常见的原因，发病率为1/5000。混合性腺发育不全是第二常见导致外阴性别模糊的原因，发病率为1.5/10 000。雄激素受体功能障碍是46，XY型性分化异常最常见病因，新生男婴中发病率为1/64 000~1/20 000。不同类型性分化异常发病率跟人种关系较大。

分型 目前推荐将性分化异常跟据染色体检查分为3大类型（表1）。

诊断 包括以下方面：

病史 详细询问家族史、母亲孕产史及妊娠期用药史。父母是否近亲结婚；家族中有无不育、闭经、多毛等提示家族性疾病；家族中不能解释的新生儿死亡，提示为先天性肾上腺皮质增生症；很大一部分性分化异常患儿有遗传因素，通过家族史可提示为常染色体隐性遗传疾病，如类固醇生物合成缺陷；X连锁遗传性疾病，如雄激素不敏感综合征；母亲妊娠期暴露史，包括口服外源性激素、避孕药、辅助生殖技术的应用；母亲异常男性化或库欣面容，提示可能为母亲因素导致的46，XX性分化异常。

体检 若新生儿体格检查有如下情况，考虑可能存在性分化异常：有严重尿道下裂合并阴囊分裂；有单侧或双侧隐睾合并尿道下裂；双侧不可触及睾丸的足月男婴；任何程度的阴蒂肥大，且无可触及的性腺；外阴只有一个开口；性别不确定；模糊的外生殖器。

重点检查外生殖器及内分泌疾病的特殊体征：①牵拉阴茎长度、阴茎体直径。②会阴处开口的数量，各开口的位置、形状和色素沉着。③阴唇融合情况。④肛门的位置是否前移。⑤外生殖器男性化程度。依据外生殖器男性化评分或普拉德（Prader）分级评估［Prader 0级：正常女性；Ⅰ级：女性外生殖器合并阴蒂肥大；Ⅱ级：阴蒂肥大合并部

表1 性分化异常的分型及其表现

分型	表现
染色体异常型	
45，X	特纳综合征及各种亚型
47，XXY	克兰费尔特综合征及各种亚型
45，X/46，XY	混合性腺发育不全，卵巢型性分化异常
46，XX/46，XY	嵌合型，卵巢型性分化异常
46，XY型	性腺（睾丸）发育异常：完全性腺发育不全（XY完全型性腺发育不全）；部分性腺发育不全；双侧性腺退化；卵巢型性分化异常 雄激素合成或作用异常：雄激素合成缺陷，如17-羟化酶缺乏、5α-还原酶缺乏；雄激素作用缺陷，如完全性雄激素不敏感综合征、部分性雄激素不敏感综合征；黄体生成素受体缺陷，如睾丸间质细胞发育不全；抗米勒激素及其受体异常，如米勒管永存综合征 其他：如重度尿道下裂、泄殖腔外翻
46，XX型	性腺（卵巢）发育异常：卵巢型性分化异常；46，XX男性（睾丸型性分化异常）；单纯性腺发育不全 雄激素过多：胎儿因素，如21-羟化酶缺乏、11-羟化酶缺乏；胎盘因素，如芳香化酶缺乏、P450氧化还原酶缺乏；母体因素，如黄体瘤、外源性雄激素补充过度等 其他：泄殖腔外翻、阴道闭锁等

分阴唇融合，形成漏斗形泌尿-生殖窦（urogenital sinus，UGS）；Ⅲ级：阴蒂似阴茎，阴唇阴囊完全融合，泌尿-生殖窦开口于会阴；Ⅳ级：阴囊完全融合，泌尿-生殖窦开口于阴茎根部；Ⅴ级：正常男性〕。⑥外生殖器不对称。也是一重要体征，卵睾型性分化异常和混合性腺发育不全常表现为单侧外生殖器偏男性化，另一侧偏女性化。检查外生殖器后需对性腺进行触诊，检查阴囊/阴唇、腹股沟，确定是否存在性腺，若存在还需确定性腺的大小、质地、硬度和是否对称；直肠指诊是否可扪及子宫，但青春期前女性子宫很小，正常子宫触诊也可能为阴性。此外，要做人体测量，检查面部、肢体、手指和脚趾。脊椎异常合并安特利-比克斯勒（Antley-Bixler）综合征提示细胞色素 P450 还原酶缺乏症，躯干发育异常提示 SOX9 突变。失盐型先天性肾上腺皮质增生症患儿需要测量血压。青春期患儿需评价乳腺发育、阴毛分布。

体格检查对诊断的提示：①双侧性腺均不可触及时可为任一类型的性分化异常，46,XX 型最常见，45,X/46,XY 型为其次。②一侧性腺可扪及高度提示为睾丸型，少见的情况为卵睾型，可排除 46,XX 卵巢型（因为卵巢和条索性腺位于腹腔，不下降）。③双侧性腺可触及，提示 46,XY 型、46,XX 睾丸型或克兰费尔特（Klinefelter）综合征，罕见情况为卵睾型。④与其他畸形同时存在的生殖器畸形常为性腺发育不全。⑤阴茎发育很好，提示宫内曾有相当水平的睾酮。⑥直肠指诊触诊有子宫，提示存在米勒管结构。⑦皮肤色素沉着提示 3β-羟类固醇氧化还原酶缺乏导致的先天性肾上腺皮质增生症。⑧年长儿身材矮小提示 XO 染色体系性分化异常。⑨璞颈、盾胸、两耳低位、两乳头距宽提示为特纳（Turner）综合征。

基因学诊断 基因突变和变异是导致性分化异常的最重要原因，已知有数百种不同的基因突变和变异与人类性分化异常相关。自 2001 年第一次发布人类基因组，就开始用测序检测来发现和诊断性分化异常。随着检测方法的改进，基因分子诊断率逐步提高。已有 30%～50% 的性分化异常患儿能得到准确的基因学诊断。但大多数性分化异常患儿仍无法在分子水平找到病因。总体而言，已知性分化异常患儿中最常见的突变类型是单核苷酸变异（single nucleotide variant，SNV），如错义突变、剪接位点改变和过早出现终止密码子。现有的遗传学检测手段较多，一般分为两类：细胞遗传学和分子遗传学技术。常用的细胞遗传学技术有染色体核型检测、荧光原位杂交（fluorescence in situ hybridization，FISH）、染色体微阵列、高通量测序（high-throughput sequencing），主要用于检测染色体病导致的性分化异常，临床上常用后两种方法诊断基因组拷贝数变异（copy number variant，CNV）导致的性分化异常。常用的分子遗传学技术有多重连接探针扩增技术（multiplex ligation-dependent probe amplification，MLPA）、桑格测序、拷贝数变异测序（copy number variation sequencing，CNV-seq）等。目前，临床上针对单核苷酸变异的诊断，运用最多的方法是拷贝数变异测序，并以此方法进行目标基因靶向测序、全外显子组测序、全基因组测序。现

已知有 64 个致病基因和 967 个候选基因用于诊断性分化异常。这一数量随着分子遗传学技术的进步仍在增加。检出率较高的突变基因：①与性激素合成和作用相关的基因 CYP21A2、SRD5A2、HSD17B3、HSD3B2。②与性腺发育相关的基因 NR5A1、DHH、MAP3K1、SOX9、SRY、WT1。③导致低促性腺激素性性腺功能减退的基因 CHD7、WDR11。④导致尿道下裂和隐睾的基因 MAMLD1、INSL3。

内分泌相关检测 性分化异常患儿必须进行内分泌相关检测，对鉴别性分化异常的病因至关重要。

性激素检测最基本的评估指标 包括黄体生成素（luteotropichormone，LH）、促卵泡激素（follicle-stimulating hormone，FSH）、催乳素、孕酮、睾酮和雌二醇。如果黄体生成素/卵泡刺激素升高，但相应性激素（睾酮、雌二醇）水平低下甚至测不到，应考虑性腺发育不全可能，多见于克兰费尔特（Klinefelter）综合征、特纳（Turner）综合征、睾丸退化综合征、无睾症、睾丸间质细胞发育不全、单纯性腺发育不全、17α-羟化酶缺乏症等；反之若性激素正常或升高，则可能存在性激素不敏感，如完全性雄激素不敏感综合征。如果黄体生成素/卵泡刺激素正常，则需结合临床表现综合判断，如部分性雄激素不敏感综合征、5α-还原酶缺乏症、先天性肾上腺皮质增生症等。

肾上腺轴功能评估 促肾上腺皮质激素（adrenocorticotropic hormone，ACTH）（8：00，16：00）、血清皮质醇（8：00，16：00）、睾酮（testosterone，T）、孕酮

（progesterone，P）、17α-羟孕酮（17α-hydoxy progesterone，17α-OHP）、脱氢表雄酮、雄烯二酮等检测有利于排除肾上腺疾病，还可以通过促肾上腺皮质激素兴奋试验鉴别不同类型先天性肾上腺皮质增生症。若 46,XX 型性分化异常患儿血孕酮、17α-羟孕酮、睾酮、雄烯二酮增高，伴或不伴血促肾上腺皮质激素增高、皮质醇降低，则提示可能存在先天性肾上腺皮质增生症。若新生儿期出现呕吐、腹泻、脱水，皮肤色素沉着，伴有低血钠、高血钾、代谢性酸中毒，甚至低血容量性休克，需要警惕失盐型先天性肾上腺皮质增生症，应及时进行急症评估，并立即纠正脱水及电解质紊乱，静脉滴注糖皮质激素。

兴奋试验 当基础性激素检测很难鉴别病因时，则需进行兴奋试验。例如，运用促性腺激素释放激素（gonadotropin-releasing hormone，GnRH）兴奋试验检查下丘脑-垂体-性腺轴功能，人绒毛膜促性腺激素（human choionicgonadotophin，hCG）兴奋试验检查睾丸间质细胞功能。①促性腺激素释放激素兴奋试验：正常黄体生成素反应峰值出现在 30 分钟，峰值>基础值的 3 倍。基础值低、峰值增加不到基础值的 2 倍为低弱反应。若黄体生成素水平在注射前后无变化为无反应。峰值于 60 ~ 90 分钟出现为延迟反应。无反应、低弱反应及延迟反应均提示垂体促性腺激素分泌缺陷疾病可能，有助于性分化异常病因鉴别。②人绒毛膜促性腺激素兴奋试验：根据年龄调整人绒毛膜促性腺激素用量（500 ~ 1500）IU/次，每天 1 次或隔天 1 次，共 3 次肌内注射，肌内注射第三次后的次日抽血检查血清睾酮、

双氢睾酮（dihydrotestosterone，DHT）的水平。人绒毛膜促性腺激素刺激前后睾酮差值>1ng/ml 为正常反应；<1 ng/ml 为低弱反应，提示可能存在原发性睾丸功能减退。T/DHT 的比值对于帮助诊断 5α-还原酶缺乏症非常重要。贝尔泰洛尼（Bertelloni）等认为若人绒毛膜促性腺激素兴奋试验中睾酮反应正常，双氢睾酮升高不理想，T/DHT 比值在婴儿期>8，在儿童期>10 提示可能存在 5α-还原酶缺乏症。但最终仍需要 5α-还原酶基因（SRD5A2）检测来确诊。

血清抗米勒管激素（anti-Müllerian hormone，AMH）和抑制素 B（inhibin B，InhB）测定 抗米勒管激素及抑制素 B 主要由睾丸支持细胞分泌，评估它们有助于判断睾丸是否存在及其功能，灵敏度优于人绒毛膜促性腺激素兴奋试验，在"小青春期"性腺评估中也有重要意义。如果两项均检测不到，提示睾丸组织缺失或退化。此外，抗米勒管激素检测有助于鉴别性腺发育不全和雄激素合成障碍疾病。

血尿类固醇激素检测 利用液相色谱质谱或气相色谱质谱技术进行检测，有助于类固醇代谢障碍性疾病的鉴别诊断，如尿中 5α/5β 类固醇的比值降低，对 5α-还原酶Ⅱ型缺乏症具有诊断意义。

泌尿外科检查 从泌尿外科角度而言，辅助检查首选超声。超声检查的主要目的在于探查性腺的位置与性状，为下一步探查做准备，但其并不能提高性腺肿瘤的检出率。超声检查的另一个目的在于评估患儿泌尿系统状况，包括上尿路有无畸形、膀胱形态与容量等，必要时还可以探查子宫与阴道情况，但对儿童患者不

推荐使用经阴道超声探查子宫与卵巢。对于先天性肾上腺皮质增生症等泌尿-生殖窦（urogenital sinus，UGS）畸形的患儿，可以通过经会阴超声测量尿道、阴道及共同通道的长度。

磁共振成像（magnetic resonance imaging，MRI）作为超声检查的补充手段近年来逐渐显示出其优越性，尤其对于盆腔内结构，MRI 可以提供很好的帮助。但阿拉尼斯（Alaniz）等研究发现，对于发育不全的性腺，超声的灵敏度远高于 MRI。因此临床上还是应将超声作为性分化异常第一线的筛查手段。

内镜检查 对于泌尿-生殖窦畸形的患儿而言，最直观与精准的检查方式是内镜检查联合逆行造影。在内镜检查时应准确记录尿道、阴道及共同通道的长度、发育情况及有无子宫颈样结构。尤其是尿道的长度，目前认为比共同通道的长度更具有实际临床意义。内镜检查后可以在各通道内留置 F3 输尿管导管并进行逆行造影检查，不仅可以获得各通道解剖关系的影像学资料，也可以进一步测量阴道开口及尿道远端至会阴皮肤的直线距离或垂直距离，为之后的整形手术提供更好的依据。

性腺活检 应根据内分泌检查结果而定，若内分泌检查无法明确病因及性质，就应考虑活检。性腺活检时应尽量取深部以及两极组织，因卵睾的卵巢组织大多包绕睾丸生长或位于性腺的两极。

其他相关但并非必须的检查 包括心脏超声、骶尾部 MRI 等，可以排除其他器官或系统的合并畸形。

治疗 包括以下方面。

内分泌治疗 根据性分化异

常患儿性别指认，在 13 或 14 周岁开始内分泌激素治疗：①诱导模拟正常青春期发育，促进第二性征发育，需要性激素替代治疗（hormone replacement therapy，HRT），如雌激素替代及雄激素替代治疗。②满足身高要求，如特纳（Turner）综合征可使用生长激素、钙剂、维生素 D；低剂量激素替代治疗诱导青春期，减少成年身高损失。③如存在肾上腺皮质功能减退，则需要肾上腺皮质激素替代治疗。

作为男性生活的患儿 雄激素替代治疗应根据患儿的心理和身高评估模拟正常青春期发育。若身高正常，可在男性正常青春期年龄约 12 岁时行低剂量雄激素替代治疗，而在身材矮小的青少年中可能延迟治疗会获得更高的身高。尤其在 46,XY 型性分化异常患儿中强调需要根据病因个性化治疗。雄激素替代可通过肌内注射、口服或局部给药。常用睾酮酯类制剂，如庚酸睾酮，初始剂量是每月 25~50mg，肌内注射，每 6~12 个月增加 50mg，直到每月 250mg 后，可以使用成年睾酮制剂，维持剂量为每 2 周 200~250mg 或每 3 个月 1000mg。在雄激素不敏感综合征的男性患儿中，可用更高剂量的睾酮每周 250~500mg，每周 2 次来增加阴茎大小和男性第二特征，经 6 个月大剂量睾酮治疗后阴茎增长至最大，之后的剂量需重新设定。也可选择作用持久的长效睾酮十一酸睾酮肌内注射或口服十一酸睾酮胶丸，或使用透皮制剂（凝胶或贴片）。双氢睾酮凝胶比睾酮活性高 50 倍，有助于增加阴茎大小，优点是不引起男性乳房发育，并促进阴茎尺寸快速增加。5α-还原酶Ⅱ型缺乏症患儿中，双氢睾酮凝胶是有效的治疗方法，同时也可作为诊断性治疗手段。双氢睾酮凝胶用量为 0.3mg/（kg·d），每天 2 次涂擦阴茎（可不包括阴茎头），观察阴茎增长情况。部分性腺发育不全患儿若存在小阴茎合并尿道下裂，因不能站立排尿，会存在心理障碍，建议尽早使用雄激素或双氢睾酮凝胶外用，待阴茎增大后行尿道下裂手术。若青春期仍存在性腺发育不全，需考虑雄激素替代治疗。

作为女性生活的患儿 雌激素替代治疗目的是模拟正常性发育过程，促进乳房发育和女性体征形成。10~11 岁之后予以低剂量雌激素（为成人剂量的 1/6~1/4）治疗，避免骨骺过早闭合和成年身高受损，逐渐增加剂量直至成年人剂量 1~2mg/d。一般 2~3 年逐步完成女性化过程。有子宫的性分化异常患儿，还要加用孕激素模拟月经周期。而没有子宫者仅需雌激素替代治疗，目的是形成女性乳房特征。

外科治疗 包括以下几个方面。

手术目的 恢复生殖器功能，可完成成人后性交；如果可能，利于未来生育功能；降低和泌尿生殖道异常相关的风险，如泌尿系统感染、潜在的上尿路损害和尿失禁；避免尿液、血液在阴道和子宫聚集；避免青春期女性发生男性化及男性乳腺发育；降低性腺肿瘤发生风险；培养"独特个体"及"社会身份"；避免不典型生殖器带来的耻辱；满足患儿父母渴望尽可能以最好的状态抚养孩子的心情。

手术时机 依赖于疾病的严重程度和性别。一旦确定了患儿的认定性别，可以择期行手术矫正生殖器畸形。目前手术时机仍存在争议，争议的核心是在不知道个体最终性别身份的情况下做性别认定。最近，大多数学者质疑对患儿施行影响未来性功能和/或生殖能力的非医疗必须的不可逆手术，特别是由父母决定而患儿并无能力参与决定的手术。《2017 欧洲泌尿外科学会 DSD 指南》建议阴道成形术应推迟至青春期，轻度男性化患儿不应手术治疗。但目前大多数学者还是建议早期行阴道成形术，尤其是严重男性化的女孩及男性化不足的男孩。

性腺处理原则 腹腔内的性腺需移出腹腔放到腹股沟，最好是阴囊内，以便监测恶变。若不能移出腹腔，必要时需切除性腺。关于选择女性的患儿其睾丸切除时间（青春期前还是青春期后）仍存争议，取决于预期恶变风险。由于肿瘤多发生在青春期后，在可安全监测性腺的前提下可选择延迟手术，但合并腹股沟疝或存在与性腺相关的心理问题时，青春期开始后出现与选择性别不一致的男性化或女性化者，需在青春期前切除性腺。科尔（Cool）等认为对于部分性腺发育不全，若腹腔内性腺不能下降至易于监测的部位时应切除。完全性雄激素不敏感综合征患者的性腺恶变风险极低，在青春期后延迟切除此类患儿性腺的观点已经被广泛接受，但对一些不同意切除性腺的成年女性，则需将性腺放置在一个更表浅、更易监测的位置。46,XY 睾酮合成障碍者的性腺恶变风险同样很低（1%~15%），但是对于选择女性性别者，仍建议儿童期切除睾丸以防恶变。对于任何切除未成年人性腺的手术均应慎重，除非有健康风险或评估显示完全丧失生育功能者。

性腺切除指征 ①（早期）生殖细胞癌。②（预期）性腺分泌的激素对选择的性别有相反作用。③患儿自检或通过影像学检查监测性腺恶变的依从性差、难度高，患儿本身要求切除性腺。④存在Y染色体物质的条索状性腺（特纳综合征、46,XY完全性腺发育不全、混合性腺发育不全）。

男性外生殖器整形 与尿道下裂修复术相似，可对3个月以上健康儿童进行外生殖器男性化修复，但考虑到麻醉风险、局部发育情况等因素，通常推荐在1岁后进行手术。包括阴茎伸直、尿道成形、矫正阴茎阴囊转位、矫正阴囊对裂、将睾丸固定于阴囊内。部分性腺切除或缺失的患儿青春期后可行睾丸假体植入。随着阴茎再造技术的进步，对于严重的雄激素不敏感综合征患儿可行阴茎再造手术。

（刘纳川 石臣坤 赵福军 李铮）

xiāntiānxìng shènshàngxiàn pízhì zēngshēngzhèng

先天性肾上腺皮质增生症

（congenital adrenal hyperplasia, CAH） 因为酶缺乏，引发合成肾上腺皮质醇绝对不足，垂体及下丘脑继发性分泌增多，致肾上腺皮质增生的常染色体隐性遗传病。女性好发，且地域、种族间发病率差异很大。既往研究报道，重庆市新生儿先天性肾上腺皮质增生症发病率为1/13 000，南京地区新生儿先天性肾上腺皮质增生症发病率为1/20 865。另据报道，在美国高加索人和欧洲新生儿中，先天性肾上腺皮质增生症发病率为1/（4000～15 000），阿拉斯加州的爱斯基摩人的活产新生儿中可近1/490。

发病机制 糖皮质激素的减少，致负反馈不足，继发促肾上腺皮质激素释放激素（corticotropin releasing hormone，CRH）、促肾上腺皮质激素（adrenocorticotropic hormone，ACTH）分泌增加，导致肾上腺皮质增生（可达10~75g）。肾上腺可合成胆固醇衍生物，如性激素、盐皮质激素、糖皮质激素等。衍化过程极为烦琐，每一步骤都需要经历一系列酶的催化。其中绝大部分为缺乏21-羟化酶，11β-羟化酶、17α-羟化酶、3β-类固醇脱氢酶缺乏等较罕见。21-羟化酶由CPY21A2编码，也称为CYP21或P450e21，是位于肾上腺皮质内质网内的一种细胞色素P450酶，它能促17α-羟孕酮转化11-脱氧皮质醇（11-deoxycortisol，皮质醇的前体），孕酮转化为脱氧皮质酮（deseoxycortone，醛固酮的前体）。因21-羟化酶缺乏，合成代谢停留在孕酮和17α-羟孕酮水平，血孕酮、17α-羟孕酮增多，皮质醇合成减少。皮质醇浓度下降，对下丘脑-垂体-肾上腺轴抑制减弱，促肾上腺皮质激素分泌增多，导致代偿性肾上腺皮质增生，皮质醇前体分泌过多，孕酮及17α-羟孕酮蓄积，转而向雄激素合成途径转化，致雄烯二酮、睾酮等增多，而发生一系列临床综合征。

临床表现 ①21-羟化酶缺乏症（21-hydroxylase deficiency，21-OHD）：CPY21A2基因突变可导致21-羟化酶缺乏和单纯男性化表现。依据相关临床表现，21-羟化酶缺乏症分为失盐型、单纯男性化型、非经典型三种。失盐型（salt wasting phenotype）最为严重，系完全21-羟化酶缺乏所致。常见于新生儿，除有男性化表现以外，常有严重消化道症状及脱水、代谢性酸中毒、高血钾、低血钠等代谢紊乱症状，预后不良。单纯男性化型（simple virilizing type）系部分性21-羟化酶缺乏所致，合成醛固酮尚可，失盐症状多不明显。女性患儿临床表现为阴蒂肥大、大阴唇似男性阴囊等雄性化体征。而男性患儿出生几个月后多出现阴茎增大、肌肉发达，出现阴毛、声音变粗等假性性早熟临床表现。非经典型（non-classic type）系轻度21-羟化酶缺乏所致的一种综合征。临床表现较不明显，主要表现为青春期前或围青春期出现生长加速和骨龄提前，性早熟伴男性化表现等雄激素增多的体征或完全无症状。②11β-羟化酶缺乏症：与CPY11B1基因W116C、L299P两位点错义突变相关，男性化症状较轻。③17α-羟化酶缺乏症：位于人类常染色体10q24-25的CYP17基因发生突变致17α-羟化酶缺乏，使糖皮质激素及性激素合成受阻，从而呈现出低血钾、高血压，并伴有性发育异常等一系列临床表现。

诊断 包括以下方面。

病史及体格检查 ①重视出生时外生殖器检查，女孩多表现为外生殖器男性化，表现为阴蒂肥大、增长似阴茎，阴唇不同程度融合。男孩外生殖器多正常。②皮肤不同程度色素沉着，尤以外生殖器、乳晕、牙龈、皮肤皱褶处明显。③小婴儿出现体重不增或下降、脱水体征、肢端循环障碍。④假性性早熟的体征：受累男孩多在2岁后出现阴毛早现，面部多毛，阴茎增大，生长加速等假性性早熟表现，其与真性性早熟的显著差别是睾丸不增大，为青春期前睾丸大小。受累女孩多表现为阴蒂肥大、增长似阴茎，阴唇不同程度融合。未早期诊断的女孩也渐出现阴毛早现、多毛、生长加速等假性性早熟表现。⑤青春期前或围青春期出现假性性早熟伴男性化表现。

辅助检查 ①17α-羟孕酮增高是其标志性临床诊断依据。②同时测定血促肾上腺皮质激素、睾酮、肾素或肾素活性、醛固酮、电解质、脱氢表雄酮等以明确诊断。③进行内生殖器、肾上腺超声检查，染色体核型或快速荧光原位杂交性染色体检查明确性别。④提示骨龄提前。⑤性激素兴奋试验明确是真性或假性性早熟。

诊断要点 失盐型：出生后体重不增或下降、消瘦、脱水、皮肤色素沉着、低血钠、高血钾、伴17α-羟孕酮等增高。单纯男性化型：假性性早熟伴17α-羟孕酮等增高。非典型：需促肾上腺皮质激素兴奋试验或基因检查确诊。

治疗 包括以下方面。

产前治疗 产前用地塞米松治疗先天性肾上腺皮质增生症开始于20世纪80年代中期，能有效降低外生殖器男性化的发生。地塞米松治疗开始于停经后的6~7周，直到产前诊断明确。但产前短时间应用过地塞米松治疗的男孩表现出更多的中性行为，且亦无规范性先天性肾上腺皮质增生症产前治疗标准，因此仍需要更多的研究、更大的研究群组，以便获得关于治疗标准及安全性方面的决定性结论。

药物治疗 ①糖皮质激素：糖皮质激素替代疗法始于20世纪50年代，现在已是先天性肾上腺皮质增生症的经典治疗方法。糖皮质激素替代疗法主要通过补充生理需要量的糖皮质激素，抑制下丘脑及垂体过度分泌促肾上腺皮质激素释放激素及促肾上腺皮质激素，从而降低肾上腺性激素分泌

水平。糖皮质激素替代疗法目前主要应用于严重先天性肾上腺皮质增生症患者，而非经典型先天性肾上腺皮质增生症或许没有必要。非经典型先天性肾上腺皮质增生症青少年患者应该根据他们的临床表现和意愿进行治疗。而对于所有有症状并考虑妊娠的非经典型先天性肾上腺皮质增生症患者均建议糖皮质激素替代治疗。因氢化可的松半衰期短，对生长发育影响小，现阶段为临床首选药物。初始剂量为50mg/（m^2·d），婴儿期25mg/（m^2·d）；维持剂量为10~20mg/（m^2·d），婴儿期17.5mg/（m^2·d），儿童、青少年期15.0mg/（m^2·d），成年人期13.75mg/（m^2·d），2~4次/天，早晨药物剂量可稍大。②盐皮质激素：为减少糖皮质激素用量，临床上常联用氟氢可的松，加强抑制促肾上腺皮质激素作用。有研究表明，超过6个月的治疗使生长速率下降，故氟氢可的松亦应个体化应用。③雄激素拮抗剂：氟他胺通过竞争性结合性激素结合蛋白，降低雄激素浓度。有报道治疗先天性肾上腺皮质增生症患者时，加用氟他胺可阻断雄激素转变为雌激素，使雌激素水平下降，使患儿保持正常的生长速率及骨代谢。④生长激素及促性腺激素释放激素类似物：糖皮质激素替代治疗一直作为先天性肾上腺皮质增生症的基础治疗，但其生长抑制作用与长期的雄激素高浓度一同限制了先天性肾上腺皮质增生症患儿的终身高。近年的研究表明，生长激素可有效增加糖皮质激素替代治疗患儿的生长速度，生长激素与促性腺激素释放激素类似物联合应用可改善真性性早熟儿童的终身高。

心理及行为治疗 先天性肾

上腺皮质增生症患儿在儿童最新的两项结构式心理访谈中多显示出注意力缺陷、多动症发病率增加，以及焦虑障碍。这种结果是否与先天性肾上腺皮质增生症患儿杏仁核大小及功能变化相关，使其回应负面情绪的反应异常尚不清楚，但提示先天性肾上腺皮质增生症对身体和大脑存在影响，并在心理功能等多个方面产生重大后果。因此，心理行为干预治疗相当重要。

手术治疗 对于传统糖皮质激素替代治疗无效的先天性肾上腺皮质增生症患者，特别是失盐型，双侧肾上腺切除术是一种合适的治疗方式，但术后可能出现肾上腺危象，发生纳尔逊（Nelson）综合征等并发症，故应权衡利弊慎重选择手术。此外，对于假两性畸形的患儿，亦可考虑通过手术矫正来改善其生活质量。

（赵晶鹏 许俊伟 李朋）

xióngjīsù bù mǐngǎn zōnghézhēng

雄激素不敏感综合征（androgen insensitivity syndrome, AIS） 一组与雄激素受体（androgen receptor, AR）缺陷有关的遗传性性分化异常综合征的总称。雄激素不敏感综合征是目前最常见的性分化异常疾病之一，属于46, XY型性分化异常（disorders of sex differentiation, DSD）。雄激素在靶细胞作用过程的任何一个步骤发生异常都可引起雄激素的作用不完全和男性假两性畸形。根据雄激素受体功能受损程度分为完全性、部分性及轻度。完全性雄激素不敏感综合征（complete androgen insensitivity syndrome, CAIS）呈正常女性化的外生殖器表型，部分性雄激素不敏感综合征（partial androgen insensitivity syndrome，PAIS）则通常因出生时外生殖器模糊而就诊。青春期男性出现女性化乳房和不育时应考虑轻度雄激素不敏感综合征（mild androgen insensitivity syndrome，MAIS）。雄激素不敏感综合征的内分泌学特征为持续性雄激素抵抗，其临床管理的核心在于性别分配。经多学科小组评估后，完全性雄激素不敏感综合征分配为女性，大部分部分性雄激素不敏感综合征分配为男性，同时需要警惕成年后因性别焦虑而进行性别再分配。与此同时，性别分配后的外生殖器整形、远期激素替代治疗、性腺切除的理想时机及生育潜能和遗传学建议都需要个性化处理。

病因 雄激素在靶细胞作用过程的任何一个步骤发生异常都可引起雄激素的作用不完全和男性假两性畸形。雄激素受体基因突变引起的雄激素受体功能障碍有下列5种类型。①雄激素与雄激素受体结合障碍：突变主要发生于第4、5、7、8号外显子，其中以第7和第8号外显子的突变报道最多，多数患者表现为完全性雄激素不敏感综合征，少数患者表现为部分性雄激素不敏感综合征，极少数仅表现为尿道下裂。②雄激素-雄激素受体复合物与DNA结合障碍：突变主要发生于第2和第3号外显子，多数患者表现为完全性雄激素不敏感综合征，部分患者表现为部分性雄激素不敏感综合征，或伴有前列腺癌。③受体蛋白分子截短：突变位于内含子/外显子接合点，这类突变发生率低（如第8号外显子的突变，AGC→AGT），使转录的DNA截短5kb，表达的雄激素受体蛋白链缩短，而且还伴有突变点后的若干个氨基酸的错义替代，

患者多表现为部分性雄激素不敏感综合征。④配体特异性改变：这类突变（如 *M807T* 和 *T877A*）少见，但不一定发生在激素结合区，突变改变了雄激素受体与雄激素的结合性能，突变型雄激素受体与睾酮或双氢睾酮的结合亲和力差，但与孕酮及其他类固醇激素的结合亲和力反而很高。还有一类突变（如 *N223K*）可使雄激素受体对热不稳定，临床上可表现为男性不育症或部分性雄激素不敏感综合征。⑤雄激素受体后信号转导缺陷：在正常情况下，雄激素受体的N端和C端存在相互作用，并对雄激素受体后的信号转导有调节作用。一些突变基因（如 *M742V*、*F725L*、*G743V*、*F754L* 和 *M886V* 等）使雄激素受体的N端与C端的相互作用异常，使患者仅有轻度雄激素受体功能失常的实验室表现，不引起完全性雄激素不敏感综合征，在大剂量雄激素的诱导下，可使雄激素受体功能有所恢复。

临床表现、诊断及鉴别诊断 具体如下。

完全性雄激素不敏感综合征 遗传性别为 46,XY 男性患儿中发病率为 1/20 400，仅检测到雄激素受体基因突变的完全性雄激素不敏感综合征发病率为 1/99 100。由于雄激素受体应答完全障碍，完全性雄激素不敏感综合征的临床表现为正常女性化的外生殖器表型。除了因家系遗传外，完全性雄激素不敏感综合征通常在 3 种情况被诊断出来：①产前染色体核型为 46,XY，但出生后表型为女性外生殖器。②儿童期女童腹股沟斜疝，疝修补时发现疝囊内为睾丸样性腺。③女孩青春期原发性闭经，经查染色体为 46,XY。完全性雄激素

不敏感综合征可出现女性化乳房，但缺乏正常的月经周期，阴毛及腋毛稀疏或缺如。睾丸支持细胞分泌的抗米勒管激素（anti-Müllerian hormone，AMH）导致输卵管、子宫及阴道上部退化，患儿因此无法出现月经周期，同时几乎都有长短不一的盲端阴道，长度一般为 2.5~8.0cm。由于位于 Y 染色体上生长控制基因的作用，完全性雄激素不敏感综合征患儿成年后最终身高为 165.7±8.9cm，高于女性平均身高值，但低于男性平均身高值。完全性雄激素不敏感综合征患儿的鉴别诊断包括完全性腺发育不全（complete gonadal dysgenesis，CGD）、斯威伊尔（Swyer）综合征（染色体核型为 46,XY 的完全性腺发育不全，10%~20% 可检测到 *SRY* 基因突变）、米勒管发育不全综合征和米勒管永存综合征。

部分性雄激素不敏感综合征 临床表现变化多样，隐睾、小阴茎、单纯尿道下裂或阴唇融合都有可能发生，取决于残余的雄激素受体应答功能。在部分性雄激素不敏感综合征外生殖器异常表型中，男婴以尿道下裂最为常见，患病率为 1/8000。青春期患儿通常合并不同程度的女性化乳房，部分阴囊呈阴唇肥大融合或对裂。部分性雄激素不敏感综合征患儿拥有更短的盲端阴道，长度一般为 1.5~4.0 cm。针对不同程度的男性化表型，临床上可使用 Quigley 评分和外生殖器雄性化评分（external masculinization score，EMS）进行评价，同时在伴有雄激素受体基因突变的部分性雄激素不敏感综合征患儿中，出生时外生殖器雄性化评分可预测青春期启动的时间和成年后对外生殖器的自我满意程度。部分

性雄激素不敏感综合征的鉴别诊断包括导致男性外生殖器雄性化不全的各种原因，如染色体缺陷（克兰费尔特综合征）、遗传代谢性疾病［史-莱-奥（Smith-Lemli-Opitz）综合征、德尼-德拉什（Denys-Drash）综合征、弗雷泽（Frasier）综合征］、部分性腺发育不全、黄体生成素（luteinizing hormone，LH）受体缺陷，生物合成的酶缺乏（17，20-裂解酶缺乏症、P450 还原酶缺乏症、17β-羟类固醇脱氢酶 3 型缺乏症、5α-还原酶 2 型缺乏症）和低孕龄的单纯型男童尿道下裂。

轻度雄激素不敏感综合征通常表现为正常男性表型，儿童期的诊断率极低，多在青春期或成人阶段因青春期乳房女性化或不育而就诊，表现为精子减少症或无精液症。睾丸活检不能准确明确病因，因此轻度雄激素不敏感综合征的准确诊断仍依赖雄激素受体基因的检测，除了精子浓度和数量的下降外，卵泡刺激素水平会明显升高。轻度雄激素不敏感综合征需要与其他引起不育症的原因相鉴别，除此之外，脊髓延髓肌肉萎缩症也可能表现为男性乳房发育等雄激素不敏感综合征表现。

雄激素不敏感综合征的内分泌学特征 主要为持续性雄激素抵抗，表现为正常或升高的基础睾酮水平。因腺垂体受到了雄激素应答障碍的负反馈作用，黄体生成素水平可特征性升高。相反，由于卵泡刺激素主要受到睾丸支持细胞分泌的抑制素的调节，卵泡刺激素水平通常正常。新生儿期血清抗米勒管激素及睾酮水平升高，"小青春期"或青春后期雌二醇可表现为正常或轻度升高，在下丘脑-垂体-性腺轴尚未激活

的儿童期，需要通过人绒毛膜促性腺激素（human chorionic gonadotropin，hCG）兴奋试验评估睾丸间质细胞功能和分泌睾酮的能力。尽管完全性和部分性雄激素不敏感综合征在雄激素受体残余功能和雄激素受体基因突变等方面存在差异，但黄体生成素、双氢睾酮等激素水平之间的差异并无统计学意义，因此不能通过内分泌学特征加以鉴别。

治疗 包括以下几个方面。

完全性雄激素不敏感综合征 具体如下。

性别分配 目前完全性雄激素不敏感综合征以女性作为抚养性别已成为标准的性别分配方案。原因如下：①由于大脑缺乏雄激素印迹，完全性雄激素不敏感综合征患儿表现为典型的女性性别认同和性别角色行为，以及对男性的性取向，而且几乎不存在性别焦虑。②女性化的外生殖器避免了不必要的手术。③因雄激素完全不敏感，无法应用雄激素替代治疗来实现男性表型。

性腺处理 建议将性腺保留至成年早期，以保证青春期启动及骨骼健康，还为可能出现的性别再分配提供机会。另外，性腺探查及活检也是雄激素不敏感综合征的通常处理方法。斯威伊尔（Swyer）综合征、德尼-德拉什（Denys-Drash）综合征、弗雷泽（Frasier）综合征等性腺恶变风险极高，如不能早期鉴别而保留性腺，可能出现性腺恶变的不良后果。若切除性腺，后续需行激素替代治疗。

激素替代治疗 完全性雄激素不敏感综合征患者体内的雄激素可经芳香化酶转变为雌二醇，其水平足以诱导女性第二性征发育（包括乳房）。女性患儿需通过

外源性雌激素来保持第二性征和获得满意的最终身高。

青春期诱导 可从 11 岁开始，使用雌激素逐渐增加剂量，完全女性化的时间预计为 2 年左右。常规的激素替代治疗方案包括口服或经皮注射雌二醇。由于子宫缺失，无需补充孕酮。激素替代治疗可能导致生长发育受损和早期骨骺闭合，因此需根据临床经验和患儿自身情况进行个体化治疗。经皮给药比口服给药可减少肝代谢的干扰，降低血管栓塞的风险。一项对 26 例完全性雄激素不敏感综合征患者进行激素替代治疗的 5 年随访研究发现，3 例因雌激素不良反应而停药，1 例出现乳腺纤维腺瘤，另外 2 例因用药后抑郁及潮热症状发作而停药。因此，建议在用药期间进行激素水平、骨密度检测及乳腺超声检查。同时，因未接受雌激素替代治疗而引发的骨质疏松症、心血管疾病和帕金森病的风险显著增加。

口服 17β-雌二醇的起始剂量为 0.25mg/d，每 6 个月依据乳房发育的进展情况增加 1 次剂量，完成乳房发育后，17β-雌二醇量可以增加至成人剂量（1～2mg/d）。经皮给药的 17β-雌二醇的初始剂量为 6.2μg/24h（25μg/24h 基质贴片的 1/4），逐渐增加到成年人剂量（100μg/24h）。

阴道手术 完全性雄激素不敏感综合征患儿的阴道整形手术并不需要在儿童期完成，阴道扩张延长手术应推迟至青春期后或启动性行为前完成。有报道称，80%的患者可以获得满意的阴道扩张，部分存在性交困难。虽然目前获得正常阴道长度和满意性生活的阴道矫形术式很多，非手术阴道扩张术仍然是最为安全可

靠、便宜有效的推荐方式之一。

部分性雄激素不敏感综合征具体如下。

性别分配 大部分部分性雄激素不敏感综合征患儿的性别分配为男性。性潜能，特别是阴茎长度和它在青春期发育成具有性功能的阴茎的潜能是性别分配为男性的关键因素。当睾酮治疗在阴茎生长方面有令人满意的反应时，部分性雄激素不敏感综合征患者应考虑分配为男性。若睾酮治疗没有效果，建议性别分配为女性。无论其抚养性别如何，约25%的部分性雄激素不敏感综合征患儿远期会出现性别焦虑而进行性别再分配。性别再分配并没有与特定的雄激素受体基因缺陷相关。因此，部分性雄激素不敏感综合征新生儿的性别分配仍然具有挑战性，但性别认同通常与抚养性别一致。

性腺处理 保留性腺的部分性雄激素不敏感综合征患儿，建议将性腺下降至阴囊或固定于腹壁下，进行超声和磁共振成像（magnetic resonance imaging，MRI）检查随访，以保存成为生物学父母的可能。性别分配为女性的患儿可选择切除性腺，或采用促性腺激素释放激素（gonadotropin-releasing hormone，GnRH）治疗以延迟发展为男性的青春期进展，保留青春期后性别再分配的可能。青春期或成年后再完善外阴矫形和阴道成形术。

激素替代治疗 在性别分配为男性的部分性雄激素不敏感综合征患者激素替代治疗方面，对小阴茎的婴儿建议每月肌内注射25mg 庚酸睾酮，持续3个月，学龄前还可以追加使用25~50mg 庚酸睾酮的3个月短疗程治疗。

男性的青春期诱导 应该从12 岁开始通过肌内注射、口服或外用睾酮。睾酮为终末激素，血清睾酮水平短期内明显升高存在抑制下丘脑-垂体-性腺轴、内分泌紊乱等可能，其青春期诱导的不良反应包括患儿红细胞增多、体重增加、睾丸萎缩、骨骺提前闭合及男性第二性征的不可逆发展等，需要检测血清睾酮水平，谨慎用药。

肌内注射睾酮酯的起始剂量为每月 50mg，每隔 6~12 个月增加 50mg，以达到每月 250mg，此时可以开始长效应用成年剂量（每 12 周 1000mg）。此外，口服十一酸睾酮 40mg/d，与晚餐同服，并在每 6 个月内逐渐升高至成年人剂量（160~240mg/d）。外用睾酮凝胶（可提供 1%或 2%睾酮强度）可从第一年的成人日剂量的 1/3 开始，第二年增至成人日剂量的 2/3，第三年达到正常成年人日剂量。双氢睾酮在男性部分性雄激素不敏感综合征患者中的应用效果明确（0.3mg/kg 的 2.5%双氢睾酮凝胶持续 4 个月），其优点是不引起男性乳房发育，并促进阴茎尺寸快速增加。研究发现，短期和局部应用小剂量双氢睾酮可有效促进阴茎生长，无明显不良反应。

大剂量的睾酮或双氢睾酮可以增加阴茎长度和改善男性第二性征（最高为典型年龄剂量的 5 倍），治疗 6 个月后需要评估男性化疗效，同时对于睾丸间质细胞功能正常的患儿，因睾丸可正常分泌睾酮，故可以停药。添加芳香化酶抑制剂可防止男性乳房发育。

在性别分配为女性的 PAIS 激素替代方面，与 CAIS 的治疗推荐方案一致。如出生时性别分配为女性，可以考虑采用促性腺激素释放激素以延迟青春期，避免男性青春期进展。对于切除性腺的患儿，需要补充雌激素将血清雌二醇维持在 300~400pmol/L，在青春期前雌激素应以低剂量开始，并根据骨龄的青春期进展情况上调剂量。

外生殖器手术 部分性雄激素不敏感综合征患者外生殖器的男性化程度主要取决于剩余雄激素受体的功能，并可以预测青春期的雄激素治疗效果。已分配为男性的患儿，建议在 2 岁前完成隐睾和尿道下裂矫治手术。部分性雄激素不敏感综合征尿道下裂的大多数患者需要 1~2 次手术，然而对携带明确雄激素受体基因突变的患儿更有可能进行多次手术。少数性别分配为男性的患儿，虽遗留极少部分中肾旁管，但盲端阴道或前列腺囊的检出率不高，未检索到手术切除的报道。同时，男性的输精管通常会开口在残留的中肾旁管内，手术切除盲端阴道或前列腺囊可能损伤输精管或输精管动脉。故若无感染等症状，无需在儿童期处理男性的盲端阴道或前列腺囊。

女性化乳房的治疗 部分性雄激素不敏感综合征患者常在青春期出现女性化乳房，性别分配为男性的患儿，通常建议行药物治疗或手术矫治。药物治疗是通过 3 种可能的途径纠正雌激素-雄激素失衡：①阻断雌激素对乳房的作用（如克罗米芬、他莫昔芬、雷洛昔芬）。②补充雄激素（如达那唑）。③抑制雌激素的产生（如阿那曲唑、睾内酯）。他莫昔芬主要通过与雌激素受体结合和阻断雌激素对乳腺上皮细胞的增殖作用来治疗女性化乳房发育。接受他莫昔芬治疗 3 个月以上的 10 例青春期男性患儿，乳房疼痛和增大的情况得到缓解，在 2.5~7.0

年后（平均4.6年）对长期安全性进行了评估，没有发现任何严重的不良反应。达那唑可以抑制由促性腺激素释放激素引起的促性腺激素（卵泡刺激素及黄体生成素）水平降低，缓解疼痛及乳腺增生（200mg/d，持续6个月）。5例接受治疗的男性患儿中有4例的乳腺厚度缩小到3cm，停药后无明显复发的迹象。轻中度患者经药物治疗效果良好，无明显不良反应。如果皮肤增生明显，外观女性化严重，在至少1年的药物治疗后没有消退，并存在乳房疼痛或压痛，和/或显著的社会-心理问题，可以考虑手术治疗。

手术治疗 最常用的技术是皮下乳房切除术，包括直接切除腺体组织，采用乳晕周围或经乳晕入路，并伴或不伴抽脂术。抽脂术对那些在切除腺体时乳房内有大量脂肪沉积的肥胖患儿很有帮助。

轻度雄激素不敏感综合征 对于轻度雄激素不敏感综合征患儿的临床治疗结局的报道相对较少，社会性别基本为男性，未见儿童期性别分配的案例。临床表型以不育症及女性化乳房为主，治疗上以乳房切除矫形为主。

（石臣坤　赵福军　夏术阶）

5α-huányuánméi quēfázhèng

5α-还原酶缺乏症（5α-reductase deficiency syndrome）

由于类固醇5α-还原酶缺乏，睾酮不能转变为双氢睾酮（dihydrotestosterone，DHT）所致的家族性常染色体隐性遗传病。患者染色体核型为正常男性（46,XY）。

病因 主要是遗传因素，5α-还原酶缺乏症是由 SRD5A2（type Ⅱ steroid 5α reductase）基因突变所致。

发病机制 人类有2种类固醇5α-还原酶（steroid 5α-reductase，SRD5A），即SRD5A1和SRD5A2。两者的氨基酸序列约50%相同，以烟酰胺腺嘌呤二核苷酸磷酸（nicotinamide adenine dinucleotide phosphate，NADPH）为辅因子，催化睾酮转化为作用更强的双氢睾酮（DHT）。SRD5A1由295个氨基酸残基组成，基因位于5p15，含5个外显子，主要在肝中表达。SRD5A2由254个氨基酸残基组成，基因位于2p23，亦有5个外显子，主要在生殖腺及前列腺中表达。睾酮通过弥散作用进入靶组织细胞，在胞质中大部分睾酮被SRD5A转化为双氢睾酮，双氢睾酮与雄激素受体结合后进入细胞核，再与DNA受体结合，激活基因转录，合成特异性蛋白。5α-还原酶缺乏症是SRD5A2基因突变所致，有3种类型：①酶无活性。②酶不稳定，迅速被代谢。③酶活性降低和降解加速兼有。SRD5A2基因突变的类型很多，主要包括单碱基突变、单碱基插入和碱基缺失等。大多数患者为纯合子突变，少数为复合杂合突变。突变位点分布较广，遍及整个基因的5个外显子。

造成SRD5A2活性缺乏的原因：①基因点突变造成酶不能与睾酮结合。②基因缺失，接合点突变和点突变形成，提前出现终止信号，阻碍了正常酶分子的合成。例如，418delT碱基缺失，导致移码突变，提前出现终止信号，产生截短的蛋白质。③点突变影响了酶的功能（如G196S、H231R），或酶编码基因以外的突变影响了酶基因的表达。决定男性外生殖器分化发育的雄激素主要是双氢睾酮。在胚胎期，发育成男性外生殖器的生殖结节、生殖膨隆和泌尿生殖窦的胚胎细胞中有SRD5A2，而在中肾管细胞中则缺如。SRD5A2缺乏使睾酮不能转变为双氢睾酮，双氢睾酮缺乏使泌尿生殖窦和前列腺等依赖双氢睾酮的器官和组织发育发生障碍，致外生殖器发育畸形。

临床表现 患者染色体核型为46,XY。睾酮合成正常，性别及内生殖器均为男性。典型表现是婴儿期具有阴蒂样小阴茎，并向下弯曲，会阴型尿道下裂，盲端阴道，阴道口与尿道口分开。睾丸分化正常，位于腹股沟管或阴唇阴囊皮肤皱褶内。有附睾和输精管，无子宫和输卵管，射精管开口于盲端阴道内，前列腺发育不良。到了青春期，血清睾酮达到正常成年男性水平，患者出现不同程度的男性化：变声，肌肉增加，阴茎增大，有勃起和性欲。阴唇阴囊皮肤皱褶增多，伴有色素沉着，睾丸增大并下降至阴唇阴囊皮肤皱褶内。但是，无男性乳房发育，无痤疮，无额角发际退缩，胡须、腋毛和阴毛缺如或稀少。前列腺没有出现相应发育和长大。睾丸组织学显示间质细胞增生，精子发生缺如或严重受损。精液量、黏稠度、精子密度和活力多数患者不正常，少数患者可以正常。该病患者的临床表现存在不均一性，约55%的患者有会阴型尿道下裂和假阴道，其余的患者可以是泌尿生殖窦存留、阴茎型尿道下裂，甚至是小阴茎和阴茎尿道。青春期后，患者最重要的特点：①青春期男性化，并逐渐出现第二性征。成年后有正常男性性生活，精子计数可偶见或正常，多数明显减低。②无男性乳房发育。③血尿促性腺激素和睾酮水平与同龄男性基本一致，但双氢睾酮明显减少。④睾酮/双氢睾酮比值明显升高，正常人为（10～14）：1，该病患者可高达40：1。⑤睾酮代谢产物中5α-还原酶产物明显减少，尿中5α/5β比值降低。⑥对人绒毛膜促性腺激素兴奋试验有反应，睾酮明显升高，但双氢睾酮无改变。

诊断 睾酮/双氢睾酮比值增大是5α-还原酶缺乏症的最有力诊断依据，患者青春期后血清睾酮水平增高或正常，但双氢睾酮没有相应升高，睾酮/双氢睾酮比值升高，可达 41±14（正常人12±3）。一般认为，人绒毛膜促性腺激素兴奋后的睾酮/双氢睾酮比值的诊断意义更大些。患者双氢睾酮的基础水平降低，但一般不会低到测不出，个别患者还可达到正常范围的低限，原因可能是SRD5A2的活性并没有完全丧失和/或SRD5A1产生了一定代偿作用。

5α-还原酶缺乏症的诊断依据：①46, XY核型。②出生后外生殖器呈两性畸形（小阴茎、盲端阴道、会阴型或阴囊型尿道下裂），在腹股沟或阴唇阴囊处可扪及睾丸。③血浆睾酮正常或稍低于正常，双氢睾酮明显降低，睾酮/双氢睾酮比值增大，注射人绒毛膜促性腺激素后两者比值进一步增大。④青春期有阴茎增大、阴唇阴囊皮肤出现皱褶和色素沉着以及第二性征发育，但较正常男性差，前列腺小。⑤精液量和精子活动率可正常，但精子数目减少。⑥培养的阴唇成纤维细胞5α-还原酶活性低于正常。⑦一般青春期后诊断比青春期前诊断相对简单些。46, XY男性假两性畸形有典型的临床表现，青春期出现进行性男性化，血浆睾酮达到正常成年男子水平，双氢睾酮降

低，睾酮/双氢睾酮比值或尿5β-ETI/5α-AND比值升高，即可做出诊断。确诊的关键是证实血浆睾酮/双氢睾酮比值升高，特别是注射人绒毛膜促性腺激素后。方法：人绒毛膜促性腺激素2000U，隔天肌内注射1次，共3次，注射前后测定血浆睾酮和双氢睾酮，该病患者注射后的血浆睾酮/双氢睾酮比值显著高于正常同龄儿童，可达75～64（正常人3～26）。人绒毛膜促性腺激素刺激后血浆睾酮/双氢睾酮比值较基础水平的增高程度对诊断意义更大。SRD5A2活性测定可以证实诊断。取阴唇阴囊处皮肤成纤维细胞在体外进行培养（pH 5.5），以测定其将睾酮转变为双氢睾酮的活性，结果以每小时 pmol/mg 蛋白表示。正常男性平均为每小时（30.6±43.6）pmol/mg 蛋白［范围为每小时（1～215）pmol/mg 蛋白］，该病患者为每小时（0.2～4.5）pmol/mg 蛋白。病因诊断和分子诊断有赖于 *SRD5A2* 基因的突变分析。

鉴别诊断 SRD5A2 活性降低可见于许多疾病，在完全性雄激素不敏感综合征、甲状腺功能减退症、库欣综合征、神经性厌食和急性间歇性血卟啉病也可有继发性 SRD5A2 活性降低，根据这些疾病的临床特点不难鉴别。

青春期前，该病应与其他原因引起的男性假两性畸形进行鉴别。①先天性睾酮合成障碍，如肾上腺皮质中胆固醇碳链裂解酶缺乏症（即引起先天性类脂性肾上腺增生）、3β-羟类固醇脱氢酶（3β-HSD）缺乏、17α-羟化酶（17α-CYP）缺乏、17β-羟类固醇脱氢酶缺乏和17，20碳链裂解酶乏陷症等。②性染色体异常所致男性假两性畸形，如Y染色体结

构异常或 45, X0/ 46, XY 嵌合体等。③Y 染色体微缺失，是导致男性不育症和性腺功能障碍的重要原因之一，患者的主要表现为精子生成功能减退，出现无精子症或少精子症，一般无雄激素不敏感综合征的其他表现。

雄激素作用障碍还可由CYP19 芳香化酶缺乏或雌激素受体缺乏引起，应注意鉴别。雄激素作用障碍的病因主要有 4 种：①雄激素受体基因突变。②5α-还原酶缺乏症（2 型 5α-还原酶基因突变）。③CYP19 芳香化酶缺乏症（*CYP19* 芳香化酶基因突变）。④雌激素受体缺乏症。因此，5α-还原酶缺乏症必须与雄激素受体基因突变引起的外生殖器两性畸形、雄激素不敏感综合征以及CYP19 芳香化酶缺乏症鉴别。

治疗 早期诊断对患儿性别的决定十分重要，对具有一定大小阴茎的患者应按男孩抚养，因青春期后可发育为正常男性。对外生殖器畸形者，可做整形，修补尿道下裂，并注射双氢睾酮以促进阴茎生长。外阴表现为女性者、手术变性有困难者应按女性抚养，睾丸切除术是必要的，以免青春期男性化，并给予女性激素替代治疗以提供第二性征发育。普通睾酮及一般雄激素制剂对5α-还原酶缺乏症无效，而双氢睾酮是治疗5α-还原酶缺乏症的唯一有效药物。现已合成庚酸双氢睾酮（dihydrotestosterone enanthate, DHTE），一般用量为 200mg，每 4～6 周注射 1 次，可维持较高的血浆双氢睾酮水平。为了促进外生殖器发育，亦可局部使用2.5%的庚酸双氢睾酮胶，每天 1 次，剂量每千克体重 0.15～0.33mg。局部使用庚酸双氢睾酮可使血浆双氢睾酮于 2～8 小时达到高峰，

并维持在正常范围内，连续使用 3~4 个月后，阴茎可生长 0.5~2.0cm。

（许俊伟 刘纳川 李朋）

zhēn liǎngxìng jīxíng

真两性畸形 (true hermaphroditism)

患者外生殖器兼有男、女两性特征，性别模糊难定，性腺性别和遗传性别的表现不一致的症状。又称卵-睾性分化异常 (ovotesticular disorders of sex differentiation)。男性真两性畸形是指染色体核型为 46,XY，而其表观和生殖器有女性特征，睾丸和卵巢在同一个体内并存的性分化异常，但不能把条索状性腺含有少数卵细胞或类似卵巢而无卵细胞的性腺认为是卵巢。根据两种性腺组织的分布位置，真两性畸形的性腺组织类型有 3 种情况：①一侧为卵巢，另一侧为睾丸，约占 30%。②每侧都有卵巢和睾丸的混合性腺约占 20%。③一侧是卵-睾组织，另一侧为单一性腺（卵巢或睾丸），约占 50%。

病因 主要是遗传因素，病因可能为单合子性染色体镶嵌/非单合子性染色体镶嵌/Y 染色体向 X 染色体易位/常染色体基因突变。

发病机制 真两性畸形可能与下列 4 个因素有关：①单合子性染色体镶嵌，性染色体在减数分裂或有丝分裂时发生错误，如 46,XX/46,XY 两个细胞起源于同一祖细胞。②非单合子性染色体镶嵌，往往是两个受精卵融合或两次受精的结果，如 46,XX/46,XY 两个细胞来源于两个不同的祖细胞。③Y 染色体向 X 染色体易位。④常染色体基因突变：常染色体基因突变而具有 Y 染色体的功能，其中家族性患者呈常染色体隐性或显性遗传。虽然目前认为原始性腺分化为睾丸取决于 SRY 基因的表达，但 46,XX 男性（性相反）伴遗传性突变却与 Y 染色体无关联。Slaney 等报道一家系中 4 例 46,XX 男性均无 Y 染色体，1 例为完全性性相反，另外 3 例呈现不同程度的男性假两性畸形，说明在常染色体上存在着与性分化有关的基因位点，如这些基因发生"活化性"突变，可表现出 SRY 基因启动性分化的作用。

临床表现 存在睾丸和卵巢两套组织及副性器官是真两性畸形的显著特点。生殖导管和泌尿生殖窦的分化依性腺类型而定，有功能性睾丸侧的中肾管衍化器官发育，副中肾管退化；卵巢或卵-睾侧的中肾管退化，副中肾管衍化器官发育。外生殖器往往是两性畸形，几乎每一例患者都有尿道下裂，由于畸形程度不等，多数患者因有阴茎而作为男孩抚养。每一例患者都有子宫，约半数患者伴腹股沟疝，内含性腺或子宫，隐睾多见。青春期有乳腺发育，半数患者有月经来潮或"血尿"，少数患者有排卵，甚至受孕，而有精子生成者少见。

诊断 60% 的患者为 46,XX，13% 为 46,XX/46,XY，12% 为 46,XY，其余为各种镶嵌型。真两性畸形的诊断依据：①有周期性血尿（月经）或周期性下腹疼痛、阴囊痛。②外生殖器两性畸形，可有从男到女的各种表现，无定型，外生殖器介于男女两性之间，阴蒂肥大像小阴茎，阴囊融合不全形成不同程度的尿道下裂，半数有腹股沟疝，疝的内容物是子宫、输卵管和发育不全的性腺。③可能在腹股沟管或阴唇阴囊皮肤皱褶内触及睾丸或卵-睾组织，并存的睾丸和卵巢两种组织的分布可以为一侧睾丸、另一侧卵巢，也可以是一侧的卵-睾组织。性腺为睾丸一侧有附睾和输精管，性腺为卵巢或卵-睾一侧有子宫和输卵管。④染色体核型为 46,XX/46,XY 可以确定诊断。⑤性染色质及组织相容性 Y 抗原 (histocompatibility-Y antigen, H-Y 抗原) 阳性。⑥组织病理学证明存在卵巢和睾丸两种性腺组织。

鉴别诊断 应与以下几种疾病鉴别。①尿道下裂合并隐睾：尿道下裂患者若仅一侧阴囊触及睾丸，就应想到两性畸形的可能，若两侧阴囊均未触及睾丸，需进一步检查性染色质、染色体核型、H-Y 抗原、泌尿生殖道造影及尿 17-酮类固醇等。②女性假两性畸形：染色体核型为 46,XX。但其 24 小时尿 17-酮类固醇水平增高，H-Y 抗原阴性；超声检查、腹膜后充气造影、放射性核素肾上腺扫描均示双侧肾上腺增大或可见肾上腺肿瘤影像。③男性假两性畸形：外生殖器及第二性征有女性表现，染色体核型为 46,XY。但血清 5α-双氢睾酮水平降低，手术探查及活组织检查性腺为睾丸。④克兰费尔特 (Klinefelter) 综合征：亦表现为尿道下裂，阴囊内有未发育的睾丸，青春期发育后克兰费尔特综合征乳房增大。但细胞染色体核型为 47,XXY；若同时伴有单侧或双侧隐睾时，宜开腹探查及病理学检查加以鉴别。

治疗 在婴儿期，患者的社会性别尚未确定，性别分配为男性或女性都可以，如按男性抚养，应切除全部中肾管衍化器官，染色体核型为 46,XX 的患者应同时切除全部性腺，青春期后长期用睾酮替代治疗。如 46,XX/46,XY 镶嵌型或 46,XY 型患者的阴茎大小接近正常，一侧阴囊内存在有功能的睾丸，对侧为卵巢或卵-睾，可以保留睾丸按男性抚养。如按女性抚养，应切除全部睾丸组织和中肾管衍化器官，青春期后给予雌/孕激素替代治疗。对于年龄较大的患者，一般以社会性别为依据进行内、外生殖器整形，青春期后给予相应的性激素替代治疗。

（石臣坤　赵福军　夏术阶）

xìng fǎnzhuǎn

性反转（sex reversal）

染色体性别与性腺性别不一致的病理现象。又称假两性畸形。假两性畸形分女性假两性畸形和男性假两性畸形两种。患者体内只有一种生殖腺。具有睾丸，但外生殖器似女性或两性化，染色体核型为 46，XY 者，称为男性假两性畸形；具有卵巢，但外生殖器似男性或两性化，染色体核型为 46，XX 者，称为女性假两性畸形。

（刘纳川　李朋）

46，XX，XX xìngfǎnzhuǎnnánxìng

46，XX，XX 性反转男性

（46，XX reversal male）　染色体核型为 46，XX，但内外生殖器为男性，至青春期呈现稍差的男性第二性征的先天性畸形。又称 XX 男性综合征、德·拉·沙佩勒（de la Chapelle）综合征、睾丸型性分化异常。发病率约为 1/20 000。

发病机制　发病机制较复杂，通常不是由单一的原因所引起。常见的原因包括 Yp/Xp 末端易位和一条 X 染色体的短臂上能抑制睾丸不发育的片段丢失或失活。*SRY* 基因的存在是 XX 男性综合征的主要遗传基础。多数 XX 男性综合征为散在性，但也有家族性病例的报道。

临床表现　该病的体征类似克兰费尔特（Klinefelter）综合征：皮肤细白，阴毛稀少，外阴部完全男性样，阴茎小，9% 的患者伴有尿道下裂（克兰费尔特综合征则极少见）和隐睾，两侧睾丸小。约 1/3 患者乳房女性化。15%~20% 的患者外生殖器性别难辨。可有喉结、胡须、腋毛稀疏。一般无精神发育迟缓及显著躯干畸形。少数患者有家族史。青春期前，血浆睾酮和促性腺激素水平与正常同龄男性无差别；青春期后，前者降低而后者增高。

诊断　主要诊断依据为核型分析：46，XX，X 染色质阳性。精液检查可见精子少或无精子。睾丸组织学检查见生精小管发育不良。B 超检测胎儿外生殖器为男性特征而核型为 46，XX 者，可用 SRY 探针进行荧光原位杂交（fluorescence in situ hybridization，FISH）分析或通过脱氧核糖核酸（deoxyribonucleic acid，DNA）检测 *SRY* 基因进行产前诊断。

鉴别诊断　必须与以下 3 种疾病鉴别。①克兰费尔特综合征：成年患者大都身材较高，比其正常同胞兄弟平均高 6cm，很少有尿道下裂和隐睾。②肾上腺皮质增生性女性假两性畸形：早期出现阴毛及男性化体征，部分患者在新生儿期出现失盐症状。③46，XX 真两性畸形：尿 17-酮类固醇、尿雌三醇以及 17α-羟孕酮水平增高，患者可有子宫和阴道，在青春期可出现月经及其他女性第二性征。

治疗　该病目前无特殊疗法。如有第二性征发育不良，可考虑在青春期前补充雄激素。对该病的遗传咨询的重点是患者的性分化异常，辅以必要的心理指导。由于其发病机制多为体细胞性染色体重排或 *SRY* 基因突变引起，故再发风险较低，约为 1%。

（许俊伟　赵福军）

46，XY，XY xìngfǎnzhuǎnnǚxìng

46，XY，XY 性反转女性

（46，XY reversal female）　染色体核型为 46，XY，内外生殖器均为女性，但乳房不发育，有阴道、宫颈和子宫，人工周期有撤退出血，性腺为条索样的先天性畸形。又称 XY 女性综合征。群体发病率约 1/100 000。

病因与发病机制　在睾丸性别决定作用丢失时，胚胎期的未分化性腺朝女性方向发育，XY 男性胚胎的男性分化错误导致卵巢的发育。XY 女性综合征的发生主要是由于睾丸性别决定功能的丧失，如 X、Y 染色体之间长臂末端的易位，或 Y 染色体与常色体之间的易位导致含 *SRY* 基因的 Yp 末端部分缺失，或者因为 *SRY* 基因突变。患者核型虽然为 46，XY，但 *SRY* 基因缺乏或功能异常。

临床表现　患者呈女性外观，第二性征发育欠佳，无阴毛、腋毛，乳房不发育，外阴呈幼稚型，可有阴蒂肥大。体内有条索状性腺，可见发育不全的子宫和输卵管。原发性闭经。20%~30% 的患者可发生性腺肿瘤。患者通常不伴有生殖系统以外的其他异常，智力和身高都正常，但由于性染色体重排突变所致者会表现出特纳（Turner）综合征的临床症状。

诊断　根据上述临床表现，进行染色体核型分析，借助 B 超检查有无子宫及其发育情况，结合 *SRY* 基因的检测则可以作出诊断。病理学检查可见条索状性腺无生殖细胞。核型为 46，XY 而超声检查为女性外生殖器时，可以做 *SRY* 基因检测进行产前诊断。

鉴别诊断　结合患者病史和染色体核型分析及 *SRY* 基因的检测可做出明确诊断，无需鉴别。

治疗　对该病患者应注意性

腺恶性肿瘤发生的可能，一般主张出生后对条索状性腺进行切除并进行其他矫正手术。青春期开始可使用雌激素替代疗法。与46,XX 性反转男性一样，该病遗传咨询的重点是患者的性分化异常和性腺恶性肿瘤发生的可能。

（刘纳川 李铮）

gāowán xìng búyù

睾丸性不育 （testicular infertility）

睾丸发生异常而导致的不育症。睾丸是男性最主要的性器官，主要功能是产生精子，另一重要功能是分泌雄性激素，雄性激素可以刺激精子产生以及男性副性器官和副性征的发育。睾丸的异常使生精过程出现各种问题，从而导致男性不育。

睾丸性不育主要包括克兰费尔特（Klinefelter）综合征、Y 染色体微缺失（Y chromosome microdeletion）、隐睾（cryptorchidism）、精索静脉曲张（varicocele）、睾丸炎（orchitis）、非梗阻性无精子症（non-obstructive azoospermia）、无睾症（anorchidism）等类型。

（赵晶鹏 李朋 夏术阶）

Kèlánfèiěrtè zōnghézhēng

克兰费尔特综合征

（Klinefelter syndrome） 具有两条 X 染色体，常见的核型是47,XXY 或 46,XY/47,XXY，性染色体构成异常所致的综合征。又称为先天性睾丸发育不全、生精小管发育不全或原发性小睾丸症。卵细胞或精子在减数分裂时性染色体不分离，或受精卵在有丝分裂时性染色体不分离，均可形成47,XXY。临床特点是睾丸小、无精子及尿中促性腺激素增高等。克兰费尔特（Klinefelter）综合征是最常见的原发性睾丸功能减退症，也是引起男性不育症的最常

见原因。

病因 目前认为，最重要的致病原因是高龄妊娠，遗传因素是性染色体不分离的重要原因。放射线照射和病毒感染有无致病作用尚不清楚。

发病机制 克兰费尔特综合征核型 47,XXY 的形成可能是卵细胞在成熟分裂过程中，性染色体不分离，形成含有两个 X 的卵细胞。这种卵细胞若与 Y 精子结合即形成 47,XXY 受精卵。如果生精细胞在成熟过程中第 1 次成熟分裂 XY 不分离，则形成 XY 精子，这种精子与 X 卵细胞相结合也可形成 47,XXY 的受精卵。一般认为大多数 47,XXY 的形成系卵细胞在成熟分裂过程中性染色体不分离所引起。

临床表现 47,XXY 型约占克兰费尔特综合征的 80%。身材高于同龄人，平均身高在 175cm 左右，呈类似无睾症体型。上部量明显短于下部量（但上肢一般不过长，指距通常不超过身高）。肌肉发育差，体毛、胡须和阴毛少，常伴男性乳房女性化。睾丸小，容积<5ml 或长径<3cm。语言和学习能力轻度低下。青春期前患者的黄体生成素、卵泡刺激素和睾酮的基础水平，和黄体生成素对促性腺激素释放激素兴奋试验的反应与同龄儿童比较无明显差异。青春期后，睾丸间质细胞功能障碍显露，睾酮水平降低，黄体生成素和卵泡刺激素水平增高，黄体生成素对促性腺激素释放激素兴奋试验的反应显著强于正常人群。可伴有甲状腺功能异常，促甲状腺激素释放激素兴奋试验反应减低，但一般无甲状腺功能减退表现。约 20%伴有糖耐量减低，8%伴有糖尿病。

睾丸的组织学改变随年龄增

长而加重，在婴儿期睾丸可无异常或仅表现为精原细胞数目减少，以后精原细胞的丧失越来越明显。在垂体促性腺激素的作用下，生精小管出现渐进性透明变性和纤维化，管周弹性纤维缺如或明显减少，间质细胞出现假腺瘤样增生，睾丸发育停滞、小而坚实。至老年期，生精小管纤维化更加明显，形态已难以辨认。

此外，患者可伴有各种神经精神症状，甚至癫痫样发作。

血胰岛素样因子 3 （insulin-like factor 3，INSL3）是新近发现的男性青春期发育标志物，胰岛素样因子 3 的合成和分泌受黄体生成素的调节，男性的正常参考值：青春期发育启动时从0.06±0.01ng/ml 增至 Tanner 2 期的 0.32±0.16ng/ml，13～14 岁≥0.55ng/ml。克兰费尔特综合征患者的血胰岛素样因子 3 水平明显下降。如经治疗后升高，提示已进入青春期发育。

用高分辨 MRI 发现，颞侧颅脑中的灰质组织减少，语言流畅度评分（verbal fluency score）低，这可能是患者语言能力下降的原因，雄激素治疗可改善这些症状。

克兰费尔特综合征易发生原发性生殖细胞瘤、睾丸间质细胞瘤，甚至横纹肌肉瘤和畸胎瘤。46,XY/47,XXY 镶嵌型的发病率仅次于 47,XXY 型。47,XXY/46,XX/46,XY、46,XY/47,XXY 和46,XX/47,XXY 等各种镶嵌型核型约占克兰费尔特综合征的 15%。临床表现与累及的细胞数和所在的组织有关，现一般用双色 X/Y探针做原位荧光杂交鉴定核型。由于存在正常细胞系，使 47,XXY细胞系的表达受到一定程度的修饰，生精小管变性和雄性化不足的程度比 47,XXY 型轻，男性乳

腺发育的发生率低。这些患者往往在 30 岁以后出现性欲减退或阴茎勃起功能障碍。此时，卵泡刺激素多增高，而睾酮一般仍正常，部分患者有精子生成障碍和不育症。

诊断 睾丸小而四肢相对较长，伴血睾酮降低及促性腺激素增高提示克兰费尔特综合征。克兰费尔特综合征青春期前由于缺乏特异性临床表现，往往不引起家长的重视，青春期后常因无性征发育或结婚后性功能障碍与不育而就诊。

对青春期前儿童，如睾丸小于同龄儿童，四肢相对较长，语言能力和学习能力障碍者应想到克兰费尔特综合征可能，应进一步做染色质或染色体检查。

成年患者诊断克兰费尔特综合征的依据：①睾丸小，无精子或少精子，血清睾酮降低或为正常低值。②促性腺激素水平增高。③促性腺激素释放激素兴奋试验示黄体生成素和卵泡刺激素呈过强反应，人绒毛膜促性腺激素兴奋试验示血清睾酮的反应降低。④染色体核型为 47, XXY 或其他变异型。

鉴别诊断 该病要与特发性低促性腺激素性性腺功能减退（idiopathic hypogonadotropic hypogonadism，IHH）相鉴别，后者也有睾丸小、睾酮明显减低，但黄体生成素、卵泡刺激素水平减低，染色体核型正常。

治疗 对生精小管变性所致的无精子症尚缺乏有效的治疗方法。睾酮替代治疗可纠正男性化不足，但不能恢复生育能力。庚酸睾酮油剂 200mg，每 3 ~ 5 周肌内注射 1 次可获得满意效果。口服制剂首推十一酸睾酮，口服后经淋巴系统吸收，能避开肝代谢，维持较高的血浆水平。开始剂量 120 ~ 160mg/d，分 2 次服用，2 ~ 3 周后改为 80 ~ 120mg/d 维持。治疗过程中如出现痛性阴茎勃起、水钠潴留或高血压等不良反应，应减少剂量。丙酸睾酮由于作用时间短，需要每周肌内注射 2 ~ 3 次才能保持一定的血浆睾酮浓度，而且频繁注射使药物吸收不良，不宜用于长期替代治疗。其他可口服的甲睾酮都通过肝降解，疗效不稳定，长期应用还有肝功能损害和发生肝肿瘤之虞。

男性乳腺发育一般不会因为睾酮替代治疗而消退，患者心理压力较重者宜行乳腺成形术。此外，增生的乳腺发生恶性变的概率比正常人高 18 倍，故应尽早施行乳腺成形术。睾丸组织可见残余的精子生成区（精子成熟可正常），从这些区域收集精子可达到辅助生殖的目的。部分患者表现为纯睾丸支持细胞综合征（47, XXY 核型）的形态学改变。非镶嵌型 47, XXY 患者的生育能力低下，精液中精子数目明显减少。但用射出的精液或用细针抽取获得的精液可通过卵质内单精子注射（intracytoplasmic sperm injection，ICSI）达到受孕目的，但镶嵌型患者易出现含高倍体性染色体核型的孕胚。

（石臣坤 李 朋 赵福军）

Y rǎnsètǐ wēi quēshī

Y 染色体微缺失（Y chromosome microdeletion）

男性 Y 染色体由于在细胞分裂过程中的非等位基因重组，导致部分基因缺失的疾病。Y 染色体微缺失常见的一种模式是控制男性精子生成编码区域——无精子症因子（azoospermia factor，AZF）的缺失。无精子症因子区分为 AZFa、AZFb、AZFc 三个亚区，通常缺失模式有 AZFa、AZFb、AZFc、AZFbc 及 AZFabc 5 种类型，其中任一区域的缺失都将导致男性生精障碍（少精症、严重少精症、无精子症等），从而导致不育或妻子反复流产等症状。统计数据显示，至少约 15% 的无精子症或重度少精子症患者存在 Y 染色体微缺失。

病因与发病机制 Y 染色体微缺失的发病机制目前尚有争论。精子的生成是一个复杂的过程，估计有 2000 多个基因参与调节，但绝大多数位于常染色体区，只有 30 个基因位于 Y 染色体上，并且 Y 染色体上的基因不参与生殖以外的其他生理功能的调节。Y 染色体上仅有几十个基因，在有丝分裂期间不能进行脱氧核糖核酸（deoxyribonucleic acid，DNA）的修复。因此，Y 染色体发生缺失比其他染色体更加容易。有学者提出 Y 染色体微缺失是一种随机事件，可能是遗传因素或环境因素所致。有研究表明，Y 染色体微缺失是由于基因重组造成的，这与 Y 染色体上有大量高度重复和回文序列特征有关。

临床表现 通常临床表现有无精子症、严重少精子症、精子数量进行性下降等。目前认为控制精子生长的基因位于 Y 染色体长臂远侧的常染色质区，该部位有无精子症因子 AZF，现已明确至少有 3 个精子生成部位（AZFa、AZFb、AZFc），分别位于 Yq11 的近端、中间和远端。AZFa 区域内有 *USP9Y*、*DBY* 和 *UTY* 等与精子生成相关的候选基因，AZFa 发生缺失的频率最低，但后果最严重。多数情况下发生整个 AZFa 缺失，表现为严重的少精症和单纯支持细胞综合征。AZFb 区域内有 *RBMY*、*SMCY*、*EIF1AY* 和

CDY2 等候选基因，AZFc 区域内有 DAZ、CDY1 等候选基因，AZFb 和 AZFb+c 也表现为无精子症或少精子症。无论是整个 AZF-ba 还是 AZFb 缺失，或者 AZFb+c 缺失，通过睾丸活检等手段获取精子的机会几乎为零。AZFc 发生缺失的频率最高，情况也比较乐观，缺失者精子计数从无到正常，但通常伴有精子形态异常。欧洲生殖协会研究表明，因 AZFc 缺失导致的无精子患者采用卵胞浆内单精子注射（intracytoplasmic sperm injection，ISCI）等技术辅助生育效果一般比较好。但这些患者的男性后代也会发生 AZFc 缺失。Y 染色体微缺失基本只有 AZFc 区域的缺失尚有生育亲缘后代的可能。

诊断 通过 AZFa：sY84，sY86；AZFb：sY127，sY134；AZFc：sY254，sY255 经典的六位点基因检测结合患者病史及临床表现即可诊断。

鉴别诊断 需要与其他引起男性生精障碍的疾病进行鉴别，一般通过基因检测可明确 Y 染色体微缺失的诊断。

治疗 针对已明确的 AZFa 区、b 区缺失患者并且行睾丸显微取精术也未取得精子，建议供精生育子代或领养。AZFc 区缺失的患者由于睾丸中可能存在精子，可以通过睾丸显微取精术帮助部分患者找到精子，后续可行试管婴儿生育亲缘子代。而 Y 染色体 AZFc 区缺失可以遗传给下一代男性子代，建议进行遗传咨询和三代试管婴儿技术助孕。

（许俊伟 夏术阶）

fēi gěngzǔxìng wújīngzǐ zhèng

非梗阻性无精子症 （non-obstructive azoospermia，NOA）

先天或后天因素导致生精过程中断或无生精细胞的疾病。其表现为精液中无精子。

病因 ①先天性因素：染色体异常；基因突变；隐睾；无睾症等。②后天性因素：化疗；放疗；下丘脑-垂体-性腺轴异常；睾丸温度过高；营养不良；环境因素等。

临床表现 ①未避孕而不育。②长期不育患者可能存在不同程度焦虑、抑郁。③精液生化参数正常，经离心沉淀后显微镜检查，连续 3 次均未发现精子，需排除不射精或逆向射精的情况。

诊断 包括以下方面。

病史询问 应包括性生活频率；关注患者既往生育及使伴侣妊娠情况；系统性疾病及既往手术史（主要关注腹股沟疝手术史、腹部及盆腔手术史、输精管结扎术史、儿童时期鞘膜积液手术）；既往泌尿生殖道感染情况，如腮腺炎性睾丸炎、急性或慢性附睾炎、精囊炎；支原体、衣原体、淋病奈瑟菌等感染史；肺结核病史；既往会阴部、下腹部、盆部外伤史等；是否有睾丸扭转病史；用药史、吸烟史、饮酒史、冶游史等；家族性遗传病史、家族性肿瘤史。

体检 ①一般体格检查：面部特征、体态、身高等。②男性生殖系统体检：阴囊视诊；睾丸、附睾、输精管触诊，附睾、输精管是否可触及，附睾有无肿大、是否可及硬结，输精管是否扩张；睾丸体积；精索静脉曲张的体检；阴茎检查：是否存在包茎、尿道下裂或尿道上裂时的尿道口异位，以及明显的阴茎弯曲等；直肠指诊：临床医师要记录前列腺的大小，因为先天性畸形或雄激素不足患者的前列腺可能会发育不全。精囊通常不能被触及，如果能触及则为异常表现，提示扩张和射精管梗阻的可能。③全身体检：第二性征检查；腹部、腹股沟、盆部手术瘢痕检查；腹部、心肺有无异常等。

实验室检查 ①内分泌激素检查：包括雄激素、卵泡刺激素、黄体生成素、雌二醇等。非梗阻性无精子症患者性激素检查可正常、升高或降低。②精液常规检查：非梗阻性无精子症患者显示无精子。③精浆生化检查：一般无特殊。④核型分析、Y 染色体微缺失检查、先天性致病基因检测。

阴囊超声检查 对不育男性的评估包括对阴囊及其内容物的详细触诊。与泌尿外科的其他评估一样，阴囊触诊时发现异常，需要进一步进行阴囊超声检查。阴囊超声检查可观察阴囊段附睾、输精管形态、完整性、连续性等，可排除梗阻可能。

睾丸穿刺组织病理学检查 睾丸穿刺不能获得精子，或极少量精子。

鉴别诊断 根据病史及检查结果，需与梗阻性无精子症相鉴别。

治疗 ①内分泌治疗：人绒毛膜促性腺激素、人绝经促性腺素、他莫昔芬、阿那曲唑、来曲唑等。②手术治疗：精索静脉曲张结扎术，显微取精术等。③辅助生殖技术。

（刘纳川 赵福军）

xiāntiānxìng shūjīngguǎn quērú

先天性输精管缺如 （congenital absence of vas deferens，CAVD）

胚胎期单侧或双侧中肾导管远端不发育而导致输精管缺失的先天性畸形。梗阻性无精子症不育原因之一。其他先天性输精管异常更为常见，占男性不育症的 1%~2%，占梗阻性无精子症患者的 10% ~ 20%，包括先天性双侧输精管缺如（congenital bilateral absence of vas deferens，CBAVD）及先天性单侧输精管缺如（congenital unilateral absence of vas deferens，CUAVD）。患者睾丸质地、体积均无异常，由于双侧输精管缺如阻止了精子的运行，因而精液检查无精子，但患者的染色体核型及生殖激素水平正常。最近的研究表明，其与囊性纤维化（cystic fibrosis，CF）关系密切，是囊性纤维化的一种生殖系统表现形式。95%囊性纤维化成年男性患者因无精子症而不育，不育原因是输精管改变，包括输精管的缺如、萎缩、纤维化闭锁；附睾体、尾以及精囊也可能有扩张或者缺如表现。此外，部分患者有肾缺如的表现。

病因 先天性输精管缺如的病因不清。研究表明，该病主要与囊性纤维化跨膜传导调节蛋白（cystic fibrosis transmembrane conductance regulator，CFTR）基因突变有关，但有一部分患者未检出囊性纤维化跨膜传导调节蛋白基因突变；可能与染色体异常、放射性作用、化学物质、激素、有毒物质、病毒感染、母亲生育年龄和环境等其他因素有关。

发病机制 男性生殖道来源于中胚层发育的一对中肾管和一对副中肾管。男性胚胎发育到第7周时，在胎儿睾丸组织分泌的睾酮作用下，中肾管开始分化出附睾管、输精管、精囊腺与射精管，到第14周时分化完成。囊性纤维化跨膜传导调节蛋白基因突变可使中肾管发育异常，在胚胎发育中期中肾管停止发育或缺陷，均可导致输精管发育畸形或缺如，且常伴有精囊腺缺如或纤维化。双侧缺如者伴发肾畸形者较少，单

侧缺如者伴肾畸形者则比较多见。

临床表现 ①未避孕而不育。②常无特殊不适主诉。③B超提示输精管缺如。

诊断 一部分先天性输精管缺如患者在手术过程中偶然发现，如睾丸固定术；大多数先天性输精管缺如患者因不育症初次就诊，无典型囊性纤维化的表现，常因体检不注意而被漏诊。患者有男性体征，阴茎及双侧附睾发育正常，双侧扪不到输精管，前列腺发育正常。

精液常规及精浆生化测定对先天性双侧输精管缺如的诊断具有重要价值。先天性双侧输精管缺如患者精液的首要特征表现为精液量减少（<1.5ml），精液 pH 降低（6.5 左右），精液离心后沉渣涂片及排精后尿液内均无精子。精浆枸橼酸、酸性磷酸酶浓度升高，果糖阴性或降低，α-糖苷酶及肉毒碱明显低于正常值；先天性单侧输精管缺如患者精液中精子数量少、活力低，死精子、畸形精子增多。

经直肠 B 超可以了解睾丸、附睾大小及前列腺、精囊的发育情况。

先天性输精管缺如患者的生殖激素检测均正常，染色体核型46, XY；睾丸活检为梗阻性无精子症。

先天性输精管缺如患者行肾超声或排泄性尿路造影检查，可以了解有无肾缺如或发育不全，如准备实施单精子卵细胞质内注射（intracytoplasmic sperm injection，ICSI）则有必要进行基因诊断，对囊性纤维化跨膜传导调节蛋白基因进行筛选。由于初诊常被忽略，同时伴有囊性纤维化跨膜传导调节蛋白基因突变，可能遗传给下一代。因此，随着辅助

生殖技术的发展，输精管缺如的诊断应尽早明确。

鉴别诊断 根据病史及检查结果可做出诊断，需与非梗阻性无精子症相鉴别，并鉴别梗阻部位。

治疗 目前，先天性输精管缺如还无法治疗，其治疗目的主要是解决患者生育问题。在患者的睾丸中可获得成熟精子，所以可通过辅助生殖技术而成功生育。

（赵晶鹏 李 朋）

gěngzǔ xìng wú jīngzǐ zhèng
梗阻性无精子症（obstructive azoospermia，OA） 睾丸精子发生正常，由于先天异常、泌尿生殖道感染或外伤等原因导致睾丸网到射精管的输精管道部分梗阻，精子不能正常排出体外的疾病。精液离心镜检未发现精子。据统计，1% ~ 2% 男性患有无精子症，其中梗阻性无精子症约占40%。

病因 ①先天性因素：先天性双侧输精管缺如和特发性附睾梗阻。②后天性因素：输精管结扎术；泌尿生殖道感染；会阴部、阴囊创伤；医源性损伤，如腹股沟疝手术，包括幼年时期疝囊高位结扎术和疝补片修补术，腹部、盆腔、会阴手术导致输精管道损伤、输精管道周围瘢痕致梗阻等。中国的梗阻性无精子症大多是由于感染所致，与国外多是源于输精管结扎有很大区别。

发病机制 输精管道梗阻导致精子难以排出致精液中无精子，从睾丸网开始，经过附睾、输精管到射精管，整个输精管道任何部位都有可能发生梗阻，常见于附睾、输精管或射精管开口等处。

临床表现 ①未避孕而不育。②常无特殊不适主诉，不同病因患者可能有不同临床表现。输精

管结扎术后患者可能存在慢性盆腔疼痛、阴囊坠胀疼痛等不适。先天性不育症患者可能存在其他系统临床表现。③长期不育患者可能存在不同程度焦虑、抑郁。④射精管梗阻和先天性双侧输精管缺如患者的精液常规检查表现为典型的"四低"特征，即精液量少、无精子或少弱精子、pH 降低、精浆果糖水平低，而不完全性射精管梗阻可有少弱精子症、血精、盆腔疼痛等多种表现。

诊断 包括以下方面。

病史询问 见非梗阻性无精子症的病史询问。

体检 见非梗阻性无精子症的体检。

实验室检查 ①内分泌激素检查：包括雄激素、卵泡刺激素、黄体生成素、雌二醇等；梗阻性无精子症患者性激素检查一般正常。②精液常规检查：梗阻性无精子症患者显示无精子；射精管梗阻、先天性双侧输精管缺如患者精液量偏少。③精浆生化检查：射精管梗阻、先天性双侧输精管缺如患者精液 pH 降低、精浆果糖水平低。④核型分析、Y 染色体微缺失检查、先天性致病基因检测。

专科检查 ①阴囊超声检查：对不育男性的评估包括对阴囊及其内容物的详细触诊。与泌尿外科的其他评估一样，阴囊触诊时发现异常，需要进一步进行阴囊超声检查。阴囊超声检查可观察阴囊段附睾、输精管形态、完整性、连续性等，可协助确定梗阻部位。②经直肠超声检查（transrectal ultrasonography，TRUS）诊断生精功能障碍引起无精子症的灵敏度为 75%，特异度为 72%，诊断因梗阻引起的无精子症的灵敏度为 29.8%，特异度为 87%。

③输精管造影：向腹部方向进行输精管造影可以判断从阴囊到射精管的通畅性。目前很少进行这项检查，已经被经直肠超声检查和磁共振成像等影像学检查取代。输精管造影是有创性的，可能导致输精管瘢痕形成并导致梗阻；在输精管复通手术期间，可通过生理盐水注入输精管的难易程度及回流情况获取类似的信息。禁止将液体、造影剂或其他物质由输精管向附睾方向注入，会破坏纤细的附睾管。

睾丸穿刺组织病理学检查 梗阻性无精子症患者生精功能正常；睾丸穿刺可获得睾丸精子，冻存后可用于辅助生殖技术。

鉴别诊断 根据病史及检查结果，需与非梗阻性无精子症相鉴别，并鉴别梗阻部位。

治疗 包括以下方面。

显微外科精道重建 ①显微外科输精管吻合术（vasovasostomy，V-V）：输精管吻合术最常用于输精管结扎术后吻合再通，也可用于治疗其他原因导致的输精管梗阻，如腹股沟或阴囊部位手术造成的输精管医源性损伤等。在美国，2%~6%输精管结扎患者因生育要求输精管再通，戈尔茨坦（Goldstein）采用显微外科微点定位多层输精管吻合术，术后再通率可高达 99.5%，术中利用显微外科精细标记笔在输精管肌层，即输精管黏膜和外膜中点位置标记预吻合点，便于输精管腔精确吻合而达到不渗漏的目的。②显微外科输精管-附睾吻合术（vasoepididymostomy，V-E）：附睾梗阻性无精子症（epididymal obstructive azoospermia，EOA）是中国最常见的梗阻性无精子症，可能继发于泌尿生殖道感染、特发性梗阻、输精管结扎术后或医

源性损伤等。输精管-附睾吻合术可用于治疗附睾梗阻性无精子症。输精管-附睾吻合术将直径 150~250μm 的附睾管精确吻合到输精管，属于非同种组织的精细吻合，所以输精管-附睾吻合术是最具有挑战性的泌尿男科显微外科手术，需要相当精确和娴熟的显微外科技术。③腹腔镜和机器人辅助的显微外科手术：达芬奇机器人技术在泌尿外科的地位逐渐水涨船高，包括机器人辅助腹腔镜根治性前列腺切除术、机器人辅助腹腔镜部分肾切除术、机器人辅助腹腔镜根治性膀胱切除术等，都有非常成熟的应用。而在男科手术领域，机器人辅助技术还是在发展中，并没有大规模应用。2004 年，机器人辅助技术被用于 2 例患者的输精管吻合术，这是机器人辅助技术在男科领域的首次报道。一项研究比较了机器人辅助输精管吻合术和显微外科输精管吻合术的手术结局。与耗时 120 分钟的显微外科输精管吻合术相比，多数机器人辅助输精管吻合术耗时在 97 分钟以下（P <0.05）。另外，在该研究中，机器人辅助输精管吻合术的复通率为 96%，显微外科输精管吻合术的复通率为 80%。两组之间有显著差异。

射精管梗阻性无精子症的治疗 射精管梗阻（ejaculatory duct obstruction，EDO）为梗阻性无精子症的病因之一，也是造成男性不育的重要原因之一，占男性不育症病因的 1%~5%。射精管梗阻可分为完全性和不完全性，不完全性射精管梗阻目前缺乏有效诊疗手段和方法。完全性射精管梗阻导致的无精子症已经可以通过微创外科手术得到治疗。经尿道射精管切开术（transurethral resection of the ejaculatory ducts, TURED）是目前治疗射精管梗阻的标准方法，术后精液改善率可达44.5%～90.5%，配偶受孕率为13%～31%。

显微附睾精子抽吸术（microsurgical epididymal sperm aspiration，MESA） 在辅助生殖技术（assisted reproductive technology，ART）的新时代，梗阻性无精子症患者有更多的治疗选择。①对于无法手术精道重建的梗阻性无精子症（生殖道结核后梗阻性无精子症）患者，可在术中行显微附睾精子抽吸术，可避免再次手术创伤，同时可为辅助生殖技术提供安全、足量的高质量精子。②对于行输精管-附睾吻合术的患者，术中可使用微量吸管等通过虹吸作用获取附睾精子，然后精子冻存，以备手术失败或者梗阻复发。③对于诊断明确的先天性双侧输精管缺如患者，目前国内多数行经皮附睾精子抽吸术（percutaneous epididymal sperm aspiration，PESA）取精再行辅助生殖技术助孕，但是建议先天性双侧输精管缺如导致的梗阻性无精子症患者和其伴侣同时进行囊性纤维化突变遗传学检测，以预防子代出现囊性纤维化。然而，显微附睾精子抽吸术与经皮附睾精子抽吸术相比，具有活动精子获取率高、精子获得量大、可供多个周期使用、冷冻时机灵活等优点，因此建议先天性双侧输精管缺如患者行显微附睾精子抽吸术。

（刘纳川 李朋）

fùgāo gěngzǔxìng wújīngzǐzhèng

附睾梗阻性无精子症（epididymal obstructive azoospermia，EOA） 双侧附睾梗阻引起梗阻性无精子症的疾病。是梗阻性无精子症最常见原因，可以通过输

精管-附睾吻合术（vasoepididymostomy，V-E） 显微重建矫正梗阻。

病因 先天性附睾梗阻的常见原因包括先天性双侧附睾任何部分的缺失或发育异常。获得性附睾梗阻的常见原因包括附睾炎、阴囊/附睾外伤、阴囊手术时医源性附睾损伤、输精管结扎术后继发性附睾梗阻和特发性附睾梗阻。

临床表现 附睾炎、睾丸炎病史；体检时触及患者附睾饱满，同时睾丸体积和质地正常，提示梗阻性无精子症为附睾梗阻所致；精液分析显示无精子、射精量正常、果糖阳性，提示单纯双侧附睾梗阻。

诊断 附睾梗阻通常是术中诊断，术中发现睾丸生精功能活跃，同时输精管通畅并且其中无精子，即可诊断附睾梗阻。尽管阴囊和经直肠超声、CT、MRI等其他辅助检查可提供附睾梗阻的一些信息，但是这些检查灵敏度和特异度都不足以诊断附睾梗阻，所以输精管-附睾吻合术之前通常不需要进行这些检查。

鉴别诊断 根据病史及检查结果可做出诊断，需与非梗阻性无精子症相鉴别，并鉴别梗阻部位。

治疗 显微输精管-附睾吻合术：是将直径150～250μm的附睾管精确吻合到输精管，属于非同种组织的精细吻合，所以输精管-附睾吻合术是最具有挑战性的泌尿男科显微外科手术，需要相当精确和娴熟的显微外科技术。

（石臣坤 李朋）

shūjīngguǎn gěngzǔxìng wújīngzǐzhèng

输精管梗阻性无精子症（vsal obstructive azoospermia） 睾丸精子发生正常，由于先天异常、

泌尿生殖道感染或外伤等原因导致睾丸网到射精管的输精管道中输精管梗阻，精子不能正常排出体外的疾病。是梗阻性无精子症的一种。精液离心镜检未发现精子。

病因 ①先天性因素：先天性双侧输精管缺如。②后天性因素：输精管结扎术；泌尿生殖道感染；会阴部、阴囊创伤；医源性损伤，如腹股沟疝手术，包括幼年时期疝囊高位结扎术和疝补片修补术，腹部、盆腔、会阴手术导致输精管道损伤、输精管道周围瘢痕致梗阻等。

发病机制 输精管梗阻导致精子难以排出致精液中无精子。

临床表现 ①未避孕而不育。②常无特殊不适主诉，不同病因患者可能有不同临床表现。输精管结扎术后患者可能存在慢性盆腔疼痛、阴囊坠胀疼痛等不适。先天性不育患者可能存在其他系统临床表现。③长期不育患者可能存在不同程度焦虑、抑郁。④先天性双侧输精管缺如患者的精液常规检查表现为典型的"四低"特征，即精液量少、无精子或少弱精子、pH值低、精浆果糖水平低。

诊断 见梗阻性无精子症。

鉴别诊断 见梗阻性无精子症。

治疗 见梗阻性无精子症。

（赵晶鹏 许俊伟 李朋）

shūjīngguǎn jiézāshù

输精管结扎术（vasectomy） 通过手术结扎和切断输精管，使排出的精液中不含精子而达到节育目的，同时可正常射精，且不影响性欲的手术。输精管结扎术是一种长效男性节育措施，自20世纪60年代以来，以其安全、可靠、简便、经济而成为许多国家

计划生育规划中的一项重要节育措施。目前，全球有 3%～6% 的家庭、1 亿对夫妇依靠输精管结扎术进行避孕。在中国，输精管结扎术的应用仅次于宫内节育器和输卵管结扎术，3000 多万对已婚夫妇选择了输精管结扎术控制生育，占避孕育龄夫妇的 9.2%，且自愿行男性节育的人数日益增加。在经济发达国家，输精管结扎术应用更加普遍。在加拿大、荷兰、新西兰、英国、不丹和美国有较高比例的男性节育（10%～20%）；在新西兰高达 20% 的夫妇选择输精管结扎术进行避孕；在美国，每年有 17.5 万～50 万男性行输精管结扎术。

适应证 要求节育的男性。

禁忌证 ①无永久性的绝对禁忌证。②相对禁忌证：严重贫血、出血性疾病、抗凝治疗、严重神经系统疾病、精神或心理疾病、精索静脉曲张、淋巴囊肿、丝虫病、隐睾症、腹股沟斜疝、阴囊内肿块等难以固定输精管。上述情况大部分可在治疗后手术，如腹股沟斜疝、精索静脉曲张或鞘膜积液等，可在手术时同时行输精管结扎术。③对有勃起功能障碍或其他性功能障碍病史者应慎重考虑手术，因手术可能激化其潜在的心理问题。④全身性感染、泌尿生殖道感染、阴囊局部皮肤炎症为暂时禁忌，因其可增加术后感染的风险，影响切口愈合。应治愈后再手术，或选用其他避孕方法。

术前准备 包括以下几个方面。

咨询与知情决定 咨询旨在使受术者做出知情、经过充分考虑、完全自愿的决定。受术者应充分了解手术的性质及其对生育能力和将来生活方式的影响。

另外，理解节育的常识和可能的不良反应对于保证手术成功和降低术后心理并发症具有重要意义。

咨询的基本内容：①介绍各种避孕方法的效益与风险。②解释输精管结扎术的机制、性质和步骤。③手术的有效性和失败率。④手术的优越性及可能的不良反应。⑤强调输精管结扎术的永久性。⑥术后坚持其他方式避孕 3 个月，或直至精液检查证实无精子。

医学评价 ①病史采集：着重了解与手术相禁忌的疾病史和药物过敏史。②体格检查：特别注意阴囊局部及其内容物情况，如阴囊皮肤的厚度、有无窦道残迹或瘢痕、感染等。输精管有无增粗、结节、压痛、重复或缺如，有无精索静脉曲张、鞘膜积液、阴囊内肿块或腹股沟斜疝等。阴茎有无损伤或瘢痕，尿道口有无分泌物、发红等。③实验室检查：通常不需要实验室检查，仅在疑有临床异常时进行。

受术者准备 ①术前备皮。②用温肥皂水清洗阴囊、阴茎及会阴部，穿着清洁内裤。③术前排尿。

术者准备 ①术前详细了解受术者病史。②术者按常规洗手，消毒，穿无菌衣，戴无菌手套。

器械准备 ①与手术方法相应的专用器械，如输精管分离钳、输精管固定圈钳等。②阴囊切开、止血器械（备用）。③手术消毒巾及手术孔巾。④各种器械、布类、敷料、结扎线以及手套等，消毒应严格按照操作程序完成。

术后处理 口头和书面详细告知受术者术后注意事项，包括如何护理切口、可能的不良反应、发生并发症如何处理以及随访时

间和地点。①术后观察 2 小时，复查局部无出血征象，可离院。②着紧身内裤或使用阴囊托 48 小时，保持切口清洁、干燥。③5 天内不从事重体力劳动或剧烈运动，尤其是骑车等，以免摩擦、牵扯而造成出血。④若无不适，1 周后可恢复性生活。⑤如有切口出血、阴囊肿胀、渗液、局部疼痛进行性加重或发热等情况应及时就诊。⑥5 天复查切口，去除敷料。发现问题及时处理。⑦术后应坚持其他方式避孕 3 个月。有条件时应安排精液检查，以确证手术成功。

常用术式 国内外学者为了提高手术成功率，减少并发症和简化手术过程，尤其是中国学者做了许多创新性的改进，并根据手术器械、入路部位及方式、输精管提取及残端处理技术等的不同而命名了相应的手术名称。中国常用的输精管结扎术有以下 5 种：直视钳穿法输精管结扎术、钳穿法输精管结扎术、针头固定小切口法输精管结扎术、穿线法输精管结扎术和针挑法输精管结扎术。

失败原因 输精管自然再通、未坚持采取其他方式避孕至残余精子消失、术中误扎其他组织，以及先天性重复输精管被忽略。

术后并发症 输精管结扎术后严重并发症极为罕见。大约有 50% 的人经历有阴囊肿胀、瘀斑和疼痛，但症状大多轻微，多在 1～2 周内自然缓解。输精管结扎术的近期并发症包括血肿、感染、痛性结节、附睾淤积及性功能障碍，总体发生率大约为 2%。需要住院治疗的严重并发症罕见，大约为 1/1000。并发症发生率与术者的经验显著相关。

（石臣坤 赵福军）

shèjīngguǎn gěngzǔ

射精管梗阻 (ejaculation duct obstruction，EDO)

先天性因素或囊肿、炎症导致射精管道不通的疾病。可以有多种表现形式，其主要症状包括不育、射精后疼痛以及血精。根据精液分析的结果，低射精量性无精子症定义为完全性或经典性射精管梗阻，提示双侧完全性解剖性射精管梗阻。而单侧完全性或双侧部分解剖性梗阻则导致不全性或部分性射精管梗阻，其共同的特征是射精量少、射精后疼痛、血精。但只有部分性射精管梗阻与少弱精子症相关。目前，对于功能性射精管梗阻的诊断采用排除法，只有排除了解剖性梗阻因素，功能性射精管梗阻的诊断才能成立。

诊断 经直肠超声检查 (transrectal ultrasonography，TRUS) 是射精管梗阻的首选影像学检查方法，但是必须认识到不是所有的射精管梗阻都会出现精囊扩张，也不是所有的精囊扩张都可以诊断为射精管梗阻。仅基于经直肠超声检查而进行的手术治疗，有 50% 没有必要。

鉴别诊断 准确鉴别不完全性和完全性、解剖性和功能性梗阻是射精管梗阻诊断的目标。射精管测压是最近出现的一种新的射精管梗阻诊断方法，可以对射精管色素显影时射精管内的压力进行较为准确的量化测定。测定精囊内液体进入前列腺部尿道时的压力（射精管开放压）可以用来鉴别不同类型的射精管梗阻。一项前瞻性对照研究结果显示，未经治疗的射精管梗阻组射精管开放压显著高于生育能力正常的对照组（输精管结扎复通的患者），均值分别为 116cmH$_2$O 和 33cmH$_2$O。射精管梗阻组患者在接受经尿道射精管切开术 (transurethral urethral incision，TURED) 后，射精管开放压降至对照组水平。

治疗 射精管梗阻治疗的指征包括性交不适或性交困难、反复发作的血精、不育。最有效的治疗方法是经尿道射精管切开术，可以在门诊进行，采用全身或区域阻滞麻醉。经尿道射精管切开术使用的是膀胱电切镜（F24），在中线部位（完全性射精管梗阻）或是侧方（单侧射精管梗阻）切开精阜。单侧经尿道射精管切开术需要经过诊断性试验确定为单侧射精管梗阻，操作时需要保护对侧射精管开口。若电切平面选择正确，几次电切后，会从切口处流出云雾状牛奶样的液体。尽量使用小电流，防止管腔烧灼过度而形成瘢痕；尽量少使用电凝，防止射精管开口凝固。尽管直肠或括约肌损伤比较少见，操作时也必须密切关注，尽量避免。经尿道射精管切开术术后，留置导尿管 24 小时，门诊拨除。术后 5 天可以恢复性生活。术后 2 周进行精液分析，并定期随访，直至精液质量稳定。

术中看到牛奶样液体从射精管流出，标志手术成功。经直肠超声可以精确定位梗阻的部位，并指导电切的深度。另外，经直肠精囊内注入亚甲蓝或是靛蓝，也有助于判断手术是否成功，一旦电切后看到显色剂流出，则证明梗阻解除。通常情况下，经尿道射精管切开术可以成功治疗精阜内 1~1.5cm 病变。

预后 大样本回顾性分析显示，经尿道射精管切开术术后 20%~30% 的射精管梗阻性不育患者可以达到自然受孕。有报道显示，经尿道射精管切开术术后完全性或部分性射精管梗阻患者精液质量得到改善的程度类似，为 65%~70%。也有报道显示，16 例部分性射精管梗阻患者在经尿道射精管切开术术后精液恢复比例超过完全性射精管梗阻患者（分别为 94% 和 59%）。经尿道射精管切开术对缘于先天性或获得性囊肿的部分性和完全性射精管梗阻患者的疗效优于缘于钙化的射精管梗阻患者。经尿道射精管切开术术后，60% 患者的性交后疼痛和会阴区不适得到改善。尽管文献报道血精症状在经尿道射精管切开术术后多会得到改善，但仍为无对照研究。

并发症 经尿道射精管切开术的并发症发生率为 10%~20%，主要包括水样精液、血尿、附睾炎以及极为少见的尿失禁、直肠穿孔、精囊炎。在所有的并发症中，自限性的血精以及无需再次留置导尿管的血尿比较常见，附睾炎和水样精液相对少见，但后两者更加容易被关注。水样精液的出现主要缘于尿液反流进入精囊或去顶后的囊肿内，精液内往往含有肌酐。

另外，经尿道射精管切开术术后还有其他的转归形式，患者接受治疗前需要了解。10%~15% 的患者术后射精量增多，但依然是无精子症，主要缘于继发性附睾梗阻，需要进行输精管-附睾吻合术。另外，4% 的部分性射精管梗阻患者术后出现无精子症，可能缘于瘢痕形成，此类患者术前最好进行精子冻存。

（刘纳川 赵福军 李铮）

shǎo jīngzǐzhèng

少精子症 (oligospermia)

射出体外的精液中精子的数目低于正常生育男性的疾病。少精子症可以导致男性不育。第 5 版《世界卫生组织（WHO）人类精液检查与处理实验室手册》建议的正常精液参考值较第 4 版有较大幅度降低，精子浓度 $\geq 15 \times 10^6/\text{ml}$ 为正常。因此，精子浓度低于 $15 \times 10^6/\text{ml}$ 可视为少精子症。

病因与发病机制 包括以下方面。

内分泌因素 人体内分泌紊乱，特别是下丘脑-垂体-睾丸性腺轴功能紊乱，常导致睾丸生精功能障碍，表现为少精子症甚至无精子症。①原发性低促性腺激素性性腺功能减退症：表现为促性腺激素和睾酮水平低下、第二性征发育不全、小睾丸，这类患者多表现为无精子症。②继发性低促性腺激素性性腺功能减退症：第二性征正常，睾酮和促性腺激素低于正常值，但较原发性患者轻，重者睾丸萎缩，有勃起功能障碍表现。③高卵泡刺激素少精子症：黄体生成素和睾酮正常，卵泡刺激素高出正常范围，精子数目少。由于卵泡刺激素不受睾酮的负反馈调节，推测可能是睾丸受到某种损害，生精功能部分抑制，同时抑制素也产生障碍，不能对卵泡刺激素产生负反馈效应，因而出现血中卵泡刺激素水平升高。④高催乳素血症：血清催乳素水平增高，少精子同时伴勃起功能障碍。⑤肾上腺皮质增生症：表现为青春期早熟、少精子、血浆可的松水平下降，尿 17-酮类固醇、孕酮增加，尿 17-羟类固醇低于正常值。⑥慢性肾上腺皮质功能减退症：可出现少精子症。⑦甲状腺疾病和糖尿病等：可导致少精子症。

感染因素 生殖系统的特异性和非特异性感染均可以影响精子的发生，如急/慢性附睾炎、附睾结核、慢性前列腺炎、精囊炎可导致精液成分发生改变，导致精子数目减少、畸形精子增多等。细菌性附睾-睾丸炎可出现生精功能下降或生精停滞。含菌的精液可引起精子分解、中毒、凝集、死精。病毒感染，如青春期腮腺炎病毒感染引起的继发性睾丸炎，睾丸组织受到不同程度的破坏，5%的患者双侧睾丸萎缩，生精功能低下，出现少精子症或无精子症。

精索静脉曲张 占男性不育患者的 23%~39%，其对生精功能的影响主要通过以下机制实现。①肾静脉血向精索内反流，使睾丸局部温度升高，温度升高可作为凋亡刺激信号之一引起生精细胞凋亡。②由于肾静脉血反流至睾丸的同时，肾上腺和肾产生的毒性代谢产物和部分激素（如 5-羟色胺）对睾丸也产生毒性作用。③睾丸内及周围静脉淤血，造成局部二氧化碳（CO_2）储留，乳酸堆积，氧分压降低，缺氧，pH 值下降，微循环障碍，影响生精细胞的新陈代谢。④肾静脉血反流，血液淤滞，睾丸间质细胞受损，下丘脑-垂体-睾丸性腺轴功能紊乱。⑤引起精浆中转铁蛋白下降，可能导致精子发生障碍。⑥血液淤滞，血-睾屏障破坏，产生抗精子抗体。⑦高浓度的脂质过氧化物（lipid peroxide, LPO）可直接损伤睾丸生精细胞及亚细胞膜，导致生精功能障碍。⑧精索静脉曲张可致附睾功能改变，表现为精子成熟障碍，动物实验表明上皮细胞排列紊乱、微绒毛稀疏。⑨精索静脉曲张时局部抵抗力低，容易导致解脲支原体（Ureaplasma urealyticum, Uu）反复感染，不易治愈。

遗传因素 体细胞核型异常有 5%~6% 为少精子症，15% 为无精子症。近年来发现 Y 染色体微缺失是精子发生障碍的常见原因之一，Y 染色体微缺失的发生率在原发性无精子症患者中为 15%~20%、严重原发性少精子症患者中为 7%~10%。

免疫因素 男性不育患者抗精子抗体阳性者有 20%~50% 表现出少精子症。

隐睾 根据组织学研究，1岁内未降睾丸与正常睾丸没有多大区别，然而 2 岁以后未降睾丸的生精细胞数目比正常睾丸明显减少。隐睾如不早期手术治疗，可出现少精子症或无精子症，单侧隐睾青春期后接受手术，术后仍有 83% 的患者精子浓度低于正常人。在青春期前不同年龄段进行睾丸固定术治疗的患者，约有 75% 的双侧隐睾患者和 50% 的单侧隐睾患者，术后精子数目低于正常人。

鞘膜积液 无论原发还是继发性鞘膜积液，均可因睾丸局部温度升高而致生精障碍，可出现少精子症。

营养因素 生精所需营养物质氨基酸（如精氨酸）、维生素 A 和 E、叶酸及微量元素（如锌）等缺乏，都可致生精功能低下，表现为少精子症，重者可出现无精子症。

环境因素 长期接触高温者（如厨师、锅炉工）、从事放射性职业、接触化学毒物等，均可以导致生精功能低下、少精子症甚至无精子症。

药物 某些药物可能导致暂时或永久性损害精子的生成，如大剂量皮质类固醇、雄激素、雄激素拮抗剂、促性腺激素释放激素、利血平、西咪替丁、柳氮磺吡啶、螺内酯（安体舒通）、秋水仙碱、呋喃类、部分抗生素以及肿瘤化疗药物中的烷基化合物，均可能导致生殖功能可逆或不可逆的损害。

其他 长期嗜烟酒，常穿紧身裤和常洗桑拿浴等，都有可能造成少精子症。

诊断 禁欲 2~7 天，精液常规分析 2 次或以上提示精子浓度$<15\times10^6/ml$，即可诊断为少精子症，如需连续 2 次以上采集标本，要注意每次采集标本前禁欲的天数应尽可能一致。对查不出任何病因者，可诊断为特发性少精子症。当精子浓度$\leqslant5\times10^6/ml$时，可诊断为严重少精子症。

通过询问病史、体格检查及其他实验室检查（遗传学检查、免疫学检查、内分泌激素测定、微生物学检查、微量元素测定、精子染色质结构分析等），大多能发现引起少精子症的病因。精液分析精子浓度$<15\times10^6/ml$并同时伴有引起少精子症的疾病病因时，可诊断为继发性少精子症。

治疗 包括以下几种方法。

病因治疗 内分泌因素引起的少精子症，根据内分泌激素检测结果给药，原发性低促性腺激素性性腺功能减退症者，病变部位主要在下丘脑，可给予促性腺素释放素及其类似物、人绒毛膜促性腺激素和人绝经促性腺素等中一种进行替代治疗；继发性低促性腺激素性性腺功能减退症者，主要针对引起的病因进行治疗，同时也可给予激素替代治疗；高催乳素血症，原发性者可给予溴隐亭，继发垂体瘤者进行手术治疗；先天性肾上腺皮质增生症，给予泼尼松或地塞米松治疗；抗精子抗体阳性者，在使用免疫抑制剂泼尼松或地塞米松治疗的同时，注意抗炎治疗，因为大多数患者可能同时伴有生殖系统的慢

性感染，有急慢性感染者给予抗生素治疗；隐睾症需手术治疗，青春期后进行手术提高精子数目的希望较小，可以采用辅助生殖技术；鞘膜积液者以外科手术治疗为宜，特别是大量积液者；营养缺乏者，给予适量的微量元素、氨基酸和维生素；长期从事高温作业、接触放射线和化学毒物的职业，除注意防范对生殖系统影响外，最好更换岗位；药物因素引起者，停药或改用不影响生殖功能的药物；有不利于生精功能的不良生活习惯者，应尽量纠正。

辅助生殖技术 可选用精子优化技术或分次冷冻保存行自体宫内人工授精（intrauterine insemination，IUI），注意进行精子染色质结构分析，了解 DNA 损伤，对精子 DNA 碎片率（sperm DNA fragmen tation index，DFI）$\geqslant27$时最好先用药物治疗，待精子 DNA 碎片率<27时再进行宫内人工授精。极度少精子症者可行显微授精术如单精子卵细胞质内注射（intracytoplasmic sperm injection，ICSI）。

外科治疗 隐睾和精索静脉曲张可考虑手术治疗。

中医药治疗 麒麟丸，每次6g，每天 3 次，连续治疗 3 个月，能显著提高精子浓度和改善精液质量，包括精子的活动力和前向运动能力。现代药理学研究表明，该方中多种成分如淫羊藿苷等有兴奋性功能、促进精子发生和精液分泌的作用。

（许俊伟 李铮）

ruò jīngzǐzhèng

弱精子症（asthenospermia）

射出精液中前向运动精子的百分率$<32\%$的疾病。又称精子活力低下。精子的运动能力的强弱直接

关系到人类的生殖，只有正常做前向运动的精子才能抵达输卵管壶腹部与卵子结合形成受精卵。正常离体后的精子，在精液液化前活动受限制，一旦精液液化，即表现出良好的运动能力，如果因某种因素影响精子的运动能力，特别是对前向运动的影响，将使精子在最佳时间内无法游到卵子所在位置，受精亦不可能发生。此外，如果精子在阴道的时间太长，其酸性环境将使精子的存活时间缩短。据国内文献报道，因精子活力低下而导致的男性不育约占30%。

精子运动功能的实现与精子结构紧密相关，只有结构正常的精子才具有良好的运动功能和受精能力。精子的结构在光镜下大体分为头尾两部分。精子的核位于头部，由染色质高度浓缩而成，内含遗传物质。精子尾部是精子的运动装置，决定精子的运动功能。正常成熟的精子均具有正常的尾部结构，大致分为 4 部分，从连接精子头部至精子尾部末端将尾部分为颈段、中段、主段和末段，每一段均有特殊的细胞器存在。精子运动沿精子尾部长轴波形传播，人类精子在培养液中做前向运动的速度高达（75~100）$\mu m/s$，精子尾部摆动的频率为每秒 14~16 次。而精子在女性生殖道的运行速度为（0.1~3）mm/s。

性交射出的精液进入女性阴道后，由凝固状态转为液化状，精子可以离开精浆做前向运动，由于阴道是一个微酸环境，不利于精子久留，好在精浆呈碱性，可以缓冲偏酸的阴道环境。据观察，射精后 1.5 小时阴道无尾精子数目增加，一般精子只能在阴道内维持几个小时。精子离开阴

道向输卵管方向运行须首先通过子宫颈，精子在射精后 1.5~3 分钟到达宫颈外口，2~11 分钟通过宫颈管。然而宫颈黏液可能成为精子向子宫方向运行的屏障，只有活动力强的精子才能穿透宫颈黏液进入子宫。宫颈黏液的理化性质随月经周期不同而不同，受卵巢激素的调控，在月经前后，宫颈黏液较黏稠，不利于精子穿透，而在排卵期宫颈口开大变松变软，宫颈黏液稀薄，精子较易通过子宫颈。精子进入宫腔后继续向输卵管方向运行，在射精后 15~45 分钟，输卵管内精子数目最多达到 300~500 个。精子从阴道运行至输卵管除自身运动外，还有外力的作用，首先是子宫和输卵管平滑肌的收缩与舒张，造成腔内负压，将精子吸入宫腔内，输卵管壁肌层与子宫肌层相连，收缩的方式较子宫复杂，可以是局部性蠕动，有的则是节段性收缩，均能促进精子在输卵管内运行。其次，子宫内膜液和输卵管液除了为精子提供营养和能量外，输卵管液的主流方向是从子宫与输卵管交界处向腹腔方向流动，有利于精子从子宫进入输卵管，并推动精子在输卵管中的运行。此外，精液中的前列腺素刺激阴道、子宫肌，引起收缩，亦有利于精子的上行。

病因 引起弱精子症的病因较多，归纳起来主要有以下几类。

感染 附睾、输精管、精囊和前列腺等生殖道或生殖腺体的急慢性炎症都可降低精子的运动能力。感染对精子活力的影响可以是多方面的。①微生物对精子的直接作用，如支原体可以吸附于精子的头部、中段及尾部，使精子做前向运动时流体动力学阻力加大，运动速度减慢，影响精子活力及穿透卵细胞的能力。此外，支原体可造成部分精子膜缺损甚至膜结构破坏，影响精子使卵细胞受精的能力。大肠埃希菌可通过自身的受体与精子发生结合，降低精子活力。②微生物可以通过产生或释放毒性物质对精子产生间接作用，如支原体在生长过程中产生的 NH_3 对精子有直接毒性作用；大肠埃希菌可产生精子制动因子。③感染还可以通过改变精浆 pH 值使精子活力下降，当 pH<7 或 >9 时，精子活力下降明显。急性附属性腺炎或附睾炎患者，pH 值多偏碱，而慢性附属性腺炎可使 pH<7。④炎症引起精液中白细胞增多，可以直接和间接导致精子运动能力下降。⑤精液中过高浓度的活性氧（reactive oxygen species，ROS）影响精子的运动，直接损伤精子膜，抑制线粒体功能，降低精子的运动能力，妨碍精卵结合，损伤精子 DNA 结构。白细胞是精液中外源性活性氧的主要来源。⑥前列腺炎引起精子活力不足可能是多种因素综合作用的结果，除微生物、白细胞、pH 值等因素外，还可能与锌的障碍有关。

精液液化异常 精液不液化或黏稠度高是引起男性不育的病因之一，其中很重要的因素可能是通过影响精子的运动能力而导致不育。不液化的精浆中可见到细长的纤维蛋白并相互交织成网，使精子活动空间减少，精子被牵制；同时还见到粗纤维被许多细纤维连接成网络，可能是机械性限制精子前向运动的原因。有学者曾对不液化精液标本体外单独使用尿激酶型纤溶酶原激活物（urokinase-type plasminogen activator，u-PA）时发现，当精液由不液化变为液化状态时，精子活力

和前向运动能力明显提高，用糜蛋白酶也获得相同效果。其进一步发现精液液化异常男性的精浆和精子中尿激酶型纤溶酶原激活物的含量及酶活性较正常男性低。

免疫因素 抗精子抗体（antisperm antibody，AsAb）可以从不同途径影响精子的运动功能。抗精子抗体与精子尾部结合，使精子的活力受到影响，运动能力下降、穿透能力变差。有学者用抗精子抗体阳性血清和人类精子接触，观察到一种"颤动现象"，主要是精子的头部和整个尾部结合了抗精子抗体，精子的前向运动受抑制，但存活力无明显变化。

内分泌因素 内分泌激素除了对精子的发生和成熟有影响外，还影响精子的运动能力。冈萨雷斯（Gonzales）等人发现精浆中催乳素浓度与精子活力呈线性关系，可能是催乳素可提高精子对氧的摄取或通过环腺苷酸（cyclic adenosine monophosphate，cAMP）系统影响精子活力。血清中雌激素水平升高时，精子活力降低。精浆中睾酮过高可能抑制精子的运动。

卡塔格内（Kartagener）综合征 20 世纪 30 年代初期，卡塔格内（Kartagener）最早发现的一种病症，后来被其他学者证实是一种先天性纤毛结构缺乏，表现为体内的各纤毛细胞的纤毛不能运动，主要是外周微管的纤毛动力蛋白臂缺如。卡塔格内综合征的患者除精子不能运动外，还可能伴有慢性呼吸道感染的病史。

染色体异常 常染色体和性染色体异常除影响精子数目外，还影响精子的活力和前向运动能力。已知，与精子运动有关的超微结构可因遗传因素出现精子尾部结构异常，如缺乏内支臂或外

支臂或二臂均无。也可以是缺乏中央连接和中央复合结构，因为中央微管与放射辐间的相互作用可以调节外侧微管的滑行，当这一结构异常，精子会出现运动障碍。

精索静脉曲张 精索静脉曲张可通过多种途径导致男性不育，不仅仅对精子的发生造成影响，还会造成精子活力下降。其机制可能是由于曲张静脉的血液淤滞、微循环障碍、营养供应缺乏和氧分压降低、能量生成不足和内分泌功能障碍引起。此外，也可能是因为精索静脉曲张导致自身免疫如抗精子抗体的产生和支原体的感染，间接引起精子活力下降。

离子通道病 精子运动与离子通道的关系近年来受到学者关注，离子通道在配子信号传导中发挥关键作用，参与精子的运动、获能和受精。精子中的离子通道有阳离子通道和阴离子通道，阳离子通道中钙离子通道研究较多，当精子离子通道因先天或后天因素出现功能障碍时，会导致精子运动功能和受精能力下降。精子特异性阳离子通道（cation channel of sperm, CatSper）是特异性表达于睾丸和精子中的钙离子通道，主要分布在精子尾部，李红钢等发现抗 CatSper1 IgG 对精子前向运动有抑制作用，在同一份精液标本中，高、低活力精子的 CatSper1 蛋白表达差异显著，提示 CatSper1 与精子前向运动有关。阿维丹（Avidan）等偶然发现 1 例先天性红细胞生成异常性贫血的法国患者，家庭中兄弟三人均伴发少弱畸形精子症，患者的表型是由于先天性红细胞生成异常性贫血基因和与之相邻的 *CatSper2* 基因共同缺失所致。这些研究表明精子中 CatSper 家族成员表达的异常可能是一种离子通道病。

其他因素 ①微量元素：精浆中锌、铜、镁与精液质量有关，精浆锌含量是血浆含量的 100 倍以上，弱精子症患者的精浆中锌、铁、镁的含量显著低于活力正常的健康男性。锌可延缓细胞膜的脂质氧化，维持细胞结构的稳定性和通透性，从而确保精子的良好活力。微量元素镉含量高时，可导致精子活力降低，镉可直接抑制精子的氧化酶及运动器官，不育症男性精液中镉含量明显高于生育能力正常的男性。②与精子运动有关的酶类缺乏或酶活性降低（如尿激酶型纤溶酶原激活物、磷酸肌酶等）；维生素类缺乏，如辅酶 Q10 的缺乏等。③从事高温作业如厨师、锅炉工，从事放射职业和接触化学毒物者，都可引起弱精子症。④吸烟、饮酒以及药物因素：烟草中的尼古丁等通过对精子的直接和间接损伤而影响精子活力；长期嗜酒者可以直接和间接影响精子的运动能力；此外，某些药物影响精子活力，如抗癌药、抗风湿药等。

诊断 弱精子症主要根据精液常规分析、病史询问和进一步实验室检查做出诊断。禁欲 2~7 天，精液常规分析至少 2 次提示前向运动的精子<32%，其他参数正常或基本正常者可诊断为弱精子症。如需连续 2 次以上采集标本，要注意每次采集标本前禁欲的天数应尽可能一致。

治疗 包括以下几种方法。

一般治疗 禁烟、酒及少吃刺激性食物，不要过度疲劳。

病因治疗 ①抗菌消炎药：精液分析时，当白细胞计数>1 个/高倍镜视野，提示可能存在生殖道感染，应该考虑给予抗生素治疗以消除精液中的白细胞。有

条件者可根据细菌培养和药敏试验选用抗菌消炎药。支原体或沙眼衣原体感染者可选用一种抗生素，如盐酸米诺环素、四环素、阿奇霉素、多西环素或红霉素；淋病奈瑟菌感染可选用头孢曲松钠等先锋类抗生素。支原体和沙眼衣原体感染，用药时间以 10~14 天为宜，要求夫妻同时服药，服药期间禁房事。生殖道或生殖腺慢性炎症，使用复方磺胺甲噁唑合并喹诺酮类抗菌药，连续用药 2 周后精液分析，精子活力和前向运动能力常有明显提高。由于某些抗生素在杀菌的同时，对精子活力也造成影响，特别是剂量较大、联合用药、疗程较长地使用抗生素，停药后较短时间内，精子活力并不见增加，有时较用药前差，此外精子畸形也增加。②伴有精液液化不良者可用大剂量维生素 C，每次 0.6~1g，每天 3 次，连续用药 2 周；糜蛋白酶 5mg，每天 1 次，肌内注射，连续 2 周；同时可服用知柏地黄丸。③抗精子抗体阳性者使用免疫抑制剂，如地塞米松或可的松，用递减法给药。

激素疗法 对生殖激素正常或低于正常者可分别选用人绒毛膜促性腺激素（每次 2000U，每周 3 次，肌内注射，连续用 1~2 个月）、人绝经促性腺激素（每次 150U，每周 3 次，肌内注射，连续用 1~2 个月）、十一酸睾酮胶丸（口服，每次 40mg，每天 2 次，连续用 1~3 个月）、十一酸睾酮针剂（肌内注射，每次 250mg，每月 1~2 次，连续用 1~2 个月）。

辅助生育技术 ①精子优化：采用上游或梯度离心法，挑选出运动能力好的精子，做宫内人工授精（intrauterine insemination,

IUI）或供其他辅助生殖技术用，在女方排卵期，采用 B 超监测排卵，在卵泡直径>1.8cm 时注射人绒毛膜促性腺激素 10 000IU，36 小时后进行宫内人工授精。②宫内人工授精：将优化处理过的精子，用导管吸取 0.2～0.3ml，通过宫颈将精子推入宫腔内。操作时避免损伤子宫内膜。手术后，要求患者抬高臀部，平卧 1 小时，同时用 3 天消炎药。孕酮注射液连用 7 天。也可用人绒毛膜促性腺激素 1000～1500IU 隔天肌内注射，直至尿人绒毛膜促性腺激素阳性。③体外授精胚胎移植术（in vitro fertilization and embryo transfer，IVF-ET）：对精子活率在 30% 以上的不育男性，经药物治疗 2～3 周期无效，或经宫内人工授精 3 周期失败，可考虑做体外授精胚胎移植术。④单精子卵细胞质内注射（intracytoplasmic sperm injection，ICSI）：对于精子活动力极差的不育男性，虽经常规体外授精胚胎移植术治疗仍未解决生育时，可选用该法。这是解决精液质量极差的弱精子症患者较好的治疗手段。

左卡尼汀　又名左旋肉碱，其在附睾中水平为血清的 2000 倍。左卡尼汀在启动精子运动、促进精子成熟和提高精子受精能力方面具有重要作用。国内外研究表明，左卡尼汀在治疗弱精子症方面具有良好疗效，同时也是目前为数不多的经循证医学证实可用于男性不育的治疗药物。左卡尼汀口服液用法：每次 1 支（含左卡尼汀 1g），每天 2～3 次，1 个月为 1 个疗程，共 3 个疗程。

尿激酶型纤溶酶原激活物　每次 10 000U，每天 1 次，静脉注射，连续用药 10～14 天为 1 疗程，对部分弱精子症患者疗效满意。

其他　胰缓激肽释放酶：每次 60U，每天 3 次。中医药治疗：可选用右归丸、龟龄集和五子衍宗丸等中成药进行治疗。

（石臣坤　赵福军）

jīxíng jīngzǐzhèng

畸形精子症（teratozoospermia）

精液中变形的精子超过 50% 的疾病。在生育年龄的男性连续 2 次以上精液分析精子浓度 $\geq 15 \times 10^6/ml$，前向运动的精子 $\geq 32\%$，头部正常形态的精子 <4%。精子的形态、运动以及受精能力紧密相关，正常形态的精子越多，受精率越高，反之则越低。因此，畸形精子症是男性不育症的常见原因之一。

精子的超微结构　①头部：电镜下核内染色质呈不规则的纤维颗粒状，染色质中可见核泡。核的表面是核膜，厚 7～10μm，为类脂质双层结构。顶体在电镜下由顶体外膜、内膜和顶体腔三部分组成。外膜与细胞膜之间有薄层的细胞质，内膜和核膜有一间隙，称为顶体下间隙。顶体又分为顶体前区和赤道部两部分。②尾部：主要由轴丝、线粒体鞘、外致密纤维和纤维鞘等组成。轴丝由周边的 9 对双联微管和中央的两条微管组成，周边的双联微管是由 A 型亚微管和 B 型亚微管构成，中央的微管是由 α 微管蛋白和 β 微管蛋白组成。每个 A 型亚微管向邻近的 B 型亚微管伸出两条短臂，称为动力蛋白臂，两个动力蛋白臂分别称为内侧支臂和外侧支臂。

病因及发病机制　包括以下几个方面。

感染因素　生殖道和生殖腺体的病原微生物感染均可造成精子畸形率升高，特别是近年来支原体〔解脲支原体（Ureaplasma urealyticum，Uu）〕和衣原体〔沙眼衣原体（chlamydia trachomatis，Ct）〕感染率逐年上升，这两种病原微生物感染男性生殖系统中尿道、前列腺和附睾较为多见。

解脲支原体　解脲支原体感染后对精子的影响已有许多临床及实验研究报道，解脲支原体感染与男性不育症有关。1991 年，以色列巴突夫（Bartoov）等检查 1250 例不育症患者的精液，其中有 692 例感染微生物，以支原体感染率最高（29.1%）。国内徐晨等于 1992 年首次用免疫电镜证实解脲支原体吸附于不育症男性精子表面，并可造成部分精子膜缺损甚至膜结构严重破坏。解脲支原体吸附在精子表面后，在局部膜上立即摄取宿主细胞内的营养物，进行代谢和蓄积毒性产物。解脲支原体产生的毒性产物能够直接破坏精子细胞膜。此外，解脲支原体膜上的磷脂酶 A 和磷脂酶 C 均可作用于精子细胞膜上的类脂质成分，利用膜内的胆固醇，耗竭精子细胞膜的主要成分。解脲支原体膜上的磷脂酶 A1、A2 水解精子细胞膜的磷脂，产生溶血磷脂和游离脂肪酸；而磷脂酶 C 作为脂酰水解酶，水解膜上的磷脂成分，产生 1，2-二酰甘油及磷酸酯，这些是造成精子细胞膜破坏的主要病理学机制。精子膜具有极其重要的生理功能：构成精子特异性抗原决定簇、参与精子的获能及与卵子的识别过程，是受精的结构基础。因此，解脲支原体对精子膜的破坏将影响到精子的受精能力。商学军等报道，解脲支原体感染的不育症患者，其精子头部、中段及尾部大量附着解脲支原体，使精子由流线形变得"臃肿"，造成精子前进时的流体动力学阻力增大，精子运动速度减慢，运动方式呈锯齿形。此外，解脲支原体培养阳性的精子尾部可严重卷曲，或精子头尾折角，实验证明，人工感染 24 小时的精子，爬高试验几乎处于原地摆动，而对照组仍有（54±1.9）mm。另外，由于精子卷尾或头尾折角，使精子尾部的自由摆动受到限制，出现原地转圈的运动方式。解脲支原体感染后通过直接和间接的方式对精子的形态、运动和受精功能等造成影响，导致男性不育症。

沙眼衣原体 沙眼衣原体感染可引起畸形精子数增多，沙眼衣原体原生体黏附于精子头部而影响精子的活动能力，使精子的活力、活率、运动速度尤其是前向运动速度均降低。

精索静脉曲张 精索静脉曲张除了影响精子的发生和运动功能外，还可造成非成熟状态精子以及圆头精子数目增加，畸形精子率增高。这主要是睾丸的血液循环异常引起的，导致血液淤滞，局部温度升高，供氧和必需营养物质缺乏，代谢产物蓄积，使生精小管中的精子发生、发育以及数目减少，精子在附睾中的成熟过程都出现异常变化。

环境因素 生活环境中化学物质随处可见，人们无时不与这些化学物质直接接触，主要包括金属、杀虫剂等，前者有硼、镉、铬、铅、锰、汞等金属和微量元素，都是已明确认为具有生殖毒性、可导致精子数量减少和精子畸形增加的一些元素；后者有苯氧羧酸类农药、有机汞农药、有机磷农药，已知这些农药均可引起精子畸形率增加，数目减少，活力下降。除了上述化学物质外，粉尘、苯乙烯、丁乙烯、氧化乙烯、环氧氯丙烷都可以引起生殖系统的损伤。职业环境不同，接触化学毒物的机会不同，专门从事生产上述化学物质的男性，接触浓度要比一般人群高许多，因此损伤的程度也要严重得多。

遗传因素 对那些病因不明而精液中畸形精子比例异常高的不育症男性，应考虑有遗传性疾病的可能。由于对精子的评估多采用染色法，光镜下观察精子的大体外观形态，而不能对精子的超微结构和染色体进行评估，容易使一些染色体病漏诊。目前已发现有些疾病，如纤毛不动综合征、Y 染色体微缺失，常染色体结构畸变、易位或臂间倒位以及数目畸变，这类患者可能表现出无精子症、少精子症、弱精子症、畸形精子症或后三者同时存在（少弱畸形精子症），有的患者精子中动力蛋白臂缺如，只有做透射电镜时才能发现，而镜下精子形态正常。

药物因素 长期应用或大剂量使用皮质类固醇、雄激素、雌激素和促性腺激素，肿瘤患者使用烷化剂（如环磷酰胺）、抗代谢类药物（如阿糖胞苷）和植物生物碱类（如长春新碱、长春碱），某些抗生素类药物等，可造成精子数目少和畸形精子的比例增高。

物理因素 对生殖系统有影响的物理因素有辐射、电离、温度、超声、电流和激光，这些物理因素通过直接和间接两种途径作用于睾丸和附睾，导致精子数目减少、活动下降、畸形率增加。

其他因素 吸烟者畸形精子比例明显高于不吸烟者，人和动物研究证实，乙醇对精子数目、活动力、形态和受精能力有明显损害。此外，微量元素、氨基酸和维生素缺乏也可导致畸形精子增加。但 Kwenang 等分析了患有严重畸形精子症的男性与正常健康男性大学生这两组人的精液标本，发现精浆中的铁、铁蛋白和铜离子的水平两组间无显著性差异。

诊断 畸形精子症的诊断主要依靠实验室检查。由于人类精子的形态在生理情况下有许多变异，活精子形态各式各样，给精子的形态评估带来较大困难，染色是分析精子形态的主要手段，正常生理和病理范围内变异的精子可通过染色来加以鉴别。

精子包括头、颈、中段、主段和末段。由于光镜很难观察到精子末段，可以认为精子是由头和尾组成。只有头尾都正常的精子才是正常的，所有处于临界形态的精子可认为是异常的。染色后精子头部较原精液中活性精子头部略小，但难以觉察，染色后的正常精子应该头、尾部都正常，头部为椭圆形，长 4.0~5.0μm，宽 2.5~3.5μm，长宽之比为 1.50~1.75。

世界卫生组织将经染色后的畸形精子分为：①头部缺陷。②颈部和中段缺陷。③尾部缺陷。④过多残留胞质。头部缺陷又可分为锥形、梨形、圆形、不定型、有空泡、小顶体区 6 种；颈部和中段缺陷分为颈部弯曲、非对称性、粗、细 4 种；尾部缺陷分为短、弯曲、卷曲 3 种；过多残留胞质只有>1/3 头部 1 种。共 4 大类畸形 14 种形状。

除通过一般染色法观察精子形态外，还可借助透射或扫描电镜对精子进行超微结构的观察与分析，特别对那些超微结构有异常的不育症男性能做出正确诊断。对严重畸形精子症患者不应忽视染色体异常的因素，常染色体核型分析和性染色体检查也是必要的。

一般来说，畸形精子症不难诊断，当生育年龄的男性连续 2 次以上精液分析精子浓度 ≥15×10^6/ml，前向运动的精子 ≥32%，头部正常形态的精子<4%，可诊断为畸形精子症。但进一步查明畸形精子症的病因有一定的难度，然而查明病因对指导畸形精子症的治疗有重要的意义。

治疗 ①一般治疗：患有畸形精子症的男性应戒烟、戒酒，对从事放射、高温和接触化学有毒物品的职业者劝其更换岗位，停服某些导致精子畸形的药物，防止睾丸高温，不要穿紧身裤和洗桑拿。②病因治疗：凡因生殖道和生殖腺体的病原微生物感染而造成精子畸形率高的患者，可选用抗生素治疗，可先做药物敏感试验，为正确选用抗生素提供依据。抗生素尽量选用广谱抗生素，治疗周期不宜过长，可以考虑抗生素的联合用药缩短治疗周期。服用某些抗生素或服用时间过长可能导致精子畸形或加重畸形。精索静脉曲张引起的畸形精子率增高，可采用精索静脉高位结扎手术治疗，手术后 6 个月精液质量将逐步改善。③抗氧化治疗：过氧化物或氧自由基常是导致精子畸形的直接损伤因子，因此绝大多数的畸形精子症使用抗氧化治疗能收到较好的疗效。常用的抗氧化剂有左卡尼汀、维生素 E、维生素 C 和谷胱甘肽/硒。硒是人体必需的营养物质，构成谷胱甘肽过氧化物酶，催化还原型谷胱甘肽成为氧化型，使有毒的过氧化物还原为无毒的羟基化物。硒的推荐摄入量为每天 50μg。④营养治疗：给予复方精氨酸或精氨酸每天 4g，锌每天

30~60mg，辅酶 Q10 每次 10mg，每天 3 次，维生素 B$_{12}$ 每天 1500~6000μg，维生素 A 每次 3500U，每天 1 次，左卡尼汀口服液每次 1g，每天 2~3 次。进行营养治疗至少 3 个月，但脂溶性维生素应用不宜超过 30 天。⑤辅助生殖技术：精子优化：采用密度梯度离心法，挑选出形态正常的精子，做宫内人工授精（intrauterus insemination，IUI）或供其他辅助生殖技术用，在女方排卵期用 B 超监测排卵，在卵泡直径>1.8cm 时注射人绒毛膜促性腺激素 10 000U，注射后 36 小时将丈夫的已优化处理过的精子行宫内人工授精。卵质内单精子注射（intracytoplasmic sperm injection，ICSI）：对于以圆头精子为主的畸形精子，常规体外授精胚胎移植术治疗通常难以使卵细胞受精，可选用该法。⑥中医药治疗：肾阴亏虚型采用滋阴清热的方法，可选用知柏地黄丸。肾气不足型采用补肾固精的方法，可选用无比山药丸。

（刘纳川 李铮）

shǎo ruò jīxíng jīngzǐzhèng

少弱畸形精子症（oligoasthenoteratozoospermia） 精液检查结果精子浓度<15×10^6/ml，前向运动精子百分率<32%，精子正常形态百分率<4%的疾病。

病因及发病机制 见少精子症。

临床表现 ①未避孕而不育。②常无特殊不适主诉，不同病因患者可能有不同临床表现。③长期不育患者可能存在不同程度焦虑、抑郁。

诊断 少弱畸形精子症是男性不育症中最常见的类型，要明确病因和诊断及评估患者可以选择何种方式获得子代，则必须进

行详细的病史询问、体格检查、实验室检查以及必要的特殊检查。

病史询问 ①既往生育史。②自然不育时间。③既往的不育症检查和治疗。④全身性疾病史。⑤医源性影响：医药因素、手术史。⑥泌尿道感染和性传播疾病。⑦附睾炎、睾丸炎和睾丸外伤。⑧其他因素。

体检 见非梗阻性无精子症。

选择性检查 ①性激素检测。②染色体核型分析和 Y 染色体微缺失检测，囊性纤维化穿膜传导调节蛋白。③超声检查（睾丸、附睾、精索静脉曲张、精囊等）。④血液、尿液和前列腺液检查。⑤精子功能测定（顶体反应、精子 DNA 碎片率）。⑥配偶生育能力评估。⑦性交后试验。

治疗 包括以下方面。

病因治疗、辅助生殖技术、外科疗法、中医药治疗、左卡尼汀、营养治疗 见少精子症。

（赵晶鹏 刘纳川 赵福军）

xìng gōngnéng zhàng'ài

性功能障碍（sexual dysfunction） 个人或和伴侣在正常性活动的任何阶段（包括性愉悦、性欲望、性偏好、性唤醒或性高潮）中发生困难的功能障碍。世界卫生组织将性功能障碍定义为"一个人无法按自己的意愿参与性关系"。性功能障碍不仅指身体性功能障碍，还可以指性偏好障碍。在评估性功能障碍时，详细的性生活史和对一般健康和其他性问题（如果有的话）的评估很重要，因为它通常与其他精神问题，如情绪障碍、抑郁和焦虑症以及精神分裂症相关。

男性性功能障碍主要包括性欲障碍、勃起功能障碍和射精障碍等，40~70 岁男性中有 52% 患者患有不同程度的性功能障碍。

女性性功能障碍的发病率也很高，有人认为可占成年女性的30%~60%，其中性欲障碍和性高潮障碍最为普遍。

病因 有许多因素可能导致性功能障碍，包括心理或机体原因。①心理因素：包括人际或心理问题，如抑郁、性恐惧或内疚、过去的性创伤和性功能障碍。性功能障碍在患有焦虑症的人群中尤为常见。普通焦虑可导致没有精神问题的男性勃起功能障碍，但临床上可诊断的疾病如惊恐障碍通常会导致避免性交和早泄。性交时的疼痛往往是女性焦虑症的合并症。②机体因素：包括使用药物，如酒精、尼古丁、麻醉剂、兴奋剂、抗高血压药、抗组胺药和一些心理治疗药物。对于女性来说，几乎任何影响生殖系统的因素，如经前期综合征、妊娠和分娩后期、更年期，都可能对性欲产生不利影响。背部损伤也可能影响性活动，前列腺增生、血液供应问题或神经损伤（如脊髓损伤后的性功能障碍）也可能出现问题。诸如糖尿病神经病、多发性硬化症、肿瘤以及罕见的三期梅毒等疾病也可能影响性活动，各种器官系统（如心脏和肺部）疾病、内分泌失调（甲状腺、垂体或肾上腺问题）、激素缺乏（低睾酮、其他雄激素或雌激素）和一些生理缺陷也有可能造成性功能障碍。③在异性恋关系的背景下，夫妻性活动减少的主要原因之一是男性伴侣经历勃起功能障碍。这对男性伴侣来说可能非常令人痛苦，导致身体形象不佳，也可能是这些男性性欲障碍的主要原因。老年女性阴道会自然缩小和萎缩。如果女性不定期参加性活动（特别是涉及阴道插入的活动），当她决定进行性交时，将无法立即容纳阴茎并且伴随疼痛或受伤的风险。这可以变成一个恶性循环，往往导致女性性功能障碍。

分类 包括以下几种。

性欲障碍 一段时间内缺乏性欲或性幻想，包括普遍缺乏性欲或者对当前伴侣缺乏性欲。该病症可以在一段正常的性生活之后开始，或者一直缺乏或仅具有较小强度的性欲。不同个体原因差异很大，但基本包括女性雌激素产生减少、男性和女性睾酮减少。其他原因可能为衰老、疲劳、妊娠、药物（如选择性5-羟色胺再摄取抑制剂），或精神疾病，如抑郁和焦虑。

勃起功能障碍 在性生活过程中，阴茎不能持续达到和维持足够的勃起并获得满意性生活，或缺乏性兴奋和性活动的乐趣。引起勃起功能障碍可能是心理因素，也可能是器质性因素，如神经功能失调、内分泌功能失调、血管功能失调、阴茎局部功能失调、药物性功能失调等。此外，高潮后不适综合征（post-orgasmic illness syndrome，POIS）可能引起勃起功能障碍，包括肾上腺素能型表现：呼吸急促、感觉异常、心悸、头痛、失语、恶心、眼睛发痒、发热、肌肉疼痛和虚弱以及疲劳。从性欲唤醒开始，患者的症状可持续长达1周。

射精障碍 ①性快感障碍：归类为持续性延迟或缺乏性高潮。该疾病可能具有生理、心理或药理病因。新型抗抑郁药选择性5-羟色胺再摄取抑制剂（selective serotonin reuptake inhibitor，SSRI）是一种常见原因，因为它们可以延缓性高潮或完全消除性高潮。1/3的女性报道绝经后性刺激期间出现获得性高潮的问题。②早泄：在伴侣达到性高潮之前发生射精。早泄历来归因于心理原因，但较新的理论表明，早泄可能有潜在的神经生物学原因。③性高潮后障碍：即在性高潮或射精后不久引起症状。性交后三联征是性交后持续长达2个小时的抑郁和焦虑感，性活动期间出现头痛。这种情况的病因尚不清楚，可能与免疫系统或自主神经系统的病变有关。

临床表现 无法按自己的意愿参与性关系，可表现为性欲障碍、勃起功能障碍和射精障碍。

诊断 ①病史询问：询问患者性史的方式应该与询问其他器官系统的方式相同。应该询问患者青春期结束的时间、确定任何类型的性活动是什么时候开始的、什么时候第一次感觉到性功能障碍。应该针对性别提出有关性器官功能的问题。例如，应该询问男性勃起的频率和质量；女性应该询问她们产生阴道润滑液的能力，以及阴道插入是否有任何不适。提问应该涵盖唤醒、活动、高潮和活动后的各个阶段。还需要获得有关排尿和肠道功能障碍的数据。②体检：包括局部及全身，注意有无并存外科、内科疾病的体征。体检时重点关注泌尿生殖系统、内分泌系统、血管系统和神经系统。神经系统检查类似于对所有患者进行的常规检查。存在肠道或膀胱功能障碍的患者需要进行额外的检查，包括球海绵体反射、肛门眨眼和直肠张力测试。应该检查患者内衣上是否有尿失禁或大便失禁的证据，以及是否有不适当射精的证据。③实验室检查：针对主诉和危险因素，行常规和特殊检查，包括血糖（包含空腹血糖和糖化血红蛋白检查）、血脂、性激素水平。④特殊检查：根据患者性功能障碍类型，行进一步检查。

鉴别诊断 根据病史及检查结果可进行诊断，需鉴别患者属于何种性功能障碍，并与心理疾病相鉴别。

治疗 与任何疾病一样，应该鼓励在可能的情况下进行预防，在预防失败的情况下进行治疗。原发性性功能障碍不太容易采取预防措施，有规律的锻炼、控制体重、避免过度压力和保证充足的睡眠有利于预防。药物治疗应针对潜在的病理生理障碍而个体化制订方案。阴茎低灌注引起的勃起功能障碍可以用磷酸二酯酶V型（phosphodiesterase 5，PDE5）抑制剂如西地那非，或海绵体内注射罂粟碱来纠正。然而，对于患有外周血管疾病的患者，这些药物应该谨慎使用。继发于血清雌激素水平降低的阴道干燥，可以用雌激素阴道乳膏或非药理活性润滑剂来治疗。西地那非对女性的益处仍然存在争议。只有当手术的益处远远大于风险时，才应该考虑手术治疗。假体植入可能可进行性交，但不会发生性高潮。阴道成形术可能适用于有解剖异常的经产女性。由于手术是永久性的，只有在其他方法失败的情况下才考虑手术。

（李健瑛 李朋 赵福军 李铮 夏术阶）

xìngyù zhàng'ài

性欲障碍（sexual desire disorder） 心理障碍和精神障碍产生的以性欲缺乏或降低为特点的持续性性欲不良。又称性动力障碍和性驱力障碍。可分为性欲减退、性欲亢进、性厌恶和性冷淡。

病因 ①全身性疾病：几乎所有严重的全身性急、慢性疾病都可导致男性性欲减退，肝硬化、慢性肾衰竭、慢性活动性肝炎等全身性疾病，可破坏正常的激素代谢过程，导致患者生理和心理上的衰竭状态并伴有性欲的减退、缺失。遗传性及营养性疾病亦可引起性欲减退。②生殖系统疾病：包茎、阴茎海绵体硬结症、阴茎发育不全等，常因机械性、心理性或生理性因素，使性交困难或不能性交，久之可导致性欲减退，甚至性冷淡。③内分泌疾病：各种内分泌系统疾病是人类的多发病，也是产生器质性性功能障碍的十分常见原因。④药物：抗高血压药物；抗精神病药；滥用药物（如海洛因、美沙酮等）；其他药物：西咪替丁、氮芥、长春新碱、地高辛、炔雌醇、17-羟孕酮等。⑤精神因素：抑郁、恐惧、神经过敏症均可使性欲减退，非性交性行为习惯也常引起性欲减退。⑥年龄因素：造成男性性欲减退的重要因素。随着年龄的增长，性功能也有一个正常的衰退过程，在性反应生理学上表现为唤醒时间延长、精液射出减弱、不应期延长，性交频率也呈递减趋势；但是这些变化并不意味着性欲或性需求的必然减退。

发病机制 许多内分泌疾病，如原发性慢性肾上腺皮质功能减退症、皮质醇增多症、高催乳素血症、垂体功能减退、甲状腺功能减退等；遗传性疾病，如生精小管发育不全等；肝疾病，如慢性活动性肝炎、肝硬化等；营养代谢性疾病，如低血糖、低血钾、糖尿病、营养不良；其他如慢性肾衰竭、充血性心力衰竭、脑部肿瘤、脑血管疾病、慢性阻塞性肺疾病、结缔组织病、寄生虫感染、前列腺炎、恶性肿瘤等许多疾病都能引起男性性欲减退。除上述器质性疾病可导致男性性欲减退外，性知识缺乏、精神情绪不佳也是导致男性性欲减退的重要原因。

临床表现 性欲减退，性欲亢进，性厌恶，性冷淡。

诊断 ①详细询问病史：性生活的经历、性欲、阴茎勃起、性交、射精和性高潮的情况，以及性生活频度、性交持续时间等。必要时可询问和听取配偶的陈述。②体格检查：了解和检查晨间阴茎勃起情况，人工勃起试验。③实验室检查：神经系统、内分泌系统功能检查。④影像学检查：阴茎血管超声。

治疗 ①精神心理治疗：对于功能性的性欲障碍采取相应的心理治疗。②基础治疗：存在器质性疾病者治疗相应的器质性疾病。③药物治疗：部分性欲亢进的患者可采取一定的镇静剂或激素类药物治疗。

（李健瑛 赵福军）

xìngyù jiǎntuì

性欲减退（sexual hypoactivity） 持续或反复对性生活的欲望不足或完全缺乏的病理状态。可分为完全性性欲减退和境遇性性欲减退。

大多数完全性性欲减退者每月仅性生活一次或不足一次，但在配偶要求性生活时可被动服从；境遇性性欲减退只是在某一特定环境或某一特定性伴侣的情况下发生。

病因 包括以下方面。

精神心理因素 对性生理学或解剖学没有足够的了解；对性生活没有正确的认识，认为性生活是肮脏、不道德的行为；缺乏自信心，对自己的外貌或体形不满意，从而感到自卑、内疚或者羞愧；曾有过被性骚扰等创伤性经历；害怕性病；对卫生感到忧虑；对配偶感情冷淡，夫妻性生活不协调等因素干扰了性生活的意境，对性生活的自主性起到危害作用。

功能性因素　大脑皮质抑制或兴奋作用增强。

器质性因素　①生殖系统病变：包茎、阴茎海绵体硬结症、阴茎发育不全等。②全身性疾病：严重的全身性急、慢性疾病，肝硬化、慢性肾衰竭、慢性活动性肝炎等全身性疾病，可破坏正常的激素代谢过程，遗传性及营养性疾病可引起性欲减退。③内分泌疾病：生殖腺功能减退、甲状腺功能减退或亢进、肾上腺皮质疾病、垂体疾病、生精小管发育障碍［又称克兰费尔特（Klinefelter）综合征］、无睾畸形（anorchism）、努南综合征（Noonan syndrome）、垂体功能减退、蝶鞍肿瘤等。

药物因素　①抗高血压药。②抗精神病药。③滥用药物：海洛因、美沙酮、中等剂量大麻长期应用。④其他药物：西咪替丁、氮芥、长春新碱、地高辛、炔雌醇、17-羟孕酮等可诱发性欲减退的发生。

年龄因素　随着年龄的增长，性功能也有一个正常的衰退过程，在性反应生理学上表现为唤醒时间延长、精液射出减弱、不应期延长，性交频率也呈递减趋势；但这些变化并不意味着性欲或性需求的必然减退。

发病机制　可分为功能性和器质性两大类。功能性性欲减退是由于精神心理状态紊乱乃至异常及各种社会因素所引起的，与年龄增长、性中枢抑制、脊髓功能紊乱有密切关系。青壮年期是性欲的高峰期，以后随着年龄的增长而逐渐减退，对性的要求也逐渐减低。这和男性青壮年以后睾丸功能逐渐减退，睾丸分泌的性激素水平逐渐降低有关。但性

功能的个体差异很大，并和外界条件有关，有的男性到 80～90 岁仍有较强的性欲。国内有人报道，绝大多数老年人仍有正常的性欲。当男性的性兴奋由于某种因素受到抑制时，也可产生性欲减退，如工作过度紧张、集中精力学习、脑力劳动过度，由于影响了高级神经系统的功能，抑制了性兴奋而造成性欲减退。当上述原因解除时，体力恢复，性欲也可恢复正常。精神心理素质较为敏感、紧张者，更容易在外界事物、环境的影响下，产生心理紊乱，干扰大脑皮质功能，从而导致了性欲减退，诱发这一心理障碍的原因有：第一次性交失败，宗教戒规影响，性生活邪恶信念，被对方在性生活时嘲弄、贬低、责骂、拒绝同房，婚姻不美满、不协调，性生活的创伤、刺激以及有不正常的性关系，精神类型的差异和长期精神压抑等。

临床表现　对性行为不感兴趣或对性生活接受能力降低。

诊断　①症状与体征：性欲抑制在临床上常见，表现为从一开始就对性行为不感兴趣或对性生活接受能力降低，根据程度分为 4 级：Ⅰ 级：性欲较正常情况减退，但可接受配偶性要求；Ⅱ级：性欲原本正常，但在某一阶段或特定环境下出现减退；Ⅲ级：性欲一贯低下，每月性生活不足 2 次，或虽然超过这一标准，但系在配偶压力之下被动服从；Ⅳ级：性欲一贯低下，中断性活动达 6 个月之久。②实验室检查：血葡萄糖水平；尿常规；血清性激素水平。③全身检查：特别要注意检查身体发育情况及第二性征发育情况。④其他检查：由器质性疾病引起者，有选择性地进行其他相关检查。例如，肝硬化需做 B 超，

肺结核需拍胸片、做痰培养等。

治疗　包括以下几个方面。

基础疾病治疗　凡由器质性疾病导致的男性性欲减退，应针对其病症采取相应治疗，消除影响因素，可以改善性欲减退状况。

精神心理治疗　对于绝大多数的男性性欲减退者，因不属功能性的，应采用性咨询和指导为主的精神心理疗法。精神心理治疗的原则：①调动患者的主观能动性，男性性欲减退者必须有治疗的愿望，这是关键，因而应从语言上、态度上关心和同情他们，使其建立信心，明确接受治疗的必要，从而很好配合。②治疗的重点是改善夫妻性生活关系及协调性生活，而不是指出某一方“有病”“无病”，以保障精神心理治疗有可靠的感情基础，因而在治疗中，应克服偏见或不正确看法，消除患者的思想紧张和顾虑，在医师的指导下，夫妻间注意交流技巧。③注意排除影响性欲的环境因素。④应根据夫妻的具体情况，制订精神心理治疗方案，并掌握循序渐进的原则。⑤应注意疏导不利于夫妻性生活的认知障碍，有性欲减退者，误认为对性生活缺乏兴趣就不能参加性活动，混淆了性接受与性唤起状态的关系。临床实践证明，对性活动缺乏兴趣者，通过正常性生活体验，可使性欲发生积极的变化。⑥合理应用药物进行系统治疗，在医师指导下，服用甲睾酮、丙酸睾酮等雄激素类药物，有一定的疗效。

性治疗　①动情图像资料。②手淫。③和谐性生活。

（杨旻谙　赵福军）

xìngyù kàngjìn

性欲亢进（hypersexuality）

性欲过旺，超过正常性交欲望，

出现频繁的性兴奋现象。其对性行为迫切要求、性交频度增加、性交时间延长。

病因 引起性欲亢进的原因可分为器质性和精神心理性两类。前者包括颞叶病变、脑梅毒，大量使用睾酮，使用大麻或可卡因过量等。女性患肾上腺肿瘤或卵巢肿瘤时，有时出现性欲亢进。后者可见于某些强迫症、躁狂症、精神分裂症及偏执性精神病，也可见于并无精神疾病，但具有潜意识精神障碍的人。

临床表现 性欲亢进的表现是成天沉湎于性冲动之中，严重者成为色情狂，无休止地要求性交，如所求不能满足，则情绪不稳定、焦虑、烦躁、手淫，常伴有性关系紊乱、性交频率过高，甚至卖淫、嫖娼、强奸等。

有不少女性会因得不到性满足而精神恍惚，性欲产生时完全不能自制，这种性兴奋出现得过频、过快、过剧，就是性欲亢进，需要专业治疗。

诊断 一般认为，一个人的性兴奋和性行为如果夫妻双方是满意的，虽然有增多现象，但没有不良后果，就不能视为病态。由于每个人所处的环境不同，很难区别正常的性欲与亢进的性欲，至今尚无确切的诊断标准。

诊断时应注意性交频率与持续时间不是性欲亢进的诊断指标，有些夫妻适应高频度的性交方式，只有当患者由于性冲动过高而按捺不住，以致产生一系列情绪、行为或性对象的改变时，才能视为病态。

鉴别诊断 ①偏执狂：较罕见。患者的妄想较广泛，包括夸大、被害、色情、嫉妒和躯体等内容。患者外貌衣着整洁，日常活动无异常，可显露奇怪、多疑、偏执或敌意。主要的症状为缓慢发展的系统妄想，并伴有相应的情感和意向活动，人格保持较完整。系统妄想指妄想内容固定，不泛化，思维逻辑形式是连贯的，陈述时可能有些冗长赘述，但不荒诞，有时近似现实。妄想往往使患者有强烈心境或带有警觉性。若不涉及妄想内容，患者能进行正常的社会活动。患者的认知功能未受损伤，亦无幻觉。②色情狂：一种罕见的性欲极度亢进的性功能障碍，女性多于男性，表现为持续性存在性欲冲动，并以性放荡作为生活的中心内容，为获得性满足可要求同一切可能的对象性交，如所求不能满足，则可能不断地手淫。如果患者有自知力，往往为此焦虑不安，并可伴发焦虑症。③精神分裂症：精神分裂症偏执型也多表现各种妄想，鉴别要点在于精神分裂症以原发性妄想多见，内容既不系统而又荒诞，且往往有泛化现象，更谈不上妄想的结构和逻辑性。在妄想的同时，常伴有各种幻觉，情感表现和社会功能也都严重受损。随着病情的迁延导致精神衰退。

治疗 首先要查明引起性欲亢进的原因，若无发现器质性病变，可适当地夫妻分离一段时间，以减少性刺激，同时进行心理治疗和性教育，多参加文娱体育活动，将精力应用于工作学习中去。另外，可应用适当的药物治疗，如镇静类的药物，解除患者的性冲动，用地西泮（安定）或氯丙嗪；亦可用性激素疗法，以拮抗其作用，如男性性欲亢进用雌性激素。对器质性病变引起的性欲亢进，可针对器质性病变治疗。对于男性患者可给予较大剂量的雌激素，但容易引起男性乳房发育，近年来多采用环丙孕酮。对于女性患者可给予大剂量的孕酮，利血平也有一定疗效。

（杨昱谙 赵福军）

xìngyànwù

性厌恶（sexual aversion） 患者对性活动或性活动思想的持续性憎恶反应。想到会与伴侣发生性关系，就产生强烈的负性情绪，由于极度的恐惧或焦虑，个体会回避性活动。男女均可罹患，但以女性为多。

病因 ①精神因素：产生性厌恶的主要原因。造成性厌恶的重要精神因素似乎很多，诸如双亲对性有抵制态度、患者有性创伤史、青春期体象很差或自信心很低、受到妊娠惊吓等均可导致性厌恶。配偶若经常强迫过性生活或把性生活作为对其他行为或物质的一种报偿，就可能产生性忧虑以致性厌恶。②心理原因：畏惧感、罪恶感、牺牲感、被动感、恐惧性心理反应。

发病机制 在青春发育早期对性的认知产生异常，如男孩有女性型乳房发育或青春期面部出现严重痤疮，以及性行为方面受到精神创伤。有的属于婚后夫妇生活中一些未能妥善处理好的问题所造成，如男方要求过性生活，女方不予理睬，甚至要求男方答应某些交换条件才同意，久而久之，男方对性行为产生憎恶。有的男性由于泄精过快，不能使配偶达到性高潮受到埋怨，精神上多次受挫折而发展成性厌恶。性知识缺乏或受宗教、迷信影响，认为性是邪恶的，耗精气、损健康。夫妻长期感情不和。患有神经衰弱和性器官疾病，怀疑其发生与性行为有关。男性受以上种种因素长期影响，会在精神上背上沉重的包袱、在思想上形成错误的性概念，最后体现在对具体性行为的冷漠、反感，甚至厌恶上。

临床表现 典型的性厌恶者在和他人的性接触中各方面都充满着对性的否定反应。有时表现为处境性的，仅在与配偶或异性接触时发病。某些患者的否定反应为生理性的，表现为周身出汗、恶心、呕吐、腹泻、心悸等，有些仅有厌恶情绪。某些患者可以仅表现为性活动次数减少或缺乏性活动兴趣。

性厌恶患者想到性交就毫无道理地感到忧虑，通常一次接吻、拥抱或抚摸即可诱发这种反应，有时有关的想象比性活动本身引起的忧虑更为强烈。多数性厌恶者的性唤起正常，男性可有正常性交和射精活动，女性可有性高潮。少数患者合并勃起功能障碍、阴道痉挛或性高潮障碍等。

诊断 在性生活中产生强烈消极情绪而排斥和憎恶性活动，竭力回避性接触者才能诊断为性厌恶。根据患者对性一贯的厌恶反应可作出诊断，既往的性经历、性创伤史、夫妻关系、宗教信仰等情况也有助于诊断。对因过度疲劳、工作繁重、睡眠过少、对性生活不感兴趣或性欲减退者不能诊断为性厌恶。

鉴别诊断 ①性欲减退：二者都可具体表现为性活动主动性差，常处于被动的应付状态，甚至处于一种"无性"的状态。但性厌恶的特点是畏惧和回避；而性欲减退的典型表现是抑郁和缺乏反应的主动性，性欲减退患者对于性活动中肉体接触持中立态度。②性功能障碍：性功能障碍多是原发性的，继发于性功能障碍的性厌恶可在性功能障碍治愈后自行缓解或消失。

治疗 治疗的主要目的是消除病理性厌恶后果和改善性活动方式。性厌恶患者的治疗应循序渐进，在治疗早期有必要将患者配偶的利益放在第二位，对患者的性活动应加以控制，必须抵制配偶的有害性引诱。治疗时应注意以下几点。①患者应有希望治疗的动力。②针对病史和性心理，向患者及其配偶讲解有关的病理因素，使他们认识到改变既往的性行为是最重要的。③患者配偶必须与医师密切合作，治疗期间的性活动应遵医嘱逐步进行。④提高与触摸或被触摸有关的身体感觉能力，反复进行计划周密、进程缓慢的性感集中练习。从非性感区向性感区过渡，当厌恶感缓解时再增加性刺激量。⑤使患者在性感集中练习中产生舒适感，减少性活动中的厌恶感。必须使患者承认自己的厌恶感，并使其认识到自己有克服这种厌恶感的能力。⑥在进行一系列性感集中练习时，进行评价和开展语言交流。新型的感情交流方式可改变不和睦的夫妻关系，有助于澄清使性生活紧张的各种次要问题。

（王世远 赵福军）

xìng lěngdàn

性冷淡（frigidity） 性欲缺乏或丧失的病理状态。通俗地讲即对性生活无兴趣，也可以说是性欲减退。

病因与发病机制 ①精神因素：大体有以下几类。慢性疲乏，工作紧张或社会事务繁忙，或脑力劳动过分，影响高级神经系统的功能状态。禁欲或纵欲过分，日久使脊髓中枢功能紊乱，逐渐厌恶，抑制了性欲。夫妻关系不和或对性的见解不一样，或缺乏正确的性知识，或女性长期得不到性高潮，从而厌倦了性生活。

②器质性因素：几乎一切的慢性疾病都有可能引发性冷淡，其机制主要是影响神经、内分泌系统，降低血液中的性激素水平。③药物因素：口服某种药物可降低性欲，如抗组胺药、大麻、苯妥英钠、利血平、螺内酯（安体舒通）及抗雄激素药等。④过早开始性生活。⑤过度劳累：和谐美满的性生活需要建立在身体健康、精力充沛的基础上。⑥避孕措施不当。⑦其他：情绪不佳、营养不良、嗜烟酒、居住条件、年龄等。

临床表现 ①生理：性爱抚无反应或快感反应不足；性交时阴道无润滑液或少润滑液分泌，干涩、紧缩、疼痛；无性快感或快感不足、迟钝，缺乏性高潮；性器官发育不良或性器官萎缩、老化，细胞脱水、活性不足等。②心理：对性爱恐惧，厌恶及心理抵触；对性爱有洁癖症及严重的心理阴影；对性爱认知不足，投入程度不够；受传统观念影响，性爱时不主动，感觉羞耻、肮脏。

诊断 具备典型的临床表现即可诊断。

鉴别诊断 见性厌恶的鉴别诊断。

治疗 ①心理治疗：性冷淡患者要消除压力，集中精力提高自身和对方的乐趣，寻找并消除性欲减退的原因。男性不仅要摆脱自己的消极情绪，还要帮助伴侣一起克服这种心理障碍。让伴侣认识到问题的性质和可能原因，让她避免向自己施加压力，促进双方的交流。②基础疾病治疗。③性治疗。

（王世远 赵福军）

bóqǐ gōngnéng zhàng'ài

勃起功能障碍（erectile dysfunction，ED） 在性生活过程中，阴茎不能持续达到和维持足够的勃起并获得满意性生活的状态。勃起功能障碍是男性的常见疾病，影响患者的生理与心理健康，对患者及其性伴侣的生活质量造成严重影响。阴茎勃起是一个复杂的生理过程，涉及神经、血管、肌肉、性激素、心理和阴茎海绵体组织等多方面的精细调节与相互作用。目前观点认为勃起功能障碍是冠状血管与外周血管病变的早期预警信号，是患者身心健康的预警标志。

分类 根据勃起功能障碍的发生过程，可分为原发性勃起功能障碍和继发性勃起功能障碍。从未有过满意的阴茎勃起者，称为原发性勃起功能障碍；既往有过勃起经历，后来又不能勃起或不能维持足够勃起，称为继发性勃起功能障碍。根据有无器质性病变，可将勃起功能障碍分为心理性、器质性和混合性3种类型。其中器质性勃起功能障碍又包括神经性、血管性、内分泌性、静脉性、医源性等因素导致的勃起功能障碍。

病因 ①衰老：流行病学研究提示衰老是勃起功能障碍的独立预测因素，不管是否合并心血管疾病等病变，衰老都被认为是勃起功能障碍的主要因素。②不良的生活方式：可导致勃起功能障碍，其中吸烟危害最大。吸烟的数量及持续时间和勃起功能障碍的高风险呈量-效关系。③勃起功能障碍被认为是冠心病的独立预测指标，而且在年轻男性中更有价值。40~49岁患勃起功能障碍者发生冠心病的风险是正常同龄男性的50倍；而在超过70岁的男性中，勃起功能障碍患者发生冠心病的风险是正常同龄男性的5倍。④内分泌疾病，包括性腺功能减退、甲状腺疾病、皮质

醇增多症等，均可导致勃起功能障碍。雄激素通过多个环节参与了男性勃起功能的调控，包括中枢作用和外周作用。甲状腺功能亢进和甲状腺功能减退通过多个途径导致勃起功能障碍。皮质醇增多症通过负反馈机制导致继发性性腺功能减退，促进勃起功能障碍发生。⑤代谢综合征（metabolic syndrome, MS）：代表了一组代谢性疾病，包括向心性肥胖、血脂异常、胰岛素抵抗和高血压。代谢综合征与勃起功能障碍的发生率和严重程度相关，并且是阴茎血管病变的重要因素。⑥前列腺疾病：前列腺炎和前列腺增生症除下尿路症状和疼痛症状外，勃起功能障碍的症状也很突出；前列腺癌根治手术也可能导致勃起功能障碍。⑦阴茎或尿道发育不良、畸形：如尿道上/下裂、小阴茎、隐匿阴茎等，由于海绵体发育异常、纤维索条牵拉、血管畸形等因素而影响勃起；男性青春期发育延迟、低雄激素综合征等患者，不但阴茎发育不良，且存在内分泌性因素而导致勃起功能障碍。⑧药物：包括降压药、抗抑郁药、抗雄激素类药物等。⑨神经系统疾病：阴茎勃起依赖于健全的神经反射通路，神经系统的许多疾病都可以引起勃起功能障碍，如周围神经病、马尾综合征、盆神经及阴部神经损伤、脊髓外伤或病变、颅脑外伤、帕金森病、癫痫、多发性硬化、脑血管病变等都是勃起功能障碍的常见原因。

发病机制 任何一种类型的勃起功能障碍都存在信号通路中关键酶活性异常或信号通路之间相互作用异常引起信号转导障碍，最终导致海绵体平滑肌收缩与舒张之间的失衡。

心理因素 性功能障碍与心理因素存在一定联系，目前有研究证实勃起功能障碍与抑郁的严重程度相关，抑郁症患者经药物治疗后性功能障碍的发生比例亦减低。与其他心理疾病伴发症状相比，性功能障碍的发生与精神障碍有特定的联系。男性精神分裂症患者中，性功能障碍的发生率更高。目前尚无研究表明性功能障碍先于精神障碍性疾病发生。

器质性因素 ①阴茎勃起的发动来源于中枢对触觉、嗅觉及视觉刺激处理及整合，随后勃起信号经由自主神经及躯体神经分别传至阴茎及会阴横纹肌。因此，任何中枢及外周神经系统的疾病都可能导致ED。实际上，中枢神经系统和脊髓病变常常并发ED，很多情况下ED仅是神经系统病变所致各种功能障碍的一种表现而已。这些功能异常可通过多种途径对性功能带来影响。目前研究表明，颅脑损伤一般影响心因性勃起；脊髓损伤根据节段的不同可以影响心因性勃起或反射性勃起；骨盆骨折或阴茎损伤的病例，通常只影响反射性勃起。当颅脑损伤，尤其额叶和颞叶外伤，比顶枕叶损伤更容易引起性功能障碍。脊髓损伤和脊髓疾病，影响脊髓功能，可以导致勃起功能和射精障碍。脑卒中后，性冲动减少及偏身感觉减退，大部分患者出现ED或性交频率下降。帕金森病晚期，自主神经系统受损是ED发生的主要原因，ED的发生率大概在50%。多发性硬化，随着疾病的进展，如斑片状病变破坏了给阴茎提供拟胆碱能和非胆碱能的副交感神经，可以出现性功能障碍。此外，一些运动神经疾病、周围神经病变以及肌肉营养不良性疾病，都可以引起神

经病变导致性功能障碍。②内分泌因素，男性睾丸分泌的睾酮是阴茎正常生理性勃起的一个关键因素，任何导致循环睾酮水平降低的疾病均可能对勃起功能造成影响。而睾酮的分泌受下丘脑-垂体-性腺轴的影响，下丘脑脉冲性释放促性腺激素释放激素，刺激腺垂体释放卵泡刺激素和黄体生成素（luteinizing Hormone，LH），后者作用于睾丸的间质细胞分泌睾酮；睾酮的蓄积则会负反馈抑制下丘脑和垂体，带来 LH 分泌的下降，进而抑制睾酮的分泌。该轴正常生理功能的发挥是维持睾酮水平动态平衡的关键，任何一个环节发生病变即可能引发 ED。另一方面，在具有正常性腺功能的男性中，循环睾酮的水平与性欲，性活动及勃起功能均没有相关性。在性腺功能低下的患者中，性欲望及性兴趣基本消失，夜间勃起时间和硬度均下降，但并非完全失去反射性及心理性勃起。当对男性或雄鼠进行去势后，其性功能表现介于性欲完全缺失和正常的性活动之间。因此，性激素对勃起的作用是复杂的，而雄激素剥夺并不完全引发 ED。甲状腺疾病也会引起勃起功能的下降。甲状腺功能亢进患者性欲减退原因与循环雌激素及性激素结合球蛋白（sex hormone binding globulin，SHBG）水平增加有关，提示外周血中睾酮向雌激素转化增多，因而血睾酮水平较低。而甲状腺功能减退患者常表现为性欲减退与 ED，众多研究支持甲状腺素靶向作用于睾丸支持细胞，甲减患者葡萄糖载体单元及抑制素增加，而芳香转化酶活性及雄激素结合蛋白（androgen-binding protein，ABP）生成减少，而ABP 的功能在于维持局部高浓度

的雄激素水平，以利于精子的发生。因此甲减患者血清睾酮水平下降，造成勃起障碍。③阴茎勃起除了需要良好的神经与性激素，还需要阴茎局部血液循环功能完好来保证。阴茎的血供来源于髂内动脉分支，阴部内动脉进入阴茎后分为阴茎海绵体动脉、阴茎背动脉、尿道海绵体动脉，其中阴茎海绵体动脉是阴茎勃起的主要血供。弥散性动脉硬化或孤立的髂外疾病所导致的"骨盆窃血"综合征，均可减少阴茎的血供，而影响阴茎勃起功能。此外，阴茎静脉闭塞障碍和海绵体纤维化均可能继发于动脉病变。髂内动脉损伤或者阴部内动脉及其分支损伤，可以影响阴茎血供，从而导致血管性阴茎勃起功能障碍。④阴茎硬结症和阴茎海绵体平滑肌功能障碍是另一类导致勃起障碍的原因。阴茎硬结症主要影响阴茎海绵体白膜及其周围血管的结缔组织，进而改变阴茎解剖，最终影响阴茎勃起功能。一般认为阴茎血管损伤为阴茎硬结症的始发因素，白膜纤维化和胶原改变是炎症过程的结果。研究表明 TGF-β 是与组织纤维化最为相关的异构体。阴茎勃起的过程中，海绵体小梁平滑肌的松弛是极为关键的一步。当某些生理或结构系统不平衡时，就会继发海绵体小梁平滑肌功能障碍，从而导致 ED。如海绵体放射损伤，可以导致海绵体纤维化及海绵体平滑肌内部结构改变，而导致 ED。阴茎持续异常勃起，可以导致不可逆损伤，如海绵体纤维化及永久性的勃起功能障碍。据报道，24 小时内处理，可以恢复勃起功能的占 92%，而如果发病超过 7 天以上，只有 22% 的患者能恢复。⑤多种药物可以导致男性性功能

障碍，其中较常见的有降压药物和抗精神疾病药物，降压药是引发 ED 极为常见的因素，服用不同类型的降压药均有可能罹患 ED。最为常见的是作用于中枢神经系统的交感神经阻滞剂，如地高辛，可抑制性冲动，使勃起机制紊乱，带来 ED 及射精障碍。另外，β 受体阻滞药可通过降低循环睾酮水平而影响性功能，这种作用类似于服用抗雄药物所带来的影响。神经精神方面用药也是诱发 ED 的重要因素。抗抑郁药物如三环类、锂剂等可干扰勃起和射精的自主神经冲动的传导；镇静类用药如巴比妥类则会抑制性欲和性唤起而影响勃起；海洛因等毒品则带来性欲减退，并干扰下丘脑-垂体-睾丸轴功能，带来高催乳素血症及黄体生成素水平的低下。

综上所述，勃起功能障碍病理生理机制核心仍在于神经、血管、海绵体平滑肌组织的病理变化，也可能是性激素调控勃起的信号通路受到影响，导致阴茎勃起组织功能异常。

临床表现　在性生活过程中，阴茎不能持续达到和维持足够的勃起并获得满意性生活。

诊断　①病史询问：基于病史、性生活史、与其性伴侣的状况，应用标准化问卷国际勃起功能指数（international index of erectile function，IIEF）和男性性健康量表（sexual health inventory for men，SHIM）评估勃起功能障碍。并对勃起功能障碍患者进行抑郁评估。同时重视是否存在雄激素不足，如精力不足、疲劳、性欲减退、判断力下降等，并行相应检测。若存在下尿路症状，则进行相应问卷评分。既往病史询问，要了解心血管系统疾病及

性活动。根据心血管疾病风险因素分层，将勃起功能障碍患者分为 3 类（低危组、中危组、高危组），该分类可用于指导不同危险因素分层的勃起功能障碍患者进行性活动。②体检：包括局部及全身，注意有无并存外科、内科疾病的体征。体检时重点关注泌尿生殖系统、内分泌系统、血管系统和神经系统。③实验室检查：针对主诉和危险因素，行常规和特殊检查。包括常规血糖（包含空腹血糖和糖化血红蛋白检查）、血脂代谢的检查。性激素检查主要是清晨睾酮水平的检测。50 岁以上勃起功能障碍患者或怀疑有前列腺癌者，应常规行血前列腺特异性抗原（prostate specific antigen，PSA）检查。④专科特殊诊断试验：夜间阴茎勃起试验（nocturnal penile tumescence test，NPT）：应在至少 2 个夜晚进行。阴茎头端记录到至少 60% 硬度，且持续 10 分钟或更长时间的勃起，则为正常勃起。阴茎血流学检查：常用阴茎彩色多普勒超声（color Doppler ultrasonography，CDU）和海绵体内注射（intracavernosal injection，ICI），海绵体内注射一般结合阴茎彩色多普勒超声应用。阴部动脉造影和海绵体灌注压测定或海绵体造影：前者可以明确动脉病变部位和程度，同时可行扩张或介入治疗；后者用于诊断静脉性勃起功能障碍。⑤特殊精神病学检查：对于 40 岁以下的长期原发性勃起功能障碍患者，推荐首先行精神病学评估，继以其他器质性检查，有助于心理性勃起功能障碍的诊断与鉴别诊断。

鉴别诊断 根据病史及检查结果，需鉴别心理性勃起功能障碍、器质性勃起功能障碍和混合性勃起功能障碍。

治疗 在开始治疗勃起功能障碍之前，需要对每个患者进行相关的疾病教育，使患者能够认识到改变不良生活方式、降低勃起功能障碍相关危险因素的必要性，同时也需要让患者了解现有的治疗手段可以获得的好处与潜在的风险。这一点国内外已达成共识，基本已无争议。勃起功能障碍的治疗按照创伤大小被分为三线治疗，一线治疗包括口服磷酸二酯酶 V 型（phosphodiesterase 5，PDE5）抑制剂、经尿道血管活性药物治疗、真空负压装置以及低能量体外冲击波治疗；二线治疗为阴茎海绵体注射血管活性药物；三线治疗为阴茎支撑体置入术。

（李健瑛 李朋 李铮）

xīnlǐxìng bóqǐ gōngnéng zhàng'ài
心理性勃起功能障碍（psychological erectile dysfunction）

心理或人际因素造成持续无法达到或维持足够的勃起以获得令人满意的性行为。有 3 个关键点：①心理性勃起功能障碍是一种阳性诊断，在病因不明时不应使用。②心理社会因素应被确定为患者勃起功能障碍的主要或唯一原因，并应将器质性和心理性因素结合的患者诊断为混合性勃起功能障碍。③该定义的其他部分与勃起功能障碍的定义一致。

流行病学研究表明勃起功能障碍与抑郁症之间存在很强的正相关关系，勃起功能障碍与自我报道的抑郁症状［优势比（odds ratio，OR）= 2.88］、悲观态度（OR = 3.89）或消极的人生观（OR = 2.30）显著相关。

病因与发病机制 ①抑郁症：对性和其他愉快活动的兴趣减少，长期以来被认为是典型的抑郁症状。抑郁症也与男性勃起功能障碍呈正相关。研究结果显示，报道抑郁症状的男性勃起功能障碍的可能性是未报道抑郁症状的男性的 1.82 倍。勃起功能障碍经常与其他性心理障碍同时发生，如性欲减退、抑郁和焦虑症。②创伤后应激障碍（post-traumatic stress disorder，PTSD）：勃起功能障碍也被证明与创伤后应激障碍有关。在格罗夫（Cosgrove）等人对 100 名退伍军人的研究中，85% 的创伤后应激障碍患者和 22% 的匹配对照组发现有勃起功能障碍。45% 的创伤后应激障碍患者存在中度至重度勃起功能障碍，而对照组中只有 13%。创伤后应激障碍患者更频繁地使用精神药物可能是造成这种差异的原因之一。③焦虑：焦虑是勃起功能障碍最常见的心理原因之一。焦虑的生理症状（如心率增加、高血压和呼吸频率增加）可以延伸到性功能并引起勃起功能障碍。④内疚和自卑：勃起功能障碍、抑郁、焦虑、内疚和自卑之间存在复杂的关系。有时一次勃起功能障碍可能会导致对性伴侣感到内疚。这种内疚感随后导致进一步的勃起功能障碍，并且周而复始。⑤色情作品成瘾：手淫时看到很多色情作品，可能会扭曲对性的期望。患者可能对性伴侣产生不切实际的期望，并发现很难得到性满足。经常手淫也会导致过度刺激，使通过性交获得相同的刺激变得更加困难。

临床表现 在性生活过程中，阴茎不能持续达到和维持足够的勃起并获得满意性生活，主要或完全是由于心理或人际因素造成。

诊断 心理性勃起功能障碍的诊断是一种临床诊断，通常是根据患者的病史和体检做出的。

诱发因素主要是心理因素。值得注意的是，心理性勃起功能障碍的诊断是阳性诊断，不应用于病因不明的患者。心理社会因素应是勃起功能障碍的主要或唯一原因，受心理因素和器质性因素共同影响的患者应被诊断为混合性勃起功能障碍。①病史询问：基于病史、性生活史、与其性伴侣的状况，应用标准化问卷国际勃起功能指数（international index of erectile function，IIEF）和男性性健康量表（sexual health inventory for men，SHIM）评估勃起功能障碍。并对勃起功能障碍患者进行抑郁评估。如果患者早上有正常的勃起，或者在没有性伴侣在场的情况下能够正常勃起，是心理性勃起功能障碍的良好证据。②体检：包括局部及全身，注意有无并存外科、内科疾病的体征。其目的在于排除与勃起功能障碍有关的神经系统、内分泌系统、心血管系统及生殖器官的发育缺陷和异常等。③实验室检查：包括常规的生化指标、血糖、血脂和性激素等，怀疑前列腺癌的患者应查血前列腺特异性抗原（prostate specific antigen，PSA），心理性勃起功能障碍患者这些指标往往表现正常。④特殊检查：夜间阴茎勃起试验（NTPR）；阴茎血流学检查：阴茎彩色多普勒超声和海绵体内注射试验、阴部动脉造影和海绵体灌注压测定或海绵体造影等检查可以帮助排除器质性的病因。⑤心理量表：心理量表可用于量化数据和做出治疗方案的选择。与勃起功能障碍有关的有 3 大类几十种量表：个性问卷、抑郁问卷、性功能障碍和关系因素问卷。国际勃起功能指数（IIEF）是衡量勃起功能、性高潮功能、性欲、性交满意度

和全面性满意度的一种常用的、经过充分验证的量表。贝克忧郁量表（Beck depression inventory，BDI）可调查抑郁症状和心理疾病的各个方面，而明尼苏达多相人格问卷（Minnesota multiphasic personality inventory，MMPI）是一种广泛使用的人格测试量表，可能有助于区分器质性和心理性问题。

除常规病史和体格检查外，对男性勃起功能障碍患者的全面临床分析还应包括详细的心理、性和人际问题史。如果可能，最好与在场的性伴侣一起进行此评估，因为可以检查性关系，验证和讨论问题。临床医师应记录详细的药物使用史，并询问配偶或性伴侣的健康和性格。同样重要的还有夫妻的应对策略、目标，以及实现这些目标的愿望。

鉴别诊断 首先应根据病史和症状来判断是心理性勃起功能障碍还是器质性勃起功能障碍。器质性勃起功能障碍的病史特点：①勃起功能障碍在不知不觉中发生，且逐渐加重。②在手术、外伤或服用某些药物后发生。③无晨间和夜间自发性勃起，或虽有勃起但明显减弱。④在任何场合均不能达到满意勃起和维持足够的勃起时间，可能有射精异常、性欲减退等。⑤无明确精神和心理性致病因素，但有心血管、内分泌和神经系统等方面的问题。

治疗 对心理性勃起功能障碍的心理社会干预通常分为 4 个主要领域：心理教育和认知干预；减少性焦虑和表现焦虑；夫妻沟通训练；性刺激修正。认知行为疗法（cognitive behavioral therapy，CBT）是一种兼具认知疗法和行为疗法特点的疗法。心理教育和认知干预被用来克服性知识的缺

乏和挑战不切实际的期望。①认知疗法：帮助患者学会挑战和修正他们性完美或对理想性表现的渴望的扭曲信念，这种完美主义可能会导致消极的自我实现信念，使表现焦虑永久化，并增加勃起困难。男性可能会对性耐力、阴茎大小或取悦性伴侣的能力抱有不切实际的过高期望。②行为疗法：早期避免性交。鼓励夫妻增加交流，在性方面更加自信和无拘无束。谈论性幻想和计划未来的"理想"从而提供一个"积极的预期性唤醒"的来源。这一方法已被采纳为心理性勃起功能障碍的主要性治疗方法。③改善沟通：在勃起问题的治疗中很重要。帮助夫妻提高性自信、沟通和解决冲突是认知行为疗法的其他有价值的原则。④联合药物治疗：如西地那非，单独使用时可能并不总是有效的。向接受西地那非治疗的勃起功能障碍患者提供咨询已被证明比仅接受西地那非治疗更能提高患者和其性伴侣的满意度。

（李健瑛 赵福军 夏术阶）

qìzhìxìng bóqǐ gōngnéng zhàng'ài

器质性勃起功能障碍（organic erectile dysfunction） 由于阴茎器质性病变导致阴茎不能持续达到和维持足够的勃起并获得满意性生活。曾经被认为主要是心理问题的勃起功能障碍，现在被证实常有生理基础。器质性病因包括血管疾病、神经性疾病、药物不良反应和内分泌性疾病等。血管疾病通常是由局灶性动脉闭塞性疾病引起的。患有多发性硬化症、癫痫和脊髓创伤的年轻男性患勃起功能障碍的风险更高。

病因 ①血管疾病：血管疾病和内皮功能障碍通过血液流入减少、动脉供血不足或动脉狭窄

导致勃起功能障碍。血管性勃起功能障碍是迄今为止器质性勃起功能障碍最常见的病因。勃起功能障碍可能是潜在血管疾病的一种表现。②神经性疾病：神经源性勃起功能障碍是由海绵体的神经信号缺陷引起的。这些缺陷可能继发于脊髓损伤、多发性硬化症、帕金森病、腰椎间盘疾病、创伤性脑损伤、根治性骨盆手术（根治性前列腺切除术、根治性膀胱切除术）和糖尿病。③医源性：最常见的医源性因素是根治性盆腔手术。一般来说，在这些手术过程中发生的损伤主要是神经源性的（海绵体神经损伤），但副阴部动脉损伤也可能起作用。骨盆骨折也会以类似的方式导致勃起功能障碍，原因是神经牵张损伤和动脉损伤。④内分泌性：雄激素被认为是阴茎发育和生理功能的主要调节因素，性欲减退和勃起功能障碍在老年人中都很常见，勃起功能障碍和雄激素水平的逐渐下降与衰老之间的关联明显。雄激素在增强性欲和维持充足的睡眠相关勃起方面起着重要作用，但对视觉诱导勃起的作用有限。此外，睾酮在调节阴茎内一氧化氮合酶（nitric oxide synthase，NOS）和磷酸二酯酶 V 型（phosphodiesterase 5，PDE5）的表达方面很重要。⑤药物性：抗精神病药物和抗高血压药物是导致勃起功能障碍的最常见药物。抗抑郁药物是最常见的与勃起功能障碍发生率显著相关的精神药物，包括选择性 5-羟色胺再摄取抑制剂和文拉法辛。抗精神病药物，如利培酮和奥氮平，在所有抗精神病药物中导致勃起功能障碍的可能性最高。噻嗪类药物，其次是 β 受体阻滞药，是最常见的引起勃起功能障碍的抗高血压药物。

⑥阴茎海绵体硬结症：又称佩伦涅病（Peyronie disease），在男性勃起功能障碍中的确切发病机制尚不清楚。阴茎海绵体硬结症被认为是由于反复损伤白膜，最终形成斑块，导致阴茎弯曲和伴随的勃起功能障碍。斑块的形成需要相当长的时间，因此阴茎海绵体硬结症所致的勃起功能障碍的患病率随着年龄的增长而增加。

发病机制 勃起是由神经冲动引起的，神经冲动产生血管和海绵体平滑肌松弛，导致阴茎海绵体动脉流入增加，静脉流出减少。这主要是由一氧化氮（NO）介导的，一氧化氮主要由副交感去甲肾上腺素能、非胆碱能神经元和胆碱能神经元产生，进而刺激内皮细胞。血管平滑肌以环磷酸鸟苷（cyclic guanosine monophosphate，cGMP）介导的海绵体扩张反应，促进血液供应。增加血流量和被动压迫膜下小静脉来阻碍静脉回流，从而维持勃起。①神经源性：中枢神经的损伤会抑制中枢神经系统介导的勃起控制。骶骨损伤（$S_2 \sim S_4$ 通常负责反射性勃起）由于神经功能受损而导致功能和结构改变。这种损伤导致的功能变化是平滑肌可利用的一氧化氮减少，平滑肌舒张功能受损。结构的改变集中在平滑肌和血管内皮细胞的凋亡，以及导致平滑肌胶原化的纤维化细胞因子的上调。这些变化导致静脉闭塞功能障碍。②血管源性：血管疾病和内皮功能障碍通过血液流入减少、动脉供血不足或动脉狭窄导致勃起功能障碍。高血压引起的血管性勃起功能障碍是由于动脉壁随血压升高而改变（弹性降低）。此外，糖尿病、血脂异常和/或吸烟相关的动脉粥样硬化可导致动脉狭窄并加重血管

损伤。海绵体氧合降低引起的缺氧可导致前列腺素 E_1 水平下降，而前列腺素 E_1 通常抑制促纤维化细胞因子，如转化生长因子 β_1。这些促纤维化的细胞因子促进胶原沉积，取代平滑肌，导致阴茎弹性降低，随着平滑肌与胶原比例的降低和胶原含量的增加，海绵体压迫膜下静脉的能力下降，导致小静脉闭塞功能障碍。③内分泌性：雄激素的 3 个作用部位为中枢神经系统的细胞核、脊髓神经元和骨盆神经节，以及生殖器官组织。勃起对睾酮的部分反应是通过性欲（男性的性欲依赖于睾酮）实现的，但机制研究已证明睾酮对海绵体平滑肌细胞有直接作用，涉及一氧化氮、Rho 相关蛋白激酶（Rho associated coiledcoil forming protein kinase，ROCK）、PDE5 和肾上腺素能反应。④海绵体性：一氧化氮是由阴茎动脉内皮细胞和神经元型一氧化氮合酶分别利用内皮型一氧化氮合酶（endothelial nitric oxide synthase，eNOS）和神经元型一氧化氮合酶（neuronal nitric oxide synthase，nNOS）产生的。一氧化氮通过环磷酸鸟苷途径介导海绵体松弛。海绵体内皮损伤导致组织中超氧自由基含量较高，使得一氧化氮合酶水平降低，损害鸟苷酸环化酶的活性，从而减少环磷酸鸟苷的产生。同时睾酮的降低也会引起一氧化氮的合成减少。其他如内皮素和内皮素受体结合位点增加，RhoA/Rho 激酶途径上调也会导致一氧化氮的合成减少，从而引起勃起功能障碍。

临床表现 在性生活过程中，阴茎不能持续达到和维持足够的勃起并获得满意性生活，并且能通过病史和临床检测找到相应的器质性病变的原因，常伴随其他

心血管并发症。

诊断 ①病史询问：病史应包括勃起功能障碍发展史、心理-社会史和人际关系史，创伤、骑自行车的时间、脊柱或股骨的外科手术，阴茎弯曲，药物回顾，吸烟状况，娱乐药物使用，以及既往病史，包括糖尿病神经病变、甲状腺功能亢进症和甲状腺功能减退症等。②体检：包括局部及全身，注意有无并存外科、内科疾病的体征。体检时应特别注意第二性征、感觉障碍、睾丸体积、阴茎长度、血压和是否有阴茎弯曲。③实验室检查：根据患者提供的病史，进行相应的实验室检查，包括常规血糖（包含空腹血糖和糖化血红蛋白检查）、血脂代谢、血压监测。性激素检查主要是清晨睾酮水平。50岁以上勃起功能障碍患者或怀疑有前列腺癌者，应常规行血前列腺特异性抗原（prostate specific antigen，PSA）检查。④专科特殊诊断试验：血管异常者应进行夜间阴茎勃起试验和阴茎多普勒超声检查。海绵体内注射试验和视听性刺激相结合可以改善多普勒检查期间生理勃起反应的记录。⑤特殊精神病学检查：对于40岁以下的长期原发性勃起功能障碍患者，推荐首先行精神病学评估，继以其他器质性检查，有助于心理性勃起功能障碍的诊断与鉴别诊断。

鉴别诊断 根据病史及检查结果，需鉴别是由神经性、血管性、内分泌性、血管性、医源性等哪种因素导致的勃起功能障碍。

治疗 在开始治疗勃起功能障碍之前，需要对每个患者进行相关的疾病教育，使患者能够认识到改变不良生活方式、降低勃起功能障碍相关危险因素的必要性，虽然肥胖似乎不是年轻男性勃起功能障碍的危险因素，但已经发现减轻体重可以改善35~55岁男性的勃起功能。同时也需要让患者了解现有的治疗手段可以获得的好处与潜在的风险。不管病因如何，治疗几乎总是从口服磷酸二酯酶V型（phosphodiesterase 5，PDE5）抑制剂开始。对于由于卡尔曼综合征（Kallmann syndrome，KS）、先天性低促性腺激素性性腺功能减退症（congenital hypogonadotropic hypogonadism，CHH）、获得性低促性腺激素性性腺功能减退症（acquired hypogonadotropic hypogonadism，AHH）等性腺功能减退所致的勃起功能障碍，睾酮替代治疗往往能改善勃起功能障碍症状。二线治疗包括前列腺素 E_1（前列地尔）尿道内栓剂和海绵体内注射血管活性药物。在讨论或尝试保守选择后，手术干预作为最终选择。

（王世远 李朋 李铮）

nèifēnmìxìng bóqǐ gōngnéng zhàng'ài

内分泌性勃起功能障碍（endocrine erectile dysfunction）

由于性腺功能减退、甲状腺疾患、糖尿病、高催乳素血症或其他内分泌疾患所致的勃起功能障碍。

病因 ①糖尿病：与其他内分泌疾病相比，糖尿病患者的勃起功能障碍患病率最高。虽然确切患病率的报道相互矛盾，但大多数研究表明它影响约50%的糖尿病患者。②性腺功能减退：雄激素缺乏伴随着性欲减退和晨勃的减少，这都是性功能障碍的迹象。③高催乳素血症：通常发生于使用具有抗多巴胺能作用的药物后，特别是三环类抗抑郁药或胃肠促动力药物，如甲氧氯普胺。当高催乳素血症是由垂体瘤引起时，可表现为大腺瘤，男性患者的诊断经常延迟。④其他疾病：机制尚未确定，勃起功能障碍仅在甲状腺和肾上腺疾病晚期发生。在皮质醇增多症中已注意到睾丸间质细胞［莱氏（Leydig）细胞］功能低下；原发性慢性肾上腺皮质功能减退症和甲状腺功能障碍中发生的循环系统疾病可能导致勃起功能障碍。可能继发性腺影响并引起勃起功能障碍的其他疾病包括严重营养不良（其中促性腺激素释放激素分泌受到下丘脑中多巴胺能和阿片样物质活性增加的抑制）和晚期慢性肾或肝衰竭。肝病导致性欲减退和勃起功能障碍，以及继发性女性性征如男性乳房发育的出现。这是由于雄激素向雌激素的芳香化增加，更高的性激素结合球蛋白（sex hormone binding globulin，SHBG）水平（降低游离睾酮）。慢性肾衰竭具有类似机制，激素的代谢清除缺陷，可能与中度高催乳素血症有关。

发病机制 ①糖尿病性勃起功能障碍：发病机制涉及糖尿病微血管并发症，如自主神经系统神经病变和血管病变。从病理生理学的角度来看，一氧化氮（NO）缺乏是由于 NO 合酶在晚期糖尿病患者中的产生减少，一氧化氮的缺乏直接通过血管效应、间接通过促进自主神经病变发展促成勃起功能障碍，其他机制包括晚期糖基化终末产物水平升高、氧自由基水平升高、一氧化氮合成受损、内皮素 B 受体结合位点增加和 RhoA/Rho 激酶通路上调、神经病变和环磷酸鸟苷（cyclic guanosine monophosphate，cGMP）依赖的蛋白激酶-1 受损。②性腺功能减退：许多研究强调雄激素水平逐渐下降，如睾酮、脱氢表雄酮（dehydroepiandrosterone，DHEA）和硫酸脱氢表雄酮（dehydroepiandrosterone sulfate，DHE-AS）。随着年龄的增长（从50岁开始），性激素结合球蛋白水平升高和促性腺激素不成比例增加可能进一步导致这些激素的相对缺乏。雄激素作用于中枢神经系统的细胞核、脊髓神经元、骨盆神经节以及生殖器组织。勃起对睾酮的部分反应是通过性欲（男性的性欲依赖于睾酮）实现的，但机制研究已证明睾酮对海绵体平滑肌细胞有直接作用，涉及一氧化氮、Rho 相关蛋白激酶（Rho associated coiledcoil forming protein kinase，ROCK）、磷酸二酯酶 V 型（phosphodiesterase 5，PDE5）和肾上腺素能反应。③高催乳素血症：导致大脑多巴胺能系统水平的勃起功能障碍，也是由于睾酮缺乏，抑制促性腺激素释放激素的脉冲分泌。

临床表现 在性生活过程中，阴茎不能持续达到和维持足够的勃起并获得满意性生活，并且常常伴有其他内分泌性疾病，具有女性性征，如乳房发育等。

诊断 ①糖尿病性勃起功能障碍：除诊断为勃起功能障碍外，患者还应符合糖尿病诊断标准。②性腺功能减退症：除全面的病史和体格检查外，性腺功能减退症的筛查还应包括总血浆睾丸激素水平，或优选游离血浆睾丸激素水平，以对患者年龄进行适当的校正。用睾酮［肌内注射庚酸睾酮或环丙酸睾酮，剂量为（150~250）mg/（15~20）天，或每天2.5~5mg］纠正雄激素缺乏和由此产生的症状。直肠指诊和前列腺标志物的测定应定期在接受治疗的患者中进行。性腺功能减退的治疗性纠正几乎总能改善由于这种疾病导致的勃起功能障碍。③高催乳素血症：通常由舒

必利和其他抗抑郁药引起。如果停用致病药物，高催乳素血症就会消失。在原发性高催乳素血症的情况下，通过实验室检查催乳素水平的升高来确认诊断。

鉴别诊断 根据病史及检查结果进行诊断，需鉴别是由神经性、血管性、内分泌性、血管性、医源性等哪种因素导致的勃起功能障碍。

治疗 疾病健康宣教，改变不良生活方式，控制体重，降低勃起功能障碍相关危险因素；治疗原发疾病；纠正和维持糖尿病的代谢控制。可口服磷酸二酯酶 V 型抑制剂治疗。对于由于卡尔曼综合征（Kallmann syndrome，KS）、先天性低促性腺激素性性腺功能减退症（congenital hypogonadotropic hypogonadism，CHH）、获得性低促性腺激素性性腺功能减退症（acquired hypogonadotropic hypogonadism，AHH）等性腺功能减退所致的勃起功能障碍，睾酮替代治疗往往能改善症状，用卡麦角林（每周0.25~2mg）或喹诺酮内酯（75μg/d）治疗可恢复正常催乳素水平。二线治疗包括前列腺素 E_1（前列地尔）尿道内栓剂和海绵体内注射血管活性药物。在讨论或尝试保守治疗后，手术干预作为最终选择。

（王世远 赵福军 夏术阶）

shénjīngxìng bóqǐ gōngnéng zhàng'ài
神经性勃起功能障碍（neurogenic erectile dysfunction） 神经功能障碍而持续无法达到或维持足够的勃起能力以获得令人满意的性行为。可能是中枢或外周神经病变或创伤性神经功能丧失的结果。潜在的病因包括脑卒中、脑和脊柱损伤、糖尿病、多发性硬化症、帕金森病和根治性骨盆手术。

病因及发病机制 神经系统疾病，如帕金森病和阿尔茨海默病、脑卒中和脑外伤，通常通过降低性欲或导致无法启动勃起过程而导致勃起功能障碍。在有脊髓损伤的男性中，勃起功能障碍的程度在很大程度上取决于损伤的性质、病变位置和范围。生殖器的感觉传入对于实现和维持反射性勃起是必不可少的，随着心理刺激的影响、年龄的增长，这种感觉传入刺激变得更加重要。①帕金森病：一种以运动异常为特征的低运动性基底神经节疾病。该疾病与大脑黑质中含多巴胺细胞的破坏有关。勃起功能障碍通常与帕金森病有关。已经证明，大脑内侧视前区的中枢神经系统多巴胺能通路与非肾上腺素能非胆碱能通路相互作用，介导阴茎勃起。因此，中枢多巴胺能通路的破坏可能对阴茎功能有害。②阿尔茨海默病：勃起功能障碍与阿尔茨海默病相关。在一项研究中，55 名患者（平均年龄70岁）中53%报道勃起功能丧失。勃起功能障碍与抑郁、发病年龄和认知功能障碍无关，与阿尔茨海默病的发病相关。③癫痫：颞叶病变和癫痫发作与勃起功能障碍有关。内侧颞叶的癫痫放电可能破坏下丘脑对垂体分泌的调节，导致催乳素水平增加和睾酮水平降低。癫痫虽然在起源上是神经源性的，但可导致内分泌性勃起功能障碍。④多发性硬化症（multiple sclerosis，MS）：多发性硬化症是一种病因不明的脱髓鞘疾病，导致进行性神经功能障碍和运动控制丧失。在一项对302名患者的研究中，91%的多发性硬化症患者报道他们的性生活发生了变化，其中勃起功能障碍（62%）是最常见的。⑤脊髓损

伤：根据脊髓损伤的位置分为上脊髓损伤和下脊髓损伤。大多数上脊髓损伤的患者可以有反射性勃起，少数下脊髓损伤（腰椎和骶骨损伤）的患者能够进行心理性勃起。脊髓损伤患者中，许多人没有可以进行性交的持久的完全勃起。

临床表现 在性生活过程中，阴茎不能持续达到和维持足够的勃起并获得满意性生活，并伴有相应的神经性疾病及其并发症。

诊断 应对患者进行全面的病史（医学、性和社会心理）、体格检查和适当的实验室检查，以发现勃起功能障碍的潜在原因。①病史询问：病史是诊断神经源性勃起功能障碍的主要依据。例如，有糖尿病、多发性硬化症、癫痫、帕金森病、多系统萎缩（multiple system atrophy，MSA）或下背部损伤的病史将有助于指导正确的检查。②体检：应包括乳房、毛发分布、阴茎和睾丸，触诊股骨，测试生殖器和会阴感觉。③实验室检查：包括尿液分析、全血细胞计数以及空腹血糖、肌酐、胆固醇、三酰甘油和睾酮浓度的测量。如果男性的睾酮浓度较低，应测量血清游离（或生物可利用）睾酮、催乳素和黄体生成素。④特殊检查：几项神经功能测试可以帮助确认神经功能缺陷。勃起反射的躯体成分测试包括球海绵体反射、阴部诱发电位和尿道括约肌肌电图。用海绵体肌电图测试自主神经功能已有报道，但仍在很大程度上是实验性的。周围神经病的诊断也可以使用皮肤穿孔活检和神经密度测量。

鉴别诊断 ①心理性勃起功能障碍：也表现为勃起功能障碍，但患者常有精神创伤、同性恋、夫妻感情不和或精神焦虑、抑郁等病史，且在某些特定情况下，如手淫时、睡眠中或与另一性伴侣在一起时可以正常勃起，夜间阴茎勃起正常，阴茎血流检查正常。②动脉性勃起功能障碍：阴茎动脉发生病变或异常而引起的勃起功能障碍，应用药物性阴茎双功能超声检查（pharmarcopenile doppler ultrasonograghy，PPDU）可以了解海绵体动脉的直径、动脉收缩期峰值流速及血流加速度。③静脉性勃起功能障碍：阴茎静脉发生病变或异常而引起的勃起功能障碍，应用海绵体测压和海绵体造影可以了解有无静脉瘘。

治疗 磷酸二酯酶Ⅴ型抑制剂西地那非、他达拉非和伐地那非被证明是治疗神经源性勃起功能障碍的有效和安全的一线药物。此外，海绵体内注射前列腺素E_1、罂粟碱或酚妥拉明和真空收缩装置一直是神经源性勃起功能障碍二线治疗的主要手段，在脊髓损伤患者中非常成功。通过阴茎假体植入的手术治疗仍然是一种可行的三线治疗方法，也可以用来帮助男性进行膀胱管理，尽管感染的并发症发生率较高。

（杨旻谙　赵福军）

dòngmàixìng bóqǐ gōngnéng zhàng'ài

动脉性勃起功能障碍（arterial erectile dysfunction）

动脉灌注不全导致的阴茎勃起功能障碍。可以由动脉硬化、动脉外伤及动脉畸形引起。动脉在阴茎勃起中具有非常重要的作用，只有通过动脉的舒张，提高阴茎海绵体窦中血流量才能使阴茎勃起。

病因及发病机制 几个常见的危险因素与阴茎动脉供血不足有关，包括动脉粥样硬化、高血压、高脂血症、吸烟、糖尿病和盆腔照射。内皮功能障碍是许多血管危险因素的共同点，这些危险因素可能导致动脉性勃起功能障碍。目前，《普林斯顿Ⅲ共识指南》认为勃起功能障碍是心血管疾病，特别认为其是冠心病的有力预测因素。①一氧化氮（NO）的释放减少：血管内皮损伤引起内皮型一氧化氮合酶（endothelial nitric oxide synthase，eNOS）表达下调。②海绵体舒张能力减弱：如肾上腺素类缩血管物质分泌过多，主要通过内皮和Rho激酶途径使海绵体平滑肌处于紧张收缩状态。③氧化应激：定义为活性氧（reactive oxygen species，ROS）的产生和解离之间的失衡，氧化应激是心血管疾病和勃起功能障碍的共同病理因素。与活性氧（超氧化物）的反应，抑制了血管细胞产生的一氧化氮的生物活性，阻碍了一氧化氮介导的反应，导致内皮依赖性舒张功能下降。④内皮祖细胞：对血管内皮细胞的结构和功能的完整性起着基础性作用，被认为来源于骨髓中的造血干细胞，并迁移到外周循环中，促进内皮修复和新生血管的形成。循环内皮祖细胞有助于损伤内皮细胞的修复，并与充分的内皮依赖性血管舒张有关。这些循环内皮祖细胞的减少与糖尿病等心血管危险因素的存在有关。⑤收缩通路增强：肾上腺素能神经的活动使阴茎平滑肌保持收缩状态，从而使阴茎保持疲软状态。

临床表现 在性生活过程中，阴茎不能持续达到和维持足够的勃起并获得满意性生活，并伴有心血管疾病如动脉粥样硬化、高血压、高脂血症等。

诊断 应对患者进行全面的病史（医学、性和社会心理）、体格检查和适当的实验室检查，以发现勃起功能障碍的潜在原因，需要关注患者的心血管疾病与勃起功能障碍之间的关系。

动脉性勃起功能障碍的特殊诊断：①阴茎超声多普勒检查：1980年，超声多普勒首次用于检测勃起功能障碍患者的血流动力学，1985年，略（Lue）首次报道了阴茎超声多普勒检查联合阴茎海绵体内注射用于阴茎血流动力学检查。目前，海绵体内注射血管活性药物后的阴茎彩色多普勒超声已成为诊断血管性勃起功能障碍的一线方法，可用于判断血管性勃起功能障碍的亚型和严重程度。海绵体动脉内径、动脉收缩期峰值流速（peak systolic velocity，PSV）、舒张末期阴茎血流速度（end-diastolic flow velocity，EDV）和阻力指数（resistance index，RI）是评价阴茎血管功能常用的阴茎彩色多普勒超声参数，动脉收缩期峰值流速>30cm/s、舒张末期阴茎血流速度<3cm/s者为海绵体动脉血流正常，动脉收缩期峰值流速<25cm/s者为动脉供血不全。②选择性阴茎血管造影术：仍然是诊断所有类型血管性勃起功能障碍的"金标准"方法，阴茎血管造影可以准确和直接地显示盆腔和阴茎的血管系统，可以发现疑似血管性疾病患者的创伤性动脉损伤、解剖变异、狭窄闭塞性疾病和侧支网络，但也存在一些缺陷。它是侵入性的、费用昂贵、需要介入后的监测。③磁共振动脉造影（magnetic resonance arteriography，MRA）：利用静脉注射钆螯合物后血液T_1加权弛豫时间的短暂缩短来成像血管。由于前列腺和生殖器之间给定的距离，这些影像研究经常描绘阴茎解剖和血管结构。因此，磁共振动脉造影被广泛用于评估创伤后勃起功能障碍、阴茎假体、

阴茎骨折或阴茎海绵体硬结症的纤维斑块，可以可靠地显示髂骨近端和阴部动脉，而对阴部和阴茎远端动脉的评估有限。④计算机体层扫描血管造影（computed tomography angiography，CTA）：随着多层螺旋CT技术的迅速发展，CTA的质量得到了显著的提高。相较于以前的血管造影术，速度更快、侵入性更小。

鉴别诊断 ①心理性勃起功能障碍：也表现为勃起功能障碍，但患者常有精神创伤、同性恋、夫妻感情不和或精神焦虑、抑郁等病史，且在某些特定情况下，如手淫时、睡眠中或与另一性伴侣在一起时可以正常勃起，夜间阴茎勃起正常，阴茎血流检查正常。②神经性勃起功能障碍：阴部神经通路的结构和功能的完整性遭到破坏而发生的勃起功能障碍，当外周神经损伤时体检可发现肛门指诊反射、球海绵体肌反射减弱或消失；反射性阴茎勃起减弱和消失，还可通过神经电生理测试进行鉴别诊断。③静脉性勃起功能障碍：因为阴茎静脉发生病变或异常而引起的勃起功能障碍，应用海绵体测压和海绵体造影可以了解有无静脉瘘。

治疗 磷酸二酯酶V型抑制剂西地那非、他达拉非和伐地那非是有效和安全的一线药物。海绵体内注射前列腺素E_1、罂粟碱或酚妥拉明和真空收缩装置一直是二线治疗的主要手段。阴茎假体植入的手术治疗是一种可行的三线治疗方法。阴茎血管手术可考虑，但是疗效不确定。

（杨昊谌 李铮 夏术阶）

jìngmàixìng bóqǐ gōngnéng zhàng'ài

静脉性勃起功能障碍（venous erectile dysfunction）

静脉闭塞机制因为各种原因出现障碍时，海绵体血窦无法达到足够充盈造成的勃起功能障碍。勃起是由神经冲动引起的，神经冲动产生血管和海绵体平滑肌松弛，导致阴茎海绵体动脉流入增加，静脉流出减少。

病因与发病机制 静脉性勃起功能障碍约占器质性勃起功能障碍患者的25%。静脉瘘的病因复杂，包括严重的糖尿病和动脉硬化引起的阴茎白膜，海绵体平滑肌减少，阴茎头和阴茎体部之间出现创伤性交通。阴茎海绵体硬结症也可能使白膜增厚导致静脉闭合不全，阴茎海绵体硬结症斑块切除为需要手术矫正的患者提供了良好的美容效果，但它可能也会引起静脉功能不全；阴部动脉和盆腔静脉之间出现动-静脉瘘。

临床表现 在性生活过程中，阴茎不能持续达到和维持足够的勃起并获得满意性生活。

诊断 应对患者进行全面的病史（医学、性和社会心理）、体格检查和适当的实验室检查，以发现勃起功能障碍的潜在原因，需要关注患者的心血管疾病与勃起功能障碍之间的关系。

静脉性勃起功能障碍的特殊诊断：①阴茎海绵体灌注测压与造影（dynamic infusion cavernosometry and cavernosography，DICC）：阴茎勃起的主要机制是动脉流入增多和静脉流出减少。虽然海绵体内注射和阴茎彩色多普勒超声对血管性勃起功能障碍，特别是动脉性勃起功能障碍有一定的评价值，但它们不是直接确定静脉功能的有效和特异的检查方法。阴茎海绵体灌注测压与造影被认为是评估动脉和静脉性勃起功能障碍的"金标准"。海绵体灌注测压检测海绵体血管功能，海绵体

造影可直接反映静脉反流情况，观察静脉渗漏，对静脉性勃起功能障碍的诊断有独特价值。目前，阴茎海绵体灌注测压与造影通常用于怀疑为静脉性勃起功能障碍的患者或即将接受手术的患者，以了解静脉瘘位置和范围。②剪切波弹性成像：是一种对组织刚度灵敏的成像技术，近年来已经进一步发展和完善，能够定量评估组织刚度。剪切波在较硬的组织中传播得更快，在较软的组织中传播得更慢。剪切波弹性成像可以检测阴茎勃起的硬度来评估勃起功能。较小的剪切波弹性成像值代表阴茎较硬的硬度。同时，还可以在不同时间检测剪切波弹性成像值，以确定动静脉功能障碍的存在。由于勃起功能障碍患者的静脉渗漏，阴茎海绵体的剪切波弹性成像值在勃起状态下随时间增加。

鉴别诊断　①心理性勃起功能障碍：也表现为勃起功能障碍，但患者常有精神创伤、同性恋、夫妻感情不和或精神焦虑、抑郁等病史，且在某些特定情况下，如手淫时、睡眠中或与另一性伴侣在一起时可以正常勃起，夜间阴茎勃起正常，阴茎血流检查正常。②神经性勃起功能障碍：阴部神经通路的结构和功能的完整性遭到破坏而发生的勃起功能障碍，当外周神经损伤时体检可发现肛门指诊反射、球海绵体肌反射减弱或消失；反射性阴茎勃起减弱和消失，还可通过神经电生理测试进行鉴别诊断。③动脉性勃起功能障碍：因为阴茎动脉发生病变或异常而引起的勃起功能障碍，应用药物性阴茎双功能超声检查可以了解海绵体动脉的直径、动脉收缩期峰值流速及血流加速度。

治疗　见动脉性勃起功能障碍的治疗。阴茎背深静脉动脉化也可考虑，但疗效欠佳。

（王世远　赵福军　李铮）

yīyuánxìng bóqǐ gōngnéng zhàng'ài
医源性勃起功能障碍（iatrogenic erectile dysfunction）　某些外科手术、药物或其他治疗所致的勃起功能障碍。

病因及发病机制　包括以下几个方面。

手术因素　具体如下。

阴茎手术　当手术损伤了阴茎或它的血管神经，将引起勃起功能障碍。①阴茎部分切除术：可妨碍正常勃起，影响性生活，特别是阴茎癌、尿道癌及男女转性手术。阴茎损伤也可意外发生于包皮环切术，如手术损伤阴茎头、包皮系带过短引起勃起时疼痛或阴茎头下屈。电烙术时意外损伤阴茎体或阴茎头。②阴茎假体植入术：因为心理性勃起功能障碍而做假体植入的患者，一旦需要取出假体，常可发生勃起功能障碍。这与术中放置扩张器扩张海绵体，引起海绵体损伤或纤维化程度有关。假体植入术后阴茎感染，甚至坏疽均可影响勃起功能。③阴茎-海绵体分流术：阴茎异常勃起时，常用多种分流术治疗。接受阴茎头-阴茎海绵体分流术治疗的患者，术后存在持续性勃起功能障碍。

膀胱、前列腺及尿道手术　支配阴茎勃起和射精的神经起自骶2~3及胸11~腰3水平脊髓中枢，止于阴茎尿道。前列腺部神经位于5~7点钟方向，膜部尿道神经位于3~6点钟方向，阴茎部尿道神经位于11~1点钟方向。如果在其位置相反方向做经尿道切割术，可以经尿道手术。①尿道切开术：直视下用冷刀做远端

尿道切开术，可能在12点钟方向上损伤勃起神经。②括约肌切开术：在6点或11点钟方向上做括约肌切开术，不易发生勃起功能障碍，若做侧切口，勃起功能障碍发生率高达49%。③经尿道前列腺切除术（transurethral resection of prostate，TURP）：文献报道前列腺切除术术后性功能障碍发生率为16%~54.5%，其发生率随年龄增长而增加。④开放性手术：尿道下裂矫正术后瘢痕、尿道缩短可使阴茎发生严重屈曲，不能正常性交。

男性绝育术　输精管结扎术本身并不影响勃起功能，除非手术后出血、感染，或其他事故导致勃起功能永久性损伤。某些男性误认为输精管结扎对性生活有影响而发生勃起功能障碍，或术前有较严重的慢性前列腺炎，术后出现附睾淤积，阴囊及会阴部坠胀不适，思想负担加重，从而造成勃起功能障碍。

肾移植　部分肾移植患者可发生血管性勃起功能障碍，因为移植肾动脉与髂内动脉行端-端吻合，导致阴茎血流量减少。有文献称约1/3肾移植患者有持续性勃起功能障碍，这可能与相继结扎髂内动脉或做两侧髂内动脉吻合有关。当然，勃起功能障碍的程度常取决于侧支循环的建立。

非泌尿外科手术　①神经及矫形外科手术：在神经及矫形外科手术中，当支配海绵体勃起的神经受到损伤时，可发生勃起功能障碍。如神经源性膀胱做阴部神经切除术的患者，约50%可发生勃起功能障碍。腰交感神经节切除术、主-髂血管重建、腹膜后淋巴结清扫术、广泛盆腔切除术术后常可引起射精功能及勃起功能障碍。脊髓肿瘤、脂肪瘤、血

管瘤切除术中，因扰乱或损伤骶神经可影响性功能。②血管手术：髂动脉、主动脉术后可发生勃起功能障碍，这与阴茎血流量减少有关。③内分泌腺部分切除或破坏：手术、放疗及化疗破坏了下丘脑-垂体-睾丸轴可引起勃起功能障碍。疝修补术中，如果睾丸动脉受损结扎，也可发生睾丸萎缩，影响男性性功能。④胃肠道手术：某些胃肠道手术可引起勃起功能障碍，如经腹会阴-直肠切除术。直肠-结肠切除术，由于损伤盆神经可引起勃起功能障碍及射精功能障碍。50 岁以下男性，经腹会阴-直肠切除术后，勃起功能障碍的发生率为 15%，而 70 岁以上为 100%。文献还指出，直肠-结肠切除术后勃起功能障碍发生率为 4%；结肠造口术后勃起功能障碍与性交不便，以及患者的窘迫和厌恶心理压力有关。

非手术因素　具体如下。

长期透析治疗　大约 60% 的长期透析患者有勃起功能障碍。有文献报道，男性透析患者有原发性性腺功能减退，睾丸活检证实生精细胞减少，精子活力降低。透析患者的勃起功能障碍与高催乳素血症及低睾酮血症有关。长期透析患者由于生活方式受限、大量用药、长期与机器"结伴"等因素使患者情绪低落，促进勃起功能障碍发生。

放射治疗　放射治疗盆腔恶性肿瘤可引起勃起功能障碍。前列腺癌放疗过程中，接受外照射的患者 41%～84% 可出现勃起功能障碍。这可能与放疗损伤了血管，阴茎血流量减少有关。

药物因素　用于治疗各种疾病的许多药物可以妨碍性功能。临床用药中大约 25% 可伴发性功能障碍。①通过升高血浆催乳素含量影响性功能：血浆催乳素含量升高可抑制促性腺释放激素分泌，直接影响中枢神经系统对性的反应性，引起性欲减退、勃起功能障碍、射精延迟或不射精。据文献报道，约 90% 以上高催乳素血症男性可伴发性功能障碍。临床上引起高催乳素血症的药物有吩噻嗪类（如硫利达嗪、氯丙嗪）、脑啡肽、利血平、西咪替丁、雷尼替丁、舒必利、氟哌啶醇等。②降低血浆睾酮含量引起性功能障碍：如雌激素可抑制睾酮生成，降低性欲，导致勃起功能障碍，还可损害射精功能。雄激素拮抗剂环丙孕酮可模拟等量睾酮，导致丘脑-垂体-睾丸轴"关闭"。醋酸甲羟孕酮（medroxyprogesterone acetate，MPA）可抑体垂体促性腺激素分泌，降低睾酮的生成，使性欲减退。地高辛、螺内酯（安体舒通）、碳酸锂、促肾上腺皮质激素（adrenocorticotropic hormone，ACTH）、合成促皮质激素的同类物、大麻均可降低血浆睾酮水平而引起勃起功能障碍。③通过中枢神经系统影响性功能；某些药物可阻滞中枢神经系统的多巴胺，引起催乳素分泌增加；或增加中枢 5-羟色胺含量降低性功能。服用氟哌啶醇的男性，10%～20% 可发生勃起功能障碍。单胺氧化酶（monoamine oxidase，MAO）抑制剂苯乙肼、异卡波肼、伏降宁可升高脑组织中多巴胺和去甲肾上腺素水平，妨碍拟交感胺代谢及引起中枢镇静。三环类抗抑郁药如丙咪嗪、阿米替林、氯哌氧草、普罗替林可引起性欲减退、勃起功能障碍。安眠剂、镇静剂及抗惊厥剂可抑制中枢神经系统、周围神经及骨骼肌、平滑肌的兴奋性，如巴比妥能抑制雄激素对大脑的性分辨能力，大剂量时可抑制垂体促性腺激素的释放，故可出现性欲减退、勃起功能障碍或性高潮反应丧失、射精延迟。服用大量氯氮草或地西泮（安定），可能会发生勃起功能障碍。④影响周围血管及神经功能引起性功能障碍：抗高血压药物可阻滞交感神经末梢释放去甲肾上腺素，抑制射精、降低性欲及诱发勃起功能障碍。β 受体阻滞剂普萘洛尔和美托洛尔可引起性欲减退、勃起功能障碍。利血平和其他萝芙木生物碱耗竭儿茶酚胺而产生镇静作用，间接降低了性欲。血管扩张剂肼屈嗪、米诺地尔（长压定）、哌唑嗪等通过松弛周围血管平滑肌降低血压，可引起勃起功能障碍。抗胆碱能药物溴丙胺太林可抑制副交感神经系统，使阴茎不能反射性充血而伴发勃起功能障碍。⑤其他：可卡因可引起勃起功能障碍，诱发阴茎异常勃起。滥用苯丙胺引起性欲减低和射精困难。麻醉剂可待因、盐酸哌替、鸦片制剂如海洛因、美沙酮可降低血浆睾酮水平及垂体促性腺激素水平，抑制性欲，引起勃起功能障碍及射精延迟、射精困难。6-氨基己酸可引起射精抑制。

心理因素　部分医务人员不关心或缺乏性知识，甚至不了解机体疾病对性活动的影响。医疗系统的训练不足，许多医师对讨论性问题缺乏准备，对某些治疗及药物可能出现的性问题认识不足，当患者询问此事时常不能准确及时回答；或者以缺乏时间作为不讨论性问题的借口，使患者心理负担加重，进而加重性功能障碍，或者对患者做出肤浅的解释或建议，使患者无所适从，甚至陷入困境，诱发心理性勃起功能障碍。

临床表现 在性生活过程中，阴茎不能持续达到和维持足够的勃起并获得满意性生活。

诊断 见勃起功能障碍。

鉴别诊断 根据病史及检查结果进行诊断，需鉴别心理性勃起功能障碍、器质性勃起功能障碍和混合性勃起功能障碍。

治疗 针对医源性勃起功能障碍最重要的是从医源性因素上避免和预防能引起勃起功能障碍的危险因素。

（王世远 李朋 赵福军）

hùnhéxìng bóqǐ gōngnéng zhàng'ài

混合性勃起功能障碍（mixed erectile dysfunction）

既有心理性疾病，又有器质性病变的勃起功能障碍。

病因与发病机制 混合性勃起功能障碍既有心理性疾病，又有器质性病变。

心理性疾病 见心理性勃起功能障碍。

器质性病变 见器质性勃起功能障碍。

临床表现 在性生活过程中，阴茎不能持续达到和维持足够的勃起并获得满意性生活。

诊断 评估勃起功能障碍的主要目标是确定该疾病是否是真正的勃起功能障碍，确定疾病的原因，并确定与勃起功能障碍有关的危险因素和可能危及生命的共病，从心理和器质性两方面共同考虑。

鉴别诊断 患者考虑混合性勃起功能障碍时，应与单纯器质性勃起功能障碍和心理性勃起功能障碍相鉴别。①病史：诊断勃起功能障碍的主要手段是充分和全面的性史和病史记录。在最初的就诊期间，医师应该尝试从患者那里获得详细的心理-社会史，

重点放在患者对自己的性表现以及对性的总体态度和认知的评估上。在勃起功能障碍评估期间采访患者的伴侣通常也是可取的。②体检：对于所有勃起功能障碍的患者，建议进行全身检查和更有针对性的局部检查。③实验室检查：空腹血糖和总睾酮的评估是应该完成的两项基本实验室检查。然而，由于勃起功能障碍是血管疾病的强预测因子，患者血脂检查也具有重要性。低浓度的游离或总睾酮患者需要行进一步的激素评估，包括促黄体激素和催乳素。在最初的勃起功能障碍评估之后，可能会发现心理方面的障碍，或心理疾病与器质性病变兼而有之，需要广泛的评估。④特殊检查：见勃起功能障碍。⑤心理量表：见勃起功能障碍。

治疗 磷酸二酯酶 V 型（phosphodiesterase 5，PDE5）抑制剂是治疗勃起功能障碍的主要药物。其他治疗方式包括改变生活方式、注射疗法、睾酮疗法、阴茎装置和心理疗法。①心理治疗：特别适用于那些发现明显的心理问题的患者。用于以心理性勃起功能障碍为主的患者。心理治疗技术包括感觉聚焦、性教育和人际治疗。②生活方式调整：针对几个常见的与勃起功能障碍相关的生活方式因素的调整，如吸烟、饮酒、肥胖和有限的体力活动，可以对勃起功能的改善产生显著影响。③磷酸二酯酶 V 型抑制剂：目前被认为是治疗勃起功能障碍的一线药物。这些药物通过抑制磷酸二酯酶 V 型来促进勃起。④睾酮：虽然睾酮在维持足够的勃起功能方面有重要作用，但它在治疗勃起功能障碍方面的作用是有限的。睾酮替代疗法推荐用于可利用睾酮浓度较低的勃

起功能障碍的男性。⑤海绵体内注射和经尿道治疗：是勃起功能障碍的二线治疗，主要优点是所达到的勃起是可预测的并且快速发生。⑥真空收缩装置：通过对阴茎体施加持续的负压，有助于血液流入阴茎海绵体内，海绵体进一步被阴茎底部的橡皮筋固定。这些设备价格低廉，缺点非常有限。然而，使用这种方法产生的勃起是不自然的，是机械性的，有冰冷的阴茎感觉，近一半的患者对这种方法不满意。⑦阴茎假体植入：是治疗勃起功能障碍的三线治疗方法，是为数不多的成功的勃起功能障碍外科治疗方法之一。当其他方法失败或患者不喜欢时，阴茎假体植入通常是治疗勃起功能障碍的最后手段。

（李健瑛 李铮 夏术阶）

shèjīng zhàng'ài

射精障碍（ejaculatory disorder）

男性在性高潮过程中精液不能正常排出的病理状态。包括早泄、射精延迟、逆向射精、不射精和射精痛。近期调查强调了射精障碍的高患病率和临床重要性，磷酸二酯酶 V 型（phosphodiesterase 5，PDE5）抑制剂的使用提高了对勃起功能障碍的认知，而射精障碍至少与勃起功能障碍一样普遍，甚至可能更普遍。早泄又称快速射精或过早射精，大约4%的男性存在早泄，但社区调查显示多达30%的男性主诉射精过快。不射精通常与年龄相关，并且可能伴有一些其他男性性功能障碍，特别是勃起功能障碍。

病因 ①血清睾酮浓度：偏低，但睾酮治疗无法纠正射精障碍，说明两者之间并非因果关系。②老年男性的下尿路症状（lower urinary tract symptom，LUTS）：可能与射精障碍相关。一项国际研

究表明患者年龄和下尿路症状的严重程度与射精障碍等性问题相关，并且下尿路症状与性问题的关联独立于糖尿病、高血压、心脏病和血脂异常。③某些 α 受体阻滞剂和抗抑郁药等，均可导致无性高潮或不射精。④良性前列腺增生手术：通常会导致逆向射精，而根治性前列腺切除术或膀胱-前列腺切除术会导致不射精。⑤长期糖尿病患者也可因射精时膀胱颈无法闭合而出现逆向射精。⑥任何内科疾病、药物或外科操作，只要会干扰控制射精的中枢（包括脊髓水平或脊髓上水平）或精道自主神经支配，如支配精囊、尿道前列腺部、膀胱颈的交感神经或支配涉及射精过程的解剖结构的感觉神经，则均可导致射精延迟、不射精和性快感缺失。

发病机制 正常射精的两个主要阶段是精液放出和排射。这两个过程由传入、传出、躯体、交感神经和副交感神经纤维介导。精液放出是射精的第一阶段，包括精道平滑肌的蠕动收缩，直到精液到达前列腺，然后进入后尿道。当精液快速有力地向前通过尿道并排出阴茎口时，就会发生排射。精液的充分推进需要尿道外括约肌的同步放松，同时膀胱颈闭合以及盆底横纹肌和球海绵体肌的节律性收缩。

外周和中枢信号以及交感神经和副交感神经信号通过来自胸腰交感神经、骶副交感神经和躯体脊髓通路的输入整合到脊髓的射精中枢。抑制射精的控制机制起源于特殊大脑结构的脊髓上水平，称为终纹的后内侧床核、后背内侧杏仁核、后背侧视前核和副束下丘脑的小细胞部分。脊髓和脊髓上区域的多个神经递质系统与射精反射的调节有关。其中最重要的似乎是中枢 5-羟色胺（5-hydroxytryptamine，5-HT）和多巴胺能神经元。而乙酰胆碱、肾上腺素、神经肽、催产素、γ-氨基丁酸（gamma-aminobutyric acid，GABA）和一氧化氮都已显示出次要作用。

射精神经生理学中研究最多的神经递质是 5-羟色胺，存在于中脑和延髓中缝核中的 5-羟色胺 1a 体细胞树突自身受体负责通过负反馈机制减少 5-羟色胺释放到突触，并减少射精延迟。与突触前 5-羟色胺 1a 自身受体相比，5-羟色胺 1b 和 5-羟色胺 2c 受体存在于突触后膜中，并且均已显示可延长射精潜伏期。鉴于 5-羟色胺受体与其抑制和兴奋作用之间的关系，射精障碍背后的病理生理机制很可能是中枢神经系统射精调节中心 5-羟色胺水平的改变或 5-羟色胺受体敏感性的改变。一项研究用 5-羟色胺 2c 激动剂刺激 5-羟色胺 2c 受体，导致雄性大鼠射精延迟，而刺激突触后 5-羟色胺 1a 受体导致射精潜伏期缩短，从而有以下假设：患有早泄的男性可能对 5-羟色胺 2c 低敏和/或对 5-羟色胺 1a 受体高度敏感。

临床表现 无法射精或射精时间异常，导致性生活受到负面影响。

诊断 射精障碍有多种类型，各类有不同的诊断标准。①病史：临床病史对于识别潜在的合并症至关重要，如糖尿病、神经病、创伤或泌尿生殖系统感染，以及之前的手术或药物使用。②体检：生殖器和直肠体格检查有助于确认阴茎和前列腺状态。③实验室检查：尿液分析和一般血液筛查，如血糖、糖化血红蛋白、睾酮、黄体生成素、促卵泡激素、促甲状腺激素、游离甲状腺激素，可排除潜在诱因。④专科特殊诊断试验：量化性交开始和射精之间的时间长度，如射精潜伏期（intravaginal ejaculation latency time，IELT）是评估早泄最广泛的测量方法；对患者的心理评估，包括问卷，如早泄诊断量表（premature ejaculation diagnostic tool，PEDT）等。

治疗 射精障碍的治疗大致可分为药物疗法和非药物疗法（行为疗法、生殖疗法等）。药物治疗包括射精抑制剂，如选择性 5-羟色胺重摄取抑制剂（serotonin-selective reuptake inhibitor，SSRI）（达泊西汀、曲马多等）、非选择性 5-羟色胺重摄取抑制剂（氯米帕明等）；射精促进剂，如交感神经 α₁ 受体激动剂（麻黄碱、伪麻黄碱）等。

（李健瑛 赵福军）

bù shèjīng

不射精（anejaculation） 通过任何方式（包括性交、自慰）的刺激未射精的病症，性高潮通常存在。不射精包括神经源性和特发性，脊髓损伤（spinal cord injury，SCI）是神经源性不射精的最常见原因，尤其是那些上运动神经元病变的男性，有反射性勃起和一定程度的阴道性交能力；特发性不射精指与心理问题相关的无法达到性高潮的健康个体。

病因和发病机制 临床实践中最常见的射精延迟原因是心理性射精障碍、老年男性阴茎传入神经和潘氏小体的退化、性腺功能减退、糖尿病性自主神经病变、用选择性 5-羟色胺重摄取抑制剂和镇静剂治疗、根治性前列腺切除术或其他主要骨盆手术和放疗。①心理性射精延迟：通常与性表现焦虑有关，可能会将男性的注意力从通常会增强性兴奋的事件上转移开，包括恐惧、焦虑、敌意和人际关系困难。②淋病或非特异性尿道炎等性传播疾病：可在男性生殖道的任何部位产生瘢痕和梗阻，尤其是在治疗延迟的情况下。泌尿系统感染，尤其是并发附睾炎时，也可能导致射精管水平的梗阻。③甲状腺功能减退症：通常与射精延迟密切相关。高催乳素血症，通过抑制下丘脑促性腺激素释放激素，与低睾酮、性欲减退、勃起功能障碍和射精延迟有关。催乳素对射精的影响可能是通过对5-羟色胺系统的作用来介导的。④盆腔癌症：如前列腺癌、直肠癌，术后总体生活质量和性功能已成为癌症患者管理的关键问题。由于现代手术技术、化疗药物质量和现代放射技术的提高，更多的患者可以在不影响性功能的情况下成功治疗。⑤老年男性阴茎快速传导传入神经和潘氏小体的退化、糖尿病性自主神经病变、多发性硬化症和脊髓损伤，通常与射精延迟/不射精有关。脊髓损伤会严重损害射精能力，与勃起功能不同，射精功能随着脊柱损伤平面的降低而增加。5%的上运动神经元完全病变患者保留射精能力。

临床表现　通过任何形式的刺激不能射精。

诊断与鉴别诊断　对出现射精延迟或不射精的男性的评估应包括完整的病史、重点体检、血清睾酮水平的测定等。①病史：首先要确定射精延迟是先天的还是后天的、广泛性的还是情境性的。评估包括确定男性在性交过程中射精的频率以及插入和射精之间的时间，如射精潜伏期（intravaginal ejaculation latency time，IELT）。如果不射精，评估中止性交前的持续时间，中止性交的原因（如疲劳、勃起丧失、射精无用感或伴侣要求），以及性交后自慰是否会发生射精。②在患有获得性射精延迟的男性中，应评估既往疾病、手术、药物治疗或生活事件/情况。这些事件可能包括各种生活压力源和其他心理因素。③确定睾丸和附睾是否正常，以及每侧是否存在血管，并辅以晨筛总睾酮水平和其他激素或影像学检查（由病史或体格检查表明），鉴别或排除器质性疾病。大多数男性需要进行直肠指诊，以确定前列腺大小、肛门括约肌张力和球海绵体肌反射（bulbocavernosus reflex，BCR）的质量。④性高潮的发生与无或低量的射精表明逆向射精或射精管阻塞。手淫后第一次排尿中存在精子提示逆向射精，而精液分析中存在无精子/少精液、低黏度、低果糖、低pH提示射精管阻塞。如果射精延迟的病因不清楚，前列腺分泌物和尿液培养、尿细胞学检查和血清前列腺特异性抗原将排除前列腺炎、膀胱癌和前列腺癌。

治疗　应针对病因，解决育龄男性的不育问题，可能包括患者夫妻心理教育和/或性心理治疗、药物治疗或综合治疗。应告知接受盆腔手术的不育风险以及辅助生殖技术的可用性。

心理治疗　如果器质性和药源性原因已被消除，通常需要转诊到专业的性心理治疗师以评估病因性心理和行为问题。治疗策略包括性教育；减少以伴侣为中心的焦虑；增加、更集中的生殖器刺激；患者在伴侣面前表演夸张的射精反应；手淫再训练；重新调整性幻想和唤醒策略。

药物治疗　通过中枢多巴胺能、抗5-羟色胺或催产素能作用机制或外周肾上腺素能作用机制促进射精。但大多数已确定可能起潜在作用的药物疗效有限、不良反应显著，或仍被认为是实验性药物。患有心理性和神经性射精延迟者治疗效果相对较差。①卡麦角林：被批准用于高催乳素血症的多巴胺D_2受体激动剂，可降低射精潜伏期，促进射精。卡麦角林也被报道用于患有射精快感缺乏或性快感缺乏症的男性。起始剂量为每3天0.5mg，可增加至2~3mg。不良反应包括恶心、头晕和罕见的心脏瓣膜、心包、肺和腹膜后纤维化。医师应谨慎长期使用，每12个月应进行一次超声心动图随访。②α_1肾上腺素能受体激动剂，如伪麻黄碱（性交前1~2小时120mg），或抗抑郁药瑞波西汀（每天4~8mg），抑制突触去甲肾上腺素再摄取，效果有限。③抗组胺药赛庚啶和氯雷他定是中枢5-羟色胺受体阻滞剂，据报道与选择性5-羟色胺重摄取抑制剂诱导的性快感缺失症的逆转有关，但尚无对照研究报道。

不育患者的治疗　不育患者可以通过振动刺激来提取精子，振动刺激需要完整的腰骶脊髓节段（高于第10胸椎）；如果这种方法不成功，可行电刺激射精，即通过插入直肠（通常在麻醉下）的探针刺激前列腺周围神经，可能有用。如果使用上述技术未发生射精，则手术取精是首选治疗方法。

（王世远　夏术阶）

nixiàng shèjīng

逆向射精（retrograde ejaculation）　性高潮射精反向进入膀胱的病症。在射精过程中，前列腺尿道内产生高压期间，如果由于解剖原因（如前列腺切除术后）或生理原因（如糖尿病）膀胱颈部不能发生闭合，没有足够的阻力，可能会将精液重新导入到膀胱，则结果是逆向射精。在没有足够的内括约肌收缩的情况下，排出的精液会通过阻力最小的路径向后流入膀胱。由于精液的存在，患者可能会注意到性高潮后的尿液是混浊的。

病因和发病机制 由于射精和膀胱颈闭合均由 α 肾上腺素能神经元控制，因此所有神经性射精延迟的原因都可能导致逆向射精。损害膀胱颈闭合机制的外科手术可能导致逆向射精。经尿道前列腺切开术（transurethral incision of prostate，TUIP）导致 5%~45% 的逆向射精，经尿道前列腺切除术（transurethral resection of prostate，TURP）的逆向射精发生率高于经尿道前列腺切开术。

临床表现 高潮时射精量少或不射精。

诊断 逆向射精的诊断通常可以通过准确评估外科手术史和药物使用情况做出。可以通过证明性交后尿液中存在精子来确认逆向射精。对于无射精或射精量少（如射精管或精囊梗阻、附属性器官先天异常）的患者，应进行全面体格检查和经直肠超声检查进行鉴别诊断。

鉴别诊断 ①不射精：通过任何形式的刺激不能射精，往往不伴有性高潮。②勃起功能障碍：阴茎不能持续达到和维持足够的勃起并获得满意性生活，不伴性高潮。

治疗 当排除脊髓损伤、尿道异常或药物因素时，患有逆向射精的男性可以从药物治疗中受益。例如，已发现丙咪嗪、硫酸

麻黄碱和地昔帕明（氯苯丙胺和苯丙胺）可改善膀胱颈闭合。在药物治疗失败、存在药物治疗禁忌证、脊髓损伤或其他诱导逆向射精的药物不能暂停的情况下，可以考虑从尿液中收集精子。

（王世远 赵福军）

shèjīng yánchí

射精延迟（retarded ejaculation） 性欲正常，阴茎可勃起进行性交，然而无法出现射精动作和性高潮，无精液排出，但是在睡梦中有时可有遗精现象的病症。又称射精迟缓。

文献报道的射精延迟发生率很低，很少超过 3%。然而，2003 年在美国和欧洲进行的一项跨国调查的数据显示，大约 40% 的 50~79 岁男性患有某种形式的射精延迟，其患病率与勃起功能障碍相同。

病因和发病机制 见不射精。

临床表现 射精延迟没有明确的标准，鉴于大多数有性功能的男性在性交后 4~10 分钟内射精，临床医师可能会假设射精潜伏期超过 25~30 分钟的男性，如自我报道感到痛苦，或男性因疲惫或刺激而停止性活动，并且男性和/或他的性伴侣决定为此寻求帮助时，符合射精延迟。

诊断 见不射精。

鉴别诊断 排除逆向射精，其他器质性疾病造成的射精困难或射精量减少。

治疗 见不射精。

（李健瑛 赵福军）

shèjīng tòng

射精痛（painful ejaculation） 由疾病或药物导致的射精时或射精后，阴茎、尿道、会阴下腹部疼痛或不适的病症。主要报道在阴茎水平，但也报道了包括睾丸、直肠或下腹部在内的各个部位的

疼痛。疼痛的持续时间可能是几秒钟，也可能持续 2 天。感觉可以从钝痛到难以忍受的疼痛不等。

病因和发病机制 ①感染或炎症：已发现睾丸炎、附睾炎、前列腺炎或尿道炎等疾病会导致射精痛。②良性前列腺增生：研究表明，良性前列腺增生患者比正常人群更容易出现射精痛。③根治性前列腺切除术后：膀胱颈、控制膀胱颈和外括约肌收缩神经纤维的术中损伤可导致性高潮相关症状。一项研究中，9% 接受根治性前列腺切除术治疗的患者出现射精痛。④津纳（Zinner）综合征：同侧肾发育不全、精囊囊肿和射精管梗阻三联征。在 70% 的同侧肾发育不全患者中发现了精囊囊肿。有时患者会出现射精痛。⑤射精管梗阻（ejaculatory duct obstruction，EDO）：一种罕见的疾病，可由多种病理变化引起，如射精管畸形、前列腺中线囊肿、前列腺炎或精囊炎引起的纤维化、精囊结石或内镜操作后的瘢痕。射精管梗阻可能出现射精痛与不孕症共存。⑥慢性盆腔疼痛综合征：阴部神经病变，主要由神经压迫引起，可导致射精痛。其他疼痛部位包括阴茎、阴囊和肛周区域。⑦用 α 受体阻滞剂治疗下尿路症状可能与射精痛有关。据报道，使用选择性 α_1 受体阻滞剂阿夫唑嗪可降低射精痛发生率。⑧其他：输精管切除术后的射精痛很少见，但如果发生，通常发生在阴囊。

诊断 对患者的评估包括完整的病史和体格检查（包括生殖器检查和直肠指诊前列腺）。辅助检查包括尿液分析、尿培养和血液检查（包括前列腺特异性抗原）、经直肠超声检查，以检查射精管阻塞或结石。如果怀疑尿道

狭窄，可以进行膀胱镜检查，或者可以进行尿道造影。

鉴别诊断 ①尿道炎：主要表现为尿频、尿痛、尿急和血尿等。急性发作时耻骨上区和会阴部有钝痛，可见尿道口发红及尿道分泌物。转为慢性时表现为尿道刺痛和排尿不适，尿道分泌物减少，呈稀薄浆液状。②前列腺炎：以尿频、尿急、尿痛、慢性盆腔疼痛、排尿异常、性功能障碍为主要临床表现；部分患者可无临床症状。少数患者急性发病，多数患者呈慢性、反复发作。尿常规及尿沉渣检查有助于判断是否存在尿路感染，辅助前列腺炎诊断。③精囊炎：以血精为主要临床表现，表现为射精时排出血精，精液呈粉红色或红色或带血块。急性者尿急、尿痛症状明显，可有排尿困难和下腹部疼痛。慢性者主要表现为尿频、尿急、排尿不适、排尿有灼热感等，可有耻骨上区隐痛，并伴会阴部不适，射精痛、性欲减退、遗精、早泄为慢性者所见。④尿道结石：大部分尿道结石是肾、输尿管、膀胱结石向下排经尿道并嵌于尿道所致。也有少数结石原发于尿道狭窄、感染、潴留性囊肿、黏膜损伤、憩室及异物等。⑤阴茎海绵体硬结症：病变主要局限在阴茎白膜和白膜与勃起组织间隙内，其特征为局限性纤维性斑块，阴茎勃起时可形成功能性短缩和弯曲畸形，患者常伴有心理和性功能障碍。⑥附睾炎：青壮年人的常见疾病，当身体抵抗力低下时，大肠埃希菌、葡萄球菌、链球菌等致病菌便会进入输精管，逆行侵入附睾，引发炎症。因此，该病多继发后尿道炎、前列腺炎、精囊炎。一般附睾炎患者会有硬结，大多发生在附睾头部或者尾部，发生在尾部者居多。

治疗 取决于病因。如果怀疑病因是感染或炎症过程，则使用抗生素和非甾体抗炎药。对于与精囊相关的疼痛，经尿道精囊镜治疗是首选方法。在射精管梗阻患者中，经尿道切除射精管或球囊扩张可以解决问题。在一项研究中，接受坦索罗辛治疗4周的患者症状显著改善，对于根治性前列腺切除术后相关的射精痛也很有用。由于药物不良反应导致的射精痛可以通过停药来控制。在腹股沟疝修补术后射精痛的情况下，探查切口并从瘢痕组织中释放输精管并切断髂腹股沟神经被证明可以减轻疼痛。

（杨旻谙 赵福军）

xìng gāocháo zhàng'ài

性高潮障碍（orgasmic dys-function） 性活动中持续或反复出现性高潮延迟、强度显著降低或缺乏性高潮的病症。这些症状必须存在至少6个月，并且发生在至少75%或更多的性活动中，并导致明显的痛苦或人际关系困难。如果症状是直接和完全由疾病、药物滥用或药物引起，则此定义不适用。

病因和发病机制 脊髓损伤是导致男性性高潮障碍的主要器质性原因。脊髓损伤是造成交感神经和/或副交感神经传入中断的原因。骨盆或腹膜后手术中的神经损伤也可能导致性高潮的神经源性冲动中断。影响周围神经系统的疾病，如多发性硬化症和糖尿病，也会导致性高潮障碍。

临床表现 患者在正常的性兴奋阶段后，持续或反复发生性高潮延迟或缺乏，即通过手淫或性交均不能达到性高潮。多表现为性交时不射精或显著射精延迟。

诊断 全面回顾病史是确定诊断的关键。医师应注意所有可能影响或导致性高潮障碍的因素，包括患者的信息（年龄、社会文化背景）、合并症（解剖学或生理学）、心理史、身体或性虐待史、用药史、滥用药物史、与伴侣的关系。医师接下来应该描述性高潮障碍并对其进行详细描述。区分性高潮障碍与其他性功能障碍，如性兴奋或性欲障碍至关重要。应通过仔细的重点体检排除可能导致性高潮障碍的解剖异常（如硬化萎缩性苔藓）。

鉴别诊断 ①性欲减退：持续或反复地缺乏或缺少对性幻想、性兴趣和对性活动的主观欲望。性欲减退者由于受到不愿性交这种先入为主的思想支配，在性刺激时大多存在生殖器不充血、阴道润滑度不足等表现，但也有可能在被动接受性生活时达到性唤醒和获得性快感。②性冷淡：性幻想和对性活动的欲望持续地或反复地不足或完全缺乏，常导致患者痛苦和夫妻关系紧张。③勃起功能障碍：阴茎不能持续达到和维持足够的勃起并获得满意性生活，不伴高潮。

治疗 已经提出伏隔核的深部脑刺激来刺激脊髓损伤患者的性高潮，但仍处于理论阶段。认知行为治疗和心理治疗适用于患有心理性（情境性或关系性）性高潮障碍的男性。

（王世远 赵福军）

zǎoxiè

早泄（premature ejaculation，PE） 阴茎在插入阴道之前，或在插入后很短时间内出现不受控制的射精状态。是最常见的男性性功能障碍类型之一。

病因和发病机制 早泄的确切原因尚不清楚，涉及心理和生物学因素的复杂相互作用。

心理因素 早期不愉快的性经历、性虐待、对身材的不自信、焦虑、担心早泄有罪的感觉会促使早泄发生。患者的心理状态还受以下因素影响。①勃起功能障碍：渴望在性交期间勃起或维持勃起的男性可能会形成一种急于射精的心态，可能会增加早泄风险。②心理压力：生活中任何方面的情绪或精神压力都可能导致早泄，从而限制患者在性交时放松和集中注意力的能力。③与性伴的关系、感情问题。

生物学因素 ①激素水平异常。②脑化学物质异常（神经递质）。③前列腺或尿道的炎症和感染。④遗传易感性。

临床表现 早泄的主要症状是在性交开始前或开始后，很快出现不受控制的射精，在男性不希望射精的时候发生射精，且性刺激并不充分。早泄对自信心和与性伴侣的关系产生不利影响，导致患者精神苦闷、焦虑、尴尬和抑郁，可影响性欲和生活情趣，伴侣的性关系满意度会随着早泄的加重而进一步下降。

典型症状 早泄分为原发性早泄和继发性早泄。此外还有两种特殊的情况，自然变异性早泄和早泄样射精障碍。

原发性早泄：尝试性交时总是或几乎总是出现；与任何性伴侣性交时均出现；从初次性交开始一直如此；射精潜伏期大多数在 1 分钟以内；不能控制射精（非必须）。

继发性早泄：一生中的某个时期出现射精过早；发病前射精潜伏期正常；不能控制射精；常具有明确的原因（勃起功能障碍、慢性前列腺炎、甲状腺功能不全等疾病及心理或人际关系问题）。

自然变异性早泄：无规律的射精过早；延迟射精能力低下，在射精即将来临时抑制射精的能力降低或消失；在延迟射精能力降低的同时，伴有射精潜伏期缩短。

早泄样射精障碍：性交时主观感受发生射精过快和射精缺乏控制；实际阴道内射精潜伏期在正常范围；延迟射精能力低下，在射精即将来临时抑制射精的能力降低或消失；对自己射精控制能力的认识并不是其他疾病引起的。

并发症 早泄会对男性及其性伴侣产生较大的心理压力，给男性带来焦虑、抑郁等情绪和社交障碍等。

诊断 通过详细询问病史、性生活调查可以初步诊断，病史包含一般疾病史以及心理疾病史。另外，医师还会对患者进行外生殖器检查，必要时需做前列腺 B 超、泌尿系统超声、阴茎神经电生理检查等辅助检查，以明确诊断。

鉴别诊断 ①勃起功能障碍：阴茎不能勃起，或勃起不坚而不能进行性交。早泄是过早射精，导致阴茎萎软而不能性交。早泄主要为功能性的，而勃起功能障碍除功能性外，也有器质性的，早泄经药物和心理治疗后预后较好；功能性勃起功能障碍预后较好，而器质性者药物和心理治疗效果较差，甚则无效。②遗精：是在无性交状态下，频繁出现精液遗泄，当进行性交时，可以是完全正常的。早泄则是在进行性交时，阴茎刚插入阴道或尚未插入阴道即射精，以致不能正常进行性交。早泄为有性交准备，遗精为意念妄动无性交准备而精自遗。

治疗原则 ①原发性早泄患者不推荐首先行心理/行为治疗，

但有必要接受正确的性健康教育，长期服用药物者应定期复查。②继发性早泄患者常合并其他疾病，如勃起功能障碍、慢性前列腺炎、抑郁症等。患者需要治疗生理或心理性疾病，同时进行药物治疗。③自然变异性早泄和早泄样射精障碍首先推荐心理治疗，提供性健康教育和心理咨询，让患者及其性伴侣对性生活有正确认识，消除性活动中紧张、焦虑情绪，如这些措施无效或效果不佳，可辅助使用延迟射精药物。

药物治疗 治疗早泄的有效药物主要是选择性 5-羟色胺重摄取抑制剂（serotonin-selective reuptake inhibitor，SSRI）、局部麻醉药物、磷酸二酯酶 V 型（phosphodiesterase 5，PDE5）抑制剂、α 受体组织剂等，选择性 5-羟色胺重摄取抑制剂联合其他药物或者联合其他方法可取得较好的疗效。①局部麻醉药物：在阴茎表面使用局部麻醉药物，如利多卡因、丙胺卡因、苯唑卡因，单独或联合使用能降低阴茎的敏感性，可延长射精时间。但是，局部麻醉药物可能导致部分患者因阴茎麻木影响勃起。在未使用避孕套时，还可能导致性伴侣出现阴道麻木感，并失去性生活兴趣。如果患者或其性伴侣对该局部麻醉药物过敏，则绝对禁用。②选择性 5-羟色胺重摄取抑制剂：临床常用的抗抑郁药物，目前发现这类药物对早泄有一定的治疗效果。选择性 5-羟色胺重摄取抑制剂类药物包括两类：按需治疗药物达泊西汀；规律治疗药物西酞普兰、帕罗西汀、舍曲林等。③磷酸二酯酶 V 型抑制剂：单独应用磷酸二酯酶 V 型抑制剂治疗早泄的效果存在争议，对于合并有勃起功能障碍的早泄患者，可联合使用磷酸二酯酶Ⅴ型抑制剂治疗。④其他：α受体阻滞剂，如多沙唑嗪、特拉唑嗪、阿夫唑嗪能降低精道交感紧张，进而延迟射精，对早泄具有一定疗效。曲马多是一种中枢性镇痛药，具有阿片受体激活以及5-羟色胺和去甲肾上腺素再摄取抑制双重作用，也具有改善早泄的作用。

手术治疗　早泄的外科治疗主要指阴茎背神经选择性切断术，是对心理/行为治疗、药物治疗无效者的补充治疗。阴茎背神经选择性切断术是目前国内治疗早泄开展较多一种手术方法，其治疗原理是针对射精过程中感觉传入环节，减少感觉传入、提高患者感觉阈值，从而达到延长射精时间、提高患者及其伴侣性生活满意度的目的。由于手术治疗早泄的原理较明确，因此阴茎背神经选择性切断术的唯一手术适应证为原发性早泄患者。

心理治疗　心理治疗对部分早泄患者很重要，特别是由心理社会因素诱发早泄的患者。心理咨询的目的是帮助患者正确认识性生活，学会控制和延迟射精，增强对性生活的自信，消除对性生活的紧张和焦虑情绪，增进与性伴侣的沟通和交流。同时可配合一些特殊行为训练。①挤压法：患者在即将射精时，其性伴侣用拇指放在阴茎系带部位，示指和中指放在阴茎冠状沟缘的上下方，轻轻捏挤4～5秒，可缓解射精感。该方法操作简单，易于掌握，持续3～6个月可见疗效。②动-停结合法：旨在提高患者控制射精能力，性伴侣在患者即将射精时停止刺激，患者此时可将注意力转移，4～5秒后再次进行性刺激，即刺激停止-再刺激形式。如此反复训练可提高患者射

精阈值。③功能性-性学疗法：主要是通过调整骨盆运动来降低肌张力、减慢呼吸频率，并用腹式呼吸等方式使性交过程延长。

（李健瑛　赵福军　李铮）

yīnjīng yìcháng bóqǐ

阴茎异常勃起（priapism）　在非刺激条件下引起的阴茎持续勃起，或性高潮后仍不疲软的症状。这种状态持续时间超过6小时，常伴有疼痛。阴茎异常勃起可发生于任何年龄段，包括新生儿。年轻患者发病多数与镰状细胞贫血或肿瘤有关，老年患者大多为特发性。多发生在睡眠阴茎勃起时，部分发生在性行为时间过长、昆虫叮咬或药物应用之后。

病因和发病机制　阴茎异常勃起根据病因可分为高流量型阴茎异常勃起（又称非缺血性阴茎异常勃起）和低流量型阴茎异常勃起（又称缺血性阴茎异常勃起）两类。低流量型阴茎异常勃起较常见，常伴有静脉回流减少和静脉血液淤滞，引起勃起组织的低氧血症和酸中毒。①镰状细胞贫血：镰状细胞贫血患者常发生阴茎异常勃起。主要是由于镰状红细胞引起阴茎静脉回流障碍。②海绵体内注射：目前阴茎异常勃起最常见的原因。主要是由于药物过量或对药物过度敏感的患者平滑肌不能恢复收缩能力，导致异常勃起。③神经因素：椎管狭窄、脊髓损伤及椎间盘突出的患者容易发生阴茎异常勃起。但此类患者常有自限性，无需医疗处理。④恶性肿瘤：尽管肿瘤细胞浸润不会引起异常勃起，但静脉回流受阻或海绵窦受侵犯可引起淤滞及血栓形成。已报道转移至阴茎并引起异常勃起的肿瘤有白血病、前列腺癌、肾癌及黑色素瘤。⑤药物因素：常见的引起

阴茎异常勃起的药物有抗抑郁药、镇静剂和抗高血压药物。抗高血压药物如肼屈嗪、胍乙啶，吩噻嗪类精神抑制药特别是氯丙嗪，抗抑郁药如曲唑酮等。⑥全胃肠外营养：可引起阴茎异常勃起，特别是静脉应用20%脂肪乳剂时。这种类型的阴茎异常勃起为低流量型，类似于镰状细胞贫血的患者。⑦创伤：会阴部或生殖器创伤致血栓形成或阴茎根部严重出血、组织水肿，使阴茎静脉回流受阻，引起异常勃起。

临床表现　阴茎异常勃起常见5～10岁和20～50岁。一般仅涉及阴茎海绵体，多数患者于夜间阴茎充血时发病。低流量型阴茎异常勃起若持续数小时，则因组织缺血而疼痛，阴茎勃起坚硬。高流量型则阴茎很少疼痛，阴茎不能达到完全勃起硬度。通常有会阴或阴茎外伤史。此型多数患者在动脉栓塞或手术结扎血管之后，阴茎仍能恢复完全勃起，但一般需要数周至数月。

诊断　①病史：血液病史，勃起程度与时间。②体格检查：阴茎检查。③实验室检查：血细胞分析、尿常规、海绵体血气分析。④阴茎影像学检查：对阴茎和会阴进行彩色多普勒超声检查，阴茎磁共振成像（magnetic resonance imaging，MRI）可用于阴茎异常勃起的评估。

鉴别诊断　不射精：指性兴奋正常，阴茎勃起功能良好，性交活动亦正常，但不能达到性高潮，即无射精快感，终致不能在性交结束时射精的病症。不射精与阴茎异常勃起的区别在于不射精是久交不泄，阴茎勃起较久；阴茎异常勃起是能泄精，但阴茎长时间勃起坚挺，有的达数天或数十天以上。

治疗 治疗的目的是使勃起的阴茎血循环通畅、阴茎变软，力争恢复正常性功能。一般认为阴茎持续勃起 6 小时以上，都应积极处理。如超过 24 小时，多数患者将会产生不同程度的性功能障碍。因此，应按急症尽早正确处理。

非外科治疗 包括以下几个方面。

低流量型阴茎异常勃起 如病因确定，治疗应针对异常勃起原发病因，从而阻止原发病对海绵体的持续损伤，减轻疼痛。随着时间延长，纤维化和勃起功能障碍危险性增加。如果异常勃起 24 小时内消退，勃起功能障碍发生率将明显减少。药物治疗的目的是减少动脉内流，增加静脉外流。首选治疗包括海绵体抽吸术和海绵体内注射 α 拟肾上腺素药。肾上腺素、去甲肾上腺素和盐酸去氧肾上腺素有相似效果。首先用粗针头做阴茎海绵体穿刺，海绵体抽血 20～60ml，随后注射盐酸去氧肾上腺素，5 分钟 1 次，直至异常勃起消退。有报道用稀释 α 拟肾上腺素药溶液进行灌洗有效。另外，对海绵体内注射引起的异常勃起，一些患者口服特布他林可使异常勃起消退。而海绵体内注射 α 拟肾上腺素药对低流量型异常勃起是最有效的治疗，如果在发病 12 小时内，治疗几乎 100% 有效。注射后要密切观察血压情况，尤其老年患者要严防意外。抽去淤血后可给予 1∶1000 肝素生理盐水溶液反复冲洗。①镰状细胞贫血：应及时进行治疗，因阴茎异常勃起经常复发。确诊后，通过积极水合作用、氧合作用和代谢碱化作用减少红细胞镰状化，输血和输红细胞是二线治疗，尽可能做阴茎灌洗和注

射治疗。②复发的阴茎异常勃起：间歇发作或复发的阴茎异常勃起通常见于镰状细胞贫血和镰状细胞贫血前期患者，机制不明，肾上腺素受体改变或海绵体静脉损伤可能是部分原因。与性活动有关的异常勃起，可注射 α 拟肾上腺素药如盐酸去氧肾上腺素 5 分钟 1 次，直至异常勃起消退。如果与性活动无关，使用抗雄激素或促性腺激素释放激素，抑制阴茎在睡眠过程中勃起，能有效防止复发。

高流量型阴茎异常勃起 早期冰敷可引起血管痉挛和破裂，动脉自发血栓形成。大多数迟发型海绵体动脉破裂患者不能自发消退，阴部内动脉栓塞通常需要做动脉造影。有报道注射亚甲蓝对抗一氧化氮释放或行阴部内动脉栓塞治疗高流量型阴茎异常勃起。

手术治疗 手术治疗的目的是分流海绵窦内的血液，提高海绵体动脉–海绵窦间的压力梯度，恢复正常的海绵体动脉血液灌注，防止海绵体组织进一步的缺血性损害。常用分流手术包括阴茎–海绵体与尿道–海绵体分流术、大隐静脉–阴茎海绵体分流术、阴茎头拟阴茎体分流术、阴茎海绵体与阴茎背深或浅静脉分流术等。

(李健瑛　赵福军　李　铮)

dī liúliàng xíng yīnjīng yìcháng bóqǐ
低流量型阴茎异常勃起（low-flow priapism）　海绵体内动脉流入缺失或减少引起的疼痛性硬性勃起的症状。又称缺血性阴茎异常勃起。是最常见的阴茎异常勃起亚型。占所有阴茎异常勃起的 95% 以上。在低流量型阴茎异常勃起中，海绵体内存在时间依赖性代谢改变，逐渐导致缺氧、高碳酸血症、葡萄糖减少和酸中毒。持续超过 4 小时的低流量型阴茎

异常勃起类似于隔室综合征，其特征是海绵体封闭空间内发生缺血，严重损害海绵体循环，需要紧急医疗干预以尽量减少不可逆转的后果。

病因 包括以下几个方面。

特发性 ①血液病：镰状细胞贫血、白血病；多发性骨髓瘤、血红蛋白奥姆斯特德（Olmsted）变异、高营养期间的脂肪栓塞、血液透析、葡萄糖-6-磷酸脱氢酶缺乏症、因子 V 莱登突变（factor V Leiden mutation）等。②感染：蝎子蜇伤、蜘蛛咬伤、狂犬病、疟疾等。③代谢紊乱：淀粉样变性、法布里（Fabry）病、痛风等。④神经源性疾病：梅毒、脊髓损伤、马尾综合征、自主神经病变、腰椎间盘突出症、椎管狭窄、脑血管意外、脑瘤、脊髓麻醉等。⑤肿瘤：转移性或区域浸润前列腺、尿道、睾丸、膀胱、直肠、肺、肾等。

药物性 ①血管活性勃起药物：罂粟碱、酚妥拉明、前列腺素 E_1（前列地尔）等。②α 受体阻滞药：哌唑嗪、特拉唑嗪、多沙唑嗪、坦索罗辛等。③抗焦虑药：羟嗪等。④抗凝剂：肝素、华法林等。⑤抗抑郁药和抗精神病药：曲唑酮、安非他酮、氟西汀、舍曲林、氯氮平、利培酮、奥氮平、氯丙嗪、硫氮平、吩噻嗪等。⑥抗高血压药：肼屈嗪、胍乙啶、普萘洛尔等。⑦激素：促性腺激素释放激素、睾酮等。⑧成瘾药物：大麻、可卡因、可待因等。⑨酒精。

发病机制 在病理生理学方面，大多数情况下无法确定具体发病机制。镰状细胞贫血与阴茎异常勃起相关的机制可能涉及功能失调的一氧化氮合酶和 Rho 相关蛋白激酶（Rho associated coiledcoil forming protein kinase, ROCK）信号传导，以及与烟酰胺腺嘌呤二核苷酸磷酸（nicotinamide adenine dinucleotide phosphate, NADPH）氧化酶介导的信号传导相关的氧化应激增加。

临床表现 海绵体通常完全僵硬，伴有阴茎疼痛。

诊断 ①病史：必须特别询问镰状细胞贫血或任何其他血液学异常以及盆腔、生殖器外伤史。性史必须包括与勃起持续时间、是否存在疼痛和程度、药物使用史、任何先前的阴茎异常勃起病史和最后一次阴茎异常勃起之前的勃起功能相关的详细信息。病史有助于确定潜在的阴茎异常勃起亚型。低流量型阴茎异常勃起通常与进行性阴茎疼痛和勃起僵硬有关。②体格检查：在低流量型阴茎异常勃起时，阴茎海绵体僵硬，但阴茎头柔软。盆腔检查可能会发现潜在的盆腔或泌尿生殖系统恶性肿瘤。③实验室检查：包括全血细胞计数和凝血功能检查，以评估贫血和检测血液学异常。从海绵体内抽吸血液，显示黑色缺血性血液。血气分析对于区分高流量型和低流量型阴茎异常勃起至关重要。④阴茎影像学检查：对阴茎和会阴进行彩色多普勒超声检查，阴茎磁共振成像（magnetic resonance imaging, MRI）可用于阴茎异常勃起的诊断评估。

鉴别诊断 高血流量型阴茎异常勃起：阴茎很少疼痛，不能达到完全勃起硬度。通常有会阴或阴茎外伤史。

治疗 包括以下几种方法。

一线治疗 ①阴茎麻醉/全身镇痛：背神经阻滞；阴茎周围阻滞；皮下局部阴茎阻滞；口服镇静药物（适用于儿科患者）。②淤血抽吸，用或不用生理盐水冲洗。③淤血抽吸，用或不用生理盐水冲洗，结合海绵体内注射药物，常用去甲肾上腺素、依替米夫、亚甲蓝、肾上腺素，口服特布他林。

二线治疗 阴茎分流术。

（李健瑛 赵福军 李铮）

gāoliúliàngxíng yīnjīng yìcháng bóqǐ

高流量型阴茎异常勃起（highflow priapism）

以阴茎海绵体内血流量增加为特点的阴茎异常勃起的症状。又称非缺血性阴茎异常勃起。发病后海绵体通常不坚硬，无疼痛。常见于会阴或阴茎外伤后不受调节的血流导致阴茎的异常勃起。

病因 通常发生在钝性会阴或阴茎外伤后。

发病机制 ①最常见原因是会阴部或阴茎钝挫伤。损伤导致海绵体动脉撕裂，动脉和窦状组织腔隙之间出现瘘管，这种不受调节的血流导致阴茎持续勃起。目前已提出一种导致阴茎持续勃起的机制，即性刺激后部分勃起会增强，因为小梁平滑肌完全放松，激活体静脉闭塞机制。②损伤和阴茎异常勃起的发展之间通常会有长达2~3周的延迟，可能是因受损动脉的痉挛或缺血性坏死，瘘管仅在痉挛消退或缺血段破裂时发展。③偶发病例与阴茎转移性恶性肿瘤、急性脊髓损伤以及海绵体动脉或分支撕裂有关。在这些情况下，缺血性阴茎异常勃起可能会变得复杂化。据报道，内尿道切开术和内斯比特（Nesbit）手术后也会发生这种情况。虽然镰状细胞贫血常与低流量型阴茎异常勃起有关，但偶尔也有高流量型阴茎异常勃起的报道。

临床表现 见低流量型阴茎异常勃起。

诊断 ①病史：当没有疼痛且勃起不完全僵硬时，怀疑高流量型阴茎异常勃起。它可能与性刺激下的完全勃起以及阴茎有性交创伤或钝性创伤史有关。成人和儿童的创伤后高流量型阴茎异常勃起的发作可能会在最初受伤后延迟数小时至数周。性交通常不会受到影响。②体格检查：在高流量型阴茎异常勃起时，海绵体肿胀但不完全僵硬。腹部、阴茎和会阴检查可能会发现外伤的证据。③实验室检查：海绵体内血液抽吸，在高流量型阴茎异常勃起时为鲜红色动脉血，而在低流量型阴茎异常勃起时为黑色血液。④阴茎影像学检查：阴茎与会阴的彩色双功能超声检查，在高流量型阴茎异常勃起时，超声会在瘘管处显示湍流，有助于定位创伤部位。

鉴别诊断 低血流量型阴茎异常勃起：表现为疼痛的硬性勃起，阴茎皮肤发绀，可能有血液系统恶性疾病、肺部恶性肿瘤、镰状细胞贫血，或者使用过某些药物。

治疗 ①保守治疗：会阴或特定部位冰敷，适用于所有情况，尤其是儿童。瘘管偶尔会自行关闭，即使在瘘管通畅的情况下，对性刺激的反应仍然允许性交。有研究报道雄激素剥夺疗法（亮丙瑞林注射液、比卡鲁胺和酮康唑）能够关闭瘘管，从而减少自发性和睡眠相关性勃起。然而，必须考虑这些治疗引起的性功能障碍。极少数情况下，患者在接受保守治疗时可能会出现勃起功能障碍或远端松弛，应考虑早期选择性动脉栓塞。②选择性动脉栓塞：可以使用自体凝块、凝胶泡沫或海绵，或更永久的物质，如线圈或丙烯酸酯胶。经皮栓塞后，应在 1~2 周内进行随访。通过临床检查和彩色双功能超声评估可以确定栓塞是否成功。如果有疑问，则需要重复动脉造影。③手术治疗：在彩色双功能超声引导下通过经体外方法选择性结扎瘘管。

（王世远　赵福军）

jiànxiēxìng yīnjīng yìcháng bóqǐ

间歇性阴茎异常勃起 （recurrent priapism）

反复发作的阴茎异常勃起的症状。缺乏关于间歇性阴茎异常勃起的可靠流行病学研究。然而，镰状细胞贫血患者复发性阴茎异常勃起（42%~64%），而在青少年和年轻男性中，阴茎异常勃起的发生率为35%，其中 72% 有间歇性阴茎异常勃起病史。

病因　类似于低流量型阴茎异常勃起，因为它是低流量、缺血性的，如果不及时治疗会导致严重的阴茎损伤，镰状细胞贫血是最常见的原因。但原因也可能是特发性的，在极少数情况下可能是由于神经系统疾病。

间歇性阴茎异常勃起的病因与缺血性阴茎异常勃起相似。虽然镰状细胞病是最常见的原因，但已报道了特发性病例和由神经系统疾病引起的病例。此外，患有急性缺血性阴茎异常勃起事件的男性，尤其是持续时间延长（超过 4 小时）的男性，有发生间歇型阴茎异常勃起的风险。最近，几项研究提出了替代机制，包括炎症、细胞黏附、一氧化氮代谢、血管反应性。

临床表现　间歇一定时间的消退后，反复发生无意识的痛性勃起。

诊断　①病史：有长期勃起反复发作的病史。阴茎异常勃起通常发生在睡眠期间，醒来时不会消退。这些发作可能是痛苦的，并且可能是患者首先就医的原因。②体格检查：勃起是痛苦的，阴茎像低流量型阴茎异常勃起一样僵硬，但持续时间通常较短。在勃起之间，阴茎通常是正常的，但在某些情况下可以发现纤维化的迹象。极少数情况下，阴茎可能会变大，这种情况被称为巨阴症。③实验室检查：遵循与其他

两种类型的阴茎异常勃起相同的原则。建议寻找可能的病因，并应根据病史、临床表现和实验室检查结果进行指导。④影像学检查：推荐阴茎和会阴彩色双功能超声和磁共振成像，可以区分高流量型和低流量型阴茎异常勃起。

鉴别诊断　①低流量型阴茎异常勃起：表现为疼痛的硬性勃起，阴茎皮肤发绀，可能有血液系统恶性疾病、肺部恶性肿瘤、镰状细胞贫血，或者使用过某些药物。持续时间往往超过 4 个小时。②高流量型阴茎异常勃起：阴茎很少疼痛，不能达到完全勃起硬度。通常有会阴或阴茎外伤史。

治疗　治疗目的是预防进一步发作并减小发生长期低流量型阴茎异常勃起的概率，而这种低流量型阴茎异常勃起对常规治疗方案无效。在大多数情况下，间歇性阴茎异常勃起可以通过药物治疗来控制。每次急性发作的处理与低流量型阴茎异常勃起相似。

（李健瑛　李　朋　李　铮）

索　引

条 目 标 题 汉 字 笔 画 索 引

说　明

一、本索引供读者按条目标题的汉字笔画查检条目。

二、条目标题按第一字的笔画由少到多的顺序排列，按画数和起笔笔形横（一）、竖（丨）、撇（丿）、点（丶）、折（乛，包括丁乚乛等）的顺序排列。笔画数和起笔笔形相同的字，按字形结构排列，先左右形字，再上下形字，后整体字。第一字相同的，依次按后面各字的笔画数和起笔笔形顺序排列。

三、以拉丁字母、希腊字母和阿拉伯数字、罗马数字开头的条目标题，依次排在汉字条目标题的后面。

七　画

条 目 外 文 标 题 索 引

N

O

内 容 索 引

说 明

一、本索引是本卷条目和条目内容的主题分析索引。索引款目按汉语拼音字母顺序并辅以汉字笔画、起笔笔形顺序排列。同音时，按汉字笔画由少到多的顺序排列，笔画数相同的按起笔笔形横（一）、竖（丨）、撇（丿）、点（丶）、折（乛，包括丁乚く等）的顺序排列。第一字相同时，按第二字，余类推。索引标目中夹有拉丁字母、希腊字母、阿拉伯数字和罗马数字的，依次排在相应的汉字索引款目之后。标点符号不作为排序单元。

二、设有条目的款目用黑体字，未设条目的款目用宋体字。

三、不同概念（含人物）具有同一标目名称时，分别设置索引款目；未设条目的同名索引标目后括注简单说明或所属类别，以利检索。

四、索引标目之后的阿拉伯数字是标目内容所在的页码，数字之后的小写拉丁字母表示索引内容所在的版面区域。本书正文的版面区域划分如右图。

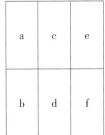

a	c	e
b	d	f

本卷主要编辑、出版人员

责任编辑　李元君

索引编辑　王小红

名词术语编辑　王晓霞

汉语拼音编辑　潘博闻

外文编辑　顾　颖

参见编辑　周艳华

责任校对　张　麓

责任印制　张　岱